Handbuch diagnostische Radiologie

Herausgeber:
Jürgen Freyschmidt, Bremen

Springer

Berlin
Heidelberg
New York
Hongkong
London
Mailand
Paris
Tokio

Th. Schmidt (Hrsg.)

Handbuch
diagnostische Radiologie

Strahlenphysik
Strahlenbiologie
Strahlenschutz

Mit Beiträgen von:

H. Aichinger, M. Bauchinger, J. Bunke, J. Dahm-Daphi, S. Delorme,
E. Dikomey, H. Dittmann, K. Ewen, R. van Gessel, C. Greis, W. Härer,
H. R. Hentrich, T. Herrmann, W. Huhn, H. Jung, K.-F. Kamm, U. Kasten,
A. Kaul, H. Kooijman, G. Lauritsch, A. Lorenz, T. Mertelmeier, H. D. Nagel,
U. Neitzel, H. Newiger, E. Pelikan, H. P. Rodemann, M. Säbel, R. Schimmel,
Th. Schmidt, H. Schröder, R. Schulz-Wendtland, P. Solleder, G. Stephan,
C. Steffer, M. Sutter, K.-R. Trott, U. Wellner

Mit 256 Abbildungen, in 308 Einzeldarstellungen

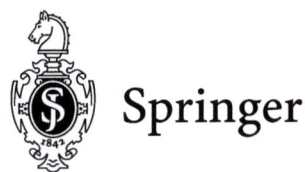

Prof. Dr. med. habil. Dr. rer. nat. TH. SCHMIDT
Institut für Med. Physik
Klinikum Nürnberg
Prof.-Ernst-Nathan-Str. 1
90340 Nürnberg

ISBN 978-3-642-62553-4   ISBN 978-3-642-55825-2 (eBook)
DOI 10.1007/978-3-642-55825-2

Die Deutsche Bibliothek – CIP-Einheitsaufnahme
Handbuch diagnostische Radiologie. – Berlin ; Heidelberg ;
New York ; Barcelona ; Hongkong ; London ; Mailand ; Paris ;
Singapur ; Tokio : Springer

Bd. 1. Strahlenphysik, Strahlenbiologie, Strahlenschutz /
Hrsg.: J. Freyschmidt ; Theodor Schmidt. – 2001

Dieses Werk ist urheberrechtlich geschützt. Die dadurch begründeten Rechte, insbesondere die der Übersetzung, des Nachdrucks, des Vortrags, der Entnahme von Abbildungen und Tabellen, der Funksendung, der Mikroverfilmung oder der Vervielfältigung auf anderen Wegen und der Speicherung in Datenverarbeitungsanlagen, bleiben, auch bei nur auszugsweiser Verwertung, vorbehalten. Eine Vervielfältigung dieses Werkes oder von Teilen dieses Werkes ist auch im Einzelfall nur in den Grenzen der gesetzlichen Bestimmungen des Urheberrechtsgesetzes der Bundesrepublik Deutschland vom 9. September 1965 in der jeweils geltenden Fassung zulässig. Sie ist grundsätzlich vergütungspflichtig. Zuwiderhandlungen unterliegen den Strafbestimmungen des Urheberrechtsgesetzes.

http://www.springer.de/medizin

© Springer-Verlag Berlin Heidelberg 2003
Ursprünglich erschienen bei Springer-Verlag Berlin Heidelberg New York 2003
Softcover reprint of the hardcover 1st edition 2003

Die Wiedergabe von Gebrauchsnamen, Handelsnamen, Warenbezeichnungen usw. in diesem Werk berechtigt auch ohne besondere Kennzeichnung nicht zu der Annahme, dass solche Namen im Sinne der Warenzeichen- und Markenschutz-Gesetzgebung als frei zu betrachten wären und daher von jedermann benutzt werden dürften.

Produkthaftung: Für Angaben über Dosierungsanweisungen und Applikationsformen kann vom Verlag keine Gewähr übernommen werden. Derartige Angaben müssen vom jeweiligen Anwender im Einzelfall anhand anderer Literaturstellen auf ihre Richtigkeit überprüft werden.

Herstellung: PRO EDIT GmbH, Heidelberg
Umschlaggestaltung: Frido Steinen-Broo, EStudio, Calamar, Spain
Satz: Fotosatz-Service Köhler GmbH, Würzburg

SPIN 10746242   21/3130 So – 5 4 3 2 1 0
Gedruckt auf säurefreiem Papier

Vorwort

Eine fortlaufende Optimierung der bildlichen Darstellung krankhafter Organveränderungen erfordert ein sich ständig verbreiterndes medizinisches Wissen.

Ein Handbuch ist der Definition nach ein zusammenfassendes, in der Regel mehrbändiges Werk über eine Wissenschaft oder ein spezielles wissenschaftliches Gebiet. Kann ein solches Werk noch Bestand haben in einer Zeit, in der sich wissenschaftliche Erkenntnisse mit nahezu unvorstellbarer Geschwindigkeit entwickeln und wandeln?

Die Herausgeber und Autoren dieses Handbuchs bejahen diese Frage; sie halten es geradezu für notwendig, eine fundierte Standortbestimmung über die diagnostische Radiologie in einem Rahmen abzugeben, der für die praktischen Belange dieses – neben der klinischen Pathologie – wichtigsten diagnostischen Schlüsselfachs prinzipiell einen Wertbestand von etwa 8–10 Jahren besitzen soll. Dabei wurde bedacht, dass sich in diesem Zeitraum zwar untersuchungstechnische Modalitäten, wie z. B. Sequenzen in der MRT, durchaus ändern werden, dass aber das Prinzip der Darstellungsmöglichkeiten von krankhaften Veränderungen bestimmter Organe oder Organsysteme weitgehend unverändert bleibt; denn die den Krankheiten zugrunde liegenden pathologisch-anatomischen Veränderungen selbst ändern sich ja kaum!

Die rasche Entwicklung und den Wandel von ätiologischen, pathogenetischen und therapeutischen Erkenntnissen kann und muss man in wissenschaftlichen Zeitschriften und ggf. aktuellen Monographien verfolgen; doch wird man das Neue nur dann verstehen und nutzen können, wenn man durch einen soliden Wissensfundus darauf vorbereitet ist. Dazu soll dieses Handbuch mit seinem besonderen Konzept der Wissensvermittlung beitragen. Es orientiert sich an Organen oder Organsystemen mit ihren Erkrankungen, die jeweils bestimmte radiologische Untersuchungsstrategien erfordern (z. B. mit Hilfe der Projektionsradiographie, CT, MRT, Ultraschall, ggf. Szintigraphie).

In den jeweiligen Hauptkapiteln findet sich zunächst eine Darstellung der Normalanatomie und ihrer wesentlichen Varianten – bezogen auf die einzelnen Darstellungsmodalitäten; dann folgt ein Kapitel über die systematische Bildanalyse. Die Kapitel über die einzelnen Krankheitsentitäten (Fehlbildungen, traumatische und entzündliche Veränderungen, Tumoren und sonstige Störungen) sind einheitlich nach folgenden Themen aufgebaut:

- pathologisch-anatomische Grundlagen (zum Verständnis der radiologischen Befunde),
- klinische Symptomatik,
- charakteristische radiologische Symptome und ihre Differentialdiagnose.
- Jedes Kapitel schließt mit Empfehlungen zur Untersuchungsstrategie und zusammenfassenden Merksätzen.

Der rote Faden, der sich durch das gesamte Werk zieht, ist die *synoptische Betrachtungsweise* von klinischen und mit Hilfe der Radiologie erkennbaren pathologisch-anatomischen und funktionellen Veränderungen. Eine dem Patienten nützliche Diagnostik kann im Übrigen nur aus der Fusion von technischer Entwicklung und einem angepassten medizinischen Wissen um das Wesen und die Vielfalt von Krankheiten gelingen.

Im Frühjahr 2001

Für die Herausgeber und Autoren
J. Freyschmidt, Bremen

Vorwort

In diesem Band sind die physikalischen, technischen und biologischen Grundlagen der Radiologie zusammengefasst. Ein eigenes Kapitel widmet sich dem Strahlenschutz in der Radiologie, der heute besondere Aufmerksamkeit genießt. Die ergänzenden Ausführungen zur natürlichen und zivilisatorischen Strahlenexposition erlauben einen Vergleich mit den natürlichen Gegebenheiten.

Die letzte Ausgabe des Handbuchs für Radiologie (1965–1972) behandelte die Grundlagen in 5 Bänden. Unser Wissen hat sich seit damals dramatisch vergrößert. Völlig neue Methoden, wie z.B. Computertomographie und die Magnetresonanztomographie sind hinzugekommen, biologische Zusammenhänge wurden aufgeklärt und neue Überlegungen in den Strahlenschutz eingeführt.

Die Autoren haben sich der Aufgabe gestellt, innerhalb eines vorgegebenen Seitenumfangs alle wesentlichen Gesichtspunkte der Grundlagen der Radiologie zu bearbeiten und den aktuellen Wissensstand wiederzugeben. Im Gegensatz zur letzten Ausgabe des Handbuches wurde allerdings auf die eine oder andere Darstellung geschichtlicher Entwicklung verzichtet. Wie aktuell der vorliegende Band ist, kann unter anderem an der Berücksichtigung der Strahlenschutzgesetzgebung von 2001 (StrlSchV) und 2002 (RöV) abgelesen werden.

Ohne Verständnis der Grundlagen bleiben viele Zusammenhänge auch in der täglichen Routine unverstanden. Herausgeber und Autoren hoffen, dass die Leser des Handbuches mit Nutzen und Gewinn häufig auf den Grundlagenband zurückgreifen.

Frühjahr 2002   Für die Autoren
TH. SCHMIDT

Inhalt

1 Physikalisch-technische Prinzipien der Bilderzeugung
J. Bunke, S. Delorme, K.-F. Kamm, H. Kooijman, A. Lorenz, H. D. Nagel, U. Neitzel, H. Newiger, E. Pelikan, H. Schröder und M. Sutter

1.1 Grundlagen *1*
1.1.1 Strahlungsphysik in der diagnostischen Radiologie *1*
1.1.2 Bildgebung *29*
1.1.3 Digitale Bildverarbeitung *43*
1.2 Projektionsradiographie *50*
1.2.1 Technik der Strahlungserzeugung *50*
1.2.2 Komponenten im Strahlungsfeld *54*
1.2.3 Bildempfänger *57*
1.2.4 Radiologischer Arbeitsplatz *77*
1.3 Computertomographie *84*
1.3.1 Einleitung *84*
1.3.2 Grundprinzip *85*
1.3.3 Detektorsysteme *86*
1.3.4 Rekonstruktion *88*
1.3.5 Schleifringsysteme, Spiral-CT *90*
1.3.6 Mehrschichtspiral-CT *94*
1.3.7 CT-Angiographie *98*
1.3.8 Dosis bei CT-Untersuchungen *100*
1.4 Magnetresonanz (MR) *101*
1.4.1 Übersicht *101*
1.4.2 Physikalische Grundlagen *101*
1.4.3 Vom MR-Signal zum Bild *105*
1.4.4 Pulssequenzen *108*
1.4.5 Technische Komponenten *115*
1.5 Nuklearmedizin einschließlich PET *117*
1.5.1 Grundlagen *117*
1.5.2 Gammakamera *118*
1.5.3 Positronen-Emissions-Tomographie (PET) *130*
1.6 Physikalische und technische Grundlagen der Sonographie *136*
1.6.1 Physikalische Grundlagen *136*
1.6.2 Gerätetypen *144*
1.6.3 Ultraschall-Dopplerverfahren *146*
1.6.4 Wichtige Geräteparameter, Geräteeinstellung *150*
1.6.5 Neue Techniken *157*

2 Spezielle Untersuchungsverfahren
H. Aichinger, R. van Gessel, C. Greis, W. Härer, H.-R. Hentrich, G. Lauritsch, T. Mertelmeier, M. Säbel, R. Schulz-Wendtland und P. Solleder

2.1 Untersuchungsverfahren mit Kontrastmittel *163*
2.1.1 Röntgenkontrastmittel *163*
2.1.2 Ultraschallsignalverstärker *168*
2.1.3 Kontrastmittel für die Kernspintomographie *175*
2.2 Vergrößerungstechnik *180*
2.2.1 Grundlagen *180*
2.2.2 Vergrößerungsmammographie mit Film-Folien-Systemen *183*
2.2.3 Digitale Vergrößerungsmammographie *184*
2.3 Stereoaufnahmetechnik *185*
2.3.1 Einleitung *185*
2.3.2 Prinzip der Stereoaufnahmetechnik, Dosis und Bildgüte *186*
2.3.3 Technische Lösungen für Durchleuchtung und Aufnahme *188*
2.3.4 Stereoaufnahmetechnik bei digitaler Bildgebung *189*
2.3.5 Zusammenfassung und Ausblick *190*
2.4 Tomographie – Prinzip und Potenzial der Schichtbildverfahren *191*
2.4.1 Grundprinzip und historischer Rückblick *191*
2.4.2 Allgemeine Eigenschaften der Schichtbildverfahren *194*
2.4.3 Klassisches Schichten (Verwischungstomographie) *195*
2.4.4 Digitale Tomosynthese *196*
2.4.5 Zusammenfassung und Ausblick *198*

3 Biologische Strahlenwirkungen

M. Bauchinger, J. Dahm-Daphi,
E. Dikomey, H. Dittmann, T. Herrmann,
H. Jung, U. Kasten, M. Rodemann,
G. Stephan, C. Streffer und K.-R. Trott

3.1 DNA-Schäden und ihre Reparatur *203*
3.1.1 Einleitung *203*
3.1.2 Erzeugung von DNA-Schäden *204*
3.1.3 Nachweismethoden *204*
3.1.4 Reparaturmechanismen *205*
3.1.5 Reparaturkinetik *208*
3.1.6 Reparaturgenauigkeit *209*
3.1.7 Genetische Defekte *210*
3.1.8 Modifikation der Reparatur *211*
3.2 Chromosomenaberrationen *212*
3.2.1 Historische Entwicklung der Strahlenzytogenetik *212*
3.2.2 Methodik der Chromosomenanalyse *212*
3.2.3 Aberrationsentstehung *214*
3.2.4 Proximity effects *215*
3.2.5 Dosis-Wirkungs-Beziehung *216*
3.2.6 Biologische Dosimetrie *217*
3.3 Zelluläre Strahlenwirkungen *219*
3.3.1 Einleitung *219*
3.3.2 Dosis-Wirkungs-Kurven *219*
3.3.3 Zellzykluseffekte *221*
3.3.4 Die Mechanismen der Zellzykluskontrolle *223*
3.3.5 Dosisleistung und Dosisfraktionierung *225*
3.3.6 Sauerstoffeffekte und Reoxygenierung *226*
3.3.7 Hoch-LET-Strahlung *227*
3.4 Gewebliche Strahlenwirkungen *228*
3.4.1 Einleitung *228*
3.4.2 Allgemeine Pathogenese akuter Strahlenfolgen *228*
3.4.3 Allgemeine Pathogenese chronischer Strahlenfolgen *229*
3.4.4 Fraktionierungseffekte und Zeitfaktor, Wiederbestrahlungstoleranz *230*
3.4.5 Spezielle Pathogenese, Pathologie und Strahlenbiologie der Strahlenfolgen *231*
3.5 Strahlenkarzinogenese *235*
3.5.1 Einleitung *235*
3.5.2 Mechanismen der strahlenbedingten Krebsentstehung *235*
3.5.3 Stochastische Strahlenrisiken *237*
3.5.4 Quantifizierung des Krebsrisikos *237*
3.5.5 Allgemeine Betrachtungen zum Strahlenrisiko *243*
3.5.6 Risiken einzelner radiologischer Untersuchungsverfahren *245*
3.5.7 Risikokommunikation *246*
3.5.8 Genetische Prädisposition *246*
3.5.9 Resümee *247*
3.6 Strahlenkarzinogenese *247*
3.6.1 Einleitung *247*
3.6.2 Spontane und strahleninduzierte Mutationen *248*
3.6.3 Risikobetrachtung *250*
3.6.4 Risiken verschiedener Untersuchungsverfahren *251*
3.7 Strahlenwirkung auf Embryo und Fetus *251*
3.7.1 Einleitung *251*
3.7.2 Tod des Embryos/Feten *252*
3.7.3 Induktion von Missbildungen (Organbildungsperiode) *253*
3.7.4 Wachstumshemmungen *254*
3.7.5 Funktionelle Störungen *254*
3.7.6 Maligne Neoplasien *255*

4 Strahlenschutz

K. Ewen, W. Huhn, R. Schimmel und
U. Wellner

4.1 Grundlagen *263*
4.1.1 Grundprinzipien im Strahlenschutz *263*
4.1.2 Physikalische Messgrößen im Strahlenschutz und Strahlenschutzgrundsätze *263*
4.1.3 Orts- und Personendosis *265*
4.2 Praktischer Strahlenschutz für Patienten und Personal *266*
4.2.1 Röntgendiagnostik *266*
4.2.2 Nuklearmedizin *272*
4.3 Qualitätssicherung in der Röntgendiagnostik und Nuklearmedizin *281*
4.3.1 Röntgendiagnostik *281*
4.3.2 Nuklearmedizin *286*
4.4 Nationale und internationale Schutzvorschriften und Normen *288*
4.4.1 Europäische Richtlinien *288*
4.4.2 Medizinproduktegesetz (MPG) *289*
4.4.3 Röntgenverordnung (RöV) *292*
4.4.4 Strahlenschutzverordnung (StrlSchV) *296*

5 Natürliche und zivilisatorische Strahlenexpositionen

A. Kaul

5.1 Einleitung *303*
5.2 Kosmische Strahlung und kosmogene Radionuklide *304*
5.2.1 Strahlenarten *304*
5.2.2 Exposition durch galaktische und solare kosmische Strahlung *304*
5.2.3 Kosmogene Radionuklide und Strahlenexposition *305*
5.3 Terrestrische Strahlung *305*
5.3.1 Externe Komponenten und Exposition *306*
5.3.2 Interne Komponenten und Exposition *306*

**5.4 Zivilisatorisch bedingte Strahlen-
expositionen aus natürlichen Quellen** *307*
5.4.1 Strahlendosis durch fossile
Primärenergieträger und Verwendung
mineralischer Naturprodukte *307*
5.4.2 Fliegen in großen Höhen *307*
**5.5 Berufliche Exposition im natürlichen
Strahlenfeld** *308*
**5.6 Zivilisatorisch bedingte Strahlenexposition
aus künstlichen Quellen** *308*

5.6.1 Medizinisch bedingte Dosis *308*
5.6.2 Dosis durch Kernwaffen-Fall-out *309*
5.6.3 Dosis durch nukleare Erzeugung
elektrischer Energie *309*
5.6.4 Dosis als Folge des Reaktorunfalls
im Kernkraftwerk Tschernobyl *309*
**5.7 Gesamte Strahlenexposition aus natürlichen
und zivilisatorischen Quellen** *309*

Sachverzeichnis *313*

Autorenverzeichnis

AICHINGER, HORST, Dr.
Unterfarrnbacherstr. 32, 90766 Fürth

BAUCHINGER, M., Prof. Dr. med.
Institut für Strahlenbiologie, GSF-Forschungszentrum Neuherberg, Postfach 11 29,
85758 Oberschleißheim

BUNKE, J., Dr.
Philips Medizin Systeme, Röntgenstr. 24–26,
22335 Hamburg

DAHM-DAPHI, JOCHEN, Dr.
Universitätsklinikum Hamburg-Eppendorf,
Abt. für Strahlentherapie, Martinistr. 52,
20246 Hamburg

DELORME, STEFAN, PD Dr.
Deutsches Krebsforschungszentrum,
Im Neuenheimer Feld 280, 69120 Heidelberg

DIKOMEY, EKKEHARD, PD Dr.
Universitätsklinikum Hamburg-Eppendorf,
Institut für Biophysik und Strahlenbiologie,
Martinistr. 52, 20246 Hamburg

DITTMANN, HELMUT, Prof.
Sektion für Strahlenbiologie und Molekulare
Umweltforschung, Universitätsklinikum Tübingen,
Röntgenweg 11, 72076 Tübingen

EWEN, K., Prof. Dr.
LAfA, Zentralstelle für Sicherheitstechnik,
Ulenbergstr. 127–131, 40225 Düsseldorf

VAN GESSEL, ROLAND, Dr.
Bracco-Byk Gulden, Max-Stromeier-Str. 57,
78467 Konstanz

GREIS, CHRISTIAN, Dr.
Bracco-Byk Gulden, Max-Stromeier-Str. 57,
78467 Konstanz

HÄRER, WOLFGANG, Dr.
Siemens Med., GT4, Henkestr. 127, 91052 Erlangen

HENTRICH, HANS RAINER, Dr.
Bracco-Byk Gulden, Max-Stromeier-Str. 57,
78467 Konstanz

HERRMANN, THOMAS, Prof. Dr.
Technische Universität Dresden
Klinik u. Poliklinik für Strahlentherapie
u. Radioonkologie
Fetscherstr. 74, 01307 Dresden

HUHN, W.
Ministerium für Arbeit, Soziales
und Stadtentwicklung, Kultur und Sport,
Breite Str. 27, 40213 Düsseldorf

JUNG, HORST, Prof. Dr.
Universitätsklinikum Hamburg-Eppendorf,
Institut für Biophysik, Martinistr. 52,
20246 Hamburg

KAMM, KARL-F., Dipl.-Phys.
Philips Medizin Systeme, Röntgenstr. 24–26,
22335 Hamburg

KASTEN, ULLA, Dr.
Universitätsklinikum Hamburg-Eppendorf,
Institut für Biophysik und Strahlenbiologie,
Martinistr. 52, 20246 Hamburg

KAUL, A., Prof. Dr.
Physikalisch-Technische Bundesanstalt,
Bundesallee 100, 38116 Braunschweig

KOOIJMAN, HENDRIK, Dr.
Wissenschaftlich-technische Abteilung,
Philips Medizin Systeme, Röntgenstr. 24,
22331 Hamburg

LAURITSCH, GÜNTER, Dr.
Siemens Med., GT4, Henkestr. 127, 91052 Erlangen

Lorenz, Adolf, Dipl.-Ing.
Deutsches Krebsforschungszentrum,
Im Neuenheimer Feld 280, 69120 Heidelberg

Mertelmeier, Th. Dr.
Siemens Med., GT4, Henkestr. 127, 91052 Erlangen

Nagel, H. D., Dr.
Philips Medizin Systeme, Röntgenstr. 24,
22335 Hamburg

Neitzel, Ulrich, Dr.
Philips Medizin Systeme, Röntgenstr. 24–26,
22335 Hamburg

Newiger, Hartwig, Dr.
Siemens AG, Med. Technik, Nuklearmedizin,
Henkestr. 127, 91052 Erlangen

Pelikan, Erich, Dr.-Ing.
Philips Medizin Systeme, Röntgenstr. 24–26,
22335 Hamburg

Rodemann, H. Peter, Prof. Dr.
Sektion für Strahlenbiologie und Molekulare
Umweltforschung, Universitätsklinikum Tübingen,
Röntgenweg 11, 72076 Tübingen

Säbel, Manfred, Prof. Dr.
Universität Erlangen-Nürnberg, Institut für
Diagnostische Radiologie, Universitätsstr. 21–23,
91054 Erlangen

Schimmel, R.
LAfA, Zentralstelle für Sicherheitstechnik,
Ulenbergstr. 127–131, 40225 Düsseldorf

Schmidt, Th., Prof. Dr. med. habil, Dr. rer. nat.
Institut für Medizinische Physik,
Klinikum Nürnberg, Prof.-Ernst-Nathan-Str. 1,
90340 Nürnberg

Schröder, Herbert, Dr.
Philips Medical Systems, Röntgenstr. 24,
22335 Hamburg

Schulz-Wendtland, R., Prof. Dr. med.
Universität Erlangen-Nürnberg,
Institut für Diagnostische Radiologie,
Gynäkologische Radiologie,
Universitätsstr. 21–23, 91054 Erlangen

Solleder, Peter, Dr.
Bracco-Byk Gulden, Max-Stromeier-Str. 57,
78467 Konstanz

Stephan, Günther, Prof. Dr.
Institut für Strahlenhygiene des Bundesamtes
für Strahlenschutz, Ingolstädter Landstr. 1,
85764 Oberschleißheim

Streffer, Christian, Prof. Dr. Dr. h.c.
Universitätsklinikum Essen,
Institut für Wissenschaft und Ethik,
Robert-Koch-Str. 9–11, 45122 Essen

Sutter, Martin
Siemens AG, Medical Engineering NME SYS,
Henkestr. 127, 91052 Erlangen

Trott, Klaus-Rüdiger, Prof. Dr.
Dept. Radiat. Biology, St. Bartholomew's Med. Col.,
Charterhouse Square, GB-London EC1 M 6BQ

Wellner, Ulrich, Prof. Dr.
Landgrafenstr. 69, 50931 Köln

Physikalisch-technische Prinzipien der Bilderzeugung

J. Bunke, S. Delorme, K.-F. Kamm, H. Kooijman, A. Lorenz, H. D. Nagel, U. Neitzel, H. Newiger,
E. Pelikan, H. Schröder und M. Sutter

1.1 Grundlagen *1*
1.1.1 Strahlungsphysik in der diagnostischen Radiologie
H. D. Nagel *1*
1.1.2 Bildgebung
U. Neitzel *29*
1.1.3 Digitale Bildverarbeitung
E. Pelikan *43*
1.2 Projektionsradiographie
K.-F. Kamm, H. Schröder *50*
1.2.1 Technik der Strahlungserzeugung *50*
1.2.2 Komponenten im Strahlungsfeld *54*
1.2.3 Bildempfänger *57*
1.2.4 Radiologische Arbeitsplätze *77*
1.3 Computertomographie
J. Bunke *84*
1.3.1 Einleitung *84*
1.3.2 Grundprinzip *85*
1.3.3 Detektorsysteme *86*
1.3.4 Rekonstruktion *88*
1.3.5 Schleifringsysteme, Spiral-CT *90*
1.3.6 Mehrschichtspiral-CT *94*
1.3.7 CT-Angiographie *98*
1.3.8 Dosis bei CT-Untersuchungen *100*
1.4 Magnetresonanz (MR)
H. Kooijman *101*
1.4.1 Übersicht *101*
1.4.2 Physikalische Grundlagen *101*
1.4.3 Vom MR-Signal zum Bild *105*
1.4.4 Pulssequenzen *108*
1.4.5 Technische Komponenten *115*
1.5 Nuklearmedizin einschließlich PET
H. Newiger, M. Sutter *117*
1.5.1 Grundlagen *117*
1.5.2 γ-Kamera *118*
1.5.3 Positronen-Emissions-Tomographie (PET) *130*
1.6 Physikalische und technische Grundlagen der Sonographie
A. Lorenz, S. Delorme *136*
1.6.1 Physikalische Grundlagen *136*
1.6.2 Gerätetypen *144*
1.6.3 Ultraschall-Dopplerverfahren *146*
1.6.4 Wichtige Geräteparameter, Geräteeinstellung *150*
1.6.5 Neue Techniken *157*
Literatur *159*

1.1 Grundlagen

1.1.1 Strahlungsphysik in der diagnostischen Radiologie

H. D. Nagel

Übersicht

Verglichen mit anderen Bereichen des täglichen Alltags ist die diagnostische Anwendung von Röntgenstrahlung eine verhältnismäßig stark von physikalischen Aspekten geprägte Technik. Um beispielsweise die Gesetzmäßigkeiten der Bildgebung mittels Röntgenstrahlung zu verstehen, wird man um ein Mindestmaß an Verständnis für die strahlenphysikalischen Zusammenhänge kaum herumkommen. Dasselbe gilt, wenn optimale Lösungen zwischen den konkurrierenden Anforderungen Bildqualität und Strahlenexposition gefunden werden sollen. Erschwert wird das erforderliche Verständnis jedoch durch den Umstand, dass die meisten Zusammenhänge nichtlinearer Natur sind, d. h. der mathematische Dreisatz gilt nur in wenigen Ausnahmefällen.

Im Folgenden sollen die wesentlichen Grundlagen der Strahlenphysik dargestellt werden, soweit sie für den Anwendungsbereich der Röntgendiagnostik von Bedeutung sind. Ziel ist es dabei, dem Anwender von Röntgenstrahlung zumindest eine qualitative Vorstellung der physikalischen Vorgänge zu vermitteln, die sich bei der Erzeugung der Röntgenstrahlung in der Röntgenröhre und auf dem Weg bis zum Bildempfänger abspielen.

Was ist Röntgenstrahlung?

Röntgenstrahlung ist eine spezielle Form der elektromagnetischen Strahlung. Zur elektromagnetischen Strahlung zählen u. a. Mikro- und Radiowellen, sichtbares Licht und γ-Strahlen (Abb. 1.1). Einziges Unterscheidungsmerkmal ist ihre Wellenlänge. Bei der Röntgenstrahlung handelt es sich um eine kurzwellige, nicht sichtbare elektromagnetische Strahlung.

Die bahnbrechenden physikalischen Entdeckungen der modernen Physik zu Beginn des 20. Jahrhun-

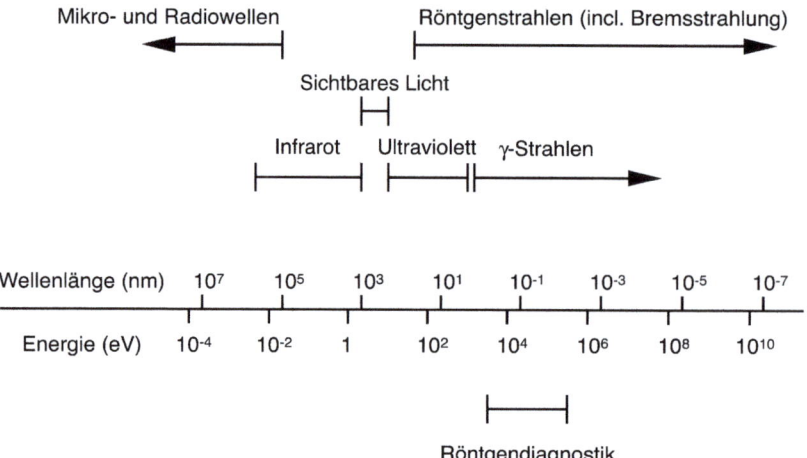

Abb. 1.1.
Übersicht über das Spektrum elektromagnetischer Wellen

derts haben gezeigt, dass elektromagnetische Strahlung – je nach Situation – sowohl Wellencharakter als auch Partikelcharakter besitzt (Welle-Teilchen-Dualismus), d.h. die Strahlung zeigt einerseits typische Welleneffekte wie Beugung und Interferenz, andererseits sind bestimmte Phänomene nur zu verstehen, wenn man sich Strahlung als einen „Hagel kleiner Geschosse", Photonen genannt, vorstellt. Im Wellenbild wird die Strahlung durch ihre Wellenlänge charakterisiert, im Partikelbild dagegen durch die Energie der Partikel. Wellenlänge λ und Photonenenergie E sind miteinander über die Gleichung

$$E = h \cdot \upsilon = \frac{h \cdot c}{\lambda} = \frac{1{,}24}{\lambda} \quad (E \text{ in keV}, \lambda \text{ in nm}) \quad (1)$$

verknüpft, wobei h das Planck-Wirkumsquantum, υ die Schwingungsfrequenz der Welle und c die Lichtgeschwindigkeit im Vakuum ist.

In der Röntgendiagnostik spielt der Wellencharakter der Strahlung so gut wie keine Rolle, vielmehr dominieren die Aspekte der Energieübertragung. Im Folgenden wird daher ausschließlich das Partikelbild verwendet. Diagnostische Röntgenstrahlung besteht aus Photonen, deren Energie zwischen 10 und 150 keV liegt.

Strahlungsphysik im Röntgengerät

Strahlungsphysik beschreibt die Wechselwirkungsprozesse, die sich zwischen Materie und geladenen Teilchen (bei der Erzeugung von Röntgenstrahlung in der Röntgenröhre) bzw. zwischen Materie und der erzeugten Strahlung (in den Materialschichten im Strahlengang des Röntgengeräts) abspielen. Zum Verständnis der strahlenphysikalischen Vorgänge in einem diagnostischen Röntgengerät hat es sich als sinnvoll erwiesen, zwischen Strahlenquelle und Bildempfänger vier aufeinander folgende Bereiche zu unterscheiden (Abb. 1.2):

- Bereich 1 beinhaltet die Erzeugung von Röntgenstrahlung in der Röntgenröhre, ihre Abhängigkeit von Einstellparametern wie Spannung und Strom sowie den Einfluss technischer Faktoren (Anodenmaterial, Generatortyp etc.).
- Bereich 2 umfasst die Filterung der in der Röhre erzeugten Strahlung durch die Wandmaterialien der Röntgenröhre sowie durch weitere Materialien, die der Anwender gezielt im Strahlengang platzieren kann.
- Bereich 3 beschreibt die Wechselwirkung der Röntgenstrahlung beim Passieren des Patienten und insbesondere die Vorgänge, die für die Kontrastgebung verantwortlich sind.
- Bereich 4 behandelt die Wechselwirkung der aus dem Patienten austretenden Strahlung mit der strahlenabsorbierenden Schicht des Bildempfängers.

Die in den jeweiligen Bereichen stattfindenden Vorgänge werden im Weiteren eingehender betrachtet.

Erzeugung von Röntgenstrahlung

■ Prinzip und Wirkungsgrad der Röntgenstrahlungserzeugung

Das Prinzip der Röntgenstrahlungserzeugung ist in Abb. 1.3 dargestellt (technische Details, s. Abschn. 1.2.1). Hierzu sind ein Vakuumgefäß (Röntgenröhre) und ein Elektrodenpaar (Anode, Kathode), ferner eine Versorgung der beiden Elektroden mit Hochspannung sowie eine Heizeinrichtung für die negative Elektrode (Kathode) erforderlich. Die Heizung der Kathode sorgt dafür, dass aus dem wendelförmigen Metalldraht negative Ladungsträger (Elektronen) freigesetzt werden. Zwischen Kathode und Anode liegt eine Potenzialdifferenz von einigen tausend Volt an (Röhrenspannung). Die freigesetzten Elektronen erfahren in dem starken elektrischen Feld, das aufgrund der Röhrenspannung existiert, eine Beschleunigung. Dabei gewinnen sie eine kine-

1.1 Grundlagen

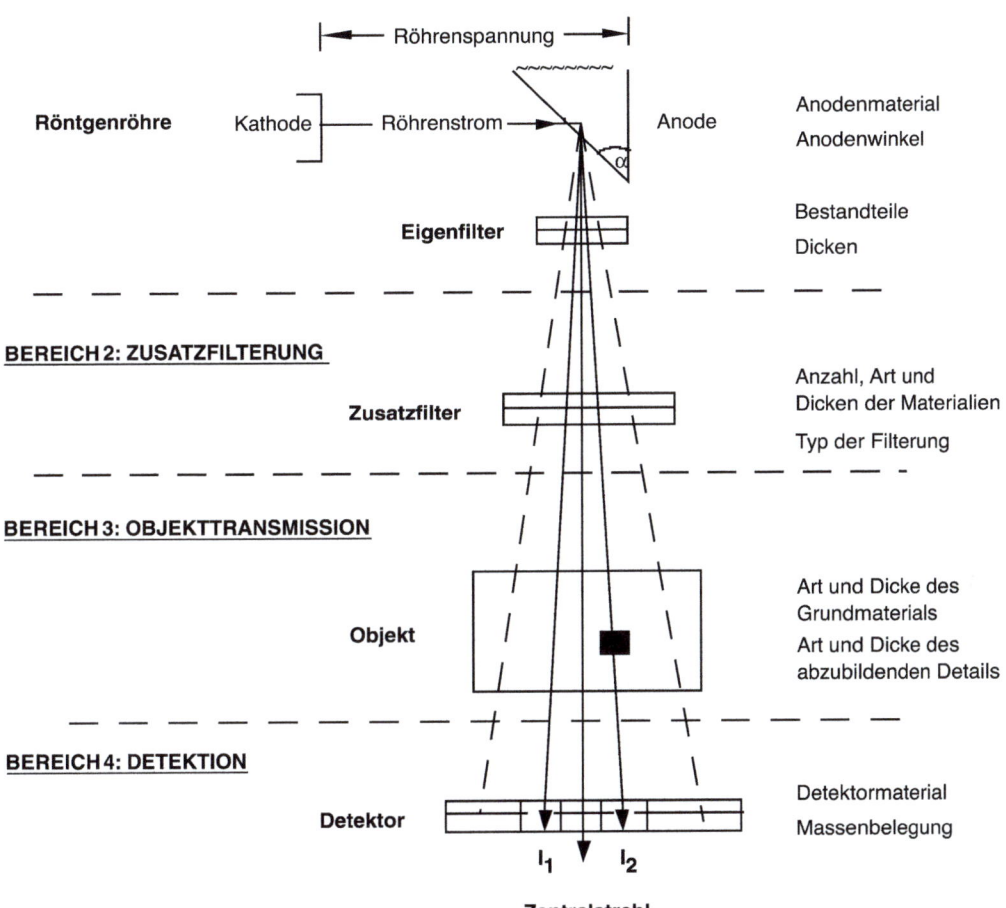

Abb. 1.2. Schema des Strahlengangs

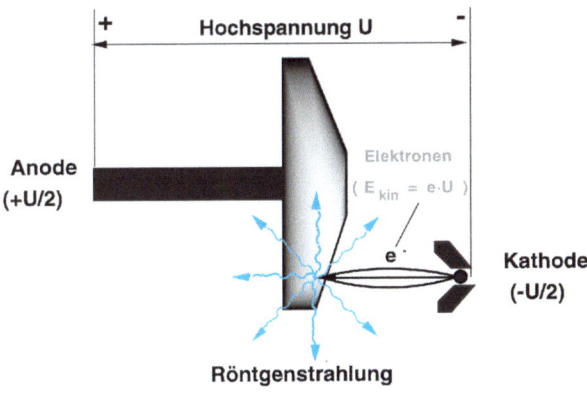

Abb. 1.3. Funktionsprinzip der Röntgenröhre

tische Energie, die sich nach den Gesetzen der Elektrodynamik aus dem Produkt aus Elementarladung e und Spannung U ergibt und in keV (Kiloelektronenvolt) gemessen wird.

Beim Auftreffen und Eindringen in die Anode werden die nahezu auf Lichtgeschwindigkeit beschleunigten Elektronen abrupt abgebremst. Dabei übertragen sie die soeben erhaltene Bewegungsenergie auf das Anodenmaterial. Der weitaus überwiegende Teil wird in Wärme umgesetzt. Weniger als 1% der eingesetzten Bewegungsenergie kann in Form von Röntgenstrahlung genutzt werden. Die in Röntgenröhren verwendete Form der Röntgenstrahlungserzeugung, basierend auf der Wechselwirkung zwischen Elektronen und Materie, ist daher – relativ gesehen – wenig effizient. Der Wirkungsgrad ε für die Erzeugung von Röntgenbremsstrahlung hängt gemäß

$$\varepsilon \approx 10^{-6} \cdot Z \cdot U \qquad (2)$$

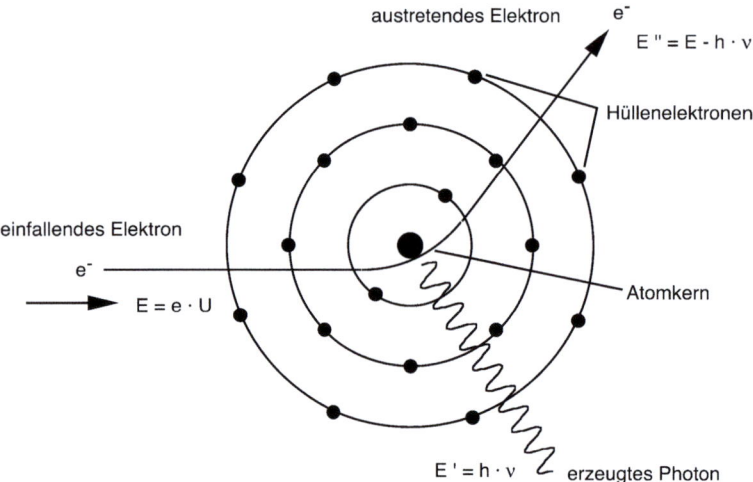

Abb. 1.4. Schematische Darstellung der Bremsstrahlenerzeugung

von der Ordnungszahl Z des Anodenmaterials und der Röhrenspannung U ab. Für eine Kupferanode (Cu, Z = 29) und 20 kV (Kilovolt) Röhrenspannung liegt der Wirkungsgrad bei nur 0,06%. Verwendet man dagegen eine Wolframanode (W, Z = 74) in Verbindung mit einer Röhrenspannung von 100 kV, so erhöht sich der Wirkungsgrad auf immerhin 0,74%. Zu beachten ist allerdings, dass der Wirkungsgrad die gesamte, in sämtliche Richtungen emittierte Strahlung umfasst. Da in der Röntgendiagnostik nur ein begrenzter kegelförmiger Bereich genutzt werden kann, ist der effektive Wirkungsgrad noch wesentlich geringer.

Dennoch ist die Bremsstrahlungserzeugung in Röntgenröhren auch nach mittlerweile mehr als 100 Jahren, die seit der Entdeckung der Röntgenstrahlen vergangen sind, die nach wie vor einzige konkurrenzfähige Methode, mit der diagnostische Röntgenstrahlung zu vertretbaren Kosten hergestellt werden kann. Die Geschichte der Röntgenröhrenentwicklung stellt sich im Rückblick als eine von permanenten Herausforderungen dar. In zahlreichen Einzelschritten gelang es, das Problem der Abfallwärme kontinuierlich zu verringern und die Leistungsfähigkeit der Strahlenquelle durch entsprechend höhere Belastbarkeit der verwendeten Materialien zu steigern.

■ **Bremsstrahlung**
Der überwiegende Teil der erzeugten Röntgenstrahlung resultiert aus dem Abbremsprozess, der schematisch in Abb. 1.4 dargestellt ist. Gelangt ein einfallendes Elektron in die Nähe eines Atomkerns des Anodenmaterials, so erfährt es aufgrund der anziehenden Kräfte eine Ablenkung aus seiner ursprünglichen Flugrichtung. Nach den Gesetzen der Elektrodynamik ist diese Ablenkung mit einem Energieverlust verbunden. Dieser führt zur Emission eines Photons mit einer Energie, die dem erlittenen Energieverlust entspricht. Der Energieverlust fällt – je nach dem Abstand, in dem das Elektron den Atomkern passiert – mehr oder weniger stark aus. Außerdem kann die Energieübertragung sowohl in einem als auch in mehreren Schritten erfolgen. Dadurch ergibt sich ein Spektrum an Photonen mit unterschiedlicher Energie, das als „Röntgen-Bremsstrahlungsspektrum" bezeichnet wird. (Die niederenergetischen Röntgenquanten werden bereits in der Anode absorbiert und tragen somit nicht zum Spektrum bei.)

Abbildung 1.5 zeigt ein für die Röntgendiagnostik typisches Spektrum, das mit einer Röhrenspannung von 70 kV in einer Anode aus Wolfram erzeugt wurde. Die links gelegenen, niederenergetischen Anteile

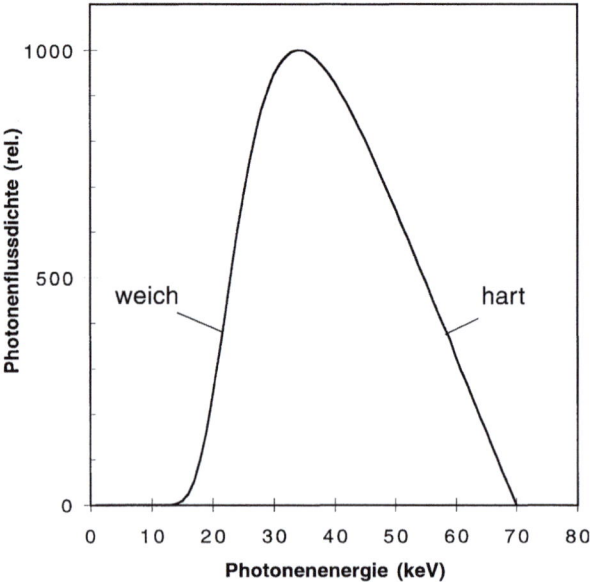

Abb. 1.5. Typisches Strahlungsspektrum in der Röntgendiagnostik (Wolframanode, 70 kV Röhrenspannung)

besitzen eine geringe Durchdringungsfähigkeit und werden daher allgemein „weich" genannt, die weiter rechts liegenden, höherenergetischen Anteile werden entsprechend ihrer – relativ gesehen – stärkeren Durchdringungsfähigkeit als „hart" bezeichnet. Die unterschiedlichen Photonenenergien charakterisieren daher die Qualität der Röntgenstrahlung, die – neben der Durchdringungsfähigkeit – einen großen Einfluss auf die Kontrastgebung hat. Die Fläche des Spektrums ist dagegen ein relatives Maß für die Quantität der Strahlung und damit für Aspekte wie Belichtungszeit, Bildrauschen und Patientendosis maßgeblich (dieses und alle weiteren in diesem Abschnitt dargestellten Spektren wurden mit einem Rechenprogramm erstellt, das auf dem semi-empirischen Modell der Röntgenstrahlungserzeugung von Birch u. Marshall (Birch 1979) basiert).

■ **Einfluss der Röhrenspannung**
Das in Abb. 1.5 dargestellte Spektrum endet rechts – entsprechend der verwendeten Röhrenspannung von 70 kV – bei einer Photonenenergie von 70 keV. Photonen mit höherer Energie (d.h. härtere Strahlung) lassen sich nur durch Verwendung entsprechend höherer Beschleunigungsspannungen herstellen. Weniger harte Strahlung erfordert dagegen kleinere Röhrenspannungen.

Abbildung 1.6 verdeutlicht den Einfluss der Röhrenspannung auf Form und Größe des Spektrums. Die Intensität des Spektrums hängt von der 2. Potenz der Spannung ab; dies gilt allerdings nur für den dar-

gestellten Fall (Strahlenfilterung mit 2,5 mm Aluminium). Der Grad der Spannungsabhängigkeit wird im Einzelfall von Art und Dicke der Materialien im Strahlengang bestimmt und kann – wie im Weiteren gezeigt wird – auch wesentlich höhere Werte annehmen.

Charakteristische Strahlung

Das in Abb. 1.7 dargestellte 100-kV-Spektrum weist insofern eine Besonderheit auf, als im Bereich zwischen 60 und 70 keV Linien erkennbar sind, die dem Bremsspektrum überlagert sind. Die Linien treten erst oberhalb einer bestimmten Spannung auf, die für das verwendete Anodenmaterial charakteristisch ist. Diese zusätzliche Strahlungskomponente wird als „charakteristische Strahlung" bezeichnet.

Der Mechanismus, der zur Entstehung charakteristischer Röntgenstrahlung führt, ist in Abb. 1.7 schematisch dargestellt. Hierbei wird auf das bekannte Schalenmodell des Atomaufbaus zurückgegriffen: Ein beschleunigtes Atom, das auf die Hülle eines Atoms des betreffenden Anodenmaterials trifft, kann beim Zusammenstoß Elektronen aus den kernnahen Schalen herausschlagen. Voraussetzung hierfür ist, dass die kinetische Energie des stoßenden Elektrons größer ist als die Energie, mit der das Hüllenelektron an den Atomkern gebunden ist. Ein auf diese Weise angeregtes Atom ist jedoch bestrebt, wieder in seinen stabilen Grundzustand zurückzukehren. Dabei füllen sukzessive Elektronen aus den äußeren, weniger stark gebundenen Schalen die weiter innen gelegenen Vakanzen aus. Bei diesem Nachrückprozess wird ein diskreter Energiebetrag freigesetzt, der exakt der Differenz der Bindungsenergien der beiden beteiligten Schalen entspricht. Dieser Energiebetrag wird mit einer bestimmten Wahrscheinlichkeit dazu genutzt, Röntgenquanten mit der entsprechenden Photonenenergie zu emittieren.

Da sich die Bindungsenergien der einzelnen Schalen von Element zu Element unterscheiden, sind die Energien der emittierten Röntgenquanten für das Element, das als Anodenmaterial benutzt wird, charakteristisch. Abbildung 1.8 zeigt dies für die Materialien Wolfram und Molybdän, die in der Röntgendiagnostik zum Einsatz kommen. In Erscheinung tritt allerdings nur charakteristische K-Strahlung, die aus Übergängen in die innerste Schale des Atoms resultiert. Die Strahlung der anderen Serien (L-Serie etc.) ist dagegen so weich, dass sie von der Strahlungsfilterung, die aus Strahlenschutzgründen mindesterforderlich ist, unterdrückt wird.

Für die relativ breiten Spektren, wie sie in der Röntgendiagnostik üblicherweise verwendet werden, spielt die charakteristische Röntgenstrahlung nur eine untergeordnete Rolle. Lediglich dort, wo spezielle Strahlenfilter aus einem Material verwendet werden,

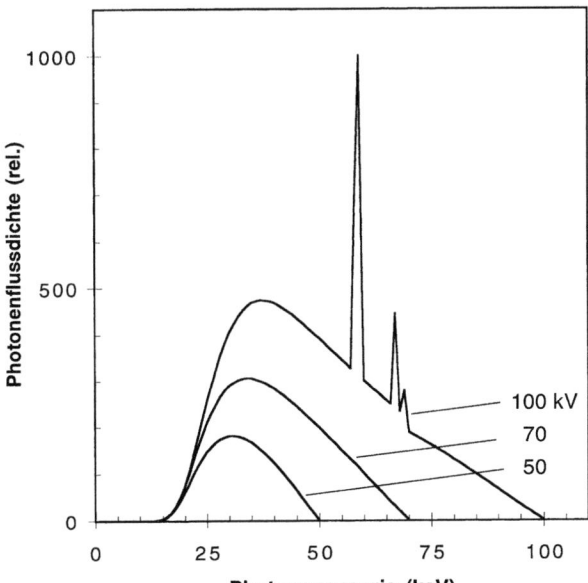

Abb. 1.6. Röntgenspektrum – Einflussgröße Röhrenspannung (50, 70 und 100 kV)

ANREGUNG

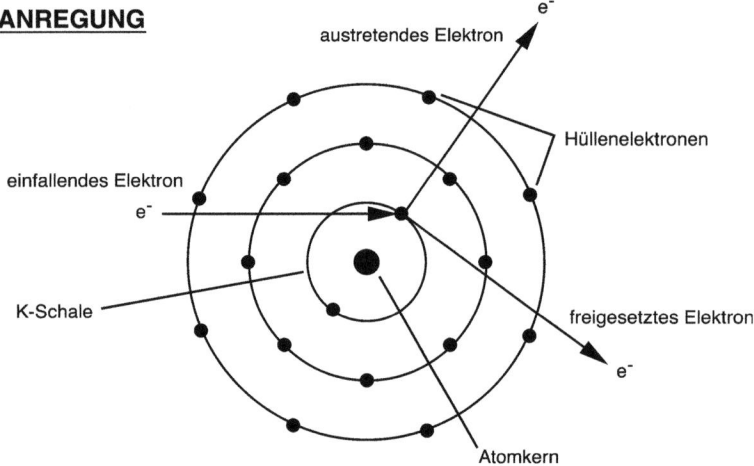

Abb. 1.7.
Mechanismus der Erzeugung von charakteristischer Röntgenstrahlung

EMISSION

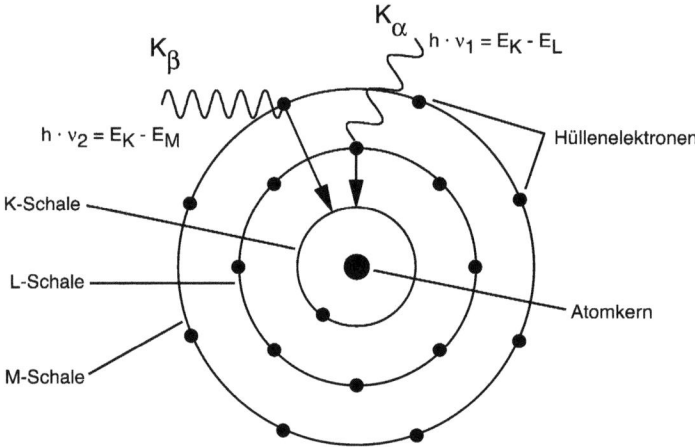

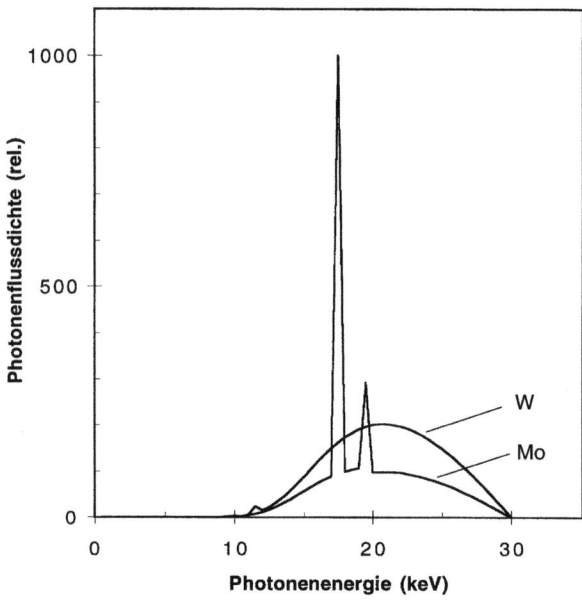

Abb. 1.8. Röntgenspektrum – Einflussgröße Anodenmaterial (Wolfram, Molybdän)

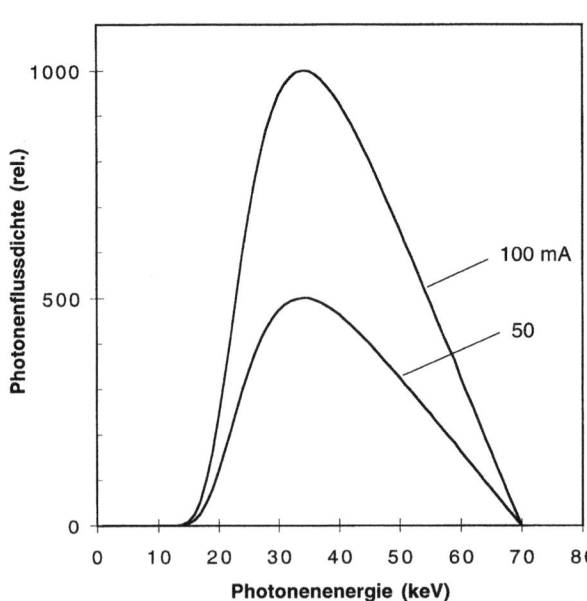

Abb. 1.9. Röntgenspektrum – Einflussgröße Röhrenstrom

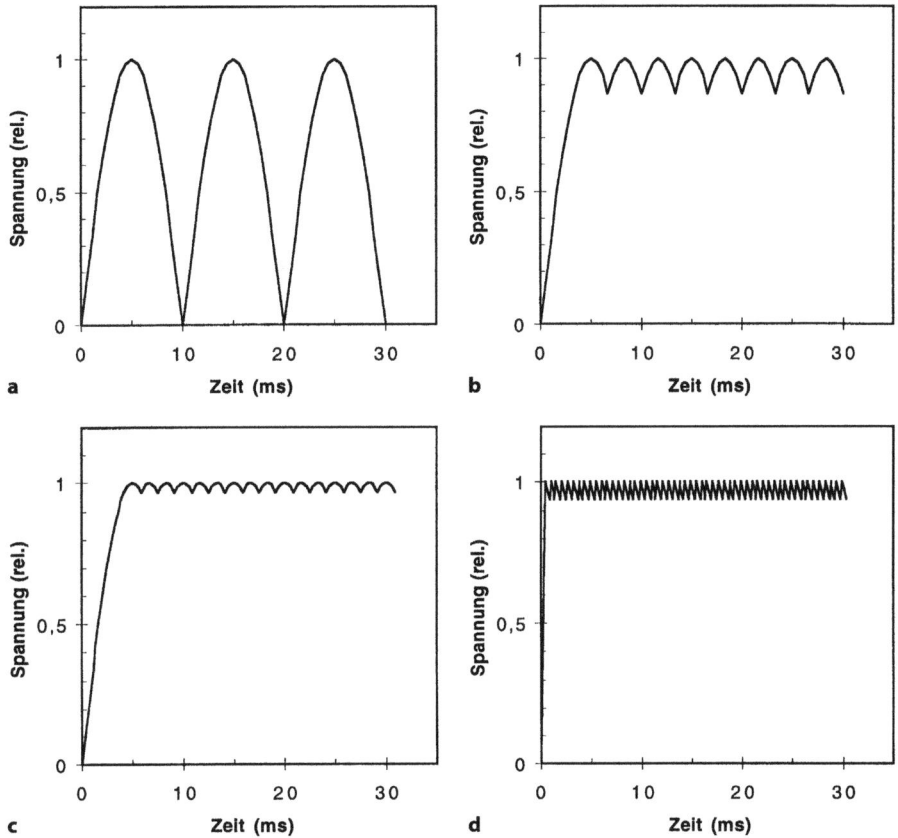

Abb. 1.10 a–d. Spannungsformen unterschiedlicher Röntgengeneratoren. **a** 2-Puls-, **b** 6-Puls-, **c** 12-Puls-, **d** Konverter-Generatoren

das mit dem Anodenmaterial identisch oder verwandt ist (z.B. bei der Mammographie), trägt die charakteristische Röntgenstrahlung nennenswert zur Intensität der erzeugten Strahlung bei.

■ Einfluss von Röhrenstrom und Aufnahmezeit

Röhrenstrom I, Aufnahmezeit t und das aus beiden resultierende Strom-Zeit-Produkt Q sind eine der wenigen Einflussgrößen, die sich in linearer Weise auf die Intensität des Röntgenspektrums auswirken (hier gilt also ausnahmsweise der Dreisatz). Diese Größen bestimmen ausschließlich die Anzahl der Elektronen, die in einem bestimmten Zeitintervall auf die Anode treffen. Die relative Zusammensetzung des Spektrums wird durch sie jedoch nicht verändert. Wie Abb. 1.9 zeigt, besitzen beide Spektren dieselbe Form und unterscheiden sich lediglich in ihrer Höhe.

■ Einfluss der Spannungsform

Die Spannung, mit denen die Röntgenröhre vom Generator versorgt wird, ist in den seltensten Fällen konstant. Vielmehr weist sie – je nach Erzeugungsprinzip des jeweiligen Generatortyps – einen zeitlichen Verlauf auf, der in regelmäßiger Form schwankt. Den prozentualen Betrag der Spannungsschwankung bezeichnet man als „Welligkeit". Abbildung 1.10 zeigt eine Reihe von Spannungsformen, die in der Praxis vorkommen.

Für die Strahlungserzeugung ist dabei entscheidend, dass zu unterschiedlichen Zeitpunkten unterschiedliche Spannungswerte vorliegen. Das resultierende Spektrum ist daher eine Überlagerung verschiedener Teilspektren mit unterschiedlichen Grenzenergien und unterschiedlichen Intensitäten. Abbildung 1.11 zeigt im Vergleich zwei Spektren, die mit Gleichspannung ohne Welligkeit und mit einer 2-Puls-Spannung mit großer Welligkeit erzeugt wurden und deren Spannung denselben Spitzenwert aufweist. Das 2-Puls-Spektrum hängt auf der „harten" Seite erkennbar durch; außerdem ist die Fläche des Spektrums und damit die Strahlungsintensität vergleichsweise geringer als beim Gleichspannungsspektrum.

Das 2-Puls-Spektrum ist daher im Mittel „weicher". Es lässt sich effektiv mit einem Gleichspannungsspektrum vergleichen, das mit einer geringeren Röhrenspannung erzeugt worden ist. Es ist daher naheliegend, eine Art „effektive Röhrenspannung" definieren zu wollen, mit deren Hilfe Generatoren mit unterschiedlicher Spannungscharakteristik ver-

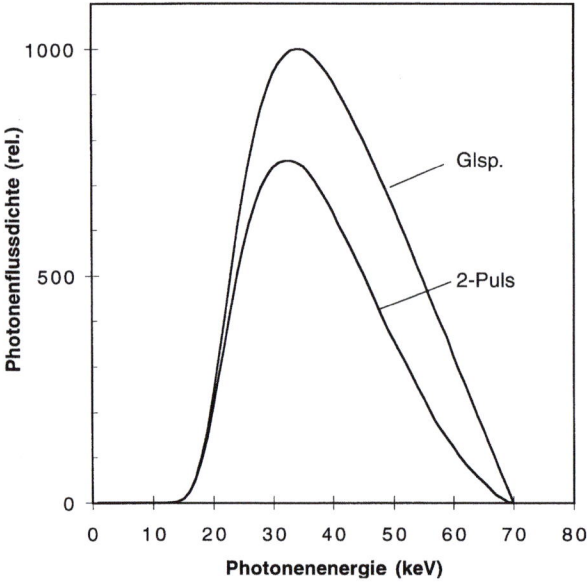

Abb. 1.11. Röntgenspektrum – Einflussgröße Spannungsform (Gleichspannung, 2-Puls)

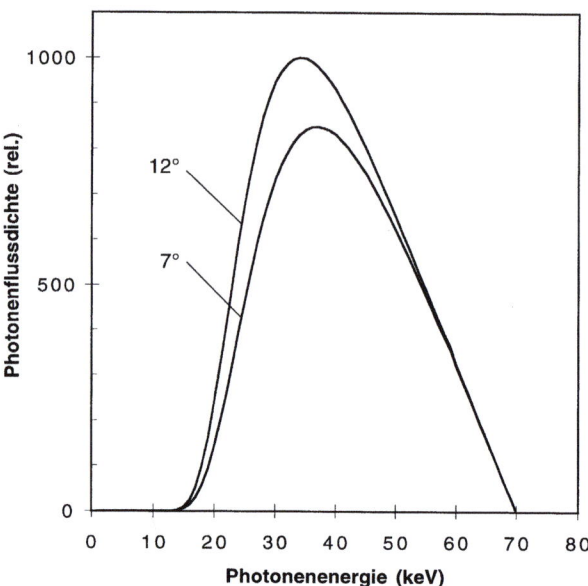

Abb. 1.12. Röntgenspektrum – Einflussgröße Anodenwinkel (12°, 7°)

gleichbar würden. Leider hängt die effektive Spannung naturgemäß von dem Effekt ab, für den man sich jeweils interessiert. Verschiedene Aspekte wie Hautdosis, erforderliche Aufnahmezeit, Strahlungskontrast oder Dosis hinter Strahlenabschirmungen sind unterschiedlich stark abhängig von der Röhrenspannung. Daher kann es in der Röntgendiagnostik prinzipiell keine effektive Spannung geben, die universell verwendbar wäre.

Spannungsformen mit großen Welligkeiten kommen praktisch nur noch bei älteren Generatoren vor. Heutige Generatoren sind nahezu ausschließlich Konvertergeneratoren mit geringer Restwelligkeit. Konvertergeneratoren können daher in der Regel wie Gleichspannungsgeneratoren behandelt werden. Da Generatoren jedoch relativ langlebig sind, spielt das Thema „Spannungsformeinfluss" in der Praxis immer noch eine Rolle.

■ **Einfluss des Anodenwinkels, Heel-Effekt**

Die Anoden von diagnostischen Röntgengenstrahlern besitzen relativ kleine Anodenwinkel (typischerweise 12–15°, s. Abb. 1.2). Mit Hilfe von „Tricks" kann die Länge des elektronischen Brennflecks, d.h. die Abmessung des mit Elektronen beaufschlagten Teils der Anodenfläche, wesentlich größer gehalten werden als der für die Abbildung maßgebliche optische Brennfleck. Dadurch wird die Belastbarkeit der Röhre erhöht. Andererseits limitiert der Anodenwinkel die Größe des nutzbaren Strahlungsfeldes. Röntgenquanten, die – relativ zum Zentralstrahl – anodenseitig unter einem Winkel emittiert werden, der größer als der Anodenwinkel ist, werden vollständig in der massiven Anodenscheibe absorbiert.

Zur Produktion von Bremsstrahlung dringen die Elektronen einige µm tief in die Anode ein. Die erzeugten Röntgenquanten müssen daher in Richtung des Röhrenfensters erst eine gewisse Dicke des Anodenmaterials passieren, die bei den typischen Anodenwinkeln rund 4-mal so groß ist wie die mittlere Eindringtiefe der Elektronen. Aufgrund der hohen Ordnungszahl von Wolfram resultiert daraus eine nennenswerte Schwächung der Strahlung. Die Schwächung fällt umso größer aus, je kleiner der Anodenwinkel ist. Abbildung 1.12 zeigt den Einfluss des verwendeten Anodenwinkel auf das resultierende Spektrum. Röhren mit derart kleinen Anodenwinkeln (7°) kommen nur in speziellen Situationen zum Einsatz. Dies ist beispielsweise in der Computertomographie der Fall, wo das benötigte Strahlungsfeld in der Richtung parallel zur Röhrenachse nur wenige Millimeter groß sein muss.

Die Strahlungsschwächung in der Anode ist auch verantwortlich dafür, dass die Intensitätsverteilung innerhalb des Strahlenbündels ungleichförmig ist. Je weiter man sich in der Richtung parallel zur Röhrenachse zur Anodenseite hin bewegt, desto stärker nimmt die Strahlenintensität ab. Der daraus resultierende Schwärzungsabfall im Bild wird „Heel-Effekt" genannt (Abb. 1.13). Ähnliches geschieht, wenn die ursprünglich glatte Anodenoberfläche mit zunehmender Nutzungszeit infolge des intensiven Elektronenbeschusses immer weiter aufraut.

Abb. 1.13.
Heel-Effekt

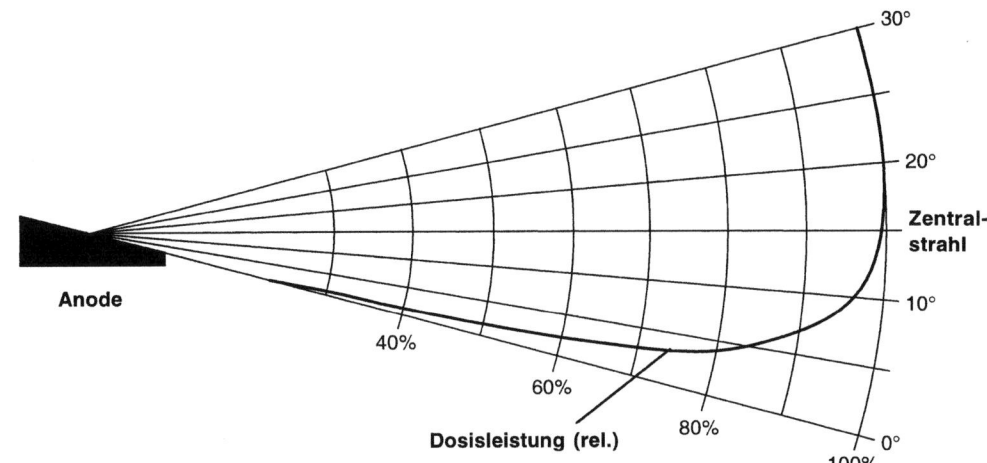

Extrafokalstrahlung

Aus abbildungstechnischen Gründen muss der Entstehungsort der Röntgenstrahlung auf einen Bereich mit geringstmöglicher Ausdehnung, Brennfleck genannt, konzentriert werden. Dies erfolgt mit elektronenoptischen Mitteln. Beim Aufprall auf die Anode wird ein Teil der Elektronen (ca. 20%) rückgestreut. Die rückgestreuten Elektronen erleiden dabei einen gewissen Energieverlust, ändern ihre Flugrichtung und werden an anderer Stelle außerhalb des eigentlichen Brennflecks abgebremst. Sofern diese Stellen im Bereich des Röhrenfensters liegen, leisten sie einen Beitrag zur emittierten Röntgenstrahlung. Dieser Beitrag wird „Extrafokalstrahlung" genannt. Abbildung 1.14 zeigt das Spektrum der Extrafokalstrahlung im Vergleich zur Strahlung, die aus dem eigentlichen Brennfleck stammt (Fokalstrahlung).

Aufgrund des Energieverlustes ist die Extrafokalstrahlung im Mittel weicher als die Fokalstrahlung. Man erkennt außerdem die charakteristische Strahlung weiterer Materialien, die den Grundkörper des Anodentellers bilden (z. B. Molybdän). Je nach Röhrenbauart und Spannung liegt der Extrafokalstrahlungsanteil zwischen 5 und 20%. Extrafokalstrahlung stellt eine großflächige Aufweitung des Brennflecks dar, die für die Abbildungsqualität nachteilig ist (Unschärfe). Maßnahmen zur Reduzierung des Extrafokalstrahlungsanteils bestehen zum einen in der geometrischen Eingrenzung des Bereichs, der durch das Fenster des Röntgenstrahlers im Prinzip zu sehen wäre. Eine andere, wesentlich effizientere Möglichkeit bieten Röhren mit einem geerdeten Vakuumgehäuse aus Metall („Metallkannenröhren"). Hierdurch lassen sich die vagabundierenden Streuelektronen gewissermaßen „absaugen" und damit unschädlich machen.

Wechselwirkung zwischen Strahlung und Materie

Wechselwirkung zwischen Strahlung und Materie ereignet sich überall dort, wo das Strahlenbündel Materialschichten durchdringt (Filter, Patient, Kontrastmittel, Strahlenschutzmittel) oder zur Bildgebung detektiert wird (Bildempfänger). An der Wechselwirkung beteiligt sind zum einen die Röntgenquanten, die in die Materie eindringen, zum anderen die Elektronenhülle der Atome, aus denen die betreffende Materie besteht. Im Anwendungsbereich der Röntgendiagnostik tragen drei unterschiedliche Effekte zur Wechselwirkung bei: Der Photoeffekt, die klassische (elastische) Rayleighstreuung sowie der Comptoneffekt (inelastische Streuung).

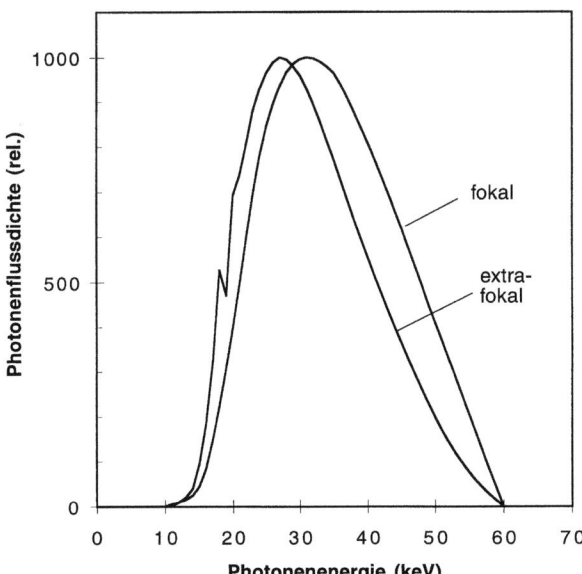

Abb. 1.14. Röntgenspektrum – Einflussgröße Extrafokalstrahlung

Photoeffekt

Der Photoeffekt läuft nach ähnlichem Muster ab wie die weiter oben beschriebene Erzeugung charakteristischer Röntgenstrahlung, jedoch mit einem wesentlichen Unterschied: Die Wechselwirkung findet nicht zwischen zwei geladenen Partikeln (Elektronen), sondern zwischen einem (nichtgeladenen) Photon und einem (geladenen) Elektron statt. Voraussetzung ist auch hier, dass die Energie des einfallenden Photons höher ist als die Bindungsenergie des Hüllenelektrons, mit dem das Photon jeweils wechselwirkt. Ist diese Bedingung erfüllt, wird die Energie des einfallenden Photons auf das Atom übertragen, indem das betreffende Elektron aus seiner angestammten Schale freigesetzt wird (s. Abb. 1.15). Ein evtl. vorhandener Energieüberschuss wird dem freigesetzten Elektron in Form von Bewegungsenergie sozusagen mit auf die Reise gegeben.

Wie bei der Elektron-Elektron-Wechselwirkung ist das angeregte Atom bestrebt, wieder in seinen stabilen Grundzustand zurückzukehren. Dabei kommt es mit einer gewissen Wahrscheinlichkeit zur Emission von Sekundärstrahlung. Dadurch geht ein Teil der Energie, die zunächst auf die Materie übertragen wurde, wieder verloren. Die Sekundärstrahlung besteht – wie die charakteristische Röntgenstrahlung – aus Photonen, die ein diskretes Spektrum aufweisen. Dessen Zusammensetzung wird vom jeweiligen Materialtyp bestimmt und kann in der Technik zur Materialanalyse verwendet werden. Diese Art der Sekundärstrahlung wird als „Röntgen-Fluoreszenzstrahlung" bezeichnet.

Rayleighstreuung

Bei der (klassischen) Rayleighstreuung findet kein Energieübertragungsprozess statt. Verändert wird lediglich die Flugrichtung des einfallenden Photons (Abb. 1.16). Man bezeichnet diese Wechselwirkungsart daher auch als elastische Streuung. Im Bereich des sichtbaren Lichts ist die Rayleighstreuung beispielsweise verantwortlich für die Blaufärbung des Himmels, weil bevorzugt die kurzwelligen und höherenergetischen blauen Lichtquanten gestreut werden. Bei der üblicherweise verwendeten Projektionstech-

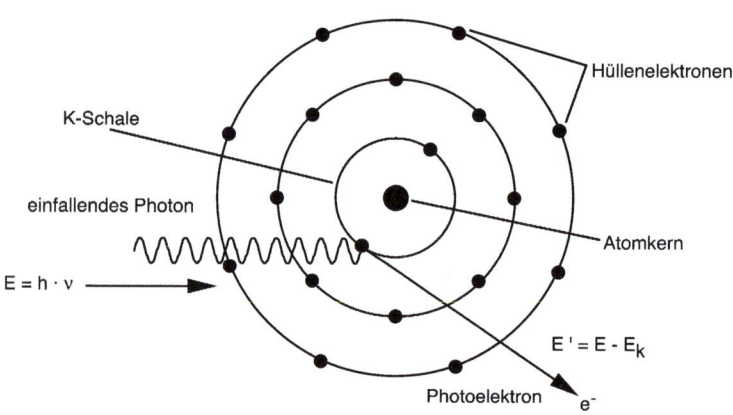

Abb. 1.15.
Schematische Darstellung des Photoeffektes

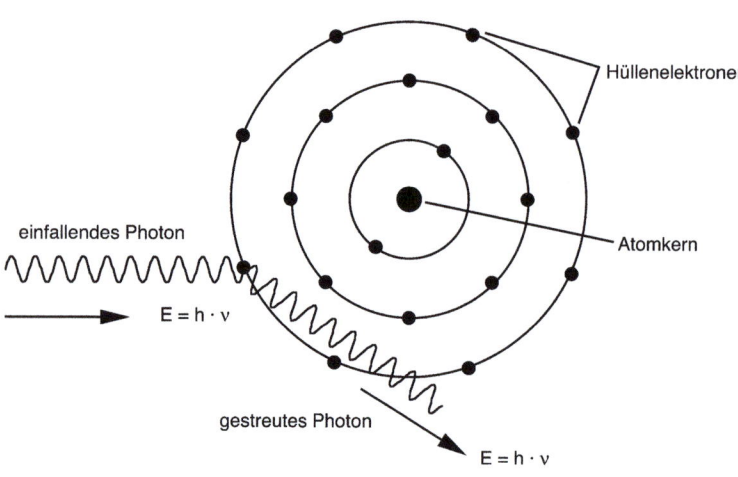

Abb. 1.16.
Prinzip der Rayleighstreuung

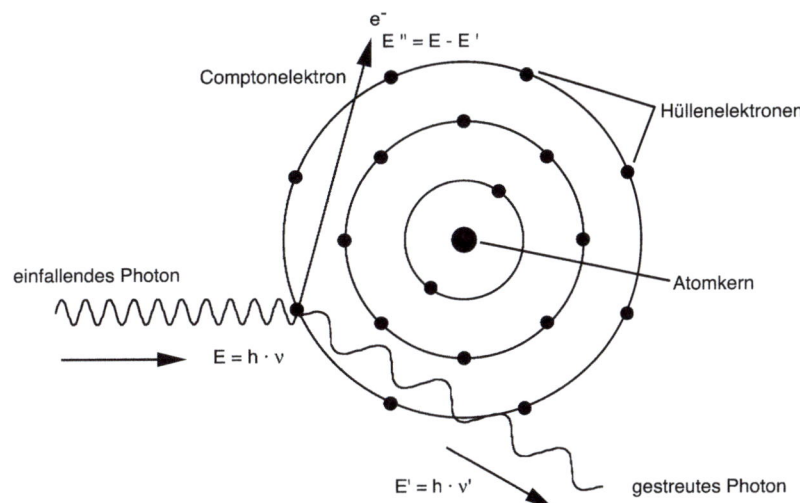

Abb. 1.17.
Schematische Darstellung des Comptoneffektes

nik, die dem Prinzip des Schattenwurfs folgt, sind nur solche Quanten bildgebend, die sich auf direktem Wege von ihrem Entstehungsort bis zum Ort, an dem die Detektion stattfindet, bewegen. Daher sind Röntgenquanten, die auf klassische Weise gestreut wurden, infolge der Änderung ihrer Flugrichtung für die Bildgebung unbrauchbar.

■ **Comptonstreuung**

Im Gegensatz zur Rayleighstreuung findet bei der Comptonstreuung zusätzlich eine Energieübertragung zwischen einfallendem Photon und wechselwirkendem Hüllenelektron statt mit dem Ergebnis, dass das einfallende Photon, wenn es den Ort der Wechselwirkung als gestreutes Photon wieder verlässt, eine geringere Energie besitzt als zuvor; es ist – in der Sprache des Wellenbildes – langwelliger geworden (Abb. 1.17). Die Wechselwirkung findet vorwiegend mit den relativ schwach gebundenen Elektronen der äußeren Atomhülle statt. Das betreffende Elektron wird dabei freigesetzt. Als kinetische Energie erhält es den bei der Wechselwirkung übertragenen Energiebetrag, vermindert um seine Bindungsenergie.

Mit den Mitteln der klassischen Physik war die Comptonstreuung nicht erklärbar. Die Erklärung setzt nämlich voraus, dass sich das einfallende Photon wie ein Teilchen verhält, dessen Energie in Form von Bewegungsenergie vorliegt. Der Comptoneffekt ist daher ein Beleg für den dualen Charakter des Lichts und damit auch der Röntgenstrahlung (Welle-Teilchen-Dualismus). Die Winkelbeziehung zwischen dem gestreuten Photon und dem freigesetzten Comptonelektron unterliegt – ebenso wie das Ausmaß der dabei erfolgenden Energieübertragung – einem gesetzmäßigem Zusammenhang.

Aufgrund dieser Gegebenheiten eignet sich der Comptoneffekt prinzipiell auch zur Bildgebung. Für biologische Materialien, bei denen der Comptoneffekt die vorwiegende Wechselwirkungsart ist, wäre diese Abbildungsmethode sogar effizienter als die übliche Projektionstechnik. Allerdings werden die Photonen bei den in der Röntgendiagnostik üblichen Objektdicken überwiegend mehrfach gestreut. Hierdurch geht die bei der Bildgebung erforderliche Ortsinformation teilweise oder ganz verloren. Zum Einsatz kommt die Röntgenabbildung mittels Comptonstreuung daher nur in der Materialuntersuchungstechnik bei geringen Materialdicken (Harding 1989). In der Röntgendiagnostik stellt durch Comptoneffekte gestreute Strahlung wegen der verlorengegangenen Ortsinformation dagegen einen lästigen Störfaktor dar, den es mit geeigneten Mitteln (Streustrahlungsraster, Abstandstechnik) möglichst weit zu reduzieren gilt.

Während Photoeffekt und Comptoneffekt bzw. Comptonstreuung für alle Bereiche der Bildgebung ionisierender Strahlung eine Rolle spielen, hat die Paarbildung nur für bestimmte Anwendungen in der Nuklearmedizin eine Bedeutung.

Bei hinreichend hoher Energie (> 1,02 MeV) des γ-Quants kommt es bei Wechselwirkung mit der durchstrahlten Materie zu Bildung eines Elektron-Positron-Paares. Der Energieüberschuss des absorbierten γ-Quants wird als kinetische Energie auf die erzeugten Teilchen übertragen. Für die Bildung des Elektron-Positron-Paares wird die Energie $E = mc^2$ verbraucht.

■ **Schwächungsgesetz, linearer und Massenschwächungskoeffizient**

Eine zentrale Rolle zur quantitativen Beschreibung der Wechselwirkung nimmt das Schwächungsgesetz ein:

$$I = I_0 \cdot e^{-\mu \cdot d} \quad \text{bzw.} \quad I = I_0 \cdot e^{\frac{-\mu}{\rho} \cdot \rho \cdot d} \quad (3)$$

Hierbei sind I_0 und I die Strahlungsintensitäten vor und hinter der Materialschicht, d ist die Schichtdicke und μ der (totale) lineare Schwächungskoeffizient des Materials, in dem die Wechselwirkung stattfindet. Der Schwächungskoeffizient, der die Materialeigenschaften beschreibt, setzt sich aus den Beiträgen der 3 Wechselwirkungsarten zusammen:

$$\mu_{total} = \mu_{photo} + \mu_{compton} + \mu_{rayleigh} \qquad (4)$$

Bei μ/ρ handelt es sich um den Massenschwächungskoeffizienten, der sich aus dem linearen Schwächungskoeffizienten nach Division durch die Dichte ρ des betreffenden Materials ergibt. Hierdurch werden alle Materialien auf dieselbe Dichte normiert und damit – unabhängig davon, in welcher Form sie vorliegen – in ihrer Wirkung miteinander vergleichbar.

■ **Wechselwirkung am Beispiel Aluminium**

Die wesentlichen Merkmale des Schwächungskoeffizienten sind in Abb. 1.18 am Beispiel des Elements Aluminium erkennbar. Hierzu sind der (totale) Massenschwächungskoeffizient und seine drei Einzelbeiträge in doppelt-logarithmischer Form als Funktion der Photonenenergie dargestellt (alle in diesem Kapitel verwendeten Schwächungskoeffizienten wurden einer Arbeit von Boone (1997) entnommen). Bei niedrigen Energien dominiert der Photoeffekt, während der Comptoneffekt nur sehr schwach ausgeprägt ist. Der Beitrag des Photoeffektes fällt mit zunehmender Photonenenergie E rapide ab (mit etwa der 3. Potenz von E); der Comptoneffekt hängt dagegen nur schwach von der Photonenenergie ab. Die Rayleighstreuung nimmt hinsichtlich Beitragshöhe und Energieabhängigkeit eine mittlere Rolle ein.

Aufgrund dieser Charakteristik bilden oberhalb von einer bestimmten Energie die Streuprozesse (Compton- plus Rayleighstreuung) die dominierende Art der Wechselwirkung. Die Lage des „Eckpunktes" ist abhängig vom jeweiligen Material, bei Aluminium (Al, Z = 13) liegt er bei etwa 50 keV.

Materialien, die sich aus Elementen mit niedrigerer Ordnungszahl zusammensetzen (z.B. Wasser, Kunststoffe, menschliches Gewebe), unterscheiden sich von diesem Beispiel in zweierlei Hinsicht: Zum einen fällt der Massenschwächungskoeffizient bei ihnen deutlich niedriger aus (er fällt mit der 3. Potenz von Z); zum anderen verlagert sich der Eckpunkt, von dem an die Streuung dominiert, zu niedrigeren Energien. Bei Materialien aus Elementen mit höherer Ordnungszahl verhält es sich genau umgekehrt. Im Anwendungsbereich der Röntgendiagnostik gilt daher: Materialien mit niedrigem Z schwächen, vorwiegend über Streuprozessen, vergleichsweise wenig. Materialien mit hohem Z schwächen dagegen relativ stark, in erster Linie über den Photoeffekt.

■ **Schwächungskurve, Strahlenqualität**

Die Abnahme der Strahlungsintensität mit zunehmender Dicke der Materialschicht (Schwächungskurve) ist in Abb. 1.19 dargestellt. Wegen des expo-

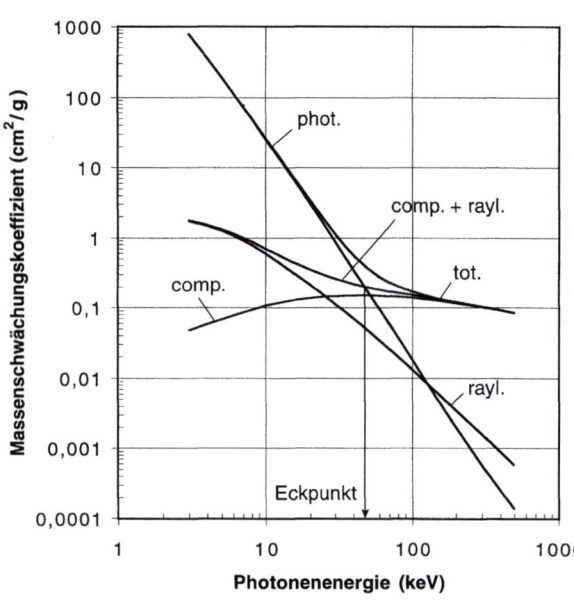

Abb. 1.18. Beiträge der 3 Wechselwirkungsarten zum totalen Massenschwächungskoeffizienten am Beispiel Aluminium (*phot.* = Photoeffekt, *rayl.* = Rayleighstreuuung, *comp.* = Comptoneffekt, *tot.* = totaler Massenschwächungskoeffizient)

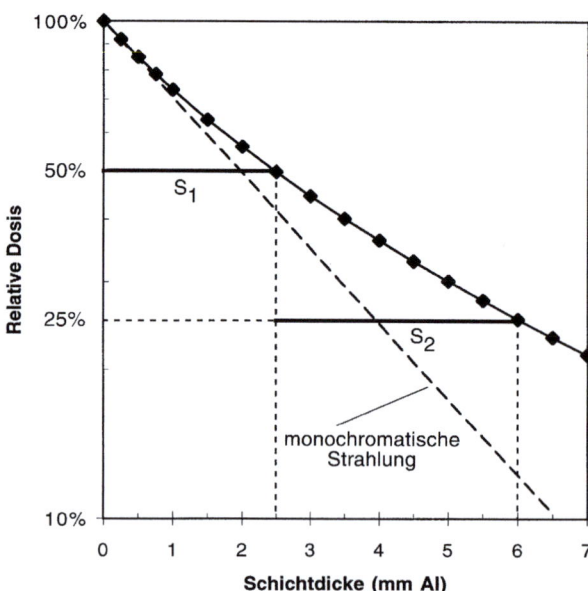

Abb. 1.19. Schwächungskurve eines Röntgenspektrums (70 kV, Filterung 2,5 mm Al) und Ermittlung der 1. und 2. HWD (s_1 bzw. s_2)

nentiellen Charakters des Schwächungsgesetzes wählt man hierzu in der Regel eine halblogartihmische Darstellung. Als 1. Halbwertschichtdicke (HWD) bezeichnet man die Materialdicke, bei der die Intensität auf die Hälfte abgenommen hat; die Dicke, bei der eine weitere Halbierung stattgefunden hat, ist die 2. HWD.

Die Werte für die Halbwertschichtdicken hängen einerseits von dem betreffenden Material, andererseits von der Zusammensetzung des jeweiligen Strahlungsspektrums ab. Sie stellen ein Maß für die Durchdringungsfähigkeit der Strahlung dar (Strahlungsqualität). Die Tatsache, dass man es mit einem breiten, polychromatischen Strahlungsspektrum zu tun hat, äußert sich in der Form der Schwächungskurve. Diese verläuft nicht streng exponentiell (d.h. in der gewählten Darstellungsform als Gerade), vielmehr nimmt die Steigung der Kurve kontinuierlich ab, hervorgerufen durch die zunehmende Aufhärtung des Spektrums mit wachsender Schichtdicke. Daher fällt die 2. HWD stets größer aus als die 1. HWD. Das Verhältnis aus 1. und 2. HWD bezeichnet man als Homogenitätsgrad.

Ein anderes Maß für die Strahlungsqualität ist die „effektive Energie". Über die effektive Energie wird versucht, das gesamte Spektrum durch eine einzige Zahl zu charakterisieren (z.B. 30 keV). Für die effektive Energie gibt es unterschiedliche Definitionen mit ebenso unterschiedlichen Ergebnissen. Sie hängen davon ab, auf welchen Effekt man sich bezieht. Eine häufiger verwendete Definition benutzt die 1. HWD s_1 mit dem für die Röntgendiagnostik typischen Referenzmaterial Aluminium und der Luftkerma als Maß für die Intensität. Hierzu bildet man mittels

$$\mu_{eff} = \frac{\ln 2}{s_1} \quad (5)$$

zunächst den effektiven Schwächungskoeffizienten. Anschließend kann man mit Hilfe einschlägiger Tabellenwerke (z.B. McMaster 1969) die Photonenenergie ermitteln, bei der der Schwächungskoeffizient von Aluminium mit μ_{eff} übereinstimmt, und erhält auf diese Weise die effektive Energie des Spektrums. Bei der effektiven Energie handelt es sich nicht – wie man vielleicht annehmen könnte – um eine Konstante des Spektrums. Vielmehr ändert sie sich beim Passieren einer Materialschicht sukzessive und besitzt auf der Strahlenaustrittsseite einen anderen, höheren Wert als beim Eintritt der Strahlung.

Filterung der Röntgenstrahlung

Die Filterung des Strahlungsspektrums dient hauptsächlich dazu, die weichen Anteile des Spektrums, die aufgrund ihres geringen Durchdringungsvermögens nicht zur Bildgebung beitragen, zu reduzieren. Ziel ist

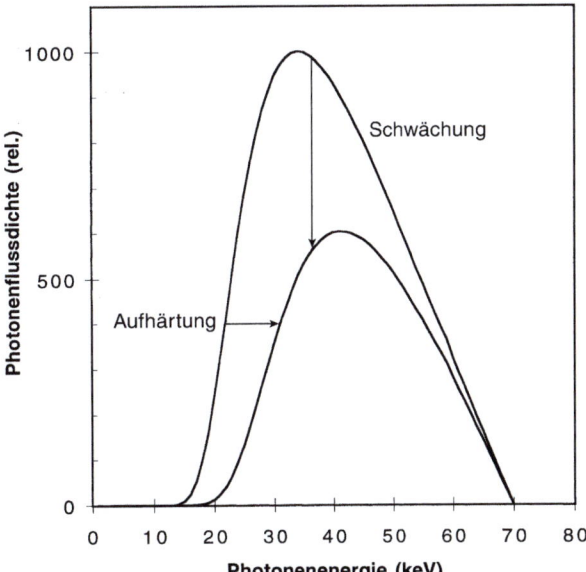

Abb. 1.20. Filterwirkung – Aufhärtung und Schwächung

dabei die Verringerung der Strahlendosis, die dem Patienten bei jeder Anwendung von Röntgenstrahlung zwangsläufig verabreicht wird (weitere Details s. auch Abschn. 1.2.2).

■ Aufhärtung und Schwächung als Merkmale der Filterwirkung

Abbildung 1.20 zeigt die beiden wesentlichen Merkmale der Filterung: Aufhärtung und Schwächung. Bedingt durch die Abhängigkeit des Schwächungskoeffizienten von der Photonenenergie (s. Abb. 1.18) werden die niederenergetischen, weichen Bestandteile des Spektrums stärker geschwächt als die hochenergetischen. Hieraus resultiert eine Verschiebung des Spektrums hin zu höheren Energien, was man als „Aufhärtung" bezeichnet. Allerdings ist die Trennschärfe von Strahlungsfiltern generell nicht sehr ausgeprägt. Dies führt dazu, dass bei jeder Filteranwendung ein Teil der zur Bildgebung nutzbaren Photonen quasi mit auf der Strecke bleibt. Auch das Spektrum wird also, wenn auch nicht so stark, in seinen wesentlichen Bestandteilen ebenfalls geschwächt (Abb. 1.20).

■ Mindestfilterung und Zusatzfilter

Das Strahlungsspektrum ungefilterter Röntgenröhren enthält in großem Umfang weiche Röntgenstrahlung. Dies gilt insbesondere für moderne Röhren mit einem Vakuumgefäß aus Metall und einem Strahlenaustrittsfenster aus Beryllium, einem Material mit der Ordnungszahl Z = 4 und geringem Absorptionsvermögen. Entsprechend gering ist die Eigenfilterung derartiger Röhren. Abbildung 1.21a zeigt das zu-

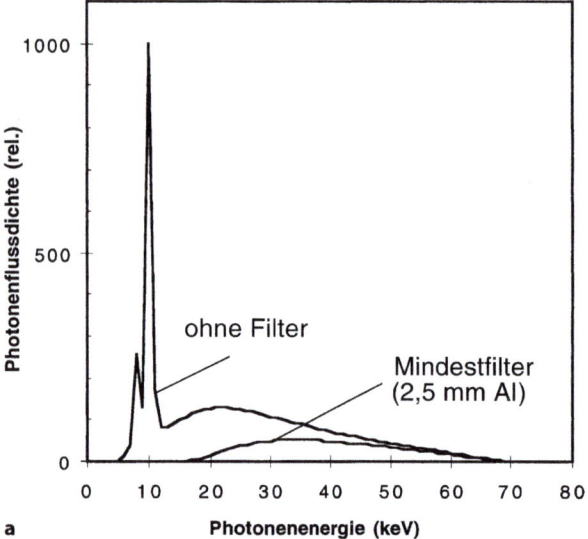

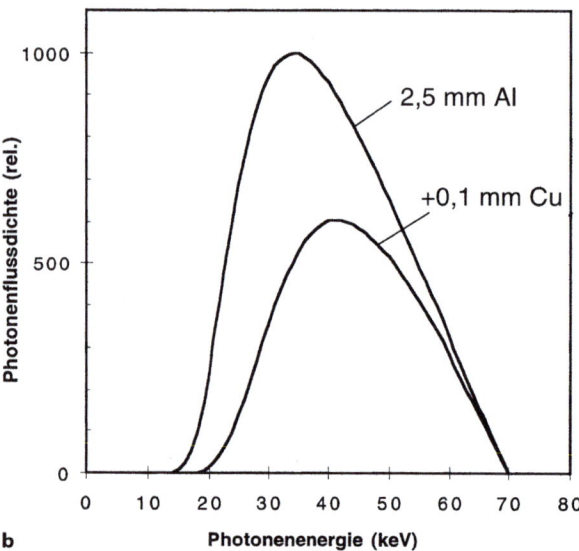

Abb. 1.21 a, b. Röntgenspektrum – Einflussgröße Filterung. a Mindestfilterung. b Zusatzfilterung

gehörige Strahlenspektrum, bei dem im Bereich um 10 keV die charakteristische L-Strahlung des betreffenden Anodenmaterials (Wolfram) deutlich hervortritt. Durch einschlägige Vorschriften und Normen (z.B. DIN 1995) ist gewährleistet, dass Röntgenanlagen mit einer Mindestfilterung ausgeliefert werden, die in ihrer Wirkung in der Regel 2,5 mm Aluminium entspricht. Hierdurch werden die Bestandteile unterhalb von ca. 15 keV einschließlich der L-Strahlung vollständig entfernt.

Über die mindesterforderliche Filterung hinaus kann es bisweilen sinnvoll sein, das Spektrum aus strahlenhygienischen Gründen zusätzlich zu filtern. In einigen Anwendungsgebieten (Pädiatrie, interventionelle Kardiologie) ist dies bindend vorgeschrieben (Röntgenverordnung und Richtlinien zur Röntgenverordnung). Abbildung 1.21b zeigt die spektralen Veränderungen, die sich bei Verwendung eines Zusatzfilters aus 0,1 mm Kupfer ergeben. Neben den unbestreitbaren Vorteilen (z.B. Dosisverringerung) müssen bei einem Einsatz von Zusatzfiltern allerdings auch deren Nachteile mitbetrachtet werden. Zur bereits erwähnten Schwächung (Konsequenz: längere Aufnahmezeiten) gesellt sich infolge der Aufhärtung eine verminderte Kontrastgebung. Der Kontrastverringerung könnte man leicht begegnen, indem man gleichzeitig die Spannung verringert. Dies würde allerdings das Intensitätsproblem weiter verschärfen. Daher lässt sich nur dort, wo entweder fragestellungs- oder anlagenbedingt entsprechende Leistungsreserven vorhanden sind, Zusatzfilterung ohne Nachteile für die Bildgebung einsetzen.

■ Filteräquivalenz

Im Bereich des Strahlenaustrittsfensters eines Röntgenstrahlers befinden sich zumeist eine Reihe unterschiedlicher Materialien, die insgesamt zur Filterung beitragen (Glas, Kunststoff, Isolationsöl, Beryllium, Aluminium etc.). Es stellt sich zwangsläufig die Frage nach der Vergleichbarkeit dieser Materialien hinsichtlich ihrer Filterwirkung. Dasselbe gilt für die Verwendung bestimmter Materialien als Zusatzfilter. In der Röntgendiagnostik stellt Aluminium eine Art „Leitwährung" dar, d.h. die Dicke eines bestimmten Materials wird durch das entsprechende Aluminium-Äquivalent ausgedrückt.

Die Charakteristik eines Materials wird eindeutig durch den Verlauf seines Schwächungskoeffizienten in Abhängigkeit von der Photonenenergie bestimmt (s. Abb. 1.18). Generell gilt, dass nur im Bereich des Photoeffektes, wo der Schwächungskoeffizient eine starke Energieabhängigkeit aufweist, die gewünschte selektive Wirkung (d.h. bevorzugte Unterdrückung der nicht bildgebenden weichen Spektralkomponenten) gegeben ist. Im Bereich des Comptoneffektes, wo sich der Schwächungskoeffizient nur geringfügig mit der Energie ändert, werden dagegen alle Spektralkomponenten annähernd gleich stark geschwächt. In der Optik bezeichnet man ein Filter mit einer solchen Charakteristik als „Graufilter".

Für die selektive Wirkung eines Filters ist also die Steigung des Verlaufs seines Schwächungskoeffizienten in Abhängigkeit von der Photonenenergie maßgeblich. Der Wert des Schwächungskoeffizienten ist dagegen ein Maß für sein generelles Schwächungsverhalten. Den Bezug zum Referenzmaterial Aluminium wird hergestellt, indem im ersten Fall die Steigungen, im zweiten Fall die Werte der Schwächungskoeffizienten der beiden Materialien zueinander in ein Verhältnis gesetzt werden (Nagel 1986). Man

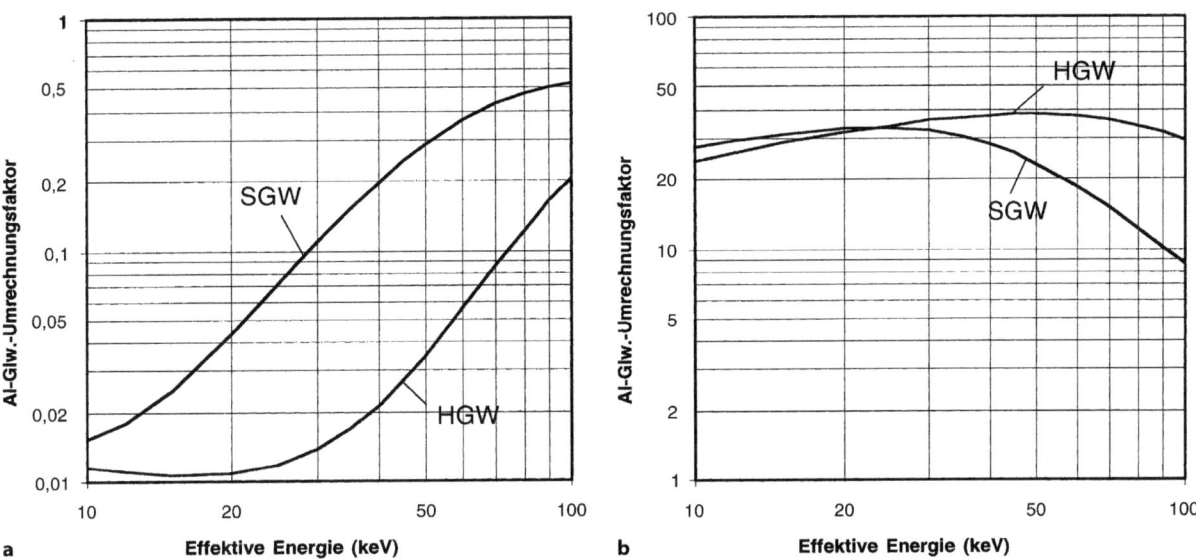

Abb. 1.22 a, b. Umrechnungsfaktoren zur Ermittlung des Aluminium-Schwächungs- und Härtungsgleichwert (SGW bzw. HGW). **a** Beryllium ($Z < Z_{Al}$) **b** Kupfer ($Z > Z_{Al}$)

spricht dann vom Aluminium-Härtungsgleichwert (Al-HGW) bzw. vom Aluminium-Schwächungsgleichwert (Al-SGW). Maßgeblich für die Wirkung eines Materials als Strahlenfilter ist in erster Linie sein Härtungsgleichwert.

Beide Arten von Aluminium-Gleichwerten ändern sich mehr oder weniger stark mit der Strahlungsqualität. Abbildung 1.22 verdeutlicht dies für die Elemente Beryllium (Be, $Z = 4$) und Kupfer (Cu, $Z = 29$), die stellvertretend für Materialien mit kleinerer bzw. größerer Ordnungszahl als der von Aluminium (Al, $Z = 13$) stehen. Der Schwächungsgleichwert, insbesondere der von Materialien mit niedriger Ordnungszahl, zeigt eine ausgesprochen starke Strahlungsqualitätsabhängigkeit, d.h. der Schwächungsgleichwert eines Materials ist auf der Strahleneintrittsseite des Patienten ein anderer als auf der Austrittsseite. Dagegen ist der Härtungsgleichwert verhältnismäßig konstant. Im Falle von Kupfer beispielsweise beträgt der Umrechnungsfaktor 35, d.h. ein 0,1 mm dickes Cu-Filter entspricht einem 3,5 mm dicken Al-Filter. Auf ähnliche Weise lassen sich die Al-Härtungsgleichwerte anderer Materialien bestimmen und zum Gesamtfilter addieren.

■ Optimale Filtermaterialien

Optimal ist ein Filtermaterial, wenn es maximalen Nutzen (Dosisreduzierung) mit minimalen Nachteilen (Aufnahmezeitverlängerung, Kontrastminderung) kombiniert. Maßgeblich ist auch hierfür die Ordnungszahl des Materials in Verbindung mit dem Verlauf des Schwächungskoeffizienten. Dieser ist in Abb. 1.23 exemplarisch für 4 Elemente (Beryllium, Aluminium, Kupfer und Gadolinium) dargestellt.

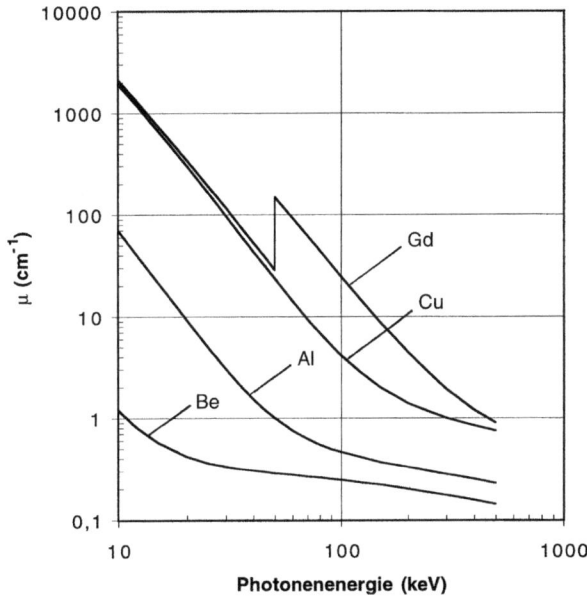

Abb. 1.23. Schwächungscharakteristik unterschiedlicher Filtermaterialien (Be, Al, Cu, Gd)

Beryllium steht stellvertretend für Materialien aus Elementen mit niedriger Ordnungszahl Z (Isolationsöl, Kunststoffe). Deren Eckpunkt liegt bei niedrigen Energien (< 25 keV), sodass diese Materialien vorwiegend als „Graufilter" wirken. Derartige Filter sind im Grunde unerwünscht, weil sie die Strahlung eher schwächen als filtern. Kupfer (Cu, $Z = 29$) dagegen ist ein Material, dessen Eckpunkt bei 130 keV liegt und das deshalb über den gesamten Energiebereich der Röntgendiagnostik hochselektiv wirkt. In der Fachsprache der Elektrotechnik bezeichnet man einen solchen Filter als „Hochpassfilter".

Bei Gadolinium handelt es sich um ein Element aus der Familie der Selten-Erd-Metalle mit hoher Ordnungszahl (Gd, Z = 64). Der sprunghafte Anstieg des Schwächungskoeffizienten bei 50 keV wird als „Absorptionskante" bezeichnet und hängt mit der K-Schale des betreffenden Elements zusammen. Photonen, deren Energie oberhalb der Kantenenergie E_K liegt, finden eine zusätzliche Möglichkeit zur Wechselwirkung vor. Daraus resultiert die verstärkte Schwächung. Zwar weisen sämtliche Elemente des Periodensystems eine derartige Absorptionskante auf; doch insbesondere bei Elementen mit niedrigen Ordnungszahlen (Z < 30) ist die Kante bei so niedrigen Energien angesiedelt, dass sie sich im Spektralbereich der Röntgendiagnostik nicht abzeichnet. Die Absorptionskante von Gd liegt dagegen bei 50 keV und damit mitten im diagnostischen Spektralbereich. Dadurch werden sowohl weiche als – zumindest über einen gewissen Energiebereich – auch harte Spektralbestandteile unterdrückt. Derartige Filter werden Kantenfilter genannt.

Aufgrund ihrer Bandpasscharakteristik scheinen die letztgenannten Materialien für Filterzwecke prädestiniert zu sein. Quantitative Untersuchungen haben allerdings gezeigt, dass Kantenfilter bei Berücksichtigung sämtlicher Aspekte nur geringfügige Vorteile bieten (Koedooder 1986; Nagel 1989; Gagne 1994). Außerdem beschränken sich diese Vorteile auf einen bestimmten Spannungsbereich. Bei Spannungen, die zahlenmäßig wesentlich höher liegen als die Kantenenergie, versagt zunehmend die Unterdrückung der harten Spektralkomponenten. Von einer Bandpasscharakteristik kann dann nicht länger die Rede sein.

In Abb. 1.24 ist die „Filtergüte" qualitativ als Funktion der Ordnungszahl dargestellt. Die Filtergüte beinhaltet alle für die Beurteilung eines Filters maßgeblichen Faktoren (Schwächungsverhalten, Dosisreduzierung, Kontrastgebung). Optimal sind demnach Hochpassfilter wie Kupfer und Eisen (Fe, Z = 26) sowie Kantenfilter wie Gadolinium und Holmium (Ho, Z = 67), sofern es sich um diagnostische Röntgenanwendungen mit Spannungen zwischen 60 und 80 kV handelt. Ungeeignet sind – wie bereits erwähnt – Materialien mit niedriger Ordnungszahl (Graufilter) sowie Materialien mit Absorptionskante wie Molybdän (Mo, Z = 42) und Zinn (Sn, Z = 50), deren Kantenenergie im Missverhältnis zur Röhrenspannung steht („Pseudokantenfilter"). Werden jedoch geeignete Spannungen verwendet, können derartige Materialen durchaus auch als Kantenfilter wirken (z. B. Molybdän in der Mammographie bei 25–30 kV).

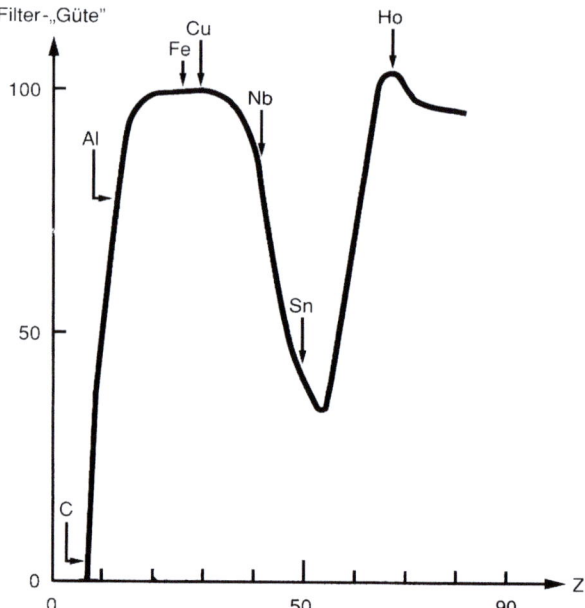

Abb. 1.24. „Filtergüte" unterschiedlicher Materialien als Funktion ihrer Ordnungszahl Z

Wechselwirkung mit dem Objekt (Patient)

Zweck der Bildgebung mittels Röntgenstrahlung ist, Informationen über morphologische oder funktionelle Details aus dem Körperinneren zu gewinnen. Dazu muss das Strahlenbündel notgedrungen den gesamten Körperquerschnitt durchdringen.

■ Absorption und Aufhärtung im Objekt

Beim Passieren des Körperquerschnitts erfährt das Strahlenspektrum sowohl in seiner Zusammensetzung als auch in seiner Intensität erhebliche Veränderungen. Wie im Falle der Filterung wird das Spektrum geschwächt und gleichzeitig aufgehärtet. Die Effekte fallen jedoch, bedingt durch die größere Dicke des Objekts, wesentlich stärker aus als bei der Filterung. Abbildung 1.25 zeigt dies am Beispiel eines 15 cm dicken Objekts. Die Intensität der Strahlung hinter dem Objekt beträgt nur noch einen Bruchteil des Wertes auf der Eintrittsseite (Größenordnung 1%). Die effektive Energie des Spektrums verschiebt sich von röhrenseitig 20–30 keV hin zu 40–60 keV auf der Bildempfängerseite. Dies hat Konsequenzen im Hinblick auf die Zeitdauer einer Aufnahme wie auch auf die Kontrastgebung.

■ Einfluss der Objektdicke

Der Einfluss der Objektdicke auf das Spektrum, das den Patienten wieder verlässt, wird exemplarisch aus Abb. 1.26 ersichtlich. Mit zunehmender Objektdicke erfährt das Spektrum erwartungsgemäß eine weitere Schwächung und Aufhärtung. Die Gewebe-Halbwertschichtdicke, d. h. der Betrag der Dickenzunahme,

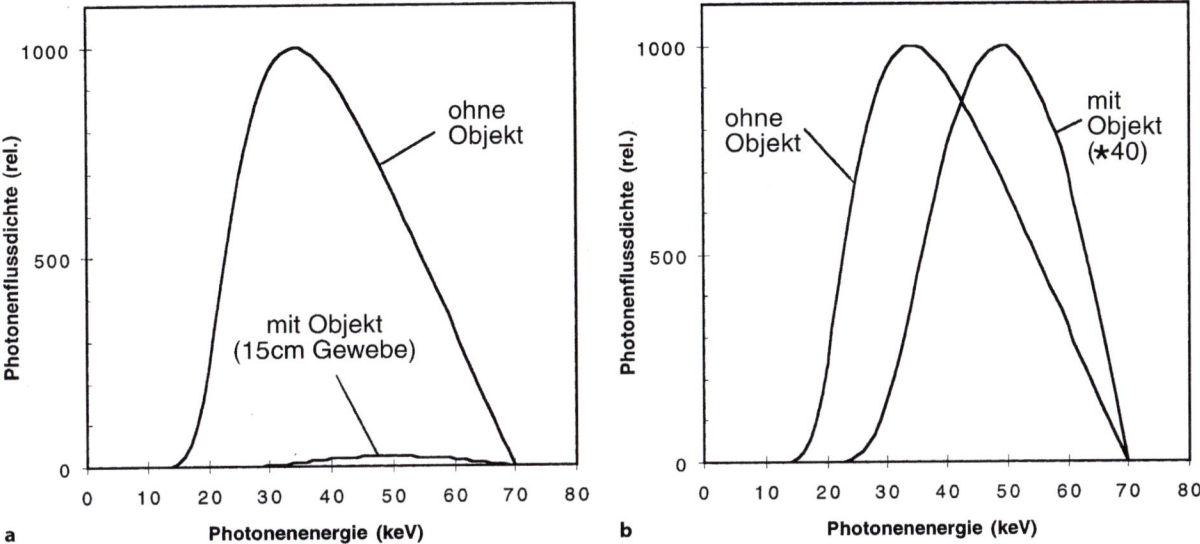

Abb. 1.25 a, b. Röntgenspektrum. **a** Schwächung im Objekt. **b** Aufhärtung im Objekt

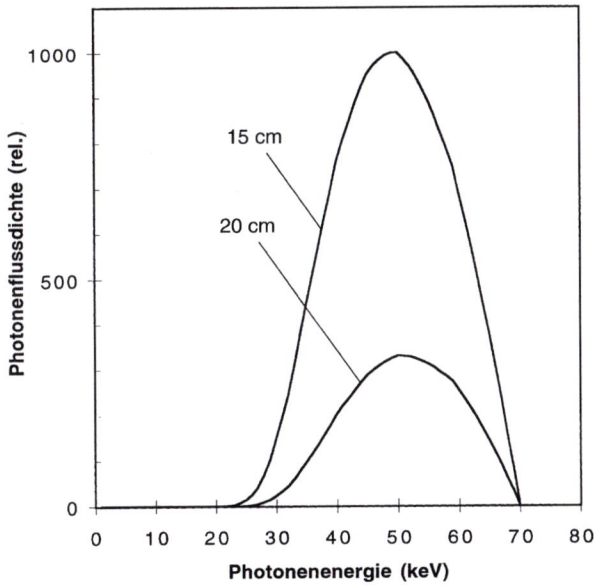

Abb. 1.26. Röntgenspektrum – Einflussgröße Objektdicke (15 cm, 20 cm Gewebe)

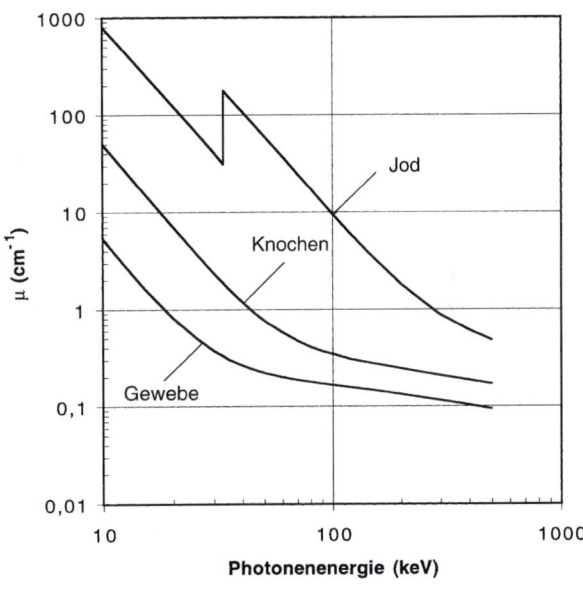

Abb. 1.27. Schwächungscharakteristik wichtiger Objektmaterialien (Gewebe, Knochen, Jod)

durch den die ursprüngliche Intensität halbiert wird, beträgt im Bereich der Röntgendiagnostik rund 3 cm. Bei Anwendungen mit niedriger Spannung (Weichteildiagnostik, z.B. Mammographie) liegt die Gewebe-Halbwertschichtdicke bei rund 2 cm, bei hohen Spannungen (z.B. Computertomographie) bei rund 4 cm. Je nach Dicke des Objekts und verwendeter Röhrenspannung variiert die Intensität des bildempfängerseitigen Spektrums zwischen 1/10 und 1/1000 des röhrenseitigen Wertes.

■ **Objektmaterialien**

Die Absorptionscharakteristika der wichtigsten Objektmaterialien sind in Abb. 1.27 in Form des linearen Schwächungskoeffizienten dargestellt. Zum weitaus überwiegenden Teil besteht das zu durchdringende Objekt aus Gewebe (Muskel, Fett, Organe). Die Absorptionseigenschaften dieser Stoffe ähneln denen von Wasser oder bestimmten Kunststoffen (z.B. Plexiglas, PMMA). Die Absorptionscharakteristik von Luft (Beispiel: Lunge) mit seinen Hauptbestandteilen Sauerstoff (O, Z = 8) und Stickstoff (N, Z = 7) entspricht in etwa der von Wasser. Da es sich bei Luft jedoch um ein gasförmiges Material handelt, fällt sein linearer Schwächungskoeffizient um 3 Größenordnungen kleiner aus. Ein weiteres, häufig anzutreffendes Material ist Knochen. Dessen Hauptbestandteil, Calcium (Ca, Z = 14), ist im Periodensystem der unmittelbare Nachbar von Aluminium und lässt sich für bestimmte Zwecke (z.B. Prüfkörper zur Qualitätskontrolle) durch Al ersetzen.

Bei bestimmten Fragestellungen ist der Einsatz künstlicher Kontrastmittel erforderlich (z.B. Gefäßdarstellung). Hierzu verwendet man häufig Flüssigkeiten auf Jodbasis. Jod (J, Z = 53) besitzt aufgrund seiner hohen Ordnungszahl ein erhöhtes Absorptionsvermögen, das durch die bei 33 keV einsetzende K-Absorption zusätzlich gesteigert wird.

■ **Kontrastgebung**

Um bestimmte Details im Röntgenbild sichtbar machen zu können, müssen sich diese Details absorptionsmäßig hinreichend stark von ihrer Umgebung abheben. Die Intensitäten I_1 und I_2 der beiden in Abb. 1.2 skizzierten Teilstrahlen müssen sich soweit voneinander unterscheiden, dass der daraus resultierende Strahlenkontrast

$$C = \frac{I_1 - I_2}{I_1} = \frac{\Delta I}{I_1} \qquad (6)$$

stark genug ist, um am Ende der Abbildungskette (z.B. auf dem entwickelten Röntgenfilm oder am Befundungsmonitor) vom menschlichen Auge wahrgenommen werden zu können.

Abbildung 1.28 verdeutlicht das Prinzip der Kontrastgebung am Beispiel Jod. Der für den Kontrast wesentliche Unterschied ΔI der beiden Teilintensitäten entspricht anschaulich der Differenz der Flächen der zugehörigen Spektren. Ohne die bei 33 keV einsetzende K-Absorption würde diese Differenz nur sehr gering ausfallen und müsste durch eine entsprechend höhere Konzentration des Kontrastmittels kompensiert werden. Dem sind aus physikalischen und physiologischen Gründen (Kontrastmittelverträglichkeit) jedoch Grenzen gesetzt.

Mit zunehmender Photonenenergie, d.h. mit härter werdender Strahlung, nimmt die Kontrastgebung immer weiter ab. Ursache hierfür ist, dass sich die Schwächungskoeffizienten der einzelnen Materialien immer weniger unterscheiden. Die für die Kontrastgebung kritische Situation tritt außerdem stets dann ein, wenn die Dicke der abzubildenden Details in Projektionsrichtung immer kleiner wird oder die Konzentration flüssiger Kontrastmittel immer weiter abnimmt. Im Bereich kleiner Kontraste (Niedrigkon-

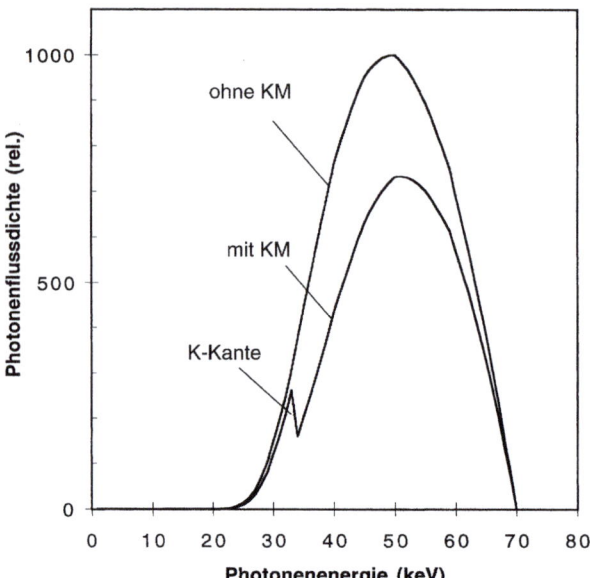

Abb. 1.28. Röntgenspektrum – Einflussgröße Kontrastmittel (Jod)

traste) sind die Teilintensitäten I_1 und I_2 annähernd gleich. Der Strahlenkontrast wird dann gemäß

$$C \approx (\mu_2 - \mu_1) \cdot d_2 \qquad (7)$$

von der Dicke d_2 sowie der Differenz zwischen den Schwächungskoeffizienten μ_2 des abzubilden Details und μ_1 des Grundmaterials des Objekts bestimmt. Da die Schwächungskoeffizienten mit zunehmender Photonenenergie immer kleiner werden und sich immer weiter annähern („kV macht grau"), sollten zur Verbesserung der Kontrastgebung möglichst niedrige Röhrenspannungen verwendet werden. Aufgrund der limitierten Röhrenleistung, d.h. aufgrund von Aufnahmezeitaspekten, aber auch aus strahlenhygienischen Gründen stößt auch dies an gewisse Grenzen. Außerdem ist es für bestimmte Fragestellungen (z.B. Thorax) insgesamt eher vorteilhaft, mit höheren Spannungen zu arbeiten (Hartstrahltechnik). Dadurch lässt sich der hohe Kontrastumfang, der sich aus dem starken Transparenzunterschied zwischen Lungengewebe und Mediastinum ergibt, reduzieren. Insgesamt ermöglicht eine Spannungserhöhung in diesen Situationen – trotz verringerten Detailkontrasts – eine verbesserte visuelle Wahrnehmbarkeit.

■ **Streustrahlung**

Aufgrund der niedrigen Ordnungszahlen der im menschlichen Gewebe vertretenen Elemente erfolgt die Wechselwirkung mit dem Objekt vorwiegend über den Comptoneffekt. Neben der Primärstrahlung muss also in erheblichem Umfang Sekundärstrah-

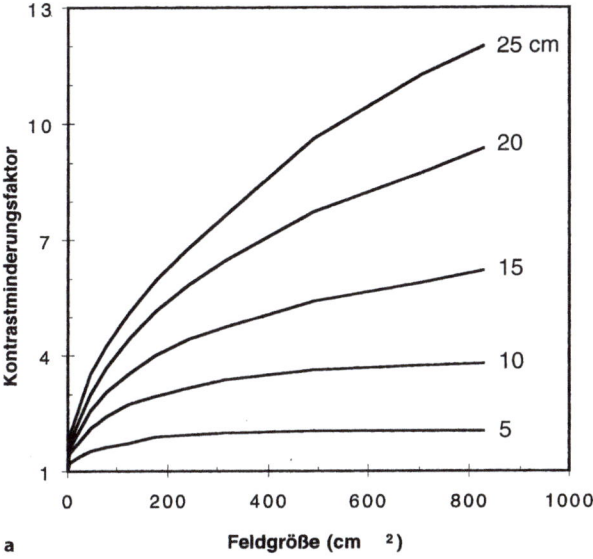
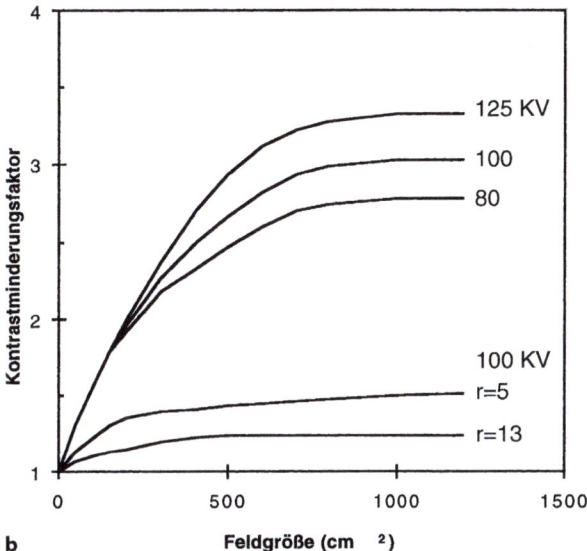

Abb. 1.29 a, b. Kontrastminderungsfaktor infolge Streustrahlung. **a** Einfluss von Feldgröße und Objektdicke (Spannung 100 kV). **b** Einfluss von Feldgröße, Röhrenspannung und Schachtverhältnis r des Streustrahlenrasters (Objektdicke 10 cm)

lung in Form von Streustrahlung immer in alle Betrachtungen mit einbezogen werden. Auf der Patienteneintrittsseite geschieht dies durch die Strahlung, die aus dem Körperinneren rückgestreut wird. Hierdurch erhöht sich die Strahlendosis der oberflächennahen Körperregionen (z. B. die Hautdosis). Der Rückstreufaktor, d. h. das Verhältnis der Summe aus Primär- und Sekundärstrahlung zur Primärstrahlung an der Eintrittsfläche, nimmt mit wachsender Spannung, Filterung, Objektdicke und Feldgröße zu und kann im diagnostischen Spektralbereich Werte bis zu 1,5 annehmen. Die rückgestreute Strahlung ist zudem die Hauptursache für die Strahlenexposition des Personals, das sich bei bestimmten Prozeduren in der Nähe des Patienten aufhalten muss.

Auf der Strahlenaustrittsseite ist das Streustrahlenniveau – absolut gesehen – wesentlich geringer. Im Hinblick auf die Bildgebung ist allerdings entscheidend, wie hoch das Verhältnis von Streustrahlung I_s zu Primärstrahlung I_p ist. In der Regel liegen die Werte deutlich über 1, d. h. es dominiert die Streustrahlung. Hauptproblem der Streustrahlung ist ihre kontrastmindernde Wirkung. Gegenüber der idealen, streustrahlungsfreien Situation verringert sich der Kontrast um den Faktor $(I_p + I_s)/I_p$. Das Ausmaß der detektorseitigen Streustrahlung wird im Wesentlichen durch Objektdicke und Feldgröße bestimmt. Beim Einsatz von streustrahlungsreduzierenden Maßnahmen (z. B. Raster) kommt naturgemäß hinzu, wie effizient sie die Streustrahlung bei möglichst hoher Durchlässigkeit für die Primärstrahlung reduzieren. In Abb. 1.29 ist der Kontrastminderungsfaktor (I_p + I_s)/I_p in Abhängigkeit von den bestimmenden Einflussgrößen dargestellt. Ohne Streustrahlungsunterdrückung wird der Kontrast typischerweise um den Faktor 5 (!), bei großen Objektdicken sogar noch stärker gemindert. Durch Einsatz von Rastern (s. Abschn. 1.2.2) lässt sich die Streustrahlung zwar nicht vollständig eliminieren; der Kontrastminderungsfaktor wird jedoch ganz wesentlich verringert.

Absorption der Strahlung im Bildempfänger

Die Aufgabe eines bildgebenden Röntgensystems besteht in der Herstellung kontrastreicher, scharfer

Tabelle 1.1. Detektorsysteme für die Röntgendiagnostik

Detektor	Typ	Beispiel	Produkt	Auslesung	Anwendung
Verstärkungsfolie	Leuchtstoff	Gd2O₂S	Licht	Film	Radiographie
Speicherfolie	Speicherleuchtstoff	BaFBr	(Licht)	Ausleseeinheit	Radiographie
Selendetektor	Photoleiter	Se	Ladung	Elektrometer	Radiographie
Flachdetektor	Leuchtstoff	CsJ	Licht	TFT-Array	Radiographie
Flachdetektor	Photoleiter	Se	Ladung	TFT-Array	Radiographie
Bildverstärker	Leuchtstoff	CsJ	Licht	Fernsehkamera	Fluoroskopie
Gasdetektor	Ionisationskammer	Xe	Ladung	Elektrometer	CT
Festkörperdetektor	Leuchtstoff	Gd₂O₂S	Licht	Photodiode	CT

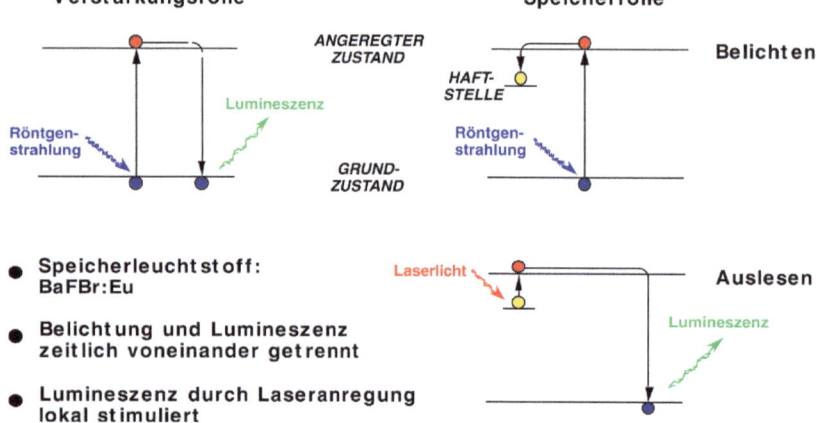

Abb. 1.30.
Wirkungsweise von Verstärkungs- und Speicherfolien

und rauscharmer Bilder. Die Röntgenstrahlung, die den Patienten verlässt, muss daher in geeigneter und möglichst effizienter Weise detektiert werden. Tabelle 1.1 gibt einen Überblick über die für die Röntgendiagnostik verwendbaren Detektoren. Eine ausführliche Beschreibung folgt in einem späteren Abschnitt. Dieser Abschnitt beschränkt sich auf Aspekte, die die Wechselwirkung zwischen Strahlung und Detektormaterial sowie die sich unmittelbar daran anschließenden Schritte betreffen.

■ **Detektortypen**

In der Röntgendiagnostik werden überwiegend indirekt detektierende Bildempfänger verwendet, d. h. die Bildinformation ist erst nach weiteren Schritten, die auf die primäre Wechselwirkung folgen, verfügbar. Dies ist beispielsweise der Fall bei Leuchtstoffen (Szintillatoren), in denen die bei der Wechselwirkung absorbierte Energie in sichtbares Licht umgewandelt wird. Hierzu zählen Verstärkungsfolien, Eingangsschirme von Bildverstärkern und Flachdetektoren, Festkörper-Detektorelemente in der Computertomographie (CT) und – mit gewissen Einschränkungen – Speicherfolien.

Die Wirkungsweise von Verstärkungsfolien und Speicherfolien wird aus Abb. 1.30 ersichtlich. In beiden Fällen führt die Energie, die bei der Absorption der Röntgenquanten freigesetzt wird, dazu, dass die Atome des Detektormaterials angeregt werden, wobei ihre Elektronen auf ein energetisch höheres Niveau angehoben werden. Wenn die betreffenden Atome anschließend wieder in ihren stabilen Grundzustand übergehen, erfolgt dies unter anderem über die Emission von Lichtquanten. Der wesentliche Unterschied zwischen Verstärkungsfolien und Speicherfolien ist, dass bei Verstärkungsfolien diese Emission

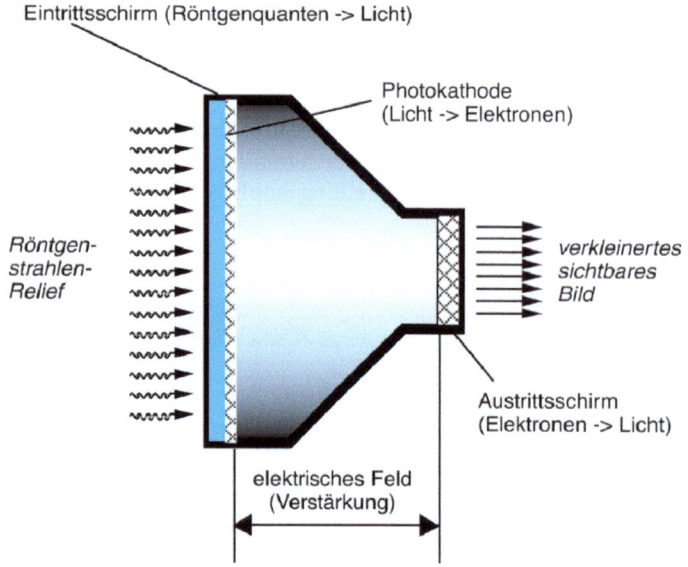

Abb. 1.31.
Prinzip des Röntgenbildverstärkers

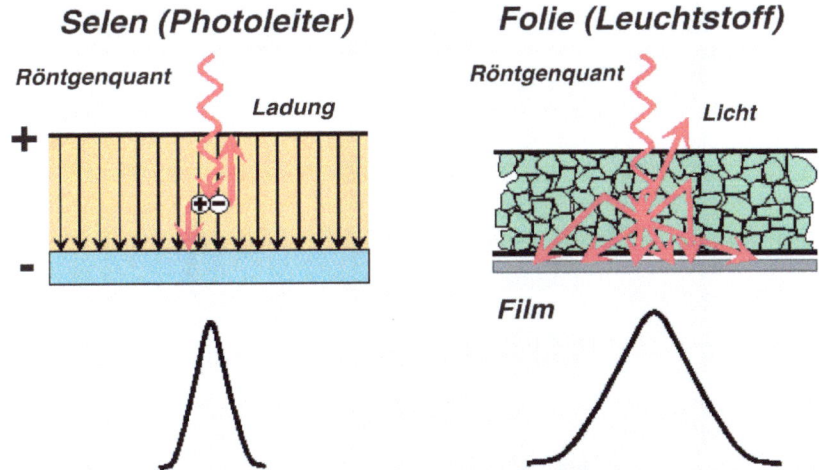

Abb. 1.32.
Prinzip des Selendetektors und Vergleich mit Film-Folien-System

spontan geschieht. Bei Speicherfolien erfolgt die Lichtemission dagegen verzögert und sozusagen nur auf besondere „Bestellung" hin. Die angeregten Elektronen verbleiben solange auf einem metastabilen Zwischenniveau (Haftstelle), bis sie durch Stimulation mit Laserlicht zur Abgabe der gespeicherten Energie in Form von Lichtquanten veranlasst werden. Die Szintillatoren von Flachdetektoren zur Projektionsabbildung und von Festkörper-Detektorelementen in der CT entsprechen in ihrer Arbeitsweise den Verstärkungsfolien. Bei CT-Detektoren kommt es wegen der Detektorbewegung beim Scanvorgang zusätzlich auf besonders kurze Abklingzeiten der Lumineszenz an.

Das Prinzip des Röntgenbildverstärkers zeigt Abb. 1.31. Die primäre Wechselwirkung erfolgt in einem Eintrittsschirm aus Cäsiumjodid (CsJ), einem Leuchtstoff. Unmittelbar hinter dem Leuchtstoff befindet sich eine Photokathode, deren Aufgabe darin besteht, die sekundären Lichtquanten in elektrische Ladungsträger umzuwandeln. Diese Ladungsträger lassen sich mit Hilfe eines elektrischen Feldes beschleunigen und durch eine Elektronenoptik so auf einen Austrittsschirm abbilden, dass ein verkleinertes und wesentlich verstärktes Bild auf dem Austrittsschirm erscheint. Im Austrittsschirm wird die Energie der absorbierten Elektronen wieder in sichtbares Licht zurückverwandelt. Das Bild, das dadurch am Austrittsfenster sichtbar wird, kann anschließend mit geeigneten Methoden aufgenommen und weiterverarbeitet werden.

Daneben gibt es auch direkt detektierende Bildempfänger. Dies ist der Fall bei Gasdetektoren in der CT und bei Detektoren aus dem Photohalbleitermaterial Selen. Hierbei werden die Ladungsträger, die infolge der Wechselwirkung freigesetzt werden, ohne zusätzlichen Schritt zur Bildinformation genutzt. Abbildung 1.32 verdeutlicht dies für Selendetektoren, die beispielsweise in jedem Photokopierer verwendet werden. Bei der Verwendung als Röntgendetektor erfolgt die „Belichtung" statt durch Licht mittels Röntgenstrahlung. Die bei der Absorption erzeugten Ladungsträger werden infolge des elektrischen Feldes, das durch vorherige Aufladung der Selenschicht hergestellt wurde, getrennt und wandern zu den Rändern der Schicht. Dadurch wird die Oberfläche der Selenschicht lokal entladen. Das Ausmaß der Entladung entspricht der Intensität der absorbierten Röntgenstrahlung. Das Ladungsmuster an der Oberfläche kann anschließend in geeigneter Weise abgetastet und der weiteren Verarbeitung zugeführt werden. Ein wesentlicher Unterschied gegenüber den Leuchtstoffmaterialien ist die hohe inhärente Schärfe des Selens. Bei Leuchtstoffen dagegen muss eine gewisse Unschärfe immer hingenommen werden, weil die Lichtquanten ungerichtet emittiert werden und zum Bildaufnehmer hin einen Lichtkegel bilden.

Gasdetektoren werden ausschließlich in der Computertomographie verwendet. Das Einzelelement eines CT-Gasdetektors zeigt Abb. 1.33. Bei der Wechselwirkung der Röntgenquanten mit den Gasatomen werden durch Ionisation Ladungsträgerpaare erzeugt. Infolge des elektrischen Feldes, das zwischen den Elektrodenplatten anliegt, erfolgt eine Wanderung der Ladungsträger zu den Elektroden hin, die sich in einem messbaren elektrischen Strom bemerkbar macht. Seine Höhe ist ein Maß für die Intensität der Strahlung, die in dem betreffenden Detektorelement absorbiert worden ist. Im Gegensatz zu den anderen, hier beschriebenen Bildempfängern ist ein CT-Detektor jedoch nicht unmittelbar bildgebend. Die für CT typischen Schnittbilder entstehen erst über einen komplexen Rekonstruktionsprozess, der ohne leistungsfähige Rechner nicht realisierbar wäre.

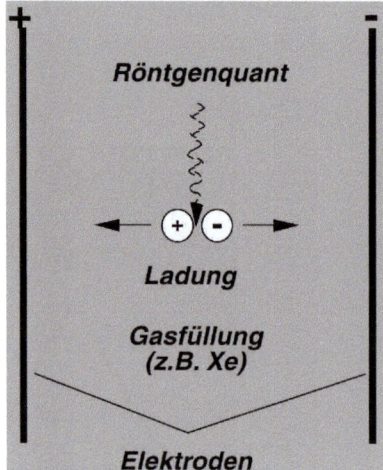

Abb. 1.33. Prinzip des Gasdetektors

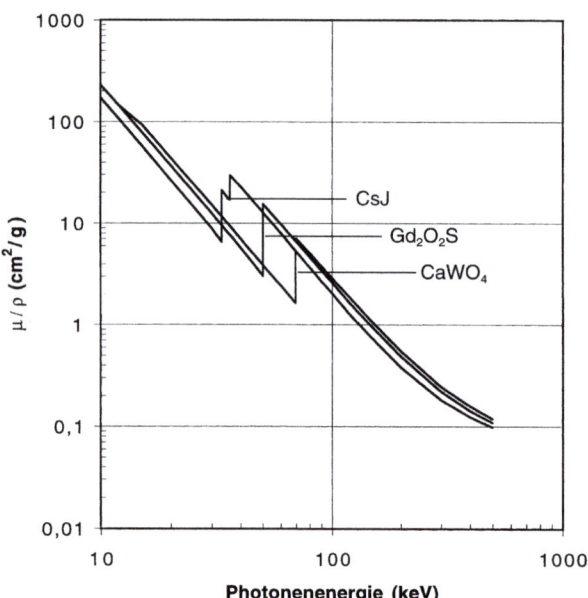

Abb. 1.34. Absorptionscharakteristik einiger Bildempfängermaterialien (CsJ, Gd_2O_2S, $CaWO_4$)

Der klassische Röntgenfilm (ohne Verstärkungsfolie) ist ebenfalls ein direkt detektierender Bildempfänger. Außer in der Zahnheilkunde werden Aufnahmen heutzutage jedoch nur noch in Verbindung mit Verstärkungsfolien angefertigt. In dieser Kombination fungiert der Röntgenfilm zu mehr als 95 % als Detektor für die Lichtquanten, die von dem Szintillator erzeugt werden. Seine Rolle als direkter Röntgenstrahlendetektor ist daher vernachlässigbar.

■ Detektormaterialien

Detektoren bestehen in der Regel aus einer Verbindung, in der mindestens ein Element mit hoher Ordnungszahl Z vorkommt, wodurch die Grundvoraussetzung für ein hohes Absorptionsvermögen gegeben ist. Die Einbindung in ein Molekül gemeinsam mit anderen Elementen dient zum einen der chemischen Stabilisierung dieser Substanzen; zum anderen wird ein indirekt arbeitender Detektor erst hierdurch in die Lage versetzt, die Umwandlung der absorbierten Energie in sichtbares Licht vorzunehmen. Beispiele für derartige Materialien sind Cäsiumjodid (CsJ), das als Eingangsschirm von Bildverstärkern verwendet wird, Calciumwolframat ($CaWO_4$), das viele Jahrzehnte lang das Standardmaterial für Verstärkungsfolien war, und Gadoliniumoxysulfid (Gd_2O_2S), das heute in den meisten Verstärkungsfolien zum Einsatz kommt. Die Absorptionscharakteristik dieser Materialien wird aus Abb. 1.34 ersichtlich. Die Ordnungszahl der für die Absorption maßgeblichen Elemente Jod (Z = 53), Cäsium (Z = 55), Gadolinium (Z = 64) und Wolfram (Z = 74) ist so hoch, dass in allen Fällen die K-Absorptionskante innerhalb des nutzbaren Spektralbereichs liegt. Die mit E_K = 50 keV günstigere Lage der Absorptionskante von Gd ist – neben der erhöhten Lichtausbeute – einer der Gründe für das „Erfolgsgeheimnis" des Materials Gd_2O_2S.

Durch die zusätzliche K-Absorption erhöht sich einerseits das Absorptionsvermögen dieser Materialien. Andererseits entsteht dabei in nennenswertem Umfang Röntgen-Fluoreszenzstrahlung, wodurch ein Teil der absorbierten Energie wieder verloren geht. Sofern die Fluoreszenzstrahlung im Detektor reabsorbiert wird, erfolgt dies zumeist nicht am Ort der primären Wechselwirkung, sondern in einer gewissen Entfernung von ihm. Da in diesem Fall Fokus, Objektdetail und Bildpunkt geometrisch nicht auf einer Linie liegen, sind die reabsorbierten Quanten nicht bildgebend. Sie stellen vielmehr einen ähnlichen Störfaktor dar wie die Streustrahlung.

■ Abhängigkeit des absorbierten Spektrums vom Detektor

Abbildung 1.35 zeigt die Wirkung der Einflussgröße Detektor auf das spektrale Geschehen innerhalb eines Röntgenabbildungssystems. Nur ein idealer Bildempfänger würde sämtliche Röntgenquanten, die den Patienten verlassen, detektieren. Reale Detektoren absorbieren lediglich einen gewissen Bruchteil, der aus dem Verhältnis der Fläche des absorbierten Spektrums im Vergleich zum Austrittsspektrum des Objekts deutlich wird. In der Form des absorbierten Spektrums lässt sich die Absorptionscharakteristik des verwendeten Detektormaterials wiedererkennen. Im vorliegenden Falle handelt es sich um Gd_2O_2S, dessen Absorptionskante wider Erwarten nur relativ schwach ausgeprägt ist. Das liegt daran, dass bei dieser Darstellung nur die Röntgenquanten, deren Energie am Ort der primären Wechselwirkung de-

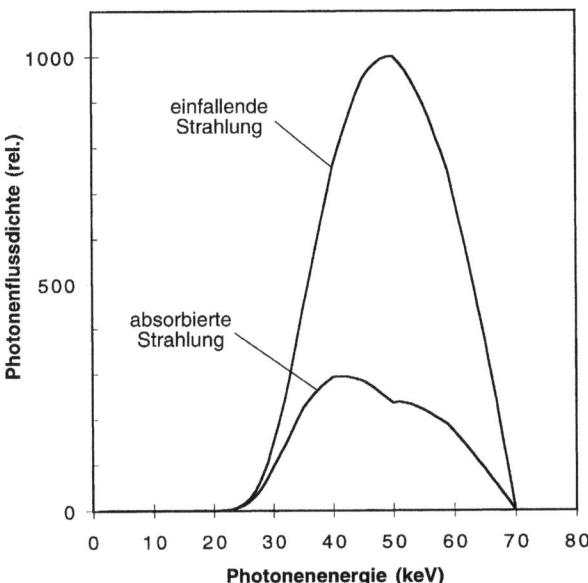

Abb. 1.35. Röntgenspektrum – Einflussgröße Detektor

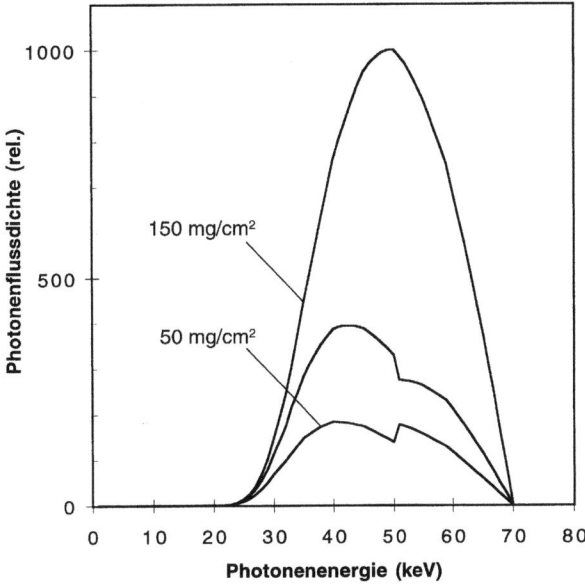

Abb. 1.37. Röntgenspektrum – Einflussgröße Detektordicke (50 bzw. 150 mg/cm² Gd$_2$O$_2$S)

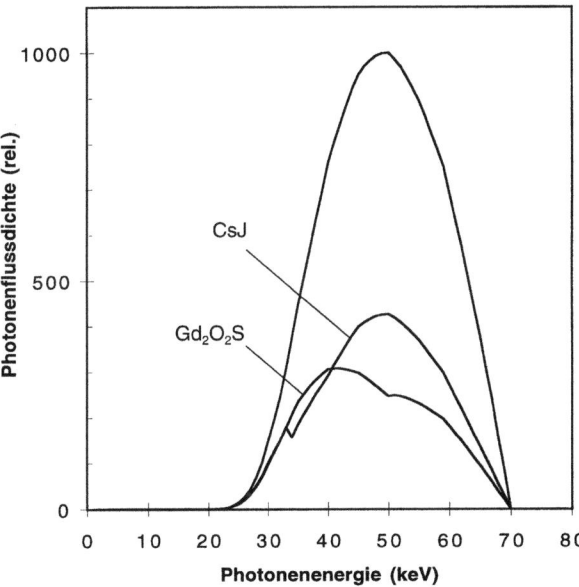

Abb. 1.36. Röntgenspektrum – Einflussgröße Detektormaterial (100 mg/cm² Gd$_2$O$_2$S, 150 mg/cm² CsJ)

poniert wurde (d. h. die zur Bildgebung nutzbaren Quanten), berücksichtigt wurden.

Der Einfluss des Detektormaterials auf Form und Höhe des absorbierten Spektrums ist in Abb. 1.36 dargestellt. Verglichen werden hier Gd$_2$O$_2$S und CsJ. Die Dicke der Detektorschicht entspricht im Falle von CsJ der typischen Dicke eines Bildverstärker-Eintrittsschirms, im Falle von Gd$_2$O$_2$S der Gesamtdicke eines Folienpaars einer universellen Film-Folien-Kombination. Das Absorptionsspektrum von CsJ zeigt Absorptionskanten im Bereich von ca. 35 keV, die hier sowohl von Cäsium als auch von Jod herrühren. Die relativ niedrige Lage der Absorptionskanten prädestiniert CsJ zunächst nicht unbedingt als Detektor für die Röntgendiagnostik. CsJ hat jedoch den wesentlichen Vorteil, dass es sich in fibröser Form produzieren lässt. Die fibröse Form sorgt mit ihrer Lichtleitercharakteristik dafür, dass die laterale Ausbreitung der in der Leuchtschicht erzeugten Lichtquanten stark eingeschränkt wird. Dies ermöglicht die Verwendung verhältnismäßig dicker Schichten, die ohne diese Charakteristik bezüglich der Bildschärfe normalerweise nicht mehr akzeptabel wären. Daher ist die Absorption im Falle von CsJ vergleichsweise höher, erkennbar an der größeren Fläche des zugehörigen Spektrums.

Der Einfluss der Detektordicke auf das absorbierte Spektrum wird aus Abb. 1.37 ersichtlich. Die meisten Leuchtstoffe liegen in Pulverform vor, aus denen erst mit Hilfe eines Bindemittels eine stabile, wieder verwendbare Folie entsteht. Daher ist die Dicke im Hinblick auf das Absorptionsvermögen wenig aussagekräftig. Zur Charakterisierung wird stattdessen das Flächengewicht des Leuchtstoffmaterials (auch Massenbelegung genannt) verwendet, dessen Einheit mg/cm² ist. Das Verhältnis aus Flächengewicht und Dicke eines bestimmten Materials ist in der Regel aber konstant, sodass das Flächengewicht stellvertretend für die Schichtdicke steht. Mit zunehmendem Flächengewicht steigt erwartungsgemäß das Absorptionsvermögen. Die hier gezeigten Werte von 100 bzw. 150 mg/cm² entsprechen – jeweils pro Paar – denen einer Universalfolie und einer hochverstärkenden Folie. Der Vorteil der höheren Absorption muss allerdings – wie bereits angedeutet – mit einer verringerten Zeichenschärfe erkauft werden. Entsprechend besitzen feinzeichnende Film-Folien-Systeme, deren Folien dünner sind, ein geringeres Absorptionsvermögen. Wie im Falle der Spannung muss auch beim Einsatz von Verstärkungsfolien ein Kompromiss zwischen Ortsauflösung, erforderlicher Belichtungszeit und Strahlenexposition gefunden werden.

■ Quantenrauschen, Kontrast-Rausch-Verhältnis

Neben dem Kontrast spielt das Rauschen bei der Bildgebung mittels Röntgenstrahlung eine entscheidende Rolle. Damit ein Bilddetail erkennbar ist, muss sich sein Kontrast hinreichend weit vom Rauschen des Hintergrunds abheben. Das Rauschen wird überwiegend von der Quantennatur der Strahlung bestimmt (Quantenrauschen), d.h. von der Anzahl der im Bildempfänger absorbierten Photonen. Absorption von Röntgenstrahlung ist ein statistischer Prozess. Die statistisch bedingte Schwankung zwischen benachbarten Bildpunkten fällt umso höher aus, je kleiner die Anzahl der pro Bildpunkt absorbierten Röntgenquanten ist. Diese korreliert mit der Fläche des absorbierten Spektrums, die wiederum proportional zur Bildempfängerdosis (D_{BE}) ist (s. unten). Nach den statistischen Gesetzen ist das Rauschen R proportional zum Kehrwert der Wurzel aus der Bildempfängerdosis. Das Kontrast-Rausch-Verhältnis (C/R) lässt sich daher mittels

$$\frac{C}{R} \propto (\mu_2 - \mu_1) \cdot d_2 \cdot \sqrt{D_{BE}} \qquad (8)$$

quantifizieren (μ_1, μ_2 = Schwächungskoeffizienten von Grundmaterial bzw. Detail, d_2 = Längenausdehnung des Details in Strahlrichtung).

Dosisbegriffe

Die Strahlenexposition des Patienten hat in den letzten Jahren erkennbar an Bedeutung gewonnen. Wenn dabei über „Dosis" gesprochen wird, verstehen darunter jedoch keineswegs alle dasselbe. Die Gründe dafür liegen im Wesen der Röntgendiagnostik und in der Definition der Dosis. Dabei sind profunde Kenntnisse darüber, was „Ionendosis", „Kerma" und „Energiedosis" bedeuten, relativ nebensächlich und sollen an dieser Stelle nicht näher behandelt werden, für Interessierte wird auf weiterführende Literatur (z.B. Reich 1990) verwiesen. Für den radiologisch tätigen Anwender kommt es vielmehr darauf an, das Strahlenrisiko unterschiedlicher Untersuchungen vergleichen und aus den anfallenden Dosiswerten Rückschlüsse für eine dosisoptimierte Arbeitsweise gewinnen zu können.

■ Was ist „Dosis"?

Die erste Ursache für die zu beobachtende Begriffsverwirrung liegt bereits in der Definition der Dosis (Energiedosis):

$$\text{Dosis} = \frac{dW}{dm} \qquad (9)$$

d.h. „Dosis" im eigentlichen Sinne ist nicht etwa die insgesamt absorbierte Strahlenmenge, sondern lediglich die in einem Volumenelement absorbierte Energie dW, dividiert durch dessen Masse dm. „Dosis" ist daher eine spezifische Größe wie etwa die Dichte (das spezifische Gewicht) eines Körpers. Als Maß für die absorbierte Strahlenmenge ist sie genauso wenig geeignet wie die Dichte als Maß für das Gewicht eines Körpers. „Dosis" ist lediglich ein Ausdruck für die (Energie-)Absorption in bestimmten Bereichen des Strahlenbündels.

Der zweite Hauptgrund ist, dass es bei der Röntgendiagnostik immer nur Teilkörperbestrahlungen geht. Die „Dosis" differenziert dabei nicht, ob es sich um eine eng begrenzte oder um eine ausgedehnte Bestrahlung handelt; für das Strahlenrisiko ist diese Unterscheidung aber ganz wesentlich. Nicht umsonst gilt konsequentes Einblenden als eine der wichtigsten Strahlenschutzmaßnahmen. Am Vergleich zwischen einer Zahnaufnahme und einer Lungenaufnahme wird die begrenzte Aussagekraft der „Dosis" offenkundig: Bei einer normalen Zahnaufnahme beträgt die „Dosis" an der Oberfläche rund 10 mGy; eine Thoraxaufnahme p.a. (angefertigt nach den Leitlinien der Bundesärztekammer; Hartstrahltechnik, 400er-Film-Folien-System) kommt dagegen auf nur 0,12 mGy. Welche der beiden Aufnahmen ist „gefährlicher"?

Zunächst einmal unterscheiden sich die Feldgrößen ganz wesentlich (Thorax: 900 cm^2, Dental: 10 cm^2), zum anderen befinden sich bei der Thoraxaufnahme zahlreiche strahlensensible Organe im Strahlenfeld (Lunge, Brust, Schilddrüse, Knochenmark, Magen), bei der Zahnaufnahme dagegen nicht. Das Produkt aus Dosis und Fläche („Dosisflächenprodukt", s. unten) ist bei beiden Aufnahmen mit rund 0,1 Gy cm^2 gleich hoch. Bei Berücksichtigung der Strahlenempfindlichkeit der exponierten Organe kommt die Lungenaufnahme auf eine „effektive Dosis" (s. unten) von 0,025 mSv, die Zahnaufnahme dagegen auf weit weniger als 0,01 mSv. Obwohl also die „Dosis" der Lungenaufnahme nur rund 1/100 der „Dosis" einer Zahnaufnahme beträgt, ist das mit einer Lungenaufnahme verbundene Strahlenrisiko – relativ gesehen – weitaus höher als das einer Zahnaufnahme (absolut liegen beide Werte am unteren Rande des Spektrums diagnostischer Strahlenexpositionen).

Im Folgenden werden die für die Röntgendiagnostik wesentlichen Dosisbegriffe beschrieben und im Hinblick auf ihre Aussagekraft für das mit einer Untersuchung verbundene Strahlenrisiko bewertet.

■ **Einfalldosis**

In der Regel ist mit „Dosis" die Einfalldosis (oder die Oberflächendosis, s. unten) gemeint. Die Einfalldosis ist die Dosis am Ort des Strahleneintritts in den Patienten. Gemessen wird sie üblicherweise mit Hilfe von Ionisationskammern „frei Luft" (Abb. 1.38), d.h. ohne Patienten bzw. Patientenersatz. Messgröße ist die Luftkerma, Dosisangaben erfolgen in µGy oder mGy. Hauptvorteil der Einfalldosis ist, dass sie relativ einfach zu ermitteln ist. Ihre Aussagekraft für das Strahlenrisiko ist jedoch, wie obiges Beispiel zeigt, sehr begrenzt. Die Bedeutung der Einfalldosis beschränkt sich daher auf die Charakterisierung von Röntgenanlagen und auf die Verwendung als Eingangsgröße zur Ermittlung von Organdosiswerten.

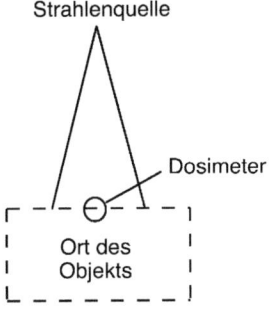

Abb. 1.38. Einfalldosis

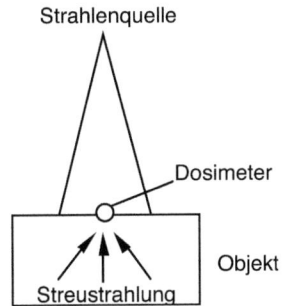

Abb. 1.39. Oberflächendosis

■ **Oberflächendosis**

Die Oberflächendosis (oder Hautdosis) ist die Dosis am Strahleneintritt des Patienten unter Einbeziehung der aus dem Körper rückgestreuten Strahlung, die bis zu 50% des Wertes der Einfalldosis betragen kann. Die Messung der Oberflächendosis erfolgt ebenfalls mit Ionisationskammern oder mit Thermolumineszenzdosimetern (TLD) direkt auf der Körper- oder Phantomoberfläche (Abb. 1.39). Messgröße und -einheiten sind dieselben wie bei der Einfalldosis. Daneben kann die Oberflächendosis mit Hilfe tabellierter Rückstreufaktoren auch aus der gemessenen Einfalldosis berechnet werden:

$$\text{Oberflächendosis} = \text{Einfalldosis} \cdot \text{Rückstreufaktor} \tag{10}$$

Die Wertigkeit der Oberflächendosis zur Beurteilung des Strahlenrisikos ist ebenso eingeschränkt wie die der Einfalldosis. Ausgenommen hiervon sind lediglich interventionelle Prozeduren, bei denen die Oberflächendosis als Indikator für mögliche deterministische Hautschädigungen fungiert.

■ **Organdosis**

Die Organ-Energiedosis ist die in einem bestimmten Organ (z.B. Schilddrüse, Lunge etc.) absorbierte Energie, dividiert durch die Masse des betreffenden Organs (Abb. 1.40):

$$\text{Organ} - \text{Energiedosis} = \frac{\text{absorbierte Energie}}{\text{Masse des Organs}} \tag{11}$$

Zu beachten ist, dass bei partieller Bestrahlung eines ausgedehnten Organs (z.B. rotes Knochenmark) eine

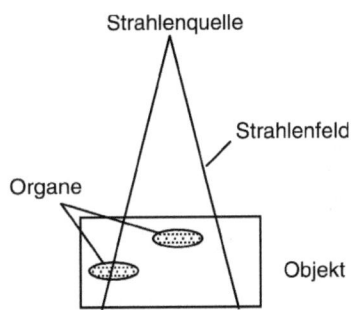

Abb. 1.40. Organdosis

Mittelung über das gesamte Organ erfolgt. Die Messung der Organdosis mit Hilfe von TLDs ist sehr aufwendig und nicht in vivo, sondern nur in körperähnlichen Phantomen (z.B. Alderson-Phantom) möglich. Die Organdosis erhält man aus der Multiplikation von Organ-Energiedosis mit dem Strahlungswichtungsfaktor. Messgröße für die Organdosis ist die Äquivalentdosis; Dosisangaben werden in µSv oder mSv gemacht. Alternativ lässt sich die Organdosis mit Hilfe tabellierter Konversionsfaktoren (z.B. Drexler 1993) berechnen, die je nach Spannung, Filterung, Feldgröße, Organlage etc. unterschiedlich ausfallen können. Als Eingangsgröße für die Berechnung der Organdosis dient die Einfalldosis:

$$\text{Organdosis} = \text{Einfalldosis} \cdot \text{Konversionsfaktor} \tag{12}$$

Die Bedeutung der Organdosis beruht darauf, dass man die Wahrscheinlichkeit für einen strahleninduzierten Krebsschaden des betreffenden Organs durch Multiplikation mit einem organspezifischen Risikofaktor errechnen kann. Außerdem spielt die Organdosis eine wichtige Rolle bei Fällen, in denen Schwangere einer Strahlenexposition ausgesetzt sind (Uterusdosis). Das Hantieren mit Organdosiswerten wird jedoch dann wenig praktikabel, wenn mehrere Organe gleichzeitig betroffen sind, wie das bei den meisten Röntgenuntersuchungen der Fall ist. Einen eleganten Ausweg bietet hier die „effektive Dosis" (s. unten).

■ **Dosisflächenprodukt**

Wie der Name bereits sagt, werden beim Dosisflächenprodukt (DFP) sowohl die Dosis, d.h. die Intensität einer Bestrahlung, als auch die Fläche, d.h. deren Ausdehnung, erfasst:

$$\text{Dosenflächenprodukt} = \text{Einfalldosis} \cdot \text{bestrahlte Fläche} \qquad (13)$$

Da sich die Dosis mit dem Abstand von der Strahlenquelle quadratisch verringert, und die Feldgröße sich im gleichen Ausmaß vergrößert, ist das DFP praktisch vom Messort unabhängig (Abb. 1.41). Die Messung des Dosisflächenprodukts kann daher mit Hilfe spezieller flacher Messkammern am Strahlenaustritt der Blende erfolgen. Dadurch lässt sich das DFP – im Gegensatz zu allen anderen Dosisgrößen – auf elegante Weise auch während einer Untersuchung ermitteln. Alternativ kann das DFP auch aus den Einstellparametern (Spannung, Strom, Zeit, Größe der Blendenöffnung) berechnet werden. Bei einigen Röntgenanlagen wird von dieser Methode Gebrauch gemacht.

Die Angabe des DFP erfolgt in der Regel in $Gy \times cm^2$ oder in $cGy \times cm^2$; letztere ist nahezu identisch mit der früheren Einheit $R \times cm^2$. Leider sind in der Praxis je nach verwendetem Messgerät noch weitere Einheitenkombination aus Dosis und Länge^2 anzutreffen (z.B. $mGy \times cm^2$ oder $dGy \times cm^2$). Daher ist sowohl bei der Protokollierung als auch beim Vergleich von DFP-Werten, die aus unterschiedlichen Quellen stammen, besondere Aufmerksamkeit erforderlich. Da sowohl der Betrag der Dosis wie auch Ausdehnung einer Bestrahlung in die Messgröße Dosisflächenprodukts eingehen, ist die Wertigkeit des DFP zur Risikobeurteilung hoch. Bei entsprechender Differenzierung (Kopf, Rumpf, Extremitäten) korreliert das DFP einigermaßen gut mit der effektiven Dosis (s. unten). Das DFP löst daher bereits weitgehend das Problem der Vergleichbarkeit von unterschiedlich ausgedehnten Teilkörperbestrahlungen.

■ **Effektive Dosis**

Die effektive Dosis (ICRP 1991) ist die gewichtete Summe der jeweiligen Einzeldosiswerte D_i der bei einer Untersuchung exponierten Organe:

$$E = \sum_i w_i \cdot D_i \qquad (14)$$

Die Wichtungsfaktoren w_i nach ICRP 60 für die einzelnen Organe belaufen sich auf 0,20 für die Keimdrüsen, jeweils 0,12 für Lunge, Kolon, rotes Knochenmark und Magenwand, jeweils 0,05 für Brust, Blasenwand, Leber, Schilddrüse und Speiseröhre, jeweils 0,01 für Skelett und Haut sowie 0,05 für den „Rest", d.h. für den Mittelwert der Dosis einer Liste von übrigen Organe. Die Summe aller Wichtungsfaktoren ist 1.

Die effektive Dosis kann grundsätzlich nicht gemessen werden. Die einzige Möglichkeit, sie zu bestimmen, ist die Berechnung gemäß obiger Formel aus gemessenen oder berechneten Organdosiswerten. Der besondere Nutzwert der effektiven Dosis besteht darin, die Vergleichbarkeit unterschiedlicher Röntgenuntersuchungen auf Basis eines einzigen Zahlenwertes zu ermöglichen. Da dies unter Einbeziehung von Faktoren erfolgt, die mit dem Strahlenrisiko verbunden sind, kommt sie der idealen Dosisgröße recht nahe.

Dennoch muss vor einem allzu unkritischen Umgang mit der effektiven Dosis gewarnt werden. Zum einen ist die Berechnung der effektiven Dosis bei komplexen Untersuchungen, bei denen Durchleuchtung und Aufnahmebetrieb mit wechselnden Projektionen erfolgen, nur eine überschlägige. Zum anderen stellen die verwendeten Gewebewichtungsfaktoren lediglich Mittelwerte dar, die nicht nach Alter und Geschlecht differenzieren. Eine effektive Dosis von z.B. 1 mSv hat bei einem Kleinkind eine ganz andere Relevanz als bei einem 70-jährigen Patienten.

■ **Bildempfängerdosis**

Unter „Bildempfängerdosis" ist die Einfalldosis am Ort des Bildempfängers zu verstehen. Sie charakte-

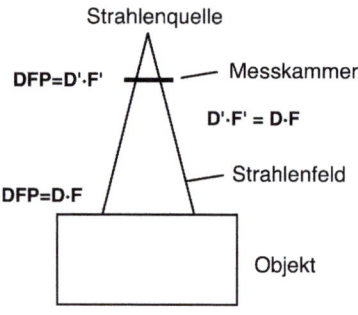

Abb. 1.41. Dosisflächenprodukt (DFP)

1.1 **Grundlagen**

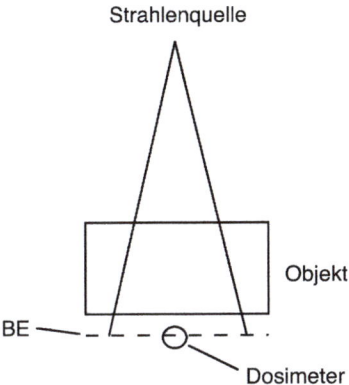

Abb. 1.42. Bildempfängerdosis

risiert entweder die Dosis, die zur Erzielung einer bestimmten optischen Dichte („Schwärzung") eines Films erforderlich ist („Dosisbedarf"), oder die Dosis, bei der die Automatik eine Aufnahme beendet („Abschaltdosis"). Bei Durchleuchtungsgeräten tritt an die Stelle der Bildempfängerdosis die „Bildverstärker-Eintrittsdosisleistung". Bildempfängerdosis und -dosisleistung werden mit Hilfe von Ionisationskammern gemessen. Die Messung muss stets hinter einem Patientenersatz („Phantom", „Patienten-Äquivalentfilter" o. ä.) vorgenommen werden (Abb. 1.42). Messgröße ist die Luftkerma, Dosisangaben erfolgen in μGy bzw. μGy/s.

Auf den ersten Blick scheint die Bildempfängerdosis nichts mit der Patientendosis zu tun zu haben. Ihre Bedeutung bezieht sie jedoch aus dem Umstand, dass in Deutschland die Begrenzung von Bildempfängerdosis und -dosisleistung traditionell als Leitgröße zur Dosislimitierung in der Röntgendiagnostik dient. Die Bildempfängerdosis fungiert dabei als ein indirektes Maß für die Patientendosis und rechtfertigt diese Erwartungen, sofern alle Randbedingungen (Spannung, Filterung, Raster, Abstandsverhältnisse etc.) identisch sind. Ist dies nicht der Fall, ist es auch nicht möglich, unterschiedliche Geräte und Untersuchungstechniken im Hinblick auf die Patientendosis allein anhand der Bildempfängerdosis zu klassifizieren. Die Aussagekraft der Bildempfängerdosis im Hinblick auf die Strahlenexposition des Patienten ist daher limitiert. Ihr Wert liegt in erster Linie darin, dass sie die Dosis, die dem Bildempfänger zugeführt wird, auf ein vernünftiges Maß begrenzt und damit unnötigen Überdosierungen speziell bei digital arbeitenden Röntgengeräten vorbeugt.

■ **Computed Tomography Dose Index (CTDI)**

Die Computertomographie unterscheidet sich von den bislang behandelten Projektionsverfahren in dreierlei Hinsicht: Zum einen wird der Patient beim Umlauf des Röntgenstrahlers von allen Seiten gleichmäßig exponiert. Daraus resultiert eine völlig andere Verteilung der Dosis im Körperquerschnitt (Abb. 1.43).

Ferner werden fächerförmige Strahlenfelder verwendet, deren Längsausdehnung in Richtung der Rotationsachse nur wenige mm beträgt (Schichtdicke). Das Strahlenfeld weist in Achsenrichtung ein Profil auf, das auch außerhalb der eigentlichen Schicht nennenswerte Strahlungsanteile enthält (Abb. 1.44).

Schließlich besteht eine CT-Untersuchung aus mehreren derartigen Umläufen, Scans genannt. Dabei kommt es zu einem gewissen Summationseffekt, durch den sich die Strahlungsintensität erhöht (Abb. 1.45). Das sich dabei einstellende Niveau wird MSAD („multiple scan average dose") genannt (Shope 1981).

Die adäquate Messgröße für CT ist der „Computed Tomography Dose Index" (CTDI). Die Bedeutung des CTDI ist in Abb. 1.46 veranschaulicht: Der CTDI ist der Äquivalentwert der Dosis innerhalb der nominellen Schicht, der sich ergeben würde, wenn die gesamte absorbierte Strahlung in einem rechteckigen Profil mit der nominellen *Schichtdicke* als Breite konzentriert wäre. Dazu werden die außerhalb der Schicht liegenden Dosisbeiträge, d. h. die Flächen der Ausläufer des *Dosisprofils*, dem innerhalb der Schicht liegenden Beitrag zugeschlagen.

Die zugehörige mathematische Definition für den CTDI beschreibt daher die Aufsummierung aller

Abb. 1.43.
Unterschiede in der Dosisverteilung bei Projektionsverfahren und bei der CT

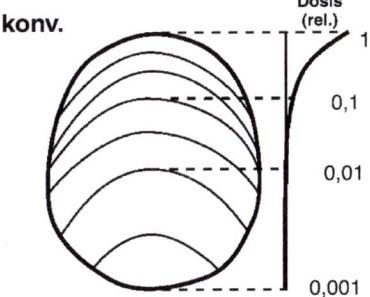
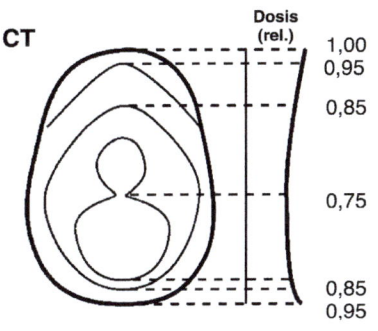

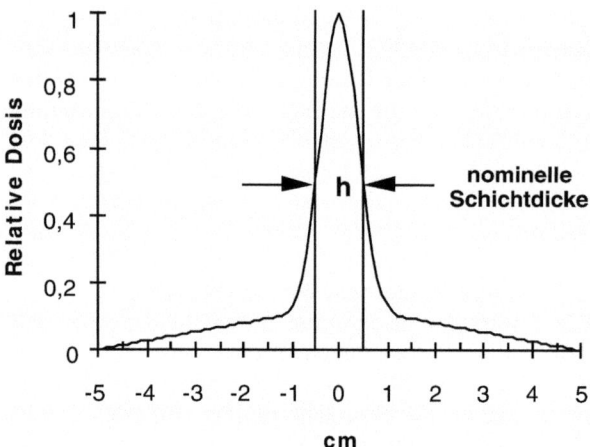

Abb. 1.44. Typisches Dosisprofil bei der CT

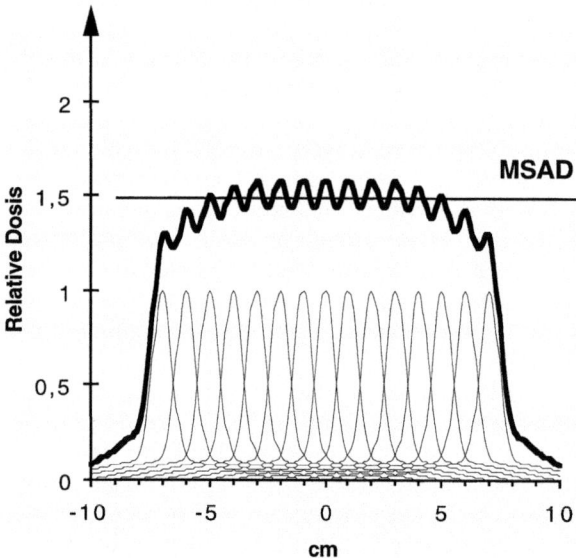

Abb. 1.45. Multiple Scan Average Dose (MSAD)

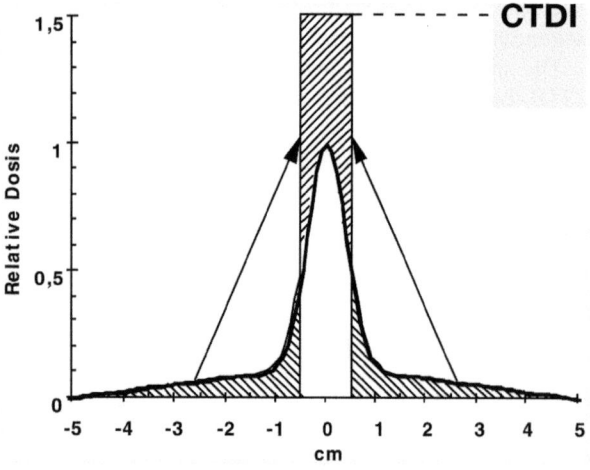

Abb. 1.46. Computed Tomography Dose Index (CTDI)

Dosisbestandteile entlang einer Linie, die parallel zur *Rotationsachse* des Scanners (= z-Achse) liegt:

$$\mathrm{CTDI} = \frac{1}{h} \cdot \int_{+\infty}^{+\infty} D(z) \cdot dz \quad (15)$$

wobei $D(z)$ der Wert der Dosis an einem Punkt z und h die nominelle Schichtdicke ist. Der CTDI ergibt sich somit aus der Fläche des *Dosisprofils* (dem „Dosislängenprodukt" der Einzelschicht mit der Maßeinheit mGy × cm) dividiert durch die nominelle *Schichtdicke* h. Messgröße für D ist die Luftkerma, Angaben des CTDI erfolgen in mGy.

Die Messung des CTDI wird normalerweise in zylindrischen Phantomen aus Plexiglas vorgenommen. Damit sollen näherungsweise die Dosisverhältnisse innerhalb des Körpers widergespiegelt werden. Nach derselben Messvorschrift lässt sich jedoch auch ein CTDI ohne Verwendung eines Phantoms ermitteln, der auch als „Dosis frei Luft auf der Systemachse" ($CTDI_{Luft}$) bezeichnet wird.

Da die Ursache für die bei der *MSAD* resultierende Dosiserhöhung in den Ausläufern des Dosisprofils liegt, leuchtet es unmittelbar ein, dass MSAD und CTDI einander exakt entsprechen, wenn folgende Voraussetzungen erfüllt sind: Tischvorschub gleich Schichtdicke (d.h. Pitch p = 1) und hinreichend viele Schichten, damit sich das Dosisplateau der MSAD ausbilden kann. Letzteres ist nach 10–12 Schichten erfüllt. Allgemein, d.h. auch für den Fall, dass p ungleich 1 ist, gilt:

$$\mathrm{MSAD} = \frac{1}{p} \cdot \mathrm{CTDI} \quad (16)$$

■ Gewichteter CTDI

Die Standardmessung des CTDI erfolgt in zwei unterschiedlich großen zylindrischen Phantomen aus Plexiglas. Dabei werden Messwerte zentral, d.h. auf der Rotationsachse, und peripherienah gewonnen (Abb. 1.47). Das größere Phantom mit 32 cm Durchmesser soll die Absorptionsverhältnisse bei Untersuchungen im Bereich des Körperstamms Erwachsener, dass kleinere mit 16 cm Durchmesser diejenigen bei Untersuchungen des Kopfes widerspiegeln. Das kleinere Phantom dient auch für Aussagen zu den Dosisverhältnissen bei Kindern.

Die CTDI-Wertepaare [zentral (c), peripher (p) für das jeweilige Phantom Kopf (H), Rumpf (B)] lassen sich zu einem einzigen Wert zusammenfassen, der mit „gewichteter CTDI" ($CTDI_w$) oder „average dose" bezeichnet wird (Leitz 1995):

$$\mathrm{CTDI_w} = \frac{1}{3} \cdot \mathrm{CTDI_{100,c}} + \frac{2}{3} \cdot \mathrm{CTDI_{100,p}} \quad (17)$$

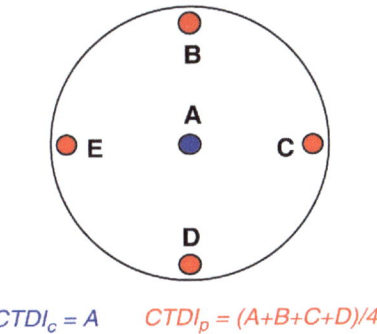

Abb. 1.47. Zentraler (c) und peripherer (p) CTDI

Basis für den $CTDI_w$ sind Einzelmessungen des CTDI, die zentral und peripher vorgenommen werden. Dazu ist jeweils nur ein einziger Scan erforderlich, dessen Beiträge über eine Länge von insgesamt 100 mm aufsummiert werden (daher $CTDI_{100}$).

■ **Dosislängenprodukt (DLP)**

CTDI, gewichteter CTDI und Dosis frei Luft auf der Systemachse sind entsprechend ihrer Definition lediglich ein Maß für die Höhe der Dosis innerhalb der bestrahlten Schicht. Unsicherheit besteht häufig, wenn die Frage nach der Dosis einer CT-Untersuchung mit beispielsweise 15 Schichten gestellt wird. Die für viele überraschende Antwort ist, dass die Dosis praktisch dieselbe ist wie bei einer Einzelschicht. Dies scheint der intuitiven Einschätzung zu widersprechen, dass die Strahlenexposition mit wachsender Größe des bestrahlten Körperabschnitts zunimmt.

In der konventionellen Röntgendiagnostik verwendet man, um das gesamte Ausmaß einer Strahlenexposition zu beschreiben, das Dosisflächenprodukt. Das Analogon in der Computertomographie ist das Dosislängenprodukt. Man erhält das DLP, indem man eine der CT-geeigneten Dosisgrößen ($CTDI_w$ oder Dosis frei Luft auf der Systemachse) mit dem Produkt aus der Anzahl n der Schichten und der Schichtdicke h multipliziert:

$$DLP_{xyz} = CTDI_{xyz} \cdot n \cdot h \qquad (18)$$

Die Einheit des Dosislängenprodukts lautet Gy × cm. Der Suffix („w" bzw. „Luft") gibt an, welche Dosisgröße bei der Bildung des DLP benutzt wurde. Diese Differenzierung ist wichtig, da sich die Zahlenwerte erheblich voneinander unterscheiden. Im Falle von Spiral-CT ist für n die Anzahl der Röhrenumläufe (Rotationen) zu verwenden.

Beim Dosislängenprodukt scheint es sich vom Wortlaut her um dieselbe Art von Messgröße zu handeln wie bei der Bestimmung des CTDI, nämlich um das Produkt aus Intensität und Ausdehnung einer

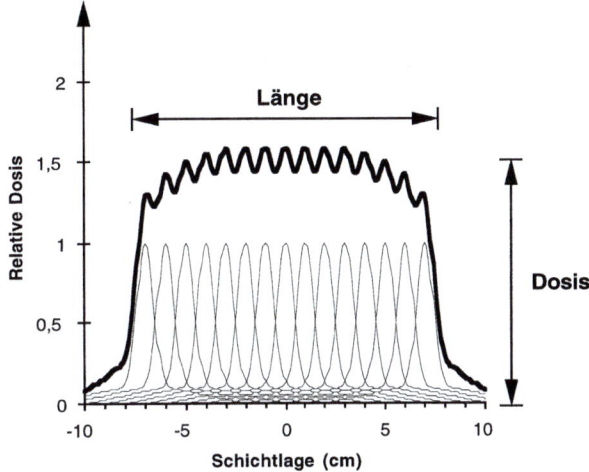

Abb. 1.48. Dosislängenprodukt DLP einer Scanserie (n = 15, h = 10 mm)

Bestrahlung. Der wesentliche Unterschied besteht jedoch darin, dass es sich in diesem Falle um das DLP für die gesamte Scanserie handelt, wobei der Begriff „Länge" die Abmessung des abgescannten Körperabschnitts charakterisiert. Beim Dosislängenprodukt der Einzelschicht ist mit „Länge" dagegen die Abmessung des Bereichs gemeint, über den die Bestandteile des Dosisprofils aufsummiert werden. Abbildung 1.48 veranschaulicht die Bedeutung des Dosislängenprodukts. Das DLP entspricht der Fläche des Gesamt-Dosisprofils einer Scanserie mit n Schichten.

1.1.2 Bildgebung

U. NEITZEL

Strahlungsbild

Alle medizinischen Röntgenabbildungsverfahren beruhen auf der Schwächung der Strahlung beim Durchgang durch die Materie des menschlichen Körpers. Das Maß der Schwächung wird dabei von der Dicke und den spezifischen Eigenschaften des durchstrahlten Gewebes, aber auch von der Art („Härte") der einfallenden Strahlung bestimmt (s. Abschn. 1.1.1). Für die Bildgebung ist es zunächst unerheblich, ob die Schwächung durch Absorption oder durch Streuung der Röntgenstrahlung erfolgt; das Bild wird durch die transmittierte Strahlung erzeugt, d.h. durch den Anteil, der keine Wechselwirkung mit dem Gewebe hatte. Allerdings kann die im Körper immer gleichzeitig entstehende Streustrahlung die Bildgüte beeinträchtigen, wenn sie den Bildempfänger erreicht und sich dem Bild überlagert.

Fällt auf einen Körper ein homogenes Röntgenstrahlenbündel, so ist die Strahlung hinter dem Kör-

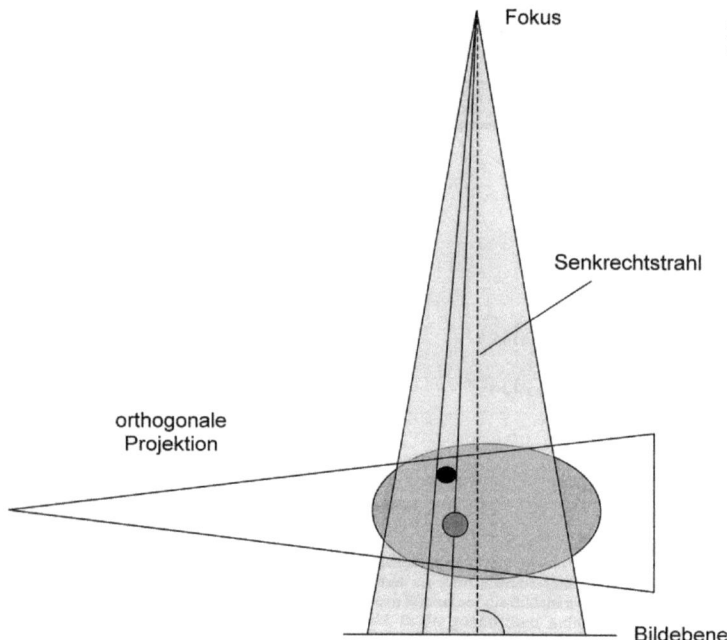

Abb. 1.49.
Prinzip der Projektionsradiographie

per gemäß den lokalen Schwächungsverhältnissen moduliert, d. h. die Strahlungsintensität ist in jedem Bildpunkt durch die Schwächung entlang des Weges bestimmt. Die entsprechende Intensitätsverteilung nennt man im eindimensionalen Fall *Strahlungsprofil*, im zweidimensionalen Fall *Strahlungsbild* oder *Strahlungsrelief*. Das Strahlungsbild ist eine zweidimensionale *Projektion* des räumlich ausgedehnten (dreidimensionalen) Objektes. Durch die Projektion auf die Bildebene geht die Tiefeninformation verloren; eine Aussage darüber, in welchem Abstand vom Bildempfänger bestimmte Details liegen, ist allein aus einem Strahlungsbild nicht möglich. Hierzu ist zumindest ein weiteres Bild in einer anderen, möglichst orthogonalen Projektionsrichtung erforderlich (Abb. 1.49).

Das Strahlungsbild ist im Wesentlichen eine gedankliche Konstruktion; es ist nicht direkt sichtbar, sondern kann nur durch einen Detektor nachgewiesen und in ein sichtbares Bild umgesetzt werden. Das dabei entstehende Bild wird nicht nur von den Eigenschaften des Strahlungsbildes sondern auch von denen des Detektors bestimmt.

Projektionsgesetze, Vergrößerung
Wesentliche Eigenschaften der Röntgenabbildung lassen sich aus den geometrischen Gesetzmäßigkeiten der *Zentralprojektion* ableiten. Hierfür wird die Röntgenstrahlungsquelle in idealisierter Form als punktförmig angenommen. Die Röntgenstrahlen gehen von dieser Quelle, dem *Fokus*, geradlinig aus, durchdringen das Objekt und erzeugen in der Bildebene hinter dem Objekt das Strahlungsbild. Man bezeichnet den Strahl in der Mitte des Strahlenbündels als *Zentralstrahl*, und den Strahl, der im rechten Winkel auf die Bildebene trifft, als *Senkrechtstrahl*. In der praktischen Aufnahmetechnik fallen diese beiden Strahlen häufig, aber nicht notwendigerweise zusammen.

Wichtige Größen für die Beschreibung der Abbildung sind der *Fokus-Detektor-Abstand (FDA*, früher häufig Fokus-Film-Abstand, FFA, genannt) und der *Fokus-Objekt-Abstand (FOA)*. Beide Größen werden üblicherweise entlang des Senkrechtstrahls gemessen. Für eine gegebene Aufnahmesituation ist FDA eine feste Größe, während sich FOA je nach Lage des betrachteten Details im Objekt ändert, da man es in der Regel mit ausgedehnten Objekten zu tun hat.

Die Zentralprojektion führt grundsätzlich zu einer *Vergrößerung*, d. h. das Bild des Objektes ist größer als das Objekt selbst. Die Vergrößerung ist (bei festem FDA) um so ausgeprägter, je weiter das Objekt von der Bildebene entfernt ist. Mittels des Strahlensatzes lässt sich zeigen, dass für den *Vergrößerungsfaktor M* gilt:

$$M = \text{Bildgröße/Objektgröße} = \text{FDA/FOA} \qquad (19)$$

Es ist dabei unerheblich, ob sich das Objekt in der Mitte des Feldes (im Zentralstrahl), im Senkrechtstrahl oder außerhalb beider befindet. Solange Objektebene und Bildebene zueinander parallel sind, gilt obige Beziehung für alle Objekte in dieser Ebene.

Für den Regelfall der räumlich ausgedehnten Objekte variiert die Vergrößerung in Abhängigkeit von der Lage des Details im Objekt. Strukturen, die weiter vom Detektor entfernt sind, werden größer abgebildet als gleich große detektornahe Strukturen. Das bedeutet auch, dass Aufnahmen des Objektes in zueinander entgegengesetzten Richtungen unterschiedliche Bilder ergeben. So sind z. B. Schädelaufnahmen posterior-anterior und anterior-posterior dadurch zu unterscheiden, dass die Orbitae in verschiedener relativer Größe wiedergegeben werden. Um derartige Verzeichnungen möglichst gering zu halten, sollte der FDA mehr als das 5fache der Objektdicke betragen.

Häufig soll aus dem Röntgenbild die Größe eines Objektdetails bestimmt werden. Hierzu muss der *Vergrößerungsfaktor M* bekannt sein. Dann folgt aus Gleichung 20 für die Objektgröße:

$$\text{Objektgröße} = \text{Bildgröße}/M \quad (20)$$

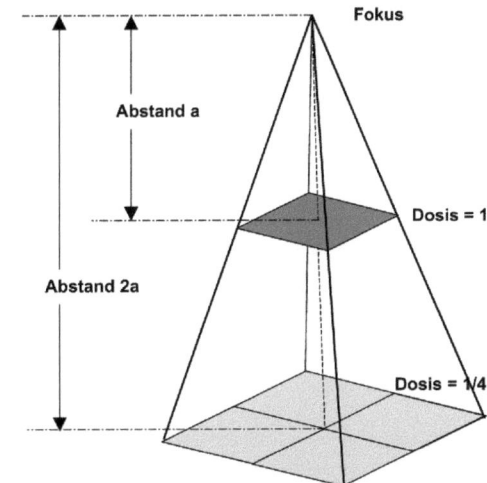

Abb. 1.50. Abstandsquadrat-Gesetz. Bei Verdopplung des Abstandes sinkt die Dosis auf ein Viertel

Eine andere Möglichkeit ist die Aufnahme eines Röntgenlineals zusammen mit dem Objekt, das in der gleichen Ebene wie das interessierende Objektdetail angebracht werden muss und dann die direkte Kalibrierung der im Bild gemessenen Größen erlaubt.

Bei indirekter (Bildverstärker-) und digitaler Aufnahmetechnik ist die Skalierung des dargestellten Bildes nicht mehr direkt an die Aufnahmegröße gekoppelt, sondern kann elektronisch oder digital auf jeden gewünschten Maßstab gebracht werden. Die Angabe des Maßstabfaktors gegenüber der Direktaufnahme bzw. die Möglichkeit, Dimensionen interaktiv am Bildschirm ausmessen zu können, sind daher notwendig, um korrekte Größenangaben machen zu können. Größen*verhältnisse* von Objekten – auch in verschiedenen Ebenen – bleiben dagegen auch bei Maßstabsänderungen des Bildes erhalten.

Abstandsquadrat-Gesetz

Die Divergenz der vom Fokus ausgehenden Strahlung führt mit zunehmendem Fokusabstand zu einer „Verdünnung" der Strahlung, d. h. zu einer Abnahme der flächenbezogenen Intensität. Wie anhand von Abb. 1.50 klar wird, nimmt die Energieflussdichte mit dem Quadrat des Abstandes von der Strahlungsquelle ab, da die Strahlung sich in doppeltem Abstand auf die vierfache Fläche verteilt, d. h. die Intensitäten verhalten sich umgekehrt proportional wie die Quadrate der Abstände. Dieser Zusammenhang heißt *Abstandsquadrat-Gesetz*; in mathematischer Formulierung:

$$I_a/I_b = b^2/a^2 \quad (21)$$

Es ist zu beachten, dass das Abstandsquadrat-Gesetz streng nur für eine punktförmige Röntgenstrahlungsquelle gilt. Bei einer räumlich ausgedehnten Strahlungsquelle, z. B. dem Patienten als Streustrahlungsquelle, ist die Abnahme mit der Entfernung zunächst geringer als quadratisch. Erst für große Entfernungen, wenn die Quellengröße klein gegen den Abstand ist, nähert sich die weitere Abnahme wieder dem Abstandsquadrat-Gesetz.

Mit dem Abstandsquadrat-Gesetz lässt sich in der Filmradiographie z. B. die notwendige Erhöhung des mAs-Wertes bei Vergrößerung des FDA berechnen.

Bildaufzeichnung und Bildgüte

Zur Aufzeichnung und Sichtbarmachung des dem Auge nicht direkt zugänglichen Strahlungsbildes werden Röntgenbilddetektoren eingesetzt. Das älteste und auch heute noch am häufigsten genutzte Verfahren hierfür ist die fotografische Aufzeichnung auf einem Film. Daneben verbreiten sich in zunehmendem Maße digitale Bildaufzeichnungsverfahren, bei denen die Information des Strahlungsbildes zunächst in elektrische Signale gewandelt und dann in digitaler Form gespeichert wird (zu den technischen Einzelheiten der Bildaufzeichnungsverfahren s. Abschn. 1.2).

Eine wichtige Eigenschaft aller radiologischen Bildaufzeichnungsverfahren ist, dass sie die Intensitätsinformation logarithmieren, entweder implizit wie bei der Film-Folien-Radiographie, bei der die optische Dichte des Films etwa proportional zum Logarithmus der Belichtung zunimmt, oder explizit bei digitalen Verfahren, bei denen eine logarithmische Konvertierung des Signals vorgenommen wird. Hierdurch wird die aus dem exponentiellen Schwächungsgesetz folgende Nichtlinearität kompensiert. Ein kontrastierendes Detail stellt sich dadurch unabhängig von der überlagerten Schwächungsschicht mit dem gleichen Dichte- oder Helligkeitsunterschied dar (Abb. 1.51).

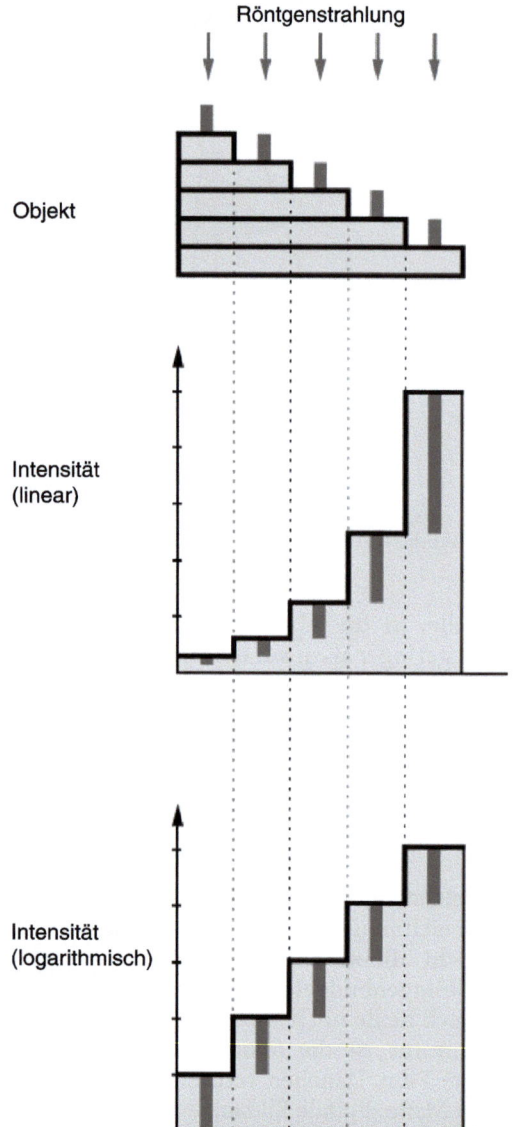

Abb. 1.51. Logarithmierung des Bildsignals. Durch die Logarithmierung wird das exponentielle Schwächungsgesetz kompensiert

schiedene Teilaspekte wie z. B. Bildschärfe und -kontrast sind physikalische Begriffskonzepte entwickelt worden, die es erlauben, diese Einflussgrößen objektiv erfassbar zu machen. Auch wenn diese Teilaspekte damit physikalisch getrennt gemessen und behandelt werden können, so wirken sie bei der Betrachtung des Bildes jedoch meistens in gegenseitiger Beeinflussung.

Die grundlegenden Parameter zur Beschreibung der physikalischen Bildgüte sind der Kontrast, die Schärfe (oder Unschärfe) und das Bildrauschen.

Kontrast

Einzelheiten in einem Bild werden dadurch erkennbar, dass sie mit einer von ihrer Umgebung verschiedenen Helligkeit wahrgenommen werden (*subjektiver Kontrast*). Diese Kontrastempfindung hängt sowohl von den physikalischen Unterschieden im Bild wie von den physiologischen Eigenschaften des Sehprozesses ab.

Messbare Unterschiede im Bildsignal zwischen dem Detail und seiner Umgebung werden als *objektiver Kontrast* bezeichnet. Gibt es einen solchen Unterschied nicht, ist der Kontrast Null und das Detail ist auch unter günstigsten Bedingungen unsichtbar. Die folgenden Ausführungen beziehen sich, soweit nicht anderes angegeben, auf den objektiven Kontrast.

Der Kontrast im Röntgenbild, der *Bildkontrast*, hängt ab vom *Strahlungskontrast* – dem Dosisunterschied im Strahlungsbild – und von der Übertragung dieses Strahlenkontrastes durch das Abbildungssystem, beschrieben z. B. durch die Kennlinie (Dichtekurve) des jeweiligen Bildempfängers. Der Strahlungskontrast hat seine Ursache in physikalischen Unterschieden des Objektes und deren Wechselwirkung mit der Röntgenstrahlung (s. Abschn. 1.1.1). Eine Übersicht über die verschiedenen Kontrastbegriffe und ihre Einflussfaktoren ist in Tabelle 1.2 gegeben.

Grundsätzlich soll die Bildaufzeichnung die Information des Strahlungsbildes so gut und vollständig wie möglich in ein visuell erfassbares Bild übertragen. Wegen der unterschiedlichen physikalischen Eigenschaften der Bilddetektoren gelingt dies jedoch nur in mehr oder weniger begrenztem Maße; zudem spielen die physiologischen und psychologischen Bedingungen des Sehprozesses eine wesentliche Rolle bei der Erkennung der diagnostisch wichtigen Details. Die Wirkung aller Einflussfaktoren wird häufig unter dem Begriff der *Bildgüte* oder *Bildqualität* zusammengefasst.

Der Begriff der Bildgüte ist in seiner Gesamtheit quantitativ-physikalisch nur schwer fassbar. Für ver-

Tabelle 1.2. Kontrastbegriffe und Einflussfaktoren

	Einflussfaktoren
Objektkontrast	Dicke, Material, Dichte des Objektes und der Umgebung
Strahlungskontrast	Strahlungsqualität (kV-Wert, Filter, Welligkeit) Streustrahlung
Bildkontrast	Filmtyp (Gradient) Lokale Dichte Entwicklung Wiedergabekennlinie (LUT)
Visueller (subjektiver) Kontrast	Umfeld des Details, Umgebungslicht

Tabelle 1.3. Kontrastdefinitionen

Definitionsgleichung	Benennung, Anwendung	Zahlenbeispiel für $I_1 = 110$, $I_2 = 100$
$K = \dfrac{I_1 - I_2}{I}$		$K = 0{,}1$
$K = \dfrac{I_1 - I_2}{I_1 + I_2}$	Modulation	$K = 0{,}05$
$K = \log\left(\dfrac{I_1}{I_2}\right) = \log I_1 - \log I_2$	Filmkontrast (log I) ∝ o. D.	$K = 0{,}0414$
$K = \dfrac{I_1}{I_2}$	Kontrastumfang	$K = 1{,}1$

Zuweilen wird die Steilheit der Dichtekurve (die Gradation) des Röntgenfilms als Filmkontrast bezeichnet; um Missverständnissen vorzubeugen, sollte man dies jedoch vermeiden.

Für die quantitative Angabe des Kontrastes sind verschiedene Definitionen gebräuchlich (Tabelle 1.3). Die sich daraus ergebenden Zahlenwerte können sehr unterschiedlich sein; daher muss zu einem Wert auch stets die verwendete Definition mit angegeben werden. Für alle Definitionen gilt jedoch, dass der Kontrast K nicht von der einfallenden Intensität (Dosis) I_0 abhängt, wie man durch Einsetzen des exponentiellen Schwächungsgesetzes

$$I = I_0 \cdot e^{-\mu_i d_i} \quad \text{mit} \quad i = 1, 2 \qquad (22)$$

in die Kontrastdefinitionen in Tabelle 1.3 sieht.

Der Begriff Kontrast kann sich sowohl auf große Objekte oder Bereiche des Bildes (*Grobkontrast*) wie auch auf feine Details (*Detailkontrast*) beziehen. Meint man den Kontrast zwischen den hellsten und dunkelsten Bereichen eines Bildes, so spricht man vom *Kontrastumfang* oder *Bildumfang*; beim Strahlungskontrast ist hierfür auch der Begriff *Objektumfang* gebräuchlich. Um den gesamten Objektumfang sinnvoll in ein Bild übertragen zu können, muss der Bildaufnehmer einen hinreichend großen *Dynamikbereich* aufweisen. Darunter versteht man den Dosisbereich, der vom Detektor sinnvoll in ein Bildsignal umgesetzt werden kann. Ist der Dynamikbereich des Bildempfängers größer als der Objektumfang, so existiert ein *Belichtungsspielraum*, d.h. die Belichtung kann in gewissen Grenzen verändert werden, ohne dass Teile des Objektes zu hell oder zu dunkel werden.

In der radiologischen Diagnostik sind schwach sichtbare Details mit nur geringem Kontrast häufig besonders wichtig. Eine wichtige Eigenschaft eines Abbildungssystems ist daher seine *Kontrastauflösung*, d.h. seine Fähigkeit, kleine (Strahlungs-)Kontraste unterscheidbar darzustellen. Der kleinste wahrnehmbare Kontrast wird als *Schwellenkontrast* bezeichnet. Zur Bestimmung des Schwellenkontrastes werden Kontrast-Detail-Phantome eingesetzt, die verschieden große, meist kreisförmige Objekte (Scheibchen) unterschiedlicher Dicke enthalten. Die Stufung ist dabei so gewählt, dass nicht alle Scheibchen im Röntgenbild sichtbar sind. Der Kontrast des gerade noch erkennbaren Objektes ist dann gleich dem Schwellenkontrast. Die Kontrastauflösung ist bei modernen Bildempfängern im Wesentlichen durch das Bildrauschen begrenzt.

Einfluss der Streustrahlung

Zwar transportiert nur die ungestreut transmittierte Strahlung die eigentliche Bildinformation, jedoch hat auch die Streustrahlung einen – in der Regel negativen – Einfluss auf die Bildqualität. Die im Objekt gestreute Strahlung gelangt zum Teil ebenfalls auf den Detektor und überlagert sich dem (Primär-)Strahlungsbild. Sie wirkt dort als eine Art „Grundschleier" und führt zu einer Verminderung des Kontrastes.

Es muss daher das Ziel sein, die den Detektor erreichende Streustrahlung im Verhältnis zur bildgebenden Primärstrahlung so weit wie möglich zu vermindern. Die Möglichkeiten hierzu sind:

- Verminderung des durchstrahlten Körpervolumens durch Einblendung und Kompression,
- Verwendung von Streustrahlrastern (s. Abschn. 1.2.2) und
- Vergrößerung des Objekt-Detektor-Abstandes (Abstands- oder „Groedeltechnik").

Schärfe, Auflösungsvermögen

Bei Abbildungsvorgängen werden kleine Objektdetails im Bild normalerweise nicht vollständig scharf sondern mit einer gewissen Unschärfe wiedergegeben. Dieser aus der Optik bekannte Effekt gilt auch für die Röntgenbildgebung. Die Ursachen hierfür liegen zum einem in der Projektionsgeometrie (*geometrische Unschärfe*), zum anderen in den physika-

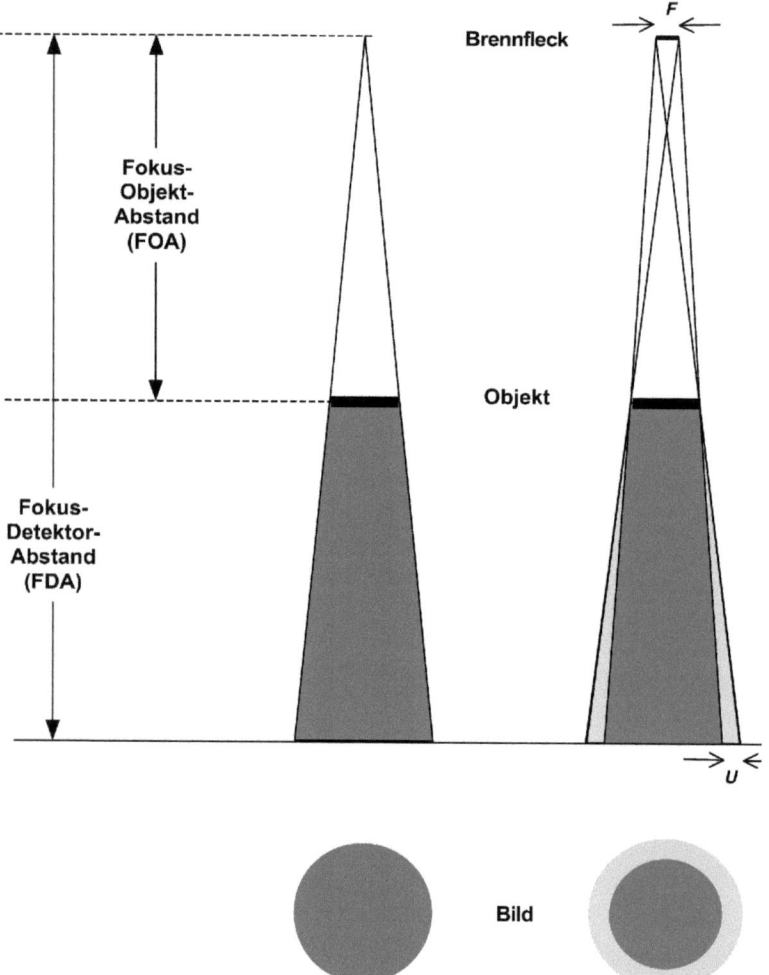

Abb. 1.52.
Geometrische Unschärfe. Ausbildung eines Unschärferings (Halbschatten) bei endlicher Brennfleckgröße (*rechts*)

lischen Eigenschaften des Bildempfängers (*innere Unschärfe*). Hinzu kommt bei bewegten Objekten die *Bewegungsunschärfe*.

Für die Anwendung der Projektionsgesetze wird der Ursprung der Strahlung als ideal punktförmig angenommen (Strahlenfokus). In der Realität hat der Brennfleck einer Röntgenröhre eine gewisse, wenn auch geringe Ausdehnung (typischerweise etwa 0,5 – 2 mm). Dadurch entsteht bei der Abbildung von scharf abgegrenzten Objekten ein Unschärfesaum, der auch als Halbschatten bezeichnet wird (Abb. 1.52). Die Breite des Unschärfebereiches U lässt sich aus den geometrischen Verhältnissen berechnen. Es gilt nach dem Strahlensatz:

$$U/F = (FDA - FOA)/FOA \qquad (23)$$

d.h.

$$U = F*(FDA - FOA)/FOA = F*(M-1) \qquad (24)$$

Dabei ist F die reale Größe des Brennflecks und M der Vergrößerungsfaktor. Hieraus wird deutlich, dass die Unschärfe um so größer wird, je mehr die Vergrößerung sich von 1 unterscheidet. Zur Minimierung der geometrischen Unschärfe sollte das Objekt sich daher immer so nahe wie möglich am Bildempfänger befinden.

Ein weiterer, geometrisch bedingter Unschärfebeitrag entsteht dadurch, dass an Objektkanten, die von der Röntgenstrahlung schräg getroffen werden, die Schwächung allmählich und nicht abrupt zu- bzw. abnimmt (s. Abb. 1.53).

Ursachen für die innere Unschärfe von Bildempfängern sind z.B. die isotrope Lichtausbreitung in Verstärkungsfolien, mangelhafter Kontakt zwischen Folie und Film und Parallaxen bei der Schrägdurchstrahlung.

Zur quantitativen Erfassung der resultierenden Gesamtunschärfe hat man den Begriff des *Auflösungsvermögens* (auch zur Unterscheidung von der Kontrastauflösung auch *Ortsauflösung* genannt) aus der Optik übernommen. Die Bestimmung erfolgt in der Praxis mit Hilfe eines *Bleistrichrasters* (Abb. 1.54).

Abb. 1.53.
Absorptionsunschärfe bei Schrägdurchstrahlung

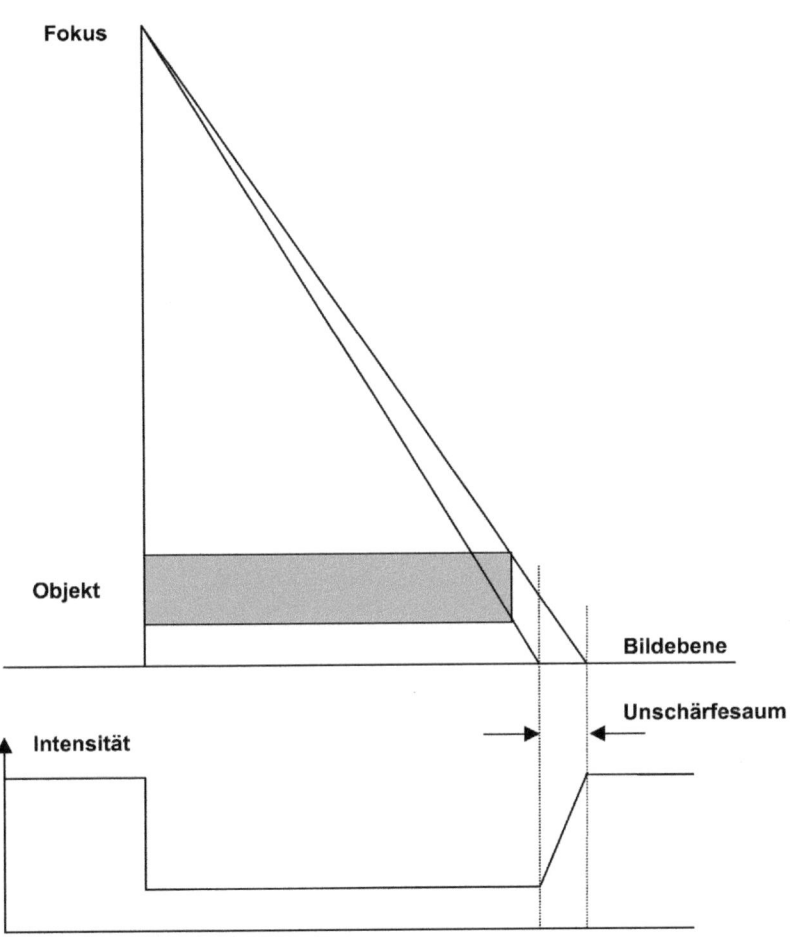

Dabei wird die Gruppe von Linien bestimmt, die gerade noch getrennt erkannt werden können. Zur Angabe der Ortsauflösung wird die Einheit *Linienpaare pro Millimeter* (Lp/mm) benutzt. Typische Werte in der Radiographie liegen zwischen etwa 1–2 Lp/mm bei Aufnahmen mit großformatigen Bildverstärkern bis über 10 Lp/mm in der Mammographie.

Die Bestimmung des Auflösungsvermögens erfordert scharf begrenzte Objekte mit hohem Objektkontrast, wie Bleistrichraster oder Spalte. Medizinische Objekte sind häufig jedoch unscharf begrenzt und ihr Kontrast ist gerade bei kleinen Objekten nicht besonders groß. Zur Beschreibung der Abbildungsqualität von medizinischen Bildern ist das Auflösungsvermögen daher nur von begrenzter Aussagekraft.

Ortsfrequenz

Eine weitergehende Beschreibung der Abbildungseigenschaften von bildgebenden Systemen ist mit

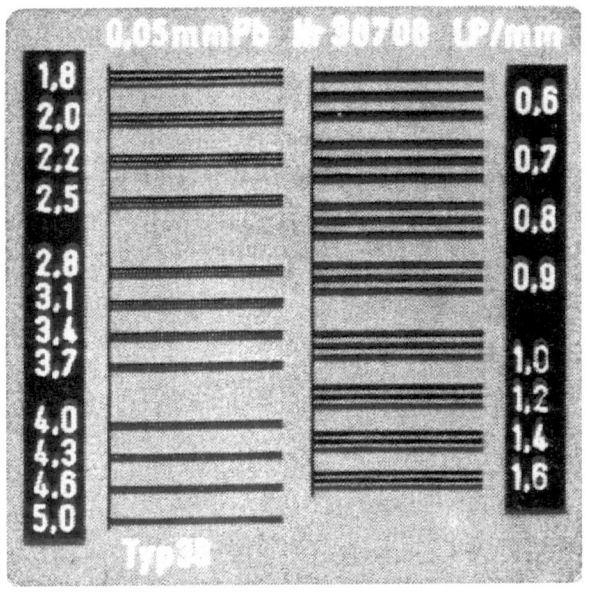

Abb. 1.54. Bleistrichraster zur Bestimmung des Auflösungsvermögens

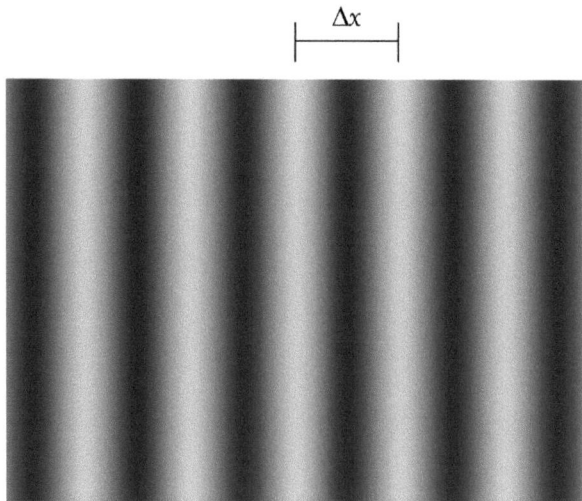

Abb. 1.55. Ortsfrequenz am Beispiel eines sinusförmigen Helligkeitsverlaufs. Die Ortsfrequenz f ergibt sich als $f = 1/\Delta x$

den Methoden der optischen Signal- oder Systemtheorie möglich, die aus der Nachrichtentechnik übernommen wurden. Diese benutzen das mathematische Gerüst der *Fourier-Zerlegung* nach Ortsfrequenzen.

Analog zu elektrischen oder akustischen Schwingungen, die durch ihre Frequenz, d. h. die Zahl der Schwingungen pro s, charakterisiert werden können, lassen sich periodische Hell-Dunkel-Muster durch ihre *Ortsfrequenz*, d. h. die Zahl der Streifen pro Millimeter beschreiben (Abb. 1.55). Die Ortsfrequenz f kann auch als Kehrwert des Abstandes zweier Helligkeitsmaxima bestimmt werden: $f = 1/\Delta x$, ihre Einheit ist mm^{-1}.

Grundsätzlich lässt sich die Ortsfrequenz für jede Art periodischer Hell-Dunkel-Muster angeben, von besonderer Bedeutung sind jedoch sinusförmige Variationen der Intensität. Das Fourier-Theorem besagt nämlich, dass sich jede (auch nichtperiodische) Helligkeitsvariation durch eine geeignete Überlagerung von sinusförmigen „Schwingungen" mit unterschiedlichen Intensitäten und Ortsfrequenzen darstellen lässt. Abbildung 1.56 zeigt dies für den einfachen Fall einer Rechteckfunktion.

Eine wichtige Folgerung ist, dass jedes begrenzte Objekt, z. B. ein Mikrokalk, nicht nur durch eine einzige Ortsfrequenz charakterisiert ist, sondern eine in der Regel unendliche Reihe von Sinusfunktionen mit unterschiedlichen Amplituden und Frequenzen zu seiner Darstellung benötigt. Allerdings nimmt die Amplitude mit zunehmender Frequenz schnell ab. Verschieden große Objekte unterscheiden sich durch die relativen Anteile der verschiedenen Sinusfunktionen, ihr *Ortsfrequenzspektrum*.

Modulationsübertragungsfunktion (MÜF)

Die Zerlegung nach Ortsfrequenzen erlaubt eine elegante Beschreibung des Übertragungsverhaltens von bildgebenden Systemen. Hierzu wird für jede Ortsfrequenz der Modulationsübertragungsfaktor des Systems bestimmt, d. h. das Verhältnis der Intensitätsmodulation im Bild zu einer vorgegebenen Intensitätmodulation im Strahlungsfeld. Die ermittelten Werte werden auf den Wert bei der Ortsfrequenz Null normiert und als Funktion der Ortsfrequenz aufgetragen. Die dadurch entstehende Kurve bezeichnet man als *Modulationsübertragungsfunktion* (MÜF, auch „modulation transfer function", MTF) des bildgebenden Systems (s. Abb. 1.57).

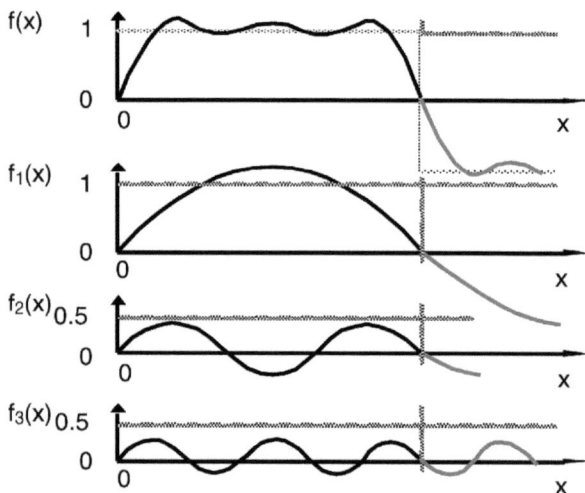

Abb. 1.56. Fourier-Zerlegung. Jeder beliebige Signalverlauf lässt sich als Summe von Sinusfunktionen unterschiedlicher Frequenz und Amplitude darstellen

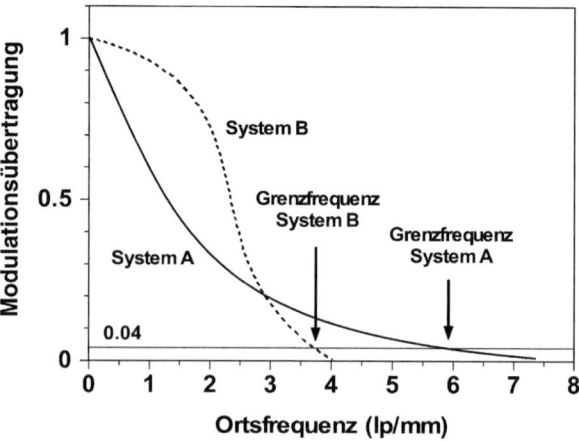

Abb. 1.57. Modulationsübertragungsfunktionen (MÜF) für zwei hypothetische Bildgebungssysteme. System A hat die höhere Grenzauflösung aber eine schlechtere Modulationsübertragung im Bereich bis 3 Lp/mm als System B

Typischerweise fällt die MÜF mit zunehmender Ortsfrequenz kontinuierlich zum Wert 0 hin ab. Dies bedeutet, dass hohe Ortsfrequenzen zunehmend weniger gut übertragen werden. Die Ortsfrequenz, bei der die MTF unter den Wert von 4% abfällt, wird auch als Maß für die Auflösungsgrenze benutzt. Dieser Wert korreliert recht gut mit dem an einem Bleistrichraster bestimmten Auflösungsvermögen.

Die Bildwiedergabe ist aber nicht nur von der Auflösungsgrenze, sondern insbesondere auch von dem Verlauf der MÜF unterhalb dieser Grenze bestimmt. Haben zwei Abbildungssysteme die gleiche *Grenzfrequenz*, aber unterschiedliche MÜF-Verläufe, so wird das System mit der höheren MÜF die Details im Bild kontrastreicher darstellen.

Die Bestimmung der MÜF eines Bildempfängers erfordert einigen messtechnischen Aufwand und wird in der Regel in den entsprechend ausgerüsteten Labors der Hersteller oder Prüfinstitute durchgeführt. Voraussetzung für die Anwendung der Fourier-Analyse und für die Definition der MÜF ist, dass das Abbildungssystem linear und isoplanatisch ist, d.h. die Abbildungseigenschaften dürfen nicht explizit von der Strahlungsintensität oder vom Ort im Bildfeld abhängen.

Eine nützliche Eigenschaft der Beschreibung von bildgebenden Systemen mittels der Modulationsübertragungsfunktion ist, dass sich die Gesamt-MÜF des Systems als Produkt der MÜFs der einzelnen Teile der Bildgebungskette beschreiben lässt. So ist z. B. die MÜF eines Bildverstärker-Fernseh-Systems durch die multiplikative Verknüpfung der Bildverstärker-MÜF und der MÜF der Fernsehkamera gegeben:

$$\text{MÜF}_{Ges} = \text{MÜF}_{BV} * \text{MÜF}_{FK} \quad (25)$$

Für das gesamte Abbildungssystem kämen noch die MÜF der Strahlengeometrie und die MÜF des Bildwiedergabegerätes als Faktoren hinzu.

Bei digitalen Bildgebungssystemen trägt auch eine evtl. angewandte Bildverarbeitung zur MÜF des Gesamtsystems bei. Durch ein geeignetes Filter lässt sich die MÜF bei höheren Frequenzen anheben und so die visuelle Bildschärfe verbessern (s. Abb. 1.58).

Rauschen, Signal-Rausch-Verhältnis

Als *Rauschen* bezeichnet man zufällige, lokale Helligkeitsschwankungen im Bild, die sich als „Körnigkeit" bemerkbar machen und die nicht auf Eigenschaften des abgebildeten Objektes zurückgeführt werden können. Die Ursachen des Bildrauschens liegen einerseits in den Eigenschaften des Bildaufzeichnungssystems (Film-, Folienrauschen oder elektronisches Rauschen, s. Abschn. 1.2), und andererseits in der Natur der Röntgenstrahlung selbst (Quantenrauschen).

Bei modernen Bildempfängern ist das Eigenrauschen so gering, dass bei üblichen Anwendungen das

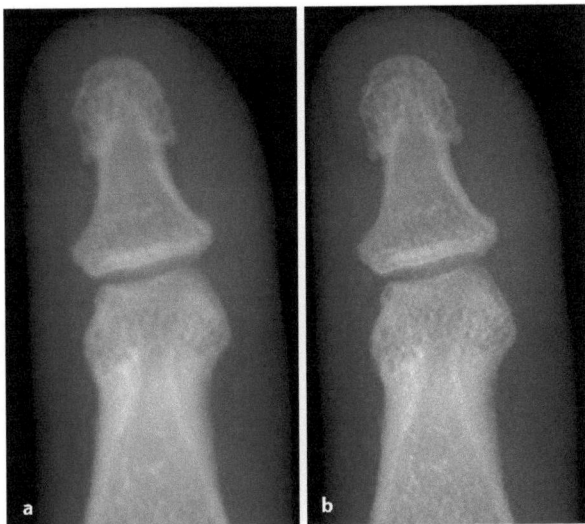

Abb. 1.58. Schärfeverbesserung durch digitale Bildverarbeitung. Im rechten Bild wurde durch ein Frequenzfilter die MÜF bei den hohen Ortsfrequenzen angehoben

Quantenrauschen im Bild dominiert. Der Aufbau der Röntgenstrahlung aus einzelnen Photonen, und die durch Wahrscheinlichkeitsgesetze geprägten Erzeugungs- und Absorptionsprozesse führen auch bei homogener Belichtung zu lokalen Schwankungen in der Zahl der auftreffenden und der absorbierten Photonen, die als Bildrauschen sichtbar werden. Die Rauschamplitude wird durch die für diese Prozesse gültige *Poisson-Statistik* bestimmt. Sie besagt, dass bei N beteiligten Photonen die mittlere Schwankung $\sqrt{N}$ beträgt.

Ein Beispiel: Bei 70 kV und einer Bildempfängerdosis von 2,5 µGy treffen im Mittel etwa 75 000 Photonen/mm² auf den Detektor. Nimmt man an, dass davon die Hälfte bildwirksam absorbiert wird, so sind dies bei einer angenommenen Bildpunktgröße von 0,2 × 0,2 mm² im Mittel 75 000/25/2 = 1500 Photonen pro Bildpunkt, jedoch werden es von Bildpunkt zu Bildpunkt einmal mehr, einmal weniger sein. Die Schwankungsbreite um diesen Mittelwert ergibt sich gemäß der Poisson-Statistik mit ± √1500 = ± 39 Photonen/Bildpunkt. Die relative Schwankung pro Bildpunkt aufgrund des Quantenrauschens beträgt also 39/1500 = 2,6%.

Mit zunehmender Photonenzahl (Dosis) steigt gemäß der Poisson-Statistik auch die Rauschamplitude an. Für die Bewertung einer konkreten Situation ist jedoch nicht die Rauschamplitude als Absolutwert, sondern ihre Relation zum Signal von Bedeutung. In der Nachrichtentechnik wurde hierfür der Begriff *Signal-Rausch-Verhältnis* (SRV; auch „signal-noise-ratio", SNR) geprägt. Der Quotient aus Signal- und Rauschamplitude wird wie folgt bezeichnet:

$$\text{SRV} = \text{Signalamplitude}/\text{Rauschamplitude} \quad (26)$$

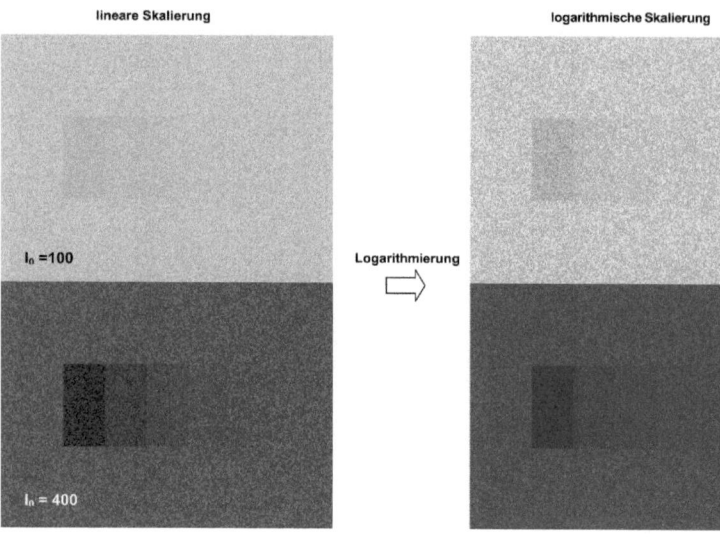

Abb. 1.59.
Auswirkung der Logarithmierung auf Detailkontrast und Rauschwiedergabe. Durch Logarithmierung des Bildsignals wird die Kontrastwiedergabe des Stufenkeils in beiden Intensitätsbereichen gleich (vgl. Abb. 1.51), zugleich wird das Rauschen bei niedrigen Intensitäten stärker sichtbar

Für den hier betrachteten Fall des Quantenrauschens ergibt sich:

$$\mathrm{SRV} = N/\sqrt{N} = \sqrt{N} \qquad (27)$$

Das Signal-Rausch-Verhältnis steigt also proportional zur Wurzel aus der Zahl der absorbierten Röntgenquanten. Um das SRV um den Faktor 2 zu erhöhen, müssen 4-mal mehr Quanten absorbiert werden.

Für die Anwendung in der radiologischen Bildgebung ist allerdings zu berücksichtigen, dass als Bildsignal normalerweise nicht die zur Zahl der Quanten N proportionale Gesamtamplitude, sondern die von einem Bilddetail verursachte Änderung ΔN interessiert. Für sie gilt:

$$\Delta N = C \cdot N \qquad (28)$$

wobei C der Kontrast des Details nach Definition 1 in Tabelle 1.3 ist. Es ist daher auch üblich, ein *Detail-Signal-Rausch-Verhältnis* $\mathrm{SRV}_{\mathrm{Detail}}$ zu definieren:

$$\mathrm{SRV}_{\mathrm{Detail}} = \Delta N/\sqrt{N} = C \cdot N/\sqrt{N} = C \cdot \sqrt{N} \qquad (29)$$

Das Detail-Signal-Rausch-Verhältnis nach Gleichung 29 zeigt somit dieselbe Abhängigkeit von der Quantenzahl wie das SRV in Gleichung 27.

Der manchmal benutzte Begriff Kontrast-Rausch-Verhältnis ist nicht ganz korrekt, da der Kontrast, wie oben ausgeführt, nicht dosisabhängig ist. Das Kontrast-Rausch-Verhältnis würde demnach mit zunehmender Dosis abnehmen, da das Rauschen proportional zu $\sqrt{N}$ zunimmt.

Das $\mathrm{SRV}_{\mathrm{Detail}}$ bestimmt die absolute Sichtbarkeitsgrenze von Details im Bild. Zur sicheren Erkennung einfach geformter Details (z. B. Kreisscheibchen definierter Größe) in einem homogenen Umfeld ist ein $\mathrm{SRV}_{\mathrm{Detail}}$ von mindestens 5 erforderlich.

Die Zunahme des Rauschens mit der Intensität I (Quantenzahl pro Fläche) gemäß $\sqrt{I}$ scheint der üblichen Auffassung zu widersprechen, dass das Rauschen mit zunehmender Dosis abnimmt. Hierzu sind zwei Anmerkungen zu machen: Erstens interessiert in der Regel nicht das Rauschen selbst, sondern sein Verhältnis zum Detailkontrast, das, wie gezeigt, entsprechend $1/\sqrt{I}$ abnimmt. Zweitens wird üblicherweise das Intensitätssignal logarithmisch konvertiert, bevor es als Bild angezeigt wird. Dadurch werden die kleinen Intensitätswerte gespreizt, während hohe Intensitäten gestaucht werden (Abb. 1.59). Entsprechend wird das Rauschen in Bereichen geringer Intensität prominenter dargestellt als in solchen mit hoher Intensität.

Bildqualität und Dosis

Die erreichbare Bildgüte im Sinne von Detailerkennbarkeit ist also durch das Detail-SRV begrenzt und damit von der Zahl der pro Fläche bildwirksam absorbierten Röntgenquanten abhängig. Diese Zahl ist bei ansonsten konstanten Verhältnissen (insbesondere konstantem Absorptionsgrad des Detektors) proportional zur Zahl der einfallenden Quanten und damit zur Dosis. Eine Dosiserhöhung um den Faktor 4 führt entsprechend dem Wurzelgesetz zu einer Anhebung des $\mathrm{SRV}_{\mathrm{Detail}}$ um den Faktor 2.

In der konventionellen Film-Folien-Radiographie sind der Dosisvariation allerdings enge Grenzen gesetzt, da eine Erhöhung der Belichtung nicht nur das Rauschen, sondern auch die Schwärzung des Films ändert. Digitale Detektoren haben dagegen einen großen Belichtungsspielraum und verfügen dabei über die Möglichkeit der Darstellungsanpassung, sodass auch bei Dosisvariationen um Faktoren von 10 oder 100 eine gewohnte Bilddarstellung möglich ist. Die Bilder unterscheiden sich dann nur durch die

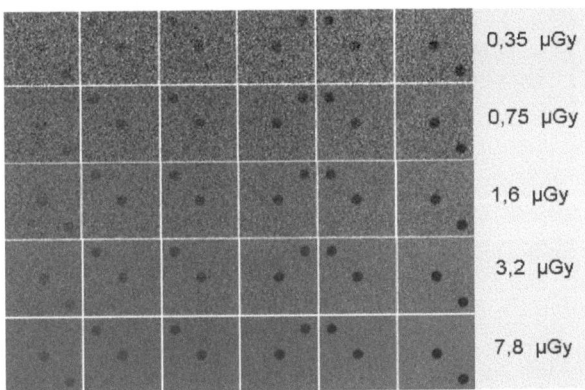

Abb. 1.60. Dosis und Bildrauschen. Das Signal-Rausch-Verhältnis für die Details steigt mit zunehmender Dosis

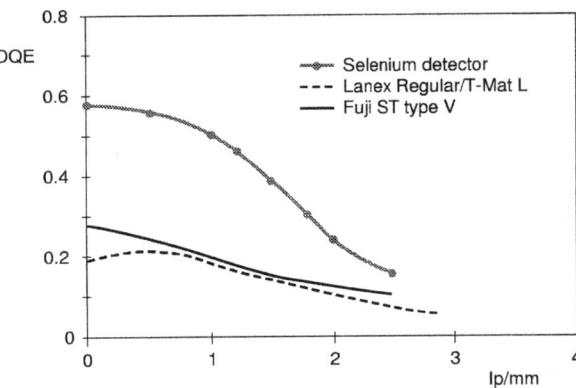

Abb. 1.61. Effektive Quantenausnutzung (DQE). Abhängigkeit der DQE von der Ortsfrequenz für verschiedene Bildaufnehmer

Sichtbarkeit des Rauschens im Vergleich zu den Objektstrukturen. Abbildung 1.60 zeigt dies am Beispiel eines Kontrast-Detail-Phantoms.

In der radiologischen Anwendung bedeutet eine Intensitätserhöhung mit dem Ziel der Rauschminimierung jedoch eine höhere Dosis für den Patienten und damit ein erhöhtes Strahlenrisiko. Gerade in der digitalen Radiographie gilt es daher, das ALARA-Prinzip zu beachten (ALARA: „as low as reasonably achievable"): Für die Untersuchung darf nicht die Strahlendosis eingesetzt werden, welche die Bildqualität durch geringstes Rauschen maximiert, sondern es soll die niedrigste Exposition gewählt werden, die eine sichere diagnostische Aussage erlaubt. Die digitale Radiographie bietet die Möglichkeit, in Fällen, bei denen es nicht auf die höchste Detailerkennbarkeit ankommt (z. B. Stellungskontrollen), gezielt eine reduzierte Dosis anzuwenden.

Quantenausnutzung

Ein idealer Röntgendetektor würde alle auftreffenden Quanten absorbieren und in ein bildwirksames Signal umwandeln. Reale Detektoren erreichen dies nur zu einem gewissen Grad, da sie die auftreffende Strahlung nicht vollständig absorbieren und auch nicht alle absorbierten Photonen vollständig zum Bildsignal beitragen. Reale Detektoren können sich daher im Grad ihrer *Quantenausnutzung* unterscheiden. Zudem tragen reale Bildempfänger zum Bildrauschen durch ihr *Eigen-* oder *Systemrauschen* bei, das z. B. in elektronischen Bauteilen entsteht oder durch die Struktur des Detektors bedingt ist (Folienrauschen, Filmkornrauschen). Das mit einem realen Bildempfänger erreichbare (Detail-)Signal-Rausch-Verhältnis wird daher immer kleiner sein als das (Detail-)SRV im Strahlenfeld, das mit einem idealen Detektor nachweisbar wäre.

Um die Leistungsfähigkeit von Bildempfängern zu beschreiben, vergleicht man daher das SRV im Bild, d. h. am Ausgang des Detektors, mit dem SRV im Strahlungsfeld, d. h. am Eingang des Detektors. Das quadrierte Verhältnis dieser Größen wird *effektive Quantenausnutzung* („detective quantum efficiency", DQE) genannt:

$$DQE = \frac{SRV^2_{Ausgang}}{SRV^2_{Eingang}} \qquad (30)$$

Für den idealen Detektor ist die DQE = 1 (oder 100%), der Detektor ändert das SRV nicht; für typische reale Röntgenbilddetektoren liegt die DQE im Bereich zwischen etwa 0,2 und 0,6.

Die DQE zeigt gewisse Analogien zur Modulationsübertragungsfunktion (MÜF). Während die MÜF die Modulation (den Kontrast) am Ausgang des Detektors zu der Modulation am Eingang in Beziehung setzt, so geschieht dies bei der DQE entsprechend mit dem (quadrierten) SRV. Ebenso wie die MÜF ist die DQE allgemein eine Funktion der Ortsfrequenz, d. h. sie beschreibt die Übertragung des SRV für die verschiedenen Frequenzanteile des Bildes (Abb. 1.61). In der Tat enthält die DQE die MÜF als Komponente, wie sich durch Umformung der Gleichung 31 zeigen lässt:

$$DQE = \frac{SRV^2_{Ausgang}}{SRV^2_{Eingang}} = \left[\frac{S_{Aus}}{S_{Ein}}\right]^2 \cdot \left[\frac{R_{Ein}}{R_{Aus}}\right]^2 \qquad (31)$$

$$= MTF^2 \cdot \left[\frac{R_{Ein}}{R_{Aus}}\right]^2$$

mit *S* Signal und *R* Rauschen.

Digitale Bildgebung

In zunehmendem Maße werden in der radiologischen Bildgebung digitale Methoden eingesetzt. Darunter versteht man alle Verfahren, bei denen das Strahlungsbild im Detektor in einen digitalen Datensatz gewandelt und gespeichert wird. Das visuell er-

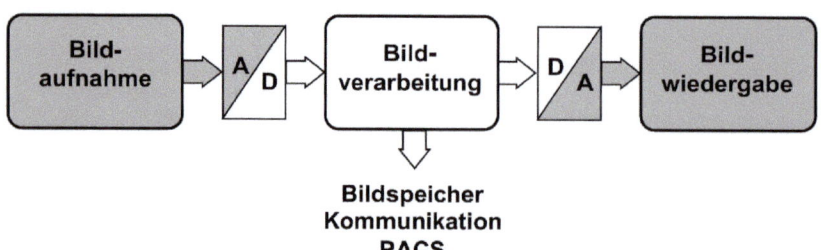

Abb. 1.62.
Blockdiagramm eines digitalen Radiographiesystems. A/D: Analog-Digital-Wandler, D/A: Digital-Analog-Wandler

fassbare Bild entsteht erst nach geeigneter Prozessierung durch Wiedergabe auf einem Monitor oder durch Ausdrucken mittels einer Laserkamera.

Bei den digitalen Radiographiesystemen ist der Bildgebungsprozess somit in drei Schritte aufgeteilt: die Bildaufnahme, die Bildverarbeitung und die Bildwiedergabe (Abb. 1.62). Die Aufteilung der Bildgebung in mehrere Schritte hat den Vorteil, dass jeder Schritt für sich auf seine Funktion hin angepasst werden kann. So ist es z. B. möglich, den Bilddetektor auf eine hohe Empfindlichkeit und einen großen Dynamikbereich zu optimieren, ohne wie beim Film gleichzeitig Rücksicht auf Langzeitarchivierbarkeit oder eine ausgewogene Kontrastdarstellung nehmen zu müssen.

Im ersten Schritt wird das Strahlungsbild durch einen geeigneten Detektor in ein elektrisches Signal umgesetzt, das dann einem *Analog-Digital-Wandler* zugeführt wird. Dieser erzeugt für jeden Bildpunkt (*Pixel*) einen Zahlenwert, der die detektierte Intensität wiedergibt. Die Gesamtmenge der Pixel ergibt eine in Zeilen und Spalten angeordnete *Bildmatrix*. Je nach Anwendungsbereich und Technologie liegt die Größe der Bildmatrix heute zwischen 512 × 512 Pixeln (z. B. CT) und bis zu 3000 × 3000 Pixeln (digitale Projektionsradiographie mit elektronischen Flachdetektoren).

Im zweiten Schritt können die digitalen Bilddaten durch mathematische Operationen (*Algorithmen*) bearbeitet werden. Ziel hierbei ist eine Aufbereitung für die optimale Bilddarstellung, die im dritten Schritt der Bildgebungskette erfolgt. Außerdem ist die Digitalisierung des Bildes eine Voraussetzung für die digitale Kommunikation und Speicherung der Bildinformation in Picture Archiving and Communication Systems (PACS).

Die Bildwiedergabe erfordert schließlich eine Rückwandlung des digitalen in ein analoges Bild, das für das Auge des Betrachters erfassbar ist. Hierfür werden Bildschirme oder Laserkameras eingesetzt.

Die digitale Radiographie bietet ein Reihe von Vorteilen gegenüber der konventionellen, filmbasierten Aufnahmetechnik:

- Optimierung der Bilddarstellung durch Bildverarbeitung,
- ohne Qualitätsverlust reproduzierbare Bilder,
- bessere Verfügbarkeit durch digitale Archivierung (PACS),
- digitale Kommunikation (Teleradiologie) und die
- direkte Verfügbarkeit des Bildes am Monitor.

Die technischen Einzelheiten der verschiedenen digitalen Bilddetektoren werden in Abschn. 1.2 behandelt.

Digitale Informationstechnik

Für die digitale Radiographie sind einige Grundbegriffe der digitalen Informationsverarbeitung erforderlich. Zahlen werden in der Informationstechnik im *Dualsystem* (auch *Binärsystem* genannt) dargestellt, das als kleinste Einheit das *Bit* benutzt. Ein Bit kann nur zwei Werte annehmen, meist dargestellt als 0 und 1. Größere Zahlen werden – ähnlich wie im Dezimalsystem – durch eine Zifferndarstellung mit mehreren Bit erzeugt. Mit n Bit können 2^n verschiedene Zahlen dargestellt werden. Die Anzahl n der in einem System zur Zahldarstellung verfügbaren Bit wird dabei als *Bittiefe* des Systems bezeichnet. Zur Digitalisierung von Pixelwerten wird je nach Anwendung eine Bittiefe von 8–14 Bit verwendet. Dies erlaubt die Darstellung von 255–16384 verschiedenen Grauwerten.

Eine Gruppe von 8 Bit hat den besonderen Namen *Byte*. Diese Einheit wird insbesondere für die Organisation von Datenspeichern verwendet. So werden Pixelwerte mit einer Bittiefe von 8 Bit in einem Byte, solche mit Bittiefen von 9 bis 16 Bit in zwei Byte gespeichert. Als Angaben für größere Datenmengen sind Kilobyte (1 kB = 1024 Byte), Megabyte (1 MB = 1024 kB) und Gigabyte (1 GB = 1024 MB) gebräuchlich. Ein digitales Bild mit einer Bildmatrix von 2048 × 2048 Pixeln und einer Bittiefe von 12 Bit hat einen Speicherbedarf von 8 Megabyte (MB). Die Bilddatenmenge, die in der volldigitalen Radiologieabteilung eines größeren Krankenhaus pro Jahr produziert wird, liegt in der Größenordnung Terabyte (1 TB = 1 Million MB).

Signalnormierung und Dosisindikator

Digitale Bildempfänger haben in der Regel einen sehr großen Dynamikbereich, der Aufnahmen mit ganz unterschiedlichen Expositionsniveaus erlaubt. Da-

Abb. 1.63 a, b.
Dynamikbereich konventioneller und digitaler Bildempfänger. Während Film-Folien-Systeme nur in einem engen Expositionsbereich korrekt belichtete Bilder ergeben (**a**), sind bei digitalen Detektoren wegen des großen Dynamikbereichs und der Signalnormierung Aufnahmen bei stark verschiedenen Dosisniveaus möglich, die sich nur im Bildrauschen unterscheiden (**b**)

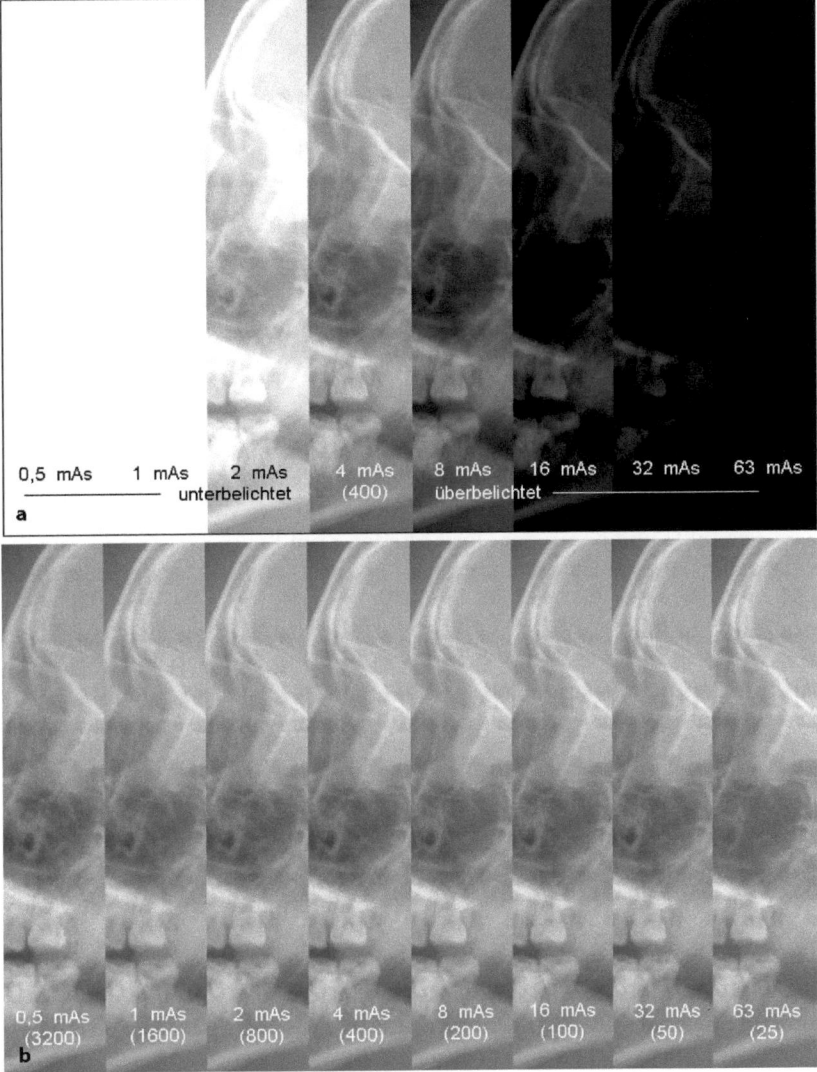

durch können Über- und Unterbelichtungen wie in der konventionellen Radiographie nahezu ausgeschlossen werden (Abb. 1.63). Daraus ergeben sich wichtige Anwendungsvorteile, besonders bei Aufnahmen ohne Belichtungsautomatik, wie z. B. Bettaufnahmen.

Um einen gleichartigen Bildeindruck bei unterschiedlicher Strahlenexposition zu erzeugen, wird bei digitalen Radiographiesystemen eine *Signalnormierung* vorgenommen. Hierunter versteht man eine automatische Optimierung der wiedergegebenen Bildhelligkeit bzw. der Filmdichte, unabhängig vom aktuell verwendeten Dosisniveau. Bei digitalen Systemen besteht also im Gegensatz zur konventionellen Radiographie kein Zusammenhang zwischen Bildempfängerdosis und Filmschwärzung. Eine zu hohe oder zu niedrige Dosis macht sich nur durch vermindertes oder erhöhtes Rauschen im Bild bemerkbar.

Das Verfahren zur Signalnormierung ist je nach Hersteller unterschiedlich, beruht jedoch in der Regel auf einer Auswertung des *Bildhistogramms*. Das Bildhistogramm beschreibt die Häufigkeitsverteilung der vorkommenden Pixelwerte im gesamten Bildfeld oder Teilen davon. Aus der Analyse der Minima, Maxima und charakteristischen Häufungen kann die Lage der bildwichtigen Bereiche im Dynamikbereich erkannt werden, die Darstellung kann entsprechend angepasst werden. Die Signalnormierung entspricht in etwa einer automatischen Fenstereinstellung (s. Abschn. 1.1.3) auf die bildwichtigen Pixelwerte.

Da es bei digitalen Systemen nicht einfach ist, das Dosisniveau im Bild zu erkennen, wird zu jedem Bild ein *Dosisindikator* angegeben, der ebenfalls aus dem Bildhistogramm gewonnen wird. Er soll dem Anwender eine einfache Kontrollmöglichkeit darüber geben, die das mittlere Bildempfängerdosis im Laufe

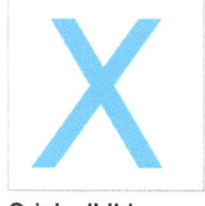 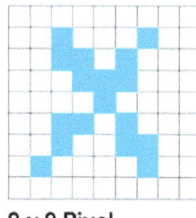

Abb. 1.64.
Abtastung und Quantisierung

der Zeit konstant bleibt. Der Dosisindikator ist allerdings außer von der Dosis auch noch von anderen Parametern abhängig, wie Strahlungsqualität, Einblendung oder Objektumfang, und daher nur begrenzt für quantitative Rückschlüsse auf die Dosis tauglich. Werden jedoch alle sonstigen Aufnahmebedingungen konstant gehalten, gibt der Dosisindikator Variationen des Expositionswertes (Strom-Zeit-Produkt) und damit der Dosis wieder. Zum Beispiel halbiert sich der bei Speicherfolien als Dosisindikator benutzte *S-Wert* jeweils mit Verdoppelung des mAs-Produktes.

Einfluss der Digitalisierung auf die Bildqualität
Das wesentliche Merkmal digitaler Bildgebung ist die Repräsentation des Bildes durch Zahlenwerte. Abbildung 1.64 zeigt das Grundprinzip. Die Abtastung zerlegt das Bild in diskrete *Pixel*, deren Intensität jeweils als Zahlenwert kodiert wird, wobei je nach Bittiefe nur eine endliche Zahl von verschiedenen Pixelwerten (Grauwerten) zur Verfügung steht (Abb. 1.64).

Bei genügend feiner Digitalisierung ist die Bildqualität durch die Eigenschaften des zugrunde liegenden analogen Bildes bestimmt, unter anderem durch die intrinsischen physikalischen Eigenschaften (z. B. die MÜF und die DQE) der Bildwandlerschicht. Ist die Abtastung jedoch zu grob im Vergleich mit der Auflösung des analogen Bildes, kann die Digitalisierung die Bildgüte beeinträchtigen. Strukturen, die von der Größenordnung eines Pixels oder noch kleiner sind, werden dann nicht originalgetreu dargestellt. In der Sprache der Informationstechnik wird dies durch das sog. *Abtasttheorem* beschrieben: Wird ein Bild in Pixel der Größe a zerlegt, so sind Ortsfrequenzen von mehr als $1/(2a)$ nicht übertragbar. Bei einer Pixelgröße von z. B. 0,2 mm entspricht dies einer Ortsfrequenz von 2,5 Lp/mm. Diese Grenzfrequenz wird *Nyquist-Frequenz* genannt.

Üblicherweise ist die Pixelgröße eines Detektors so gewählt, dass die Begrenzung der Auflösung durch die Eigenschaften des Bildwandlers und die Begrenzung durch die digitale Abtastung etwa gleich sind. Dies bedeutet auch, dass die Gesamtauflösung nicht einfach durch Verkleinerung der Pixelgröße verbessert werden kann. Eine feinere Abtastung erhöht nur die Datenmenge, ohne die Darstellungsqualität zu verbessern.

Umgekehrt kann es zu Abbildungsverzerrungen kommen, wenn die Abtastung zu grob ist, d. h. wenn die intrinsische Auflösung des Detektors besser ist als sie durch die gewählte Pixelgröße übertragen werden kann. Die dadurch entstehenden Artefakte bezeichnet man als *Aliasing* oder Scheinauflösung. Beson-

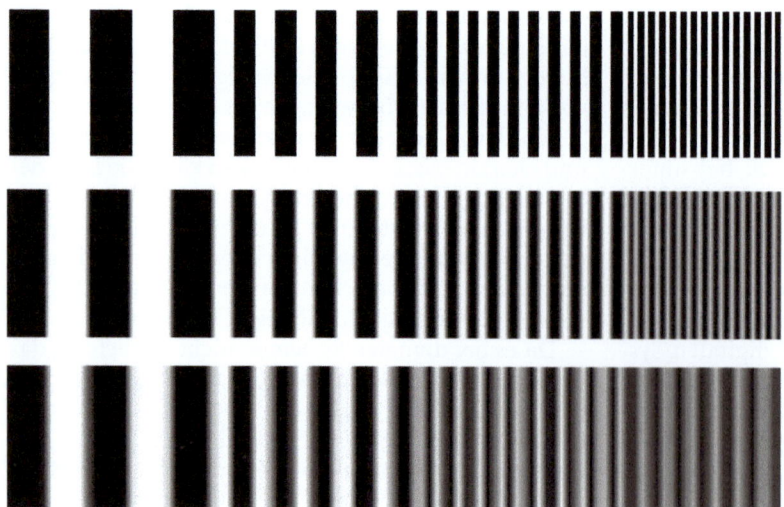

Abb. 1.65.
Aliasing-Effekt am Strichraster.
Oben Original, darunter Abtastung mit zwei unterschiedlichen Pixelgrößen.
Bei zu großer Pixelgröße (*unten*) wird die feinste Liniengruppe (*rechts*) mit falscher Periodizität wiedergegeben

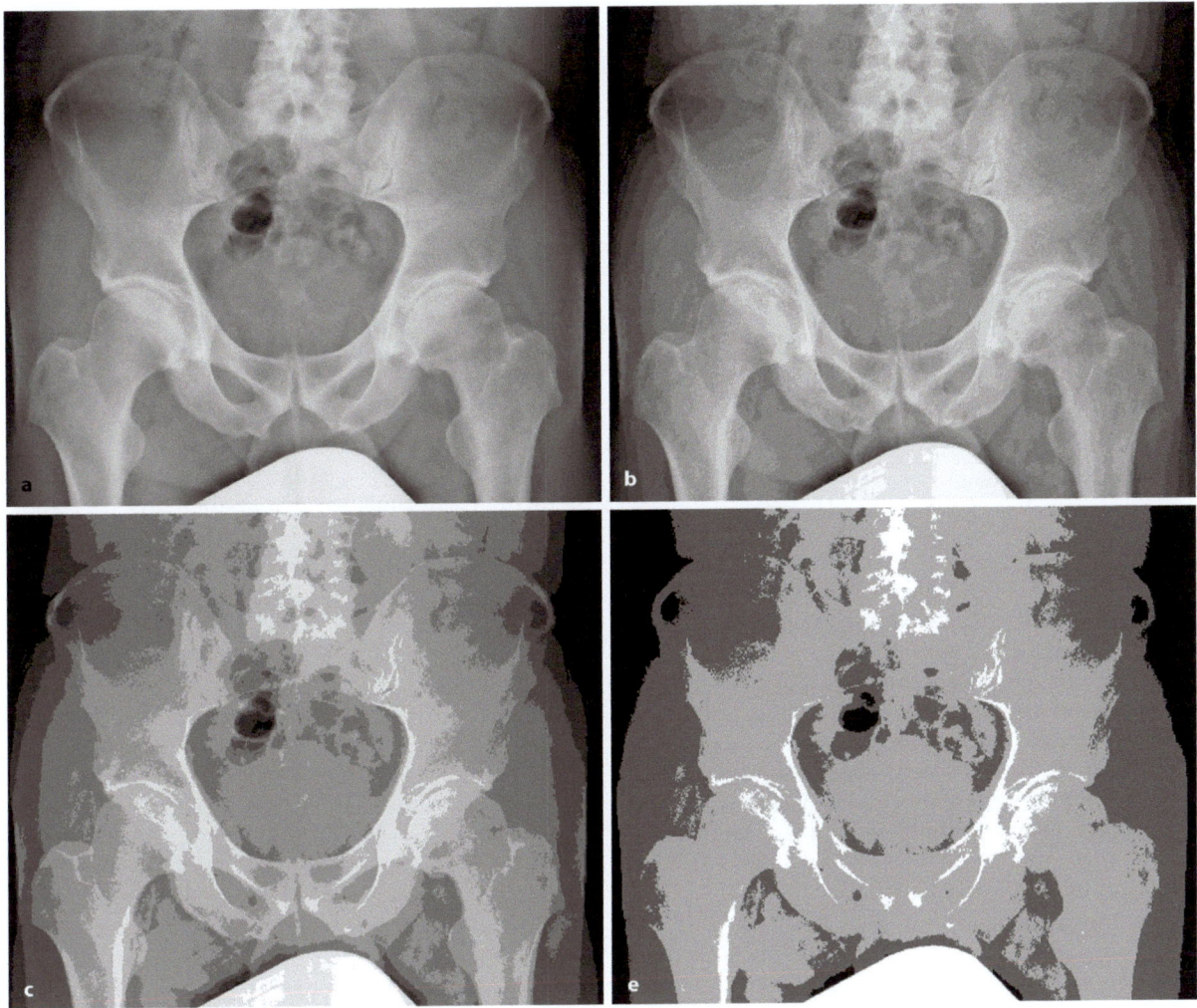

Abb. 1.66a–d. Auswirkung der Bittiefe auf die Bilddarstellung. Darstellung desselben Bildes mit **a** 8 Bit, **b** 4 Bit, **c** 3 Bit, **d** 2 Bit

ders deutlich werden solchen Effekte an regelmäßigen Strukturen, wie dem Bleistrichraster in Abb. 1.65.

In ähnlicher Weise kann die Quantisierung in eine endliche Anzahl von Graustufen die Kontrastauflösung begrenzen oder zu Artefakten führen. Bei zu kleiner Bittiefe, d.h. zu wenigen zur Verfügung stehenden Grauwerten, sind Helligkeitsunterschiede von Pixeln, die geringer sind als eine Bitstufe, nicht mehr auflösbar. Das Bild stellt sich als ein Mosaik aus einzelnen, gleichmäßig geschwärzten Flecken dar, die durch scharfe Konturen getrennt sind (*Pseudokonturen*, s. Abb. 1.66). Das Kriterium für eine hinreichende Bittiefe ist, dass das Bildrauschen sichtbar ist, d.h. dass die Rauschamplitude größer als eine Bitstufe ist. Gleichzeitig muss der gesamte Dynamikbereich des Detektors durch die verfügbaren Bitstufen abgedeckt werden. Eine weitere Verfeinerung der Grauwertstufung erhöht dann die Kontrastauflösung nicht mehr.

1.1.3 Digitale Bildverarbeitung

E. Pelikan

Übersicht

Die Verfügbarkeit einer digitalen Version eines radiologischen Bildes an Stelle einer konventionellen Ausgabe auf Film hat praktisch alle Prozessschritte in der Radiologie revolutioniert – von der Bilderzeugung über die Befundung bis zur Archivierung. Der digitalen Bildverarbeitung kommt dabei eine zentrale Rolle zu. Ihre Techniken und Sichtweisen sollen eingeordnet und anhand von Beispielen verdeutlicht werden (Abb. 1.67).

Die methodischen Wurzeln der digitalen Bildverarbeitung liegen sowohl in der Mathematik und Informatik, als auch in den Ingenieurswissenschaften. Für den Mathematiker ist das Bild eine Matrix von

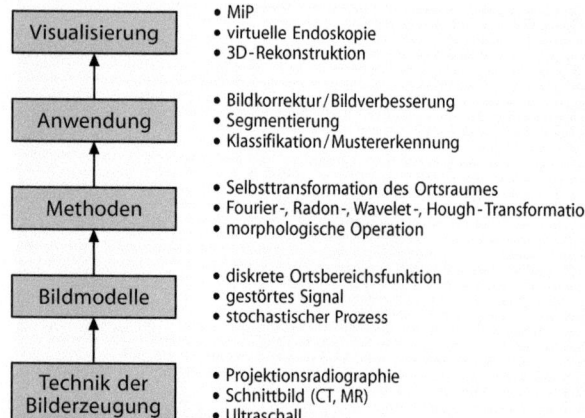

Abb. 1.67. Gliederung der Verfahren und Techniken in der digitalen Bildverarbeitung

Werten – die Einträge der Matrix repräsentieren die Bildpunkte oder Pixel („picture elements"). Die Matrix ist einem festen Raster vergleichbar, das, über das Bild gelegt, den Ortsraum diskretisiert. Die Funktions- oder besser Grauwerte der Bildpunkte sind durch den Prozess der *Quantisierung,* der Abbildung des kontinuierlichen Wertebereichs auf eine endliche Menge von Grauwertstufen, ebenfalls diskret. Man spricht von einer *diskreten Ortsbereichsfunktion,* die das doppelt diskrete Abbild eines an sich kontinuierlichen Originalbildes ist – das Bild ist eine Funktion mit bestimmten Eigenschaften.

Der Ingenieur hingegen sieht in einem Bild ein zweidimensionales Signal, dem zahlreiche Störungen (z. B. durch die Abtastung und Quantisierung) überlagert sind, das es so gut wie möglich zu rekonstruieren gilt. Seine Welt ist das Abtasttheorem, die Ortsfrequenzen und der Systembegriff. Jedes Signal, das durch ein System übertragen wird, erfährt durch dieses System Veränderungen, die es zu beschreiben gilt.

Ebenso gültig ist die (dritte) Sichtweise der Stochastik, nämlich dass ein Bild, das mit Hilfe eines bildgebenden Verfahrens erzeugt wurde, immer „das Erwartete plus individuelle Abweichungen" zeigt. Der Ansatz ist, dass Zufallsprozesse bereits in die Bilderzeugung einfließen: das Bild wird als stochastischer Prozess gesehen, als „eine" mögliche Realisation von vielen.

Jedes dieser drei *Bildmodelle* eröffnet eine bestimmte Perspektive und beschreibt Randbedingungen, die auch dann noch gültig sind, wenn aus der Schnittbildserie die dreidimensionale-Rekonstruktion eines Objektes, z. B. der Aorta, entstanden ist. Unabhängig davon, welche Sichtweise eingenommen wird, stehen zur Verarbeitung von Bilddaten zahlreiche *Methoden* wie die Grauwertanpassung, morphologische Operationen, die Fourier- oder Radontransformation zur Verfügung. Diese Methoden bilden das Handwerkszeug für *Anwendungen* wie Bildkorrektur und -verbesserung, Segmentierung sowie Klassifikation und Mustererkennung. Die Techniken der Computergraphik schließlich greifen insbesondere auf die Segmentierungs- und Klassifikationstechniken zurück, um die extrem umfangreichen Volumendatensätze der Schnittbildverfahren effizient zu reduzieren und für die *Visualisierung* handhabbar zu machen. Bildverarbeitung ist praktisch immer die Kombination von Sichtweisen beziehungsweise Techniken, die in die in Abb. 1.67 gezeigten Stufen eingeordnet werden können. Diese Einteilung ist zugleich der Leitfaden für die Vertiefung des Themas.

Modelle

Betrachten wir zunächst das mathematische Handwerkszeug: ein Bild kann als Funktion f von einem rechteckigen, endlichen Gitter ($\underline{M} \times \underline{N}$) in einem endlichen Grauwertbereich $\underline{G}$ beschrieben werden: f: $\underline{M} \times \underline{N} \rightarrow \underline{G}$ mit $\underline{M} = \{0, 1, \ldots, M-1\}$, $\underline{N} = \{0, 1, \ldots, N-1\}$ und $\underline{G} = \{0, 1, \ldots, G-1\}$. Ein typischer Wert für ein MR-Bild ist z. B. $M = N = 512$ und $G = 2^{10} = 1024$. Der Wert 0 wird hierbei üblicherweise schwarz zugeordnet, $G-1$ weiß. Die Gitterpunkte $(m,n) \in M \times N$ werden als Pixel, bei dreidimensionalen Datensätzen als Voxel („volume elements") bezeichnet, wobei M der x-Richtung und N der y-Richtung entspricht. Für die Pixelnummerierung wird ein „Rechtssystem" verwandt, d. h. der „Nullpunkt" ist in der linken oberen Bildecke, die y-Achse weist nach unten. Der Vorteil dieser Beschreibung liegt in der Übereinstimmung mit der Zeilen-/-Spalten-Indizierung bei Matrizen – somit kann die mathematische Theorie der Matrixrechnung genutzt werden.

Die Abbildung eines kontinuierlichen Idealbildes auf ein diskretes Raster – den Ortsbereich – stellt eine erste Störquelle dar, die nicht zu vernachlässigen ist. In Abb. 1.68 ist die resultierende Darstellung einer Liniengruppe bei unterschiedlichen Pixelgrößen gezeigt. Die Bildpunkte sind überall dort grau eingefärbt, wo eine Linie wiederzugeben wäre. Während das feine Pixelraster (Abb. 1.68, *oben*) eine Trennung der Linien erlaubt, vermag das gröbere Pixelraster die Struktur nicht mehr aufzulösen – es erfolgt eine *Unterabtastung* (Abb. 1.68). Anders formuliert bedeutet es, dass Objekte, die kleiner sind als die doppelte Pixelbreite, nicht mehr aufgelöst werden können (s. auch Abschn. 1.1.2).

Die Repräsentation eines Bildes als Matrix, als Menge von Bildpunkten auf einem rechwinkligen Raster, ist für die digitale Bildverarbeitung eine elementare Voraussetzung. Man hat sich deshalb auch frühzeitig Gedanken über die effiziente Speicherung gemacht. Praktisch allen derzeit genutzten Formaten zur Speicherung von Bildern ist gemeinsam, dass sie einen „Vorspann" („header") mit Begleitinformationen haben, der auch die Bildgröße in x- und y-Richtung enthält. An diesen Header schließt sich der Pixelstrom an, eine Sequenz von Werten ohne explizite Ortsangabe, da der Ort implizit aus der Bildgröße bestimmt werden kann. In der Medizin hat sich DICOM (Digital Imaging and Communication in Medicine) als Nachfolger von ACR-NEMA 2.0 zur Speicherung und zum Transfer von Bilddaten als Quasistandard etabliert. DICOM stellt für praktisch alle Klassen medizinischer Bilder individuelle Beschreibungen, insbesondere im Hinblick auf Begleitdaten, sowie im Netzwerk nutzbare Dienste zur Verfügung; eine Mächtigkeit, die von keinem der konventionellen Bildformate wie z.B. TIFF (Tagged Image File Format) auch nur annähernd erreicht wird. Obwohl die Bildspeicherung für die digitale Bildverarbeitung eine eher untergeordnete Bedeutung spielt ist sie in Form des DICOM-Standards zu einem Innovationstreiber besonderer Art geworden.

Die wichtigsten Kenngrößen von Bildern sind das Histogramm h, der mittlere Grauwert $\bar{g}$, und der globale Kontrast q. Das Histogramm h ist eine Funktion, die für jeden Grauwert g die Häufigkeit seines Vorkommens im Bild f angibt: $h : \underline{G} \to N$ mit $h(g) = |p \in (\underline{M} \times \underline{N})$ mit $f(p) = g|$. Der mittlere Grauwert $\bar{g}$ eines Bildes ist der Mittelwert aller Grauwerte eines Bildes und gibt einen Eindruck der Bildhelligkeit: $\bar{g} := \frac{1}{M \cdot N} \sum_{m,n} f(m,n)$. Der globale Kontrast schließlich vermittelt einen Eindruck von der Schwankungsbreite der Grauwerte im Bild:
$$q := \frac{1}{M \cdot N} \sum_{m,n} f(m,n) - \bar{g})^2.$$

Das Triple dieser drei einfachen Kenngrößen erlaubt eine erste Bewertung der Bildqualität. Das Beispiel in Abb. 1.69 zeigt das Histogramm eines Röntgenbildes. Die x-Achse entspricht dem Grauwert g, die y-Achse der Häufigkeit des Auftretens $h(g)$. Der Peak links entsteht durch den dunklen (Bild-)Hintergrund, der rechte Peak resultiert aus der hellen Knochenstruktur.

In vielen bildgebenden Verfahren werden nun mehr Grauwerte akquiriert als vom System (z.B. einem Monitor) wiedergegeben werden können. In diesem Fall muss eine Abbildung festgelegt werden. Im einfachsten Fall ist dies eine lineare Abbildung, bei der mehrere Grauwerte des Ausgangsbildes zu einem Grauwert in der Darstellung zusammengefasst werden (lineare Abbildung). Abbildung 1.70 zeigt daneben die Varianten der γ-Korrektur, genutzt zur Anpassung nicht linear arbeitender Aufnahmemedien (wie z.B. Röntgenfilme), und die *Fensterung*. Die Fensterung wird besonders in den Schnittbildverfahren eingesetzt. Hierbei wird nur ein Ausschnitt des

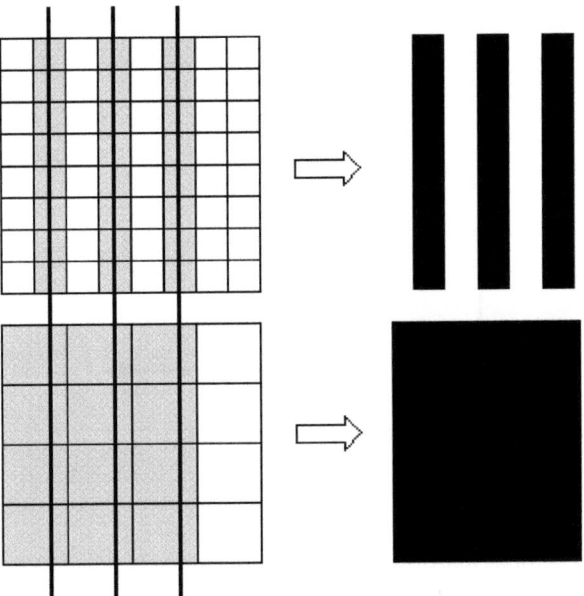

Abb. 1.68. Effekte der Abtastung: ausreichende Abtastung (*oben*) und Unterabtastung (*unten*)

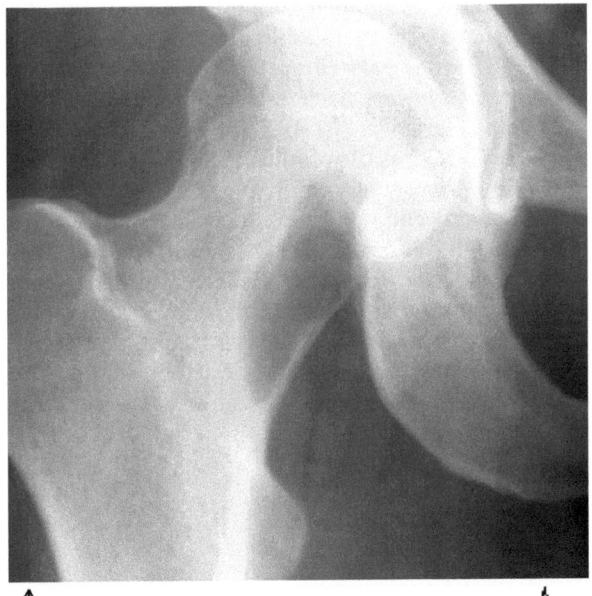

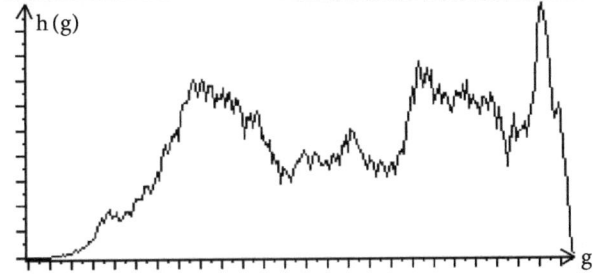

Abb. 1.69. Röntgenbild mit zugehörigem Histogramm

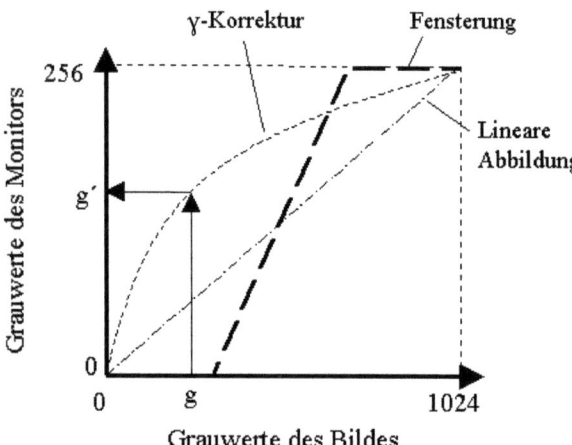

Abb. 1.70. Beispiele für verschiedene Abbildungskennlinien

akquirierten Grauwertspektrums genutzt. Alle Grauwerte unterhalb der unteren Schwelle (Schwellenwert, „threshold") werden auf schwarz abgebildet, alle oberhalb der oberen Schwelle auf weiß. Das Histogramm wird dabei vielfach herangezogen, um aus der Kenntnis, welche Objektanteile in welchen Grauwertbereich fallen, einen ersten Vorschlag für sinnvolle Schwellen bzw. eine Kennlinie zu berechnen. Die Kennlinie kann auch als Tabelle einmal für alle Grauwerte berechnet und dann im Rechner abgelegt werden – bei der Darstellung wird dann dort für den jeweiligen Grauwert nachgesehen („look-up"), welches der Zielgrauwert ist. Der Vorteil solcher „Lookup-Tables" ist, dass die Modifikation der Bilddarstellung ohne Zeitverzögerung erfolgen kann.

Rechenaufwendiger, aber auch wirksamer sind Methoden der Filterung. Im Ortsraum, also auf dem Originalbild, werden dazu vielfach Masken (auch Templates genannt) benutzt. Abbildung 1.71 zeigt eine 3 × 3 Maske, die für die Berechnung sukzessive mäanderförmig über das Bild geschoben wird. Alle Bildpunkte unterhalb der Maske werden mit dem Maskeneintrag multipliziert, dann wird die Summe der Produkte gebildet. Das Ergebnis wird normiert (im Beispiel in Abb. 1.71 durch 9 geteilt) und an der Stelle der Maskenmitte in ein Ergebnisbild eingetragen. Der Effekt ist in diesem Beispiel eine Glättung des Bildes – das Bild verliert Details und wirkt weicher, Kanten werden unscharf. Eine Vergrößerung der Maske z. B. auf 7 × 7 verstärkt den Glättungseffekt, erhöht aber auch den Rechenaufwand. Nimmt man das Originalbild und zieht es von dem geglätteten Bild ab, so erhält man ein scheinbar sehr detailreiches kantenverstärktes Bild. Verwendet man zusätzliche Wichtungsfaktoren, so kann der Effekt der Kantenanhebung gesteuert werden. In Anlehnung an die prinzipiell ähnliche Methode aus der Photographie bezeichnet man das Verfahren als „unscharfe Maske". Glättende Masken wie die in Abb. 1.71 gezeigte entsprechen einer Tiefpassfilterung – hohe Frequenzen, die die Detailinformation tragen, werden unterdrückt. Die Subtraktion der Bilder erzeugt den umgekehrten Effekt und entspricht einer Anhebung der hohen Frequenzen. Dieser Effekt wird auch in der digitalen Subtraktionsangiographie genutzt. Es wird zunächst eine Serie von Bildern ohne Kontrastmittel aufgenommen. Aus dieser Serie wird ein Bild gemittelt – die Mittelung entspricht dem geglätteten Bild ohne Detailinformation. Zieht man nun ein Bild mit Kontrastmittel von dem gemittelten Bild ab, so erhält man nur die Änderungen (die mit Kontrastmittel gefüllten Gefäße). Alle störenden Strukturen (z. B. Rippenbögen) werden durch Mittelung und Subtraktion aus dem Bild entfernt.

Masken bzw. Templates bieten eine breite Palette von Möglichkeiten zur Bildmanipulation. Allein zur Kantenfindung gibt es eine Vielzahl von Vorschlägen. Abbildung 1.72 zeigt am Beispiel eines Röntgenbildes die Anwendung eines *Sobel-Filters*. Das mittlere Bild ist das Ergebnis der Filterung, das dann zum Originalbild gewichtet hinzuaddiert wurde (Abb. 1.72, *rechts*).

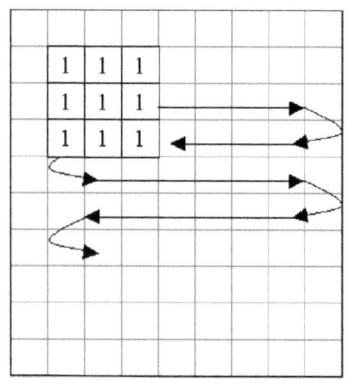
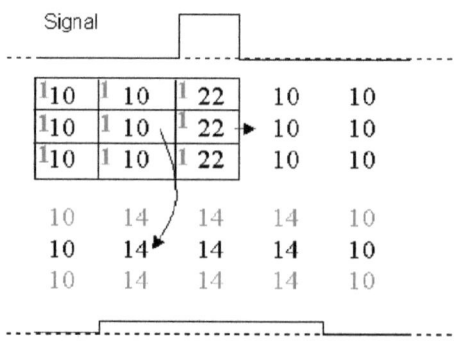

Abb. 1.71. Beispiel für eine 3 × 3 Glättungsmaske, die über das Bild geführt wird. Das Signal im rechten Bild wird durch die Anwendung der Maske verschmiert

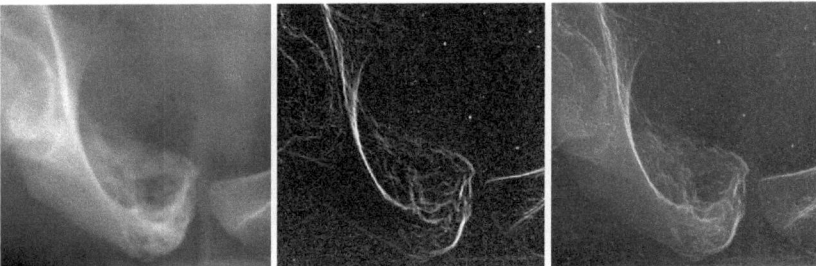

Abb. 1.72.
Röntgenbild-Original, Ergebnis der Sobel-Filterung und gewichtete Addition

Methoden

Bei den zuvor geschilderten Filterverfahren wurde auf die Bedeutung der Frequenzanteile bereits eingegangen. Mathematisch kann man zeigen, dass jedes periodische Zeitsignal durch eine sog. *Fourier-Zerlegung* als gewichtete Summe von elementaren Schwingungen darstellbar ist (s. auch Abschn. 1.2). Man erhält damit die Information, aus welchen Frequenzanteilen das Signal besteht. Die gewonnene Darstellung gibt aber keine Auskunft darüber, wo (zeitlich oder räumlich gesehen) im Signal die betreffenden Frequenzen auftreten. Abbildung 1.73 (*oben*) zeigt ein Beispiel für die Überführung eines Signals $s(t)$, das sich aus zwei Basisschwingungen zusammensetzt, in die äquivalenten Frequenzanteile $S(f)$. In Abb. 1.68 war qualitativ gezeigt worden, dass es eine Grenze der Auflösung gibt, die mit der Dichte beziehungsweise Größe der Rasterpunkte zusammenhängt. In Abb. 1.73 unten wird das am Beispiel einer einfachen Sinusschwingung mit der Frequenz f erläutert.

Wenn man die Schwingung nur an den mit ⊗ bezeichneten Punkten erfasst (was einer Abtastung gerade mit der Frequenz f entsprechen würde), erhält man keine ausreichende Repräsentation des Funktionsverlaufs. Nimmt man aber die dazwischen liegenden Abtastpunkte hinzu, kann die Schwingung korrekt rekonstruiert werden. Das Minimum ist somit eine doppelt so feine „Abtastung", also mit $2f$. Den theoretischen Unterbau für die Äquivalenz eines Zeitsignals $s(t)$ mit seiner Darstellung im Frequenzraum $S(f)$ liefert die *Fourier-Transformation*

$$s(t) = \int_{-\infty}^{+\infty} S(f) \cdot e^{j2\pi ft}\, df \quad \text{kurz} \quad s(t) \circ\!\!-\!\!\bullet\, S(f).$$

Diese Betrachtung ist zunächst eindimensional. Bilder werden als zweidimensionale (Zeit-)Signale betrachtet, denen folglich eine zweidimensionale Frequenzdarstellung (*Spektrum*) zugeordnet wird. Die Darstellung eines Bildes als Matrix von Bildpunkten ist aus Sicht der Fourier-Transformation eine zweidimensionale Abtastung des ursprünglich kontinuierlichen Signals. Wie oben gezeigt führt diese Abtastung u. U. zu Einschränkungen des Informationsgehaltes (hinsichtlich der noch enthaltenen Frequenzen).

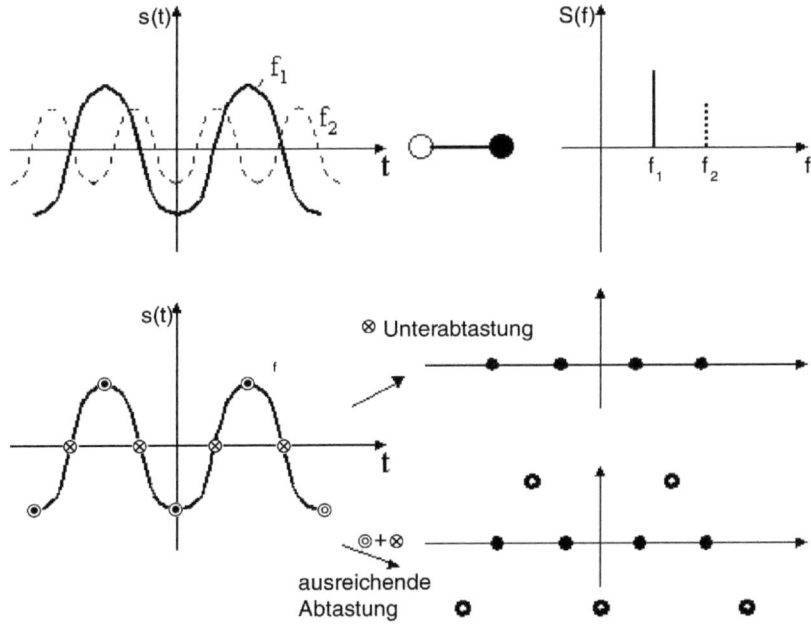

Abb. 1.73.
Korrespondenz zwischen zwei Zeitsignalen (hier Cosinusschwingungen) und der Darstellung im Frequenzraum (*oben*). Abtastung eines Zeitsignals, mit zu wenig und mit ausreichend vielen Abtastpunkten (*unten*)

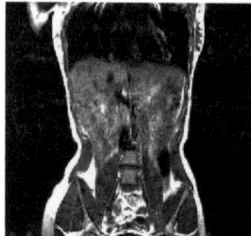 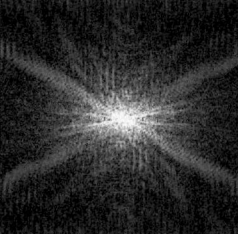 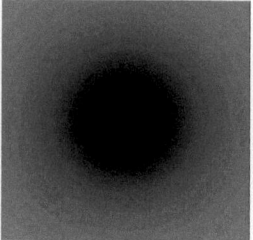 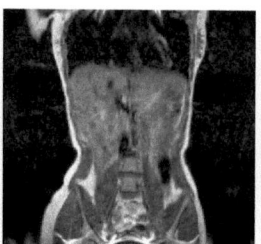 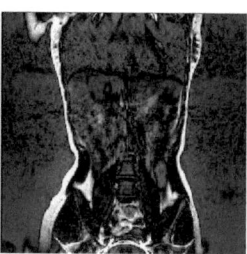

Abb. 1.74. Beispiel für die Anwendung der Fourier-Transformation. *Von links nach rechts*: Originalbild; Fouriertransformierte (tiefe Frequenzen im Zentrum); Hochpassfilter (blendet die tiefen Frequenzen in der Bildmitte des Spektrums aus); Rücktransformation: mit Tiefpass gefiltertes Bild; Rücktransformation: mit Hochpass gefiltertes Bild

Mit Hilfe der Fourier-Transformation kann ein Bild aus dem Ortsraum (also der Bildmatrix) in eine äquivalente Darstellung im sog. Frequenzraum überführt werden. Geht man von einem bereits ortsdiskreten Bild der Größe $2f \times 2f$ aus, so enthält dies laut dem Nyquist-Kriterium (s. Abschn. 1.1.2) maximale Ortsfrequenzen von $2f/2 = f$. Diese Größe, die die Detailauflösung kennzeichnet, wird auch als *Grenzfrequenz* bezeichnet. Bei kontinuierlichen Bildern, die z. B. auf die Bildmatrix eines Sensors abgebildet werden, ergibt sich die maximal darstellbare Frequenz unmittelbar aus der (halben) Matrixgröße. Die Verletzung des Nyquist-Kriteriums, die sog. Unterabtastung, führt zu Störungen, die als *Aliasing* bezeichnet werden. In der Bildwiedergabe äußert sich dieser Effekt in Pseudostrukturen, die besonders an Testbildern deutlich werden (s. auch Abschn. 1.1.2).

Wo liegt nun die besondere Bedeutung der Fourier-Transformation? Es ist bekannt, dass technische Systeme Signale im Allgemeinen nicht unverändert übertragen können. Ein Sprachsignal, das aufgenommen wird, wird z. B. durch Mikrofon, Verstärker und Lautsprecher verändert. Die Nachrichtentechnik modelliert dies als drei Systeme, die das Eingangssignal $s(t)$ vermittels einer Übertragungsfunktion $h(t)$ in ein Ausgangssignal $g(t)$ überführen (s. Abb. 1.75). Wenn das System dieses Verhalten unabhängig vom Zeitpunkt und von der Stärke des Signals $s(t)$ zeigt bezeichnet man es als *linear und zeitinvariant*. In diesem Fall schreibt man $g(t) = s(t) * h(t)$ und drückt damit einen deterministischen Zusammenhang zwischen den Signalen aus. Das Sternchen (*) in dieser Gleichung bezeichnet die komplexe Operation der „Faltung". Schreibt man den gleichen Zusammenhang unter Anwendung der Fourier-Transformation für die korrespondierenden fouriertransformierten Signale hin, so ergibt sich $G(f) = S(f) \cdot H(f)$. Aus der komplexen Faltungsoperation im Ortsraum wird eine einfache Multiplikation im Frequenzraum. Ein Vorteil der Transformation liegt also in der Vereinfachung bestimmter Operationen, ähnlich wie man es beim Rechnen mit Logarithmen kennt. Wenn man nun die „Übertragungsfunktion" $h(t)$ beziehungsweise $H(f)$ ermitteln kann, ist es u. U. möglich, auch eine inverse Funktion $H(f)^{-1}$ zu konstruieren, mit der die (verzerrende) Wirkung der Übertragungsfunktion kompensiert werden kann. Zielgerichtete Analysen beziehungsweise Korrekturen ("Filterungen") von Signalen sind somit im Frequenzraum effizient durchführbar (s. Abb. 1.74). Abbildung 1.76 gibt ein Beispiel für diese Problemstellung. In der Computertomographie wird das Schnittbild aus einer großen Zahl von Einzelprojektionen berechnet. Da der Brennfleck der Röhre nicht unendlich klein ist, ergeben sich die in Abb. 1.76 gezeigten Verschmierungseffekte an den Rändern bei der Abbildung eines scharf begrenzten Objektes. Aus dem erwarteten Signal $s(t)$ wird durch die Eigenschaften des Übertragungssystems $h(t)$ das Signal $g(t)$. Durch ein entsprechendes Filter wird nun versucht, eine Korrektur von $g(t)$ durchzuführen, sodass $g(t) \approx s(t)$ wird, bevor die einzelnen Signale für die Rekonstruktion des Schnittbildes weiterverarbeitet werden.

Die Fourier-Transformation ist ein außerordentlich wichtiges Werkzeug, wenn es um die Analyse von Übertragungseigenschaften bildgebender Systeme

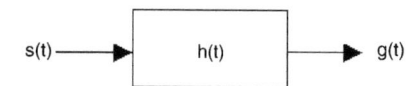

Abb. 1.75. Systembegriff

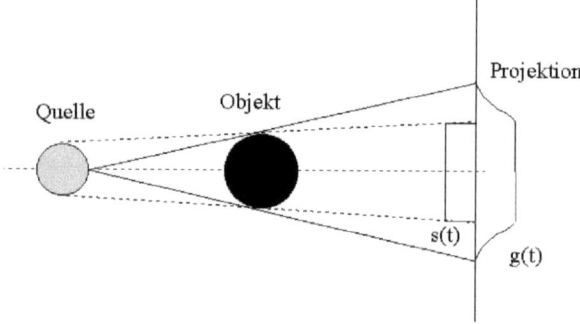

Abb. 1.76. Effekt der Projektion mit endlichem Brennfleck

geht. Aber auch in der Analyse der (Bild-)Signale selbst liefert die Fourier-Transformation wichtige Erkenntnisse, allerdings mit einer gewissen Einschränkung: Man erhält keine Information darüber, wo genau im Signal (im Bild) bestimmte Frequenzanteile zu finden sind. Die Information über die in einem Signal enthaltenen Frequenzanteile ist exakt, der Ort aber ist unbestimmt.

Die Fourier-Transformation stellt nur einen kleinen Teil des Methodenspektrums der Bildverarbeitung dar. *Gabor-* und *Wavelet-Transformation* sind Methoden, die auf die Gewinnung räumlich begrenzter Frequenzinformationen zielen. Die *Radontransformation* bildet den mathematischen Unterbau der Computertomographie, wobei die Fourier-Transformation hier das *Zentralschnitt-* oder *Fourier-Slice-Theorem* „beisteuerte", um eine effiziente Rekonstruktion der Schnitte zu ermöglichen. Die *Hough-Transformation* schließlich ist ein elegantes Mittel zur Erkennung einfacher geometrischer Objekte wie Geraden und Kreise. Allen Verfahren gemeinsam ist der Ansatz, das ursprüngliche (Bild-)Signal in einen anderen Raum zu „transformieren", in dem bestimmte Informationen effizient gewonnen werden können. Die Gewinnung solcher Informationen oder auch „Merkmale" ist die Vorstufe zu den nachfolgenden Schritten der Segmentierung und Klassifikation.

Anwendungen
„Segmentierung ist die Zusammenfassung von Bildpunkten zu *inhaltlich* zusammengehörenden Regionen". Diese Definition, so einfach sie klingt, stellt die Bildverarbeitung bis heute noch bei vielen Fragestellungen vor extreme Probleme. Gerade in medizinischem Bildmaterial ist die automatisierte Segmentierung (z. B. des Gehirns) in MR-Datensätzen nicht als gelöst anzusehen. Die Problematik liegt hier in dem von einem Betrachter immer auch unbewusst benutzten a-priori-Wissen über die zu Grunde liegende Anatomie, das dem Bildverabeitungssystem nicht zur Verfügung steht. Die Interpretationsleistung, die der menschliche Betrachter durch seine Erfahrung beiläufig zu leisten vermag, wird in der Bildverarbeitung durch eine Sequenz einzelner Schritte modelliert. Die Segmentierung hat dabei zum Ziel, eine Zusammenfassung von Bildpunkten zu bewerkstelligen, die nachfolgende Klassifikation versucht dann, eine Interpretation beizusteuern. Die Trennung dieser beiden Stufen ist in der praktischen Anwendung selten so klar zu vollziehen, für die Erläuterung soll es aber vereinfacht so betrachtet werden.

Die Bildverarbeitung hat ein breites Spektrum von Segmentierungstechniken entwickelt, die sich prinzipiell in drei Klassen einteilen lassen:

- punktorientierte Verfahren, die im Wesentlichen auf den Grauwert des Bildpunktes abheben und Regionen anhand eines verhältnismäßig homogenen Grauwerts identifizieren,
- konturorientierte Verfahren, die Regionen durch die sie begrenzenden Kanten zu beschreiben versuchen, und
- regionenorientierte Verfahren, die auf komplexere Eigenschaften wie z. B. ein charakteristisches Muster eingehen.

Die punktorientierten Verfahren, die mit lokalen oder globalen Schwellenwerten (Thresholds) arbeiten, stellen die schnellste, aber auch leistungsschwächste Klasse der Operationen dar. Sie sind gut geeignet für eine erste Näherung und für kontraststarkes Bildmaterial, versagen aber bei Bildern mit stärkerem Rauschanteil.

Die konturorientierten Verfahren führen zunächst eine Kantenextraktion durch (s. Abb. 1.72 Mitte) und fassen dann in einem zweiten Schritt Kantenstücke zu Konturen zusammen. Zwei Methoden haben diesen Ansatz in jüngerer Zeit wieder mehr Aufmerksamkeit verschafft: die *aktiven Konturmodelle*, die einem Gummiband vergleichbar sich an eine Kontur elastisch anschmiegen, und die *Wasserscheidentransformation*, die der Flutung einer (Grauwert-)Gebirgslandschaft vergleichbar ist. Beide Verfahren sind durch die steigende Rechenleistung in modernen Workstations verfügbar gemacht worden.

Regionenorientierte Verfahren verwenden statistische Größen, die räumliche Eigenschaften von Bildregionen (auch als *Textur* bezeichnet) beschreiben können. Eine typische Kenngröße ist die Häufigkeit des gemeinsamen Auftretens zweier benachbarter Grauwerte, dargestellt in der Cooccurence-Matrix. Der Grundgedanke dieses Ansatzes ist, dass das Erscheinungsbild einer typischen Textur eine von vielen möglichen Realisationen eines Zufallsprozesses ist, der aber bestimmten Regeln folgt. Ein „Rasenausschnitt" ist nie identisch, folgt aber statistisch gesehen immer bestimmten Regeln, die zu charakteristischen Kenngrößen führen. Diese Methoden sind verhältnismäßig mächtig, aber ebenso rechenintensiv.

Die Klassifikation ist nun bemüht, die Übereinstimmung ermittelter (statistischer) Kenngrößen oder Merkmale mit denen von bekannten Mustern zu bewerten und eine Zuordnung herzustellen. Segmentierung und Klassifikation bauen also aufeinander auf (s. dazu Abb. 1.77). Das Gebiet der Mustererkennung ist ein eigenes Fachgebiet mit einem umfangreichen Methodenspektrum, bei dem die Bildverarbeitung nach Bedarf „Anleihen" macht.

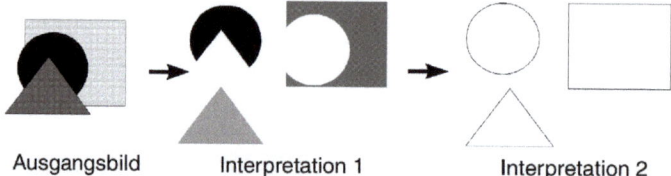

Abb. 1.77. Segmentierungstechniken leisten im Allgemeinen nur eine Zusammenfassung von Bildpunkten zu Regionen wie in „Interpretation 1" gezeigt. Es ist Gegenstand der folgenden Schritte, insbesondere der Klassifikation, den Regionen eine Bedeutung zuzuweisen („Interpretation 2")

Visualisierung

Die bislang angesprochenen Techniken und Verfahren bezogen sich primär auf zweidimensionale Bilder, sind aber vielfach auch auf dreidimensionale Volumendatensätze, wie sie in den Schnittbildverfahren gewonnen werden, erweiterbar. Beispielsweise bildet die Segmentierung des Schädelknochens, also die Identifikation aller Voxel, die zum Schädelknochen gehören, eine notwendige Voraussetzung, um diesen isoliert dreidimensional darstellen zu können. Die Technik der eigentlichen dreidimensionalen Darstellung für eine solche Gruppe von ausgezeichneten Voxeln wird der Disziplin der Computergraphik zugeordnet. Während die Bildverarbeitung auf die Extraktion der notwendigen Informationen fokussiert hat die Computergraphik die effiziente und möglichst realitätsnahe Darstellung zum Ziel.

Die Computergraphik hat dabei eine Vielzahl von Problemen zu lösen. Ein Beispiel: Eine Grundvoraussetzung ist das Vorhandensein isotroper Datensätze, d.h. die einzelnen Voxel müssen identische Kantenlängen haben. Für viele Scanner beziehungsweise Scanprotokolle ist dies nicht a priori gegeben, die z-Richtung wird zumeist wesentlich schlechter aufgelöst als die Schnittebene (x-y-Ebene). Legt man nun einen beliebigen Schnitt in einen solchen Volumendatensatz, so ist eine Interpolation des neuen Bildes auf Basis aller angeschnittenen Voxel notwendig. Eingangs war dargestellt worden, dass die Abtastung gewisse Einschränkungen hinsichtlich des Informationsgehaltes bedingt. Die Berechnung einer neuen Schnittebene ist als Abtastung eines bereits abgetasteten Signals auffassbar, mit allen bereits diskutierten Restriktionen.

Die Computergraphik hat für die Lösung ihrer Aufgaben ein beachtliches Methodenspektrum entwickelt. Ebenso wie bei der Bildverarbeitung im ureigensten Sinne birgt aber auch hier jeder Verarbeitungsschritt das Risiko, dass Artefakte entstehen. Für den diagnostischen Prozess sollte der Leser mitnehmen, dass bei aller „Perfektion der Bilder" diese schon aus physikalischen Gründen (sofern man der Nachrichtentechnik dieses Attribut zugesteht) nicht exakt sein können, sondern bestenfalls gute Näherungswerte an die Realität bieten.

1.2 Projektionsradiographie

K.-F. KAMM, H. SCHRÖDER

1.2.1 Techniken der Strahlungserzeugung

H. SCHRÖDER

Röntgenstrahler

Der Begriff *Röntgenstrahler* bezeichnet die Einheit aus Röntgenröhre und Schutzgehäuse. In den frühen Jahrzehnten medizinischer Röntgendiagnostik wurden Röntgenröhren noch ohne Schutzgehäuse betrieben. Schon damals kam allerdings das noch heute gültige Grundprinzip der Strahlungserzeugung zur Anwendung: Im Vakuum werden Elektronen mittels Hochspannung beschleunigt und treffen im *Brennfleck* auf eine gegen den Strahl geneigte Metallfläche, die *Anode*, wo ein kleiner Bruchteil ihrer Bewegungsenergie in Röntgenstrahlung umgewandelt wird. Überwiegend (>99%) geht die anfallende Energie in Wärme über, deren Abtransport eines der Hauptprobleme bei der Konstruktion von Röntgenröhren darstellt. Der größte Teil der abgegebenen Strahlung ist *Bremsstrahlung*. Sie wird von *charakteristischer Strahlung* überlagert, die für das jeweilige Anodenmaterial typisch ist (vgl. Abschn. 1.1.1).

■ **Glühkathode**

Im Gegensatz zu historischen Röntgenröhren erlauben heutige Röhren die gezielte Freisetzung von Elektronen im Hochvakuum mittels *Glühkathode*. Sie besteht aus wendelförmigem Wolframdraht und ermöglicht eine Regelung der Strahlungsdosisleistung. Der Wolframdraht wird durch einen *Heizstrom* zum Glühen und damit zur Emission von Elektronen gebracht. Über den Heizstrom lässt sich die Temperatur und dadurch die Zahl der austretenden Elektronen regeln. Diese werden zur Anode beschleunigt und bilden den *Röhrenstrom*. Bei fester Hochspannung ist die abgestrahlte Dosisleistung dem Röhrenstrom proportional. Wolframkathoden werden bei Temperaturen von ca. 2200–2500°C betrieben.

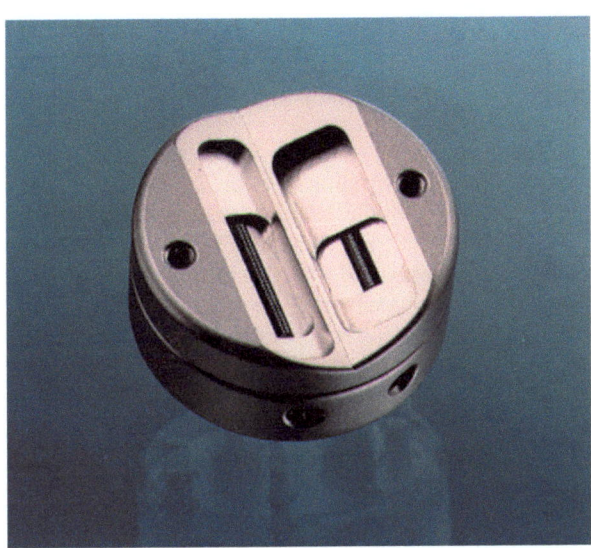

Abb. 1.78. Kathodenkopf für 2 überlagerte Brennflecke (Photo: Philips Medical Systems)

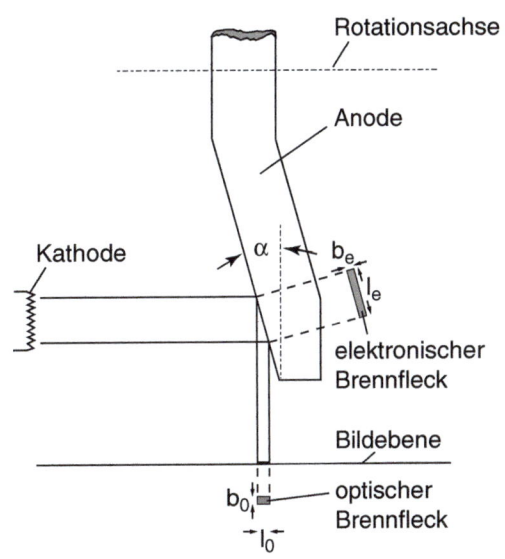

Abb. 1.79. Brennfleckgeometrie. Je kleiner der Anodenwinkel α, desto kleiner wird die Länge l_o des optischen Brennflecks im Vergleich zur Länge l_e des elektronischen Brennflecks. Es gilt $l_o = l_e \cdot \sin \alpha$. Die Breiten b_o und b_e sind gleich

■ Kathodenkopf und Gittersteuerung

Damit ein eng gebündelter Elektronenstrahl entsteht, sind die Wendeln in einer topfartigen Blende angeordnet, die als *Kathodenkopf* bezeichnet wird (vgl. Abb. 1.78). Er entspricht dem *Wehnelt-Zylinder* bei Bildröhren. Die Form der Elektronenstrahlen und die Breite der Brennflecke auf der Anode hängen von der Form des Kathodenkopfes und der Lage (Tiefe) der Glühwendeln ab. Die Länge einer Glühwendel beeinflusst die Länge des zugeordneten Brennflecks. Der Kathodenkopf liegt meist auf demselben negativen Potenzial wie die Glühwendeln. Wenn diese Bauteile aber elektrisch voneinander isoliert sind, lässt sich der Röhrenstrom durch Veränderung der elektrischen Spannung am Kathodenkopf schalten. Wird das elektrische Potenzial des Kathodenkopfes hinreichend negativ gegen die Glühwendel, so kann kein Elektron mehr die Kathode verlassen, und die Strahlungserzeugung fällt auf Null, obwohl nach wie vor Hochspannung an der Röntgenröhre liegt. In Analogie zu den Steuergittern bei Bild- und Verstärkerröhren wird auch hier die Bezeichnung *Gittersteuerung* verwendet. *Gittergesteuerte Röntgenröhren* ergeben durch ihr praktisch trägheitsloses Zeitverhalten perfekte Ein- und Ausschaltflanken der Dosisleistung. Sie kommen bislang in der gepulsten Durchleuchtung zur Anwendung und ermöglichen eine besonders günstige Relation von Bildqualität und Dosis.

■ Brennfleck

Der Elektronenstrahl trifft im *elektronischen Brennfleck* schräg auf die Anodenfläche, deren Senkrechte je nach Röntgenröhrentyp um ca. 7–20° gegen den Elektronenstrahl geneigt ist. Dadurch erscheint der *optisch wirksame Brennfleck* vom Bildempfänger her gesehen um so stärker verkürzt, je kleiner der Anodenwinkel ist (vgl. Abb. 1.79). Die gewünschte Größe des Strahlenfeldes begrenzt die Verkleinerung des Anodenwinkels.

Die erzielbare Auflösung hängt zum einen von der Größe und Form des *optisch wirksamen Brennflecks* ab, zum anderen aber wegen des Zusammenhangs mit der Kurzzeitleistung der Röntgenröhre (Aufnahmezeit, Bewegungsunschärfe) auch vom *elektronischen Brennfleck*. Die erzielbare Kurzzeitleistung (Nennleistung für 0,1 s) wächst proportional mit der Länge, aber nur mit der Quadratwurzel der Breite des Brennflecks. Aus diesen Gründen haben diagnostische Röntgenröhren in der Regel zwei umschaltbare Brennflecke, deren Länge meist größer ist als die Breite. Für viele Anwendungen ergibt sich das Optimum aus Brennfleckgröße und -leistung allerdings erst durch eine Mischung beider Brennflecke. Das Prinzip der Überlagerung von Anteilen beider Brennflecke (*Variofokus*) realisiert eine solche Mischung. Es erlaubt die Verwendung eines optimalen Brennflecks für jeden Aufnahmetyp.

Den dimensionslosen Größenklassen nach IEC 60336 sind unter Berücksichtigung der physikalischen Zusammenhänge (Größe, Form, Leistung) Toleranzfelder für die Brennflecklängen und -breiten zugeordnet. Die Größenklassen dürfen nicht mit den Brennfleckabmessungen verwechselt werden. Eine Addition von ca. 30–50% (Breite) und bis zu 100% (Länge) zu der Bezeichnung der Größenklasse ergibt näherungsweise die Ausdehnung eines *optisch wirksamen Brennflecks* in mm.

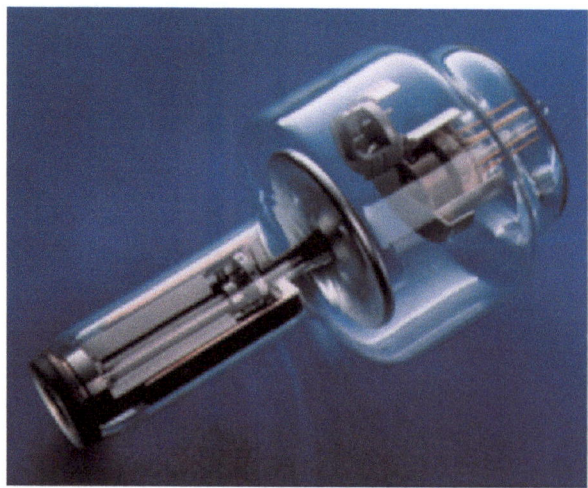

Abb. 1.80. Philips Drehanodenröhre SRO 2550. Der Rotor des Anodenantriebs (*links*), der Kathodenkopf (*rechts oben*) und die Stromzuführung zur Kathode (*rechts*) sind teilweise freigelegt. (Photo: Philips Medical Systems)

■ Drehanode

Röntgenröhren für die medizinische Diagnostik, mit Ausnahme derer für die Dentaldiagnostik, sind durchweg mit Drehanoden ausgestattet. Durch die scheibenförmigen, rotierenden Anodenteller gelingt es, die im Brennfleck entstehende Wärme auf eine ringförmige Bahn zu verteilen, trotzdem werden im Brennfleck Temperaturen bis zu 2700 °C erreicht. Bei einem gegebenen Anodenmaterial ist die erreichbare Kurzzeitleistung proportional zu den Quadratwurzeln der Drehzahl und des Bahndurchmessers, deshalb liegen die Brennflecke im äußeren Bereich des Anodentellers. Der Tellergröße und -drehzahl sind durch die Massenträgheit der schweren Anodenteller Grenzen gesetzt, denn die Anoden der meisten Röntgenröhren müssen vor jeder Auslösung von Strahlung zunächst auf die vorgesehene Drehzahl gebracht werden. Die heute üblichen schnell drehenden Anoden erreichen typischerweise bis zu 9000 U/min = 150 Hz, die Anlaufzeiten liegen in der Größenordnung um 1 s. Abbildung 1.80 zeigt eine typische Drehanodenröhre.

Wegen der extremen Temperaturen werden die Anodenteller aus hochschmelzenden Metallen bzw. Legierungen gefertigt. Vorzugsweise kommen Wolfram und Molybdän zum Einsatz, wobei das Wolfram zur Verminderung von Aufrauung und Rissbildung mit ca. 5–10% Rhenium legiert wird. Verbundanoden sind aus einem Molybdänteller und einer Oberflächenschicht aus Wolfram geschmiedet, auf die der Elektronenstrahl trifft. Dadurch nutzt man die überlegene Strahlungsausbeute (vgl. Abschn. 1.1.1) und den hohen Schmelzpunkt von Wolfram (W: 3370 °C/Mo: 2600 °C), hinsichtlich des Trägheitsmoments und des Wärmespeichervermögens aber auch die Vorteile von Molybdän, das im Vergleich zu Wolfram nur etwa die halbe Dichte, aber fast die doppelte Wärmekapazität aufweist. Bei einigen Hochleistungsröhren (z. B. für CT) trägt die Anode zusätzlich einen rückseitigen Graphitring, der die Zwischenspeicherung von noch mehr Wärme zulässt. Graphit hat eine hohe Wärmekapazität bei geringer Dichte. Röntgenröhren für Mammographie sind meist mit reinen Molybdän- oder Molybdän-Graphit-Anoden ausgestattet. Molybdän bietet gegenüber Wolfram den Vorteil der charakteristischen Strahlung im Bereich von 17–20 keV, die in Kombination mit einem geeigneten Filter (Mo, Rh) Mammographien mit optimalem Kontrast bei niedriger Dosis ermöglicht.

■ Kühlung

Die glühende Anodenscheibe hat nur über die Lager des Anodenstiels Berührungskontakt zu anderen Teilen des Röntgenstrahlers. Wenn, wie bei den meisten Drehanodenröhren, Kugellager verwendet werden, kann auf diesem Weg aber wegen der nur kleinen Kontaktflächen keine nennenswerte Wärmeleistung abfließen. Einzig durch Wärmeabstrahlung, die bei hohen Temperaturen sehr effizient ist, können sich daher die Drehanoden dieser Röntgenröhren einigermaßen wirksam abkühlen. Die abgestrahlte Wärmeleistung hängt u. a. von der vierten Potenz der absoluten Anodentemperatur ab, sie geht also während der Abkühlung schnell zurück. An bestimmten Arbeitsplätzen mit hoher Dauerbelastung der Röntgenröhre (Spiral-CT, Kardangio) schränken niedrige Abkühlungsraten den Betrieb ein. Für diese Anwendungen stellte die Einführung von Röntgenröhren mit Spiralrillenlager im Jahre 1989 einen Durchbruch dar, da diese – anders als herkömmliche Röntgenröhren – einen großen Teil der Wärme über das Lager ableiten können.

Das Spiralrillenlager ist eine besondere Form des Gleitlagers, bei dem man eine flüssige Metalllegierung als Schmiermittel einsetzt. Durch die Anordnung und Form der „Spiralrillen" wird das Schmiermittel während der Rotation ständig in den Lagerspalt gedrückt, und es kommt zu einem kontrollierten Aufschwimmen zwischen den inneren und äußeren Lagerteilen (Aquaplaningeffekt). Dies bewirkt einen lautlosen, vibrations- und verschleißfreien Lauf der Anode. Röntgenröhren dieser Bauart laufen im täglichen Betrieb in Dauerrotation. Wegen des Fortfalls der Anlaufphase vor der Strahlungsauslösung darf das Trägheitsmoment des Anodentellers bei Spiralrillenlager-Röhren erheblich größer sein, sodass durch einen besonders großen Anodenteller ein großer Bahndurchmesser und eine hohe Wärmespeicherfähigkeit realisiert werden können (vgl. Tabelle 1.4).

Tabelle 1.4. Philips-Röntgenröhren für unterschiedliche Anwendungen (Beispiele)

Röhrentyp	SRO 25 50	SRM 06 12	MRC 203 CT	ROM 21
Anwendung	Aufnahme/Durchleuchtung	Angiographie/Intervention	Spiral-CT	Mammographie
Gehäuse	Glas	Glas/Metall	Metall/Keramik	Glas/Metall
Anode	Wolfram/Rhenium-Molybdän	Wolfram/Rhenium-Molybdän	Wolfram/Rhenium-Molybdän-Graphit	Molybdän
Durchmesser des Anodentellers [mm]	90	100	200	73
Anodenwinkel	15°	12°	7°	20°
Brennflecke	0,6/1,0	0,6/1,2	$0,5 \times 0,7/1,0 \times 1,2$	0,1/0,3
Kurzzeit-Nennleistung [kW]	25/50	35/100	50/120	0,6/3,3
Maximale Anodenabkühlungsrate [kW]	1,3	3,3	19,0	0,7
Wärmespeicherfähigkeit der Anode [kJ]	220	590	5700	220

Schutzgehäuse

Das Schutzgehäuse umschließt die Röntgenröhre. Es ist mit Öl gefüllt, das der elektrischen Isolation und der Wärmeabfuhr dient. Auch für den gerichteten, kontrollierten Strahlungsaustritt ist das Schutzgehäuse wesentlich, denn es enthält für die Nutzstrahlung das Austrittsfenster mit dem vorgeschriebenen Mindestfilter (z. B. 2,5 mm Al), muss aber außerhalb des Nutzstrahlenbündels die Strahlung wirksam abschirmen. Nach IEC 60601–1-3 darf sich die sog. Leckstrahlung in 1 m Abstand vom Brennfleck auf höchstens 1 mGy/h summieren.

Generatoren

Als *Generator* bezeichnet man in der Röntgentechnik das elektrische System, das den Röntgenstrahler mit Energie versorgt und die Erzeugung der Röntgenstrahlung regelt. Dem entsprechend stellt der Generator die variable Hochspannung (s. auch Abschn. 1.1.1), die Kathodenheizspannung und den Drehstrom für den Anodenantrieb bereit. Er kann außerdem eine Belichtungsautomatik für Aufnahmen und eine automatische Dosisleistungsregelung für die Röntgendurchleuchtung enthalten, ggf. auch eine Programmautomatik für programmierte Aufnahme- und/oder Durchleuchtungstechnik.

Konventionelle Generatoren

Der zeitliche Hochspannungsverlauf der meisten konventionellen Generatoren wird im Grundsatz durch die Netzspannung geführt. Die Hochspannung entsteht nach dem Transformatorprinzip; durch das Verhältnis der Windungszahlen zweier Drahtwicklungen auf demselben Eisenkern ergibt sich der Faktor, um den die Netzspannung maximal erhöht wird. Durch entsprechende Abgriffe an den Wicklungen lassen sich niedrigere Windungszahlverhältnisse und damit niedrigere Hochspannungen realisieren. Abgesehen vom historischen 1-Puls-Generator, der die Nutzung nur jeder zweiten Halbwelle der Netzspannung zuließ, wird die erzeugte Hochspannung gleichgerichtet. Bei 1-Phasen-Netzspannung kann man dadurch 2-Puls-Generatoren, bei einem 3-Phasen-(Drehstrom-)Netz 6- und 12-Puls-Generatoren realisieren. Die Welligkeit der Hochspannung lässt sich mit dem 6-Puls-Prinzip auf 13%, mit dem 12-Puls-Prinzip sogar auf 3% reduzieren (vgl. Abschn. 1.1.1). Diese Bezeichnungen sagen aus, wie viele Maxima der erzeugten Hochspannung auf eine Periode der Netzspannung entfallen, bei einem 50 Hz-Netz also auf 20 ms.

Konvertergeneratoren

Wenn die im Generator transformierte Spannung eine wesentlich höhere Frequenz als 50 Hz hat, sind erhebliche Einsparungen an Gewicht, Bauaufwand und Kosten erzielbar. Dies liegt physikalisch darin begründet, dass der Eisenkern des Transformators und andere induktiv arbeitende Bauteile bei gegebener Leistung um so kleiner sind, je höher die Frequenz der Wechselspannung ist. Der Konvertergenerator richtet die Netzspannung zunächst gleich, um sie dann im eigentlichen *Konverter* wieder in eine Wechselspannung umzusetzen, deren Frequenz im Bereich etlicher kHz liegt (je nach Hersteller bis zu 100 kHz). Aus dieser hochfrequenten Wechselspannung wird dann durch Transformation mit nachfolgender Gleichrichtung und Glättung die gewünschte Hochspannung gewonnen, die man wegen ihrer vernachlässigbar kleinen Welligkeit praktisch als Gleichspannung ansehen kann (vgl. Abschn. 1.1.1). Konvertergeneratoren können mit sehr viel geringeren

Verzögerungen geschaltet und geregelt werden. Die kürzesten Schaltzeiten von 6-Puls-Generatoren betragen etwa 5 ms, Konvertergeneratoren können Zeiten bis hinab zu 1 ms schalten. Fast alle heutigen Generatoren sind Konvertergeneratoren.

Belichtungs- und Programmautomatik

Insbesondere bei Aufnahmen mit Film-Folien-Systemen ist eine gleichbleibend gute Bildqualität oft nur mit einer Belichtungsautomatik erzielbar, darüber hinaus sinkt die mittlere Patientendosis durch die Vermeidung von Fehlaufnahmen. Die Belichtungsautomatik muss die Anwahl/Positionierung von Messfeldern zugeordnet zu den Dominanten erlauben, den für die richtige Exposition entscheidenden Bereichen des Aufnahmeobjektes. Das Ziel der Belichtungssteuerung ist nicht etwa eine bestimmte Dosis, sondern ein bestimmtes Ausgangssignal des Bildempfängers (z. B. die optische Dichte). Die Belichtungsautomatik muss deshalb neben dem Dosisbedarf auch den kV-Gang des jeweiligen Bildempfängers (vgl. Abschn. 1.2.3) und natürlich den kV-Gang ihrer eigenen Strahlungssensoren berücksichtigen. Insbesondere bei modernen Konvertergeneratoren unterstützt sie außerdem die Programmautomatik, die softwaregesteuert je nach angewähltem Organ oder Körperteil die optimalen Aufnahme-/Durchleuchtungsparameter bereitstellt.

Im Rahmen der Programmautomatik sind im Generator üblicherweise *Durchleuchtungskennlinien* gespeichert, die den Zusammenhang zwischen Hochspannung und Röhrenstrom beschreiben. Durch eine Regelung des Röhrenstroms allein lässt sich weder der benötigte Regelumfang noch die erforderliche Schnelligkeit der Regelung realisieren. Schon Änderungen der Hochspannung nur um wenige kV haben großen Einfluss auf die Dosisleistung, aber auch auf den Bildkontrast und die Patientendosis. Die Kennlinien ermöglichen für jede Aufgabenstellung (Extremfälle: adipöser Erwachsener, Kleinkind) eine optimale Gewichtung zwischen Hochspannungsregelung und Röhrenstromregelung und sind daher für die Relation von Bildqualität und Dosis mit maßgebend.

Bei Aufnahmen im Belichtungsautomatik-Betrieb ist das benötigte Produkt aus Röhrenstrom und Zeit (mAs-Produkt) zu Beginn der Aufnahme in der Regel unbekannt. Die kürzesten Aufnahmezeiten lassen sich dann durch das *Prinzip der fallenden Last* erzielen: Der anfangs hohe Röhrenstrom wird während der Aufnahme entsprechend einer optimierten Kurve kontinuierlich gesenkt, und zwar so, dass die Aufnahme stets noch beendet werden kann, ohne den Anodenteller zu überhitzen. Bei *konstanter Last* besteht das Risiko, die Aufnahme zum Schutz der Röntgenröhre vorzeitig beenden zu müssen, sofern nicht

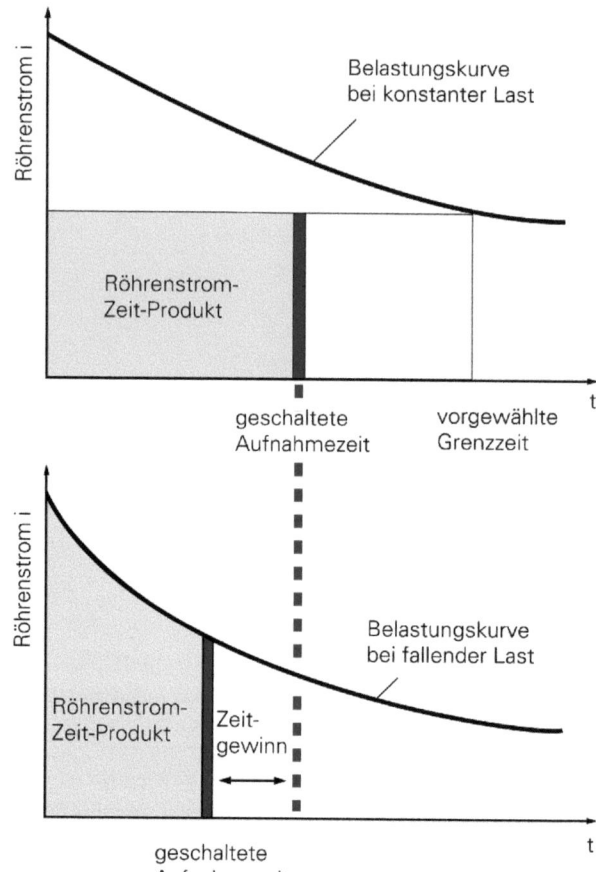

Abb. 1.81. Prinzip der „fallenden Last". Verkürzung der Aufnahmezeit durch kontinuierliche Senkung des Röhrenstroms, dargestellt anhand der Belastungskurven für konstante und fallende Last

schon in der Anfangsphase der Aufnahme durch Wahl eines niedrigen Röhrenstroms eine unnötig lange Aufnahmezeit in Kauf genommen wird (vgl. Abb. 1.81).

1.2.2
Komponenten im Strahlengang

H. Schröder

Filter

Die von Röntgenröhren erzeugten Strahlungsspektren (vgl. Abschn. 1.1.1) enthalten stets niederenergetische (weiche) Anteile, die nach Eindringen in den Patienten praktisch vollständig absorbiert werden. Für sie besteht keine Aussicht auf ein Vordringen bis zum Bildempfänger. Deshalb sind aus Gründen des Strahlenschutzes Filter vorgeschrieben bzw. empfohlen, die den größten Teil dieser weichen Strahlungsanteile von vornherein aus dem Spektrum entfernen.

Permanentfilter

Nach IEC 60601-1-3 müssen diagnostische Röntgenstrahler mit einer Filterung ausgestattet sein, die 1,5 mm Aluminium entspricht und ohne Werkzeuge nicht verändert werden kann. Ein Teil dieser geforderten Filterung wird schon durch den Röntgenstrahler bewirkt, und zwar durch die Anode, das Öl im Strahler und das Austrittsfenster. Da die Gesamtfilterung der auf den Patienten treffenden Strahlung, abgesehen von Spezialsystemen, nach IEC 60601-1-3 mindestens 2,5 mm Aluminium entsprechen muss, versehen manche Hersteller bereits die Röntgenstrahler mit einem permanenten Aluminiumfilter dieser Dicke, sodass die IEC-Anforderung allein dadurch schon eingehalten ist. Für die Mammographie gelten wegen der andersartigen Röntgenspektren Sonderregeln. Mammographiestrahler sind mit Molybdän-, Rhodium- oder Aluminiumfiltern ausgestattet, wobei sich eines dieser Filter immer im Strahlengang befinden muss. Im Einzelfall ergibt sich das optimale Filtermaterial aus dem verwendeten Anodenmaterial und der Dicke/Dichte der Mamma (s. auch Abschn. 1.1.1).

Zusatzfilter

In Tiefenblenden befinden sich häufig Filtereinschübe oder -räder, mit denen eine zusätzliche Strahlungsfilterung je nach Untersuchungsart vom Bediener gewählt werden kann. Zusatzfilter können die Relation zwischen Bildkontrast und Patientendosis weiter verbessern. Allerdings absorbieren sie – wie alle Filter – stets auch einen Teil der Nutzstrahlung, sodass die verfügbare Dosisleistung des Strahlers weiter reduziert wird. Dies führt zur Verlängerung der Aufnahmezeiten bzw. zu einem schwächeren Bildverstärker-Eingangssignal und höherem Rauschniveau. Deshalb ist Zusatzfilterung teils nur bei sehr leistungsfähigen Röhren praktikabel. Als sinnvolle Einsatzbereiche erweisen sich Thoraxradiographie (Hartstrahltechnik) und Pädiatrie.

Blenden

Die Begrenzung des Nutzstrahlenbündels auf die notwendige Feldgröße ist eine Maßnahme, die gleichzeitig dem Strahlenschutz und – durch Reduktion der Streustrahlung – der Anhebung der Bildqualität dient. In Verbindung mit Diagnostikstrahlern werden üblicherweise einstellbare Tiefenblenden genutzt. Bei unveränderlicher Feldgröße können sich auch Tubusse eignen.

Tiefenblende

Die Tiefenblende (Abb. 1.82) besitzt einen Satz *fokusnaher* Bleiblenden, die in erster Linie der Unterdrückung von Extrafokalstrahlung (s. Abschn. 1.1.1) dienen. Bei einigen Konstruktionen folgt, in Strahl-

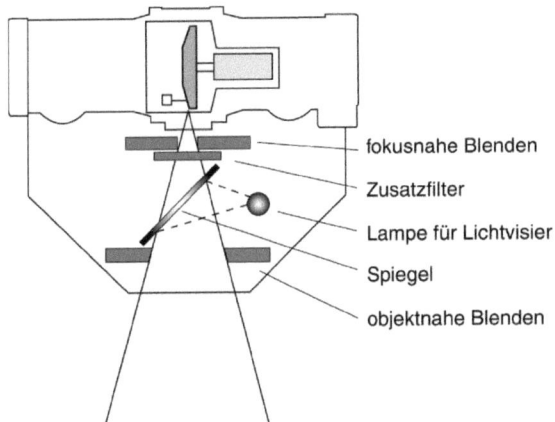

Abb. 1.82. Tiefenblende (schematisch). Die objektnahen Blenden dienen vor allem der Definition des Nutzstrahlenfeldes, die fokusnahen Blenden der Ausblendung extrafokaler Strahlung. Alle Blenden sind verstellbar. Das Lichtvisier ermöglicht die visuelle Darstellung des Nutzstrahlenfeldes

richtung betrachtet, ein weiterer Satz Bleiblenden. Am Ausgang jeder Tiefenblende befindet sich ein *objektnaher* Blendensatz, der die Breite des Halbschattensaums, der das Nutzstrahlenbündel infolge der Ausdehnung des Brennflecks umgibt, klein hält. Die Blendensätze sind miteinander gekoppelt, sodass das Bildfeld manuell oder – in der Regel – motorisch eingestellt werden kann. Durch Projektion eines Lichtfeldes auf den Patienten werden Lage und Größe des Nutzstrahlenfeldes kontrolliert (Lichtvisier). Zu diesem Zweck befindet sich seitlich im Blendengehäuse eine Glühlampe, deren Licht über einen im Röntgenstrahlengang befindlichen Umlenkspiegel mit dem Strahlenfeld zur Deckung gebracht wird. Bei modernen Tiefenblenden erfolgt die Einblendung auf das gewählte Bildempfängerformat automatisch („Formatautomatik"). Natürlich erfüllt eine Tiefenblende nur dann ihren Zweck, wenn einerseits das Lichtfeld und das Nutzstrahlenfeld, andererseits das Nutzstrahlenfeld und die Fläche des Bildempfängers gut übereinstimmen. Entsprechende Anforderungen sind in IEC 60601-1-3 und IEC 60601-2-45 festgelegt.

Streustrahlungsraster

Streustrahlung entsteht während der Aufnahme oder Durchleuchtung hauptsächlich im Patienten selbst. Sie breitet sich von ihren Entstehungsorten nach allen Seiten aus und erhöht die Strahlenexposition für Patienten und Personal (vgl. Abschn. 1.1.1). Für die Bildgebung ist vor allem diejenige Streustrahlung problematisch, die auf der Bildempfängerseite aus dem Patienten austritt, in der Richtung aber deutlich von der austretenden Nutzstrahlung abweicht. Diese Streustrahlung erzeugt diffuse, örtlich variierende

Abbildungen, die sich dem durch die Nutzstrahlung erzeugten Bild überlagern und dadurch den Kontrast reduzieren. Deshalb muss sie, soweit es mit vertretbarem Aufwand möglich ist, reduziert werden.

■ **Fokussierter Streustrahlungsraster**

Als bewährtes Standardmittel zur Kontrastverbesserung werden Streustrahlungsraster eingesetzt, weil sie verhindern, dass ein wesentlicher Teil der im Patienten entstandenen Streustrahlung den Bildempfänger erreicht. Streustrahlungsraster bestehen in ihrer häufigsten Ausführungsform aus parallelen Bleilamellen in regelmäßiger Anordnung. Dazwischen befindet sich ein strahlentransparentes Material, meist eine Papiermischung, im Einzelfall auch Aluminium. Die Lamellen sind in der Regel auf eine Gerade im Abstand f_0 fokussiert. Bei richtiger Justierung, wenn sich also der Brennfleck der Röntgenröhre auf dieser Geraden im Abstand f_0 befindet, ist der Streustrahlungsraster für die Nutzstrahlung gut durchlässig; die auftreffende Streustrahlung aber wird wegen ihrer andersartigen Richtungsverteilung größtenteils absorbiert (vgl. Abb. 1.83).

Aus dem Aufbau von Streustrahlungsrastern ergeben sich ihre wesentlichen technischen Kenngrößen:

- Die *Lamellenzahl* gibt an, wie viele Rasterlamellen auf je einen cm entfallen. Für allgemeine Aufnahmearbeitsplätze sind 36 L/cm oder mehr üblich (typische Lamellendicke ca. 60 μm). Spezialraster für Mammographie haben meist um 30 L/cm (typische Lamellendicke < 20 μm).
- Das *Schachtverhältnis*, auch *Ratio* genannt, ist das Zahlenverhältnis von Lamellenhöhe h zu Lamellenabstand D. An Aufnahmearbeitsplätzen sind Schachtverhältnisse von 8–12 gebräuchlich. Die Kurzbezeichnung „Raster 44/12" steht also für „Lamellenzahl 44 L/cm, Ratio 12". Das Schachtverhältnis von Mammographierastern liegt meist bei 4–5. Bei gleicher Lamellendicke sind in der Regel Raster mit größerem Schachtverhältnis wirksamer.
- Zusätzlich zum *Fokussierungsabstand* f_0 ist oft auch der *Anwendungsbereich* von Interesse. Er lässt sich, sonst richtige Justierung vorausgesetzt, aus dem Fokussierungsabstand, dem Schachtverhältnis und dem Format berechnen und gibt an, wie weit der Abstand zwischen Raster und Röhrenbrennfleck von f_0 abweichen darf. Der Anwendungsbereich ist durch die Nutzstrahlungsverluste definiert (nach IEC 60627 max. 40%), die dann infolge mangelnder Fokussierung vor allem nahe den Rasterrändern auftreten. Der Anwendungsbereich nimmt mit zunehmendem Schachtverhältnis ab.

Die technische Ausführungsform eines Rasters führt unter definierten Messbedingungen (Röhrenspannung, Streuobjekt) zu bestimmten physikalischen Kenngrößen. Die wichtigsten sind:

- die sog. Primärstrahlungsdurchlässigkeit T_p,
  ▼ sie liegt bei den meisten Rastern in der Größenordnung 70%,
- die Streustrahlungsdurchlässigkeit T_s,
  ▼ sie liegt meist um einen Faktor 4–7 niedriger als T_p, und
- die Selektivität $\Sigma = T_p/T_s$,
  ▼ eine der wichtigsten Kenngrößen zur Bewertung der Rasterwirksamkeit.

Die Messbedingungen zur Ermittlung dieser Kenngrößen sind ebenfalls in IEC 60627 festgelegt.

Bei Film-Folien-Systemen tragen sowohl Nutzstrahlung als auch Streustrahlung zum gewünschten Grad der Filmschwärzung bei. Da ein Raster die am Bildempfänger verfügbare Gesamtstrahlung reduziert, führt sein Einsatz zu einem definierten Mehrbedarf an Strahlung aus der Röntgenröhre, der sich durch den sog. *Buckyfaktor* ausdrücken lässt. Das Röhrenstrom-Zeit-Produkt (mAs) – und gleichfalls die Patientendosis – vergrößern sich bei Verwendung des Rasters um diesen Faktor. Allerdings kann der Buckyfaktor, ebenso wie die erzielbare Kontrastverbesserung, nicht als Kenngröße eines Rasters angesehen werden, da eine starke Abhängigkeit vom Streustrahlungsanteil besteht, der je nach Aufnahmetyp variiert. Nach Kuhn (1995) liegt der Streustrahlungsanteil an der Gesamtstrahlung bei einer Aufnahme *Schädel p.-a.* bei etwa 45% und bei einer Aufnahme *Becken p.-a. (mittlere Größe)* bei etwa 80%. Die Verwendung desselben Rasters 40/8 führt in diesen beiden Fällen zu Buckyfaktoren von 2,6 bzw. 5.

Allgemein hängt die Rasterwirkung und damit die Bildqualität empfindlich von der Rasterjustierung ab.

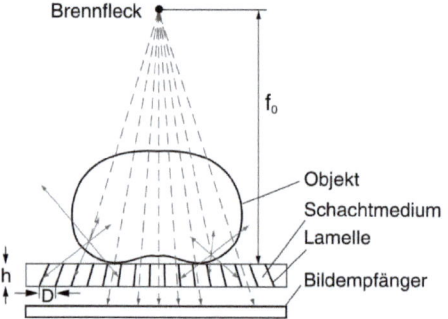

Abb. 1.83. Fokussierter Streustrahlungsraster (Prinzip). Die Lamellen bestehen in der Regel aus Blei, das Schachtmedium ist röntgentransparent. Wenn sich der Röhrenbrennfleck im Fokussierungsabstand f_0 befindet, lässt der Raster die Nutzstrahlung bevorzugt passieren. Die auftreffende Streustrahlung wird größtenteils im Raster absorbiert

Neben der Defokussierung (Abstand zum Röhrenbrennfleck ungleich f_0) ist eine mögliche Dezentrierung (seitliche Verschiebung) und Verkippung zu beachten. Bei diesen beiden Fehlern liegt der Brennfleck nicht auf der Mittelsenkrechten des Rasters. Defokussierung führt zu einer symmetrischen Abschattung, die von der mittleren Rasterlamelle aus zu beiden Rasterrändern hin zunimmt. Dezentrierung und Verkippung erzeugen eine über das Bildfeld gleichmäßige Abschattung, da bei Auftreten dieser Fehler die Rasterlamellen nicht mehr auf den Brennfleck ausgerichtet sind, sondern jede einzelne Rasterlamelle gegen ihre Idealrichtung um den gleichen Winkel verkippt ist. Jede dieser Fehljustierungen allein führt also zu einer symmetrischen Abschattung; eine Kombination der Fehler kann allerdings auch unsymmetrische Abschattungen bewirken, die z. B. auf Röntgenfilmen unsymmetrische Schwärzungsverläufe erzeugen.

Das Einbringen von Bleilamellen in den Strahlengang bedeutet zwangsläufig, dass gleichzeitig Maßnahmen zur Verhinderung von Abbildungen dieser Lamellen zu ergreifen sind. Eine Ausnahme bilden nur Raster mit Lamellenzahlen von 60 L/cm und mehr, da deren feine Struktur durch das Abbildungssystem nur noch unvollkommen übertragen wird und dadurch im Bild nicht störend in Erscheinung tritt. In der digitalen Radiographie lässt sich durch Wahl einer Lamellenzahl, die dem Pixelabstand entspricht – dies kann wiederum 60–70 L/cm bedeuten – die Darstellung der Lamellen vollständig unterbinden. Streustrahlungsraster mit niedrigeren Lamellenzahlen werden sowohl bei konventioneller als auch bei digitaler Radiographie während der Röntgenaufnahme bewegt (Schwingraster), was im Röntgenbild zu einer Verwischung der Lamellen führt. Bei Systemen für Mammographie gestaltet sich die vollständige Lamellenverwischung besonders schwierig, weil diese Systeme auf die Darstellung geringster Absorptionsunterschiede ausgelegt sind. Deshalb haben sich in der Mammographie Laufrastereinrichtungen mit motorischem Antrieb durchgesetzt, die den Raster in vorgegebener Weise optimiert bewegen.

Da der Einsatz von Streustrahlungsrastern die Patientendosis erhöht, zumindest wenn Film-Folien-Systeme als Bildempfänger eingesetzt werden, ist der diagnostische Gewinn stets gegen den Mehraufwand an Strahlung abzuwägen. Bei ohnehin geringem Streustrahlungsanteil (z. B. Extremitäten) ist ein Raster oft nicht angemessen. Insbesondere gilt auch für nahezu alle Aufnahmen an Säuglingen und Kleinkindern, dass Streustrahlungsraster nicht verwendet werden sollen.

1.2.3
Bildempfänger

K.-F. Kamm, H. Schröder

Vorbemerkung

Bildempfänger nehmen das Strahlungsbild auf, das bei der Röntgenabbildung hinter dem Patienten entsteht und die unterschiedliche Schwächung der Strahlung im menschlichen Körper widerspiegelt. Im Bildempfänger entsteht heute in der Regel ein latentes Bild, zu dessen Darstellung weitere Umwandlungsschritte notwendig sind. Meist erfolgt die Darstellung für den Untersucher in Form eines Filmbildes am Lichtkasten. In zunehmendem Maße ist auch die Darstellung auf Bildschirmen möglich. Die grundsätzlichen Aspekte der Detektion von Röntgenstrahlung sind in Abschn. 1.1 erläutert.

Film-Folien-Systeme
H. Schröder

Film-Folien-Systeme sind auch heute noch weltweit die meistverwendeten Bildempfänger in der medizinischen Röntgendiagnostik. Obgleich schon in den Anfangsjahren der Röntgentechnik bekannt, erfuhren Lumineszenzfolien erst nach 1930 als sog. Verstärkungsfolien in Verbindung mit Röntgenfilmen eine nennenswerte Verbreitung. Ihre Einführung reduzierte den Dosisbedarf bei konventionellen Röntgenaufnahmen um einen Faktor 10 oder mehr. Die Folien wandeln die Röntgenstrahlung in Licht um (sichtbares oder UV-), auf das der Film, der in der Regel zwischen zwei Folien in einer Kassette liegt, wirksam anspricht. Die Röntgenstrahlung selbst trägt nur wenig zur Schwärzung des Films bei.

Weit über 100 verschiedene Kombinationen von Röntgenfilmen und Verstärkungsfolien werden eingesetzt. Sie unterscheiden sich aus der Sicht des Anwenders in der Kontrastgebung, im Auflösungsvermögen und im Rauscheindruck und reagieren mit unterschiedlicher Empfindlichkeit auf die angebotene Strahlendosis. Von 1970 bis 2000 konnte durch technologische Fortschritte, u. a. durch neue Folienleuchtstoffe, der typische Dosisbedarf ohne Nachteile für die Bildqualität um etwa einen Faktor 4 gesenkt werden.

Jedes Film-Folien-System besteht formal aus 4 Komponenten, denn dieser Begriff schließt nach ISO 9236-1 (1996) im Gegensatz zur „Film-Folien-Kombination" auch die Filmverarbeitung und die Röntgenkassette ein. Ein solches System ist im Grunde sogar mehr als nur ein Bildempfänger, weil der Film gleichzeitig auch als Darstellungs- und Speichermedium für das Röntgenbild dient.

Systemkomponenten

■ **Verstärkungsfolie.** Verstärkungsfolien bestehen aus mehreren Schichten. Meist ist die eigentliche Leuchtstoffschicht (Leuchtstoff in Bindemittel) auf eine Polyesterunterlage aufgebracht. Dazwischen kann sich, je nach Optimierung auf eine hohe Empfindlichkeit oder ein hohes Auflösungsvermögen, eine Reflexions- oder Absorptionsschicht befinden. Die Leuchtstoffschicht ist mit einer dünnen, lichttransparenten und widerstandsfähigen Schutzschicht überzogen. Verstärkungsfolien ein und desselben Systems haben meistens untereinander und auf ihrer ganzen Fläche gleiche Eigenschaften. Einige hochempfindliche Systeme sind allerdings mit unterschiedlich dick belegten Vorder- und Rückfolien desselben Leuchtstoffs ausgestattet. Für Aufnahmen von Objekten mit großflächigen Variationen in der Strahlungsabsorption (z. B. Oberschenkel) gibt es zudem Gradualfolien mit einer über die Bildfläche variierenden Dicke der Leuchtstoffschicht.

Die derzeit von den Folienherstellern verwendeten Leuchtstoffe lassen sich in etwa 5 Typgruppen einteilen, wobei innerhalb dieser Gruppen Variationen einzelner chemischer Bestandteile auftreten können. Neben den traditionellen, in Deutschland heute kaum noch vertretenen Leuchtstoff $CaWO_4$ (Kalziumwolframat) sind nach 1970 vor allem Leuchtstoffe getreten, die in ihren Molekülen oder in Form einer Dotierung seltene Erden enthalten. Häufig befähigt erst diese Dotierung mit sog. Aktivatoren zur Lumineszenz; Ausnahmen sind $CaWO_4$ und $YTaO_4$ (Yttriumtantalat). Die wirksame Absorption der auftreffenden Röntgenstrahlung und ihre effiziente Umwandlung in Lumineszenzlicht (vgl. Abschn. 1.1.1) hängen insbesondere vom Leuchtstofftyp und von der Leuchtstoffbelegung ab (ca. 30 mg/cm^2 bis über 100 mg/cm^2 pro Folie). Je nach Röhrenspannung und Aufnahmeobjekt absorbiert ein Folienpaar typischerweise 30–50 % der auftreffenden Strahlungsenergie; in der Mammographie werden trotz der Verwendung von Einzelfolien 70 % und mehr erreicht. Im Gegensatz zu den nadelförmig strukturierten CsJ-Schirmen bei Röntgen-Bildverstärkern und elektronischen Flachdetektoren enthalten Verstärkungsfolien ungerichtet angeordnete Leuchtstoffkristalle; der Schwerpunkt der Korngrößen-Verteilung liegt zwischen 5 µm und 10 µm. Eine Darstellung der Struktur und Eigenschaften von Folienleuchtstoffen findet sich bei Brixner (1987).

Weil Sauberkeit und Unversehrtheit der Verstärkungsfolien für die erzielbare Bildqualität mitentscheidend sind, sollen die Folien pfleglich behandelt und regelmäßig nach den Empfehlungen des Herstellers gereinigt werden. Antistatische Pflegemittel können Probleme durch anhaftenden Staub, der später auf dem Röntgenbild sichtbar wird, mildern.

■ **Röntgenfilm.** Die Emulsionsschichten der Röntgenfilme sind auf einer Trägerfolie aufgebracht, die in der Regel aus Polyester besteht und auch als Unterlage bezeichnet wird. Die meisten Röntgenfilme weisen zwei Emulsionsschichten auf; eine Ausnahme bilden Film-Folien-Systeme für die Mammographie mit einschichtigen Röntgenfilmen und jeweils nur einer Verstärkungsfolie pro Kassette. Die Emulsionen bestehen aus in Gelatine gebetteten lichtempfindlichen Silberhalogenidkristallen, die auch als Körner bezeichnet werden und je nach Filmtyp von rundlicher bis flacher, tafelartiger Form sind. Ihre Größe liegt bei wenigen µm. Die Emulsionsschichten tragen jeweils eine Schutzschicht, die Beschädigung und elektrostatischer Aufladung entgegenwirkt und die mechanische Reibung in Filmwechslern verringert.

Bei vielen modernen doppelschichtigen Röntgenfilmen befindet sich beiderseits der Unterlage unter der Emulsion eine sog. Anti-Crossover-Schicht, die den Durchtritt von Licht (Durchbelichtung) stark reduziert. Dadurch fällt auf jede Emulsion fast nur Lumineszenzlicht aus der unmittelbar anliegenden Verstärkungsfolie, und die Unschärfe, die sich naturgemäß durch das ungerichtet aus den Folien tretende Licht ergibt, wird verringert. Beutel et al. (1993) haben den Unschärfe-Einfluss der Durchbelichtung in Abhängigkeit der Folien-Eigenschaften detailliert untersucht. Anti-Crossover-Schichten werden im Verarbeitungsprozess ausgewaschen, damit eine normale Filmbetrachtung im Durchlicht möglich ist.

Das Lumineszenzlicht aus den Folien wird von den Silberhalogenidkörnern der Emulsion absorbiert. Im wesentlichen wird ein Korn einer bestimmten Größe dann entwickelbar, wenn es hinreichend viele Lichtquanten absorbiert hat. Allerdings sind auch die Belichtungszeit und der zeitliche Abstand zwischen Belichtung und Entwicklung nicht ohne Einfluss. Körner, die zu wenig oder keine Lichtquanten absorbiert haben, sind überwiegend nicht entwickelbar; ausgenommen ist der sehr geringe Anteil, der später als Schleier zur Schwärzung des Films beiträgt (Frieser 1975). Die Verteilung aus entwickelbaren und nicht entwickelbaren Silberhalogenidkörnern bildet in ihrer Gesamtheit das latente Bild, das bereits alle diagnostisch relevanten Bilddetails enthält, die nach der Filmverarbeitung sichtbar gemacht werden können.

Je nach spektraler Empfindlichkeit der Emulsion unterscheidet man zwischen UV-/blauempfindlichen und sog. orthochromatischen Röntgenfilmen, die auch auf grünes Licht ansprechen. Die Grünempfindlichkeit wird durch Zusatz von Farbstoffen erreicht, die grünes Licht absorbieren und diese Energie dann auf die Silberhalogenidkristalle übertragen. Orthochromatische Filme verlieren durch diesen Zusatz nicht ihre Empfindlichkeit für UV-/blaues Licht; der

Bereich der spektralen Empfindlichkeit wird lediglich gedehnt. Die Grünsensibilisierung dient vor allem der spektralen Anpassung an den weit verbreiteten Folienleuchtstoff $Gd_2O_2S:Tb$ (Gadoliniumoxysulfid dotiert mit Terbium).

Röntgenfilme erfordern eine schonende Behandlung. Zur Vermeidung von Artefakten ist insbesondere jedes Knicken oder Einwirken mit spitzen Gegenständen zu vermeiden. Für die Lagerung unbenutzter Filme geben die Hersteller geeignete Bereiche der Temperatur und Luftfeuchtigkeit sowie zeitliche Grenzen vor. Lagernde Röntgenfilme dürfen nicht Chemikaliendämpfen oder erhöhter Umgebungsstrahlung ausgesetzt werden. Falsch oder zu lange gelagerte Filme zeigen eine Verschlechterung ihrer bildgebenden Eigenschaften, z. B. einen erhöhten Schleier. Einzelheiten zu Lagerung, Transport, Handhabung und Verarbeitung der Filme sind in DIN 6860 (1996) festgelegt.

■ **Filmverarbeitung.** In dem Begriff Filmverarbeitung fasst man die Teilschritte Entwickeln, Fixieren, Wässern und Trocknen zusammen. Der Entwicklungsprozess reduziert die Silberhalogenidkörner zu metallischem Silber, das infolge seiner feinen Verteilung schwarz wirkt; aus dem latenten Bild wird dadurch ein sichtbares Bild. Das Fixieren befreit den Film von den nicht entwickelbaren Silberhalogenidkörnern, indem diese durch sog. Fixiersalz aus den Emulsionsschichten gelöst werden. Die Haltbarkeit des fertigen Filmbildes hängt vor allem von den Teilschritten Fixieren und Wässern ab.

Die Bedeutung der Filmverarbeitung für den Bildcharakter und die Bildqualität wird oft unterschätzt. Für einen gegebenen Filmtyp lässt sich der Bildeindruck innerhalb gewisser Grenzen durch Variation der Bedingungen der Filmverarbeitung verändern; entsprechendes gilt für die Empfindlichkeit des Film-Folien-Systems. Die Verarbeitungsbedingungen werden insbesondere definiert durch die Chemikalien, den Chemikalienansatz, die Entwicklertemperatur, die Entwicklungszeit, die Bewegung der Filme in den Bädern, die Regenerierrate und das Alter des Entwicklers. Auch Typ und Anzahl anderer in derselben Maschine verarbeiteter Filme haben einen Einfluss. Grundsätzlich kann jeder Filmtyp anders auf eine Veränderung der Verarbeitungsbedingungen reagieren, allgemein gültige Regeln gibt es nicht.

Die Filmverarbeitung ist integral eine eigene Komponente des Film-Folien-Systems. Damit sind unabsichtliche Veränderungen der Filmverarbeitung, die sich meist ungünstig auf die Bildqualität auswirken, Veränderungen des Bildempfängersystems. Sie lassen sich durch Konstanzprüfungen der Filmverarbeitung rechtzeitig erkennen und abstellen, daher sollten diese Prüfungen arbeitstäglich durchgeführt werden.

■ **Kassette.** Die Röntgenkassette bestimmt Eigenschaften des Film-Folien-Systems, wie die Empfindlichkeit und das Auflösungsvermögen, mit. Überdies ergäbe sich ohne sie kein funktionsfähiger Bildempfänger, denn sie hat die Aufgabe, den Film vor äußerer Lichteinwirkung (Raum-, Tageslicht) zu schützen und gleichzeitig die bestmögliche Verwertung der im Lumineszenzlicht der Folien enthaltenen Bildinformation zu ermöglichen. Dies erfordert eine gleichmäßige Anpressung der Verstärkungsfolien an den Film. Damit Kassetten im Alltagsbetrieb diese Anforderungen zuverlässig erfüllen, müssen sie hinreichend stabil und robust sein. Aus diesem Grund haben sich in der allgemeinen medizinischen Radiographie Kassetten durchgesetzt, deren Rahmen, Scharniere und Verschlüsse aus Stahl bestehen. Der Kassettenboden, der bei der Aufnahme dem Röntgenstrahler zugewandt ist, besteht meist aus Aluminium und absorbiert oberhalb von 70 kV etwa 15 % der einfallenden Strahlung, bei niedrigeren Röhrenspannungen auch mehr. Die daraus resultierende leichte Erhöhung der Patientendosis lässt sich durch die Verwendung von Kohlefaser-Kunststoff-Kassetten (CFK) verringern. Aus Kostengründen wird diese Möglichkeit jedoch nur selten genutzt.

In der Mammographie haben besondere Anforderungen zur Entwicklung von speziellen, leichteren Kassetten geführt. Wegen der niedrigen Röhrenspannungen in der Mammographie (typisch: 25–30 kV) sind sie mit einem Kunststoffboden ausgestattet. Auch die andere Seite der Kassette, der Kassettendeckel, muss im größten Teil seiner Fläche für Röntgenstrahlung gleichmäßig transparent sein, um eine einwandfreie Funktion der Belichtungsautomatik zu ermöglichen. Mammographiekassetten enthalten allenfalls im Randbereich Metall. Da die Film-Folien-Anpressung, bedingt durch diese leichtere Bauweise, mit geringerer Kraft erfolgt, bilden sich beim Schließen gelegentlich Luftblasen zwischen Film und Folie, die zu Unschärfezonen im Röntgenbild führen. Um der Luft ausreichend Zeit zum Entweichen zu geben, sollen neu beladene Mammographiekassetten erst nach einer Wartezeit eingesetzt werden (je nach Kassettentyp ca. 5–15 min).

Generell besteht ein Trend zu Kassettentypen, die mit Tageslichtsystemen für die Filmverarbeitung kompatibel, aber auch noch für den herkömmlichen Dunkelraumbetrieb geeignet sind. Tageslichtsysteme ersparen dem Anwender die Nutzung eines Dunkelraums, indem sie ihn vom manuellen Entladen und Neubeladen der Kassetten befreien und die Filme unmittelbar der Filmverarbeitung zuführen.

Technische Kenngrößen

Technische Angaben zu den bildgebenden Eigenschaften der Verstärkungsfolien oder der Röntgenfilme allein sind, sofern überhaupt möglich, für die medizinische Radiographie häufig nur von eingeschränktem Wert. Deshalb wird im Folgenden bei der Abhandlung der wichtigsten Kenngrößen stets auf das vollständige Film-Folien-System Bezug genommen.

■ **Sensitometrische Kurve.** Die sensitometrische Kurve (auch charakteristische Kurve oder Dichtekurve) beschreibt den Zusammenhang zwischen der logarithmisch aufgetragenen Bildempfängerdosis und der optischen Dichte (Schwärzung) des verarbeiteten Films. Die Bildempfängerdosis wird als Luftkerma in Gray (Gy) angegeben. Sie liegt in der medizinischen Radiographie für alle Arten von Bildempfängern meist im Bereich weniger Mikrogray (μGy). Die Mammographie (ca. 50–100 μGy) und die Dentalradiographie (intraoral ca. 100–500 μGy, folienlos) stellen Sonderfälle dar.

Die optische Dichte D, die man mit einem Densitometer messen kann, ist definiert als der Zehnerlogarithmus des Verhältnisses der einfallenden Lichtintensität I_0 zur transmittierten Lichtintensität I_1: $D = \lg (I_0/I_1)$. Wenn 1/10 des einfallenden Lichts transmittiert wird, hat der Film also eine optische Dichte $D = 1$; wird nur 1/100 des einfallenden Lichts hindurchgelassen, so ist die optische Dichte $D = 2$. Bei Filmen setzt sich der Messwert der optischen Dichte (Bruttodichte) aus der Dichte der Unterlage, dem Schleier und der Nettodichte D_n zusammen. Allein die Verteilung der Nettodichte enthält Bildinformation. Unterlagendichte und Schleier, in ihrer Summe als Minimaldichte D_{min} bezeichnet, sind auch nach der Verarbeitung von unbelichteten Filmen vorhanden. Bei den meisten Filmtypen liegt die Minimaldichte D_{min} bei etwa 0,2.

In der Radiographie werden optische Dichten bis etwa 4,0 erreicht. Der diagnostisch verwertbare Bereich erstreckt sich von ca. 0,4 bis über 3,0 hinaus. Optische Dichten, die deutlich über 2,0 liegen, erfordern zur vollständigen Nutzung der Bildinformation allerdings die Betrachtung unter einer Grelllampe.

Die sensitometrische Kurve (vgl. Abb. 1.84) ist die Kennlinie, welche die Umsetzung des unsichtbaren Strahlungsbildes in das sichtbare Filmbild beschreibt. Für den Kontrast des Röntgenbildes sowie für den gesamten Bildeindruck ist ihr Verlauf, der im Wesentlichen von der Verteilung der Korngrößen in der Filmemulsion abhängt (Dainty u. Shaw 1974), deshalb außerordentlich wichtig. Flache Kurven ermöglichen es, noch große Intensitätsunterschiede des Strahlungsreliefs im diagnostisch nutzbaren Dichte-

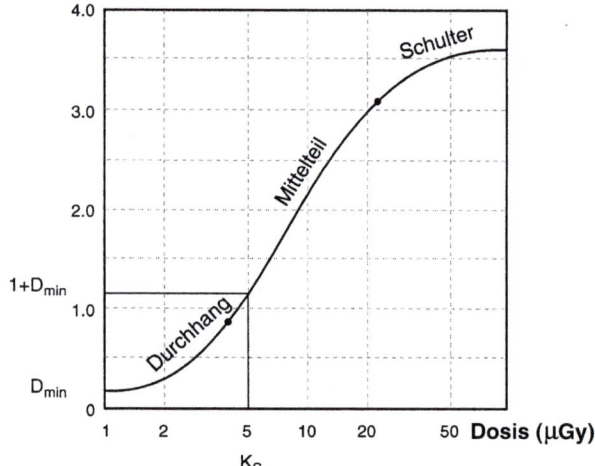

Abb. 1.84. Sensitometrische Kurve eines Film-Folien-Systems. Da die optische Dichte $1 + D_{min}$ im dargestellten Fall eine Bildempfängerdosis von 5 μGy erfordert, ist die Empfindlichkeit S = 200

bereich des Films wiedergeben, man spricht dann auch von einem großen Belichtungsumfang des Films. Steile Kurven indes führen zu kontrastreicheren Bildern.

Die Steigung der sensitometrischen Kurve lässt sich grundsätzlich in jedem Punkt durch einen Gradienten angeben. Aus praktischen Gründen haben sich zu ihrer Beschreibung aber vor allem zwei Zahlenangaben durchgesetzt:

- der Maximalwert des Gradienten, also die Steigung der Kurve in ihrem steilsten Teil, genannt Gamma (γ),
- und der Mittelwert des Gradienten im Hauptanwendungsbereich der Kurve, genannt mittlerer Gradient $\bar{G}$

Der mittlere Gradient wird nach ISO 9236-1 (1996) und ISO 9236-3 (1999) als Steigung der Geraden durch die Punkte mit den optischen Dichten $D_1 = D_{min} + 0,25$ und $D_2 = D_{min} + 2,00$ berechnet.

$$\bar{G} = \frac{D_2 - D_1}{\lg K_2 - \lg K_1} \quad (32)$$

K_1 und K_2 sind die entsprechenden Dosiswerte, also diejenigen Werte der Luftkerma, die an der Kassette erreicht werden müssen, um nach der spezifizierten Filmverarbeitung die optischen Dichten D_1 und D_2 zu erzeugen. Da sich der Nenner der Gleichung 32 auch als $\lg (K_2/K_1)$ schreiben lässt, ist für den mittleren Gradienten ausschließlich das Verhältnis dieser beiden Dosiswerte entscheidend.

Die mittleren Gradienten der meisten Film-Folien-Systeme liegen im Bereich von 2,0–3,5. Typische mittlere Gradienten flacher Systeme für die Thoraxradiographie liegen bei $\bar{G} = 2{,}2$. Sie enthalten sog. L-Filme („latitude"). Standardfilme führen zu mittleren Gradienten von etwa $\bar{G} = 2{,}7$. Bei Film-Folien-Systemen für Mammographie liegen die mittleren Gradienten überwiegend bei $\bar{G} = 3{,}0$ bis $\bar{G} = 3{,}5$.

Hier steilt man die sensitometrische Kurve in Einzelfällen durch eine spezielle Art der Filmverarbeitung noch weiter auf.

Die Form der sensitometrischen Kurve wird nahezu ausschließlich vom Filmtyp und von der Filmverarbeitung bestimmt. Der Typ der Verstärkungsfolien (in geringem Ausmaß auch der Kassettentyp) hat Einfluss auf den Dosisbedarf bzw. die Empfindlichkeit des Film-Folien-Systems und damit auf die Lage der sensitometrischen Kurve bezüglich der Dosisachse.

■ **Empfindlichkeit S.** Die Empfindlichkeit S („speed") beschreibt das Ansprechvermögen eines Film-Folien-Systems auf die Röntgenstrahlung. Sie ist definiert als

$$S = 1000 \, \mu Gy/K_S. \qquad (33)$$

K_S ist diejenige Bildempfängerdosis (Luftkerma) in Mikrogray (μGy), die zu einer optischen Nettodichte $D_n = 1$ des Films führt.

Beispiel: Wenn für die optische Nettodichte $D_n = 1$ eine Dosis $K_S = 4$ μGy aufgebracht werden muss, dann hat dieses System die Empfindlichkeit S = 250; wenn ein anderes System für dieselbe Dichte 50 μGy benötigt (z. B. in der Mammographie), dann entspricht dies einer Empfindlichkeit S = 20.

Die Empfindlichkeit S ist für ein gegebenes Film-Folien-System allerdings keine Konstante, sondern sie hängt in erheblichem Maße von der Art der Röntgenaufnahme ab, und zwar je nach Typ des Film-Folien-Systems in unterschiedlicher Weise. Deshalb sind Röhrenspannungen und Filter, Messgeometrien und Aufnahmezeiten für die Messung der Bildempfängerdosis K_S in ISO 9236-1 (1996) und ISO 9236-3 (1999) in Form bestimmter Aufnahmetechniken genormt. Der entsprechende Körperteil wird jeweils durch ein technisches Phantom simuliert, das näherungsweise die gleiche Aufhärtung des Röntgenspektrums bewirkt und bei Einhaltung der vorgegebenen Geometrie einen realistischen Streustrahlungsanteil erzeugt. Angaben von K_S oder S beziehen sich auf diese Messbedingungen nach ISO.

Abbildung 1.85 zeigt typische Empfindlichkeitsverläufe („kV-Gänge") für verschiedene Folienleuchtstoffe. Zu niedrigen Röhrenspannungen hin ist allen Film-Folien-Systemen ein deutlicher Abfall der Empfindlichkeit gemein, der sich bei Röhrenspannungen unter 50 kV noch fortsetzt und insbesondere bei Systemen für Mammographie zu auffallend niedrigen Empfindlichkeitswerten führt. Dieser Effekt erlaubt allerdings nicht den Schluss, die Folien absorbierten etwa bei niedrigen Röhrenspannungen die einfallende Röntgenstrahlung weniger effizient, oder die Ausbeute an Lumineszenzlicht sei geringer. Der Grund liegt vielmehr in der Natur der Dosismessung: Ein Dosimeter misst nicht den Strom an

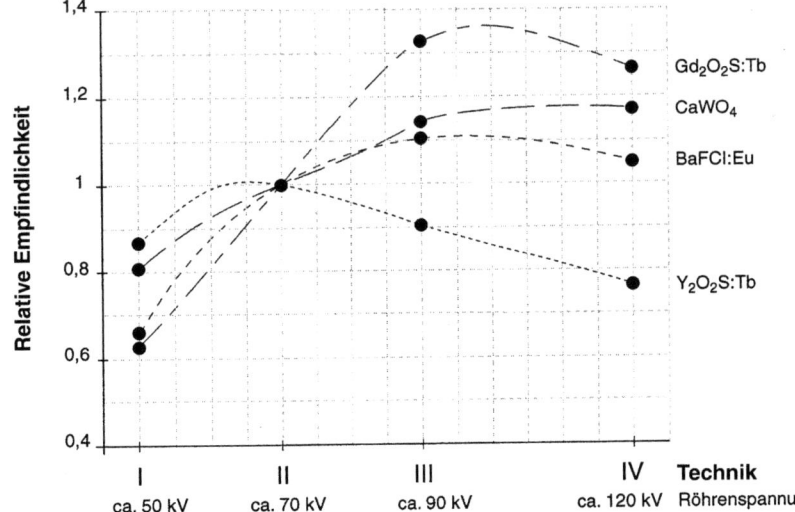

Abb. 1.85. Relative Empfindlichkeit für verschiedene Leuchtstoffe und Aufnahmetechniken, normiert bei Technik II. Die dargestellten typischen Verläufe können sich je nach Kassettentyp und Belegung der Folien (mg/cm²) geringfügig ändern. YTaO₄ (nicht dargestellt) hat nahezu denselben Verlauf wie CaWO₄; große Ähnlichkeit besteht auch zwischen BaFBr:Eu (nicht dargestellt) und BaFCl:Eu. Die 4 Techniken nach ISO 9236-1 stehen für Aufnahmen der Extremitäten (Technik I), des Schädels (Technik II), der Lendenwirbelsäule und des Dickdarms (Technik III) sowie des Thorax (Technik IV)

Strahlungsenergie oder Röntgenphotonen, sondern die Luftionisation, also eine Reaktion der Luft auf die Strahlung. Zu niedrigen Photonenenergien hin steigt der Anteil absorbierter Strahlung in den Verstärkungsfolien zwar im Mittel an, aber die Luftionisation steigt relativ noch steiler. Nach Gleichung 33 führt dieser Sachverhalt zu kleineren Empfindlichkeitswerten, wenn in einem Röntgenspektrum nur niedrige Photonenenergien vertreten sind.

■ **Empfindlichkeitsklasse SC.** Zur besseren Übersicht und für die Verwendung in Richt- und Leitlinien zur Qualitätssicherung sind im deutschsprachigen Raum Nennwerte der Empfindlichkeit S in grob gestufte Klassen SC („speed class") eingeteilt. Nach DIN 6867–10 (1995) gibt es die Empfindlichkeitsklassen SC = 6, 12, 25, 50, 100, 200, 400, 800, 1600. Jede Klasse enthält 6 Nennwerte der Empfindlichkeit S (vgl. Tabelle 1.5). Zu beachten ist, dass sich aus dem Dosisbedarf K_S durchaus die Empfindlichkeitsklasse SC bestimmen lässt, dieser Weg aber nicht umkehrbar ist. Bei gegebener Empfindlichkeitsklasse SC lässt sich lediglich ein Bereich angeben, in dem K_S liegen muss. Gelegentlich werden auch für Verstärkungsfolien „Empfindlichkeitsklassen" angegeben. Weil solche Angaben den Einfluss des Films und seiner Verarbeitung vernachlässigen, erlauben sie keinen eindeutigen Schluss auf die Empfindlichkeitsklassen von Film-Folien-Systemen.

Der derzeitige Entwicklungsstand bei Film-Folien-Systemen hat dazu geführt, dass für Aufnahmen der meisten Organe oder Körperregionen die Verwendung von Systemen der Empfindlichkeitsklasse SC = 400 in Leitlinien empfohlen oder gefordert wird (bei Kindern auch SC = 800). Ausnahmen bilden Abbildungen des peripheren Skeletts (SC = 200) und die Mammographie (SC = 25 oder 12).

■ **Modulationsübertragung und Rauschen.** Die Modulationsübertragungsfunktion (MÜF) beschreibt für alle Ortsfrequenzen die Übertragung von Modulationen des Strahlungsreliefs in Bildmodulationen. Sie ist definitionsgemäß bei der Ortsfrequenz 0 mm^{-1} auf 1 normiert und fällt mit zunehmender Ortsfrequenz ab (vgl. Abschn. 1.1.2). Da die wichtigsten Ortsfrequenzen für jedes Detail von dessen Größe bestimmt werden, lässt sich die MÜF qualitativ als Darstellung der Detailwiedergabe in Abhängigkeit von der Detailgröße interpretieren. Der erzielbare Kontrast hängt allerdings – das ist für Film-Folien-Systeme wesentlich – auch von der sensitometrischen Kurve ab, deren Beitrag zum Kontrast nicht in der MÜF enthalten ist. Dadurch können zwei Film-Folien-Systeme auch bei gleicher MÜF zu einem durchaus unterschiedlichen Kontrasteindruck im Bild führen (z.B. L-Film statt Standardfilm bei sonst gleichen Systemkomponenten).

Guten Film-Folien-Kontakt vorausgesetzt, bestimmen vor allem folgende Punkte die MÜF:

- Verstärkungsfolie(n):
  - ▼ Dicke der Leuchtstoffschicht, Lichtabsorption und -streuung in der Leuchtstoffschicht, Reflexions- bzw. Absorptionsschicht, Größe der Leuchtstoffkristalle
- Röntgenfilm:
  - ▼ Durchbelichtung (crossover) bei Filmen mit beidseitiger Emulsion
- Kassette:
  - ▼ Röntgenstreuung im Kassettenmaterial.

Merke ❗ Ein fester Zusammenhang zwischen der Empfindlichkeit S eines Film-Folien-Systems und seiner MÜF besteht nicht.

In der MÜF ist es hauptsächlich der Verlauf bei niedrigen Ortsfrequenzen, der die Wiedergabe der groben und mittelfeinen Bilddetails sowie den Gesamteindruck des Röntgenbildes bestimmt. Demgegenüber beschreibt die MÜF bei höheren Ortsfrequenzen die Darstellung feinster Details. Unmittelbare praktische Bedeutung hat dies allerdings nur dann, wenn diese feinen Objektdetails die Röntgenstrahlung trotz ihrer geringen Größe merklich schwächen und dadurch einen für die Erkennbarkeit hinreichenden Strahlungskontrast erzeugen, was oft nur bei technischen Testobjekten (z.B. Bleistegrastern) der Fall ist. Im Rahmen von Qualitätsprüfungen haben solche Tests eine indirekte Berechtigung, weil Film-Folien-Systeme mit höherer Grenzfrequenz in der Regel auch bei den niedrigen und mittleren Ortsfrequenzen günstigere Werte der MÜF aufweisen. Für Hersteller ist eine Ermittlung der gesamten MÜF allerdings unerlässlich. Zu diesem Zweck sind in DIN 6867–2 (1992) Messverfahren festgelegt.

Tabelle 1.5. Nennwerte der Empfindlichkeit S und Empfindlichkeitsklassen SC nach DIN 6867–10 (Ausschnitt)

K_S [µGy]	S	SC
1,69–1,88	560	400
1,89–2,11	500	400
2,12–2,37	450	400
2,38–2,66	400	400
2,67–2,99	360	400
3,00–3,35	320	400
3,36–3,76	280	200
3,77–4,22	250	200
4,23–4,73	220	200
4,74–5,31	200	200
5,32–5,96	180	200
5,97–6,68	160	200

Die Unschärfe beim konventionellen Röntgenbild hängt nicht von der MÜF des Film-Folien-Systems allein, sondern unter anderem von der Größe und Form des Röhrenbrennflecks und von eventuellen Bewegungsunschärfen ab. Hochempfindliche Film-Folien-Systeme tragen zu kurzen Aufnahmezeiten bei und begrenzen dadurch Bewegungsunschärfen. Deshalb können sie gegenüber weniger empfindlichen Film-Folien-Systemen selbst dann die bessere Wahl darstellen, wenn jene eine günstigere MÜF aufweisen.

Neben der MÜF beeinflusst auch das Rauschen die Detailerkennbarkeit (vgl. Abschn. 1.1.2). Bei heutigen Film-Folien-Systemen überwiegt das Quantenrauschen die Einflüsse der Körnigkeit des Films und der Folienstruktur. Das Quantenrauschen hängt nicht von der eingestrahlten Bildempfängerdosis, sondern von der Zahl der pro Fläche absorbierten Röntgenquanten ab. Deshalb besteht, ähnlich wie bei der MÜF, auch beim Rauschen kein eindeutiger Zusammenhang mit der Empfindlichkeit S. Bei Systemen, die eine besonders hohe Empfindlichkeit durch vergleichsweise dicke, stark absorbierende Verstärkungsfolien erreichen, wird man im Bild eher eine erhöhte Unschärfe als ein erhöhtes Rauschen beobachten, denn die Zahl der pro Fläche absorbierten Röntgenquanten, die aufgrund des Lichtbedarfs des Films erreicht werden muss, wird sich trotz niedriger Dosis wenig ändern. Wenn die hohe Systemempfindlichkeit jedoch durch einen hochempfindlichen Film erzielt wird, tritt das Rauschen stärker hervor, weil der geringere Lichtbedarf des Films dazu führt, dass pro Fläche weniger Röntgenquanten in den Folien absorbiert werden. Die nach wie vor sehr gute Auflösung (keine dickeren Folien) trägt in diesem Fall zusätzlich zur Sichtbarkeit des Quantenrauschens bei.

Spezialsysteme

Bei Film-Folien-Systemen ist ein Trend zu Spezialsystemen erkennbar. Während Systeme für *Mammographie* bereits seit Anfang der 70er-Jahre im Handel sind, werden seit den 90er-Jahren insbesondere auch Film-Folien-Systeme eigens für die Radiographie des Thorax oder des Skeletts angeboten. Die *Thoraxsysteme* sind in der Regel asymmetrisch, und zwar je nach Produkt mit unterschiedlicher Art und Ausprägung der Asymmetrie: Einige Systeme enthalten eine Rückfolie mit höherer Belegung im Vergleich zur Vorderfolie bei gleichem Leuchtstoff sowie einen symmetrischen, auf die Darstellung des Thorax optimierten Anti-Crossover-Film. Andere Systeme enthalten zusätzlich auch einen asymmetrischen Anti-Crossover-Film, der zwei verschiedene, für unterschiedliche Teilaufgaben optimierte Emulsionen trägt. Die Gesamtdarstellung des Thorax ergibt sich dann durch Überlagerung zweier voneinander verschiedener Bilder. Ein ähnliches Prinzip wird bei Systemen mit Folien zweier unterschiedlicher Leuchtstoffe verfolgt. Zu diesen Systemen gehören Filme mit zwei Emulsionen, die für die beiden verschiedenen Lumineszenzlichtspektren jeweils passend sensibilisiert sind und sich außerdem im Verlauf des Gradienten unterscheiden. Bei Film-Folien-Systemen für *Skelettaufnahmen* ist Optimierung auf besonders hohe Werte der MÜF geboten, zumal Bewegungsunschärfen hier in aller Regel vermeidbar sind. Durch die Verwendung UV-emittierender Leuchtstoffe und entsprechend sensibilisierter Filme profitieren einige Spezialsysteme von der Tatsache, dass die Lichtstreuung von der Wellenlänge λ abhängt. Dadurch verengt sich in den Verstärkungsfolien der Lichtkegel zum Film hin, ein Effekt, der seit langem ähnlich, wenngleich weniger wirkungsvoll, durch Einfärbung erzielt wird. Veränderte Herstellungstechniken, die trotz gleicher Leuchtstoffbelegung zu dünneren Schichten führen (geringerer Bindemittelanteil) ermöglichen aber auch mit dem mittlerweile weit verbreiteten Folienleuchtstoff $Gd_2O_2S:Tb$ in Verbindung mit Anti-Crossover-Filmen hohe, der Skelettradiographie angemessene Auflösungswerte.

Bildverstärker und Videokette
K.-F. KAMM

Der Bildverstärker besteht aus einem evakuierten, zylindrischen Gehäuse aus Glas oder Metall, das den strahlenempfindlichen Eingangsschirm, der aus einer Cäsiumjodidschicht und einer lichtempfindlichen, Elektronen emittierenden Schicht zusammengesetzt ist, sowie die Elektroden der Elektronenoptik und den Ausgangsschirm enthält (Abb. 1.86, Abb. 1.87). Das Gehäuse muss eine hohe Festigkeit und dennoch im Eingangs- und Ausgangsfenster eine

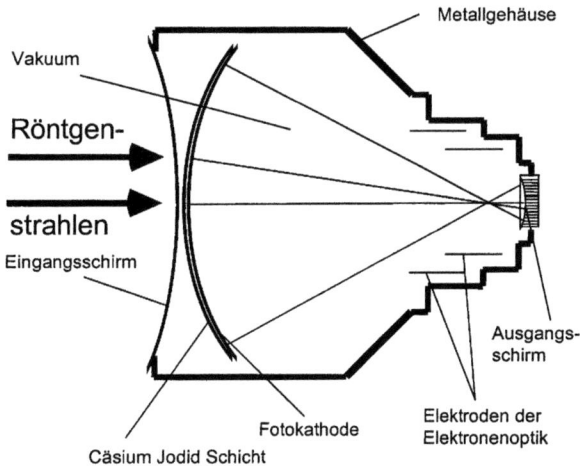

Abb. 1.86. Schema eines Bildverstärkers

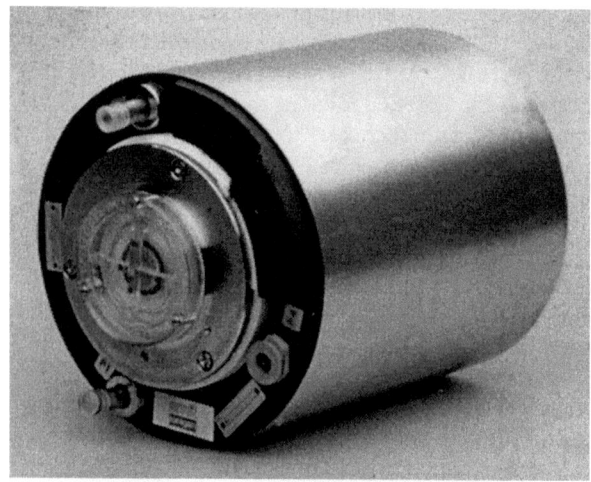

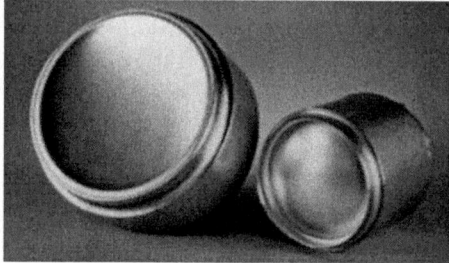

Abb. 1.87. Abbildung eines Bildverstärkers in Vor- und Rückansicht

geringe Absorption aufweisen. Treffen Röntgenquanten auf den Eingang des Bildverstärkers, entstehen in den nadelförmigen Kristallen der Cäsiumjodidschicht Lichtblitze, die in der zweiten Schicht der sog. Photokathode Elektronen freisetzen. Die Cäsiumjodidkristalle (s. Abb. 1.106) werden im Herstellungsprozess so ausgerichtet, dass sie parallel zur einfallenden Röntgenstrahlung ausgerichtet sind. Das entstehende Licht wird wie in einer Glasfaser zur Photokathode weitergeleitet. Hierdurch wird die Schärfe der Abbildung nicht durch seitliche Streuung reduziert.

Über eine mehrstufige Elektronenoptik werden nun die in der Photokathode entstandenen Elektronen durch eine hohe elektrische Spannung (ca. 35 kV) in Richtung auf das Austrittsfenster beschleunigt. Treffen diese energiereichen Elektronen auf die Ausgangsleuchtschicht, erzeugen sie dort ein helles, kontrastreiches, aber nur noch 25 mm großes Bild (Bilddiagonale) des Strahlenreliefs hinter dem Patienten.

Bildverstärker werden in unterschiedlichen Größen (5–40 cm Eingangs-⌀) und Eigenschaften gebaut. Für die CsJ-Eingangsschicht hat sich eine Dicke von 0,4–0,5 mm als guter Kompromiss zwischen Quantenausbeute und Ortsauflösung herausgestellt. Durch Veränderung der elektrischen Spannungen an den sog. Formatanoden können kleinere Eingangs-Bildformate auf den – immer gleich großen – Ausgangsschirm abgebildet werden (Zoomfunktion). Diese elektronische Vergrößerung verbessert die Erkennbarkeit kleiner Details. Da das Bild jedoch aus einer kleineren Fläche, d.h. weniger Elektronen aufgebaut wird, muss entweder – für gleiche Bildqualität – die Dosisleistung oder – für gleiche Helligkeit, aber höheren Rauschanteil – die Gesamtempfindlichkeit optisch oder elektrisch entsprechend erhöht werden.

Die Quantenausbeute wird durch den Parameter „detective quantum efficiency", DQE, erfasst, der den Einfluss der unterschiedlichen Rauschquellen enthält (s. Abschn. 1.1.2). Neben dem Quantenrauschen tritt bei Bildverstärker-Video-Systemen vor allem Strukturrauschen in den Leuchtschichten und elektronisches Rauschen der Videokette auf. Die DQE typischer Bildverstärker liegt heute bei 0,65 und ermöglicht Aufnahmen schon bei 20–30% der Strahlendosis im Vergleich zu einer 400er-Film-Folien-Kombination. Zum Beispiel liegt die Grenzauflösung eines 36 cm Bildverstärkers bei 4 Linienpaaren/mm (4,8 Lp/mm bei einem Eingangsfeld von 25 cm Durchmesser, 6,0 Lp/mm bei einem Eingangsfeld von 17 cm Durchmesser). Für das Bildverstärker-Videosystem wird die Grenzauflösung vor allem durch die Eigenschaften der nachfolgenden Videokette begrenzt.

Die Lichtausbeute der Komponente Bildverstärker wird mit dem Konversionsfaktor Gx (in Candela/s/cm^2 und μGy), und die Abbildungseigenschaften im gesamten Röntgensystem, wie Schärfe und Kontrast, durch die Modulationsübertragungsfunktion („modular transfer function", MTF) beschrieben.

Eine aufwendige Tandem-Linsenoptik bildet das BV-Ausgangsbild auf den Eingang der Videokamera oder wahlweise – über einen motorisch klappbaren Spiegel – auf eine Filmkamera ab. Bildverstärker und Optiken sind hinsichtlich Öffnungsmaß, Farbkorrektur und Verzeichnung sorgfältig aufeinander abgestimmt, um eine optimale Bildübertragung zu erreichen. Bildverstärker und Optik verursachen eine von der Mitte zum Rand hin stärker werdende tonnenförmige Verzeichnung des Bildes.

Eine variable Irisblende passt die je nach BV-Format, Dosis und Modalität unterschiedliche (bis 600:1) angebotene Lichtmenge der Empfindlichkeit der Videokamera an und dient damit dem Ausgleich unterschiedlicher Belichtungen. Das so aufwendig erzeugte kleine grüne Lichtbild wird nun von einer Videokamera aufgenommen, welche es in ein elektrisches Signal umformt. Zweck ist die möglichst verlustfreie Umwandlung von Ort, Zeit und Intensität jedes Bildbereiches in einen seriellen Datenstrom. Hierdurch kann das Bild zu den folgenden Stufen der *Videokette* übertragen, elektronisch gespeichert, bearbeitet und schließlich auf Bildschirmen dargestellt werden.

Abb. 1.88.
Schema einer Videoröhre

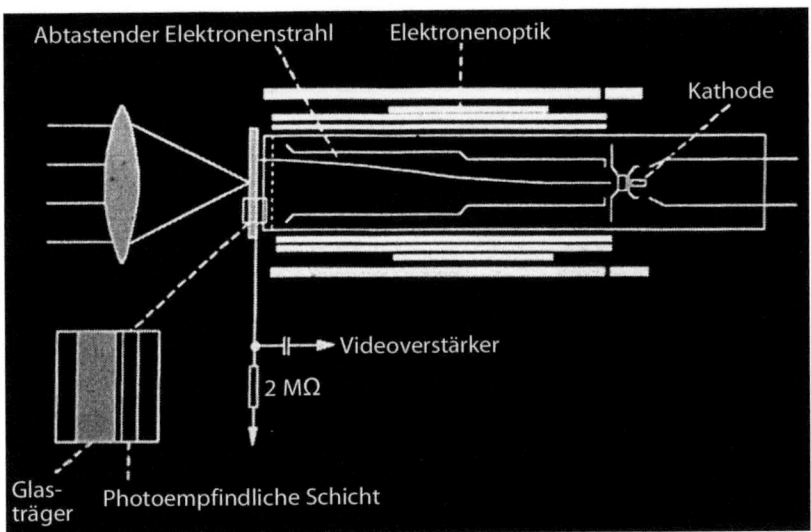

Die Bildaufnahme geschieht in einer einzigen hauchdünnen (0,006 mm) lichtempfindlichen Schicht z. B. aus Bleioxid, Antimonsulfid oder Siliziumdioden, welche sich entweder in einem evakuierten Glasrohr befindet (klassische Kameraröhre; Abb. 1.88) oder als Siliziumchip ausgebildet ist („charge-coupled-device(CCD)-camera"). Die Sensormaterialien unterscheiden sich bezüglich Empfindlichkeit und Trägheit.

Bei der Röhrenkamera bestimmen Material und Dicke der Eingangsschicht die Empfindlichkeit, Kennlinie (γ-Kurve) und Trägheit im Bildaufbau. Die eigentliche Sensorschicht wird von der bildabgewandten Innenseite der Röhre mit einem fein fokussierten Elektronenstrahl zeilenweise überstrichen, so dass alle Bildbereiche nacheinander genau einmal erfasst werden. Strahlführung (Ablenkung) und -bündelung übernimmt ein Magnetfeld, das durch zylindrisch um die Röhre herum liegende Spulen erzeugt wird.

Bei Bestrahlung werden in der Eingangsschicht Ladungsträger freisetzt und es kann ein Strom fließen, wenn der Elektronenstrahl an der rückwärtigen Oberfläche vorbeistreicht. Je nach Ladungsmenge fließt ein unterschiedlich großer Strom, dessen Spannungsabfall an einem Widerstand als Videosignal gemessen wird. Innerhalb einer Zeile wird so die Helligkeit des Bildes kontinuierlich in eine elektrische Spannung umgewandelt.

Das Grundelement des CCD-Sensors (Abb. 1.89) ist eine Scheibe aus einkristallinem Silizium, in deren Oberflächenschicht durch Diffusion kleine lichtempfindliche Zellen (Fotodioden), elektrische Schaltelemente und Leiterbahnen erzeugt worden sind. Das auftreffende Licht setzt in den Zellen Ladungsträger frei. Diese Ladung wird gespeichert und über Verbindungsleitungen an den einzelnen Zellen als elektrische Spannung abgegriffen. CCD-Sensoren sind unempfindlicher gegen Überstrahlung als Videoröhren, reagieren schneller, weisen keine Verzerrungen auf und haben eine längere Lebensdauer. Da das Bild bereits in einzelne Bildelemente aufgeteilt ist, eignen sich CCD-Kameras besonders für Geräte, bei denen die Bilder digital gespeichert und verarbeitet werden.

Beiden Bildsensoren ist gemeinsam, dass in der Videokette das auftreffende Licht Zeile für Zeile schrittweise zu einem elektrischen Signal umgewandelt wird. Das entstehende Videosignal ist eine mit der Zeit schwankende Spannung.

Für die Darstellung von Videosignalen gibt es unterschiedliche Normen. Ein Standardvideobild, das nach CCIR (Comité Consultatif International des Radiocommunications) bzw. ITU-R) genormt ist, wird z. B. mit 625 Zeilen während einer Zeitdauer von 40 ms abgetastet (Abb. 1.90). Dies entspricht einer maximalen Bildfrequenz von 25 Bildern pro s. Ein Bild wird aus je zwei Halbbildern zusammengesetzt, die um einen halben Zeilenabstand zueinander versetzt aufgenommen werden, es werden 50 sog. Halbbilder/s erzeugt. Ein Halbbild enthält alle Zeilen mit ungerader, das andere alle mit gerader Zeilennummer. Dieses Zeilensprungverfahren wurde entwickelt, um bei einer Bildfrequenz von 25 Vollbildern pro s den Eindruck des Flimmerns zu vermindern. In Europa werden 50 Halbbilder pro s mit 312,5 Zeilen aufgenommen, in den USA 60 Halbbilder pro s mit 262,5 Zeilen.

Da moderne Abbildungssysteme eine höhere räumliche und zeitliche Auflösung benötigen, werden Zeilenzahl und Bildfrequenz vergrößert. Weit verbreitet sind Videoketten mit 1249 Zeilen bei 50 Hz und in den USA mit 1023 Zeilen bei 60 Hz. Für höchste Anforderungen gibt es Videokameras mit 2000 Bildzeilen. Um eine flimmerfreie Darstellung

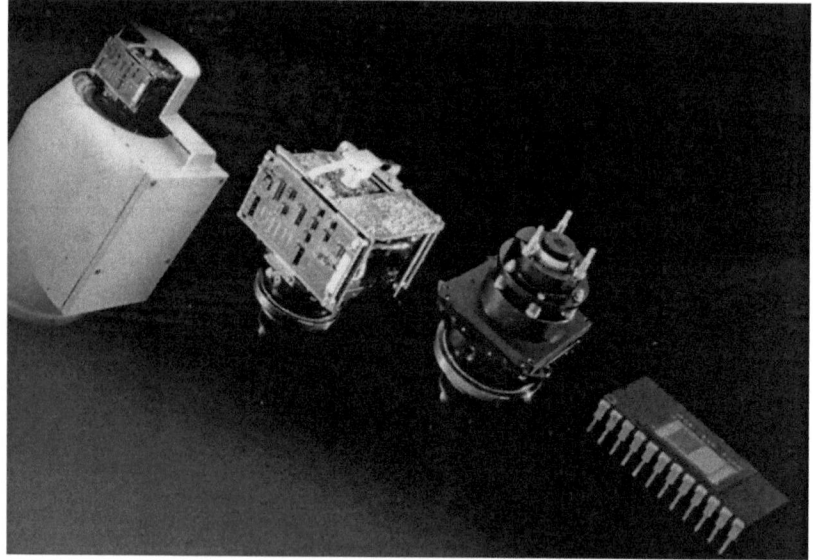

Abb. 1.89.
CCD-Sensor (rechts unten als Bauelement sowie schrittweise Integration in eine Videokamera)

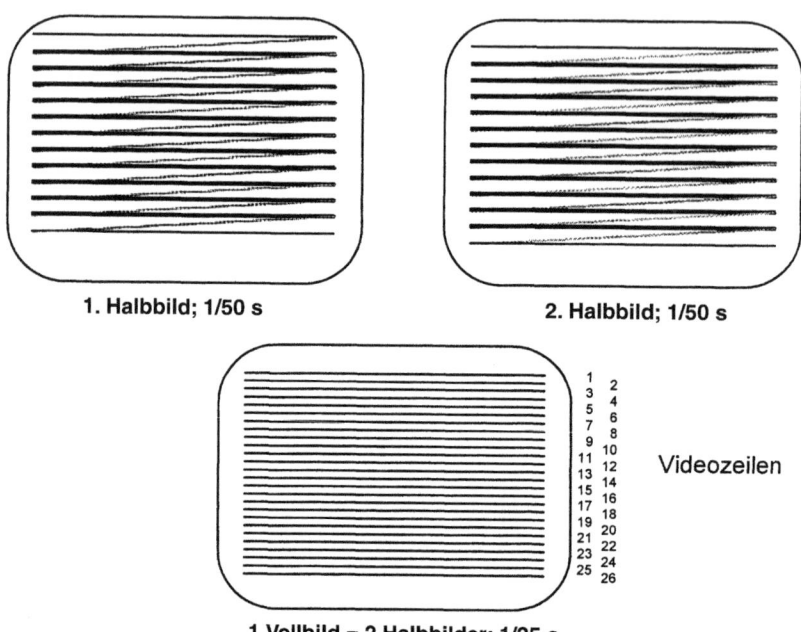

Abb. 1.90.
Videonormen, Standardvideosignal nach CCIR

auf Bildschirmen zu erhalten, wird durch Wiederholung von Bildern die Bildfrequenz auf 70–100 Hz erhöht. Bei diesen Frequenzen wird das Zeilensprungverfahren nicht mehr benötigt, um flickerfreie Bilder zu erhalten. Das Bild wird Zeile für Zeile aufgebaut. Diese Betriebsart wird als „progressive mode" bezeichnet. Eine Kopplung zwischen Auslesung und Darstellung des Videosignals ist bei digitaler Speicherung des Bildes nicht mehr notwendig. Um eine hohe Kontrastauflösung zu erreichen wird das Bild z. B. innerhalb von 200 ms aufgenommen, gespeichert und mit einer Bildfrequenz von 100 Hz dargestellt.

Wichtige Parameter für die Qualität eines Videosystems sind die Bandbreite und der Rauschanteil (im Bild gemessen als Signal-Rausch-Verhältnis). Die Bandbreite wird errechnet als das Produkt aus Anzahl der unterscheidbaren Bildelemente pro Zeile, Anzahl der Zeilen und Bildfrequenz. Einfache Systeme haben eine Bandbreite von 8 MHz, hochzeilige Systeme eine von 30 MHz.

Bei neuen Systemen wird das Videosignal in einem Bildprozessor zu einem digitalen Signal umgewandelt, gespeichert und bearbeitet (vgl. Abschn. 1.2.3).

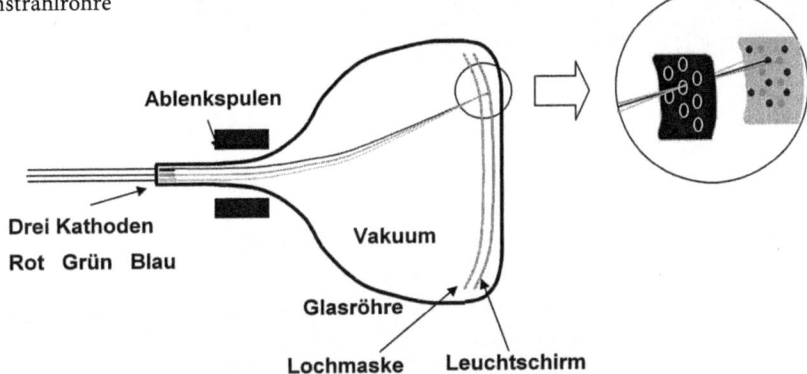

Abb. 1.91. Kathodenstrahlröhre

Für die Aufnahme und Übertragung von Farbbildern wird das Bild in drei komplementäre Farbauszüge aufgeteilt. Üblich sind die Farben Rot, Grün und Blau (RGB-Signal). Es werden gleichzeitig, unabhängig voneinander 3 Kanäle aufgenommen. Die übrigen Farben des Spektrums entstehen durch additive Mischung der Grundfarben. Farbige Darstellungen werden in der bildgebenden Diagnostik nur in ausgesuchten Fällen angewendet, z. B. um morphologische und funktionelle Eigenschaften darzustellen, wie z. B. Blutgefäße und Flussgeschwindigkeit des Blutes.

Videobilder werden auf Bildschirmen dargestellt, die entweder als Kathodenstrahlröhre („cathode ray tube", CRT; Abb. 1.91) oder mit einer Flüssigkristallanzeige („liquid crystal display", LCD) aufgebaut sind.

Ein CRT-Bildschirm besteht aus einer evakuierten Glasröhre. Von einer beheizten Kathode werden Elektronen emittiert und in einem elektromagnetischen Feld in Richtung des Leuchtschirms beschleunigt. Der Elektronenstrahl wird zeilenweise über den Bildschirm bewegt. Durch Veränderung des Elektronenstroms können unterschiedlich helle Bildbereiche erzeugt werden. Farbbildschirme enthalten drei Kathoden für die drei Farbkanäle und eine Leuchtschicht, die dicht nebeneinander kleine Bildelemente mit den drei verschiedenen Farbstoffen Rot, Gelb und Grün enthält. Da diese Bildelemente sehr klein sind, verschmelzen sie für den Betrachter zur gewünschten Mischfarbe. Um eine exakte Zuordnung zwischen Elektronenstrahl und zugehörigem Farbfeld zu erreichen, enthalten Farbschirme eine zusätzliche Lochmaske vor dem Leuchtschirm. Hierdurch sind Farbbildschirme in ihrer maximalen Leuchtdichte und Ortsauflösung begrenzt.

Gesteuert werden moderne Bildschirme von einer Elektronik, welche die Anpassung an unterschiedliche Videonormen vornimmt und die Eigenschaften des Bildschirms überwacht und stabil hält. Die Leistungsfähigkeit eines Bildschirms wird durch seine maximale Bandbreite bestimmt. Einfache Bildschirme mit einem Standardvideosignal von 625 Zeilen benötigen 8 MHz, Systeme mit 2500 Zeilen und 71 Hz Bildfrequenz benötigen 500 MHz. Moderne Bildschirme passen sich an unterschiedliche Bandbreiten an. Für eine kontrastreiche Darstellung sind die hellste und dunkelste erreichbare Leuchtdichte entscheidend. Einen großen Einfluss hat hierbei die Umgebungsbeleuchtung. Schwarz-Weiß-Bildschirme erreichen maximale Leuchtdichtewerte von mehreren hundert Cd/m^2, Farbbildschirme sind wegen der Lochmaske auf circa 100 Cd/m^2 begrenzt. Die Kontrastempfindlichkeit des menschlichen visuellen Systems ist abhängig von den Betrachtungsbedingungen und vor allem von der mittleren Leuchtdichte des betrachteten Bildbereiches. Deshalb ist es wichtig, die Kennlinie des Bildschirms an die Empfindlichkeit des menschlichen visuellen Systems anzupassen.

Bildschirme gibt es mit unterschiedlich großen Bildfeldern und unterschiedlichen Güteklassen hinsichtlich der Bandbreite. Weit verbreitet sind Bildschirme mit einer Diagonale von 43 cm (17′), 48 cm (19′) und 53 cm (21′). Bei einem Seitenverhältnis von 3:4 ergibt sich für den Bildschirm mit einem Durchmesser von 53 cm ein sichtbares Bildfeld von 29 × 38 cm.

LCD-Bildschirme sind aus einer Hintergrundbeleuchtung und einer den Lichtstrom steuernden Schicht zusammengesetzt. Als aktive Schicht werden Flüssigkristalle verwendet, die bei Anlegen eines elektrischen Feldes ihre Orientierung und damit die Lichtdurchlässigkeit ändern. Ein Bildschirm besteht aus vielen kleinen Bildelementen, die wie Kondensatoren aus zwei leitfähigen Schichten und einer dazwischen liegenden Schicht aus Flüssigkristallen aufgebaut sind. Die Ladung jedes einzelnen Bildelementes und damit seine Transparenz wird über elektrische Leitungen und Schaltelemente beeinflusst. Diese werden durch Dotierung als Leiterbahnen, Dioden und Transistoren in einer Schicht aus amorphem Silizium erzeugt, die auf einer durchsichtigen Trägerschicht aufgebracht wird. Flüssigkristall-Bildschirme (Abb. 1.92) gibt es für schwarzweiße und farbige Bilder in verschiedenen Größen.

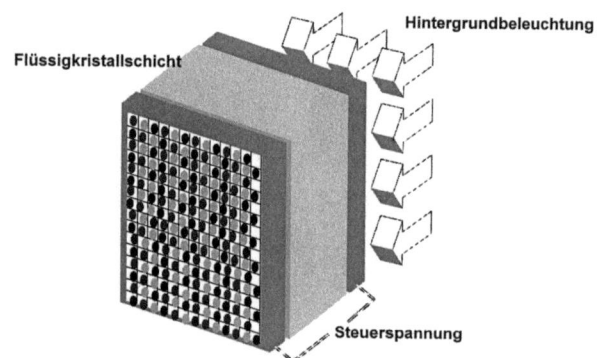

Abb. 1.92. Flüssigkristallschirm

Digitale Bildempfänger
K.-F. KAMM

Grundlegend wird das Strahlenbild in der ersten Stufe eines digitalen Radiographiesystems von der strahlenempfindlichen Schicht als Kontinuum aufgenommen. Erst danach setzt die Digitalisierung ein. Dazu sind drei Hauptschritte erforderlich (Tabelle 1.6, Abb. 1.93).

Die Größe eines Bildpunktes ergibt sich aus dem Quotienten von Detektordurchmesser und Anzahl der Bildelemente pro Zeile oder Spalte der Bildmatrix. Die Pixelgröße beeinflusst die räumliche Auflösung der digitalen Abbildung. Bei der Digitalisierung eines Bildes gilt der Grundsatz, dass jedes analoge Bild bei ausreichend feiner Digitalisierung ohne Informationsverlust in ein digitales Bild umgewandelt werden kann. Die Pixelgröße kann als ausreichend fein bezeichnet werden, wenn das

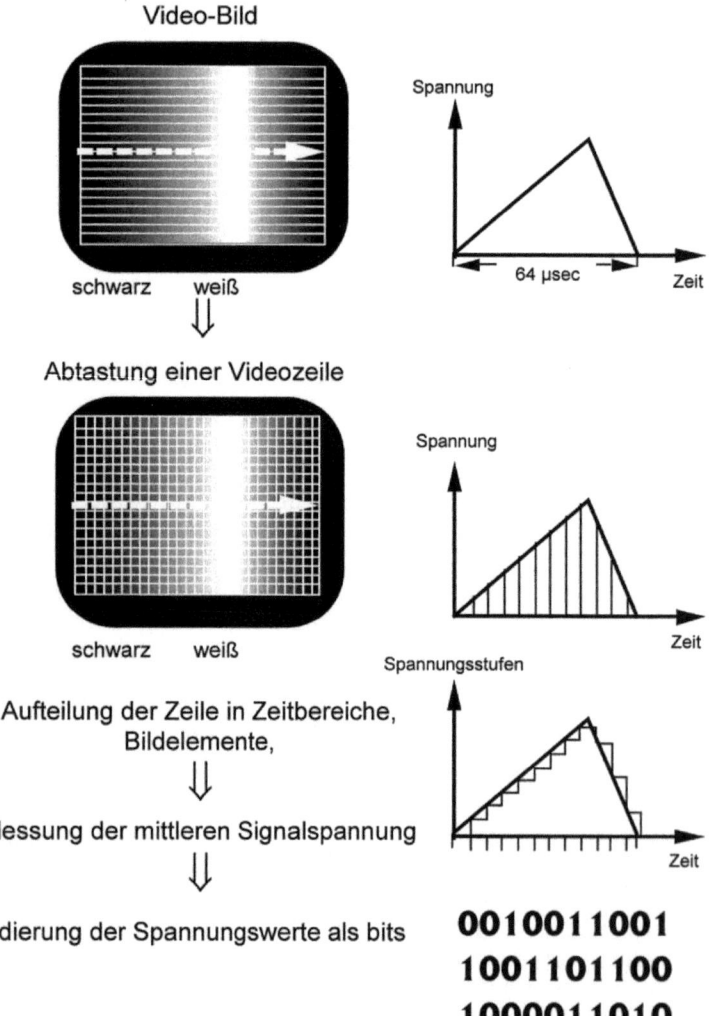

Abb. 1.93. Abtastvorgang am Beispiel der Digitalisierung eines Videobildes

Tabelle 1.6. Umwandlungsschritte zum digitalen Röntgenbild

Digitalisierungsschritte	Vorgang	Ergebnis
Rasterung	Zeilen- und spaltenweise Aufteilung des Bildes in einzelne Bildelemente.	Bildpunkte, Pixel
Quantisierung	Messung des mittleren Signals je Pixel und Zuordnung zu einer vorgegebenen Anzahl möglicher Signalstufen, auch Grauwerte genannt.	Mittlerer Intensitätswert pro Pixel. Alle Pixelwerte werden zu einer Matrix zusammengefasst
Kodierung	Umwandlung des Grauwertes in einen binären Zahlenwert	Digitale Bildmatrix mit binären Pixelwerten, Bit

kleinste in der Vorlage vorkommende Detail noch mindestens zweimal abgetastet wird (Abtasttheorem von Shannon). Die erforderliche Ortsauflösung im digitalen Bild muss sich deshalb nach der Größe der diagnostisch relevanten Details im menschlichen Körper richten. Artefakte (Aliasing) treten dann auf, wenn im Bild kontrastreiche Strukturen vorhanden sind, die kleiner als die Pixelgröße sind (s. Abschn. 1.1.2).

Ein sehr feines Abtastraster zu wählen, um eine höhere nominelle Ortsauflösung zu erreichen, ist nicht sinnvoll, da die Qualität eines Bildes in der Projektionsradiographie primär durch die geometrische Unschärfe, durch Objektbewegungen, Streustrahlung und das begrenzte Quantenangebot bestimmt wird. Hinzu kommt, dass der Speicherbedarf eines digitalen Bildes quadratisch zu seiner Seitenlänge steigt. So beansprucht ein Bild mit einer Matrix von 2048 × 2048 Bildelementen bereits den vierfachen Speicherplatz eines Bildes mit einer Matrix von 1024 × 1024 Pixeln. Mit dem Speicherbedarf steigen entsprechend die Speicherkosten pro Bild und der

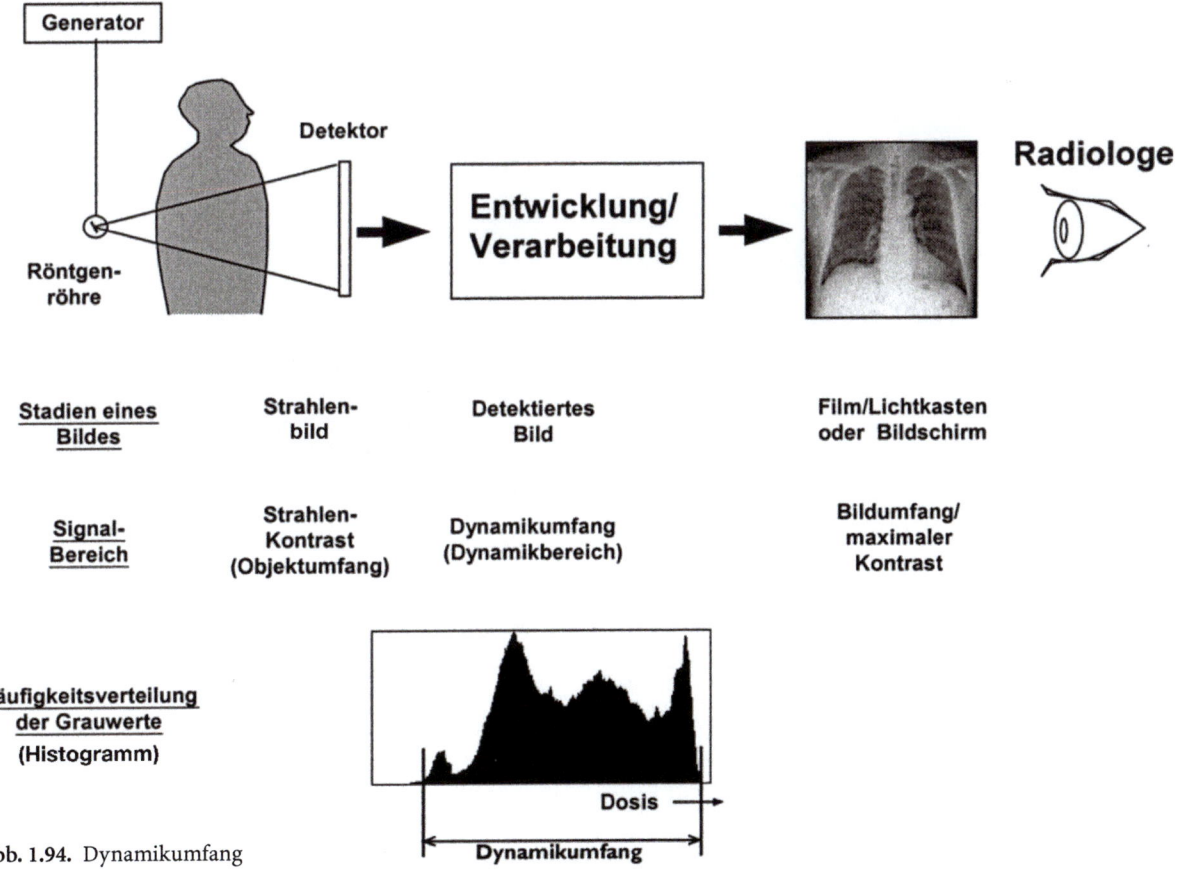

Abb. 1.94. Dynamikumfang

Zeitbedarf, um diese Bilder zu digitalisieren, auf einen Datenträger zu schreiben oder sie über eine Datenleitung zu übertragen. Bei der Digitalisierung muss gelten: so fein wie nötig, so grob wie möglich.

Im Strahlenbild hinter dem Patienten werden Schwächungsunterschiede im untersuchten Objekt als Strahlenkontrast im Strahlenrelief dargestellt. Das Verhältnis von minimaler zu maximaler Dosis im Strahlenbild wird als Objektumfang oder auch Dynamikumfang bezeichnet (Abb. 1.94).

Der Dynamikumfang einer frontalen Thoraxaufnahme beträgt circa 1:50; für lateralen Strahlengang ergibt sich ein Verhältnis größer als 1:100 und bei Aufnahmen der Schulter kann man bis zu 1:250 finden. Vom Dynamikumfang einer Aufnahme ist der Dynamikumfang eines Detektorsystems zu unterscheiden, der das maximal detektierbare Dosisverhältnis angibt. Digitale Detektorsysteme weisen einen Dynamikumfang von weit über 1:1000 auf, Film-Folien-Systeme liegen demgegenüber bei circa 1:20. Der auf Film oder Bildschirm darstellbare Dynamikumfang wird als Bildumfang bezeichnet.

Innerhalb eines Pixel wird der mittlere Signalwert gemessen und als Pixelwert gespeichert. Die Anzahl der möglichen Grauwerte wird durch die vorgegebene maximale Anzahl der Bit („binary digits") bei der Digitalisierung festgelegt. Um z.B. 256 unterschiedliche Signalwerte digital darzustellen, werden 8 Bit pro Pixel benötigt (Abb. 1.95). Die Anzahl der Grauwerte in einem Bild ist jedoch allein noch kein Kennzeichen für hohe Kontrastauflösung. Wichtig ist der Bezug zum erfassten Bereich der Strahlendosis. Der Zusammenhang zwischen Pixelwert und der Anzahl der Röntgenquanten oder der Dosis, die innerhalb eines Pixels detektiert wird, kann nicht direkt errechnet werden. Es ist jedoch möglich, die Pixelwerte über Messungen der Dosis zu kalibrieren. Da die Dosis am Detektor exponentiell von der Schwächung der Röntgenstrahlung durch den Körper abhängig ist, wird das Bildsignal bei den meisten Systemen logarithmiert, um wieder eine lineare Abhängigkeit zwischen dem gespeichertem Pixelwert und der Strahlungsschwächung des Objektes zu erhalten.

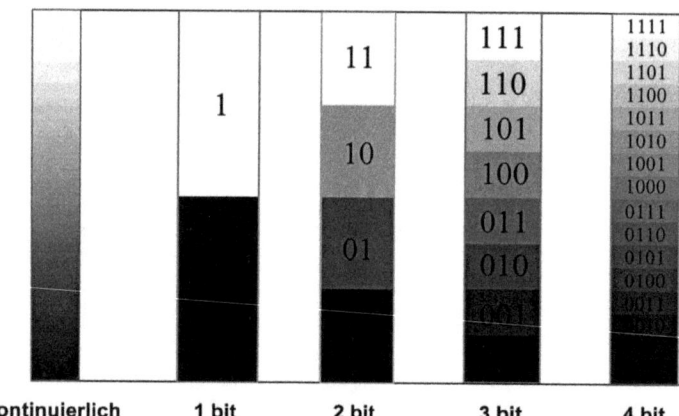

Abb. 1.95. Grauskala

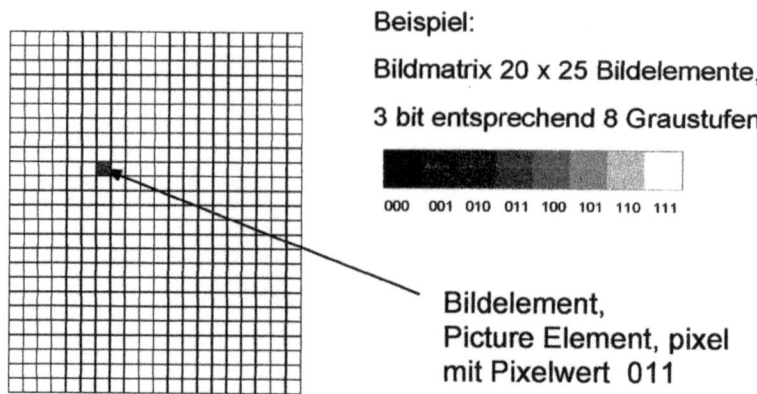

Abb. 1.96. Definition der Bildmatrix anhand eines einfachen Beispiels

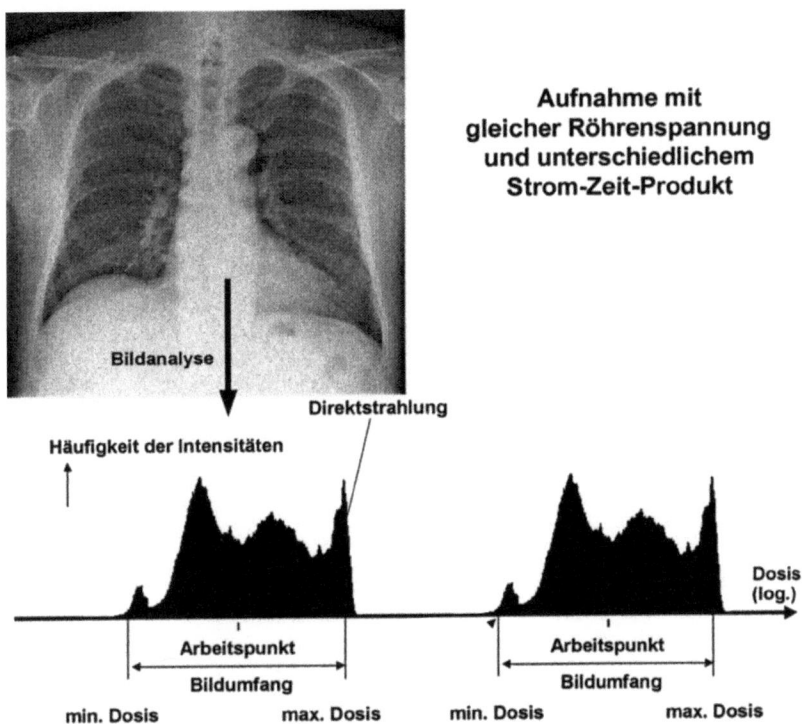

Abb. 1.97. Signalnormierung

Aktuelle Systeme arbeiten mit 8 oder mehr Bit pro Bildpunkt. In der digitalen Radiographie sind im Allgemeinen 10 Bit üblich, entsprechend 1024 Graustufen (Abb. 1.96).

Bei neuen Detektoren z.B. beim digitalem Flachdetektor wird das Bild mit bis zu 14 Bit digitalisiert. Teilt man den maximalen Unterschied der Dosis im Strahlungsbild durch die Anzahl der möglichen Graustufen je Pixel, so ergibt sich der kleinste erfassbare Unterschied der Strahlendosis. Eine Grauwertstufe entspricht dann dem kleinsten detektierbaren Dosisunterschied. Da in der diagnostischen Radiographie ein diagnostisch aussagekräftiges Bild mit möglichst geringer Dosis angefertigt werden soll, sind in jedem Bild die statistischen Schwankungen in der Verteilung der Röntgenquanten zu berücksichtigen. Diese Schwankungen, die man als Quantenrauschen bezeichnet (s. auch Abschn. 1.1.2), führen in der digitalen Radiographie zu Schwankungen der Grauwerte. Bei feiner Quantisierung und somit ausreichender Anzahl von Graustufen begrenzt deshalb das Quantenrauschen die Kontrastauflösung. Wie bereits dargestellt, weisen digitale Systeme einen wesentlich größeren Belichtungsspielraum auf als Film-Folien-Systeme. Es muss daher für jede Aufnahme der relevante Dosisbereich innerhalb des Dynamikumfangs des Detektors gesucht werden. Diese Fähigkeit eines digitalen Bildempfängersystems, bei unterschiedlicher Strahlenexposition einen gleichartigen Bildeindruck zu erzeugen, wird Signalnormierung genannt. Die Signalnormierung bewirkt die Konstanthaltung des gespeicherten Bildsignals bei Variation der Strahlungsdosis. Deshalb ist in der digitalen Radiographie bei automatischer Signalnormierung (Abb. 1.97) die optische Dichte des Films bzw. Leuchtdichte des Bildwiedergabegeräts nicht mehr abhängig von der Bildempfängerdosis (Abb. 1.98). Je nach System sind verschiedene Möglichkeiten realisiert worden, um festzustellen, in welchem Dosisbereich ein Bild aufgenommen wurde. Ein weit verbreitetes Verfahren ist die Erstellung einer Häufigkeitsverteilung der Signalwerte im gesamten Bild oder mehreren Regionen (Abb. 1.94). Anschließend werden diese Histogramme analysiert, indem Maxima, Minima, Mittelwerte und charakteristische Umkehrpunkte der Grauwerteverteilung gesucht werden. Dadurch kann man erkennen, welche Bereiche direkt bestrahlt und welche strahlungsfrei sind. Durch die automatische Erkennung der Einblendung wird die interessierende Bildregion festgelegt.

Wichtige Analyseergebnisse sind der Dynamikumfang des Bildes, die sog. Latitude, und der mittlere Signalwert, der ein Maß ist für die mittlere Dosis in den analysierten Feldern bezogen auf die Detektorebene.

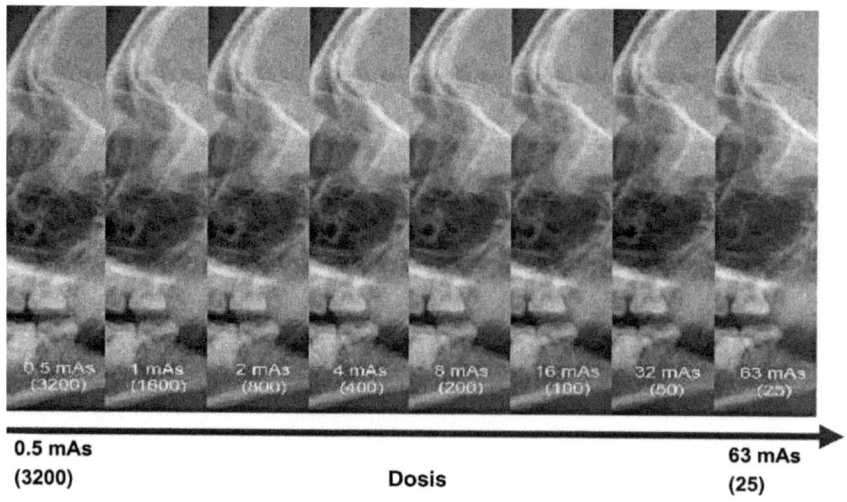

Abb. 1.98.
Beispiel für Signalnormierung
(siehe auch Abb. 1.63)

Der Dosisindikator ist ein vom digitalen Bildempfängersystem zu jedem Bild angegebener herstellerspezifischer Wert, der unter gleichen Aufnahmebedingungen mit der Bildempfängerdosis korreliert. Der Dosisindikator soll dem Anwender des Systems die Möglichkeit geben, Rückschlüsse auf die für ein Bild verwendete Dosis zu erhalten. Beispiele sind die Darstellung der Bildempfängerdosis k_B, des S- oder des LgM-Wertes (logarithmischer Median) auf Film oder Monitor.

Es ist zu beachten, dass ein berechneter Dosisindikator stark von der Signalwertverteilung (Histogramm) im Bild abhängt. Auch ein Vergleich zweier Werte einer Meßmethode ist daher nur bei gleichem Objekt, gleichen Abbildungs- und Auslesebedingungen (Objektumfang, Strahlungsqualität, Bildverarbeitung) sinnvoll. Der Dosisindikator ist jedoch geeignet, bei immer gleichen Aufnahmebedingungen eine Aussage über die Konstanz der applizierten Dosis zu machen.

Ein häufig bei Speicherfolien verwendeter Dosisindikator ist der digitale S-Wert („sensitivity"), der umgekehrt proportional zur mittleren Strahlendosis ist. Eine Verdopplung des Strom-Zeit-Produktes führt bei sonst gleichen Aufnahmebedingungen zu einer Halbierung des S-Wertes. Wird durch Erhöhung der Aufnahmespannung der Dynamikumfang des Strahlenbildes reduziert, so wird auch der Bildumfang, die Latitude, abnehmen. Andere Dosisindikatoren sind proportional zum Logarithmus der mittleren Dosis.

Allen digitalen Detektorsystemen ist gemeinsam, dass durch eine lineare charakteristische Kennlinie (Abb. 1.99) und einen großen Dynamikumfang Aufnahmen innerhalb eines großen Dosisbereichs möglich sind. Einen festen Dosisbedarf gibt es nicht.

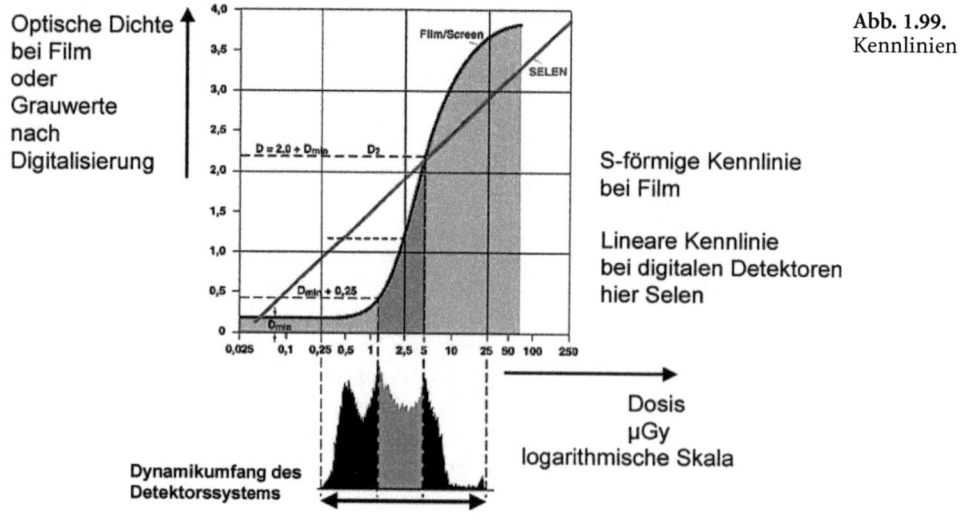

Abb. 1.99.
Kennlinien

S-förmige Kennlinie bei Film

Lineare Kennlinie bei digitalen Detektoren hier Selen

Abb. 1.100.
Methode der unscharfen Maske

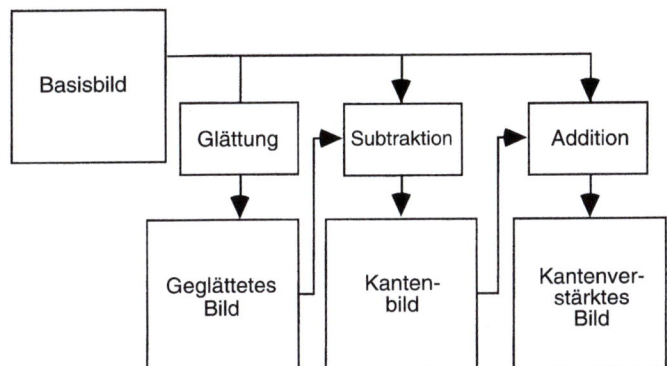

Das gespeicherte Bild, in dem alle detektierte Bildinformation enthalten ist, weist deshalb in den meisten Fällen einen großen Bildumfang und viele unterschiedliche Grauwerte auf. Wird dieses Basisbild innerhalb des begrenzten Grauwertebereichs eines Bildschirms oder Laserfilms dargestellt, so erscheint es zunächst kontrastarm. Deshalb müssen die Bilder nachträglich digital bearbeitet werden, um den Kontrast wichtiger Bilddetails hervorzuheben, Abbildungsfehler zu kompensieren und quantitative Analysen durchzuführen. Hierfür sind Bildverarbeitungsmethoden entwickelt worden, die sowohl automatisch direkt während der Untersuchung als auch nachträglich angewendet werden können. Je nach Anwendungsgebiet sind spezielle Einstellungen notwendig, die oft je nach zu untersuchendem Organ automatisch vom Untersuchungssystem vorgegeben werden.

Durch die digitale Bildverarbeitung werden Details im Bild sichtbar gemacht, die mit Film nicht darstellbar wären. Eine weit verbreitete Methode ist das Verfahren der unscharfen Maske (Abb. 1.100).

Verschiedene Verfahren der Bildverarbeitung sind in Tabelle 1.7 zusammengestellt.

Tabelle 1.7. Bildverarbeitungsmethoden

Methode	Verfahren	Anwendung, Ziel
Kontrastanhebung	Fenstertechnik, Veränderung der Pixelwerte	Darstellung eines selektierten Bereiches der Grauwerte
Subtraktion zweier Bilder, digitale Subtraktionsangiographie (DSA)	Pixelweise Subtraktion eines Maskenbildes von einem aktuellen Bild	Hervorhebung von Unterschieden in einer Bildserie z. B. bei Passage von Kontrastmittel durch ein Gefäß, starke Kontrastanhebung
Veränderung der Kennlinie	Fenstertechnik mit nichtlinearen Übertragungscharakteristiken	Angleich an einen gewohnten Bildeindruck z. B. S-förmige Charakteristik von Film-Folie-Kombinationen. Anpassung an Bildschirme und Bilddokumentationssysteme
Veränderung des Dynamikumfangs	Harmonisierung des Bildes durch Reduktion der Signalschwankungen der großflächigen Bildanteile (niedrigen Ortsfrequenzen)	Ausgleich großer Abschwächungsunterschiede im Bildfeld ohne Reduktion der Kontraste kleiner Objekte
Kantenanhebung	Methode der unscharfen Maske: Erzeugung eines Kantenbildes durch Subtraktion eines geglätteten Bildes vom Originalbild und anschließende Addition zum Originalbild	Anhebung von Unterschieden der Grauwerte im Bild in Abhängigkeit von der Größe der Objekte
Multiskalare Filterung	Aufteilung des Bildes in Einzelbilder mit unterschiedlichen Anteilen der Ortsfrequenzen und anschließende Kombination der einzelnen Auszüge mit unterschiedlichem Gewicht	Gezielte Hervorhebung und Unterdrückung einzelner Objekte im Bild
Rauschreduktion	Mittelung mehrerer Bilder, Abschwächung der Ortsfrequenzen, die dem Rauschen entsprechen	Reduktion des Rauschanteils im Bild
Messungen	Längen, Winkel, Flächen unter Voraussetzung der geometrischen Kalibration der Pixelgröße	Größenbestimmung von Organen, Stenosen

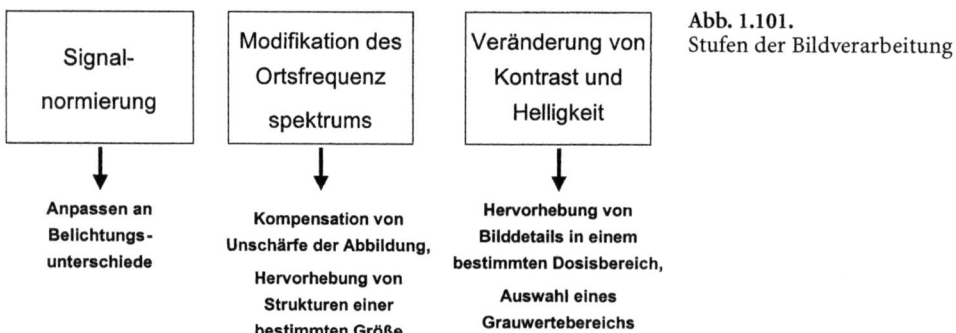

Abb. 1.101.
Stufen der Bildverarbeitung

Der Einsatz der digitalen Bildverarbeitung richtet sich nach den Stufen der Bildentstehung (Abb. 1.101). Grob kann zum einen die Bearbeitung der Bilder bei der Akquisition, zum anderen die zur Darstellung unterschieden werden.

Durch Analyse des Bildinhaltes und unter Berücksichtigung des gewählten Organs wird bei vielen Systemen automatisch die Art und der Umfang der Verarbeitung festgelegt. Nachträglich können die Verarbeitungsparameter manuell oft unter Sichtkontrolle auf dem Bildschirm verändert werden. Hierbei ist es wichtig, dass die Originaldaten des Bildes das sogenannte Basisbild abgespeichert werden.

Digitale Lumineszenzradiographie
Bei der digitalen Lumineszenzradiographie (DLR) wird anstelle der Film-Folien-Kombination eine Spezialfolie, die sich in einer Kassette befindet, belichtet. Diese Speicherfolie ist ähnlich aufgebaut wie die bekannte Verstärkungsfolie und enthält als Leuchtkristalle Bariumfluorohalide, die mit Europium dotiert sind. Trifft Röntgenstrahlung auf die Leuchtstoffkristalle, wird die Energie gespeichert und nicht direkt in Licht umgesetzt. Man spricht deshalb von Speicherfolien (Abb. 1.102). Durch gezieltes Hinzufügen weiterer Energie in Form von Laserlicht kann die in den Leuchtstoffkristallen gespeicherte Energie wieder als Licht abgegeben werden (Abb. 1.103).

Zum Auslesen wird nach der Belichtung die Speicherfolie mit einem Präzisionsvorschub an einer Abtasteinrichtung vorbei bewegt. Während der Bewegung wird sie zeilenweise Punkt für Punkt mit einem feinen Laserstrahl von 50–150 μm Durchmesser abgetastet. Das dabei freiwerdende Licht wird von einem Photomultiplier gemessen und in ein elektrisches Signal umgewandelt. Die gemessene mittlere Spannung innerhalb eines Pixels wird anschließend analog-digital gewandelt. Nach digitaler Bildverarbeitung mit Signalnormierung, Harmonisierung, Kanten- und Kontrastanhebung werden die Bilder über ein Bilddokumentationssystem (Laserimager) auf Film aufgezeichnet. Bevor die nächste Aufnahme mit der Speicherfolie erfolgen kann, muss das verbliebene Restbild mit hellem Licht gelöscht werden. Die DLR zeichnet sich durch einen deutlich erweiterten Belichtungsspielraum und einen großen Dynamikumfang aus.

Einen festen Dosisbedarf gibt es bei digitalen Radiographiesystemen nicht. Über- und Unterbelichtungen können nachträglich in einem weiten Be-

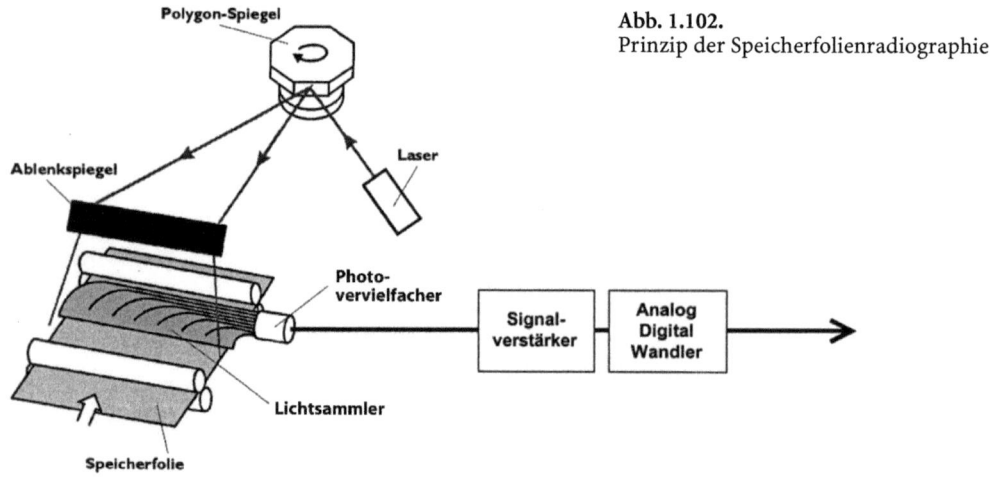

Abb. 1.102.
Prinzip der Speicherfolienradiographie

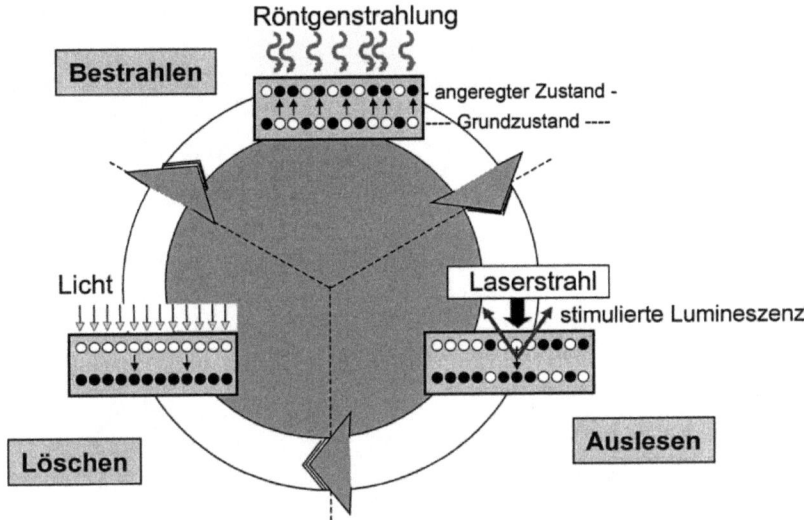

Abb. 1.103.
Kreisprozess der Speicherfolienradiographie

reich ausgeglichen werden. Auch mit reduzierter Dosis aufgenommene Bilder können so noch zu kontrastreichen Darstellungen verarbeitet werden. Nur der Anteil des Quantenrauschens im Bild, der sich bei niedriger Dosis stärker bemerkbar macht, wirkt dabei einschränkend. Die obere Grenze der Dosis am Bildempfänger wird von den ärztlichen Leitlinien und gesetzlichen Bestimmungen festgelegt. Vor allem bei Bettaufnahmen auf der Intensivstation ohne automatische Belichtungsregelung kann eine hohe, gleichbleibende Bildqualität garantiert werden. Mit der digitalen Lumineszenzradiographie steht zum ersten Mal ein digitales Verfahren zur Verfügung, das es möglich macht, großformatige Einzelaufnahmen mit einer Bildqualität anzufertigen, die mit der von Film-Folien-Systemen vergleichbar ist. Die Größen der Bildmatrizen variieren je nach Bildformat und Pixelgröße zwischen 1700 × 2300 bis 2500 × 2500 Bildpunkten. Die einige tausend Mal wiederverwendbaren Speicherfolien können an Stelle der konventionellen Film-Folien-Kombination an allen Röntgenarbeitsplätzen eingesetzt werden.

Da für die Aufnahmen spezielle Kassetten verwendet werden, ist es mit einem DLR-System möglich, an mehreren Arbeitsplätzen digitale Bilder aufzunehmen. Nach wie vor müssen jedoch Kassetten transportiert werden. Eine Ausnahme bilden spezialisierte Aufnahmesysteme, in denen die Folien mechanisch zwischen Aufnahme- und Ausleseposition hin und her bewegt werden.

Digitale Radiographie mit Selen

Um Untersuchungsdauer und Arbeitsschritte zu reduzieren, werden digitale Detektoren fest in den Arbeitsplatz integriert. Als Detektor wird eine Selen- oder Cäsiumjodid-Schicht verwendet, die mit Elektroden oder einer Festkörpermatrix ausgelesen werden (Abb. 1.104).

Als erster vollständig integrierter digitaler Detektor wurde ein System mit einer Trommel verwendet,

Abb. 1.104.
Prinzip der Selenradiographie

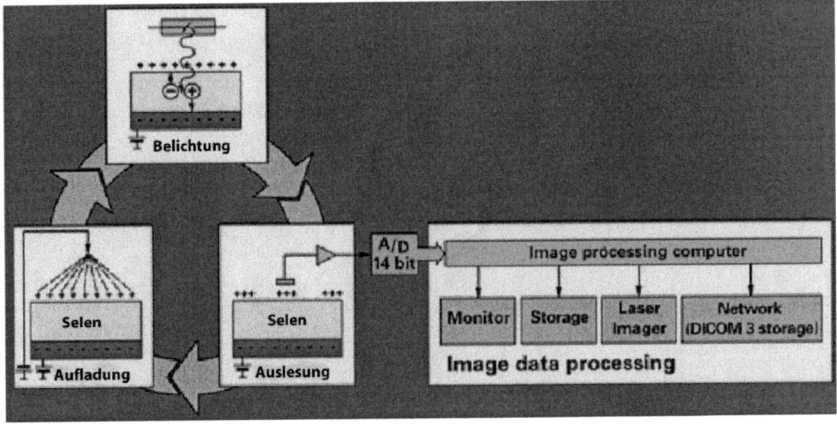

die mit einer 500 μm dicken Schicht amorphen Selens beschichtet ist. Selen ist ein Photohalbleiter, der nur bei Bestrahlung leitfähig wird. Vor der Aufnahme wird die Selenschicht mit einigen tausend Volt aufgeladen. Bei der Belichtung fließt ein Teil der Ladung durch die nun teilweise leitfähig gewordene Selenschicht ab und es entsteht, abhängig vom Strahlenrelief, eine Ladungsverteilung. Diese wird mit feinen Elektroden berührungsfrei abgetastet.

Die gemessenen Spannungen werden anschließend digitalisiert und in ein digitales Bild umgewandelt. Das Selen ist auf eine Trommel aufgebracht, die in eine schnelle Rotation versetzt wird, um eine schnelle und präzise Aufladung und Auslesung des Detektors zu erreichen. Für die Aufnahme wird die Trommel angehalten. Die gekrümmte Abbildung wird digital exakt entzerrt.

Der Selendetektor wird z. Z. vor allem für Thoraxarbeitsplätze eingesetzt. Der für Thoraxaufnahmen typische hohe Kontrastunterschied von Lungenfeldern und Mediastinum wird durch digitale Verarbeitung reduziert. Unabhängig hiervon werden die Detailkontraste im dargestellten Bild unverändert übernommen oder leicht angehoben. Ein besonderer Vorteil des Selendetektors ist es, dass die Umwandlung des Strahlenbildes in ein Lichtbild entfällt. Hieraus ergibt sich eine hohe Abbildungsschärfe, hohe Effizienz der Quantendetektion und das hohe Signal-Rausch-Verhältnis dieses Detektorprinzips.

Digitale Flachdetektor-Radiographie
Die Ende des 20. Jahrhunderts entwickelten Flachdetektoren bestehen grundsätzlich aus zwei Komponenten, der Detektorschicht für Röntgenstrahlung und einer aktiven Sensormatrix aus Silizium (Abb. 1.105).

Die Detektorschicht ist empfindlich für Röntgenstrahlung. In ihr wird, je nach Material des Absorbers, die Energie der auftreffenden Röntgenstrahlen in Licht oder eine Ladungsverteilung umgewandelt. Die Absorberschicht kann aus Selen oder, wie der Eingangsschirm bei Bildverstärkern, aus Cäsium-Jodid(CsJ)-Kristallen aufgebaut sein. Die Selenabsorber weisen die geringsten Störeffekte auf, da das Material amorph ist und die Umwandlung in Licht entfällt. Bei Absorbern, die aus feinen Kristallen bestehen, wie z. B. Speicherfolien, treten an den Kristallgrenzen unerwünschte Streueffekte auf. Eine Zwischenstellung nimmt das CsJ ein, das bei Bestrahlung Licht aussendet. Durch einen genau gesteuerten Produktionsprozess ist es möglich, zylinderförmige CsJ-Kristalle zu züchten, die senkrecht zur Detektorfläche angeordnet sind (Abb. 1.106). Hiermit können Streuungen des entstehenden Lichts weitgehend vermieden werden. Ein großer Teil des Lichtes trifft auf die aktive Sensorschicht.

Der Sensor ist eine Halbleiterschicht aus amorphem Silizium, die auf eine Glasplatte aufgebracht ist. In dieser Schicht sind licht- bzw. ladungsempfindliche Zellen (z. B. Fototransistoren oder -dioden) als zweidimensionale Matrix erzeugt worden.

Bisher sind Detektoren für Einzelbilder mit großer Aufnahmefläche und sog. dynamische Detektoren für die schnelle Aufnahme von Bildserien und kleinem Feld entwickelt worden. Die Entwicklung der dynamischen Detektoren wird erschwert durch den hohen Rauschanteil im Bild bei niedriger Dosis und die hohen Transferraten für das Auslesen der Bilder.

Zum Vergleich der radiographischen Abbildungsverfahren und für die Qualitätssicherung können aus den digitalen Bildinformationen objektive Parameter für die Abbildungsqualität, wie z. B. die charakteristische Kennlinie, die Modulationsübertragungsfunktion (MÜF), das Signal-Rausch-Verhältnis (SNR), und der daraus abgeleitete Parameter „detective quantum efficiency" (DQE) gewonnen werden (s. auch Abschn. 1.1.2). Die Leistungsfähigkeit digitaler Systeme lässt sich damit dokumentieren und nachprüfen.

DLR- und Selen-Systeme erreichen bei großem Bildfeld eine maximale Ortsfrequenz von 5 Lp/mm, die durch die Pixelgröße von 0,1 × 0,1 mm bestimmt wird. Breite Anwendung finden Pixel mit einer Seitenlänge von 0,2 mm entsprechend einer Auflösung von 2,5 Lp/mm. Der Dynamikumfang ist größer als

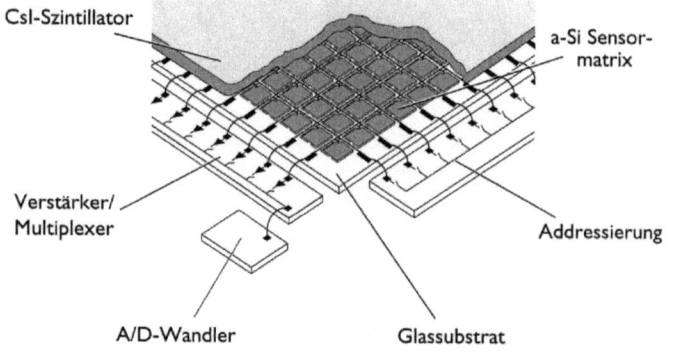

Abb. 1.105.
Prinzip des Flachdetektors

Abb. 1.106.
Struktur Cäsiumjodid

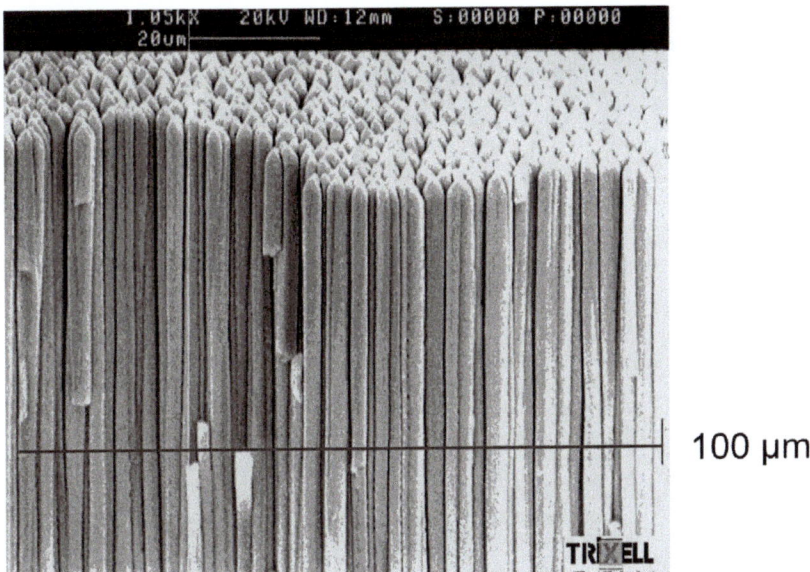

1:10000 und der Umfang der Signalwerte beträgt 10 Bit (1024 Signalwerte) und mehr. Die Pixelgröße der digitalen Flachdetektoren liegt zwischen 100 und 200 μm und entspricht damit der Auflösung der bisher üblichen digitalen Detektoren. Daraus folgt z. B. bei einer Detektorfläche von 43 × 43 cm eine Matrix von 3000 × 3000 Pixel. Neue Systeme passen die Matrixgröße an das jeweils belichtete Feld des Detektors an. Beispielsweise beträgt die Pixelgröße des TRIXEL Detektors 143 μm. Damit ist eine örtliche Auflösung von über 3 Lp/mm erreichbar.

1.2.4
Radiologische Arbeitsplätze

K.-F. KAMM

Übersicht

Im Laufe der über hundert Jahre, in denen Röntgenstrahlung diagnostisch eingesetzt wird, sind unterschiedlichste Abbildungssysteme entwickelt worden. Radiologische Arbeitsplätze bestehen aus den gemeinsamen Hauptkomponenten Röntgengenerator, Röntgenstrahler und Anwendungsgerät. Zusätzlich werden Bildempfänger und Geräte zur Verarbeitung und Darstellung der Bilder benötigt. Je nach Aufgabenstellung werden Stative oder U- bzw. C-Bögen als Halterungen für Röntgenstrahler und Bildempfänger, sowie Tische und Stative für die Lagerung und Positionierung des Patienten eingesetzt (Abb. 1.107). Einzelheiten dieser Geräte sind in der Literatur ausgiebig beschrieben, so dass hier nur auf die wesentlichen Eigenschaften und auf wichtige Neuerungen eingegangen werden soll.

Röntgengeräte unterscheiden sich vor allem bezüglich der Anwendungsgebiete und speziell der jeweils notwendigen Einstellungen, Bildfeldgröße, Projektionen, der Positionierung der Geräte, der Bilddokumentation und der gewünschten Qualität der aufgenommenen Bilder (Tabelle 1.8).

Folgende Tendenzen bestimmen die Entwicklung von Röntgengeräten:

- Universell einsetzbare Geräte durch Kombination der Funktionen von Bucky- und Durchleuchtungssystem; konzipiert für hohe Untersuchungsfrequenz,
- Spezialisierung für besondere Anwendungen wie Mammographie, interventionelle Techniken und Darstellungen von Gefäßen in Kardiologie und Neurologie,
- Digitalisierung der Aufnahmen,
- computerunterstützte Steuerfunktionen,
- automatisierter Selbsttest und

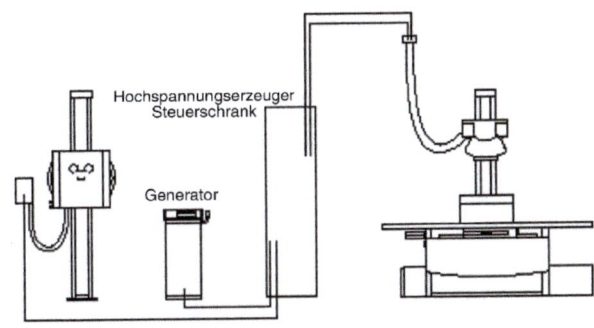

Abb. 1.107. Schematische Darstellung eines Röntgengerätes

Tabelle 1.8. Übersicht Röntgengeräte

Anwendung Universalsysteme	Ausrichtung von Patient und Strahler	Bedienung	Einzelbilder	Bildserien	Bilddokumentation	Anforderungen an die Bildqualität
Skelett, Thorax	Horizontal vertikal, spezial; fixierte Position des Patienten	Fernbedient	Ja	Nein	Film oder digitaler Bildempfänger	Hohe Orts- und Kontrastauflösung, teilweise großer Objektumfang
Durchleuchtung (gastrointestinal)	Variable Neigung und Position des Tisches und Strahlers von horizontal bis vertikal	Nah- oder fernbedient Strahler über oder unter dem Tisch	Ja, Zielaufnahmen	Bildschirmkontrolle; Serien mit wenigen Aufnahmen/s	Bildverstärker und Zielaufnahme mit Film oder digitalem Bildempfänger	Sofortbild, Hohe Kontrastauflösung
Intensivstation	Horizontal (vertikal)	Mobiler Einsatz, freie Aufnahmen	Ja	Nein	Film oder digitale Speicherfolie	Hohe Stabilität der Bildqualität trotz freier Belichtung
Chirurgie, Orthopädie	Variable Positionen	Mobiler Einsatz	Ja	Durchleuchtungskontrolle, mit niedriger Frequenz	Bildverstärker mit digitalem Speicher, zusätzliche Kassetten für Film oder digitale Speicherfolien	Sofortbild
Anwendung Spezialsysteme	**Ausrichtung von Patient und Strahler**	**Bedienung**	**Einzelbilder**	**Bildserien**	**Bilddokumentation**	**Anforderungen an Bildqualität**
Thorax	Vertikalstativ	Fernbedient	Ja	Selten Durchleuchtung	Film, digitale Bildempfänger	Hohe Orts- und Kontrastauflösung, hoher Objektumfang
Mammographie	Strahlrichtung vertikal, horizontal und schräg	Nahbedient	Ja	Nein	Film, (digitale Bildempfänger)	Besonders hohe Orts- und Kontrastauflösung
Angiographie	Horizontale, schwimmende Tischplatte und C-Bogen mit Rotation und Angulation	Nahbedient	Nein	Durchleuchtung und Bildserien vorwiegend 6–12, max. 25 Bilder pro s	Bildverstärker, Ausgewählte Einzelbilder auf Film, Bildserien digital auf CD medical	Hohe zeitliche Auflösung, hohe Orts- und Kontrastauflösung, spezielle Subtraktionstechnik
Kardiographie	Schwimmende Tischplatte und C-Bogen mit Rotation und Angulation, 2 Aufnahmeebenen im alternierenden Betrieb	Nahbedient	Nein	Durchleuchtung und Bildserien mit bis 50 Bilder pro s	Bildverstärker Bildserien digital auf CD medical	Hohe zeitliche Auflösung, hohe Orts- und Kontrastauflösung

- Einbindung in die digitale Infrastruktur der Abteilung und des Krankenhauses durch Verbindung mit dem Abteilungsorganisationssysysystem (Radiologie Informationssystem, RIS) zur Übernahme der Patientendaten und Erfassung der Leistungsdaten, sowie Übertragung der Bilder und Befunde zu einem Bildarchivierungs- und Kommunikationssystem (PACS).

Die wesentlichen technischen und applikativen Anforderungen sind in den Leitlinien der ärztlichen Organisationen festgelegt. Europäische Leitlinien werden die nationalen Festlegungen zukünftig ersetzen.

Aufnahmetechnik

Arbeitsplätze für Aufnahmen des Skeletts und der inneren Organe (bei Einsatz eines Streustrahlenrasters als Buckysysteme bezeichnet) bilden die grundlegende Ausrüstung einer radiologischen Abteilung. Es werden Aufnahmen bei liegendem, stehendem oder sitzendem Patienten in ein oder zwei Ebenen ausgeführt. Der Röntgengenerator sollte eine Leistung von 50 (80) kW aufweisen, damit durch kurze Schaltzeiten (5–20 ms) Bewegungsunschärfen vermieden werden. Eine Belichtungssteuerung mit mehreren Messfeldern und eine automatische Vorwahl der Untersuchungsparameter in Abhängigkeit vom darzustellenden Organ ermöglicht einen zügigen Betrieb mit optimaler Bildqualität. Für spezielle Projektionen und vor allem für pädiatrische Aufnahmen sollen vorprogrammierte Aufnahmeparameter für die freie Belichtung abrufbar sein. Der Röntgenstrahler soll Brennflecke der Größe 0,6 und 1 (s. Abschn. 1.2.1) aufweisen und mit 25/50 kW belastbar sein. Für Projektionen mit großem Objektumfang werden spezielle Verlaufsfolien oder Ausgleichsfilter eingesetzt. Die Filterung der Strahlung soll mindestens 2,5 mm Aluminium entsprechen. In Deutschland muss bei Kindern zusätzlich mit 0,1 bzw. 0,2 mm Kupfer gefiltert werden. Der Patientenlagerungstisch muss leicht bewegbar und höhenverstellbar sein, um eine leichte Umlagerung des Patienten und eine schnelle Verschiebung des Bildfeldes zu ermöglichen. Er soll nur eine geringe Strahlenabsorption aufweisen. Um die Randunschärfe bei Zentralprojektion zu reduzieren, muss der Abstand zwischen Strahler und Bildempfänger mindestens 100 cm betragen und leicht vergrößert werden können. Zur Reduktion der Streustrahlung wird für die meisten Untersuchungen im Bereich des Körperstamms ein fokussierter Laufraster mit 36–40 Lamellen pro cm (L/cm) gefordert. Bei mobilem Einsatz werden Festraster mit höherer Linienfrequenz verwendet. Um bei Verwendung digitaler Bildempfänger Wechselwirkungen zwischen Raster und Abtastmatrix zu vermeiden, müssen bewegte Raster oder Viellinienraster z. B. mit 70 L/cm eingesetzt werden.

Die klassische Verwischungstomographie (s. auch Kap. 2.4) ist durch Einsatz der Computertomographie fast vollständig verdrängt worden. Mit aktuellen Systemen können durch elektronische Kopplung von Strahler und Bildempfänger lineare Verwischungen erzeugt werden.

Für Einzelaufnahmen mit großem Format und hoher Ortsauflösung gibt es, wie in Tabelle 1.9 zusammengestellt, vier Methoden.

Der Begriff digitale Radiographie fasst alle Bereiche der Projektionsradiographie zusammen, bei denen mit digitalen Bildempfängersystemen Bilder aufgenommen, gespeichert und weiter bearbeitet werden (Abb. 1.108). Ein wesentliches Kennzeichen der digitalen Radiographie ist die Aufteilung des Prozesses der Bildentstehung in einzelne Schritte. In der konventionellen Film-Folien-Radiographie ist der Film gleichzeitig Aufnahme-, Speicher- und Darstellungsmedium (s. auch Abschn. 1.2.3).

Für digitale Radiographiesysteme ist zu beachten, dass zwei wesentliche Erfahrungen der Film-Folien-Radiographie *nicht* mehr gelten: Abhängigkeit der Schwärzung eines Bildes von der Bildempfängerdosis und gleiche Größe des abgebildeten Objektes in der Bildempfängerebene und in der Darstellung.

Die Hauptschritte der Bildentstehung bei digitalen Systemen sind:

- Bilddetektion,
- Verarbeitung,
- Speicherung und
- Darstellung auf Bildschirm oder Film.

Tabelle 1.9. Gebräuchliche Abbildungsverfahren und ihre Eigenschaften

Abbildungsverfahren	Abkürzung	Handhabung	Anwendung
Film-Folien-Radiographie	FFR	Kassettenbetrieb	Universeller Einsatz
Digitale Lumineszenz-Radiographie (Digitale Speicherfolien Radiographie)	DLR	Kassettenbetrieb, Bildempfänger in Arbeitsplatz integriert	Aufnahmen auf Intensivstation, universeller Einsatz, freie Projektionen
Digitale Selen-Radiographie	DSR	Bildempfänger in Arbeitsplatz integriert	Thoraxarbeitsplätze, Wandstativ
Digitale Flachdetektor-Radiographie	DFR	Bildempfänger in Arbeitsplatz integriert	Buckyarbeitsplätze, Tisch und Wandstativ

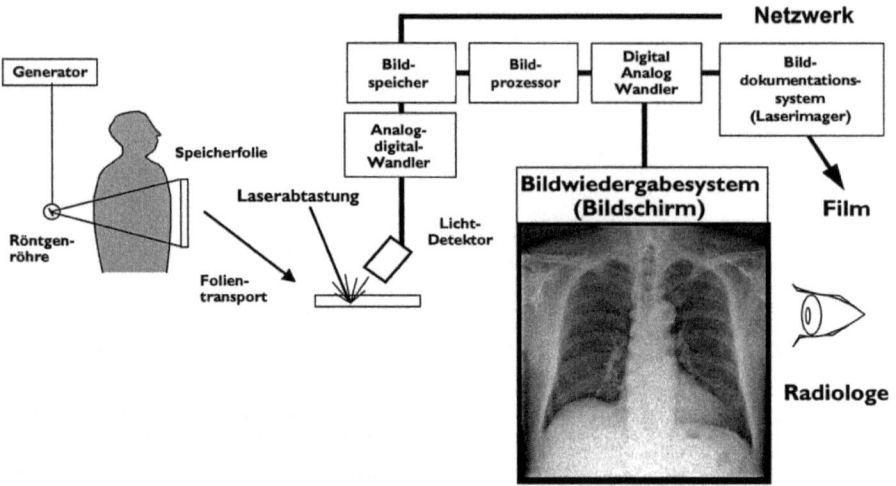

Abb. 1.108.
Schema eines digitalen Radiographiesystems am Beispiel der digitalen Lumineszenz-Radiographie

Alle Verfahren der digitalen Radiographie wandeln das Röntgenstrahlenrelief am Eingang des Bildempfängers in eine Matrix von diskreten binären Zahlen (Bit) um, die die universelle Einheit der Datenverarbeitung darstellen. Dieser computergerechte zweidimensionale Datensatz, mit anderen Worten das „digitale Bild", kann nach der Digitalisierung schnell und flexibel verarbeitet und sicher gespeichert werden. Die wesentlichen Vorteile gegenüber der Film-Folien-Radiographie sind die bessere Kontrastauflösung, eine lineare Übertragungscharakteristik und ein wesentlich größerer Dynamikumfang. Ein großer Objektumfang kann so in einem Bilddatensatz gespeichert und dargestellt werden, Über- und Unterbelichtungen können weitgehend vermieden werden, und die lineare Charakteristik ermöglicht es, innerhalb des Arbeitsbereiches Dosisänderungen mit gleichbleibendem Kontrast darzustellen. Weitere Vorteile sind: weniger Fehlaufnahmen durch nachträgliche Verbesserung fehlerhafter Aufnahmen, mehrfache Kopien in Originalqualität und Übertragung von Bildern zu Konsultationszwecken über lokale Netze oder Telefonleitungen. Durch Einbindung in ein elektronisches Bildarchivierungs- und Übertragungssystem (PACS) mit optischen Datenträgern wird der Platzbedarf für den Archivraum erheblich reduziert, Bilder können nicht mehr verloren werden.

Die digitalen Radiographiesysteme unterscheiden sich vor allem in der Art der Bildaufnahme, Verarbeitung, Darstellung und Handhabung. Es gibt universell einsetzbare Systeme und spezielle Systeme, z. B. für Thoraxaufnahmen oder für die Mammographie.

Historisch betrachtet war nach der Computertomographie (CT) die digitale Subtraktionsangiographie (DSA) Anfang der 80er-Jahre das zweite Untersuchungsverfahren, bei dem die Bildinformation in Form eines digitalen Bildes vorliegt. In den 80er-Jahren sind die digitale Zielaufnahme und die digitale Lumineszenzradiographie (DLR) hinzugekommen, ab 1990 die digitale Kardiographie, die digitale Selenradiographie und – als neuestes Verfahren – die Radiographie mit flachen, digitalen Halbleiter-Bildempfängern. Das Buckysystem mit digitalem elektronischem Flachdetektor ist eine wesentliche Ergänzung zu den etablierten digitalen Verfahren mit Speicherfolien und Selentrommel. Ersetzen kann es beide Verfahren jedoch nicht. Spezialisierte Lungenarbeitsplätze mit höchster Bildqualität und hoher Untersuchungsfrequenz werden zusätzlich benötigt. Die Speicherfolien werden eingesetzt für Aufnahmen mit speziellen Kassettenpositionen, für bettseitige Aufnahmen und an wenig frequentierten Arbeitsplätzen sowie für Zielaufnahmen an Durchleuchtungsarbeitsplätzen. Aufgrund der höheren Investitionskosten kann ein digitales Buckysystem nur dann wirtschaftlich eingesetzt werden, wenn das Gerät sehr gut ausgelastet wird. Dies wird durch den automatisierten Betrieb ohne Kassetten ermöglicht. Eine effiziente Einbindung in die Datennetze der Abteilung zur Übertragung von Arbeitslisten, Patientendaten und Bildern ist hierfür eine wesentliche Voraussetzung.

Die Mamma ist mit Standardröntgengeräten nur mit schlechter Bildqualität darstellbar. Zur Abbildung von Weichteilen wird extrem weiche Strahlung (22–50 kV) mit einem möglichst schmalen Energiespektrum verwendet. Deshalb gibt es Spezialgeräte, die Röntgenstrahler mit Molybdän als Anode verwenden und zur Filterung der Strahlung mit einer Folie aus Molybdän (Dicke 0,03 mm) oder Rhodium (Dicke 0,025 mm) filtern. Um Mikroverkalkungen mit einer Mindestgröße von 0,2 mm darzustellen, muss mit einem feinen Brennfleck (0,1–0,3) gearbeitet werden, ferner muss eine vergrößerte Darstellung (Faktor 1,5–2) möglich sein. Im Gegensatz zu den universell einsetzbaren Röntgengeräten wird die

Abb. 1.109.
Schema eines Durchleuchtungssystems

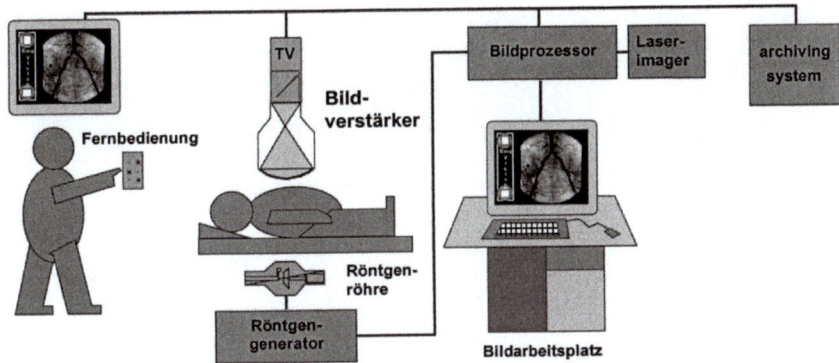

Messkammer für die Belichtungssteuerung hinter dem Bildempfänger angebracht, um die Strahlendosis für die Patientin nicht zu erhöhen und um störende Artefakte im Bild zu vermeiden. Zur Reduktion der Streustrahlung werden bewegte Raster mit 31 L/cm und niedrigem Schachtverhältnis (5:1) eingesetzt. Zwar werden die Möglichkeiten der digitalen Mammographie noch kontrovers diskutiert, doch bieten digitale Systeme gegenüber der Film-Folien-Radiographie mit ihrer hohen Ortsauflösung einen besseren Ausgleich großer Dichteunterschiede und eine bessere Auflösung kleiner Kontraste.

Durchleuchtungstechnik
Bis Mitte des 20. Jahrhunderts untersuchten Ärzte ihre Patienten direkt am Leuchtschirm, um dynamische Vorhänge beobachten und einen unmittelbaren Einblick in den Körper gewinnen zu können. Dieses Vorgehen war mit hoher Strahlenexposition für Arzt und Patient verbunden. Die Entwicklung von Restlichtverstärkern und deren Kombination mit Leuchtschirmen führte zu den Röntgen-Bildverstärkern.

Im Gegensatz zu den Arbeitsplätzen für Einzelaufnahmen werden Durchleuchtungssysteme zur Darstellung bewegter Organe oder bei Interventionen zur Verfolgung von Eingriffen (beispielsweise bei der Platzierung von Kathetern) benutzt. Für Übersichtsdarstellungen und die gezielte Dokumentation von Bewegungsphasen werden einzelne Zielaufnahmen angefertigt. Die je Aufnahme mit einem Bildverstärker notwendige Dosis beträgt typischerweise 20% der Dosis einer Buckyaufnahme. Da die erreichbare Ortsauflösung bei großem Bildfeld niedriger ist als bei Aufnahmearbeitsplätzen, sind Durchleuchtungssysteme nicht für die Skelettdiagnostik geeignet.

Zur digitalen Bildverstärkerradiographie zählen:
- Radiographie mit einfachem digitalen Bildspeicher,
  - z.B. in fahrbaren C-Bogen-Systemen,
- die digitale Angiographie mit
  - der digitalen Subtraktionsangiographie (DSA) und
  - der digitalen Kardiographie sowie
- die digitale Zielaufnahme an Durchleuchtungsarbeitsplätzen.

In Abb. 1.109 wird das Schema eines typischen Durchleuchtungssystems mit Bildverstärker-/Videokette gezeigt.

Ein Durchleuchtungs- bzw. Fluoroskopiesystem besteht ähnlich einem Aufnahmesystem für Einzelaufnahmen aus einem Röntgenstrahler, einem Generator, einem Untersuchungsgerät und dem Bildempfänger. Der Röntgengenerator sollte zur Vermeidung von Bewegungsunschärfen kurze Schaltzeiten (5–10 ms) bei hohem Röhrenstrom, eine Leistung von 50 kW bis zu 100 kW bei der Kardiographie, variable Bildfrequenz und einen je nach untersuchtem Organ vorprogrammierten Aufnahmebetrieb ermöglichen. Die Röntgenstrahler sollten hoch belastbar sein und einen Brennfleck der Größe 0,4–1 aufweisen. Für randscharfe Darstellungen in der Durchleuchtung wird ein Strahler mit gittergesteuerter Kathode verwendet, um kurze Pulse der Röntgenstrahlung mit steilen Flanken zu erzeugen. In schneller Folge werden einzelne Bilder mit jeweils niedriger Dosis aufgenommen („gepulste Durchleuchtung").

Ein Messgerät zur Erfassung des Dosis-Flächen-Produkts ist für einige Untersuchungsarten vorgeschrieben (z.B. Intervention). Der Patientenlagerungstisch muss über einen weiten Bereich leicht bewegbar („schwimmende Tischplatte") und höhenverstellbar sein, um einen Patienten leicht umlagern und das Bildfeld schnell verschieben zu können.

Das Kernstück eines Durchleuchtungssystems ist der Bildverstärker und die Fernseh-/Videokette oder bei den neuesten Systemen der digitale dynamische Flachdetektor für die Aufnahme von Bildern in schneller Folge.

Bei Durchleuchtungssystemen neuerer Bauart wird das von der Bildverstärker-/Videokette kommende analoge Bild zunächst logarithmisch verstärkt, im Analog-Digital-Wandler zu einem zweidimensionalen Datensatz konvertiert und dem Digitalspeicher zugeführt. Vier Betriebsarten gibt es bei Durchleuchtungssystemen (Tabelle 1.10).

Tabelle 1.10. Betriebsarten von Durchleuchtungssystemen

Betriebsart	Strahlung	Dosis bzw. Dosisleistung bezogen auf 25 cm Eingangsfeld typ. Wert/Grenzwert	Bildfrequenz Bilder pro s	Dokumentation
Kontinuierliche Durchleuchtung	Ununterbrochen	0,02/< 0,6 µGy/s	25	Videoband
Gepulste Durchleuchtung	Kurze Röntgenpulse 5–10 ms	0,02/< 0,6 µGy/s	2–12,5; in der Kardiologie 25–50	Bildserien, Einzelbilder mit reduzierter Ortsauflösung, Speicherung digitalisierter Videobilder
Einzelne Aufnahmen	Röntgenpulse 5–50 ms	0,5/< 2,5 µGy	–	Zielaufnahmen mit Film bzw. digitalem Bildempfänger
Serie von Aufnahmen	Röntgenpulse 5–50 ms	0,5/< 2,5 µGy	2–8, bis zu 25 Bilder pro s	35 mm Film oder CD medical

Durch Einsatz der gepulsten Durchleuchtung und der digitalen Bildspeicherung wird es schwierig, die einzelnen Betriebsarten Aufnahme und Durchleuchtung voneinander abzugrenzen.

Der Steuerrechner des Systems regelt dabei abhängig vom Untersuchungsprogramm den Generator und die Bildverstärker-/Videokette. Zusätzlich steuert er die Bildspeicherung und -verarbeitung entsprechend vorher vom Untersucher festgelegter Parameter. Die Bildmatrix beträgt bei den meisten Anlagen 1024 × 1024 unter Verwendung einer 1249 Zeilen Videokette. Um eine bessere Kontrastauflösung zu erhalten, um Speicherplatz zu sparen oder für schnelle Bildserien werden 512 × 512 Bildmatrizen angewendet. Für Anwendungen mit hohen Anforderungen an die Ortsauflösung werden Videosysteme mit mehr als 2000 Zeilen und einer 2048 × 2048 Bildmatrix eingesetzt. Die für die Darstellung feiner Knochenstrukturen geforderte Auflösung von mindestens 2,4 Linienpaaren/mm wird jedoch nur in kleinen Bildausschnitten erreicht.

Digitale Bildverstärker-/-Videoanlagen arbeiten mit einem Wertebereich von 10 Bit, entsprechend 1024 Graustufen. Diese feine Abstufung des Bildsignals ist bei digitalen Durchleuchtungssystemen besonders wichtig, da durch Bildverarbeitung Kontraste angehoben werden können. Bei zu hoher bzw. zu niedriger Dosisleistung wird entweder der Bildverstärker überstrahlt oder es tritt das Quantenrauschen im Bild hervor. Deshalb ist eine Belichtungssteuerung notwendig. Hierzu wird hinter dem Ausgang des Bildverstärkers die Lichtstärke gemessen, die ein Maß für die Dosis am Eingang des Bildempfängers ist. Wird die für die Untersuchung vorgegebene Dosis mit den voreingestellten Aufnahmeparametern nicht erreicht, wird über den Steuerrechner des Arbeitsplatzes der Aufnahmestrom und, falls möglich, die Aufnahmezeit verändert. Reicht dies nicht aus, wird zusätzlich die Röhrenspannung erhöht oder erniedrigt. Für die kontinuierliche Durchleuchtung gibt es unterschiedliche Kennlinien zur Veränderung von Röhrenspannung und Strom-Zeit-Produkt.

Die Angiographie ist ein wichtiges Anwendungsgebiet der Durchleuchtung. Um Blutgefäße gegenüber dem umgebenden Gewebe darstellen zu können, wird Kontrastmittel in das interessierende Blutgefäß injiziert. Während der Passage des Kontrastmittels wird eine Serie von Röntgenbildern aufgenommen. Die Röntgen-Angiographie hat einen so hohen Qualitätsstandard erreicht, dass sie als Maßstab für andere Verfahren herangezogen wird. Je nach interessierendem Gefäßbereich werden die angiographischen Verfahren in Arteriographie, Phlebo- oder Venographie und Lymphographie unterteilt. Diese Anwendungen und Aufgabenstellungen bestimmen die Funktion des Untersuchungsplatzes, die Bildfeldgröße und die erforderliche Auflösung im Hinblick auf Detailgröße, Kontrast und Aufnahmezeit.

Bei der Untersuchung wird zur Orientierung mit dem größten Bildverstärkerfeld begonnen und dann auf kleinere Bildfelder umgeschaltet, um das interessierende Gefäßgebiet mit höherer Auflösung darzustellen. Das Bildfeld soll möglichst gut ausgenutzt werden. Durch Einblendung des Strahlenbündels auf das darzustellende Objekt wird die applizierte Dosis (Dosis-Flächen-Produkt) reduziert und durch Verringerung des Streustrahlenanteils im Bild die Bildqualität verbessert. Es ist darauf zu achten, dass möglichst keine Direktstrahlung auf das Eingangsfeld des Bildverstärkers trifft.

Die meisten Angiographiesysteme bieten neben frontaler und lateraler Projektion seitlich und kraniokaudal angulierte Projektionen. Es werden hierzu vor allem C-Bogen-Anordnungen eingesetzt. Die Bewegungen erfolgen um das Isozentrum herum, in dem sich die Zentralstrahlen der einzelnen Projektionsrichtungen schneiden. Um das interessierende Gefäß verzerrungsfrei darzustellen, versucht der Untersucher die Gefäßachse mit dem Zentralstrahl im rechten Winkel zu treffen. Damit das interessierende Zielgebiet auch bei Bewegung im Bildmittelpunkt bleibt, muss es sich im Isozentrum befinden.

Drei Gruppen von Aufzeichnungssystemen werden verwendet:

- Film-Folien-System, Blattfilmwechsler,
- Bildverstärker-/Videosysteme mit 100 mm-Kamera und
- Bildverstärker-/Videosysteme mit digitalem Speicher und Prozessor (digitale Radiographie).

Wurden bisher Durchleuchtungsarbeitsplätze individuell aus einzelnen Komponenten zusammengestellt, geht die Entwicklung heute in Richtung integrierter Systeme. Hierbei ergibt sich eine bessere Abstimmung der Komponenten aufeinander und eine wesentlich vereinfachte Bedienung des Untersuchungssystems. Wichtige Funktionen sind nun direkt im Untersuchungsraum per Fernbedienung abrufbar. Ein Beispiel hierfür ist der Aufruf gespeicherter Referenzbilder.

Das klassische Aufzeichnungsverfahren mit Filmen bietet die höchste Auflösung feiner Details. Bei großem Bildfeld und bei peripheren Angiographien ist diese Technik noch weit verbreitet. Hauptnachteile sind der Bedienungsaufwand und die Wartezeiten für die Filmverarbeitung.

Die 100 mm-Aufnahmen sind weitgehend durch die digitale Bildverstärkeraufnahme ersetzt worden. Das Videobild wird digitalisiert und direkt digital bearbeitet. Der Arzt sieht auf den Bildschirmen bereits während der Untersuchung ein digital verbessertes Durchleuchtungsbild. Die Auflösung feiner Kontrastunterschiede wird durch Kontrastverstärkung und ggf. Maskensubtraktion oder lokale Kantenanhebung stark verbessert. Der wesentliche Vorteil ist die Sofortdarstellung des verarbeiteten Bildes während der Durchleuchtung und des Aufnahmebetriebes.

Durch die Entkopplung von Bildakquisition und -darstellung kann mit der digitalen Bildspeicherung auch bei reduzierter Bildfrequenz ein stabiles Bild erzeugt werden. Die Bildfrequenz richtet sich allein nach den Bewegungen des Gefäßes und der Geschwindigkeit des Kontrastmittelbolus. Vorteile sind die randscharfe Abbildung durch kurze Röntgenpulse und die Reduktion der Dosis durch eine reduzierte Bildfrequenz (gepulste Durchleuchtung).

Die digitale Subtraktionsangiographie (DSA) ist eine Untersuchungstechnik, die mittels Subtraktion digitaler Bilder auch bei geringen Kontrastdifferenzen eine diagnostisch ausreichende Darstellung der zu untersuchenden Gefäße ermöglicht. Vor der Ankunft des Kontrastmittels im interessierenden Gefäßgebiet wird zunächst das Maskenbild aufgenommen. Anschließend wird während der Passage des Kontrastmittels eine Serie von Bildern aufgenommen, von denen das Maskenbild abgezogen wird. Durch die Subtraktion werden alle überlagerten Strukturen aus dem Bild entfernt, es bleiben nur noch die schwach kontrastierten Gefäße übrig. Die anschließende digitale Bildverarbeitung hebt den Kontrast an. Aufgrund dieser Kontrastanhebung ist es möglich, Blutgefäße mit stark verdünntem Kontrastmittel (z. B. nach venöser Injektion) darzustellen. Aus der Serie wird das Bild mit der besten Füllung ausgewählt. Die Darstellung der errechneten DSA Bilder geschieht ohne wahrnehmbaren Zeitversatz direkt im Untersuchungsraum in sog. Echtzeitverarbeitung.

Dieses Prinzip der zeitlichen Subtraktion kann sowohl für Untersuchungen mit arterieller als auch mit venöser Kontrastmittelapplikation angewandt werden. Bei Organen mit erheblicher Eigenbewegung (Lunge, Herz, andere Organe im Thoraxraum) ist die zeitliche Subtraktionstechnik nicht einsetzbar, da Bewegungsartefakte zu unscharfer Gefäßdarstellung führen. Eine früher praktizierte Lösung war die phasengerechte Subtraktion mittels EKG-Triggerung. Heutzutage wird die Methode der unscharfen Maske auf die einzelnen Bilder einer Serie angewendet. Hierbei wird vom Originalbild ein unscharfes Bild erzeugt, das im zweiten Schritt als Maske vom Originalbild abgezogen wird. Es entsteht das sog. Kantenbild, das mit unterschiedlich starker Gewichtung zum Originalbild addiert werden kann. Das Ergebnis ist ein Bild, in dem die Kontraste feiner Strukturen angehoben sind.

Sogar in der Kardiographie (Abb. 1.110) mit ihren hohen Anforderungen an die zeitliche Auflösung bei feinen, sich stark bewegenden Koronargefäßen kann die digitale Technik zu einer Reduktion der Bildfrequenz und damit zu einer Reduktion der Strahlenexposition von Patient und Untersuchungspersonal eingesetzt werden. Für die Darstellung bewegter Organe ist eine hohe zeitliche Auflösung mit einer Bildfrequenz von bis zu 50 Bildern pro s notwendig. Bei solchen Untersuchungen fallen sehr große Datenmengen an. Um feine, sich bewegende Objekte (z. B. Koronararterien oder den Führungsdraht bei einer Gefäßdilatation) darzustellen, wurden Techniken entwickelt, mit denen sich feine Bilddetails stärker hervorheben lassen. Für diese Darstellungen ist die Subtraktion zweier Bilder ungeeignet, es wird auch hier die Methode der unscharfen Maske angewendet.

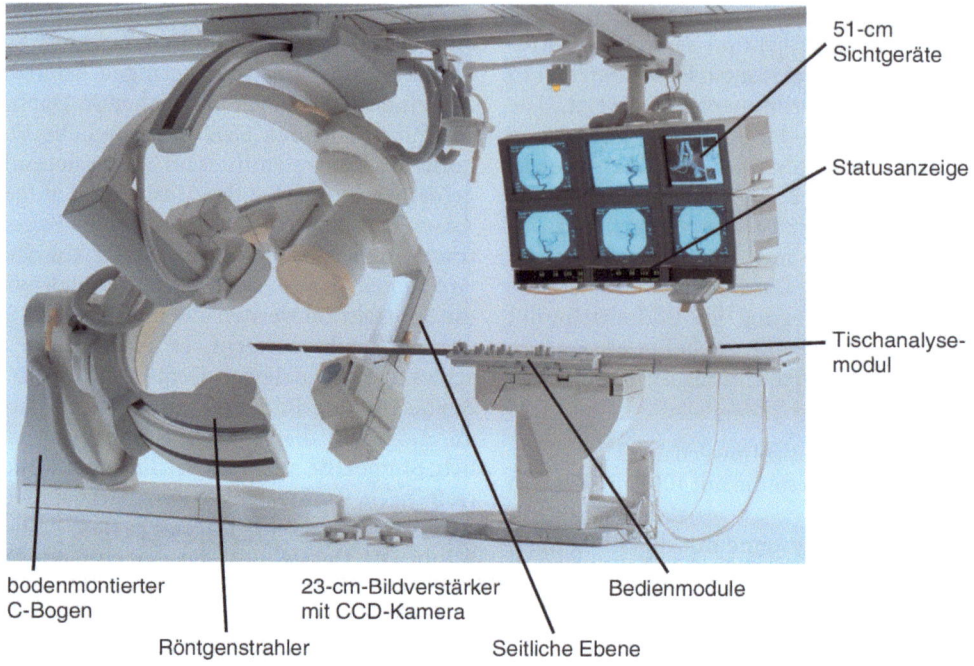

Abb. 1.110. Kardiologisches Untersuchungssystem

Durch die digitale Speicherung der Bilddaten können die Bilder ausgewertet werden, um z. B. Gefäßdurchmesser, Stenosegrad, Blutfluss oder Wandbewegungen des Herzen zu bestimmen.

Vor allem bei interventionellen Prozeduren sind Sofortbild und Reduktion der Bildfrequenz wesentliche Voraussetzungen, um eine schnelle Vorgehensweise und vertretbare Strahlenexposition zu erreichen. Als Spezialverfahren sind die periphere Angiographie mit der Bolusverfolgungstechnik zur Darstellung der Beingefäße und die Rotationsangiographie zur Darstellung überlagerter Gefäßgebiete hinzugekommen.

1.3
Computertomographie

J. Bunke

1.3.1
Einleitung

Durchdringt Röntgenstrahlung eine Gewebeschicht, so beobachtet man eine Abnahme der Photonenflussdichte. Das Ausmaß dieser Schwächung der Röntgenstrahlung ist unter anderem abhängig vom gewebespezifischen linearen Schwächungskoeffizienten und der Dicke der durchstrahlten Schicht. Die geschwächte Strahlung enthält also Informationen über die Gewebe und ihre räumliche Verteilung. Bei der konventionellen Röntgenbildgebung wird mittels einer Projektion die Darstellung eines dreidimensionalen Körpers vorgenommen, d. h. alle zwischen Fokus und Film bzw. zwischen den zugehörigen Blenden im Strahlungsbündel gelegenen Gewebestrukturen werden überlagert in einem Summationsbild dargestellt. Da sich die Schwächung der einfallenden Röntgenstrahlung als Summation („Linienintegral") aller Schwächungskoeffizienten längs des Projektionsstrahls ergibt, kann jeder Bildpunkt nur die über den zugehörigen Strahlenweg „gemittelte" Information über die Schwächung repräsentieren. Dies hat zur Folge, dass kleine Unterschiede im Absorptionsverhalten mit Hilfe einer Projektion nicht dargestellt werden können; dabei kann es sich um kleine Änderungen des Schwächungskoeffizienten und/oder um im Vergleich zum „restlichen" Strahlenweg kleine Abmessungen der Gewebestrukturen mit veränderter Schwächung handeln. Es kommt zu Informationsverlusten. Im Gegensatz hierzu gelingt es mit Schichtaufnahmeverfahren, die zweidimensionale räumliche Verteilung der Schwächungskoeffizienten darzustellen. Diesem Ziel kam man schon mit der Einführung der Verwischungstomographie nahe: Röhre und Film werden so bewegt, dass nur die Bildpunkte ortsfest bleiben, die Objektpunkten der interessierenden Schicht entsprechen. Alle anderen von der Strahlung erfassten Objektpunkte besitzen Bildpunkte, deren Position in Abhängigkeit von der sich wegen der Bewegung ändernden Durchstrahlungsrichtung variiert. Dem scharfen Bild der interessierenden Schicht ist als Wischschatten ein unscharfes Bild der übrigen durchstrahlten Körperregionen überlagert (s. auch Kap. 2.4). Dieser Überlagerungseffekt tritt bei der Computertomographie nicht auf. Dieses Verfahren – die ersten Versuche im klinischen Einsatz begannen 1971 mit Schädeluntersuchungen – geht auf A. M. Cormack und G. N. Hounsfield (Hounsfield 1973) zurück, die unabhängig voneinander arbeiteten und 1979 mit dem Nobelpreis für Medizin ausgezeichnet wurden. Wegen der hohen Kontrastauflösung bei gleichzeitig guter Raumauflösung konnte sich das Verfahren trotz anfänglich noch langer Aufnahmezeiten schnell etablieren und erfuhr eine weite Verbreitung. Anfang der 90er-Jahre wurde mit der Einführung der Spiraltechnik das Anwendungsspektrum der Computertomographie erweitert und in jüngster Vergangenheit hat die Verfügbarkeit von Mehrschichtsystemen abermals neue Einsatzmöglichkeiten erschlossen bzw. Verbesserungen bei den etablierten Indikationen gebracht. Im Jahre 1990 waren weltweit schon etwa 16 000 CT-Geräte installiert, pro Jahr kamen mehr als 3000 Systeme hinzu. In Deutschland wurde bereits 1993 die Zahl von mehr als 1000 installierten CT-Geräten erreicht.

1.3.2
Grundprinzip

Das Grundprinzip der Computertomographie ist schematisch in Abb. 1.111 dargestellt: Mit Hilfe einer Röntgenröhre und eines Kollimators wird ein eng eingeblendeter Röntgenstrahl erzeugt, der nur die interessierende Schicht durchdringt. Aufgrund unterschiedlicher Wechselwirkungen wie Photoeffekt und Comptonstreuung (s. Abschn. 1.1.1) kommt es zu einer Abnahme der Photonenflussdichte, die mit einem Detektorsystem gemessen wird. Das Ausmaß dieser Schwächung der Röntgenstrahlen ist u. a. abhängig vom gewebespezifischen linearen Schwächungskoeffizienten und der Ausdehnung des Gewebes in Strahlrichtung. Die geschwächten Strahlen enthalten also Informationen über die Gewebe und deren räumliche Verteilung.

Röntgenröhre und Detektor werden linear über den gesamten Objektquerschnitt geführt, es resultieren die Daten eines Intensitätsprofils. Die Transmissionsmessung liefert also eine Transversalprojektion des Objekts. Nach einer Drehung der Anordnung aus Röhre und Detektor um einen kleinen Winkel erfolgt eine erneute lineare Abtastung zur Messung des nächsten Profils. Auf diese Art werden – zumindest über einen Winkel von 180° – die Projektionen aus vielen unterschiedlichen Richtungen ermittelt. Diese

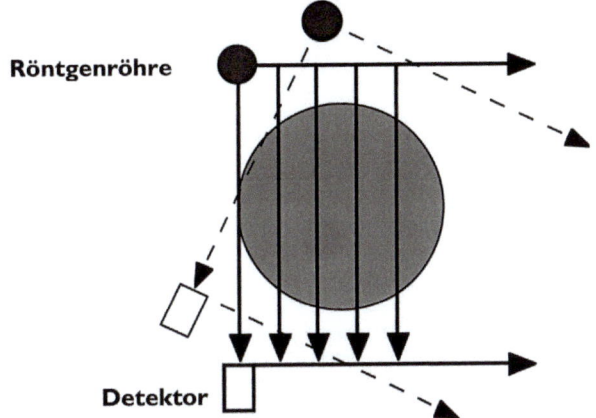

Abb. 1.111. Basiskonfiguration der ersten Gerätegeneration. Durch Translations- und Rotationsbewegung werden Transversalprojektionen der durchstrahlten Schicht aus vielen unterschiedlichen Richtungen erfasst

Messdaten – bei modernen Geräten können das abhängig vom verwendeten Messprotokoll einige hundert bis zu einigen tausend Projektionen mit jeweils mehreren hundert Messwerten sein – werden im Rechner in eine zweidimensionale Verteilung der Schwächungskoeffizienten umgesetzt. In diesem Bild der durchstrahlten Schicht, das dann auf einem Monitor betrachtet werden kann, kommen nicht direkt die Schwächungskoeffizienten zur Darstellung, sondern normierte Werte, die sog. CT-Werte (s. Abschn. 1.3.4).

Abbildung 1.112 zeigt in Form eines Blockschaltbildes die wesentlichen Bausteine eines CT-Gerätes. Die Gantry mit Röntgenröhre, Kühlsystem, Hochspannungsgenerator, Detektorfeld, Patientenlagerungstisch und der Mechanik für die Abtastung der Profile bildet das Subsystem für die Messung. Es sind verschiedene Konfigurationen von Röntgenstrahlern und Detektoren erprobt worden, deren Merkmale noch erläutert werden. Die Digitalisierung der Messwerte erfolgt mit Hilfe eines Analog-Digital-Wandlers. Für die Umsetzung der digitalisierten Intensitätsprofile in die Bildmatrix sind im zweiten Subsystem zwei wesentliche Schritte erforderlich: Zunächst werden die Messdaten für den Fall, dass sie für die nachfolgende Rekonstruktion nicht in der optimalen Reihenfolge vorliegen, neu geordnet. Zusätzlich sind verschiedene Kalibrierungen und Korrekturen notwendig. Der zweite Schritt beinhaltet die Rekonstruktion der vorverarbeiteten Daten zu einem Bild. Dieses Subsystem besteht aus einem Array-Prozessor und/oder speziell hierfür entwickelter Hardware. Die Bedienkonsole mit dem Monitor für die Bildbetrachtung und einem Gerät für die Bildspeicherung (z. B. einem CD-Laufwerk und/oder einem Laufwerk für magnetooptische Platten) bilden das dritte Subsys-

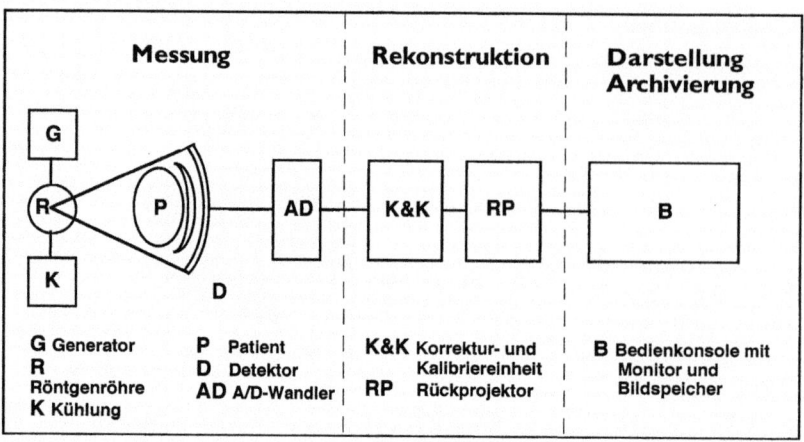

Abb. 1.112.
Blockschaltbild der wesentlichen Komponenten eines CT-Gerätes

tem. Hierzu sind auch Instrumente der Bildbetrachtung und Bildverarbeitung zu rechnen, die insbesondere wegen der „Bilderflut" der Mehrschicht-CT zunehmend wichtig für den Routinebetrieb sind.

Im Laufe der Zeit sind CT-Geräte unterschiedlicher Generationen entstanden. Merkmale für die Unterscheidung der Generationen sind die Anordnung von Röhre und Detektorsystem, sowie die Art der mechanischen Bewegung dieser Komponenten. Bei der einfachsten Version (Abb. 1.111), der ersten Generation, wurde nur ein Detektor verwendet. Die Bewegung setzte sich wie beschrieben aus Translation und Rotation zusammen. Die Abtastzeit betrug bis zu 5 min pro Schicht, weshalb die Geräte nur für Schädelaufnahmen geeignet waren.

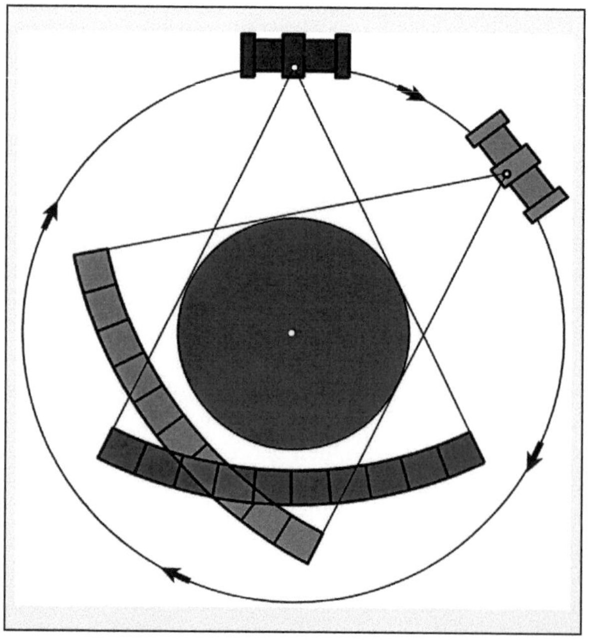

Bei den Geräten der zweiten Generation wurde das Bewegungsmuster beibehalten, zur besseren Nutzung der Strahlung kam ein kleiner Fächerstrahl in Kombination mit mehreren Detektoren zum Einsatz. Die Scanzeit konnte so auf etwa 20 s reduziert werden, wodurch Messungen in Atempausen möglich wurden.

Nach den beiden ersten Generationen, den sog. Translations-Rotations-Scannern, wurde bei den Geräten der dritten Generation die Bewegung auf eine gemeinsame Rotation von Röhre und Detektorsystem beschränkt (Abb. 1.113). Der Öffnungswinkel des Strahlkegels ist so ausgelegt, dass der gesamte Patientenquerschnitt durchstrahlt wird und die Strahlung dadurch effektiv genutzt wird. Auch alle z. Z. verfügbaren Mehrschicht-CT-Geräte basieren auf der dritten Generation.

Geräte der vierten Generation besitzen in der Basiskonfiguration einen ortsfesten Detektorkranz, es dreht sich nur die Röhre. Die Detektorelemente müssen daher auf dem gesamten Vollkreis angeordnet sein. Da der Abstand zwischen zwei benachbarten Detektorelementen in die erreichbare Ortsauflösung des Systems eingeht, ist bei der Vollkreisanordnung eine große Anzahl von Detektorelementen erforderlich. Es wurden mehrere Varianten dieser Basiskonfiguration entwickelt.

Abb. 1.113. Basiskonfiguration der dritten Gerätegeneration. Der Strahlenfächer deckt den ganzen Patientenquerschnitt ab. Das Joch mit Röhre und Detektoren führt eine Rotationsbewegung aus

1.3.3
Detektorsysteme

Als Detektoren der Transmissionsstrahlung sind entweder Gas- oder Festkörperdetektoren üblich. Gasdetektoren funktionieren nach dem Prinzip der Ionisationskammer. In gasdichten Aluminiumkammern, deren nebeneinander liegende Zellen zur Röntgenröhre ausgerichtet sind (s. Abb. 1.114), befindet sich

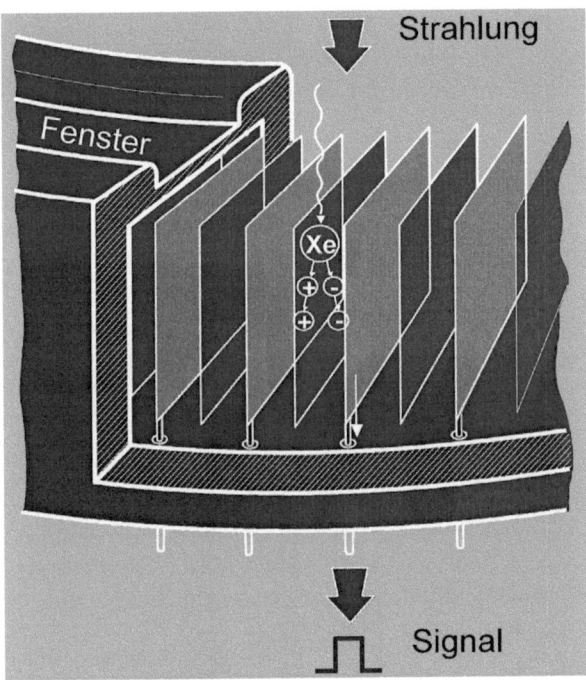

Abb. 1.114. Gasdetektor. Die durch das Fenster einfallende Strahlung ionisiert Xenonatome, Elektronen und Ionen wandern zu den Hochspannungs- und Messelektroden

tonen direkt in ein elektrisches Signal gewandelt werden.

Als weiteres Ergebnis der Wechselwirkung zwischen Röntgenquant und Gasatom treten langwellige Röntgenstrahlen auf, die zu einem Übersprechen zwischen benachbarten Detektorelementen führen können. Die Elektroden, die gleichzeitig die Trennwände zwischen den Elementen bilden, sind daher aus strahlenabsorbierendem Material hergestellt. Dadurch unterdrücken sie auch wie Streustrahlungsraster die aus dem Patienten austretende Streustrahlung. Xenon-Gasdetektoren zeichnen sich durch hohe Stabilität und kurze Abklingzeiten aus.

Festkörperdetektoren bestehen entweder aus Halbleitermaterial, in dem die einfallenden Röntgenphotonen direkt in einen elektrischen Strom umgewandelt werden, oder – und das ist bisher überwiegend der Fall – aus Szintillationskristallen und zugehörigen photoelektrischen Wandlern (s. Abb. 1.115). Als Szintillationskristalle werden Natrium-, Caesium-, oder Cadmiumverbindungen eingesetzt. Auch Materialien, die Elemente aus der Gruppe der seltenen Erden enthalten, werden verwendet. Mit lumineszenten Keramiken stehen mittlerweile auch nicht-kristalline Substanzen zur Verfügung. Die einfallenden Röntgenquanten erzeugen im Detektor Photoelektronen, die auf ihrem Weg durch das Material Atome anregen bzw. ionisieren. Die resultierenden Photonen im Bereich des sichtbaren und ultravioletten Spektrums treffen entweder direkt oder nach Reflexion an den speziell beschichteten Randflächen des Detektors auf einen photoelektrischen Wandler, z.B. eine Photodiode, wo sie in elektrische Signale umgesetzt, danach verstärkt und schließlich dem Analog-Digital-Wandler zugeführt werden.

Beide Detektorsysteme besitzen einige spezifische Vor- und Nachteile, die hier nicht näher diskutiert werden sollen. Mehrschicht-Detektorsysteme (s. Abschn. 1.3.6) sind mit Festkörperdetektoren ausgestattet.

unter hohem Druck im allgemeinen das Edelgas Xenon. In der Kammer sind abwechselnd Mess- und Hochspannungselektroden angeordnet, die Elektrodenzwischenräume bilden die einzelnen Detektorelemente. Die durch ein Fenster einfallenden Röntgenquanten ionisieren die Edelgasatome, dadurch entstehen elektrisch geladene Teilchen, Gasionen und Elektronen. Diese wandern unter dem Einfluss des elektrischen Potenzials zu den Elektroden, sodass im äußeren Stromkreis ein Signalstrom entsteht, der über Vorverstärker dem Analog-Digital-Wandler zugeführt wird. Gasdetektoren werden als direkte Konverter bezeichnet, da die Röntgenpho-

Abb. 1.115. Festkörperdetektor. Die einfallende Strahlung erzeugt im Kristall bzw. im keramischen Material Photoelektronen. Durch Ionisation entstehen Photonen, die auf die Diode treffen. Hier erfolgt die Umsetzung in ein elektrisches Signal

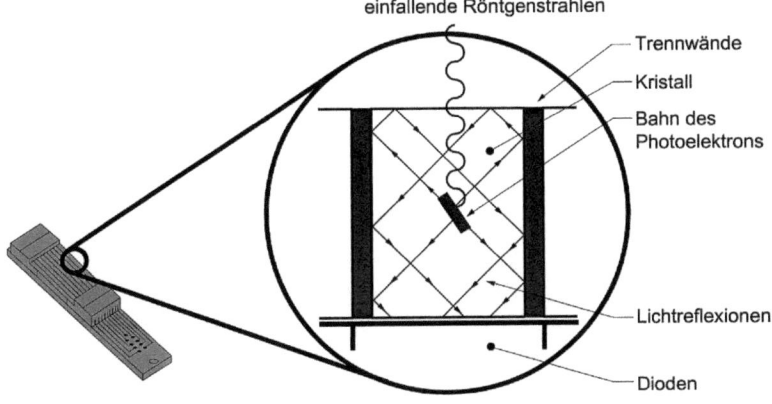

1.3.4
Rekonstruktion

Die Messung liefert viele Datensätze, zu denen jeweils alle Objektpunkte der abzubildenden Schicht beitragen. Als Daten in der Form digitalisierter Intensitätsprofile sind die Linienintegrale der Verteilung der Schwächungskoeffizienten gegeben, gesucht ist die bildliche Darstellung dieser Verteilung. Vor Beginn der Bildberechnung erfolgen Skalierungen und Kalibrierungen, die für die Vermeidung von Artefakten erforderlich sind. Außerdem werden die Messwerte logarithmiert, d. h. es erfolgt der Übergang vom Intensitätsprofil zum Schwächungsprofil. Es gilt dann das Prinzip der ungestörten Superposition, da sich die Schwächungskoeffizienten von Teilvolumina linear addieren. Als Standardverfahren der Bildberechnung wird der Algorithmus der Rückprojektion in Kombination mit Faltung bzw. Filterung der Messwerte eingesetzt. Bei der direkten Rückprojektion entstehen Streifenbilder, indem der Strahlengang der vielen durch die Messung erhaltenen Transversalprojektionen des Patienten gleichsam umgekehrt wird: Für jeden Detektor wird der zugehörige Messwert gleichmäßig über den vom Strahl zurückgelegten Weg verteilt. Anders ausgedrückt: Für jeden Detektor wird der zugehörige Wert des Linienintegrals über die längs des Strahls „getroffenen" Schwächungskoeffizienten gleichmäßig über den Integrationsweg verteilt, d. h. alle Punkte entlang des Integrationsweges erhalten den gleichen Signalwert. Dies geschieht für alle Messwerte der vielen, unabhängig voneinander erfassten Profile. Die Überlagerung der so entstandenen Streifenbilder liefert das Schichtbild. Auf diese Art werden in jedem Bildpunkt alle diejenigen Messwerte aufsummiert, deren Integrationsweg bzw. deren Strahl durch eben diesen Punkt läuft. Dies hat zur Folge, dass als Ergebnis der direkten Rückprojektion eine verfahrensmäßig bedingte Unschärfe erzeugt wird; es entsteht nur ein unscharfes, nämlich stark „verschmiertes" Bild der ursprünglichen Verteilung der Schwächungskoeffizienten. In Abb. 1.116 ist dieser Effekt für das Beispiel der Rekonstruktion des Bildes einer δ-Funktion („Impulsfunktion") verdeutlicht, d. h. das Bild eines „einzelnen Punktes" ist idealisiert dargestellt: Links oben ist das Schwächungsprofil des Objektes angegeben. Darunter ist schematisch die in unterschiedliche, durch Pfeile gekennzeichnete Richtungen erfolgende Transversalprojektion mit den zugehörigen Schwächungsprofilen skizziert. Rechts unten ist die direkte Rückprojektion und ihr Ergebnis dargestellt: Der Wert eines jeden Schwächungsprofils wird in Richtung der Pfeile zurückprojiziert. Als Bild des Punktes entsteht eine sternförmige Schwächungsverteilung, ihr Maximum liegt im Schnittpunkt der Projektionsstrahlen. Dieser Schnittpunkt markiert die Position des abzubildenden Punktes. Von hier aus fällt die Amplitude, wie rechts oben im Rekonstruktionsprofil dargestellt, umgekehrt proportional zum Abstand vom Schwächungsmaximum ab. Aufgrund dieser weitreichenden Unschärfe liefert der Algorithmus der direkten Rückprojektion keine brauchbaren Ergebnisse. Beim Verfahren der gefalteten Rückprojektion (auch gefilterte Rückprojektion genannt) wird die weitreichende Unschärfe dadurch vermieden, dass die Rückprojektion nicht mit den ursprünglich gemessenen, sondern mit gefilterten Schwächungsprofilen durchgeführt wird. Diese gefilterten Schwächungsprofile entstehen aus den ursprünglichen Profilen durch die mathematische Integraloperation der „Faltung mit dem Faltungskern". Wie in Abb. 1.117 skizziert, kann man sich darunter anschaulich vorstellen, dass von jedem der ursprünglichen Schwächungsprofile ein unscharfes Abbild erzeugt und jeweils vom zugehörigen ursprünglichen Profil subtrahiert wird. Als Ergebnis dieser „Unschärfesubtraktion" liegen Profile vor, die auch negative Amplituden

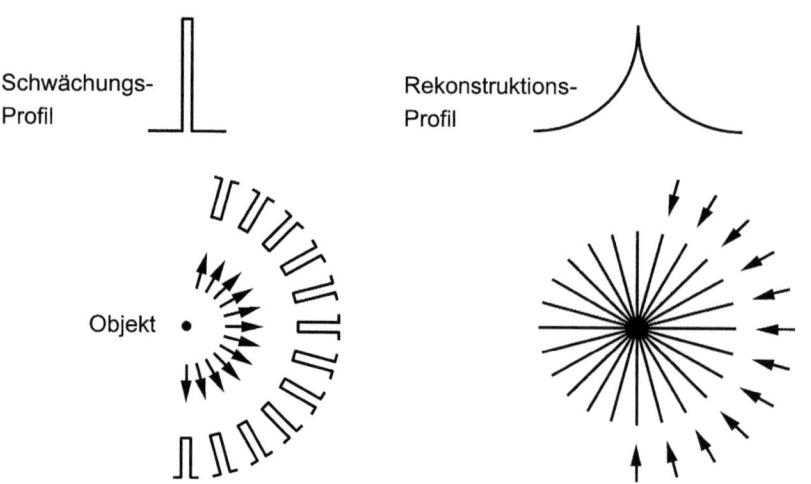

Abb. 1.116.
Prinzip der direkten Rückprojektion. Links sind die Schwächungsprofile des „punktförmigen" Objekts skizziert. Die direkte Rückprojektion (rechts) liefert eine unscharfe Schwächungsverteilung

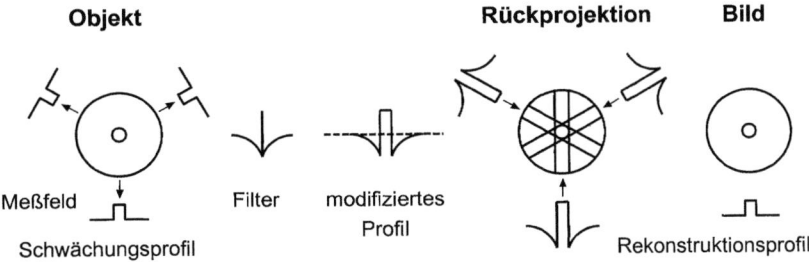

Abb. 1.117. Gefilterte Rückprojektion. Durch die Filterung entstehen modifizierte Schwächungsprofile, deren Rückprojektion nicht zu weitreichenden Unschärfen im Bild führt

besitzen. Die Rückprojektion erfolgt mit diesen, durch Faltung mit einem „schärfenden" Kern erhaltenen Profilen. Deren negative Anteile sorgen dafür, dass um die Position des abzubildenden Punktes herum nun anders als bei der direkten Rückprojektion kein Signal mehr beobachtet wird; die weitreichende Unschärfe tritt bei Verwendung des Rekonstruktionsalgorithmus der gefilterten Rückprojektion nicht mehr auf.

Man spricht von „gefilterter" Rückprojektion, da die mathematische Operation der Modifikation der Profile anstatt als Faltung mit schärfendem Faltungskern gleichwertig auch als Filterung, genauer Hochpassfilterung, im Ortsfrequenzraum bezeichnet werden kann: Niedrige Ortsfrequenzen – ihnen entsprechen im Bild großflächige, unscharf begrenzte Strukturen – werden unterdrückt. Hohe Ortsfrequenzen – ihnen entsprechen im Bild gut aufgelöste Kanten und Übergänge – werden hervorgehoben. Diese Gleichwertigkeit der Beschreibung findet u.a. darin Ausdruck, dass die bei der Behandlung von Orts- und Kontrastauflösung (Hoch- und Niedrigkontrastauflösung) verwendete Modulationsübertragungsfunktion (MÜF) des Algorithmus die Fourier-Transformierte des Faltungskerns ist (Herman 1979).

Die Verwendung eines Faltungskerns ist ein notwendiges Instrument, um aus dem Rohdatensatz ein Bild mit guter Ortsauflösung berechnen zu können. Diese Prozedur eröffnet eine zusätzliche, über die Realisierung eines möglichst getreuen Bildes hinausgehende Möglichkeit: Durch den Einsatz unterschiedlicher Faltungskerne kann der Bildcharakter verändert werden. So kann z.B. durch eine über das Standardmaß hinausgehende Betonung der hohen Ortsfrequenzen im Bild eine Kantenanhebung zur Verdeutlichung von Übergängen zwischen Arealen mit nur kleinen Unterschieden im Absorptionsverhalten erreicht werden. Dies geschieht auf Kosten eines erhöhten Rauschens. Umgekehrt lässt sich ein Bild durch Abschwächung des Rauschens bzw. der höheren Ortsfrequenzen glätten. Dieser Wanderung im Kontrast-Detail-Diagramm sind durch das Auftreten von Artefakten Grenzen gesetzt. Es verbleibt ein sinnvoll nutzbarer Spielraum, der es gestattet, an CT-Geräten zwischen mehreren verschiedenen, für unterschiedliche Fragestellungen optimierten Faltungskernen zu wählen.

Unabhängig von der Wahl des Faltungskerns ist eine Matrix der Schwächungswertverteilung das Ergebnis der Bildrekonstruktion. Die numerischen Werte jedes Bildelements (Pixel) geben das Ausmaß der im zugehörigen Volumenelement (Voxel) erfolgten Absorption an. Dabei ist der absolute Wert des linearen Schwächungskoeffizienten von den Parametern der jeweiligen Untersuchung und den Eigenschaften des benutzten Gerätes abhängig. Um die Ergebnisse unabhängig von Untersuchungsparametern und gerätespezifischen Größen miteinander vergleichbar zu machen, kommt die Verteilung der gemessenen Schwächungskoeffizienten nicht „direkt" zur Darstellung, sondern man bedient sich einer relativen Schwächungswertskala, der sog. Hounsfield-Skala. Dazu wird der Schwächungskoeffizient μ_x eines Gewebes als relativer Schwächungswert in Form des zugehörigen CT-Wertes (angegeben in Hounsfield-Einheiten, H.E.) nach folgender Definition bestimmt, bei der zur Normierung auf den Schwächungskoeffizienten von Wasser μ_{Wasser} Bezug genommen wird:

CT-Wert (in Hounsfield-Einheiten H.E.)

$$= 1000 \cdot \frac{\mu_x - \mu_{Wasser}}{\mu_{Wasser}} \qquad (34)$$

Nach dieser Definition ergibt sich für Wasser der CT-Wert Null und für Luft der Wert –1000 H.E. Von Luft bis zu dichtem Knochen umfasst diese Skala einen Dynamikbereich von mehreren tausend H.E. Der sog. Weichteilbereich liegt ungefähr zwischen +100 und –100 H.E.

Als Ergebnis der Bildrekonstruktion liegen die so ermittelten CT-Werte pixelweise vor und werden auf dem Bildmonitor mit Hilfe einer Grauwertskala dargestellt. Diese umfasst bei z.B. 12 Bit pro Datum zwar 4096 Abstufungen, das menschliche Auge vermag aber nur einen wesentlich kleineren Wertebereich zu erfassen. Es kommt daher üblicherweise die sog.

Fenstertechnik zum Einsatz: Nur ein Teil des Wertebereichs der Hounsfield-Skala wird in das sichtbare Fenster gelegt und durch die Grauwertskala zur Darstellung gebracht. CT-Werte, die oberhalb bzw. unterhalb der vom Betrachter festzulegenden Fensterbreite liegen, werden einheitlich weiß bzw. einheitlich schwarz wiedergegeben. Neben der Fensterbreite ist auch die Fensterlage (Position der Fenstermitte auf der Hounsfield-Skala) beliebig einstellbar. Mit Hilfe der Fenstertechnik lässt sich das jeweils relevante Intervall der CT-Werte (z.B. im Knochenfenster) den Grauwerten zuordnen. Der Betrachter kann die für ihn günstigste Einstellung bezüglich Rauschen und Kontrastauflösung durch die entsprechende Wahl der Fensterlage und Fensterbreite vornehmen. Da sich die CT-Werte vieler bei der Diagnostik interessierender Gewebe nur geringfügig unterscheiden oder sogar überlappen, sei darauf hingewiesen, dass bei quantitativen Auswertungen mögliche Fehlerquellen immer sehr genau betrachtet werden sollten.

1.3.5
Schleifringsysteme, Spiral-CT

Bei den konventionellen CT-Systemen mit Einzelschichtaufnahmetechnik ist wegen der Verkabelung der Gantrykomponenten eine ständige Umkehr des Drehsinns der Rotation des Jochs erforderlich, Röhre und Detektorkranz führen eine oszillatorische Bewegung aus. Daraus ergibt sich die Notwendigkeit, dauernd zwischen Beschleunigung und Bremsung dieser Massen zu wechseln. Mit der Einführung der Schleifringtechnologie wurde dieses Prinzip verlassen: Ein Schleifring dient der Spannungsversorgung der Röhre. Hierfür ist ein Hochspannungsschleifring erforderlich. Bei einigen Systemen konnte der Generator in Abmessungen und Gewicht so gestaltet werden, dass er auf dem Joch mit Röhre und Detektorkranz mitrotiert, diese Systeme kommen mit einem Niederspannungsschleifring aus. Bei Systemen der dritten Generation wird ein weiterer Schleifring für die Übertragung der Messdaten eingesetzt.

Auf diese Art erfolgen bei kontinuierlicher Rotation der Gantry während des Scans Durchstrahlung und Datenerfassung ebenfalls kontinuierlich. Gleichzeitig wird auch noch der Aufnahmetisch mit dem Patienten kontinuierlich verschoben, so dass sich der Fokus auf einer spiral- bzw. helixförmigen Bahn um den Patienten herum bewegt (Abb. 1.118). Die Daten ganzer Volumina können mit dieser als Spiral-CT, Volumetric-CT oder Helical-CT bezeichneten Technik lückenlos erfasst werden.

Dieses Messprinzip bietet spezifische Vorteile für die klinische Anwendung, von denen einige im Folgenden aufgeführt sind: Die kurzen Untersuchungszeiten erlauben die Erfassung eines großen Volumens in einer Atempause, wodurch Bildartefakte reduziert werden. Während bei der konventionellen CT Änderungen im Ausmaß der Exspiration bzw. Inspiration, die evtl. von Scan zu Scan, d. h. von Schicht zu Schicht auftreten, dazu führen können, dass kleine Läsionen übersehen werden, treten bei der Spiral-CT diese durch unterschiedliche Atemtiefe hervorgerufenen Schichtsprünge nicht auf, da hier der Datensatz des interessierenden Volumens kontinuierlich in einer Atemstillstandsphase erfasst wird (Kalender et al. 1989). Weiterhin kann das maximale Enhancement bei Kontrastmittelapplikation besser erfasst werden (Feuerbach et al. 1996). Hierin liegt das Potenzial, die insgesamt bei einer Untersuchung applizierte Kontrastmittelmenge zu verkleinern. Auf die CT-Angio-

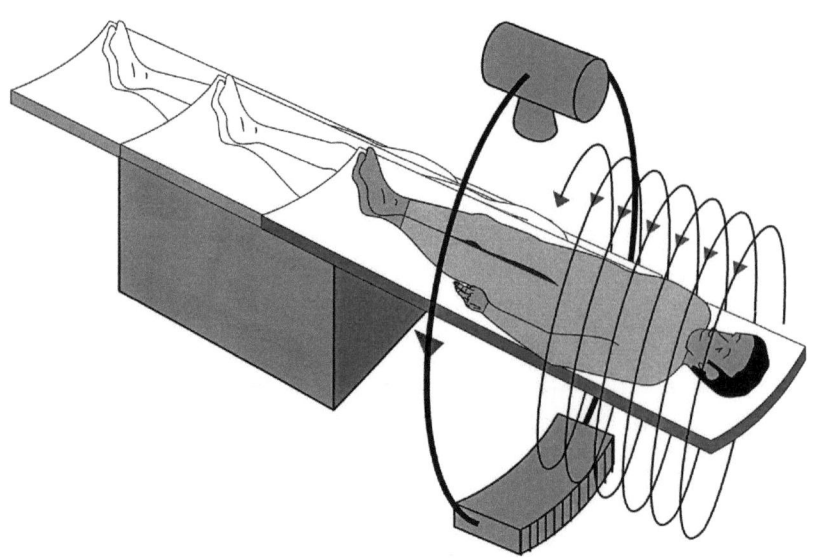

Abb. 1.118.
Prinzip der Spiral-CT. Bei kontinuierlicher Verschiebung des Patienten und kontinuierlicher Rotation des Jochs mit Röhre und Detektorfeld ergibt sich eine spiral- bzw. helixförmige Bahn des Fokus um den Patienten herum

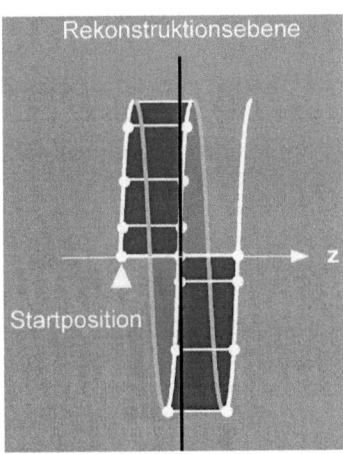

Abb. 1.119. Anordnung der auf der Spirale gemessenen Daten in Bezug zur Rekonstruktionsebene der planaren Schicht

migen Bahn des Röhrenfokus als Sinuskurve dargestellt. Entlang der horizontalen z-Achse könnten gleichwertig die Zeit in s oder der Tischvorschub in mm aufgetragen werden, hier ist die Achse deshalb unbeschriftet geblieben. Die Kurvenabschnitte zwischen den Punkten auf der z-Achse entsprechen den Segmenten der Spirale, in denen eine komplette Rotation erfolgt, der Drehwinkel Φ also 360° durchläuft. Durch Schattierung ist der Bereich hervorgehoben, der zu den beiden ersten Umläufen auf der Spirale gehört. Die mit waagerechten Strichen verbundenen Punkte verdeutlichen, dass die auf der Spirale gemessenen Daten nicht direkt einer planaren Schicht zugeordnet werden können, deren Lage beispielhaft durch die senkrechte, als Rekonstruktionsebene bezeichnete Linie markiert ist. Schon bei der Einführung der Spiral-CT wurden deshalb Algorithmen verwendet, die aus den Rohdaten mehrerer Spiralsegmente durch z-Interpolation den Datensatz einer planaren Schicht erzeugen (Kalender et al. 1990).

Die einfachste Variante, bei der die Abtastungen über volle 360° verwendet werden, ist in Abb. 1.120 schematisch dargestellt: Für die beliebig gewählte Position z_0 soll aus dem Spiraldatensatz die zugehörige planare Schicht mittels linearer Interpolation berechnet werden. Die durchgezogene Sinuskurve steht wieder für die spiralförmige Bahn des Fokus um den Patienten herum. Für die Berechnung werden für jeden Drehwinkel Φ eines vollen Umlaufs jeweils die beiden benachbarten Messdaten herangezogen, die zu demselben Wert von Φ in dem vorhergehenden bzw. nachfolgenden Umlauf gehören. In Abb. 1.120 sind dies beispielsweise die Messwerte der beiden Nachbarpunkte z_1 und z_2, die für den betrachteten Drehwinkel zur Berechnung der planaren Schicht in Position z_0 beitragen. Da zwischen den Punkten z_1 und z_2 ein Vollkreis durchlaufen wird, ist die Entfernung der Punkte gerade gleich dem Tischvorschub d,

graphie wird gesondert eingegangen. Die Reduzierung von Partialvolumeneffekten ist durch die Rekonstruktion überlappender Schichten möglich. Insgesamt ergibt sich aus diesen Vorteilen bei vielen Fragestellungen eine größere diagnostische Sicherheit. Das Verfahren stellt aber auch spezielle Anforderungen an die Hard- und Softwarekomponenten des Geräts. Als Stichworte seien die Röhrenleistung, die Berechnung planarer Schichten durch Rohdateninterpolation und die Bildverarbeitung genannt.

Bei der Spiral-CT können für die Bildberechnung nicht die unveränderten Rohdaten herangezogen werden, da sich während der Rotation der Gantry die Tischposition kontinuierlich verändert und folglich Artefakte auftreten würden. Diese würden sich ähnlich wie Bewegungsartefakte bei der konventionellen CT darstellen, da während der Datenakquisition wegen des Tischvorschubs eine Bewegung des Patienten stattfindet. In Abb. 1.119 ist der Anfang der spiralför-

Abb. 1.120. Berechnung der planaren Schicht an der Position z_0 durch lineare Interpolation über jeweils ein volles, beispielhaft durch die Punkte z_1 und z_2 markiertes 360°-Segment. Schlankere Schichtprofile werden mit dem 180°-Algorithmus unter Verwendung der „Pseudohelix" (Punkt z_3) erzielt

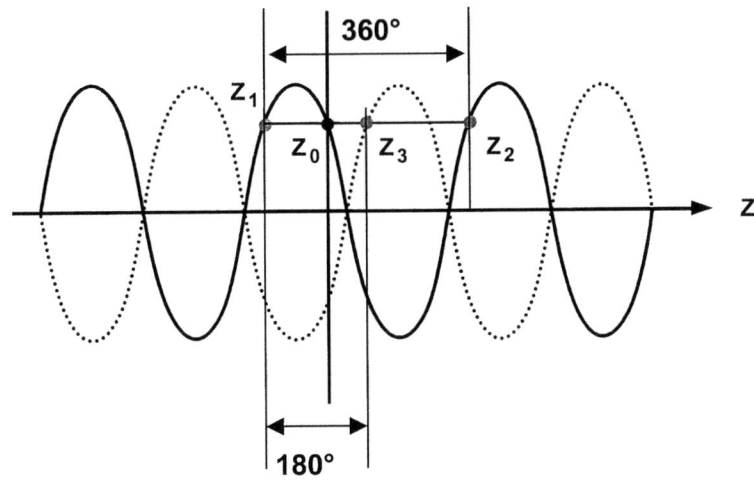

der während eines 360°-Spiralsegments gefahren wird: $z_2 = z_1 + d$. Der zu bestimmende Rohdatenwert $M_{z0}(\Phi)$ für die Position z_0 und den Winkel Φ ergibt sich durch lineare Interpolation als:

$$M_{z0}(\Phi) = (1-w) \cdot M_{z1}(\Phi) + w \cdot M_{z1+d}(\Phi) \quad (35)$$

In die Wichtungsfaktoren ist für w der Ausdruck $(z_0 - z_1)/d$ einzusetzen. Damit erfolgt die Gewichtung der verwendeten Messwerte des Spiraldatensatzes proportional zu ihrem Abstand von der Position der zu berechnenden planaren Schicht. Diese Interpolation muss für alle Projektionswinkel der 360°-Rotation sowie für jedes einzelne Datum einer Projektion, d.h. innerhalb jeder Projektion für jedes Detektorelement durchgeführt werden.

Auf diesen durch z-Interpolation gewonnenen Datensatz einer ebenen Schicht wird für die Bildrechnung das übliche Rekonstruktionsverfahren der konventionellen Computertomographie (gefilterte Rückprojektion, s. oben) angewendet. Es resultiert ein Bild, das näherungsweise dem entspricht, das man unter Verwendung entsprechender Scanparameter für diese Tischposition auch mit der planaren Aufnahmegeometrie der konventionellen CT erhalten würde.

Die Ergebnisse beider Verfahren unterscheiden sich im Wesentlichen hinsichtlich des Bildpunktrauschens und der effektiven Schichtdicke. Diese ist als Halbwertsbreite des Schichtempfindlichkeitsprofils definiert. Sie kommt durch enge röhren- und detektorseitige Einblendung des Strahlenfächers bei der konventionellen CT der idealen Rechteckfunktion sehr nahe. Die Spiral-CT liefert wegen der „Verschmierung" durch die Tischbewegung ein im Vergleich zur Standard-CT verbreitertes Schichtempfindlichkeitsprofil. Diese Verbreiterung ist experimentell untersucht worden und kann auch mathematisch als Faltung des zu der Situation ohne Tischbewegung gehörenden Schichtempfindlichkeitsprofils mit der Funktion, die die Tischbewegung beschreibt, in guter Übereinstimmung mit den Messergebnissen angegeben werden. Durch den „Trick" der gewichteten Überlagerung der mit Tischvorschub gemessenen Daten zu einem „planaren" Datensatz werden zwar Bewegungsartefakte vermieden, man muss sich aber darüber im Klaren sein, dass für die beschriebene, einfache Rohdateninterpolation einer planaren Schicht jeweils die Messdaten von zwei vollen 360°-Rotationen Verwendung finden. Eine Verbesserung im Hinblick auf das resultierende Schichtempfindlichkeitsprofil bietet der 180°-Algorithmus, der heute standardmäßig verwendet wird: Dabei wird – wie in Abb. 1.120 skizziert – der Bereich um die Position z_0 herum eingeengt, aus dem Messwerte für die Berechnung der planaren Schicht herangezogen werden. Dies wird erreicht, indem mit den Daten von 180°-Rotationen gearbeitet wird. Da die Projektionen, die sich hinsichtlich ihres Drehwinkels Φ gerade um 180° unterscheiden, den gleichen Informationsgehalt bieten, kann zu jedem Φ die entsprechende „gegenüberliegende" Projektion berechnet werden. Diese „Pseudohelix" ist in Abb. 1.120 als gepunktete Sinusfunktion dargestellt. Man kann sich diese Spirale durch die Verschiebung der ursprünglichen Spirale um d/2, der Hälfte des Tischvorschubs pro 360°-Rotation, entstanden denken. Werden für die Berechnung der planaren Schicht an der Position z_0 die Messwerte der Originalspirale (z.B. Punkt z_1 in Abb. 1.120) und der „Pseudohelix" (Punkt z_3) benutzt, so gehen nur noch die Werte einer einzigen 360°-Rotation ein. Auf diese Art werden deutlich „schlankere" Schichtprofile erreicht.

Das Ausmaß der Schichtverbreiterung ist auch vom verwendeten Pitchfaktor abhängig und nimmt mit größer werdendem Pitchfaktor zu.

Definition Der dimensionslose Pitchfaktor p gibt das Verhältnis von Tischvorschub d pro Röhrenrotation (in mm) und nomineller Schichtdicke S (in mm) an: $p = d/S$.

Für die Anwendung auf Mehrschichtgeräte (s. Abschn. 1.3.6) muss diese Definition noch erweitert werden. Bei einem Pitchfaktor 1 wird der Tisch also während einer Röhrenrotation um eine nominelle Schichtdicke durch die Messebene verfahren. In Abb. 1.121 ist als Beispiel eine Spirale für die Pitchfaktoren 1 und 2 schematisch dargestellt.

Die lückenlose Erfassung eines Volumens liefert Datensätze, die es unter Verwendung des beschriebenen Rekonstruktionsprinzips (z-Interpolation und gefilterte Rückprojektion) erlauben, Schichten für beliebige Tischpositionen innerhalb des untersuchten Volumens zu berechnen (Abb. 1.122a). Die Schichten können zudem überlappend angeordnet sein (Abb. 1.122b). Mit Hilfe des Rekonstruktionsinkrements (das auch als Rekonstruktionsindex bezeichnet wird) gibt der Anwender an, in welchem Abstand voneinander Schichten innerhalb des kontinuierlich er-

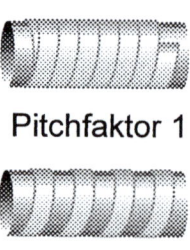

Abb. 1.121. Darstellung der Spirale mit Pitchfaktor 1 und Pitchfaktor 2

Abb. 1.122 a, b.
Die mit der Spiral-CT gemessenen Datensätze erlauben beliebige Schichtpositionen (**a**) und die Berechnung überlappender Schichten (**b**)

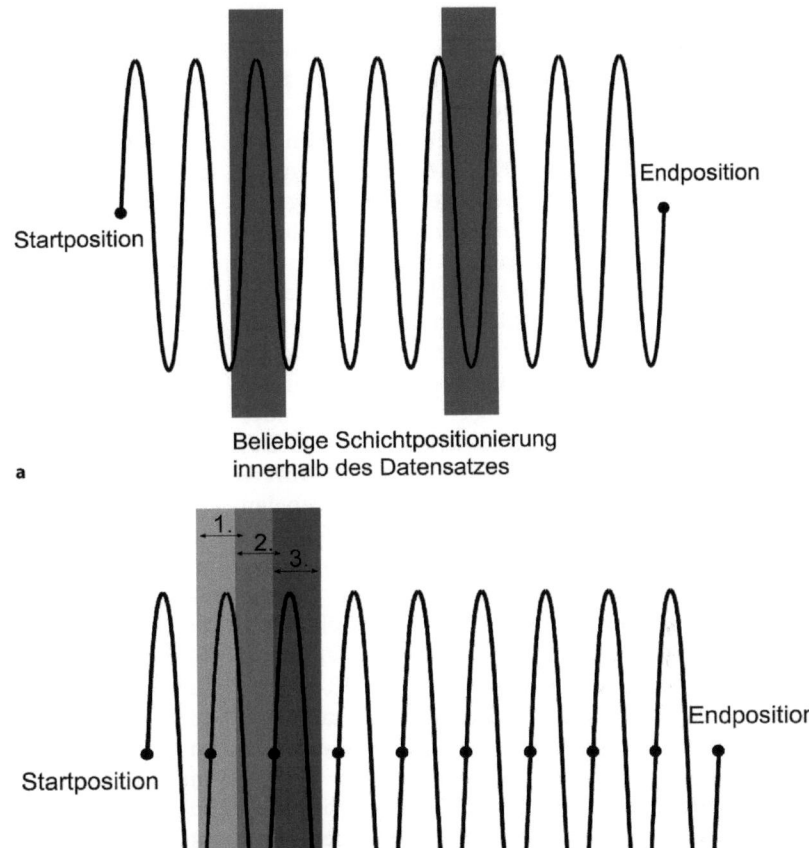

fassten Volumendatensatzes berechnet werden sollen. Das Rekonstruktionsinkrement dient unabhängig von der durch die Messung festgelegten Schichtdicke der Steuerung des Ausmaßes der Überlappung der berechneten Schichten und bietet damit die Möglichkeit, die Ausprägung von Partialvolumeneffekten zu minimieren.

Allerdings wird erst bei der Berechnung von etwa 3–5 Bildern pro nomineller Schichtdicke die im Prinzip der Spiral-CT begründete hohe Abtastdichte in dieser Richtung auch tatsächlich hierfür genutzt. Die Spiral-CT kann unter bestimmtem Randbedingungen, die, wie beschrieben, den Rekonstruktionsalgorithmus, die Schichtdicke, den Pitchfaktor und das Rekonstruktionsinkrement betreffen, eine Ortsauflösung erreichen, die in der Ebene senkrecht zur Schicht besser ist als in der Schichtebene. Damit ist für dieses Verfahren das Ziel der isotropen Ortsauflösung (Kalender 1995; Levy 1995) deutlich näher gerückt. Dieser Aspekt hat mit der Einführung der Mehrschicht-Spiral-CT inzwischen noch an Bedeutung gewonnen.

Den im Vergleich zur konventionellen Computertomographie erhöhten Erfordernissen für die Bildrekonstruktion wurde in einigen Systemen mit eigens entwickelten Schaltkreisen (Application Specific Integrated Circuit, ASIC) Rechnung getragen, wodurch sehr kurze Rekonstruktionszeiten realisiert werden konnten. Die Darstellung von Zwischenergebnissen in einer Zeit, während der die Datenakquisition der Spirale noch läuft, machte den Einsatz der Spiral-CT praktikabler. Ebenso wie in der MR-Bildgebung werden auch bei der Spiral-CT zunehmend mehr Daten pro Untersuchung erzeugt. Die Systemarchitektur für Datentransfer und -speicherung muss daher zur Vermeidung von Engpässen entsprechend großzügig ausgelegt sein. Darüber hinaus sind Instrumente der Bildverarbeitung erforderlich, die den Anwender in die Lage versetzen, diese „Datenflut" in angemessener Zeit zu bewältigen, d. h., den vielen Einzelbildern die relevante Information zu entnehmen und sie aussagekräftig zu dokumentieren. Die ursprünglichen axialen Schnitte stellen sicherlich die Grundlage für die Befundung dar. Mit Hilfe des interaktiven Cine-mode lassen sich die Schichtstapel am Monitor schnell „durchblättern", um den Bereich herauszufinden, der genauerer Betrachtung und evtl. auch weiterer Bildberechnungen bedarf. Methoden der Bildverarbeitung können dazu dienen, den Befund besonders aussagekräftig zu visualisieren, die für die Demonstration des Befundes notwendige Datenmenge zu reduzieren und weiteren Personen, z. B. dem überweisenden Arzt, das abermalige Durchsehen sehr vieler Aufnahmen von Einzelschichten zu ersparen: Mit Hilfe der multiplanaren Reformation (MPR) werden aus dem Datensatz Sekundärrekonstruktionen beliebiger Schichtorientierung berechnet. Auch gekrümmte Schichten, die entlang einer vom Anwender festzulegenden Linie verlaufen, können für die Demonstration eines Befundes hilfreich sein. Mehrere Datensätze können unter Verwendung von durch den Anwender definierten Markierungen miteinander verknüpft, entsprechende Schichten können sogar zur Deckung gebracht werden. Dies ist z. B. für die Beurteilung mehrerer im zeitlichen Verlauf einer Erkrankung entstandener Untersuchungen interessant. Durch die Überlagerung von CT- und MR-Datensätzen kann die komplementäre Information beider Modalitäten, z. B. über Knochen (CT) und Parenchym (MR), in einem Bild betrachtet werden.

Volumendatensätze mit den zumindest potenziell eng benachbarten Schichten bieten besonders gute Voraussetzungen für die Berechnung von Oberflächen. Daher wird die dreidimensionale Oberflächendarstellung, die beispielsweise für die Demonstration komplexer knöcherner Strukturen Verwendung findet, häufig eingesetzt. Auch für Gefäßdarstellungen ist dies der Fall. Hier sei angemerkt, dass sich bei der Computertomographie der Begriff „3D" nur auf die Art der Darstellung eines Datensatzes bezieht, während bei der MR-Bildgebung 3D ein spezielles Verfahren der Datenakquisition beinhaltet. Dabei ist klar, dass bei beiden Modalitäten die Qualität der Ergebnisse u. a. stark davon abhängt, wie klein die Schichtdicke bei der Messung gewählt wurde. Im Zusammenhang mit der Bildverarbeitung für die Darstellung von Hohlorganen hält die „virtuelle Realität" in Form der virtuellen Endoskopie (Rodenwaldt et al. 1996) bzw. der virtuellen Bronchoskopie (Vining et al. 1994) nun auch Einzug in den Bereich der radiologischen Diagnostik: Nach der Akquisition eines Volumendatensatzes mit Spiral-CT erfolgt die rechnerische Trennung von intra- und extraluminären Strukturen zumeist anhand eines Schwellendichtewertes, dies erlaubt die Berechnung der inneren Oberfläche des Hohlorgans und dessen dreidimensionale Darstellung. Im Sinne einer Animation können Lichtquelle und Betrachter sich virtuell durch das Hohlorgan bewegen, es entsteht der Eindruck eines „Fluges" durch das Organ. Das Verfahren wird experimentell für die Darstellung endoluminärer pathologischer Veränderungen eingesetzt. Für eine Beurteilung des Nutzens liegen noch zu wenig Erfahrungen vor.

Die genannten Verfahren der Bildverarbeitung sind vielleicht weniger wichtig für die Diagnose (hierfür werden primär die Originalschichten und „nur" sekundär die Ergebnisse des „postprocessing" als zusätzliches Hilfsmittel herangezogen), aber als Bestandteil der Dienstleistung für den überweisenden Arzt, oder z. B. für den Chirurgen im Rahmen seiner Operationsplanung, können die Instrumente der Bildverarbeitung wertvoll sein.

Schon nach den ersten Erfahrungen mit der Spiral-CT zeigte sich, dass die Verwendung konventioneller Röhrentechnologie wegen der begrenzten thermischen Belastbarkeit der Röhre sehr leicht zu Einschränkungen der als sinnvoll erachteten Einsatzmöglichkeiten des Verfahrens führte: Die maximale Größe des mit einer Spirale kontinuierlich erfassbaren Volumens und der bei „langen" Spiralen verfügbare maximale Röhrenstrom erwiesen sich als die limitierenden Faktoren. Nicht vermeintliche prinzipielle Nachteile der Spiral-CT, sondern das wegen unzureichender Röhrenleistung zu geringe maximale „mAs-Produkt" ließen insbesondere in der Einführungsphase des Verfahrens Kritik an der Bildqualität hinsichtlich Kontrast und Rauschen aufkommen. Um große Volumina mit gutem Kontrast darstellen zu können, muss die Röntgenröhre eine im Vergleich zu herkömmlichen Röhren wesentlich verbesserte Wärmespeicherkapazität besitzen. Die erforderliche Länge der „am Stück" zu fahrenden Spirale ergibt sich dabei aus der Größe des abzubildenden Volumens und dem Pitchfaktor, zusätzlich kann es z. B. bei Mehrphasenprotokollen erforderlich sein, das interessierende Volumen nicht nur einmal zu erfassen, wodurch Spirallängen entstehen, die ein Mehrfaches der Volumengröße betragen. Die Röhre muss zudem eine besonders große Abkühlrate besitzen, um die Untersuchungen zügig ohne Abkühlpausen vornehmen zu können. Diese Anforderungen konnten in einigen Systemen durch neu entwickelte Röhren erfüllt werden.

1.3.6
Mehrschicht-Spiral-CT

Die Spiral-CT hat sich seit der Einführung vor etwa 10 Jahren als Routineverfahren etablieren können. Bereits Anfang der 90er-Jahre wurde eine doppelreihige Detektorkonfiguration vorgestellt, die es gestattet, pro Umlauf der Gantry die Daten von 2 Schichten gleichzeitig zu erfassen. Technische Weiterentwicklungen erfolgten vorwiegend mit der Zielsetzung, die

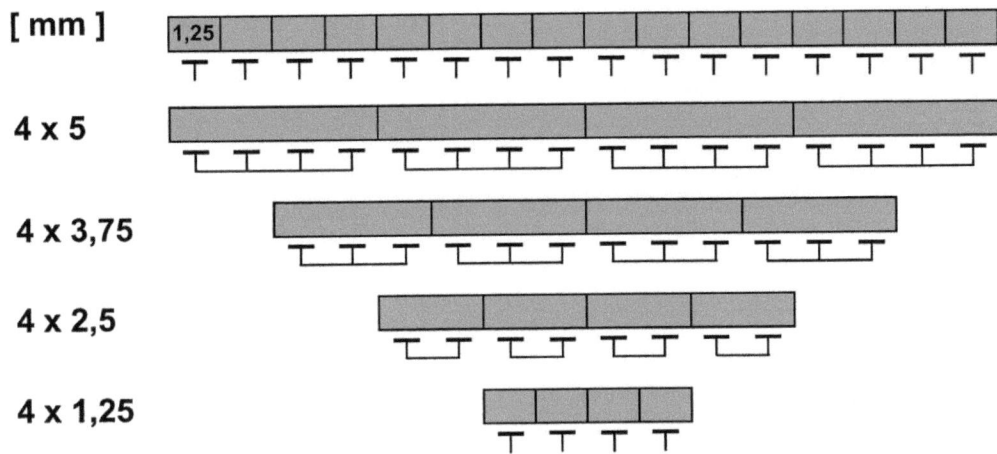

Abb. 1.123. Matrix-Array Detektor mit Detektorkombinationen zur Einstellung unterschiedlicher Schichtdicken

Volumenabdeckung pro Zeiteinheit bzw. die Ortsauflösung in z-Richtung weiter zu steigern. Dabei sind für verschiedene Komponenten des Spiral-CT-Gerätes Fortschritte erzielt worden. Diese werden besonders deutlich bei der minimalen Rotationszeit, dem Datenakquisitionssystem mit Mehrzeilendetektoren, der Transfertechnik, der schnellen Digitalisierung großer Datenmengen, der Rechnerleistung für die Bildrekonstruktion und bei den Mehrschicht-Rekonstruktionsalgorithmen. Die Verknüpfung dieser neuen Komponenten ermöglichte die Einführung von Geräten für die Mehrschicht-Spiral-CT, wodurch die Einsatzmöglichkeiten der herkömmlichen Spiral-CT weiter verbessert und neue Anwendungsbereiche erschlossen wurden. An den jetzt verfügbaren Geräten lassen sich maximal 4 Schichten simultan auslesen.

Die minimale Rotationszeit ist auf 0,8–0,5 s für einen 360°-Scan verkürzt worden. Damit nähert sich die mit den Röntgenquanten einer Röhre arbeitende CT einem Zeitfenster an, das bisher der „röhrenlosen" Elektronenstrahlcomputertomographie vorbehalten war. Bei dieser schnellen Rotation des Jochs müssen sehr hohe Fliehkräfte beherrscht werden, die mehr als das 10fache der Erdanziehungskraft betragen. Die schnelle Subsekundenbildgebung bietet Vorteile im Hinblick auf die Reduzierung von Bewegungsartefakten und trägt zusätzlich zum Effekt des Mehrzeilendetektors zur Vergrößerung des pro Atempause darstellbaren Volumens bei.

Den bisher bekannten Mehrzeilen-Detektoren ist gemeinsam, dass sie zwar nur 4 Datenerfassungssysteme besitzen, aber aus mehr als 4 Zeilen bestehen, um unterschiedliche Schichtdicken schon bei der Messung realisieren zu können. Es sind hinsichtlich Detektorbreite und Anordnung der Detektorzeilen unterschiedliche Konfigurationen eingeführt worden, woraus u.a. Unterschiede bei den verfügbaren Schichtdicken, insbesondere bei der kleinsten einstellbaren Schichtdicke und bei dem mit einer Rotation erfassten Volumen resultieren (Ohnesorge 1999).

Beim Matrix-Array-Detektor sind die einzelnen Detektorelemente symmetrisch in Form einer Matrix angeordnet. So ist z.B. ein Matrixdetektor mit 16 identischen Zeilen eingeführt worden. Jede Detektorzeile legt eine Schichtbreite von 1,25 mm fest (Abb. 1.123), sodass die 16 Zeilen einer Ausdehnung in z-Richtung von 20 mm entsprechen. In jeder dieser 16 Zeilen befinden sich auf dem Kranz ähnlich wie beim Einzelschicht-CT etwa 900 Detektorelemente. Zur Realisierung unterschiedlicher Schichtdicken bei der Messung, lassen sich die Zeilen bei entsprechender Kollimation in unterschiedlichen Kombinationen zusammenschalten. Wie in Abb. 1.123 skizziert, sind die Detektorkombinationen 4 × 1,25 mm, 4 × 2,5 mm, 4 × 3,75 mm und 4 × 5 mm möglich.

Der Adaptive-Array-Detektor besteht aus Zeilen unterschiedlicher Breite, und zwar werden die Detektorelemente in z-Richtung zu beiden Rändern des Detektorfeldes hin immer breiter. Diese unsymmetrische Anordnung ist deshalb gewählt worden, weil bei maximal 4 simultan gemessenen Schichten eine hohe Auflösung in z-Richtung mit den schmalen inneren Zeilen erreicht wird und die Zuschaltung der am Rand des Detektorfeldes gelegenen breiten Zeilen ausreicht, um 4 Schichten mit großer Schichtdicke auszulesen. In Abb. 1.124 ist die Geometrie des Adaptive-Array-Detektors skizziert. Zusätzlich ist dargestellt, welche Schichtdicken sich messtechnisch einstellen lassen, indem Detektorzeilen bei entsprechender röhren- und detektorseitiger Kollimation zusammengeschaltet werden. Dabei sind folgende Kombinationen möglich: 2 × 0,5 mm, 4 × 1 mm, 4 × 2,5 mm, 4 × 5 mm, 2 × 8 mm. Auch dieses Detektorfeld hat in z-Richtung eine Ausdehnung von 20 mm. Das Konzept der nach außen breiter werdenden Detektoren bietet den Vorteil, weniger Trenn-

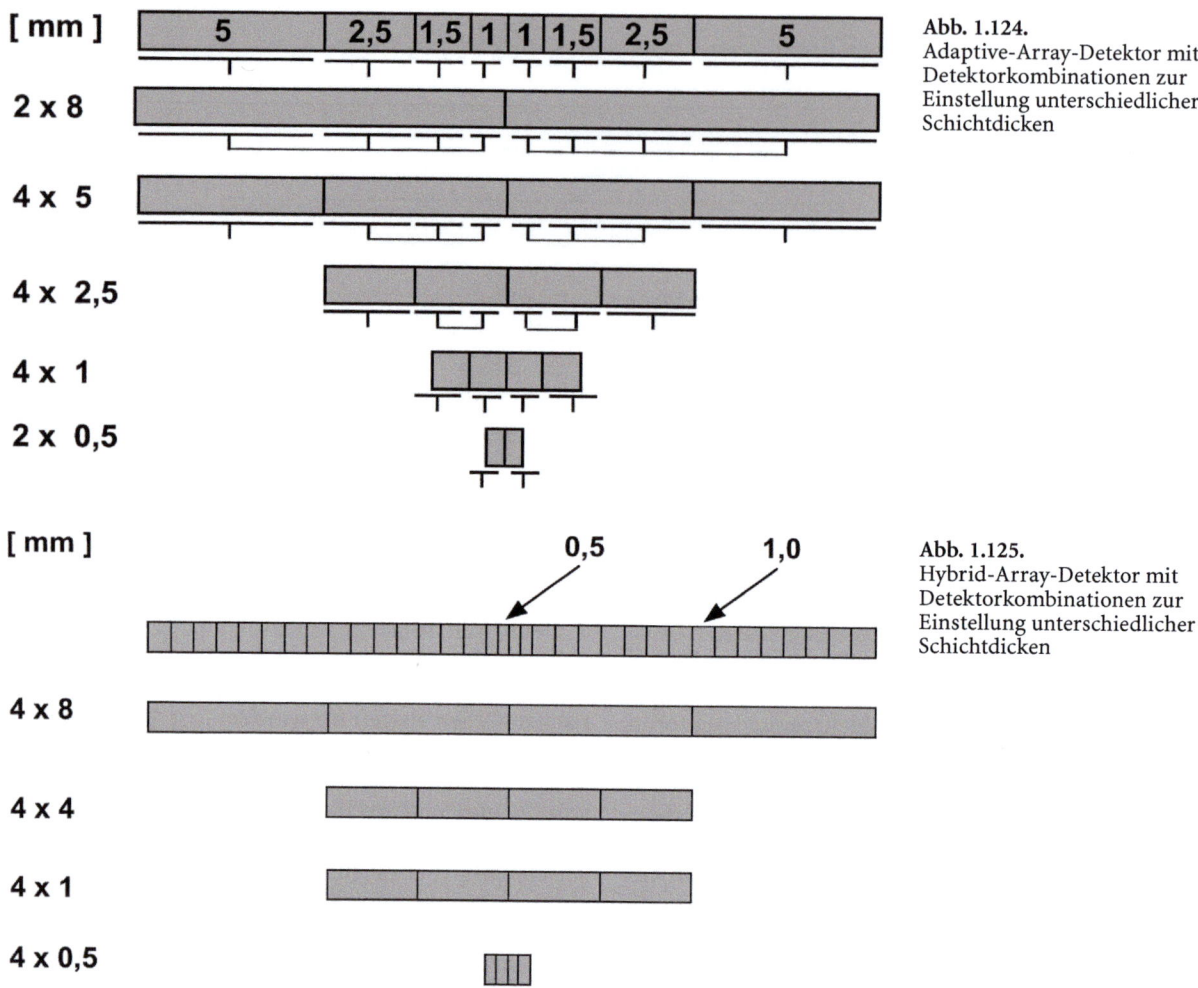

Abb. 1.124.
Adaptive-Array-Detektor mit Detektorkombinationen zur Einstellung unterschiedlicher Schichtdicken

Abb. 1.125.
Hybrid-Array-Detektor mit Detektorkombinationen zur Einstellung unterschiedlicher Schichtdicken

stege zwischen den Detektoren zu benötigen als bei der Matrixanordnung, was im Hinblick auf eine effiziente Nutzung der Strahlung günstig ist. Als Nachteil des Adaptive-Array-Detektors ist anzusehen, dass seine Geometrie für eine Vergrößerung der Schichtzahl schlecht geeignet ist.

Die dritte verwirklichte Konfiguration lässt sich als Hybrid bezeichnen: Die 4 zentralen Zeilen definieren eine Schichtdicke von jeweils 0,5 mm, nach beiden Seiten schließen sich jeweils 15 Zeilen an, die alle 1 mm dicke Schichten festlegen (Abb. 1.125). Die insgesamt 34 Zeilen mit zusammen mehr als 30 000 Detektoren haben in z-Richtung eine Ausdehnung von 32 mm. Durch Kollimation und Zusammenschalten von Zeilen kann in folgenden Kombinationen gemessen werden: $4 \times 0,5$ mm, 4×1 mm, 2×4 mm, 3×4 mm, 4×4 mm, 4×8 mm, 2×10 mm.

Die in Abschn. 1.3.5 angegebene Definition des Pitchfaktors muss für die Verwendung bei der Mehrschicht-Spiral-CT erweitert werden: Es führt zu Inkonsistenzen mit den etablierten Vorstellungen über den Zusammenhang des Pitchfaktors mit Patientendosis und Bildqualität, wenn der Tischvorschub d pro Rotation weiter auf die nominelle Schichtdicke S bezogen wird. Stattdessen erfolgt der Bezug auf das Produkt aus nomineller Schichtdicke S und Anzahl M der simultan erfassten Schichten:

Definition $p = d/M \times S$.

Diese Definition schließt für M = 1 die Einzelschicht-Spiral-CT mit ein, und es bleibt die gewohnte Relation erhalten, dass mit Pitchfaktoren >1 (und <2) eine Reduzierung der Patientendosis verbunden ist.

Wie bei der Einzelschicht-Spiral-CT erfolgt auch bei dem Mehrschichtverfahren die Berechnung der Bilder in 2 „Stufen": Im ersten Schritt wird das Prinzip der z-Interpolation benutzt und auf die so gewonnenen Daten der vermeintlich planaren Schicht findet dann im zweiten Schritt das Verfahren der gefilterten Rückprojektion Anwendung. Bei der z-Interpolation werden für jeden Drehwinkel Φ die Daten der Spirale und der zugehörigen „Pseudohelix" für die gewünschte Position der Rekonstruktionsebene interpoliert. Im einfachsten Fall geschieht dies, wie schon beschrieben, durch lineare Interpolation der beiden Daten, die der Position der Bildebene am nächsten liegen. Bei der Mehrschicht-Spiral-CT können dabei sehr unübersichtliche Situationen auftreten, da die z-Positionen von Helix und „Pseudohelix" verschiedener Detektorzeilen in Abhängigkeit vom verwendeten Pitchfaktor unterschiedlich gekoppelt sind (Hu 1999), was Auswirkungen auf das Schichtempfindlichkeitsprofil, das Bildrauschen und Conebeam-Effekte (s. unten) hat. Um dem Anwender nicht dieser Problematik auszusetzen, kann der Pitchfaktor bei bestimmten Geräten nicht mehr frei gewählt werden. Mit verbesserten Interpolationsverfahren werden mehr als nur 2 z-Positionen berücksichtigt und für ihre Wichtung sind über den linearen Ansatz hinausgehende „Filter" implementiert. Damit gelingt es, für 4-Schicht-Geräte den Pitchfaktor als Untersuchungsvariable zu erhalten. Diese Vorgehensweise gestattet es auch, retrospektiv die effektive Schichtdicke festzulegen, indem hierfür die Weite des Bereiches auf der z-Achse, der für die z-Interpolation herangezogen wird, gewählt wird. So lassen sich Schichten mit größerer Dicke als ursprünglich gemessen berechnen, was u. U. zu einem besseren Kompromiss zwischen Bildpunktrauschen und Ortsauflösung führt als unter Beibehaltung der durch die Messung festgelegten Schichtdicke.

Bei den derzeit erhältlichen Mehrschichtgeräten ist nach wie vor das Verfahren der gefilterten Rückprojektion Teil der Rekonstruktion der Bilder. Bei der gefilterten Rückprojektion wird vorausgesetzt, dass der Strahl zwischen Röhrenfokus und Detektor in einer Ebene verläuft, die senkrecht zur z-Achse orientiert ist. Diese Näherung wird umso weniger erfüllt, je größer der Winkel wird, den die beiden Strahlen zwischen dem Röhrenfokus und den beiden äußeren Detektorringen des simultan ausgelesenen Detektorfeldes einschließen (vgl. Abb. 1.126). Dieser mit der Anzahl der gleichzeitig gemessenen Schichten immer größer werdende Cone-beam-Winkel verursacht eine unerwünschte Verbreiterung der tatsächlich gemessenen Schichtdicke, es können sog. Cone-beam-Artefakte auftreten. Hierin besteht einer der Gründe, warum alle derzeit eingeführten Mehrschicht-Geräte maximal 4 Schichten simultan messen können. Mittlerweile sind Algorithmen bekannt, die Cone-beam-Effekte berücksichtigen. Diese Konzepte sind allerdings für große Schichtzahlen nur begrenzt tragfähig. Der weitergehende Lösungsansatz der Conebeam-Problematik besteht darin, sich ganz von der gefilterten Rückprojektion und ihren bei großen Schichtzahlen nicht mehr erfüllbaren Voraussetzungen zu lösen und „echte" Cone-beam-Algorithmen zu verwenden. Der hierfür erforderliche Rechenaufwand beträgt ein Vielfaches dessen, was für die her-

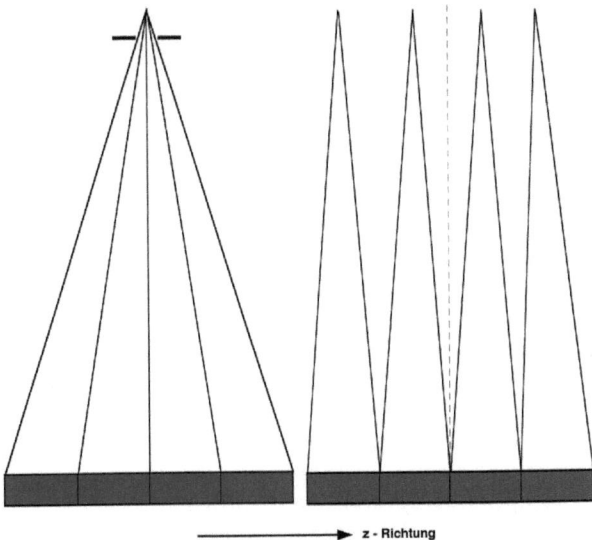

Abb. 1.126. Strahlengang mit Cone-beam-Winkel

kömmliche Mehrschicht-Rekonstruktion erforderlich ist. Für den Routinebetrieb ließen sich nur dann akzeptable Rekonstruktionszeiten erreichen, wenn eine drastische Verbesserung der Rechnerhardware gelänge, die schon beim herkömmlichen Spiral-CT dezidiert für diese Aufgabe ausgelegt ist, um die Bildrekonstruktion im Subsekundentakt zu ermöglichen.

Hinsichtlich der erweiterten und neuen Einsatzmöglichkeiten der Mehrschicht-Spiral-CT spielen Gesichtspunkte eine Rolle, die in ähnlicher Form schon der Einzelschicht-Spiral-CT zum Durchbruch verhalfen: In kürzeren Messzeiten wird eine größere Volumenabdeckung als bisher erreicht. Das isotrope Voxel ist Realität, wodurch u. a. auch die Qualität von multiplanaren Reformatierungen deutlich besser geworden ist. Der Zugewinn durch die Optimierung der Messprotokolle kann allgemein entweder ganz für eine bessere Zeitauflösung, eine bessere Ortsauflösung, oder für eine Kombinationen von beiden genutzt werden. Anwendungen, die davon profitieren, sind z. B. die CT-Angiographie (s. Abschn. 1.3.7), Mehrphasenstudien, virtuelle Endoskopien und Untersuchungen von Kindern, unkooperativen und/oder traumatisierten Patienten. Dünne Schichten und hohe Zeitauflösung erschließen der Mehrschicht-Spiral-CT den Bereich der kardialen Bildgebung. EKG-korrelierte Herzuntersuchungen ermöglichen die retrospektive Zuordnung der kontinuierlich in Atempause aufgenommenen Daten zu bestimmten Bewegungsphasen des Herzens innerhalb eines RR-Intervalls. Erste Ergebnisse zeigen, dass mit den neuen Möglichkeiten der Mehrschicht-Spiral-CT der ohnehin umstrittenen Existenzberechtigung der Elektronenstrahl-CT der Boden entzogen wird (Ohnesorge et al. 2000).

Als Konsequenz der neuen Messtechnik liefert fast jede Untersuchung mehrere hundert Bilder, wodurch die bereits im Abschnitt „Spiral-CT" geschilderte Problematik der vom Anwender zu bewältigenden Bilderflut dramatisch verschärft wird. Um die Balance zwischen der Nutzung des verfügbaren hohen Informationsgehalts einerseits und der Arbeitsbelastung des Befunders andererseits halten zu können, sind neue Instrumente der Bildbetrachtung und Bildbearbeitung notwendig.

Aus dem derzeitigen Stand der Technik und den sich abzeichnenden Möglichkeiten hinsichtlich der Cone-beam-Rekonstruktion und der Realisierung großer Detektorfelder wird deutlich, dass mit der aktuellen Generation der 4-Schicht Geräte erst ein Zwischenschritt auf dem Weg zur tatsächlichen Mehrschicht-Spiral-CT vollzogen worden ist. Zurzeit erleben wir ein faszinierendes Intermezzo, das schon jetzt interessante neue Anwendungen eröffnet und mit hoher Erwartung auf die zukünftigen Möglichkeiten blicken lässt.

1.3.7
CT-Angiographie

Die besonderen Eigenschaften der Spiral-CT (wie die lückenlose Erfassung eines Volumens in kurzer Scanzeit in Atempause) ließen schon bald nach der Einführung der Technik erkennen, dass Gefäßuntersuchungen ein neues Anwendungsgebiet dieses Schnittbildverfahrens werden könnten. Da auch im Bereich der Software für die Bildverarbeitung Instrumente entstanden, die sich gut für die Darstellung von Angiographiedaten eigneten, hat sich die Darstellung von Gefäßen und Organen mit Volumen-CT nach Applikation eines Kontrastmittelbolus mittlerweile als CT-Angiographie (CTA) etablieren können (Prokop et al. 1993). Das Verfahren ist als minimal invasiv anzusehen: zwar ist eine Kontrastmittelapplikation erforderlich, diese kann aber intravenös erfolgen. Die Strahlenbelastung entspricht der einer Spiral-CT-Untersuchung.

Das Kontrastmittel wird grundsätzlich als Bolus mit Hilfe eines automatischen Injektors appliziert. Das Messprotokoll muss auf das richtige Zeitfenster der Kontrastmittelanreicherung in der interessierenden Region angepasst werden, denn nur in dem kurzen Zeitintervall mit hohem Kontrast durch adäquate intravaskuläre Konzentration des Kontrastmittels lassen sich gute Ergebnisse erzielen. Parameter des Protokolls sind u. a. das Kontrastmittelvolumen, die Flussrate der Injektion und das „startdelay" zwischen Beginn der Kontrastmittelinjektion und Beginn des Scans. Die Länge dieser Verzögerung hängt vom darzustellenden Gefäßsystem, der gewünschten Perfusionsphase, dem Injektionsort und der Kreislaufzeit des Patienten ab. Wegen individueller Unterschiede der Kreislaufzeit ist die Verwendung standardisierter Startdelays meist nicht möglich, diese wird daher entweder bei speziellen Protokollen automatisch berücksichtigt oder vor Beginn der eigentlichen Messung mit Hilfe eines Testbolus bestimmt. Dazu werden ca. 10 ml Kontrastmittel appliziert, danach werden einige Probeaufnahmen in schneller Folge mit möglichst niedriger Dosis gemacht. Aus einer solchen Serie wird anhand des Gefäßkontrastes der „günstigste" Messzeitpunkt ermittelt. Für die möglichst umfassende Klärung der Fragestellung und die gute Nutzung des Kontrastmittels sind Mehrphasenprotokolle entwickelt worden: Durch die Optimierung auf die jeweiligen Zeitfenster der Kontrastmittelanreicherung (z. B. in Arterien, Venen und Parenchym) lassen sich arterielle und venöse Gefäße und/ oder verschiedene Perfusionsphasen eines Organs mit Hilfe mehrerer, unterschiedlich verzögerter Spiralen selektiv darstellen.

Untersuchungsparameter wie Scanlänge, Schichtdicke und Pitchfaktor werden der darzustellenden Region angepasst, wobei die allgemeinen Zusammenhänge zwischen Voxelgröße, Pitch und Größe des erfassten Volumens zu berücksichtigen sind. Bei sehr dünnen Schichten und/oder adipösen Patienten ist bei Systemen mit limitierter Röhrenleistung u. U. mit verstärktem Rauschen zu rechnen.

Die Darstellung der Ergebnisse für die Befundung und Dokumentation wird ganz analog zur Vorgehensweise bei der MR-Angiographie vorgenommen: Die Durchsicht der transversalen Originalschichten liefert primär die wesentlichen Informationen. Für die tatsächliche volle Nutzung der in den Volumendatensätzen enthaltenen Ortsauflösung in Richtung der Tischvorschubrichtung sollten 3–5 Bilder pro Schichtdicke berechnet werden (s. oben). Die Verwendung eines entsprechend großen Rekonstruktionsindex wird häufig als zu aufwendig angesehen, stattdessen wird mit der Berechnung von 2 Bildern pro Schicht ein Mittelweg zwischen Aufwand und erreichter Bildqualität beschritten. Wegen der Vielzahl der Bilder wird für das schnelle erste Auffinden des Befundes der Cine-mode eingesetzt.

Um die Information über das untersuchte Gefäßsystem umfassend zu nutzen und anschaulich darzustellen, wird im Anschluss an die Messung eine Nachverarbeitung der Daten vorgenommen. Die Daten der CTA können wie bei der üblichen Spiral-CT in Form dreidimensionaler Darstellungen visualisiert werden. Neben der multiplanaren Reformatierung haben sich für die Präsentation von Angiographiedaten Oberflächendarstellungen und „Maximal-Intensitäts-Projektionen" („maximum intensity projection", MIP) bewährt. In beiden Fällen wird per digitaler Bildverarbeitung eine Darstellung des in der Untersuchung erfassten Gefäßbaums berechnet. Bei der MIP wird der Schichtstapel der CT-Bilder Bildelement für Bildelement von einer Schar paralleler Projektionsstrahlen durchsetzt. Entlang eines jeden Strahls wird der CT-Wert Schicht für Schicht abgefragt und das jeweilige Maximum der CT-Werte in das zugehörige Bildelement der senkrecht zu den Strahlen orientierten Projektionsebene eingetragen. Da die Untersuchung so gefahren wurde, dass die Gefäße wegen des KM-Bolus mit größeren Abschwächungswerten zur Abbildung kommen als das stationäre Gewebe, wird immer dann, wenn der Projektionsstrahl auf ein Gefäß trifft, dessen CT-Wert in die Projektion übernommen. (Für die Darstellung von Strukturen mit sehr geringer Abschwächung wie das Tracheobronchialsystem lässt sich eine Variante des Verfahrens, die Minimal-Intensitäts-Projektion („minimum intensity projection", mIP) einsetzen: Für jeden Projektionsstrahl wird statt des maximalen der minimale CT-Wert in das Projektionsbild übertragen.) Mit dieser Vorgehensweise wird erreicht, dass alle in dem untersuchten Volumen gelegenen Gefäße unabhängig von der Schicht, in der sie registriert wurden, in der Projektion berücksichtigt werden. Die Prozedur kann retrospektiv für unterschiedliche Orientierungen der Strahlscharen durchgeführt werden. So lässt sich z. B. durch schrittweise Rotation der Schar um eine senkrecht zu den Strahlen orientierte Achse eine Serie von Projektionen erstellen, die zu einer Filmschleife aneinander gefügt auf dem Monitor anschaulich den Gefäßbaum unter verschiedenen Blickwinkeln zeigt. Werden nicht alle akquirierten Schichten dieser Prozedur unterzogen, können u. U. unerwünschte Überlagerungen vermieden werden. Dies kann auch durch die Beschränkung auf eine Teilfläche der Schichten erreicht werden.

Für die Oberflächendarstellung der Gefäße („surface rendering", „shaded surface display") werden die Flächen berechnet, die alle Bildelemente mit Hounsfield-Werten oberhalb eines vom Benutzer definierten Schwellenwertes verbinden. Die resultierende Darstellung ist natürlich vom Schwellenwert abhängig; die für die gewünschte Darstellung „richtige" Festlegung des Schwellenwertes kann problematisch sein. Wird entlang des Weges des Projektionsstrahls durch den Datensatz der Schwellenwert mehrfach überschritten, so wird nur das zu der ersten Schwellenwertüberschreitung gehörende Flächenelement berechnet, wodurch in Blickrichtung weiter hinten gelegene, u. U. relevante Strukturen nicht zur Darstellung kommen. Im Allgemeinen werden die Ergebnisse der dreidimensionalen Bildverarbeitung konventionell zweidimensional auf dem Monitor dargestellt. Der Eindruck der Dreidimensionalität wird durch perspektivische Darstellung, durch virtuelle Beleuchtung mit der Möglichkeit, die Position der virtuellen Lichtquelle zu verändern und/oder durch Rotation der segmentierten Objekte erreicht.

Da knöcherne Strukturen ähnlich große CT-Werte aufweisen wie die untersuchten Gefäße nach KM-Bolus, kann es bei beiden genannten Darstellungsarten zu störenden Überlagerungen kommen. Für „knochenfreie" Gefäßdarstellungen ist erhöhter Aufwand erforderlich: Bei der Bildverarbeitung muss editiert, d. h. der Knochen aus dem Bild entfernt werden, oder es müssen zwei Datensätze, die nativ und nach KM-Bolus akquiriert wurden, voneinander subtrahiert werden. Auch die Kontrastmittelaufnahme anderer, in der Nähe der interessierenden Gefäße gelegener Strukturen kann Probleme bereiten. Der CT-Anwender ist im Allgemeinen mit den speziellen Eigenschaften der Datenakquisition und den daraus resultierenden „Fallstricken" für die Befundung vertraut. Die Anwendung von Bildverarbeitungsroutinen erfordert entsprechende Kenntnisse dieser Werkzeuge, damit Unzulänglichkeiten und Artefakte eines Verfahrens als solche erkannt werden. Abhängig vom Umfang der Bildverarbeitung für die Präsentation des Befundes und abhängig von den Eigenschaften des dafür verfügbaren Instrumentariums (Qualität der Algorithmen, Rechengeschwindigkeit, Ausmaß der notwendigen Anwenderinteraktion etc.) kann die Auswertung und Aufarbeitung der CTA-Daten im Vergleich zur kurzen Untersuchungsdauer zeitaufwändig sein.

Die wesentlichen Eigenschaften der CTA lassen sich folgendermaßen zusammenfassen: Das minimal-invasive und im Vergleich zur digitalen Subtraktionsangiographie und zur MR-Angiographie kostengünstige Verfahren liefert bei kurzer Untersuchungszeit Informationen sowohl über das Gefäßsystem als auch über die umgebenden Strukturen, so dass eine topographische Zuordnung des Befundes möglich ist. Es können dreidimensionale Darstellungen des Gefäßsystems berechnet werden, die z. B. hinsichtlich Projektionsrichtung, Größe des dargestellten Volumens etc. retrospektiv definiert werden. Intravasale Kalzifikationen kommen zur Darstellung. Dies ist vorteilhaft, wenn die Differenzierung von verkalkten Plaques und kontrastmittelgefülltem Lumen gelingt. Das ist nicht immer der Fall, so können z. B. Stenosen durch Kalzifikationen überdeckt werden. Die Ortsauflösung ist im Vergleich zur intraarteriellen DSA begrenzt. Abhängig vom verwendeten Gerät ergeben sich u. U. Einschränkungen für die Größe des maximal erfassbaren Volumens, wenn zur Steigerung der Ortsauflösung in Vorschubrichtung kleine Schichtdicken und kleine Pitchfaktoren zum Einsatz kommen. Das Verfahren liefert keine Information zur Hämodynamik. Die Bestimmung der Kreislaufzeit stellt einen zusätzlichen Aufwand dar.

Da die Vorteile überwiegen, wird die CTA mittlerweile für die Untersuchung unterschiedlicher Gefäßsysteme eingesetzt, beispielhaft seien Bauchaorta, Nierenarterien und Leberarterien genannt.

Die CTA profitiert sicherlich von der Einführung der Mehrschicht-Spiral-CT, da größere Volumina mit dünneren Schichten abgedeckt werden können, oder – bei unveränderter Größe des Untersuchungsvolumens – die Messzeit deutlich verkürzt ist.

1.3.8
Dosis bei CT-Untersuchungen

Mit der Einführung des CT-Dosisindex (CTDI) ist frühzeitig eine wesentliche Grundlage zur Vereinheitlichung der Dosisbeschreibung in der Computertomographie geschaffen worden (Shope et al. 1981). Der CTDI (s. auch Abschn. 1.1.1) ist eine technische Dosisgröße und wird von den Geräteherstellern als einer der Systemparameter angegeben. Faktoren wie z. B. Filter, Scanner- und Strahlgeometrie, welche die Dosis beeinflussen, aber nicht allgemein verfügbar sind, gehen in die Bestimmung des CTDI ein: Es wird das Integral des Dosisprofils einer Einzelschicht senkrecht zur Schichtebene ermittelt. Die Integration erfolgt nicht nur über die betrachtete Schichtdicke, sondern beidseits davon über eine Distanz von jeweils 7 weiteren Schichtdicken, sodass auch Dosisbeiträge berücksichtigt werden, die auf Streustrahlung, Strahldivergenz und begrenzte Güte der Ausblendung zurückzuführen sind. Der Wert des Integrals wird auf die nominelle Schichtdicke normiert. Der CTDI wird sowohl für ein Kopfphantom (Durchmesser 16 cm) als auch für ein Körperphantom (Durchmesser 32 cm) jeweils für die Phantommitte und die Zone 1 cm unterhalb des Phantomrands in mGy angegeben. Üblicherweise erfolgt eine Normierung auf ein Strom-Zeit-Produkt von 100 mAs.

Da der CTDI eine messtechnische Größe ist, gestattet er für sich genommen keine Aussagen über die biologischen Auswirkungen Strahlenexposition. Dieses leistet als patientenbezogene Dosisgröße die effektive Dosis, die insbesondere auch Vergleiche mit der Strahlenexposition konventioneller Röntgenuntersuchungen erlaubt (Angaben von Hauteinfalldosen genügen hierfür nicht, da sich die räumliche Verteilung der Dosis bei der CT von der konventioneller Aufnahmen wegen der von allen Seiten erfolgenden Exposition grundlegend unterscheidet). Mit Hilfe von Organkonversionsfaktoren, Wichtungsfaktoren, dem CTDI frei Luft und dem Strom-Zeit-Produkt der Untersuchung lässt sich eine Abschätzung der effektiven Dosis einer CT-Untersuchung vornehmen (Nagel et al. 1999). Als Beispiel für das Ergebnis einer solchen Abschätzung (Lenzen et al. 1996) sei der Wertebereich von etwa 5–16 mSv genannt, der sich für eine Spiral-CT-Thoraxuntersuchung bei Frauen (25 Schichten mit Pitch 1) ergibt und somit etwa um den Faktor 20–70 größer ist als bei der konventionellen Thoraxuntersuchung (etwa 0,2 mSv). Bei Übereinstimmung der relevanten Untersuchungsparameter lässt sich im Vergleich von konventioneller CT und Spiral-CT für die Dosis kein prinzipieller Unterschied feststellen, was u. a. für das Beispiel der Lungendiagnostik gezeigt wurde (Heinz-Peer et al. 1996, Lenzen et al. 1996). Frühere allgemeine Aussagen über im Vergleich zur konventionellen CT geringere Dosen der Spiral-CT sind zumeist darauf zurückzuführen, dass etliche Spiral-CT-Geräte aufgrund technischer Limitierungen der verwendeten Röhre nicht den Röhrenstrom fahren konnten, der für die betrachtete Untersuchung in der konventionellen CT als notwendig erachtet wurde. Mit der Wahl von Pitchfaktoren > 1 bietet die Spiral-CT eine neue Möglichkeit zur Dosisreduktion. Allerdings kann sich bei der Spiral-CT – und das gilt insbesondere für die Mehrschicht-Spiral-CT – der unkritische Umgang mit den speziellen Möglichkeiten des Verfahrens insofern ungünstig im Hinblick auf die Strahlenexposition auswirken, als mit der Spirale „leicht" mehr Aufnahmen gefahren werden können als unbedingt erforderlich. Seitens der Gerätehersteller gibt es Tendenzen, automatisch ablaufende Messprogrammen zu entwickeln, die zur Dosisreduktion beitragen. So kann z. B. auf der Grundlage von Informationen, die aus Übersichtsaufnahmen gewonnen werden, der Röhrenstrom den tatsächlichen Abmessungen des Patienten angepasst werden. Bei der Festlegung der für gute Bildqualität erforderlichen Untersuchungsparameter darf der Aspekt der Dosis nicht unberücksichtigt bleiben. Zieht man als Maß für die Bildqualität Parameter wie die Standardabweichung σ der CT-Werte in einer Teilfläche des Bildes (Bildpunktrauschen), die Schichtdicke und die Ortsauflösung in der Schicht heran, so vermittelt die Brook-Formel den Zusammenhang zur Dosis D:

$$\sigma = c \cdot \sqrt{\frac{B}{a \cdot b^2 \cdot h \cdot D}} \quad \text{mit } B = \exp(\mu \cdot d) \quad (36)$$

Im Schwächungsfaktor B sind der Schwächungskoeffizient μ und die Objektdicke d enthalten. Die Schichtdicke wird mit h bezeichnet, a und b stehen für die effektive Strahlbreite bzw. für den Sample-Abstand, d. h. für Größen, welche die Ortsauflösung beeinflussen. Die Konstante c ist u. a. auch vom Faltungskern abhängig. Der Gleichung ist zu entnehmen, dass unter der Prämisse unveränderten Rauschens bei Halbierung der Schichtdicke eine Verdopplung der Dosis notwendig ist, die sich proportional zum

Strom-Zeit-Produkt verhält. Die Halbierung des Rauschens erfordert eine Vervierfachung der Dosis. Wegen dieses Zusammenhangs zwischen Signal-zu-Rausch-Verhältnis, d. h. Bildqualität und Strahlenexposition, kann der eine CT-Untersuchung Vornehmende die mit ihr verbundene Strahlenbelastung beeinflussen und trägt daher eine große Verantwortung. In diesem Zusammenhang sei darauf hingewiesen, dass der Anteil der Computertomographie an der medizinischen Strahlenexposition der Bevölkerung in Deutschland bei etwa einem Drittel liegt (s. auch Abschn. 3.9), obwohl nur etwa 7 % der radiologischen Untersuchungen auf dieses Verfahren entfallen (Jung 1995).

Bemühungen, eine Reduktion der Dosis zu erreichen, kommt daher eine sehr große Bedeutung zu. In diesem Sinne ist die Bearbeitung der Frage sehr wichtig, inwieweit bei bestimmten Untersuchungen der mit einer Reduktion der Dosis einhergehende Informationsverlust akzeptiert werden kann, ohne dass die diagnostische Sicherheit darunter leidet. Hierfür sind insbesondere Untersuchungen von Strukturen mit sehr großen Dichteunterschieden geeignet, so sind offenbar viele klinische Fragestellungen einer CT des Thorax mit Niedrigdosis-CT zu beantworten (Diederich et al. 1996).

1.4 Magnetresonanz (MR)

H. KOOIJMAN

1.4.1 Übersicht

Grundlage der MR-Bildgebung ist die magnetische Resonanz von Kernen (Nuclear Magnetic Resonance, NMR), die im Jahre 1946 von Felix Bloch und Edward Purcell unabhängig voneinander experimentell nachgewiesen werden konnte. Gemeinsam erhielten sie dafür 1952 den Nobelpreis für Physik. In den 50er und 60er-Jahren wurde die NMR jedoch noch nicht in der medizinischen Diagnostik, sondern für die Untersuchung von Molekülstrukturen angewandt. Die molekulare Umgebung des Kerns beeinflusst nämlich die exakte Frequenz der magnetischen Resonanz. Im Jahre 1971 wurde das Verfahren erstmals für medizinische Zwecke eingesetzt: Raymond Damadian versuchte, Tumorgewebe mit Hilfe seiner sog. Relaxationszeiten als solches zu identifizieren. Die Idee der MR-Bildgebung (das „N" von NMR wird im medizinischen Bereich meist weggelassen) wurde 1973 von Paul Lauterbur vorgeschlagen, in den darauf folgenden Jahren wurden die wichtigsten Messverfahren für die Bildgebung entwickelt. Anfang der 80er-Jahre gab es die ersten MR-Systeme oder *Kernspintomographen* in den Kliniken. Danach fand eine rasante Entwicklung statt, die wir den Vorteilen des Verfahrens verdanken:

> **Vorteile der MR-Bildgebung**
> 1 Es werden keine ionisierenden Strahlen verwendet. Das Testen von Aufnahmetechniken an Probanden und die Validierung neuer Methoden an Patienten sind dadurch unproblematisch. Diese Tatsache war und ist für die schnelle Entwicklung des Verfahrens von entscheidender Bedeutung.
> 2 Die Weichteilkontraste entstehen nicht durch geringe Dichteunterschiede, wie es bei Röntgenverfahren der Fall ist, sondern werden hauptsächlich von den Relaxationszeiten bestimmt. Diese können sich für die verschiedenen Weichteilgewebe um mehr als eine Größenordnung unterscheiden.
> 3 Die Schichtebene kann beliebig gewählt und an die Anatomie angepasst werden.
> 4 Ein MR-System ist computergesteuert. Software mit neuen Aufnahmeverfahren kann so meist einfach, ohne Umbau der bestehenden Anlagen, implementiert, getestet und später für die Routine zur Verfügung gestellt werden.
> 5 Es kann nicht nur die Morphologie dargestellt werden, sondern es können Angiographien, Bewegungsstudien und auch Funktionsstudien von Herz, Hirn, Nieren usw. durchgeführt werden.

Im nächsten Abschnitt werden zuerst die Grundlagen kurz erklärt, danach werden die wichtigsten Pulssequenzen mit ihren Eigenschaften und dann kurz die technischen Komponenten beschrieben.

1.4.2 Physikalische Grundlagen

Präzession

Bei der MR-Bildgebung wird das Resonanzsignal des Wasserstoffkerns benutzt. Wasserstoff ist in Wasser und Fett enthalten, im Körper also reichlich vorhanden. Der Kern des Wasserstoffatoms ist sehr einfach aufgebaut und besteht aus einem einzelnen, positiv geladenen Proton. Die Rotation des positiv geladenen Kerns (*Kernspin*) erzeugt ein Magnetfeld, das dem eines kleinen Stabmagneten ähnelt (Abb. 1.127). Durch das kleine, entlang der Rotationsachse ausgerichtete magnetische Feld hat der Kern ein *magnetisches Moment*, das durch durch einen Vektor in Richtung der Rotationsachse dargestellt wird. Werden die Kerne in ein Magnetfeld (dabei bezeichnet B_0 das vom Magneten des MR-Systems erzeugte Feld) gebracht, richten sie sich wie Kompassnadeln parallel zu diesem Feld aus (Abb. 1.128 a, b). Wenn das magnetische Moment jedoch aus dem Gleichgewicht herausgebracht wird und seine Richtung einen Winkel mit der

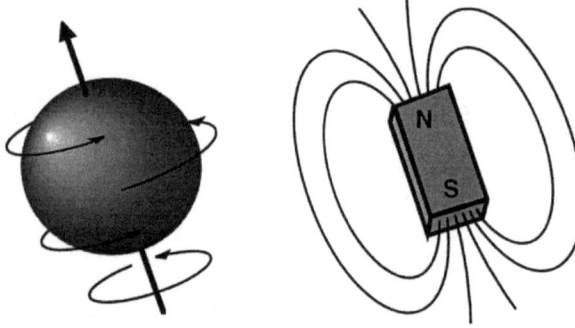

Abb. 1.127. Der Kern des Wasserstoffatoms trägt eine positive Ladung und rotiert um seine eigene Achse. Durch die Rotation bewegt sich die Ladung im Kreis und erzeugt ein Magnetfeld wie das von einem Stabmagneten, der entlang der Rotationsachse des Kerns ausgerichtet ist. Dadurch hat der Kern ein magnetisches Moment, das durch einen Vektor in Richtung der Rotationsachse dargestellt wird

Magnetfeldrichtung bildet, dann vollführt der Kern eine sog. *Präzessionsbewegung* (Abb. 1.128 c).

Diese Präzessionsbewegung ähnelt der Bewegung eines Kreisels, wenn dieser nicht genau aufrecht steht, sondern wenn dessen Rotationsachse einen Winkel mit der Richtung des Schwerkraftfeldes der Erde bildet.

Beobachtet werden kann nur der Gesamteffekt von vielen Kernen, die sog. makroskopische *Magnetisierung M*, die ebenfalls mit Hilfe eines Vektors dargestellt wird. Genau genommen ist es nicht der einzelne Kern bzw. das einzelne magnetische Moment eines Kerns, sondern diese Magnetisierung, die eine Präzessionsbewegung vollführt. Das Verhalten der einzelnen Kerne kann nur mit Hilfe der Quantenmechanik beschrieben werden. Hier spricht man dann von zwei energetisch unterschiedlichen Quantenzuständen des Kerns, oder auch von *paralleler* und *antiparalleler* Ausrichtung im Magnetfeld. Diese bildhafte Bezeichnung der beiden Quantenzustände ist leider verwirrend, denn die Magnetisierung M kann durchaus einen Winkel zum Magnetfeld bilden, obwohl die Kerne immer nur die beiden genannten Quantenzustände annehmen können. Die abstrakte, mathematische, quantenmechanische Beschreibung, mit deren Hilfe man aus den Übergängen zwischen den beiden Quantenzuständen die messbare Magnetisierung M berechnen kann, ist jedoch für das Verständnis nicht hilfreich, denn auch in einem sehr kleinen Volumenelement sind immer noch so viele Kerne enthalten, dass immer nur das Verhalten des magnetischen Momentes M, also die Summenmagnetisierung sehr vieler Kerne, relevant ist. Dieses Verhalten entspricht aber genau der klassischen Vorstellung der Bewegung eines rotierenden Wasserstoffkerns, sodass man durchaus bei der Vorstellung eines Wasserstoffkerns als rotierendes, massives magnetisches Teilchen bleiben kann.

Die Präzessionsfrequenz ω_0 (*Larmor-Frequenz*) ist proportional zur Stärke des angelegten Magnetfeldes: $\omega_0 = \gamma B_0$. Der Proportionalitätsfaktor γ *(gyromagnetisches Verhältnis)* ist vom Kerntyp abhängig und beträgt für Wasserstoff 42,6 MHz/T (MegaHertz pro Tesla). Bei einer für die MR-Bildgebung vielfach verwendeten Feldstärke von 1 T ist die Präzessionsfrequenz also 42,6 MHz.

Im vom MR-System erzeugten Magnetfeld B_0 richtet sich die Magnetisierung M parallel zum Magnetfeld aus (diese Richtung ist per Definition die z-Richtung im Koordinatensystem). Um die Magnetisierung aus diesem Gleichgewicht zu bringen, wird kurzzeitig ein Hochfrequenzfeld (B_1) eingeschaltet (Abb. 1.128 c), wodurch die Kerne angestoßen oder *angeregt* werden. Die Frequenz dieses Hochfrequenzfeldes wird so gewählt, dass sie mit der Larmor-Frequenz identisch ist, da sie sonst keinen messbaren Effekt bewirkt (daher die Bezeichnung magnetische *Resonanz*). Das Hochfrequenzfeld wird nur kurzzeitig angeschaltet (*gepulst*), Amplitude und Dauer

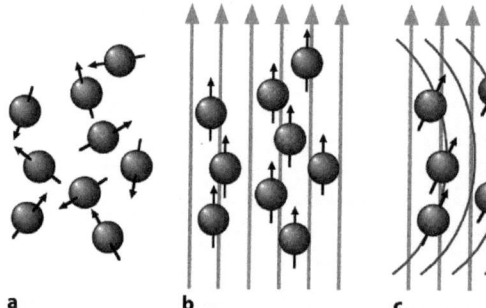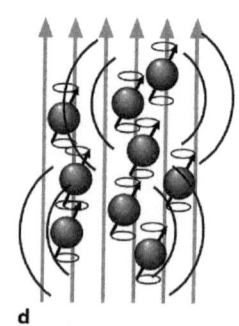

Abb. 1.128. a Ohne äußeres Magnetfeld sind die Rotationsachsen der Kerne zunächst willkürlich ausgerichtet. **b** Nachdem das Gewebe in das Magnetfeld gebracht wurde, richten sich die Kerne wie Kompassnadeln parallel zu diesem Feld aus. **c** Durch einen HF-Puls wird die Magnetisierung aus ihrem Gleichgewicht heraus gebracht, die Richtung der Magnetisierung bildet dann einen Winkel mit der Feldrichtung. **d** Hierauf beginnt eine Präzessionsbewegung, und in der Umgebung des Gewebes kann man das von der präzedierenden Magnetisierung erzeugte magnetische Wechselfeld nachweisen

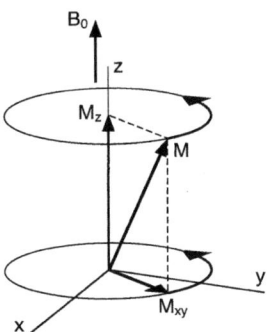

Abb. 1.129. Nach Auslenkung der Magnetisierung aus ihrem Gleichgewicht („Anregung") bildet die Magnetisierung M einen Winkel mit der Richtung des Magnetfeldes B_0. Es gibt eine Vektorkomponente entlang der z-Achse (M_z) und eine transversale Komponente (M_{xy}). Durch die Präzessionsbewegung von M rotiert M_{xy} in der xy-Ebene

des Hochfrequenzpulses (HF-Puls) werden so gewählt, dass die Magnetisierung nach dem Puls einen definierten Winkel mit der Feldrichtung bildet. Man spricht von einer *Auslenkung* der Magnetisierung um z. B. 30°. Nach Anregung der Magnetisierung kann der nun schräg orientierte, präzedierende Magnetisierungsvektor in zwei Komponenten zerlegt werden: eine statische, longitudinale Komponente M_z in Richtung des Magnetfeldes und eine transversale Komponente M_{xy} quer zum Magnetfeld in der xy-Ebene, die mit der Larmor-Frequenz um die z-Achse rotiert (Abb. 1.129). Die rotierende xy-Komponente erzeugt in der Umgebung ein hochfrequentes magnetisches Wechselfeld, das in einer Empfangsantenne (z. B. eine einfache Drahtschleife oder eine aufwändiger gebaute Hochfrequenzspule; s. Abschn. 1.4.5) durch Induktion einen elektrischen Strom erzeugt, das *MR-Signal* (Abb. 1.130).

Kurz zusammengefasst läuft eine MR-Messung also wie folgt ab: In Abwesenheit eines Magnetfeldes erfolgt zunächst keine Ausrichtung der Magnetisierung. Nachdem das Gewebe in das Magnetfeld gebracht wurde, ist die Magnetisierung parallel zu diesem Feld. Durch einen HF-Puls wird die Magnetisierung aus ihrem Gleichgewicht herausgebracht, die Richtung der Magnetisierung bildet dann einen Winkel mit der Feldrichtung. Hierauf beginnt eine Präzessionsbewegung. In der Umgebung des Gewebes kann man das von der präzedierenden Magnetisierung erzeugte Hochfrequenzfeld (HF-Feld) nachweisen (Abb. 1.128 a–d).

Relaxation

Das erzeugte MR-Signal wird nach der HF-Anregung schnell kleiner. Dafür sind zwei sog. Relaxationsprozesse verantwortlich.

Der erste Prozess beruht auf der Tatsache, dass die Kerne die bei der Anregung aufgenommene Energie wieder an ihre Umgebung abgeben. Da die Energie im Falle eines Festkörpers an das Kristallgitter abgegeben wird, spricht man im Allgemeinen von Spin-Gitter-Relaxation.

Nach der Anregung mit einem HF-Puls bildet die Magnetisierung M einen Winkel mit der z-Achse, die Vektorkomponente in z-Richtung, M_z, ist dadurch kleiner als vor dem Puls (Abb. 1.129). Im Falle eines *90°-Pulses* wird die Magnetisierung um 90° ausgelenkt und ganz in die xy-Ebene ausgelenkt, M_z ist dann sogar auf Null reduziert. Durch die Spin-Gitter-Relaxation kehrt die Magnetisierung wieder in ihre Gleichgewichtslage zurück, die z-Komponente M_z wächst exponentiell an (Abb. 1.131 a). Wie schnell das passiert, hängt von der *longitudinalen* oder *Spin-Gitter-Relaxationszeit T_1* des Gewebes ab. Die T_1-Relaxationszeit ist definiert als die Zeit, in der 63 % der vom Puls verursachten Differenz in M_z durch die Relaxation wiederhergestellt wurde. In Geweben mit einer kurzen T_1-Zeit findet diese Relaxation schnell statt, in Geweben mit einer langen T_1-Zeit langsamer.

Der zweite Prozess bewirkt die Abnahme der Transversal- oder Querkomponente M_{xy}. Selbstverständlich nimmt M_{xy} schon dadurch ab, dass sich die Magnetisierung durch die T_1-Relaxation nach einer gewissen Zeit wieder im Gleichgewichtszustand

Abb. 1.130.
Die rotierende xy-Komponente erzeugt ein magnetisches Wechselfeld, das in einer Empfangsantenne (z. B. eine einfache Drahtschleife oder eine aufwendiger gebaute HF-Spule) durch Induktion einen elektrischen Strom erzeugt, das MR-Signal

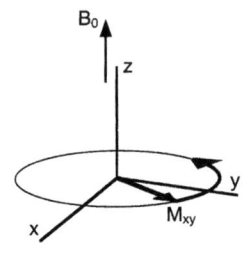
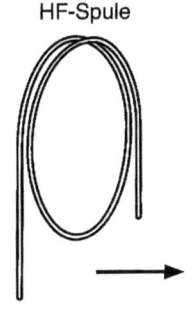
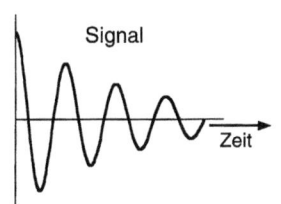

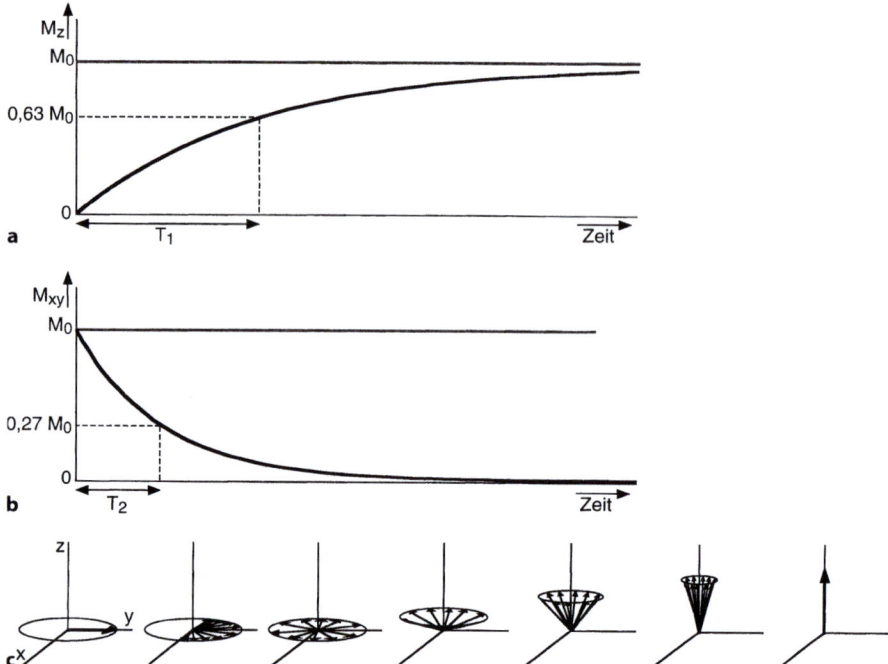

Abb. 1.131. a Die T_1-Relaxation bewirkt die Zunahme der z-Komponente der Magnetisierung, nachdem diese z. B. mit einem 90°-Puls auf Null reduziert wurde. Die Zeit, in der M_z wieder auf 63 % des Ausgangswertes M_0 anwächst, wird die longitudinale Relaxationszeit T_1 genannt. **b** Die T_2-Relaxation bewirkt die Abnahme der xy-Komponente der Magnetisierung und läuft meistens schneller ab als die T_1-Relaxation. Die Zeit, in der 63 % der mit einem 90°-Puls erzeugten Magnetisierung wieder verschwunden sind, nennt man die transversale Relaxationszeit T_2. **c** Nachdem alle Magnetisierungsvektoren durch den 90°-Puls anfangs in die gleiche Richtung umgeklappt wurden, verursachen zeitliche und räumliche Präzessionsfrequenzunterschiede ein Auffächern oder „Dephasieren" der Magnetisierungsvektoren, die Vektorsumme der Querkomponenten wird hierdurch schnell kleiner (T_2-Relaxation). Zugleich, aber langsamer, kehren die Vektoren in die z-Richtung zurück (T_1-Relaxation)

befindet und ganz in die z-Richtung zeigt. Die Querkomponente M_{xy} nimmt in den meisten Fällen jedoch erheblich schneller ab, als man dies aufgrund der longitudinalen Relaxation allein erwarten würde. Den dafür verantwortlichen Prozess nennt man die *Querrelaxation*, deren Geschwindigkeit wird von der Relaxationszeit T_2 bestimmt. Diese wird definiert als die Zeit, nach der 63 % der von einem HF-Puls erzeugten Quermagnetisierung verschwunden ist. Die T_2-Zeit ist im Allgemeinen deutlich kürzer als die T_1-Zeit. Verursacht wird dieser Prozess durch sich bewegende Ladungsträger, die zusätzliche kleine, fluktuierende Magnetfelder erzeugen. Die Präzessionsfrequenz, die proportional zur Magnetfeldstärke ist, ist dadurch nicht immer und überall exakt gleich groß. Die Kerne wurden vom HF-Puls anfangs alle in die gleiche Richtung ausgelenkt, sie sind *in Phase*. Nachdem sie kurze Zeit unterschiedlich schnell präzediert haben, zeigen die Querkomponenten in etwas unterschiedliche Richtungen, sie sind *dephasiert*, ihre Vektorsumme wird dadurch kleiner, die resultierende Querkomponente der Magnetisierung M_{xy} nimmt ab (Abb. 1.131b).

Die T_1-Relaxationszeiten im Körper sind in der Größenordnung von einer s (ca. 200–4000 ms bei einer Feldstärke von 1,5 T, bei kleineren Magnetfeldstärken sind die T_1-Relaxationszeiten etwas kürzer), die T_2-Zeiten haben eine geringere Dauer (ca. 40–2000 ms). Zu beachten ist das relativ große Spektrum an Relaxationszeiten, das die guten Weichteilkontraste von MR-Aufnahmen ermöglicht (Tabelle 1.11).

Meistens verschwindet das MR-Signal noch schneller, als man es aufgrund der T_2-Relaxation erwarten würde. Die schnelle Dephasierung wird verursacht

Tabelle 1.11. Einige T_1- und T_2-Relaxationszeiten bei 1,5 T

Gewebe	T_1 [ms]	T_2 [ms]
Muskel	870	47
Leber	490	43
Niere	650	58
Milz	780	62
Fett	260	84
Graue Substanz	790	92
Weiße Substanz	790	92
Zerebrospinale Flüssigkeit	4000	2000

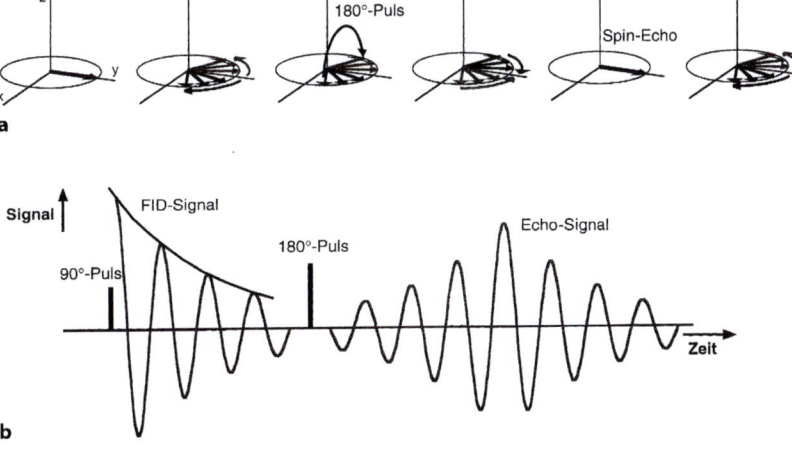

Abb. 1.132.
a Der 180°-Echopuls sorgt dafür, dass die aufgefächerten Magnetisierungsvektoren wieder zusammenlaufen und ein „Spin-Echo" erzeugen. b Das durch Magnetfeldinhomogenitäten kleiner gewordene oder gar ganz verschwundene FID-Signal erreicht zum Zeitpunkt des Spin-Echos wieder ein Maximum

durch statische Inhomogenitäten des Magnetfeldes, die ebenfalls Präzessionsfrequenzunterschiede verursachen. Diese statischen Inhomogenitäten werden einerseits verursacht durch einen nichtidealen Magneten, andererseits durch die Magnetisierung des Körpergewebes selbst. Solche Inhomogenitäten treten z. B. an den Grenzflächen zwischen Luft und Gewebe und zwischen Geweben unterschiedlicher Magnetisierbarkeit (*Suszeptibilität*) auf. Sie sind im Allgemeinen weitaus größer als die vom Magneten verursachten Inhomogenitäten. Die resultierende Querrelaxationszeit wird als T_2^* bezeichnet, das abklingende Signal FID („free induction decay" bzw. freier Induktionsabfall, s. auch Abb. 1.132b).

Spin-Echo

Die durch statische Inhomogenitäten verursachte Dephasierung kann mit einem sog. Spin-Echo rückgängig gemacht werden. Zur Erzeugung eines Spin-Echos gibt man einige Zeit nach einem 90°-Puls einen zweiten Puls, der den ganzen Fächer der dephasierten Vektoren um 180° um die y-Achse rotiert (*180°-Puls*; Abb. 1.132a). Die Vektoren, die relativ zur durchschnittlichen Präzessionsfrequenz links oder rechts herum drehen, tun dies gleich schnell und mit gleichem Drehsinn sowohl vor als auch nach dem 180°-Puls (unter der Voraussetzung, dass die Inhomogenitäten statisch sind). Durch den 180°-Puls findet eine Rephasierung statt: Wenn der 180°-Puls eine Zeit $T_E/2$ nach dem 90°-Puls gegeben wird, treffen sich alle Vektoren nach einer Zeit T_E, nach der *Echozeit*. Nachdem das MR-Signal durch Magnetfeldinhomogenitäten kleiner geworden oder ganz verschwunden war, erreicht es zum Zeitpunkt T_E wieder ein Maximum, das *Spin-Echo* (Abb. 1.132b). Mikroskopische, fluktuierende Inhomogenitäten, welche die T_2-Relaxation verursachen, können so natürlich nicht rückgängig gemacht werden, weil die Präzessionsfrequenz vor und nach dem 180°-Puls durch die Fluktuationen nicht gleich groß ist. Die Amplitude des MR-Signals ist also zum Zeitpunkt des Spin-Echos durch die T_2-Relaxation kleiner als die Anfangsamplitude des FID. Es können mehrere 180°-Echopulse gegeben werden und so mehrere Spin-Echos erzeugt werden. Die Signalstärke späterer Echos ist stärker von T_2 abhängig, man spricht von der *T_2-Wichtung* der späteren Echos.

1.4.3
Vom MR-Signal zum Bild

Gradienten

Um Bilder erzeugen zu können, ist es notwendig, die MR-Signale aus dem Körper räumlich zuzuordnen. Für diese räumliche Zuordnung werden sog. magnetische Feldgradienten verwendet. Diese Feldgradienten werden erzeugt, indem zusätzlich zu dem homogenen Feld B_0 für eine gewisse Zeit ein zusätzliches Magnetfeld angeschaltet wird, das absichtlich inhomogen ist. Die Feldrichtung sowohl des Hauptfeldes B_0 als auch des Gradientenfeldes G ist immer in z-Richtung, das Gradientenfeld bewirkt jedoch eine lineare Feldzunahme in x-, y- oder z-Richtung. Wird z. B. kurzzeitig der Gradient in x-Richtung G_x angeschaltet, dann wird das Gesamtmagnetfeld für diese Zeit zur positiven x-Richtung hin größer und zur negativen x-Richtung hin kleiner.

Selektive Anregung

Der erste Schritt zur räumlichen Zuordnung der Signale ist die schichtselektive Anregung. Dazu wird während des Sendens des HF-Anregungspulses der Gradient z. B. in z-Richtung (bei den meisten Systemen ist dies die Patientenlängsrichtung) eingeschaltet. Das Gesamtfeld B_{tot} (B_0 plus Gradientenfeld) ist dann zum Kopf des Patienten hin größer, zu den Füßen hin kleiner. Der HF-Puls hat nur dort eine Wir-

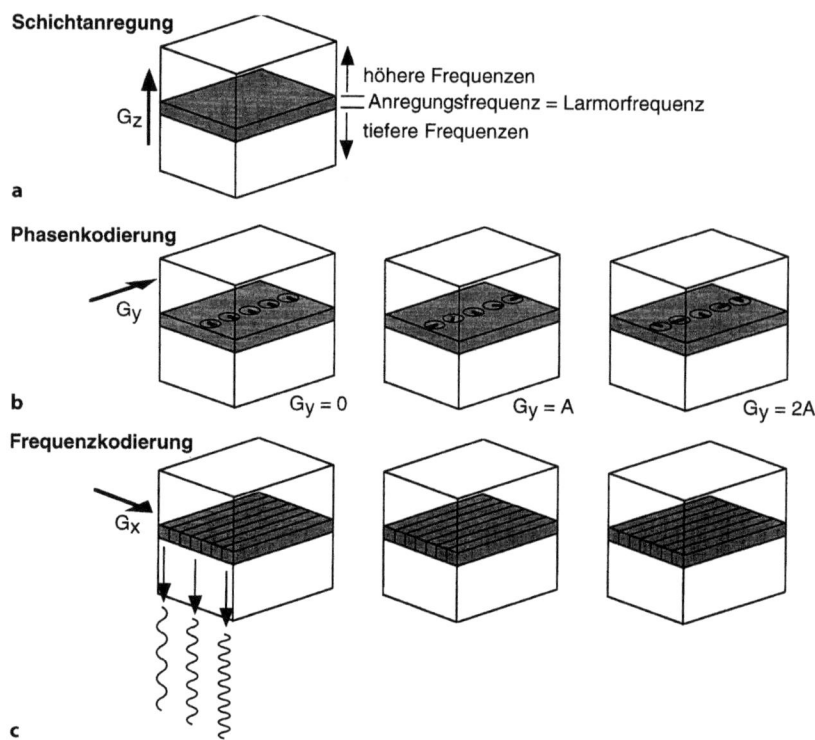

Abb. 1.133 a–c.
Die drei Stufen der Ortskodierung.
a Schichtselektive Anregung.
b Phasenkodierung. c Frequenzkodierung. Für eine Auflösung von 256 Bildpunkten in Phasenkodierrichtung müssen 256 Messungen mit unterschiedlichen Stärken des Phasenkodierungsgradienten G_y gemacht werden, drei davon sind beispielhaft abgebildet

kung, wo die Resonanzbedingung gilt, also nur dort, wo die Larmor-Frequenz ($\omega = \gamma B_{tot}$) identisch ist mit der Frequenz des HF-Pulses. Die Kerne werden also nur in einer Ebene angeregt. Da ein HF-Puls eine gewisse Bandbreite an Frequenzen enthält, wird tatsächlich eine Schicht angeregt, wobei die Schichtdicke abhängig ist von der Bandbreite des Pulses und von der Gradientenstärke (Abb. 1.133 a). Direkt nach Anregung der Schicht wird dieser *Selektionsgradient* wieder ausgeschaltet. Damit ist der erste Schritt zur räumlichen Zuordnung getan: Das von der Empfangsantenne wahrgenommene Signal kommt jetzt nur von den in der Schicht vorhandenen Kernen. Um aus diesem Signal ein Bild rekonstruieren zu können, müssen nun noch die Koordinaten der signalgebenden Volumenelemente in der Schichtebene bestimmt werden. Diese Ortskodierung erfolgt ebenfalls mit Hilfe der Feldgradienten.

Phasenkodierung

Durch den HF-Puls werden die Magnetisierungsvektoren überall in der Schicht in die gleiche Richtung ausgelenkt, die xy-Komponente der Magnetisierung M_{xy} hat überall die gleiche *Phase* (d.h. die gleiche Orientierung in der xy-Ebene). Bevor man nun das Signal aus der Schicht messen kann, schaltet man eine gewisse Zeit den Gradienten z.B. in y-Richtung an. Das Gesamtmagnetfeld wird jetzt z.B. links im Körper größer, rechts kleiner. Die Magnetisierungsvektoren präzedieren demzufolge links schneller, rechts langsamer. Wird der Gradient nach einer gewissen Zeit wieder ausgeschaltet, ist die Richtung von M_{xy} von der Position entlang der y-Achse abhängig (Abb. 1.133 b). Diese Richtung kann bei der Messung festgestellt werden (*phasensensitive Detektion*). Für die Zuordnung der Signale reicht es jedoch nicht, nur einmal eine Phasenkodierung durchzuführen. Gibt es z.B. zwei signalgebende Stellen in der Schicht, deren Querkomponenten M_{xy} durch die Phasenkodierung gerade in entgegengesetzte Richtungen gebracht wurden, ist das Summensignal dieser zwei Signalquellen gerade Null. Um festzustellen, ob es nun zwei oder gar keine Signalquellen gibt, bedarf es mindestens einer zweiten Messung mit einer anderen Stärke des Phasenkodierungsgradienten, bei der die Richtungen der Querkomponenten nun aber nicht entgegengesetzt sind und bei der die Signale sich nicht auslöschen. Analog dazu sind für eine Auflösung von N_y Punkten in Phasenkodierrichtung auch N_y Messungen mit unterschiedlichen Stärken des Phasenkodierungsgradienten notwendig.

Frequenzkodierung

Während der Messung des MR-Signals schaltet man den Gradienten in der dritten (x-) Richtung an (Anterior-posterior-Richtung im Patienten). Nun ist das Gesamtfeld vorne im Patienten größer als hinten,

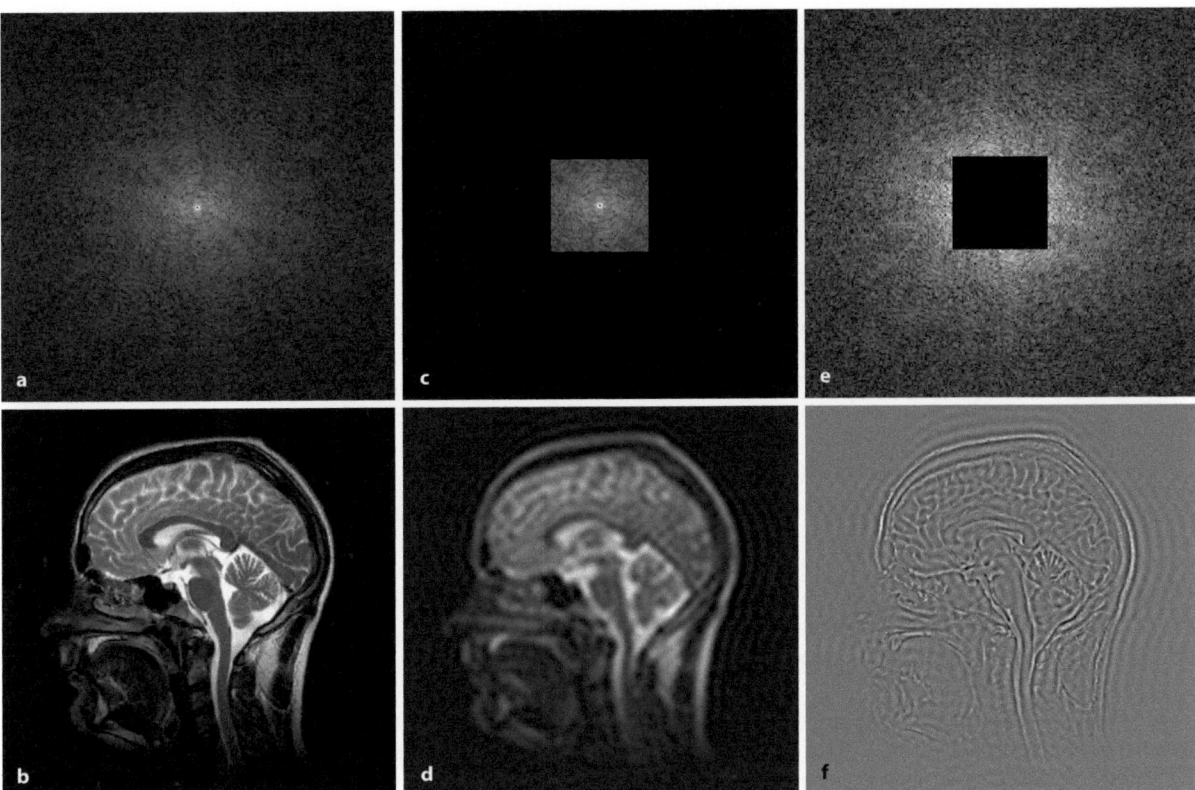

Abb. 1.134. Drei Grauwertdarstellungen des k-Raums (*obere Bildreihe*) und die daraus rekonstruierten Bilder (*untere Bildreihe*). Beim linken Bildpaar wurden für die Rekonstruktion sämtliche Daten des k-Raums verwendet, beim mittleren Bildpaar nur die Mitte des k-Raums. Die Auflösung ist dadurch schlechter, die Kontraste sind jedoch erhalten. Das rechte Bildpaar zeigt die Rekonstruktion nur von den Rändern des k-Raums. In diesem Teil des k-Raums sind die Informationen der Konturen und feinen Details enthalten

infolgedessen ist die Präzessionsfrequenz der Kerne und damit die Frequenz des empfangenen MR-Signals vorne größer als hinten. Mit Hilfe der Frequenz des Signals kann man also feststellen, von welcher Position in x-Richtung das Signal kommt (Abb. 1.133 c). Um N_x Frequenzen unterscheiden zu können, wird das Signal innerhalb weniger ms an N_x Punkten gemessen („ge-sampled"), digitalisiert und im Rechner abgespeichert.

Andere Schichtorientierungen können einfach durch Vertauschen der Rollen der drei Gradienten aufgenommen werden. Sogar schräge Schichten sind möglich, wenn zwei oder drei Gradientenfelder zur gleichen Zeit angeschaltet werden: Der resultierende Feldgradient verläuft dann schräg im Raum.

Der k-Raum
Um ein Bild mit einer Auflösung von $N_x \times N_y$ Bildpunkten rekonstruieren zu können, müssen also N_y Messungen mit jeweils N_x Messpunkten gemacht werden. Die Messwerte werden als Matrix mit N_y Zeilen und N_x Spalten im Rechner abgelegt. Diese Rohdatenmatrix nennt man auch *k-Raum* (hier eigentlich eine Ebene, mathematisch spricht man jedoch von einem zweidimensionalen Raum). In allen Messpunkten des k-Raums findet man eine Messung des Summensignals aller Teilsignale mit unterschiedlichen Frequenzen und unterschiedlichen Phasen. Um aus den Summensignalen des k-Raums die Amplitude der einzelnen Signalanteile zugehörig zu einer Position (x, y) in der Ebene zu berechnen, wird eine mit dem Rechner sehr schnell auszuführende, zweidimensionale Fourier-Transformation verwendet. Schließlich wird die Signalamplitude der Einzelsignale in eine Graustufe übersetzt. Die Fourier-Transformation rekonstruiert also aus einer Matrix von MR-Messwerten ein Bild.

Werden im k-Raum nur wenige Punkte aufgenommen, kann nur ein Bild mit einer kleinen Matrix rekonstruiert werden, das Bild hat demzufolge eine geringe Auflösung. Ist die Rohdatenmatrix größer, ist auch die Bildmatrix größer und das Bild schärfer. Abbildung 1.134 zeigt eine Grauwertdarstellung des k-Raums und die Rekonstruktion eines Bildes mit einer Matrix von 256 × 256 Punkten und im Vergleich dazu eine Rekonstruktion von wenigen Messwerten aus der Mitte des k-Raums. Aus diesem Vergleich wird klar: In der Mitte des k-Raums ist v. a. die Kontrastinformation enthalten, an den Rändern die für die Schärfe des Bildes verantwortliche Information.

Auflösung, Signal-zu-Rausch-Verhältnis und Messzeit
Leider empfängt man zugleich mit dem Signal der angeregten Wasserstoffkerne auch Rauschen, d. h. Störsignale, die dem Signal überlagert sind. Teilweise wird dieses Rauschen erzeugt in den Empfangsspulen und der Verstärkerelektronik, zu einem großen Teil sind es jedoch die bewegten Ladungsträger im menschlichen Körper, die die störenden magnetischen Felder verursachen. Bei Systemen mit einer Feldstärke von 0,5 T und mehr ist dies sogar die überwiegende Rauschquelle, die Spulen und die Elektronik sind bei diesen hohen Feldstärken als Rauschquelle zu vernachlässigen.

Die Signalstärke des Nutzsignals ist abhängig von der Zahl der Wasserstoffkerne, die in einem Volumenelement der Schicht enthalten sind, dessen Signal zu einem Bildpunkt der Bildmatrix beiträgt. Ist die Auflösung gering und die Schichtdicke groß, dann sind diese Volumenelemente groß und entsprechend groß ist die Signalstärke. Bei hoher Auflösung und geringer Schichtdicke ist die Signalstärke klein.

Das Signal-zu-Rausch-Verhältnis eines MR-Bildes wird bestimmt durch das Größenverhältnis zwischen Rauschsignal einerseits und Nutzsignal andererseits.

Man kann das Signal-zu-Rausch-Verhältnis beliebig verbessern, indem man das Signal mehrfach misst und dann mittelt. Das Störsignal des Rauschens macht das Gesamtsignal manchmal etwas größer, manchmal etwas kleiner, sodass der Mittelwert des Signals umso weniger vom Sollwert abweicht, je mehr Messungen gemittelt werden, eine effektive, aber leider zeitaufwendige Methode. Um das Signal-zu-Rausch-Verhältnis um den Faktor 2 zu verbessern, müssen 4 Messungen gemittelt werden, d. h. die Messzeit vervierfacht sich.

Die Messzeit für ein hochaufgelöstes MR-Bild ist also schon deshalb größer, weil für die größere Zahl von Messpunkten im k-Raum bereits eine längere Messzeit nötig ist. Zusätzlich müssen diese Messungen evtl. noch mehrfach ausgeführt und gemittelt werden, damit das Signal-zu-Rausch-Verhältnis ausreichend ist. Obwohl bei den Messmethoden und den Empfangsspulen viel für die Messzeitverkürzung bzw. die Verringerung des Rauschens getan wurde (s. nachfolgende Abschnitte), bleibt eine MR-Aufnahme immer ein Kompromiss zwischen praktikabler Messzeit, ausreichendem Signal-zu-Rausch-Verhältnis und geforderter Auflösung.

1.4.4
Pulssequenzen

Bei der Kernspintomographie besteht eine große Variationsmöglichkeit in der Art der Signalerzeugung und der Datenerfassung. So können z. B. die zeitliche Abfolge und die Amplituden der für die Anregung der Kerne verwendeten HF-Pulse so gewählt werden, dass die Bildkontraste entweder nur von den T_1-Relaxationszeiten bestimmt werden, nur von den T_2-Relaxationszeiten, von beiden oder nur von der Wasserstoffdichte. Die Gradientenpulse können so gesteuert werden, dass ein ganzes Volumen, nur eine einzelne Schicht oder ein Stapel von Schichten angeregt wird. Die Amplitude der Gradientenpulse bestimmt u. a. auch Schichtdicke und Messfeld.

Da alle Hardwarekomponenten über eine Schnittstelle mit dem Steuerrechner verfügen, können Amplitude, Zeitdauer und Zeitpunkt der Hochfrequenz- und Gradientenpulse (zusammengefasst *Pulssequenz* genannt) vom Anwender modifiziert werden, sofern die Benutzerschnittstelle des Steuerrechners ihm hierzu die Möglichkeit gibt. Erst durch die Wahl der Pulssequenz und durch die Optimierung ihrer Parameter erreicht man eine der Fragestellung angepasste, optimale Bildqualität.

Die rasante Entwicklung der Kernspintomographie und die Vielseitigkeit der heutigen Systeme beruhen zu einem großen Teil auf dieser Flexibilität, die es erlaubt, in kurzer Zeit durch Software-Neuerungen das Anwendungsspektrum zu erweitern. Auch die fehlende Strahlenbelastung, die eine rasche applikative Validierung neuer Pulssequenzen ermöglicht, trägt zu dieser Entwicklung bei.

Spin-Echo-Sequenz
Die älteste für die Bildgebung verwendete Sequenz ist die Spin-Echo-Sequenz. Schematisch ist diese Sequenz in Abb. 1.135 dargestellt. Während des 90°-Pulses zur Anregung und des in Abschn. 4.1.3 beschriebenen 180°-Pulses zur Erzeugung des Spin-Echos ist der Gradient in Schichtselektionsrichtung G_S angeschaltet. Beide Pulse wirken also nur in der ausgewählten Schicht. Während eines kurzen Zeitintervalls um das Maximum des Spin-Echos wird der Frequenzkodierungsgradient G_F eingeschaltet und das Signal aufgenommen. Um die für die Bildrekonstruktion notwendigen Daten zu erhalten, muss die Sequenz, wie in Abschn. 1.4.3 beschrieben, n-mal wiederholt werden, jeweils mit einem unterschiedlich

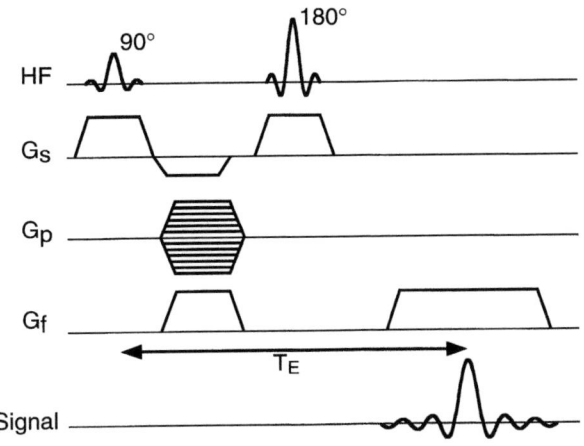

Abb. 1.135. Die schematische Darstellung der Spin-Echo-Sequenz zeigt den zeitlichen Ablauf der HF-Pulse und Gradientenschaltungen. Während des 90°-Anregungspulses und des 180°-Echopulses ist der Schichtselektionsgradient G_s angeschaltet, damit die Pulse nur in einer Schicht wirken. Der Phasenkodierungsgradient G_p wird zwischen dem 90°- und 180°-Puls geschaltet. Schließlich ist während des Empfangs des Echosignals der Frequenzkodierungsgradient G_f angeschaltet. Die ganze Sequenz muss für eine Auflösung von 256 Bildpunkten in Phasenkodierrichtung 256-mal mit unterschiedlichen Stärken des Phasenkodierungsgradienten G_y wiederholt werden

starken Phasenkodierungsgradienten G_P. Die Wiederholzeit (die Zeit von einem 90°-Puls bis zum nächsten 90°-Puls) nennt man die Repetitionszeit T_R.

Über die Länge der Repetitionszeit T_R kann man bestimmen, wie groß der Einfluss der unterschiedlichen T_1-Relaxationszeiten der Gewebe auf die Kontraste im Bild ist (s. Abb. 1.136 a). Macht man die Repetitionszeit lang, dann hat die Magnetisierung aller Gewebe im Körper genügend Zeit, vollständig zu relaxieren. Für die nächste Anregung mit einem HF-Puls steht dann wieder die volle Magnetisierung in z-Richtung zur Verfügung. Bei einer Spin-Echo-Sequenz mit einer langen T_R-Zeit findet also keine Differenzierung aufgrund der T_1-Zeiten statt.

Macht man dagegen die Repetitionszeit kürzer, wird die Relaxation nur in Geweben mit kurzer T_1-Zeit eine mehr oder weniger vollständige Rückkehr der Magnetisierung in z-Richtung bewirkt haben. In Geweben mit einer langen T_1-Zeit ist die Relaxation jedoch nicht vollständig abgelaufen, die Magnetisierung in z-Richtung ist zum Zeitpunkt des nächsten Anregungspulses kleiner. Dieser kleinere Vektor wird nun von dem nächsten Anregungspuls in die xy-Ebene gebracht und erzeugt ein kleineres MR-Signal. Bei einer Spin-Echo-Sequenz mit einer kurzen T_R-Zeit wird Gewebe mit einer langen T_1-Zeit also signalarm (dunkel) abgebildet, Gewebe mit einer kurzen T_1-Zeit signalintensiv (hell). Spin-Echo-Aufnahmen mit einer kurzen Repetitionszeit T_R sind „T_1-gewichtet".

Das Zeitintervall zwischen Anregung und Spin-Echo, die Echozeit T_E, bestimmt den Einfluss der T_2-Relaxationszeiten auf die Bildkontraste (s. Abb. 1.136b). Ist die Echozeit lang, haben sich aufgrund der unterschiedlich schnellen T_2-Relaxation der verschiedenen Gewebe große relative Signalunterschiede ausgebildet; ist die Echozeit kurz, so findet praktisch keine Differenzierung aufgrund von T_2 statt. Spin-Echo-Aufnahmen mit einer langen Echozeit T_E sind „T_2-gewichtet". Beispiele für T_1- und T_2-gewichteten Spin-Echo-Bilder zeigt Abb. 1.137.

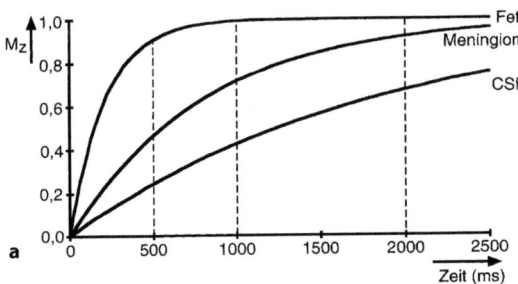 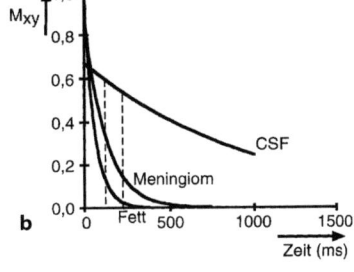

Abb. 1.136. a Die Repetitionszeit T_R bestimmt, wie groß der Einfluss der unterschiedlichen T_1-Relaxationszeiten der Gewebe auf die Kontraste im Bild ist. Ist die Repetitionszeit T_R lang (deutlich > 2000 ms), kann die Magnetisierung aller Gewebe vollständig relaxieren. Für die nächste Anregung mit einem HF-Puls ist M_z wieder maximal. Ist T_R lang, findet also keine Differenzierung aufgrund der T_1-Zeiten statt. b Verkürzt man dagegen die Repetitionszeit (z.B. auf 500 oder 1000 ms), dann ist M_z in Geweben mit einer langen T_1-Zeit (z.B. CSF) zum Zeitpunkt des nächsten Anregungspulses kleiner. Dieser kleinere Vektor wird nun von dem nächsten Anregungspuls in die xy-Ebene gebracht, erzeugt ein kleineres MR-Signal und erscheint im Bild dunkel. Die Echozeit T_E bestimmt den Einfluss der T_2-Zeiten auf die Bildkontraste. Ist die Echozeit lang, dann haben sich aufgrund der unterschiedlich schnellen T_2-Relaxation der verschiedenen Gewebe große relative Signalunterschiede ausgebildet (s. *gestrichelte Linie* bei 200 ms); ist die Echozeit kurz, so findet praktisch keine Differenzierung aufgrund von T_2 statt

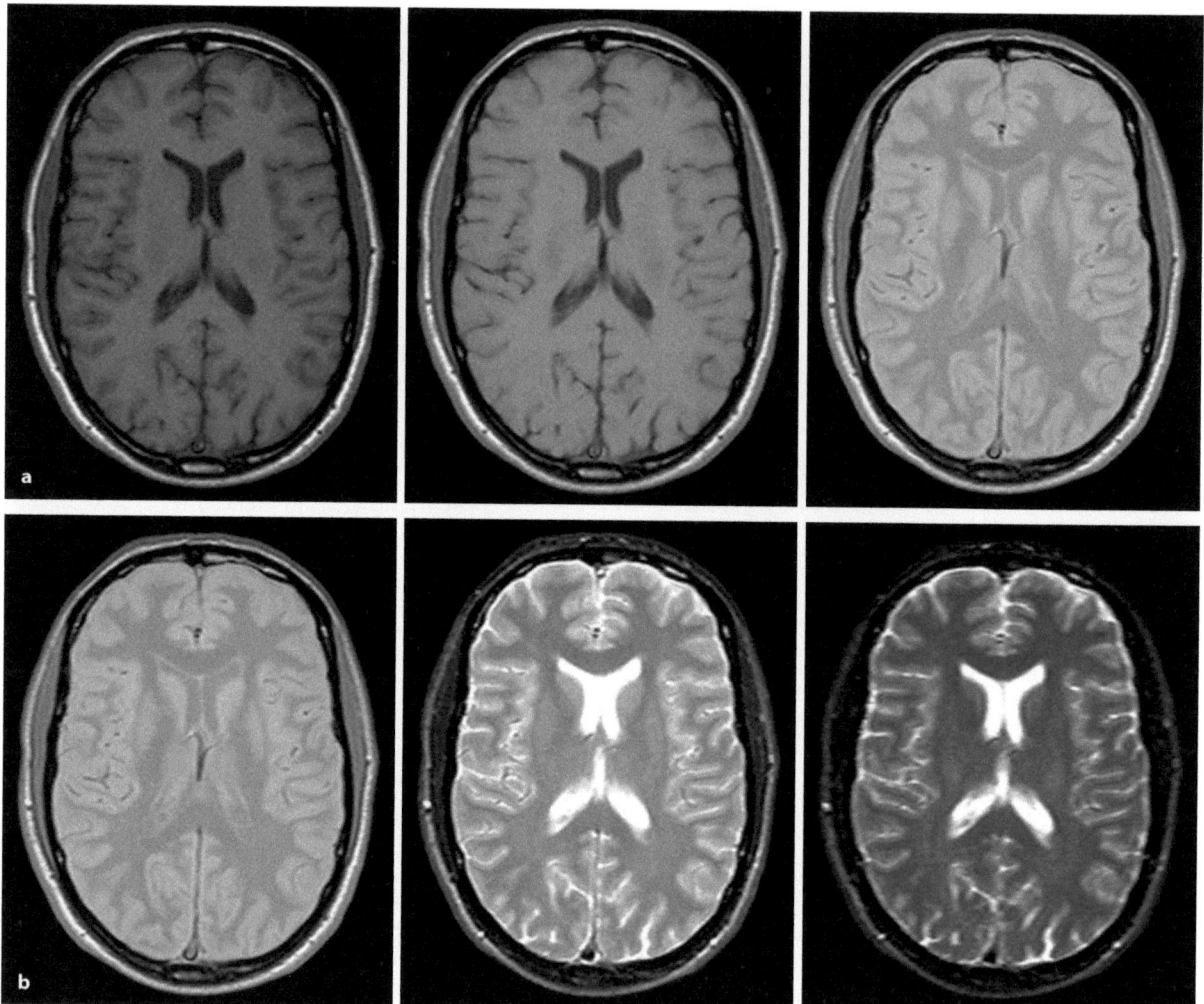

Abb. 1.137. a Die obere Bildreihe zeigt drei Spin-Echo-Bilder, aufgenommen mit unterschiedlich langen Repetitionszeiten. Die T_1-Wichtung ist im linken Bild stark (T_R = 500 ms), im mittleren mäßig (T_R = 1000 ms) und im rechten gering (T_R = 3000 ms). Die T_2-Wichtung ist in allen drei Bildern gering (T_E = 15 ms). Bei einer langen Repetitionszeit ist in allen Geweben genügend Zeit für eine fast vollständige T_1-Relaxation der Längsmagnetisierung zwischen zwei Anregungen. Es gibt kaum Kontraste durch T_1-Unterschiede. Bei einer kurzen Repetitionszeit ist die Flüssigkeit, die eine lange T_1-Relaxationszeit hat, zwischen zwei Anregungen nur zum Teil relaxiert und wird dunkel dargestellt. **b** Die untere Bildreihe zeigt den Einfluss der Echozeit. Die T_2-Wichtung ist im linken Bild gering (T_E = 15 ms), im mittleren stark (T_E = 70 ms) und im rechten sehr stark (T_E = 120 ms). Hier ist die T_1-Wichtung in allen drei Bildern gering (T_R = 3000 ms). Bei kurzer Echozeit ist kaum Zeit für die T_2-Relaxation, es gibt geringe durch T_2 verursachte Kontraste. Bei einer langen Echozeit ist das Signal von Geweben mit einer kurzen T_2-Zeit fast vollständig verschwunden. Man sieht v. a. die Flüssigkeit, die eine lange T_2-Zeit hat

Gradientenechosequenz

Bei der Gradientenechosequenz verzichtet man auf einen 180°-Puls und benutzt für die Anregung einen Puls, der die Magnetisierung meistens um weniger als 90° auslenkt. Durch das Fehlen des 180°-Pulses erzeugt man kein Spin-Echo, und die durch Magnetfeldinhomogenitäten verursachten Dephasierungen werden nicht rephasiert. Jedoch kann eben durch diesen Verzicht und durch die Wahl eines kleinen Anregungspulswinkels der Einfluss der T_1-Relaxation verringert werden. Wenn der Pulswinkel α kleiner als etwa 15° gewählt wird, ist nach dem Puls (α-Puls) die Komponente der Magnetisierung in z-Richtung kaum kleiner als vor dem Puls. Nach einem 10°-Puls z. B. ist M_z noch zu über 98 % erhalten (Abb. 1.138). Durch den Erhalt der z-Komponente spielt die T_1-Relaxation nun kaum eine Rolle und infolgedessen ist die Signalintensität auch bei kurzen Repetitionszeiten kaum von T_1 abhängig. Selbstverständlich muss jetzt auch auf den 180°-Puls verzichtet werden, damit M_z durch diesen Puls nicht gerade in die falsche (negative) Richtung gedreht wird. In

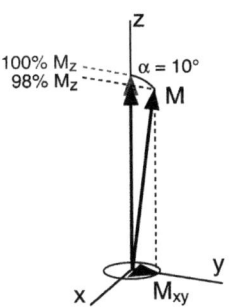

Abb. 1.138. Nach einem HF-Puls mit einem Pulswinkel von 10° hat M_z noch 98% seiner ursprünglichen Größe, die Größe von M_{xy} beträgt bei diesem Pulswinkel bereits 17% von M

Abb. 1.139 sind drei Kurven eingezeichnet, welche die Intensität des Signals für drei verschiedene Verhältnisse T_1/T_R zeigen. Durch den fehlenden T_1-Einfluss fallen die Kurven im Bereich kleiner Winkel zusammen. Bei einem Pulswinkel von rund 90° ist die T_1-Wichtung ähnlich wie bei der Spin-Echo-Sequenz. Bei mittleren Pulswinkeln zeigen die Kurven ein Maximum: Dort ist das Signal-zu-Rausch-Verhältnis optimal, der T_1-Kontrast jedoch mäßig. Bei der Gradientenechosequenz kann die Repetitionszeit und dadurch die Aufnahmezeit meist kürzer gewählt werden als bei der Spin-Echo-Sequenz.

Woher kommt nun die Bezeichnung *Gradientenechosequenz*? Für die räumliche Kodierung ist, wie bei der Spin-Echo-Sequenz, ein Frequenzkodierungsgradient notwendig. Dieser erzeugt eine starke zusätzliche Inhomogenität, wodurch M_{xy} sehr schnell abklingt. Um zu vermeiden, dass das Signal bereits ganz verschwunden ist, bevor es zu einer definierten Echozeit gemessen wird, wird der Gradient zuerst mit einer negativen Amplitude angeschaltet (Abb. 1.140). Dadurch wird die Magnetisierung *dephasiert*. Durch Vorzeichenumkehr des Gradienten wird diese Dephasierung wieder rückgängig gemacht. Ist die Präzessionsfrequenz bei angeschaltetem negativen Gradienten z. B. vorn im Patienten größer und hinten kleiner, ist das nach Vorzeichenumkehr des Gradienten gerade umgekehrt. Durch diese Vorzeichenumkehr wird die Magnetisierung *rephasiert*. Wo Dephasierung und Rephasierung sich gerade aufheben, zeigen alle Magnetisierungsvektoren wieder in die gleiche Richtung und es entsteht das Gradientenecho, auch „fast field echo" (FFE) genannt. Natürlich werden Dephasierungen durch statische Inhomogenitäten, die nicht das Vorzeichen wechseln können, nicht rückgängig gemacht. Die Abnahme der Echoamplitude ist nun nicht, wie bei der Spin-Echo-Sequenz, abhängig von T_2, sondern es findet aufgrund dieser statischen Inhomogenitäten eine zusätzliche Dephasierung statt. Der Gesamteffekt wird beschrieben durch die in Abschn. 1.4.2 genannte Relaxationszeit T_2^*. Der Einfluss von Inhomogenitäten wird mit zunehmender Echozeit größer. Abbildung 1.141 zeigt diesen Einfluss anhand von drei Gradientenechoaufnahmen mit unterschiedlichen Echozeiten.

Wenn die Repetitionszeit bei einer Gradientenechosequenz nicht sehr viel länger ist als T_2, tritt nach zwei aufeinander folgenden α-Pulsen ein Spin-Echo auf, ähnlich wie nach einem 90°- und einem darauffolgenden 180°-Puls, jedoch schwächer. Eine Reihe schnell aufeinanderfolgender α-Pulse erzeugt also nicht nur eine Reihe von FID-Signalen nach jedem α-Puls, sondern auch eine Reihe von Spin-Echos. Dieses Spin-Echo-Signal ist T_2-gewichtet, also unerwünscht, wenn T_1-gewichtete Gradientenechobilder gemacht werden. Deswegen wurde die Möglichkeit geschaffen, dieses Signal selektiv zu unterdrücken („spoiling"). Dieses Spoiling wird dadurch erreicht, dass die Richtung, in die der α-Puls die Magnetisierung auslenkt, jedes Mal etwas anders gewählt wird. Infolgedessen haben die vielen sich überlagernden Echosignale von vorhergehenden α-Pulsen unterschiedliche Phasen

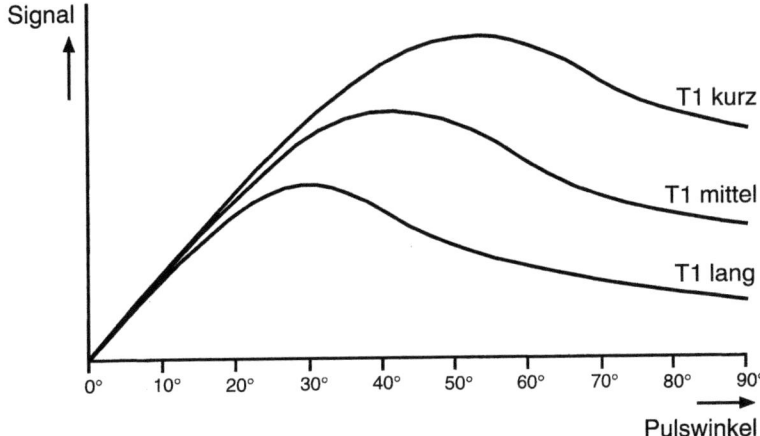

Abb. 1.139. Die drei Kurven zeigen den Zusammenhang zwischen Signalstärke und Pulswinkel bei der Gradientenechosequenz für Gewebe mit drei unterschiedlichen T_1-Zeiten. Ist der Pulswinkel groß, dann ist die Signalstärke T_1-abhängig und die Bilder sind dann T_1-gewichtet. Ist der Pulswinkel sehr klein, dann ist die Signalstärke praktisch unabhängig von T_1

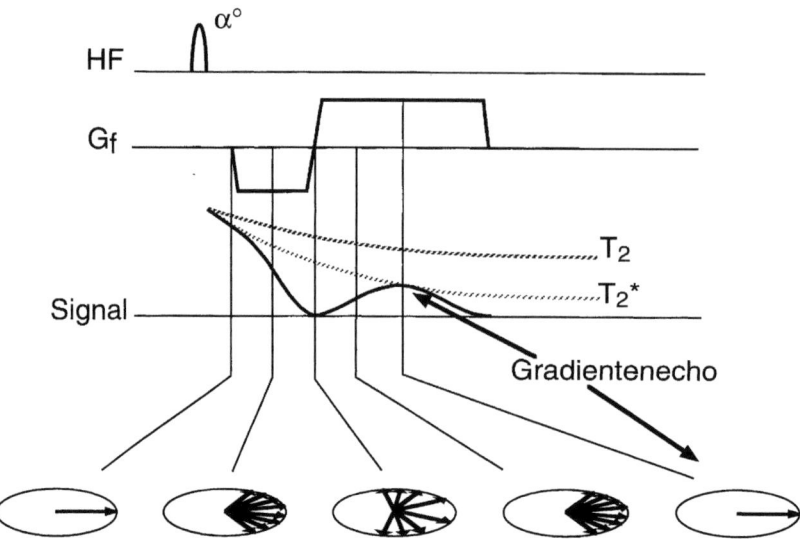

Abb. 1.140. Das Gradientenecho entsteht durch Vorzeichenumkehr des Frequenzkodierungsgradienten. Dieser wird zuerst mit einer negativen Amplitude angeschaltet, wodurch die Magnetisierung dephasiert wird. Dann wird durch Vorzeichenumkehr diese Dephasierung wieder rückgängig gemacht, die Magnetisierung wird rephasiert. Wo Dephasierung und Rephasierung sich gerade aufheben, entsteht das Gradientenecho. Die Abnahme der Echoamplitude ist nun nicht abhängig von T_2, sondern es findet aufgrund von statischen Inhomogenitäten eine zusätzliche Dephasierung statt. Den Gesamteffekt nennt man T_2^*-Relaxation

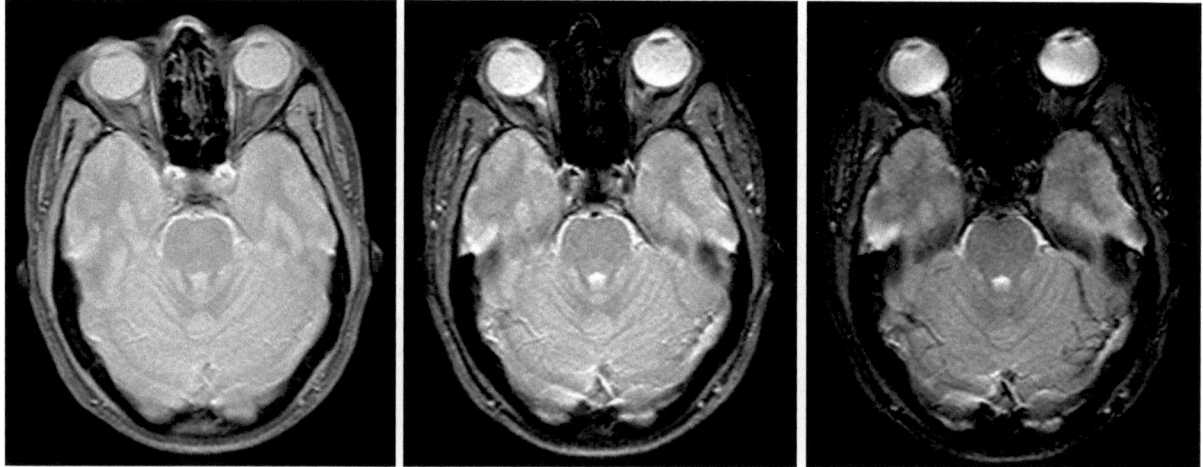

Abb. 1.141. Drei Gradientenechobilder mit Echozeiten von 5 ms (*links*), 20 ms (*mitte*) und 40 ms (*rechts*). Bei zunehmender Echozeit wird die T_2^*-Wichtung, aber auch die Signalauslöschung durch lokale Inhomogenitäten größer (s. die Verdunklungen in den Bereichen über dem Innenohr)

und heben sich größtenteils auf. Die Bezeichnung für die so entstandene Sequenz ist bei den verschiedenen Geräteherstellern unterschiedlich. Die bekanntesten Namen sind „T_1-contrast-enhanced-FFE", „spoiled GRASS" und „FLASH".

Ebenso kann das FID-Signal selektiv unterdrückt werden, wenn T_2-gewichtete Aufnahmen gewünscht werden. Diese Sequenz wird „T_2-contrast-enhanced-FFE" bezeichnet.

Einen Vergleich der drei Varianten der Gradientenechosequenz zeigt Abb. 1.142.

Turbo-Spin-Echo-Sequenz

Die *Turbo-Spin-Echo-Sequenz* (TSE) ist eine Abwandlung der Spin-Echo-Sequenz, die viel kürzere Aufnahmezeiten ermöglicht.

Die Zeit, die man für die Aufnahme eines Echosignals braucht, ist im Allgemeinen sehr kurz im Ver-

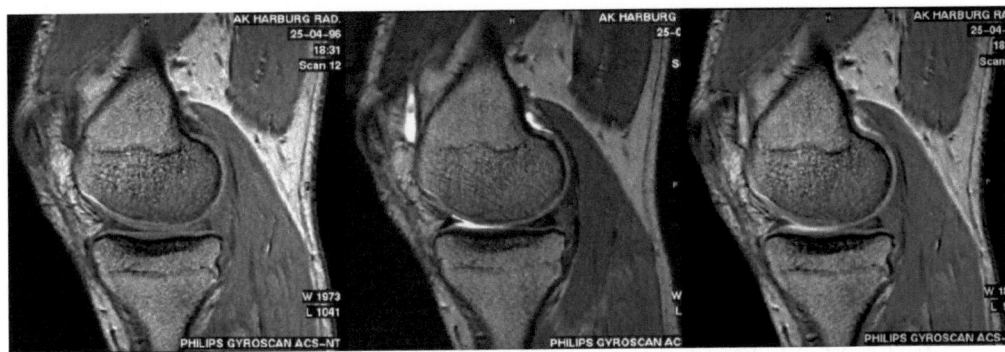

Abb. 1.142. Beispiele der Gradientenechosequenz. Repetitionszeit (19 ms), Echozeit (9 ms) und Pulswinkel (30°) sind in allen drei Fällen gleich. Im linken Bild ist der T_2-gewichtete Spin-Echo-Teil des Signals unterdrückt, die Flüssigkeit ist dunkel. Im mittleren Bild ist der T_1-gewichtete FID-Anteil unterdrückt, die Flüssigkeit ist durch die T_2-Wichtung des Spin-Echo-Anteils hell. Rechts tragen beide Signalanteile zum Bild bei, das resultierende Bild ist praktisch die Summe des linken und mittleren Bildes

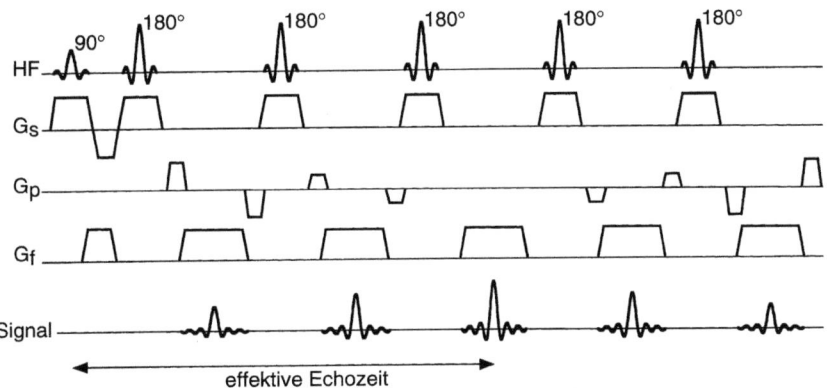

Abb. 1.143. Bei der TSE wird nach einer Anregung gleich eine Serie von Spin-Echos produziert. Jedes dieser Echos wird unterschiedlich phasenkodiert und somit werden nach jeder Anregung mehrere Zeilen der Rohdatenmatrix gemessen

gleich zur Echozeit. Dadurch wird, v. a. bei langen Echozeiten, die Zeit nicht effizient genutzt. Bei der TSE erzeugt man deswegen nach einer Anregung nicht nur ein Echo, sondern mit einer Reihe von 180°-Pulsen gleich eine Serie von Echos (Abb. 1.143). Jedes dieser Echos wird unterschiedlich phasenkodiert, somit werden nach jeder Anregung mehrere Zeilen der Rohdatenmatrix (k-Raum) gemessen. Entsprechend weniger Anregungen sind notwendig, um alle für die Rekonstruktion des Bildes notwendigen Daten aufzunehmen. Wenn z.B. 8 Echos pro Anregung erzeugt werden (TSE = 8), beträgt die Messzeit einer Aufnahme mit einer 256er-Matrix und einer Repetitionszeit von 2 s nur noch 64 s statt >8 min.

Bei Aufnahmen mit einer langen Echozeit ist es sogar möglich, so viele Echos zu erzeugen, dass nach nur einer Anregung alle Zeilen im k-Raum mit einem Mal aufgenommen werden. Man spricht dann von „single-shot-TSE".

Die im k-Raum abgelegten Daten haben unterschiedliche T_2-Wichtungen, weil sie zu unterschiedlichen Echozeiten aufgenommen werden (Abb. 1.144).

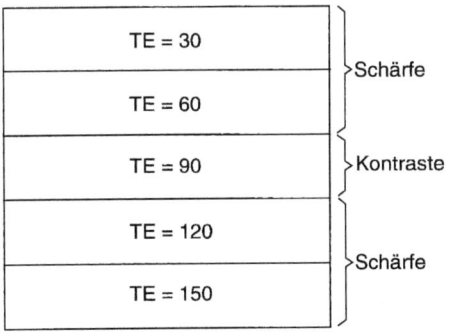

Abb. 1.144. Die Echozeit, mit dem in der Turbo-Spin-Echo-Sequenz der mittlere Teil der Rohdatenmatrix aufgenommen wird, nennt man die effektive Echozeit. Dieser Teil ist für die Kontraste im Bild bestimmend

In Abschn. 1.4.3 wurde jedoch gezeigt, dass die Daten in der Mitte des k-Raums für die Kontraste im Bild verantwortlich sind. Die Echozeit, mit der diese Daten aufgenommen wurden, nennt man die effektive Echozeit. Die Kontraste im Bild entsprechen deswegen ungefähr einem Spin-Echo-Bild mit dieser Echozeit.

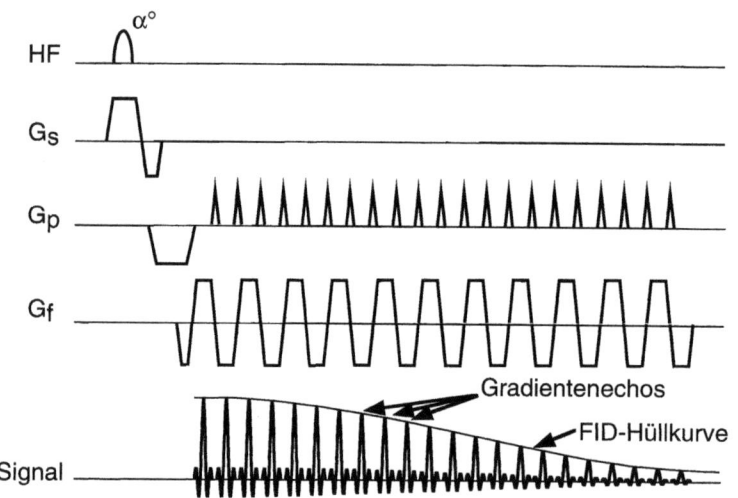

Abb. 1.145.
Bei der EPI-Sequenz wird durch schnelle Vorzeichenwechsel des Frequenzkodiergradienten eine Reihe von Gradientenechos erzeugt. Jedes dieser Echos wird unterschiedlich phasenkodiert und füllt eine Zeile in der Rohdatenmatrix. Wenn die Gradientenhardware leistungsfähig genug ist, kann so ein ganzes Bild innerhalb von 50 ms aufgenommen werden

Die TSE ist heute die Standardmethode für die Aufnahme von T_2-gewichteten Bildern und hat die Spin-Echo-Sequenz für diese Anwendung vollständig abgelöst.

Echo-planar-Imaging

Auf die gleiche Art, wie bei der TSE nach einer Anregung eine Reihe von Spin-Echos erzeugt werden, wird beim *Echo-planar-imaging-Verfahren* (EPI) eine Reihe von Gradientenechos erzeugt; auch sie werden unterschiedlich phasenkodiert und füllen so ebenfalls mehrere Zeilen der Rohdatenmatrix. Der Frequenzkodiergradient G_F wird dazu abwechselnd mit einem positiven und einem negativen Vorzeichen angeschaltet. Zu den Zeitpunkten, wo Dephasierung und Rephasierung sich aufheben, entstehen so die Gradientenechos (Abb. 1.145).

Die Dauer des Signals ist abhängig von T_2^* und damit homogenitätsabhängig. Um Artefakte (Verzerrungen und Auslöschungen) durch Inhomogenitäten zu minimieren, müssen die Gradientenechos in einer Zeit aufgenommen werden, die nicht viel länger ist als die T_2^*-Zeit, d.h. innerhalb von etwa 50–100 ms. Für das Verfahren „single-shot-EPI", bei dem alle für das Bild notwendigen Zeilen des k-Raums nach nur einer Anregung aufgenommen werden, sind deswegen Gradientsysteme notwendig, die sehr schnell geschaltet werden können. Außerdem wird die Zahl der Phasenkodierungen und damit die Auflösung in Phasenkodierrichtung meistens auf 128 oder weniger beschränkt. Für EPI-Bilder mit einer höheren Auflösung wird das Verfahren „multi-shot-EPI" verwendet, bei dem ein günstiger Kompromiss zwischen Bildqualität und Stärke der Artefakte gewählt werden kann.

Das EPI-Verfahren wird eingesetzt, wenn die Aufnahmegeschwindigkeit wichtiger ist als die Bildqualität, z.B. in der Akutdiagnostik von Schlaganfällen (Abb. 1.146).

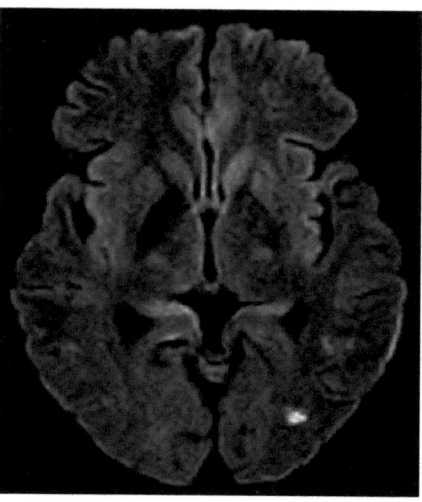

Abb. 1.146. Ein mit der Multi-shot-EPI-Sequenz aufgenommenes diffusionsgewichtetes Bild. Hirnbereiche, in der die Diffusion durch „cell swelling" eingeschränkt ist, erscheinen hell. Die durch einen Schlaganfall geschädigten Bereiche lassen sich mit dieser Sequenz bereits wenige Minuten nach dem Insult eindeutig identifizieren

GraSE

Das GraSE-Verfahren („gradient and spin echo") ist eine Kombination aus TSE und EPI. Im Vergleich zum TSE-Verfahren werden 180°-Pulse eingespart, wodurch ein Zeitgewinn erreicht wird. Statt für jede Zeile im k-Raum mit einem 180°-Puls ein neues Spin-Echo zu erzeugen, werden, auf die gleiche Art und Weise wie bei EPI, von jedem Echo mittels Gradientenschaltungen eine Reihe von Gradientenechos erzeugt. Je länger diese Serie von Gradientenechos pro Spin-Echo ist, umso größer werden jedoch wieder

1.4.5
Technische Komponenten

Der Magnet
Der einfachste Magnettyp ist der aus magnetisiertem Eisen aufgebaute Permanentmagnet. Entscheidende Einschränkungen sind bei dieser Magnetart jedoch die geringe maximale Feldstärke (ca. 0,2 T), das große Gewicht, die schlechte Homogenität und die Temperaturabhängigkeit des Magnetfeldes.

Konventionelle Elektromagnete sind deutlich leichter, verbrauchen aber wegen des elektrischen Widerstandes der verwendeten Kupferspule ständig elektrische Energie. Die für die Kernspintomographie notwendige Stromstabilität (und damit Magnetfeldstabilität) von unter 0,1 ppm ist außerdem nur mit hohem technischen Aufwand zu realisieren. Die Feldstärke solcher konventionellen Elektromagneten bleibt in der Praxis auf etwa 0,2 – 0,3 T begrenzt.

Das Signal-zu-Rausch-Verhältnis und damit die innerhalb einer bestimmten Zeit realisierbare Bildqualität steigt mit der Feldstärke B_0 an, weil die Magnetisierung des Gewebes proportional zur Magnetfeldstärke ist. Deswegen sind höhere Magnetfeldstärken erstrebenswert.

Schon seit Anfang der 80er-Jahre haben sich für Mittel- und Hochfeldsysteme supraleitende Elektromagnete durchgesetzt. Bei solchen Magneten sind die Spulen, die aus einer speziellen Metalllegierung bestehen, eingetaucht in einem Behälter mit flüssigem Helium. Bei der extrem niedrigen Temperatur von flüssigem Helium (etwa 4 Kelvin, das entspricht – 269 °C) fließt der Strom in den Spulen ohne elektrischen Widerstand. Fließt er erst einmal, dann bleibt er nahezu vollkommen stabil, ohne elektrische Energie zu verbrauchen.

Die Feldstärke supraleitender Magnete für die Kernspintomographie liegt im Bereich zwischen 0,5 und 1,5 T. Es gibt Forschungssysteme für spezielle Anwendungen mit Feldstärken bis 4 T, die Bedingungen für die Bildgebung sind jedoch bei einer so großen Feldstärke nicht mehr ideal, weil durch die Zunahme der elektrischen Leitfähigkeit des Körpers bei hohen Larmor-Frequenzen die Hochfrequenzfelder im Körper teilweise absorbiert werden und die kurze Wellenlänge bei diesen Frequenzen zu Resonanzeffekten innerhalb des Körpers führt. Eine homogene Anregung und eine uniforme Signalintensität aus der Schicht sind dadurch nicht mehr möglich.

Die Gradientenspulen
Wie in Abschn. 1.4.3 beschrieben, sind für die räumliche Zuordnung der Signale aus dem Körper magnetische Feldgradienten notwendig, die mit den an der Wand des Magnettunnels angebrachten Gradienten-

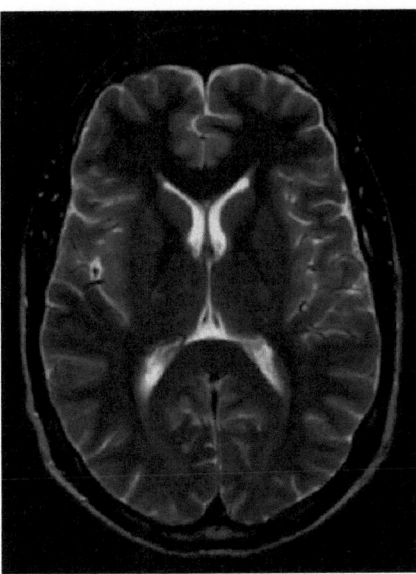

Abb. 1.147. Mit der GraSE-Sequenz können in kürzester Zeit hochaufgelöste Bilder aufgenommen werden. Die Messzeit von 23 solcher Schichten mit einer Ortsauflösung von 0,45 mm beträgt 2,25 min

die durch Inhomogenitäten verursachten Artefakte. GraSE erlaubt also eine flexible Abwägung zwischen Artefaktanfälligkeit und Zeitgewinn. Mit diesem Verfahren sind qualitativ hochwertige T_2-gewichtete Bilder bei minimaler Aufnahmezeit möglich (Abb. 1.147).

Vorpulse
Die Basispulssequenz (SE, FFE, TSE, EPI oder GraSE) kann erweitert werden mit sog. Vorpulsen, die vor dem Anregungspuls gesendet werden. Es gibt Vorpulse für verschiedene Zwecke. Zur Kontrastverstärkung des T_1-Kontrastes kann z. B. ein Inversionspuls oder Sättigungspuls eingesetzt werden. Ein „magnetization transfer pulse" bewirkt eine gewebestrukturabhängige Kontraständerung ("magnetization transfer contrast", MTC). Mit einem frequenzselektiven Vorpuls kann das Signal des Fettgewebes unterdrückt werden (SPIR). Auch können Vorpulse verwendet werden, um das Signal von Blut zu unterdrücken, das in die Schicht einströmt. Damit können Artefakte vermieden werden.

Zusätzlich zu den von den verschiedenen Pulssequenzen gegebenen Abbildungseigenschaften erweitert die große Auswahl an unterschiedlichen Vorpulsen also noch einmal das Spektrum der zur Verfügung stehenden Möglichkeiten zur Kontrastoptimierung.

spulen erzeugt werden. Durch die Gradientenspule wird ein Strom geschickt, dadurch wird kurzzeitig ein zusätzliches Magnetfeld erzeugt. Die Geometrie einer Gradientenspule ist gerade so, dass das erzeugte Magnetfeld die gleiche Orientierung hat wie die des Hauptfeldes B_0, jedoch nicht homogen ist, sondern in einer bestimmten Richtung linear zunimmt. Es gibt drei Gradientenspulen, die jeweils in den drei Raumrichtungen x, y und z eine solche lineare Feldzunahme erzeugen.

Je schneller diese Gradientenfelder an- und ausgeschaltet werden können und je stärker diese Felder sind, um so schneller kann die Ortskodierung erfolgen und um so kürzer wird die Aufnahmedauer sein. In den vergangenen Jahren ist die Gradientenfeldstärke durch technische Verbesserungen bei den Spulen und den Verstärkern von 3 auf etwa 30 mT/m heraufgesetzt worden (bei Spezialanlagen mit eingeschränktem Messfeld sogar noch höher), gleichzeitig sind die Schaltzeiten von 2 auf etwa 0,2 ms herabgesetzt worden.

Stärkere und schneller geschaltete Gradientenfelder sind jedoch nicht in jedem Falle sinnvoll. So wird z. B. das Signal-zu-Rausch-Verhältnis negativ beeinflusst, wenn die Ortskodierung in der Frequenzkodierrichtung mit einem stärkeren Gradienten erfolgt. Auch die Kräfte zwischen dem Magnetfeld der Hauptspule und dem Gradientenfeld werden höher, sie erzeugen mechanische Vibrationen und dadurch Schall. Es sind aufwendige Dämmmaßnahmen nötig, um einen für den Patienten erträglichen Schallpegel zu erreichen

Die Hochfrequenzspulen

Im Inneren des Patiententunnels befinden sich auch die Spulen für das Senden der HF-Pulse und für den Empfang des Hochfrequenzsignals aus dem Körper. Optimierte HF-Spulen sind von großer Bedeutung für die Leistungsfähigkeit eines MR-Systems. Es hat sich durchgesetzt, gesonderte Spulen für das Senden der HF-Pulse und das Empfangen des HF-Signals zu verwenden.

Eine große Spule für das Senden der Pulse befindet sich innerhalb der Verkleidung der Magnetröhre und sorgt für die homogene Anregung der Kerne in einem großen Volumen. Diese Spule ist so konzipiert, dass sie ein starkes HF-Feld erzeugen kann, das sehr kurze Pulse erlaubt und so einen Zeitgewinn möglich macht.

Die Größe der Empfangsspulen beeinflusst direkt das Signal-zu-Rausch-Verhältnis der Bilder. Das Nutzsignal der präzedierenden Magnetisierung aus der angeregten Schicht wird immer von Störsignalen überlagert, die hauptsächlich von der thermischen Bewegung von Ladungsträgern im Körper verursacht werden. Deswegen sollten die Empfangsspulen dem abzubildenden Körperteil angepasst sein: Je kleiner die Empfangsspule und je enger sie am Körper anliegt, um so günstiger ist das Verhältnis zwischen Nutz- und Störsignal und um so besser ist das Signal-zu-Rausch-Verhältnis im Bild (Abb. 1.148 a, b).

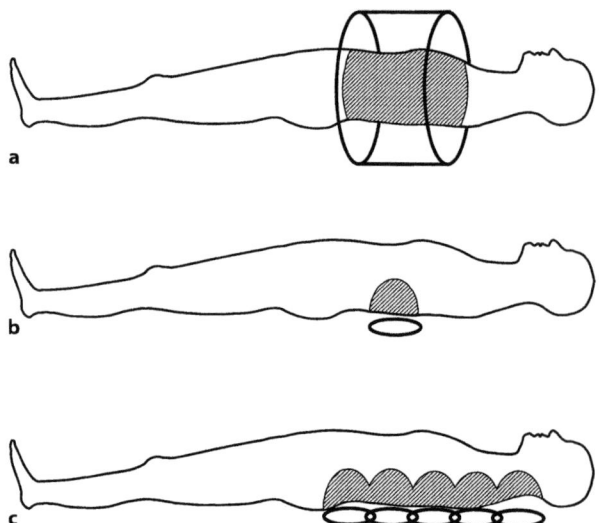

Abb. 1.148a–c. Empfangsspulen. a Mit einer großen Empfangsspule kann zwar ein großer Bereich des Körpers abgebildet werden, die Spule empfängt aber auch das thermische Rauschen aus einem großen Körperbereich, d.h. das Signal-zu-Rausch-Verhältnis ist dadurch ungünstig. b Eine kleine Empfangsspule hat ein besseres Signal-zu-Rausch-Verhältnis, weil sie nur das Rauschen aus einem kleinen Körpergebiet empfängt. Sie „sieht" jedoch nur einen kleinen Teil des Körpers. c Array-Spulen ermöglichen die Kombination von gutem Signal-zu-Rausch-Verhältnis und großem Messfeld. Bei diesem Spulenkonzept werden mit mehreren Spulenelementen zeitgleich mehrere Bilder aufgenommen, die jeweils lokal das gute Signal-zu-Rausch-Verhältnis einer kleinen Spule haben. Bei der Rekonstruktion werden die einzelnen Bilder zu einem Bild zusammengesetzt

Kleinere Kopf- oder Oberflächenspulen werden für den Empfang genutzt. Kleine Empfangsspulen ermöglichen ein gutes Signal-zu-Rausch-Verhältnis, jedoch nur im Bereich nahe an der Spule. Um einen größeren Bereich abzudecken, sind mehrere Aufnahmen nötig. Um mit einer Aufnahme ein größeres Messfeld abzudecken, sind „array-coils" entwickelt worden. Sie bestehen aus einer Anzahl kleiner Empfangsspulen (typischerweise 4–6), deren Signale zu gleicher Zeit getrennt abgetastet und digitalisiert werden (Abb. 1.148c). Es werden damit gleichzeitig mehrere Bilder mit mehreren kleinen Spulen aufgenommen, die dann während der Rekonstruktion zu einem Bild zusammengestellt werden. Diese Spulen verbinden also das große Messfeld einer großen Spule mit dem guten Signal-zu-Rausch-Verhältnis einer kleinen Spule.

1.5
Nuklearmedizin einschließlich PET

H. Newiger, M. Sutter, K. Ewen

1.5.1
Grundlagen

H. Newiger

Schon bald nach der Entdeckung der Radioaktivität wurde der Einsatz radioaktiver Stoffe in der medizinischen Diagnostik erwogen. Zur weiteren Verbreitung bedurfte es allerdings der Entwicklung der Gammakamera durch H.O. Anger im Jahre 1958, die auch noch heute den Alltag der Nuklearmedizin bestimmt.

In der nuklearmedizinischen Diagnostik wird die Funktion von Zellen, Zellgruppen und Organen mit Hilfe von radioaktiv markierten Tracern bestimmt, die gezielt in den Patienten eingebracht werden. Die beim radioaktiven Zerfall entstehende Strahlung kann außerhalb des Körpers mit speziellen Geräten, wie z.B. der Gammakamera oder dem PET-Scanner nachgewiesen werden. Aus der Verteilung des Tracers im Patienten lassen sich die gewünschten, diagnostischen Aussagen zur Funktion der untersuchten Patientenbereiche treffen.

Physikalische Messgrößen
K. Ewen

Die Maßeinheit für die verwendete Aktivität ist 1 Becquerel (Bq), entsprechend 1 radioaktiven Zerfall pro Sekunde, und zwar unabhängig von der Art des Zerfalls. Die Einheit 1 Becquerel bedeutet eine extrem kleine (vernachlässigbare) Aktivität. In der Medizin übliche Aktivitätswerte bewegen sich im Mega- bis Giga-Bq-Bereich. Die jetzt nicht mehr gültige Einheit der Aktivität 1 Curie (Ci) entspricht 37 GBq.

Die zeitliche Abnahme einer Zahl N_0 radioaktiver Atomkerne, die jeweils für ein bestimmtes Element – durch eine definierte Neutronenzahl gekennzeichnet sind („Isotop") geschieht gemäß dem statistischen Charakter quantenmechanischer Vorgänge nach einer e-Funktion.

Das sog. Zerfallsgesetz beschreibt mathematisch, auf welches Niveau $N(t)$ sich die durch N_0 geprägte Ausgangsaktivität nach einer Zeitspanne t reduziert hat:

$$N(t) = N_0 \cdot e^{-(\ln 2/T) \cdot t} \quad (37)$$

Nach der sog. Halbwertszeit T ist noch die Hälfte der ursprünglich vorhandenen Atomkerne übrig und beispielsweise nach 10 Halbwertszeiten etwa nur noch 1‰!

Der Einsatz von radioaktiven Stoffen in der nuklearmedizinischen Diagnostik
H. Newiger

Während die anderen bildgebenden Verfahren der Radiologie in der Regel durch externe Strahlung die Eigenschaften der Untersuchungsregion bestimmen, bildet die Nuklearmedizin die aus dem Patienten emittierte Strahlung ab (Abb. 1.149). Externe Strahlenquellen werden nur dann eingesetzt, wenn mit ihnen genauere Untersuchungsergebnisse erzielt werden können, wie es z.B. bei der Absorptionskorrektur (s. unten) der Fall ist.

Während die beim radioaktiven Zerfall entstehende α- und β-Strahlung im Patienten nur eine sehr kurze Reichweite hat, kann γ-Strahlung auch außerhalb des Patienten mit entsprechenden Detektoren nachgewiesen werden. Bei der Auswahl der in der Nuklearmedizin eingesetzten radioaktiven Stoffen muss ein Kompromiss zwischen Handhabbarkeit, Halbwertszeit, Energie der emittierten γ-Strahlung und der chemischen Reaktionsfähigkeit getroffen werden. In der Nuklearmedizin haben sich deshalb hauptsächlich die in Tabelle 1.12 zusammengestellten Isotope durchgesetzt.

Das Tracer-Prinzip
Beim Tracer-Prinzip werden die Quanten einzelner radioaktiver Zerfälle nachgewiesen. Da die Nachweiswahrscheinlichkeit nuklearmedizinischer Detek-

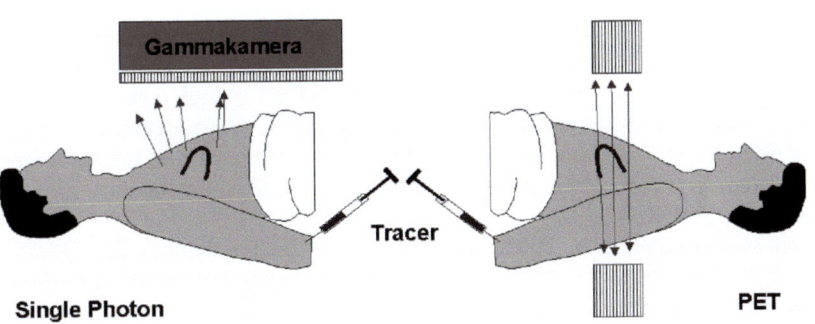

Abb. 1.149.
Schematische Darstellung der Messung einer Gammakamera und eines PET-Scanners

Tabelle 1.12. In der Nuklearmedizin häufig verwendete Strahler

Isotop	Halbwertszeit	Photonenenergie [keV]
^{11}C	20 min	511
^{13}N	10 min	511
^{15}O	2 min	511
^{18}F	110 min	511
^{57}Co	272 d	122
^{99m}Tc	6 h	140
^{111}In	2,8 d	171, 241
^{131}I	8 d	361
^{201}Tl	3 d	167

toren sehr hoch ist, ist es möglich, kleinste Mengen von mit radioaktiven Nukliden markierte Tracer zu verwenden, die keine physiologischen Nebenwirkungen haben. Da der Stoffwechsel dieser Tracer bekannt ist, kann aus der Verteilung des Tracers auf die Funktion von Zellen und/oder Organen geschlossen werden. Nachgewiesen wird die Verteilung mit Hilfe der beim radioaktiven Zerfall freigesetzten γ-Strahlung, die extrakorporal mit Hilfe von entsprechenden Detektoren (z. B. Gammakamera, PET) erfasst werden kann.

1.5.2
Gammakamera

M. SUTTER

Wechselwirkung der γ-Strahlung

Die von einem Atomkern emittierten γ-Quanten wechselwirken mit der umgebenden Materie. Wesentlich sind dabei die drei Effekte: der Photoeffekt, der Comptoneffekt und die Paarbildung. Einzelheiten dieser Absorptionsprozesse sind in Abschn. 1.1.1 beschrieben.

Geräteentwicklung

Bereits mit der Entwicklung einfacher Sonden begann die Messung von Organfunktionen. Oberhausen entwickelte auf der Basis einfacher Sonden mit aufgesetzten 1-Loch-Kollimatoren den teilabgeschirmten Ganzkörperzähler zur Beurteilung der Nierenperfusion und -funktion. Zwei Sonden waren dabei auf die Nieren ausgerichtet, während zwei weitere Sonden den Verlauf der Ganzkörperaktivität wiedergaben. Die Daten wurden nur als Kurven wiedergegeben, eine Bildgebung erfolgte noch nicht.

Erst die von Anger entwickelte Kamera erlaubte die Bildgebung. Dazu wurden auf einen NaI(Tl)-Kristall Photomultiplier (PMT) optisch angekoppelt, deren Signale jeweils verstärkt wurden. Aus dem Schwerpunkt der Lichtverteilungen wurden dann die Orte des Auftreffens der Quanten bestimmt. Bis in die 90er-Jahre wurde dieses Prinzip mit Hilfe analoger Schaltungen benutzt. Erst die Entwicklung schneller Analog-Digital-Wandler („analog digital converter", ADC) erlaubte es, die Daten unmittelbar nach den Vorverstärkern der PMTs zu digitalisieren. Moderne Systeme verfügen über jeweils einen ADC pro PMT.

Um den heutigen Anforderungen bzgl. des Patientendurchsatzes und moderner Messsequenzen wie getriggerte SPECT („single photon emission computed tomography"), dynamische SPECT und Koinzidenzmessungen gerecht zu werden, finden Mehrdetektorsysteme zunehmende Anwendung im Bereich der Herz- und Hirndiagnostik. Auch bei Ganzkörperaufnahmen reduzieren Mehrdetektorsysteme die Messzeit und damit die Verweildauer des Patienten.

Messphysik der Gammakamera

Eine γ-Kamera besteht im Wesentlichen aus den folgenden Komponenten. Ein Kristall wandelt die auftreffenden Quanten in Licht um, das mit Hilfe der Photomultiplier in elektrische Signale umgesetzt wird. Eine nachgeschaltete Ortungselektronik ermöglicht die Bestimmung der Koordinaten der Absorptionsorte der Quanten auf dem Kristall, um ein Bild der Ortsverteilung der radioaktiven Zerfälle in dem betrachteten Organ erstellen zu können. Dazu muss die Einfallsrichtung der registrierten Quanten bekannt sein. Mittels eines Kollimators kann erreicht werden, dass nur Quanten registriert werden, die aus einer bestimmten Richtung (meist senkrecht zur Kristalloberfläche) auf den Detektor auftreffen.

Zudem ist eine Energiediskriminierung mit Hilfe eines Impulshöhenanalysators notwendig, um sicherzustellen, dass nur Quanten erfasst werden, die von dem betrachteten Nuklid emittiert und nicht gestreut wurden (Abb. 1.150).

Der im Kristall stattfindende Szintillationsprozess soll im Folgenden näher betrachtet werden.

Die Messung ionisierender Strahlung mittels Licht emittierender Szintillatoren ist eine seit langem bekannte Technik (Knoll 1988). Bis heute ist das auf der Szintillation beruhende Messverfahren eine der effektivsten und zuverlässigsten Methoden zum Nachweis der γ-Strahlung in den von der Nuklearmedizin geforderten Energiebereichen. Dabei setzen die Detektoren einen Lichtimpuls frei, der dann mit Hilfe eines Photomultipliers (PMT), auch Sekundärelektronenvervielfacher genannt, in ein elektrisches Signal umgewandelt wird. Geeignetes Szintillatormaterial sollte folgende Eigenschaften besitzen:

- Die kinetische Energie des Teilchens (z. B. γ-Quant) soll in messbares Licht umgesetzt werden und die Szintillationsausbeute soll möglichst hoch sein.

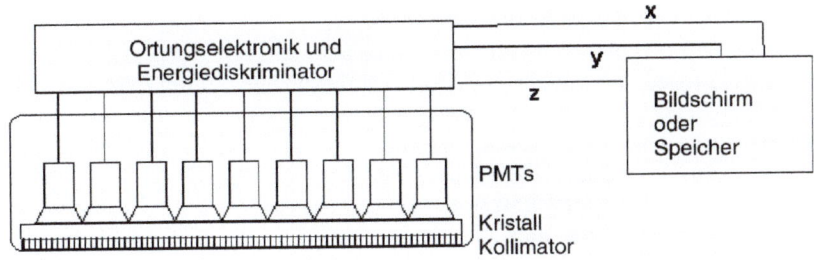

Abb. 1.150.
Blockschema eines γ-Kameradetektors

- Die Umwandlung soll über einen großen Energiebereich linear sein, d. h. die Lichtausbeute soll proportional zu der Energie des auftreffenden Quants sein.
- Das Material soll das erzeugte Licht nicht absorbieren, sondern vielmehr möglichst transparent für die Wellenlänge sein, die durch die Szintillation emittiert wird.
- Die Abklingzeit des erzeugten Signals im Szintillator soll kurz sein, um hohe Zählraten zuzulassen.
- Das Material soll von guter optischer Qualität und in hinreichend großen Mengen bei gleichbleibender Qualität produzierbar sein.
- Der Brechungsindex soll ungefähr wie bei Glas sein, um die optische Ankopplung an das Eintrittsfenster des PMTs zu vereinfachen.

Da kein bislang bekanntes Material alle diese Kriterien gleichzeitig optimal erfüllt, ist die Wahl des Szintillators stets ein Kompromiss. Organische Szintillatoren sind zwar meist schneller als anorganische, produzieren aber weniger Licht. Bei den anorganischen Verbindungen dominiert Natriumjodid (NaI). Zudem lässt es die höhere Ordnungszahl (Z) und die größere Dichte geeigneter erscheinen für die Erfassung von γ-Strahlen. Daher wird im folgenden Abschnitt der Mechanismus der Szintillation in einem anorganischen Kristall vorgestellt.

Der Szintillationsmechanismus in derartigen Substanzen hängt von den durch die Kristallstruktur vorgegebenen Energiebereichen ab. Dabei stehen den Elektronen nur diskrete Bereiche, die Energiebänder, zur Verfügung. Das energetisch niedrigere Valenzband beschreibt den Zustand, in dem Elektronen im Gitter gebunden sind. Dagegen bewegen sich die Elektronen im energetisch höheren Leitungsband quasi frei. In einem reinen Kristall sind zwischen diesen beiden Bändern keine Elektronen nachweisbar.

Bei der Absorption von Energie (γ-Quanten) werden Elektronen aus dem Valenzband in das Leitungsband gehoben, sie hinterlassen im Valenzband ein sog. „Loch". Bei der Rückkehr in den Grundzustand wird Licht emittiert. Allerdings sind die Bandabstände in einem idealen Kristall derart groß, dass ein Übergang in den Grundzustand unwahrscheinlich ist. Die Emissionswahrscheinlichkeit für einen Lichtimpuls wird also gering, die Wellenlänge des emittierten Lichts liegt außerhalb des sichtbaren Bereichs.

Daher werden dem Kristall sog. Aktivatoren (z. B. Thallium, Tl) beigemischt, im Kristall werden also bewusst und gezielt Unreinheiten erzeugt. Damit werden Energiezustände möglich, über die Elektronen in das Valenzband gelangen können. Nun wird Licht im günstigen Längenwellenbereich emittiert (Abb. 1.151).

Das so erzeugte Licht breitet sich kugelförmig in dem Kristall aus. An den Grenzschichten müssen Effekte wie z. B. die Lichtbrechung berücksichtigt werden.

Um die äußerst schwachen Lichtimpulse in ein messbares elektrisches Signal umzuwandeln, werden PMTs an den Kristall angekoppelt. Ein PMT besteht im Wesentlichen aus dem Lichteintrittsfenster, der Photokathode, an der die auftreffenden Lichtquanten Elektronen freisetzen, die durch die anliegende Hochspannung beschleunigt werden und an den nachgeschalteten Dynoden die Sekundärelektronen auslösen. Diese Elektronenkaskade resultiert in einem elektrischen Signal, das an die Ortungselektronik und den Energiediskriminator weitergeleitet wird. Das von H. Anger entwickelte Ortungssystem arbeitet mit Hilfe einer Widerstandsmatrix, um den Ort

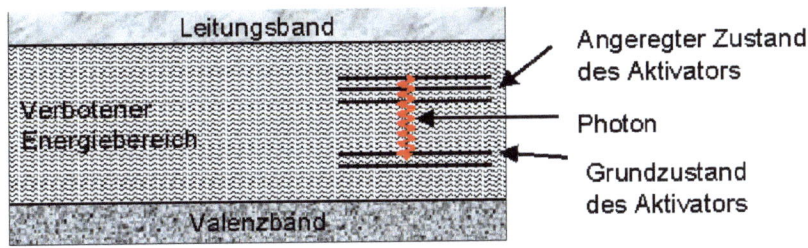

Abb. 1.151.
Übergänge im „verbotenen Bereich" werden durch die Dotierung mit Aktivatoren möglich, sodass Licht mit Wellenlängen im sichtbaren Bereich emittiert werden kann

des Auftreffens auf dem Kristall zu bestimmen. Dazu wird der Schwerpunkt der Lichtverteilung über mehrere PMTs bestimmt (Sorenson 1987). Bei modernen digitalen Detektoren wird die analoge Widerstandsmatrix durch Digitalelektronik ersetzt.

Die Summe der aus allen PMTs resultierenden Impulshöhen ist proportional zu der Energie des auftreffenden Quants. Das heißt, durch die Analyse der Gesamtsignalhöhe kann bestimmt werden, ob der Impuls von einem Quant mit der erwarteten, zu messenden Energie erzeugt wurde. Somit kann entschieden werden, ob dieser Impuls zur Erstellung des Bildes beitragen kann oder ob er verworfen werden muss, da er u. U. von einem anderen, nicht zu betrachtenden Nuklid emittiert oder mehrfach gestreut wurde.

Zur Messung der Ortsverteilung muss die Richtung des Auftreffens bekannt sein. Nur so kann ein korrektes zweidimensionales Bild der im Organ dreidimensionalen Verteilung erstellt werden. Zu diesem Zweck wird vor dem Kristall ein Kollimator angebracht. Ein Kollimator besteht aus einer Bleischicht, die mit regelmäßig angeordneten Löchern durchsetzt ist. Die Richtung dieser Löcher ist meist senkrecht zur Kristalloberfläche. Die Stärke der Bleischicht, die Anzahl und die Form der Löcher stellen einen Kompromiss zwischen der relativen Empfindlichkeit und dem Auflösungsvermögen des Kollimators dar. Das Design der Kollimatoren wird durch die jeweiligen Anforderungen bestimmt.

Die gesamte Kristallfläche wird zur Messung der auftreffenden Strahlung in einzelne Messpunkte (Pixel) aufgeteilt. Typische Matrixgrößen liegen zwischen 64 × 64 und 512 × 512 Pixel, bei Ganzkörperszintigrammen werden bis 512 × 1024 Bildpunkte registriert.

Bei der Aufnahme werden mehrere, im Folgenden beschriebenen Modi unterschieden.

Planare Bildgebung

Bei planaren Aufnahmen wird der Patient unter bzw. über dem Detektor positioniert. Die Messung erfolgt bis zum Erreichen der „Stopbedingung", die sowohl in der Vorgabe der Messzeit als auch in der Vorgabe einer bestimmten zu erreichenden Anzahl der Impulse bestehen kann. Statische Szintigramme werden z. B. bei Messung des Schilddrüsen-Uptake, der Lungenszintigraphie und der Skelettszintigraphie eingesetzt.

Dynamische Aufnahmen

Mit Hilfe dynamischer Aufnahmen wird der zeitliche Verlauf der Aktivitätsanreicherung bzw. der Ausscheidungsprozess gemessen. Die Positionierung des Patienten erfolgt wie bei statischen Aufnahmen. Um das zeitliche Verhalten zu erfassen, werden mehrere Bilder mit einer bestimmten Messzeit unmittelbar hintereinander aufgenommen. Die gesamte Messung kann aus mehreren Phasen mit jeweils unterschiedlicher Messzeit bestehen. Die Bilder der einzelnen Phasen haben die gleiche Messzeit. Zwischen den Phasen können Pausen definiert werden. Dynamische Aufnahmen dienen z. B. der Beurteilung der Nierenperfusion und -funktion, der Perfusionsphase des osteoblastischen Umbauprozesses, der Magenentleerung oder des ösophagealen Transits.

Getriggerte Aufnahmen

Bei getriggerten Aufnahmen wird die Aufnahme z. B. durch ein zugeschaltetes EKG-Signal gesteuert, d. h. getriggert. Die Aufnahme erfolgt durch Mittelung über mehrere RR-Intervalle, wobei jedes RR-Intervall in bis zu 40 Intervalle aufgeteilt wird. Für jedes Intervall wird ein Bild erzeugt. Getriggerte Aufnahmen werden z. B. zur Bestimmung der ventrikulären Ejektionsfraktion und zur Phasen- und Amplitudenanalyse benutzt.

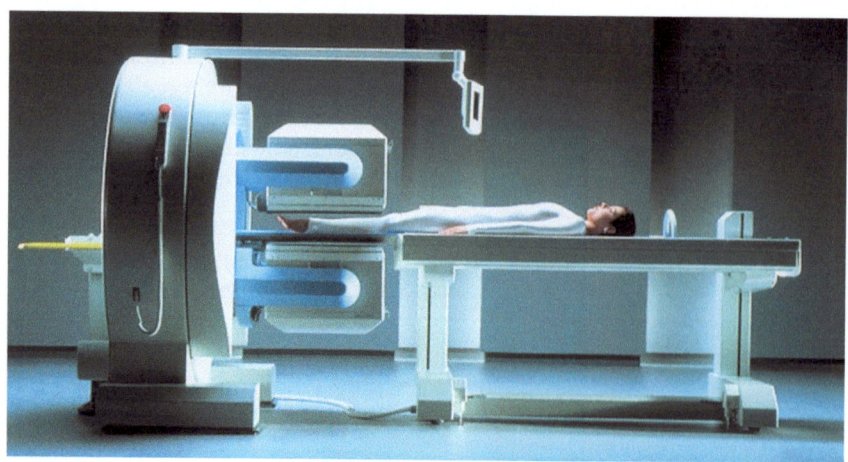

Abb. 1.152.
Ganzkörpermessung

Ganzkörperszintigraphie

Bei der Ganzkörperszintigraphie (Abb. 1.152) bewegt sich der Detektor langsam über den Patienten, d.h. es erfolgt eine Messung über einen voreingestellten Bereich, der größer ist als das Sichtfeld der Kamera (statische Bilder reichen also nicht mehr aus). Ganzkörpermessungen werden in der Skelettszintigraphie, der Messung der Verteilung von Leukozyten, bei der Tumorsuche etc. eingesetzt.

SPECT

Bei dem Verfahren der „single photon emission computed tomography" (SPECT) rotiert der Detektor um den meist liegenden Patienten. Dabei werden mehrere Aufnahmearten unterschieden:

■ **Drehen und Datenerfassung.** Nach Drehen um einen bestimmten Winkel (z.B. 3–6°) wird mit dem Detektor eine Projektion, ein Bild, unter dem eingestellten Winkel, gemessen (Abb. 1.153). Der Detektor dreht dann weiter und erfasst die nächste Projektion (step and shoot). Um transversale Schnitte mit hinreichender Qualität rekonstruieren zu können, muss mindestens ein Winkelbereich von 180° überstrichen werden.

■ **Kontinuierliche Datenerfassung.** Bei der kontinuierlichen Datenerfassung („continuous") werden die Daten während der Rotation erfasst. Dabei werden die Daten, die während des Überstreichens eines vorgegebenen Winkelbereiches (3°–6°) gemessen werden, einer Projektion zugeordnet.

■ **Messung während des Drehens.** Bei der Messung während des Drehens („acquiring during step") erfolgt in Ergänzung der Technik „step-and-shoot" auch eine Messung während des Weiterdrehens zur nächsten Winkelposition, die erfassten Impulse werden der gerade gemessenen Projektion zugeordnet.

■ **Getriggerte SPECT.** Getriggerte SPECT-Untersuchungen (Abb. 1.154) werden eingesetzt, um z.B. die

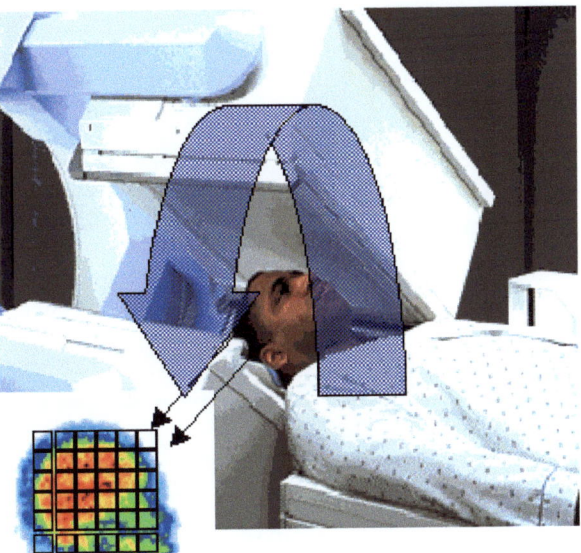

Abb. 1.153. SPECT Untersuchung mit einer Doppelkopfkamera (E. CAM, Fa. Siemens)

Herzbewegung dreidimensional darstellen zu können. Dabei werden unter jeder Winkelposition getriggerte Aufnahmen gemacht, jedes RR-Intervall wird in 8–16 Intervalle aufgeteilt. Für jede Projektion werden also 8–16 Bilder erstellt, d.h. im Vergleich zu der nichtgetriggerten SPECT erhöht sich die Datenmenge um den Faktor 8 bzw. 16. Die zusätzliche Information über die Herzbewegung rechtfertigt aber den zusätzlichen Aufwand.

■ **Dynamische SPECT.** Mit Hilfe dynamischer SPECT-Untersuchungen wird eine dreidimensionale Erfassung von dynamischen Prozessen (z.B. der Hirndurchblutung) möglich. Dazu drehen sich die Detektoren schnell um das zu untersuchende Organ. Wie bei dynamischen Aufnahmen besteht die Möglichkeit, mehrere Phasen eines dynamischen Vorgangs zu erfassen.

Abb. 1.154. Getriggerte SPECT

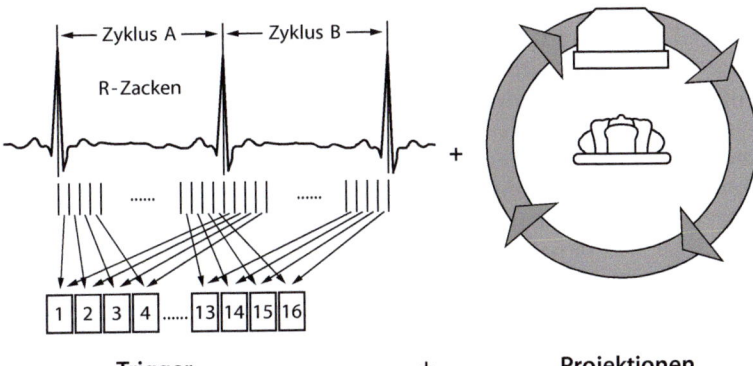

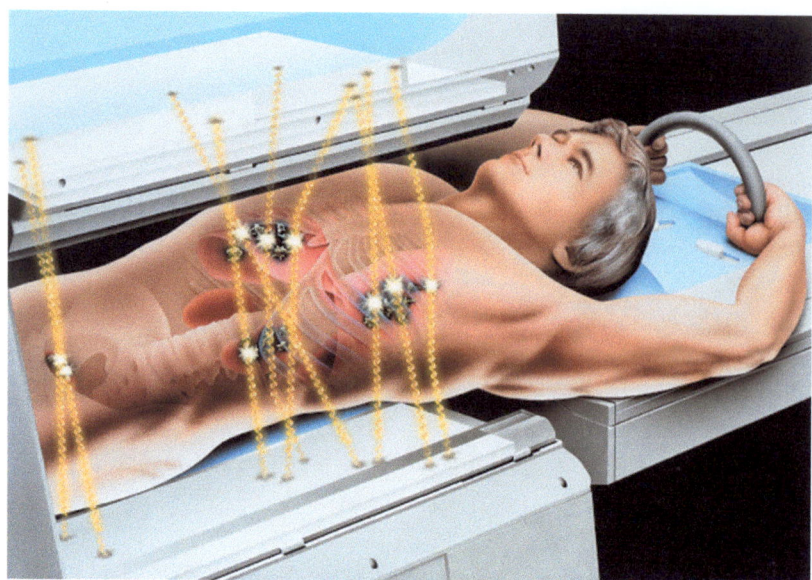

Abb. 1.155. Koinzidenzmessung

■ **Koinzidenzmessungen.** Koinzidenzmessungen dienen der Messung von Positronenstrahlern, z.B. ^{18}F (s. Abschn. 1.5.3). Diese Art der Messung ist nur mit Mehrdetektorsystemen möglich. Im allgemeinen werden zwei Detektoren benutzt, die unter 180° zueinander positioniert sind (Abb. 1.155) (Schönberger et al. 1999).

Zur Messung von 511 keV-Quanten werden die Detektoren im Koinzidenzmode betrieben, d.h. bei Auftreffen eines Quants auf einem Detektor wird innerhalb eines Zeitintervalls von 10–15 ns auf dem anderen Detektor nach einem Koinzidenzimpuls gesucht. Der Ort der Vernichtung von Positron und Elektron unter Emission der Vernichtungsstrahlung (2 Quanten unter 180°) muss auf der Verbindungslinie der beiden Orte des Auftreffens liegen. Durch die Messung dieser „lines of response" wird die Berechnung der Schnittbilder möglich.

Rekonstruktion der Schnittbilder

Radon hat bereits 1917 gezeigt, dass ein dreidimensionales Objekt berechnet werden kann, wenn nur genügend Projektionen zur Verfügung stehen. Damit wurden die grundsätzlichen Voraussetzungen zur Berechnung von Schnittbildern durch Betrachtung eines dreidimensionalen Objektes mittels zweidimensionaler Bilder geschaffen. Das heißt, es ist möglich, im Bereich der Nuklearmedizin eine dreidimensionale Verteilung des markierten Tracers im Körper zu berechnen, wenn eine hinreichende Anzahl planarer, also zweidimensionaler Bilder von außen unter verschiedenen Projektionswinkeln gemessen wurde.

■ **Gefilterte Rückprojektion**

Zur Berechnung der Schnittbilder kann das Verfahren der gefilterten Rückprojektion angewandt werden (s. auch Abschn. 1.3.4). Dabei werden Schnittbilder (Schichten) des betrachteten Volumens erzeugt, die i.a. senkrecht auf der Rotationsachse stehen. Dazu werden Strahlen oder Geraden betrachtet, die von den Bildpunkten der planaren Ansichten ausgehen und senkrecht auf der jeweiligen Projektionsebene stehen. Jeder Punkt auf diesen „Rückprojektionsstrahlen" erhält den Wert des Bildpunktes, vom dem der Strahl auf der Projektion ausgeht. Von allen Projektionen, d.h. unter unterschiedlichen Winkeln werden nun solche Strahlen in das zu berechnende Volumen rückprojiziert (Abb. 1.156). Durch Addition bzw. Multiplikation dieser Werte an den Schnittpunkten mehrerer Rückprojektionsstrahlen kann die Aktivitätsverteilung in dem betrachteten Volumen berechnet werden.

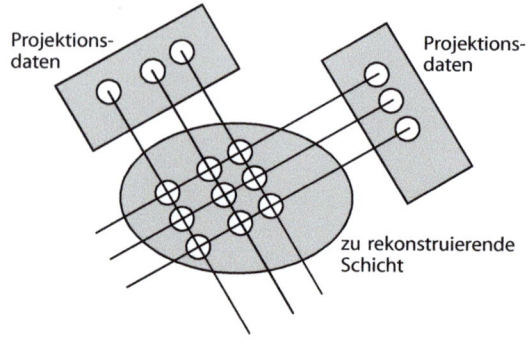

Abb. 1.156. Überlagerung der Rückprojektionsstrahlen zur Bilderzeugung

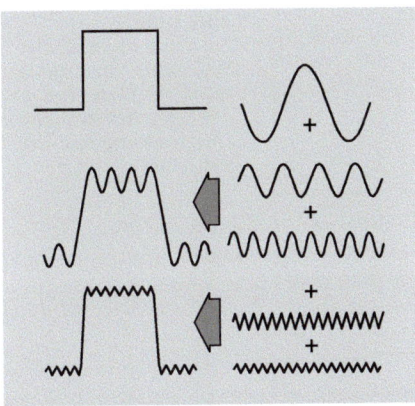

Abb. 1.157. Fourier-Transformation eines Rechtecksignals

Damit wird auch verständlich, dass mit steigender Anzahl der Projektionen auch ein besseres Bild erwartet werden kann. Die Anzahl der Projektionen pro Halbkreis sollte $\pi \times D/2d$ betragen, wobei D der Durchmesser des Sichtfeldes und d die Distanz der einzelnen Messpunkte, also die Pixelgröße ist. Die Praxis zeigt jedoch, dass ca. 30 Projektionen im Halbkreis bei einer Matrix von 64×64 Bildpunkten ausreichen. Bedingt durch die Abbildungseigenschaften der Gammakamera wird mit diesem Verfahren jedoch ein nur unscharfes Bild des betrachteten Volumens möglich, d. h. scharfe Kanten werden nach der Rückprojektion nur verschwommen dargestellt. Daher wird – ähnlich wie bei der Computertomographie – die eigentliche Rückprojektion durch eine Filterung der Daten ergänzt, um der Bildverschmierung bei der Rückprojektion entgegenzuwirken und damit eine Bildverbesserung zu erzielen. Diese Filterung kann sowohl an den Projektionsdaten als auch an den Transversaldaten vorgenommen werden. Bei einer Filterung im Ortsraum (x-, y-, z-Koordinaten) wird dazu der Inhalt jedes Bildpunktes unter Berücksichtigung der Inhalte benachbarter Bildpunkte neu berechnet. Die einzelnen Inhalte der betrachteten Pixel werden jeweils mit vorgegebenen Wichtungsfaktoren multipliziert und addiert. Der so berechnete Wert wird dann durch die Summe der Faktoren dividiert, um den gerade betrachteten Bildpunkt mit einem neuen Inhalt zu belegen.

Die Filterung ist auch im sog. Frequenzraum möglich. Zur Übertragung der Bilddaten vom Orts- in den Frequenzraum kommt die Fourier-Transformation zur Anwendung. Hierbei werden die Signale durch Überlagerung von Sinus- bzw. Cosinusfunktionen mit unterschiedlichen Amplituden und Frequenzen dargestellt. Die Darstellung eines Rechtecksignals durch einige Schwingungen wird in Abb. 1.157 deutlich.

Schwingungen mit niedrigen Ortsfrequenzen und großen Amplituden tragen dabei der Grundform des Signals Rechnung, während höherfrequente Schwingungen mit niedrigeren Amplituden für die Anpassung der Kanten an die ursprüngliche Signalform von Bedeutung sind. Die Darstellung der unterschiedlichen Frequenzen und Amplituden erfolgt, indem in einem Koordinatensystem die Amplituden gegen die Frequenzen aufgetragen werden. Zur Filterung im Frequenzraum werden die einzelnen Amplituden mit Wichtungsfakoren multipliziert. Nach der Rücktransformation des so gewichteten Bildes in den Ortsraum steht ein gefiltertes Bild für die weiteren Berechnungen zur Verfügung.

Dieses Verfahren wird z. B. benutzt, um die durch den Projektionsprozess bedingte Verschmierung zu korrigieren. Die Verzeichnung ist umgekehrt proportional zu der jeweiligen Frequenz (also 1/f). Daher muss mit einer Funktion gefiltert werden, die jede Frequenz mit f selbst wichtet. Aus der Form dieses Filters leitet sich auch der Name des Filters („ramp filter") ab (Abb. 1.158).

Die in einer Projektion gemessenen Daten eines Szintigramms beinhalten aber nicht nur Informationen über die gemessene Aktivitätsverteilung. Vielmehr wird sie von Einflüssen des Detektors und dem sog. weißen Rauschen überlagert. Die Modulationsübertragungsfunktion („modulation transfer function", MTF) beschreibt das Detektorverhalten bei der

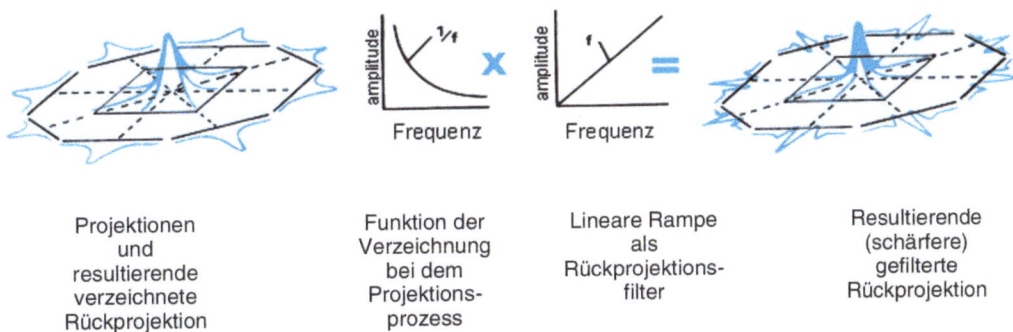

Abb. 1.158. Rampfilter zur Kompensation der systembedingten Verzeichnung

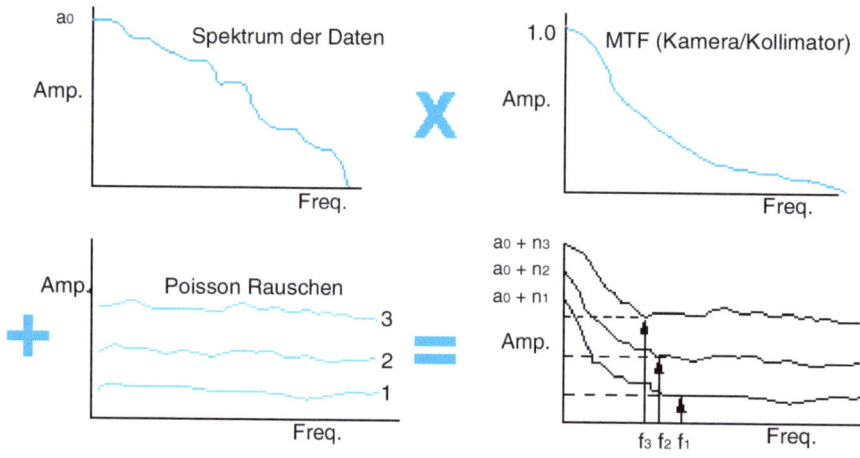

Abb. 1.159.
Zusammensetzung des Spektrums eines nuklearmedizinischen Bildes (Modulation der eigentlichen Daten und Überlagerung mit dem weißen Rauschen)

Messung (s. auch Abschn. 1.1.2). Sie wird durch den Quotienten des ursprünglichen Signals zu dem von dem Messsystem ausgegebenen Signal als Funktion der Ortsfrequenzen beschrieben. Gammakameras verhalten sich bei der Messung wie Tiefpassfilter, d.h. Signale mit niedrigen Frequenzen werden besser erfasst als Daten, die im Sinne höherer Frequenzen gemessen werden. Das Spektrum der Daten muss also als Produkt der eigentlichen Information aus der Aktivitätsverteilung und der MTF verstanden werden. Additiv muss noch das stets vorhandene weiße Rauschen in Betracht gezogen werden (Abb. 1.159).

Dies bedeutet aber auch, dass das Signal bei entsprechend hohen Ortsfrequenzen gänzlich von dem Rauschen überdeckt wird. Derartige Frequenzen können nicht mehr sinnvoll zur Rekonstruktion der Schnittbilder herangezogen werden, vielmehr führt die Berücksichtigung solcher Frequenzen zu einem „verrauschten" Schnittbild. Dadurch werden u.U. wichtige Details überlagert und stehen dem Diagnostiker nicht zur Verfügung. Um diese Störung zu mindern, kann der Filter derart modifiziert werden, dass hohe Frequenzen weniger stark berücksichtigt werden. Zu diesem Zweck stehen etliche Filterfunktionen zur Verfügung, z.B. Butterworth, Shepp Logan, Hanning etc., die Filter können bzgl. der Grenzfrequenz eingestellt werden, bei der noch Daten zur Bilderstellung berücksichtigt werden. Die Grenzfrequenz wird als Teil der sog. Nyquist-Frequenz angegeben. Die Nyquist-Frequenz wird mit 1 Nyquist = $1/(2 \times$ Pixelgröße$)$ berechnet und gibt die Frequenz an, die theoretisch noch eindeutig nachgewiesen werden kann (s. auch Abschn. 1.1.2). Neben der Einstellung der Grenzfrequenz, der sog. Cut-off-Frequenz, besteht bei einigen Filtern zusätzlich die Möglichkeit, die Steilheit einzustellen, d.h. die Wichtungsfaktoren für die einzelnen Frequenzen fallen mehr oder weniger schnell ab. In Abb. 1.160 wird deutlich, wie die Veränderung der Grenzfrequenz die Schnittbilder beeinflusst. Mit steigender Grenzfrequenz wird das betrachtete Schnittbild deutlicher.

Bei zu hohen Grenzfrequenzen besteht allerdings die Gefahr, kleine Intensitätsunterschiede der Bildpunkte als klinisch relevant zu interpretieren, obwohl dies nicht den realen Gegebenheiten entspricht. Auch die Wahl der Filterfunktion hat natürlich entscheidenden Einfluss auf die Berechnung der Schnittbilder. Das gezeigte Beispiel (Abb. 1.161) zeigt stets die gleiche Schicht, die auch mit der gleichen Grenzfrequenz rekonstruiert wurde. Die Charakteristik der jeweiligen Filterfunktion wird im Bild oben rechts dargestellt. Früh abfallende Filter führen zu einem deutlich unschärferen, „verwaschenen" Bild.

Bei der Wahl des Filters müssen die individuellen Randbedingungen berücksichtigt werden. Daher ist ein gewisses Maß an Erfahrung und Sorgfalt auf Seiten des Anwenders notwendig, um eine Fehl- bzw. Überinterpretation der Schnittbilder zu vermeiden.

■ Iterative Rekonstruktion

Mit steigender Rechnerleistung wird ein anderes Verfahren zur Bildrekonstruktion anwendbar, die iterative Rekonstruktion. Damit werden einige der Probleme der gefilterten Rückprojektion eliminiert, z.B. wird bei großen Intensitätsunterschieden der Sternartefakt vermieden, der Kontrast wird verbessert – insbesondere bei einem ungünstigen Signal-Rausch-Verhältnis der Projektionsdaten – und selbst bei niedriger Impulsanzahl ist eine Rekonstruktion interpretierbarer Bilder möglich.

Während der Berechnung können auch kollimatorspezifische Abbildungseigenschaften und unterschiedliche Schwächungskoeffizienten des durchstrahlten Gewebes berücksichtigt werden.

Alle iterativen Verfahren gehen von einer Annahme über die Aktivitätsverteilung in der zu rekonstruierenden Schicht aus. Mittels dieser Annahme werden künstliche Projektionen berechnet und mit den

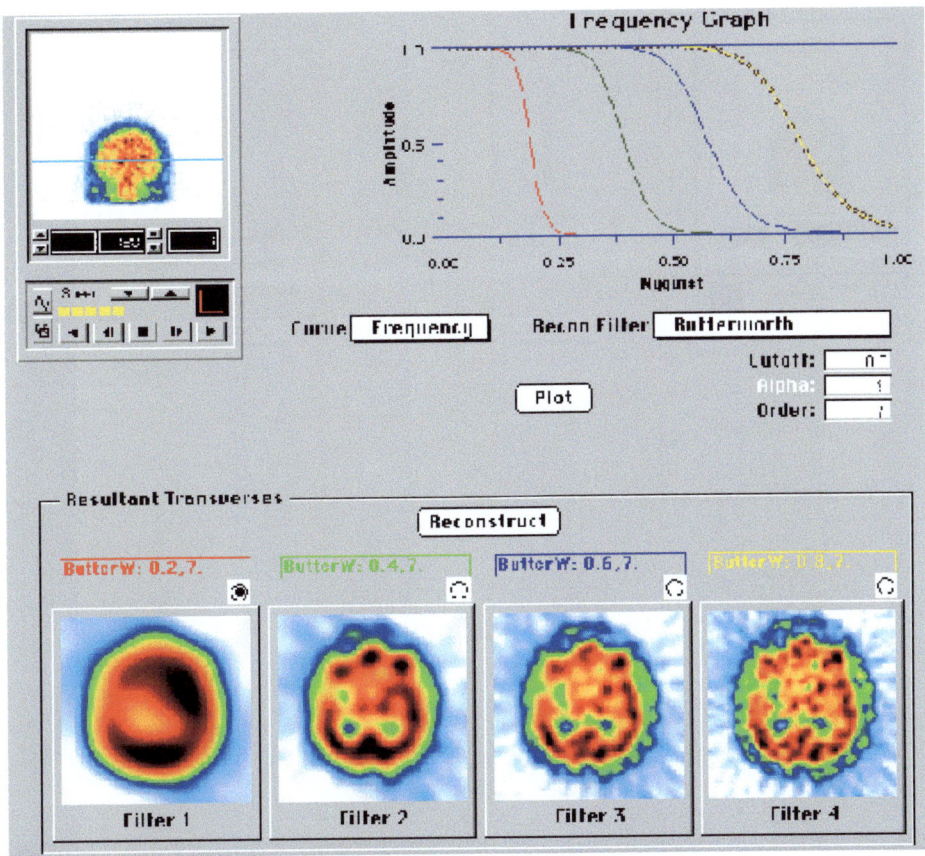

Abb. 1.160. Einfluss der Cut-off-Frequenz am Beispiel eines Transversalschnittes, Rekonstruktion mit einem Butterworth-Filter

gemessenen verglichen. Mit der beobachteten Abweichung wird die modellierte Aktivitätsverteilung korrigiert und erneut künstliche Projektionen berechnet. Dabei beschreibt ein mathematisches Modell das Abbildungsverhalten der Kamera. Damit ist klar, dass die Genauigkeit des mathematischen Modells von entscheidender Bedeutung ist. Die Schleife mit der Berechnung der Projektionsdaten, dem Vergleich mit den gemessenen Daten und der Korrektur der Annahme wird als Iteration bezeichnet (Abb. 1.162). Mit jedem Iterationsschritt soll die Abweichung zwischen den gemessenen Daten und den aus der Annahme berechneten Informationen verringert werden, sodass mit genügender Anzahl von Iterationen gute Schnittbilder erzeugt werden können. Die verschiedenen Iterationsverfahren unterscheiden sich im Modell des Projektionsprozesses und im Verfahren zur Korrektur der Annahme über die Aktivitätsverteilung.

Die einzelnen Phasen einer Iteration werden im Folgenden näher erläutert.

■ **Vorwärtsprojektion**
Der Projektionsschritt berechnet aus der angenommenen Aktivitätsverteilung in dem zu rekonstruierenden Volumen die Projektionsdaten für die jeweiligen Projektionswinkel. Dazu wird versucht, die Abbildungseigenschaften der Gammakamera mathematisch zu beschreiben. Effekte wie z. B. die Schwächung der Quanten bei der Durchdringung unterschiedlicher Gewebe können berücksichtigt werden. Tiefenabhängige Verzeichnung und kollimatorspezifische Eigenschaften fließen ebenfalls in die Berechnung ein.

■ **Vergleich der Daten**
Die berechneten Daten werden mit den gemessenen Daten des jeweiligen Projektionswinkels verglichen. Aus dem Vergleich der Datensätze resultiert ein Datensatz, der die Abweichung zwischen den Datensätzen beschreibt. Die meisten Iterationsverfahren berechnen entweder die Differenz oder das Verhältnis der Intensitäten in den einzelnen Bildpunkten der gemessenen und der berechneten Daten. Verfahren, die das Verhältnis als Ergebnis des Vergleichsschrittes berechnen, benutzen eine multiplikative Korrektur der Transversaldaten, also der Annahme über die Aktivitätsverteilung. Das Ziel dieser Verfahren ist, eine homogene Korrekturmatrix (alle Werte sind 1) aus dem Vergleich der Daten zu berechnen. Additive Kor-

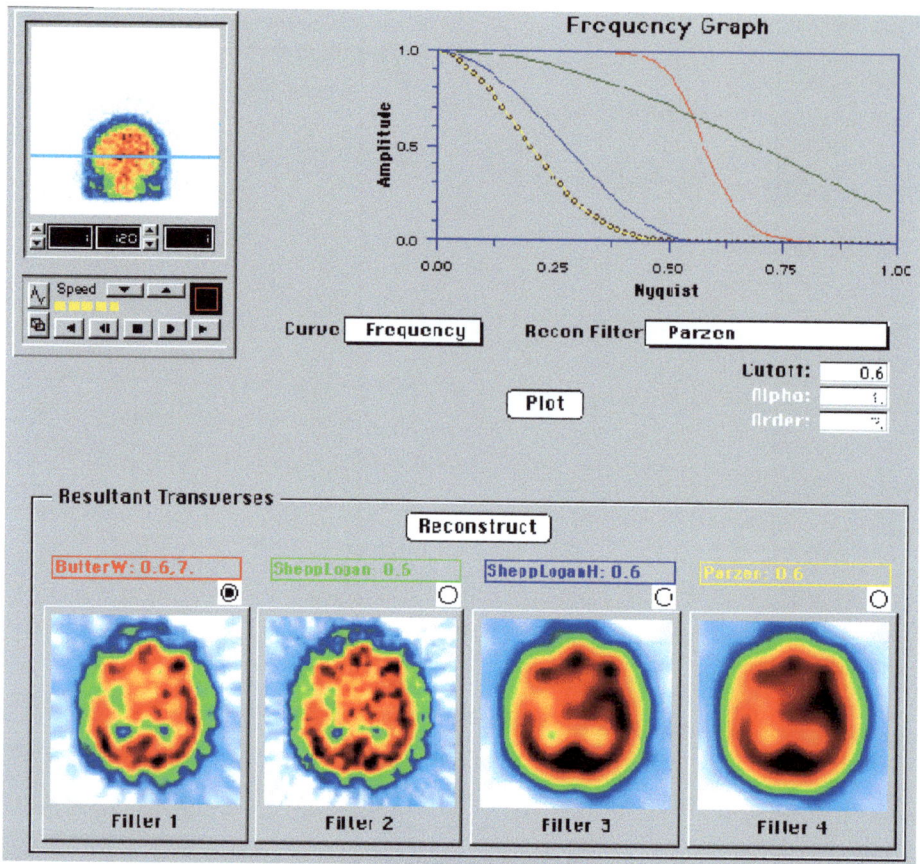

Abb. 1.161. Einfluss der Filtercharakteristik bei stets gleicher Cut-off-Frequenz

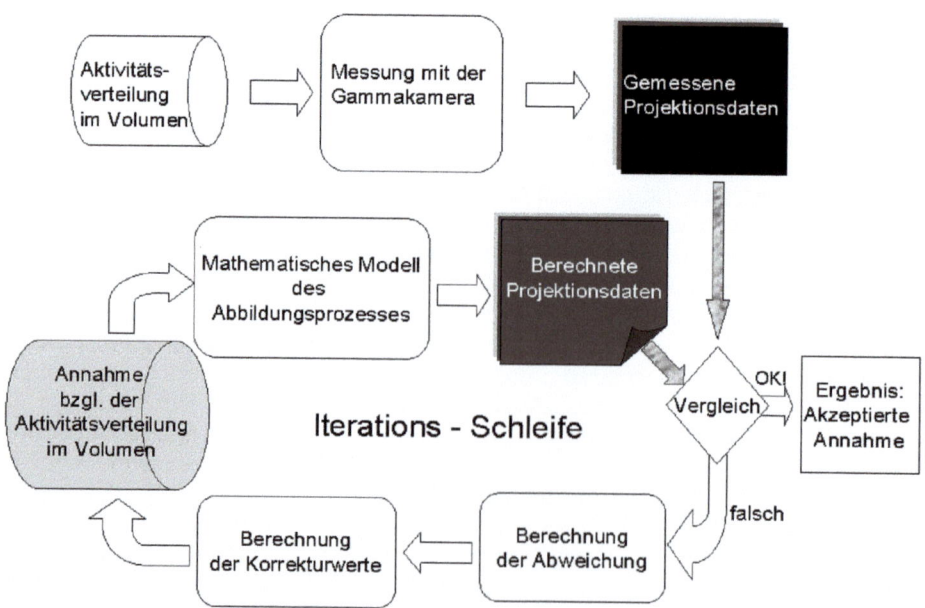

Abb. 1.162. Grundsätzliches Schema der iterativen Rekonstruktion

rekturen kommen bei Iterationsverfahren zur Anwendung, deren Vergleichsschritt in der Differenz der berechneten und der gemessenen Daten resultiert. Die gewünschte Korrekturmatrix beinhaltet dann nur den Wert Null.

■ **Rückprojektion.** Nachdem nun die Unterschiede zwischen den Daten der Berechnung und der Messung bekannt sind, müssen die Koordinaten der Bildpunkte bestimmt werden, die korrigiert werden müssen. Die während des vorangegangenen Schritts errechneten Fehlerprojektionen werden zur Berechnung eines tomographischen Fehlerbildes rückprojiziert. Dabei können unterschiedliche Methoden und auch Filter und Wichtungsfaktoren zur Anwendung kommen. Mittels Rampfiltern kann z.B. die Geschwindigkeit der Annäherung, die Konvergenz des Algorithmus erhöht werden, während die Anwendung von Wichtungsfaktoren das Rauschen reduzieren kann. Mittels Wichtungsfaktoren kann der Einfluss einzelner Projektionspunkte auf die Berechnung der Bildpunkte des Schnittbildes modifiziert und angepasst werden. Kann z.B. ein Projektionspunkt nur mit geringer Wahrscheinlichkeit Werte von einem Bildpunkt ermitteln, wird auch der Beitrag dieses Projektionspunktes zur Berechnung der Korrekturwerte reduziert. Die kollimatorbedingte Verzeichnung und Schwächungseffekte sind Faktoren, die die Wahrscheinlichkeit der Detektierbarkeit einzelner Punkte einer Schicht in den Projektionspunkten, d.h. den Pixeln eines Bildes beeinflussen können.

■ **Korrektur der Schichten.** Nach der Berechnung der Abweichungen und der Korrekturwerte wird die Annahme der Aktivitätsverteilung modifiziert. Bei den Verfahren, die das Verhältnis der Daten in Betracht ziehen, werden die angenommenen Daten mit den Korrekturwerten multipliziert; bei den Verfahren, die Differenzen als Basis des Vergleichs heranziehen, werden die angenommenen Daten und die Korrekturwerte addiert.

Die Anzahl der so durchgeführten Iterationen hängt von dem speziellen Verfahren ab. Auflösung und Kontrast dienen meist als Maß für die Konvergenz des angewandten Algorithmus. Da bislang im Bereich der Nuklearmedizin noch kein eindeutiges Abbruchkriterium definiert werden konnte, wird bei den zur Anwendung kommenden Verfahren meist nach 5–10 Iterationen abgebrochen, insbesondere um eine mögliche Divergenz, also eine Verschlechterung des Ergebnisses zu vermeiden.

Im Folgenden sollen nun mehrere gängige Iterationsverfahren diskutiert werden.

■ **Maximum likelihood – Expectation maximization (ML-EM)**
Dieser Algorithmus rekonstruiert ein Bild, das nach statistischen Gesichtspunkten mit den gemessenen Daten übereinstimmt. Mit dieser Methode können Schwächungseffekte und z.B. die Poisson-Verteilung der Emissionsdaten berücksichtigt werden. Die Schwächung und die kollimatorbedingte Verzeichnung werden sowohl bei dem Projektionsprozess als auch bei der zur Korrektur notwendigen Rückprojektion einbezogen. Zur Berechnung der Korrekturterme wird das Verhältnis zwischen den gemessenen und den berechneten Projektionsdaten genutzt, d.h. der Korrekturterm wird multiplikativ eingesetzt. Allerdings wird kein Rampfilter eingesetzt, sodass der Algorithmus nur langsam konvergiert. Ohne Berücksichtigung der Verzeichnungseffekte sind bereits bis zu 50 Iterationen notwendig, um z.B. Testdaten hinsichtlich Kontrast und Auflösung zu optimieren. Mehrere hundert Iterationen werden notwendig, wenn die genannten Effekte bei dem Projektions- und dem Rückprojektionsschritt korrigiert werden sollen. Auffällig ist auch, dass das Rauschen mit zunehmender Anzahl der Iterationen zunimmt. Deswegen werden zusätzliche Korrekturterme wie z.B. Glättungen notwendig, um das Rauschen zu kontrollieren. Dazu wird meist die Größe des Kerns eines Gaußfilters angegeben, mit dessen Hilfe die berechneten Volumendaten geglättet werden. Wegen des fehlenden Rampfilters konvergiert der Algorithmus relativ langsam, er ist daher für die klinische Routine nur bedingt einsetzbar.

■ **Ordered subset – Expectation maximization (OS/EM)**
OS/EM ist von ML-EM abgeleitet, allerdings konvergiert der Algorithmus wesentlich schneller, da die Anzahl der Projektionsbilder in gleiche Teile („subsets") unterteilt wird. Jedes Subset enthält also nur einen Teil der Daten, die einzelnen Bilder eines Subset sind gleichmäßig um das Objekt verteilt und die Abstände zwischen den Datensätzen sind gleich (z.B. jedes achte Bild eines Datensatzes von 64 Projektionen gehört zu einem Subset). Die Annahme der Aktivitätsverteilung wird bei der Betrachtung jedes Subset erneut korrigiert. Die einzelnen Subsets werden nacheinander zur Bildberechnung herangezogen, sodass das Startbild für jeden Schritt bzgl. der einzelnen Subsets bereits korrigiert ist. Jede Iteration beinhaltet die Berücksichtigung aller Subsets. Obwohl OS/EM grundsätzlich die gleichen Eigenschaften wie ML-EM hat, konvergiert er doch wegen der Aufteilung in Subsets wesentlich schneller, 6–15 Iterationen reichen aus. Die Geschwindigkeit der Konvergenz hängt wesentlich von der Anzahl der Subsets ab, mit steigender Anzahl der Subsets konvergiert die Methode schneller. Allerdings wird der Algorithmus instabil, wenn zu

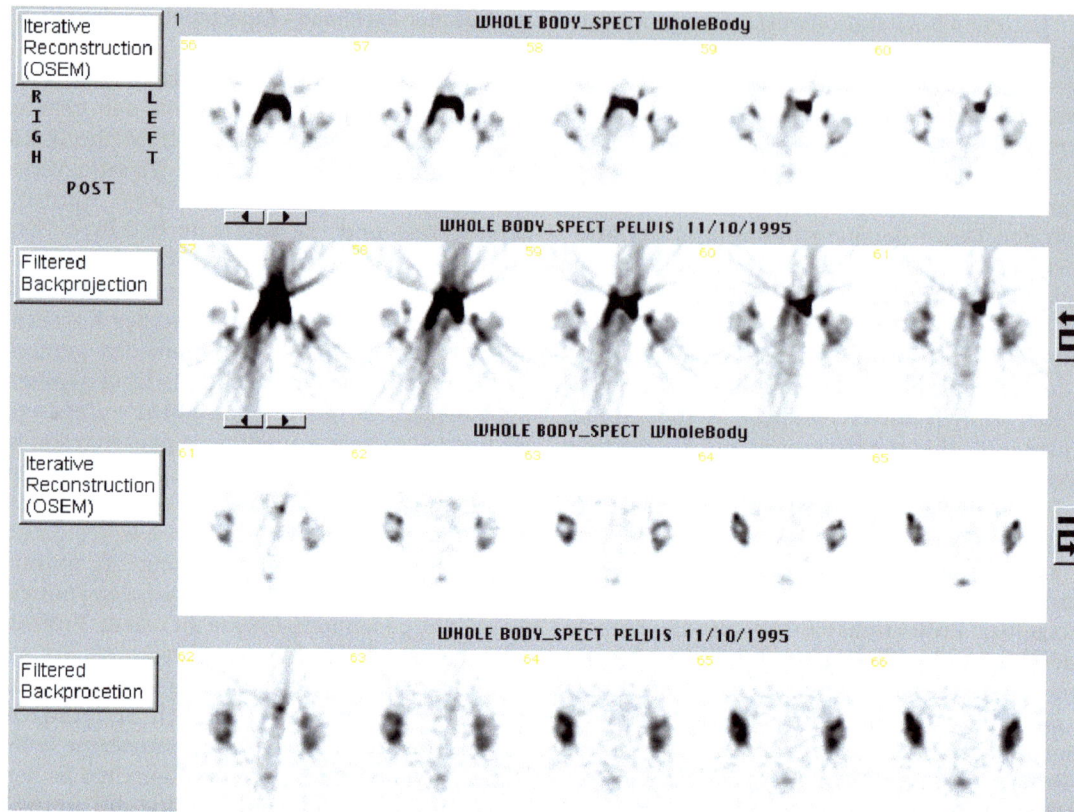

Abb. 1.163. Beispiel der Bildverbesserung durch eine iterative Rekonstruktion (OS EM). Der bei der gefilterten Rückprojektion typische Blasenartefakt (*Stern*) tritt bei der iterativen Rekonstruktion nicht auf. Der Bildkontrast ist deutlich verbessert

wenig Projektionen in einem Subset zusammengefasst werden. Dieser Algorithmus hat sich als sehr effektiv bei der Bearbeitung von Skelett-SPECT- bzw. -Koinzidenzmessungen erwiesen (Abb. 1.163).

■ Iterative W (IT-W)

IT-W stellt eine andere Alternative zur Beschleunigung der Konvergenz dar. Sowohl Schwächung als auch Verzeichnungen werden sowohl beim Projektions- als auch beim Rückprojektionsschritt berücksichtigt. Auch mit diesem Verfahren werden Auflösung und Kontrast verbessert, die Anzahl der Artefakte wird reduziert. Zudem wird ein zusätzlicher Rampfilter angewandt, um die Konvergenz – insbesondere der höheren Frequenzen – zu verbessern. Zur Korrektur der Volumendaten werden additive Terme benutzt. Trotz Anwendung des Rampfilters werden u. U. negative Werte generiert. Um diese Daten zu berücksichtigen, werden positive Daten in der unmittelbaren Umgebung der negativen Daten reduziert. Dies wird durch einen nichtlinearen Filter erreicht, mit dessen Hilfe vormals negative Werte auf Null gesetzt werden.

IT-W neigt zur Überkorrektur der Daten, d. h. es kann zu einer Oszillation der berechneten Schnittbilder um die wahren Werte kommen. Daher werden oszillierende Bildpunkte gedämpft, während kontinuierlich konvergierende Punkte verstärkt berücksichtigt werden. Gute zuverlässige Ergebnisse liegen nach 5–20 Iterationen vor.

Bildbearbeitung

Ein wesentlicher Bestandteil der nuklearmedizinischen Auswertung erfolgt durch die der Messung nachfolgenden Auswerteschritte.

Neben den einfachen Möglichkeiten der Bildbearbeitung wie Addition, Multiplikation, Fensterung oder Filterung stehen dezidierte Auswertungsprogramme zur Verfügung. So wird z. B. bei Schilddrüsenszintigrammen der relative Uptake bestimmt, bei dynamischen Nierenstudien wird sowohl der seitengetrennte Uptake als auch die Nierenfunktion (z. B. die tubuläre Extraktionsrate, TER) quantitativ bestimmt. Wesentliche Auswertungsschritte sind dabei die Eingrenzung interessierender Bereiche mit Hilfe von „regions of interest" (ROI). ROIs werden zur Beurteilung nahezu aller nuklearmedizinischen Bilder angewandt, sie werden z. B. bei dynamischen Untersuchungen gezeichnet, um dynamische Prozesse mittels Zeit-Aktivitäts-Kurven zu beurteilen.

Durch Bildung des geometrischen Mittels von Bildern, die von anterior und posterior gemessen wurden, kann eine tiefenunabhängige Information

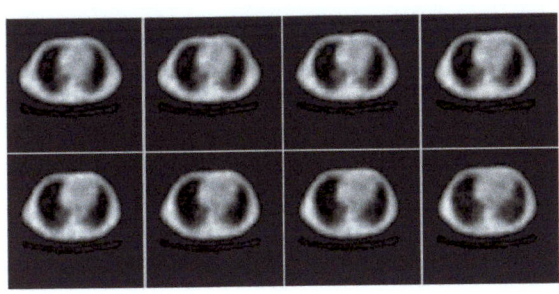 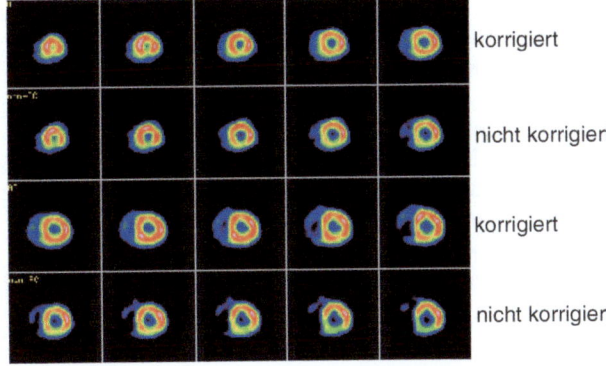

Abb. 1.164. Transversalschnitte einer kombinierten Transmissionsmessung (*links*) und das Ergebnis der daraus resultierenden Schwächungskorrektur (*rechts*)

über die Organaktivitäten gewonnen werden, was z.B. bei der semiquantitativen Beurteilung von Lungenszintigrammen oder bei Nierenuntersuchungen ausgenutzt wird.

Bei SPECT Untersuchungen – insbesondere bei getriggerten Untersuchungen – ist die dreidimensionale Darstellung der Daten von klinischer Relevanz. Relative Seitenanteile werden bei vielen Auswertungen bestimmt.

Eine wirkliche Quantifizierung kann erst nach einer Schwächungskorrektur durchgeführt werden, da die Quanten auf ihrem Weg zum Detektor durch die Wechselwirkung mit dem umgebenden Gewebe geschwächt werden. Es ist daher notwendig, eine Information über die Dichteverteilung des durchstrahlten Gewebes, also die Verteilung der Schwächungskoeffizienten, zu erhalten. Diese Information kann von CT-Daten geliefert werden. Allerdings besteht bei der Fusion der Daten das Problem der ortsrichtigen Zuordnung. Es scheint daher einfacher, Transmissionsdaten simultan mit den Emissionsdaten mit Hilfe der Gammakamera zu messen (Schäfer et al.1998). Dazu muss eine Transmissionsquelle gegenüber dem Detektor montiert werden und eine Mehrkanalmessung durchgeführt werden. Ein Energiekanal erfasst die Quanten des Emissionsnuklids, ein weiterer misst die Transmission.

Aus den Transmissionsdaten werden dann bzgl. der Transversalschnitte aus den Emissionsdaten lagegleiche Schnitte berechnet, mit deren Hilfe die Schnittbilder der Emissionsdaten korrigiert werden können (Abb. 1.164).

Weiterentwicklung

Neben den Entwicklungen bzgl. der einzelnen Komponenten der klassischen Gammakamera stehen derzeit Gerätekombinationen und grundsätzlich andere Konzepte im Vordergrund des Interesses.

Halbleiterdetektoren wie z.B. Cadmium-Zink-Tellurid erlauben den Bau extrem flacher Detektoren,

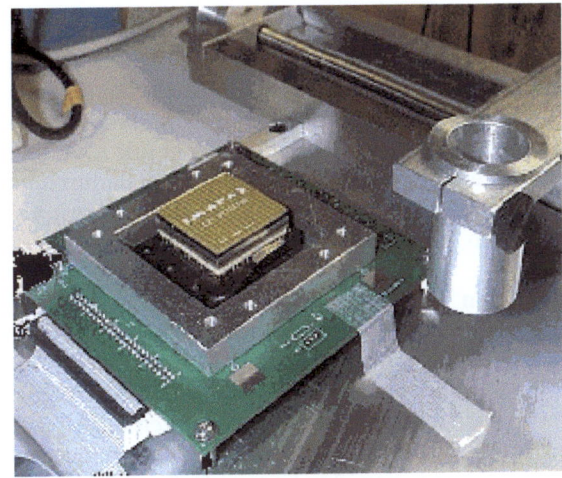

Abb. 1.165. Laboraufbau eines Halbleiterdetektors

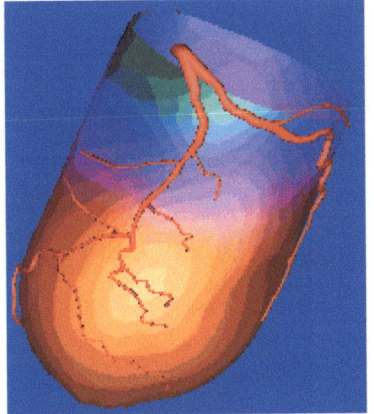

Abb. 1.166. Dreidimensionale Überlagerung der Koronargefäße mit der Darstellung einer Perfusionsuntersuchung

die zudem über eine hervorragende Energieauflösung verfügen und eine gute Empfindlichkeit für niedrige Energien zur Verfügung stellen (Sutter 1998) (Abb. 1.165). Auch die Kombination der nuklearmedizinischen Daten mit den Informationen anderer bildgebender Verfahren wird für die zukünftige Entwicklung von Bedeutung sein. So können z.B. koronarangiographisch gewonnene Informationen mit den funktionellen Daten einer Perfusionsstudie überlagert werden (Abb. 1.166).

Tabelle 1.13. Positronenstrahler und ihre Eigenschaften

Positronen-strahler	Halbwertszeit [min]	Mittlere lineare Reichweite [mm]
^{11}C	20,4	0,3
^{13}N	9,9	1,4
^{15}O	2,1	1,5
^{18}F	110	0,2
^{68}Ga	68	1,9
^{82}Rb	1,3	2,6

1.5.3
Positronen-Emissions-Tomographie (PET)

H. Newiger

In der Positronen-Emissions-Tomographie (PET) werden die gleichen nuklearmedizinischen Prinzipien angewendet wie beim Einsatz von Einfach-Photonenstrahlern und deren Nachweis mit einer Gammakamera. Der Unterschied liegt nur in Art der verwendeten radioaktiven Nuklide und, dadurch bedingt, in der Art der Detektion und der damit verbundenen Abbildungseigenschaften.

Positronen

Die Existenz des Positrons wurde von P. A. M. Dirac 1927 postuliert und 1932 von C. Anderson experimentell nachgewiesen. Schon 1959 versuchte H. Anger, Positronen wegen ihrer günstigen Eigenschaften in der medizinischen Diagnostik einzusetzen. Dazu zählen neben der kurzen Halbwertszeit (Tabelle 1.13) und der dadurch bedingten geringen Strahlenexposition der Positronenstrahler und der biologisch uneingeschränkten Einsetzbarkeit die Vorteile der Koinzidenzmessung (s. unten).

Nachweis der Positronen

Positronenstrahler sind instabile Nuklide, bei denen das Verhältnis von Protonen zu Neutronen relativ hoch ist. Bei ihrem Zerfall wird ein Proton in ein Neutron, ein Neutrino und ein Positron umgewandelt. Während das emittierte Neutrino mit der umgebenden Materie praktisch keine Wechselwirkung ausübt, wird das Positron auf seiner kurzen Flugbahn durch Streuprozesse abgebremst, bis es praktisch zum Stillstand kommt. Zu diesem Zeitpunkt verbindet es sich mit einem Elektron und bildet für einen kurzen Moment ein Positronium. Bei dem Annihilation genannten Prozess werden beide Teilchen in zwei γ-Quanten mit jeweils 511 keV umgewandelt, die in entgegengesetzter Richtung auseinanderfliegen (Abb. 1.167). Werden die beiden Quanten mit Hilfe zweier Detektoren nachgewiesen (Koinzidenz), kann auf den Ort der Annihilation geschlossen werden.

Aus der Zeitdifferenz, mit der die beiden Quanten von den beiden Detektoren erfasst werden, ließe sich, zumindest im Prinzip, der genaue Ort der Annihilation auf der Verbindungslinie der beiden Detektoren errechnen („time-of-flight-PET", TOF-PET). Die zugehörige Zeitdifferenz ist allerdings zu

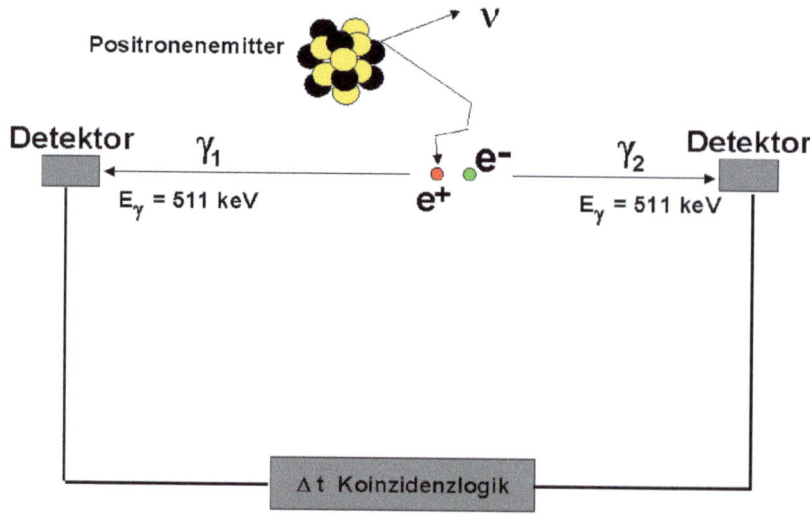

Abb. 1.167.
Schematische Darstellung des Positronenzerfalls und der Koinzidenzmessung

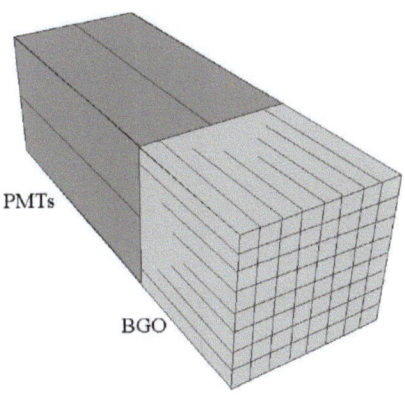

Abb. 1.168. Prinzip des PET-Blockdetektors

Tabelle 1.14. Eigenschaften von Detektoren für PET

Parameter		NaI (Tl)	BGO	LSO
Dichte	[g/cm^3]	3,67	7,13	7,4
Freie Weglänge	[cm]	2,88	1,05	1,16
Brechungsindex		1,85	2,15	1,82
Hygroskopisch?		Ja	Nein	Nein
Mechanisch stabil		Nein	Ja	Ja
Abklingkonstante	[ns]	230	300	40
Lichtausbeute (rel.)		100	15	75
Energieauflösung	[%]	7,8	10,1	<10

klein, um sie mit der heutzutage zugänglichen Technologie genügend genau auflösen zu können. Die Messung beschränkt sich daher darauf, die jeweilige Verbindungslinie („line of response", LOR) festzulegen.

Werden mehrere Detektoren, die ringförmig um den Patienten angeordnet sind, eingesetzt, erlaubt eine Rekonstruktion der Messdaten die Berechnung von Querschnittsbildern der Aktivitätsverteilung.

PET-Detektoren

Angers Überlegungen, zum Nachweis der Positronenstrahler Gammakameras einzusetzen, scheiterten an der seinerzeit nicht vorhandenen Technologie. Entwicklungen in der Elektronik und in der Rechnertechnik, aber auch in der Detektortechnologie machten Ende der 70er-Jahre erste kommerzielle PET-Geräte möglich. Den Durchbruch brachten Blockdetektoren (Abb. 1.168), die mehrere transversale Schichten des Patienten simultan erfassen.

Heutige Geräte, wie z.B. der Siemens ECAT EXACT HR+ (Abb. 1.169), erfassen axiale Volumina von 15,5 cm simultan mit bis zu 63 Schichten.

Bedingt durch die hohe Energie der Photonen (511 keV) wurde Wismutgermanat (BGO) wegen seiner Absorptionseigenschaften (Tabelle 1.14) der Standarddetektor für die Positronen-Emissions-Tomographie.

Der Einsatz neuer Materialien (z.B. Lutetiumoxy-ortho-silikat, LSO) verspricht aber wegen der kurzen Abklingzeit und der hohen Lichtausbeute, die Abbildungseigenschaften von PET zu verbessern.

Messphysik der PET

Nachdem die Photonen von den Szintillationsdetektoren detektiert und von den Photomultipliern in elektrische Impulse umgewandelt worden sind, wird ihre Ankunftszeit für die Koinzidenzmessung registriert und die Energie der Photonen durch Integration der Impulse bestimmt. Nur wenn die Energie der Einzelereignisse in das vorgewählte Energiefenster passt (i. a. 350–650 keV) werden die Ereignisse in der Koinzidenzstufe weiterverarbeitet. Alle Ereignisse,

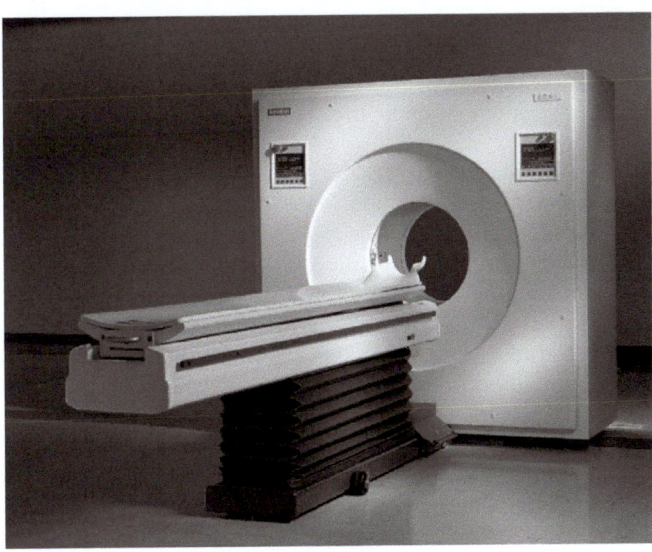

Abb. 1.169. Siemens ECAT EXACT HR+

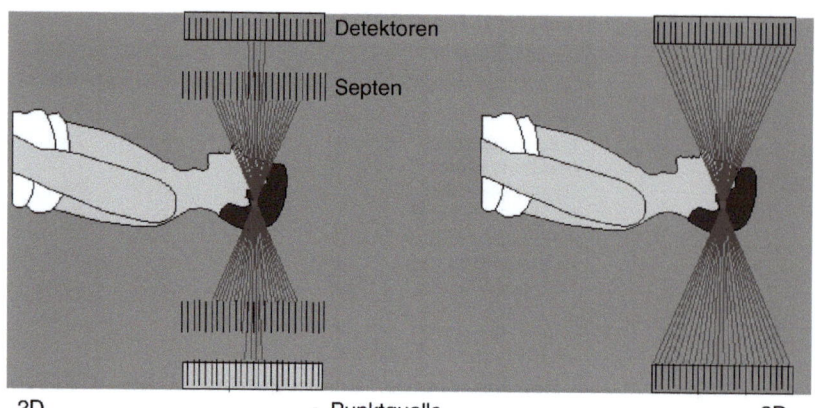

Abb. 1.170.
Schematische Gegenüberstellung von zwei- und dreidimensionaler Messtechnik

die innerhalb des Koinzidenzzeitfensters (12 ns) liegen, werden als Koinzidenzen berücksichtigt. Die Rekonstruktion der Daten ergibt die Verteilung des Positronenstrahlers im Patienten.

Im Folgenden sollen einige Parameter beschrieben werden, die die quantitativen Eigenschaften eines PET-Scanners beeinflussen.

■ Auflösung

Die erzielbare Auflösung wird in erster Linie bestimmt durch die Größe der Detektoren, aber auch vom verwendeten Positronenstrahler, da die Energie des emittierten Positrons bestimmt, wie groß die Strecke zwischen Emissions- und Annihilationsort ist, beschrieben durch die mittlere Reichweite des Positrons (Tabelle 1.13). Die physikalisch erreichbare Auflösung wird aber zusätzlich dadurch limitiert, dass die zwei bei der Annihilation entstandenen Quanten wegen eventueller Restimpulse bei der Vernichtung nicht in genau entgegengesetzter Richtung auseinanderfliegen. Beide Effekte führen zu einer physikalischen Grenzauflösung von ca. 2–3 mm. In klinischen Studien bestimmen allerdings die eingesetzten Detektoren und die aus statistischen Gründen notwendige Glättung der Daten die Auflösung, die im Patienten deshalb meistens zwischen 5 und 8 mm liegt.

■ Elektronische Kollimierung

Unabhängig von der Auflösung lässt sich die Empfindlichkeit von PET optimieren, da im Gegensatz zur Gammakamera keine Kollimatoren benötigt werden. Zwei gegenüberliegende, koinzidente Detektoren bestimmen ohne zusätzliche Blenden den möglichen Einfallswinkel der γ-Quanten. Die Empfindlichkeit des Tomographen ist daher nur durch den gesamten Raumwinkel bestimmt, der von allen einzelnen Detektoren erfasst wird. Wie groß dabei die einzelnen Detektoren sind, spielt hierbei keine Rolle.

Ein weiterer Vorteil der elektronischen Kollimierung ist die Tatsache, dass die Messung nicht nur auf festgelegte Ebenen beschränkt ist. Neben der Möglichkeit, Schichten in zwei Dimensionen unabhängig voneinander zu akquirieren und zu rekonstruieren, bietet die Koinzidenzmessung die Möglichkeit, dreidimensionale Volumina simultan vollständig zu erfassen (Abb. 1.170).

Diese dreidimensionale Messung erlaubt es, die Empfindlichkeit des Tomographen um den Faktor 3 bis 5 zu steigern.

■ Zufällige Koinzidenzen

Koinzidente Ereignisse sind dadurch bestimmt, dass innerhalb des Koinzidenzzeitfensters ($\Delta t = 12$ ns) von zwei Detektoren jeweils ein gültiges Ereignis registriert wird. Ob diese zwei Quanten allerdings von derselben Annihilation herrühren (echte Koinzidenz) oder von zwei getrennten Positronenzerfällen, die zufälligerweise zur „gleichen" Zeit stattfanden (zufällige Koinzidenz), abstammen, lässt sich von der Koinzidenzlogik des Tomographen nicht unterscheiden. Die Anzahl der zufälligen Koinzidenzen ist proportional zu den Einzelraten, die die einzelnen Detektoren messen. Diese zufälligen Koinzidenzen führen zu einer Verschlechterung der Bildqualität und müssen daher korrigiert werden. Bei genauer Kenntnis der jeweiligen Einzelraten der einzelnen Detektoren und der exakten Länge des Koinzidenzzeitfensters für jede Detektorkombination ließe sich der Anteil der zufälligen Koinzidenzen berechnen. Dies ist aber wegen der benötigten Genauigkeit nur schwer zu erreichen. Alternativ lässt sich mit einem zeitlich versetzten Koinzidenzzeitfenster der gleichen Länge wie das direkte die Anzahl der zufälligen Koinzidenzen direkt messen und in Echtzeit korrigieren.

■ Totzeiteffekte

In Abhängigkeit von der zu messenden Zählrate zeigt jeder Detektor gewisse Zählverluste. Diese sind um so größer, je höher die Zählrate ist. Um quantitative Daten zu messen, müssen diese Zählverluste korrigiert werden. Mit dem Einsatz von Detektoren mit kurzen Abklingzeiten und kleinen aktiven Flächen lässt sich dieser Effekt zwar verringern, verbleibende Verluste müssen aber korrigiert werden. Im Gegensatz zur Gammakamera, bei der diese Totzeitkorrektur praktisch nicht möglich ist, gelingt dies bei der PET durch die getrennte Messung der Einzelraten, der echten und der zufälligen Koinzidenzen und unter Berücksichtigung der Zeitintervalle, in denen die Detektoren zur Messung eines Ereignisses bereit sind, bis hin zu hohen Zählraten.

■ Schwächungskorrektur

Im Patienten wird ein Teil der emittierten γ-Quanten absorbiert. Während bei der SPECT eine geschlossene Lösung nicht möglich ist, lassen sich bei der PET die Bestimmung der Aktivitätsverteilung und der Verteilung des Schwächungskoeffizienten mathematisch separieren (s. Gleichung 38). Die Verteilung der Aktivität f(x, y) geht unabhängig von der Verteilung des Schwächungskoeffizienten $\mu(x,y)$ ein in die Projektionswerte p(l, θ). Beide Verteilungen können somit getrennt rekonstruiert werden.

$$p_{\gamma\gamma}(l, \theta)$$
$$= \exp[-\int_{-\infty}^{\infty}\int_{-\infty}^{\infty} \mu(x,y)\delta(1 - x\cos\theta - y\sin\theta)\,dxdy]$$
$$\cdot \int_{-\infty}^{\infty}\int_{-\infty}^{\infty} f(x,y)\delta(1 - x\cos\theta - y\sin\theta)\,dxdy \quad (38)$$

Mit Hilfe eines externen Strahlers kann der Schwächungskoeffizient im Gewebe lokal bestimmt werden. Dazu werden Stab- oder Punktquellen mit längerlebigen Nukliden eingesetzt, wie z.B. der Positronenstrahler ^{68}Ge oder der Photonenstrahler ^{137}Cs. Während beim Positronenstrahler eine echte Koinzidenzmessung stattfindet, berücksichtigt man beim Punktstrahler ^{137}Cs eine virtuelle Koinzidenz zwischen der Position des Strahlers und dem Ort des detektierenden Detektors. Um die Genauigkeit dieser Transmissionsmessungen zu erhöhen, werden seit kurzem Segmentierungsverfahren eingesetzt, die berücksichtigen, dass der Schwächungskoeffizient im Patienten im Weichteilgewebe, im Knochen und in der Lunge relativ konstant ist.

■ Streukorrektur

Einige der Quanten werden zwar im Patienten gestreut, gelangen aber trotzdem zu den Detektoren. Ist der Energieverlust durch die Streuprozesse groß genug, fallen diese Ereignisse aus dem Energiefenster heraus und werden somit nicht weiterverarbeitet. Ist der Energieverlust geringer, werden sie registriert, was zu einer Verringerung der Bildqualität führt. Für quantitative Aussagen muss daher der Streuanteil möglichst stark verringert werden. Während bei der zweidimensionalen Messung einfache Entfaltungsverfahren, insbesondere im Schädelbereich, ausreichen, wird in der dreidimensionalen Messgeometrie wegen des erhöhten Streuanteils eine exaktere und objektunabhängigere Streukorrektur benötigt. Eine solche steht mit der inversen Monte-Carlo-Methode von Watson zur Verfügung (Watson et al. 1995), bei der die Streuparameter aus der Transmissionsmessung für jeden Patienten individuell modelliert werden.

Produktion der Positronenstrahler

Wegen ihrer kurzen Halbwertszeit kommen die verwendeten Positronenstrahler (Tabelle 1.13) nicht in der Natur vor. Sie müssen z.B. mit einem Zyklotron vor Ort hergestellt werden oder sind Produkte von langlebigeren Generatoren. Zu letzteren gehört z.B. der ^{68}Ge/^{68}Ga- und der ^{82}Sr/^{82}Rb-Generator.

Von den mit Hilfe eines Zyklotrons hergestellten Positronenstrahlern kann nur das ^{18}F wegen seiner knapp zweistündigen Halbwertszeit über weitere Entfernungen transportiert werden. Der Einsatz der anderen Stoffe, wie ^{11}C, ^{13}N und ^{15}O, bleibt dem Benutzer vorbehalten, der vor Ort Zugriff auf ein Zyklotron hat.

Im Zyklotron (Abb. 1.171) werden üblicherweise Protonen beschleunigt und bei der Produktion von z.B. ^{18}F mit ca. 11 MeV auf das inaktive Targetmaterial ($H_2^{18}O$) geschossen. Unter Aussendung von Neutronen wandelt sich dabei das stabile ^{18}O in den Positronenstrahler ^{18}F um. Der Positronenstrahler wird aus dem Target entnommen und üblicherweise einer Radiochemie zugeführt, die den gewünschten Tracer mit dem Positronenstrahler markiert.

Das Zyklotron ist zur Abschirmung der Neutronenstrahlung in einem Bunker untergebracht oder mit einer Selbstabschirmung versehen.

PET-Tracer

Der in dem Zyklotron produzierte Positronenstrahler kann entweder direkt als Tracer eingesetzt werden oder er wird in einem radiochemischen Prozess an den gewünschten Tracer gebunden.

Positronenstrahler bzw. die im Zyklotron direkt produzierten chemischen Formen, die direkt als Tracer eingesetzt werden können, sind in Tabelle 1.15 aufgeführt.

Der z.Zt. am häufigsten eingesetzte Tracer ist das ^{18}FDG, die Fluoro-desoxy-Glukose. Dies liegt einerseits an der wegen der langen Halbwertszeit von ^{18}F günstigen Handhabbarkeit als auch daran, dass FDG als Glukoseanalog neben der Aufnahme in Herz- und Hirnzellen besonders stark von vielen Tumorzellen verstoffwechselt wird und diese dadurch mit hohem Kontrast darstellen kann.

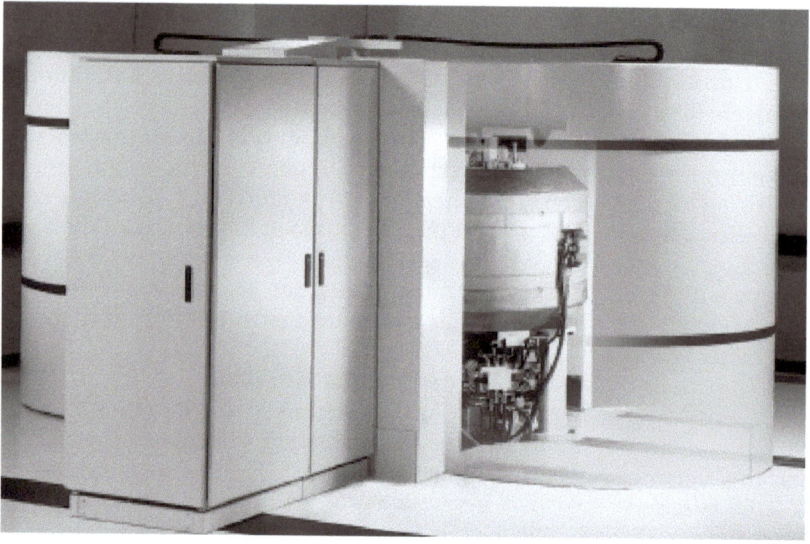

Abb. 1.171.
Überlagerung des Zyklotrons mit der Selbstabschirmung des CTI RDS 111

Tabelle 1.15. Typische Tracer für PET, die direkt im Zyklotron produziert werden

Tracer	Anwendung
$^{13}N\text{-}NH_4^-$	Perfusion
$^{11}C\text{-}CO$	Blutvolumen
$^{15}O\text{-}CO$	Blutvolumen
$^{11}C\text{-}CO_2$	Perfusion
$^{15}O\text{-}CO_2$	Perfusion
$^{15}O_2$	Sauerstoffmetabolismus
^{18}F	Knochenmarker

Tabelle 1.16. Häufig eingesetzte Tracer, die für PET synthetisiert werden

Tracer	Anwendung
$^{15}O\text{-}H_2O$	Perfusion
$^{18}F\text{-}FDG$	Glukosestoffwechsel
$^{18}F\text{-}Dopa$	Rezeptoren
$^{11}C\text{-}Methionin$	Rezidiv-Darstellung

Da z. Zt. ca. 90 % aller klinischen Anwendungen von PET mit FDG durchgeführt werden, ist der Bedarf entsprechend hoch. Neben automatisierten Syntheseeinheiten, die die Produktion von FDG wesentlich vereinfachen, nimmt in der letzten Zeit erfreulicherweise auch die Anzahl der kommerziellen FDG-Lieferanten zu, sodass FDG in Deutschland bzw. Zentraleuropa praktisch flächendeckend zur Verfügung steht.

Weitere Tracer und deren Anwendungen sind in Tabelle 1.16 angegeben.

PET in der klinischen Routine

Neben vielfältigen Einsatzmöglichkeiten in der Grundlagenforschung und in der klinischen Forschung etabliert sich die PET immer stärker in der klinischen Diagnostik. Konsensuskonferenzen der Deutschen Gesellschaft für Nuklearmedizin (DGN) zeugen von dem hohen Stellenwert, der der PET hierbei zukommt (Bartenstein et al. 1997; Reske et al. 1997; Schwaiger et al. 1996). Im klinischen Alltag sind dabei onkologische Fragestellungen führend, insbesondere mit dem Tracer FDG.

Nachdem der Tracer verabreicht wurde, reichert er sich innerhalb der nächsten Minuten an. Üblicherweise wird der Patient dann nach ca. 45–90 min mit der PET untersucht. Da meistens größere axiale Volumina diagnostiziert werden sollen, als mit einer Bettposition möglich sind, wird der Patient sukzessive durch den Tomographen geschoben, bis alle Bereiche abgetastet sind. Für jede Bettposition wird dabei eine Emissions- und, falls quantitative Aussagen gewünscht sind, eine Transmissionsaufnahme durchgeführt.

Rekonstruktion und Bildbearbeitung

Nachdem die Daten für die Emission und Transmission für eine Bettposition gemessen sind, können sie rekonstruiert werden. Während die Daten einer zweidimensionalen Akquisition üblicherweise mit Hilfe der gefilterten Rückprojektion rekonstruiert werden, werden zur dreidimensionalen Rekonstruktion andere Algorithmen benötigt, die den ganzen Datensatz einer Bettposition simultan betrachten.

Ein echtes dreidimensionales Ronstruktionsverfahren ist z. B. PROMIS (Kinahan u. Rogers 1990). Da diese Verfahren in der Regel aber hohe Anforderungen an die Rechnerarchitektur stellen, wird üblicherweise versucht, den dreidimensionalen Datensatz in zweidimensionale Daten zu überführen. Während Verfahren wie das SSRB („single slice rebinning")

Abb. 1.172.
Transversale, koronale und sagittale Schnitte, die den FDG-Uptake eines normalen Hirns darstellen

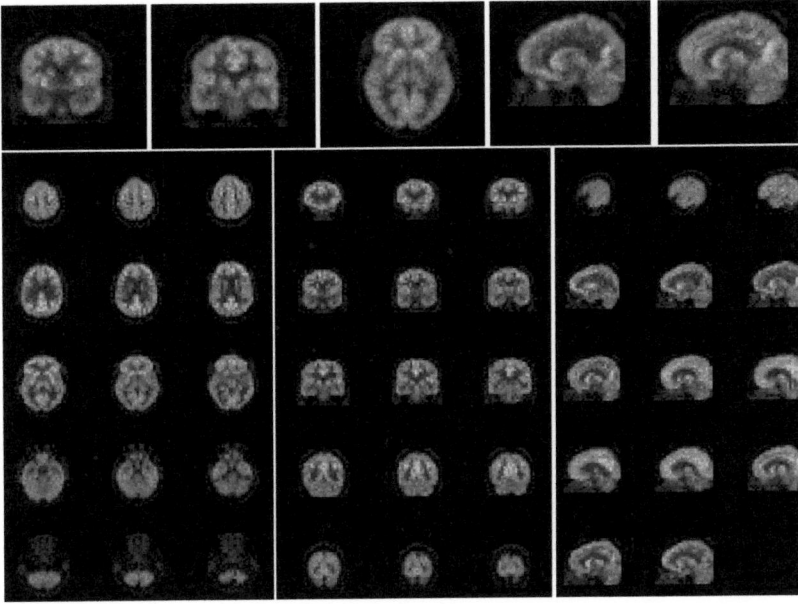

und das MSRB („multi slice rebinning") dies zugunsten der Schnelligkeit auf Kosten der Auflösung – insbesondere in Randbereichen – tun, gelingt es mit dem Verfahren FORE („Fourier rebinning"), den Datensatz so zu konvertieren, dass Auflösungsverluste minimiert werden. Anschließend kommt entweder die normale gefilterte Rückprojektion („filtered back projection", FBP) zum Einsatz oder eines der neuen, schnellen iterativen Verfahren wie z. B. das OS/EM (Hudson u. Larkin 1994). Mit diesen iterativen Verfahren können insbesondere bei hohen Kontrastunterschieden oder bei schlechter Statistik bessere Rekonstruktionsergebnisse erzielt werden als mit der FPB.

Die rekonstruierten dreidimensionalen Datensätze lassen sich anschließend als transversale, koronale oder sagittale Schichten darstellen und entsprechend weiter verarbeiten (Abb. 1.172).

Da der Stoffwechsel von Tracern (z. B. der des FDG) sehr genau bekannt ist, kann aus der reinen Aktivitätsverteilung die lokale metabolische Aktivität des Tracers berechnet werden. Die dazu benötigte Input-Funktion kann z. B. mit Hilfe von Blutproben gewonnen werden. Eine einfache, semiquantitative Auswertung benutzt „standard-uptake-values" (SUV), bei denen die gemessene lokale Aktivität im Patienten auf dessen Gewicht und die injizierte Aktivität normiert wird. Beide Methoden können zu einer Verbesserung der diagnostischen Aussage führen.

Weiterentwicklung

Wismutgermanat (BGO) hat sich als Detektor für die PET durchgesetzt. Die kurze Abklingzeit und die hohe Lichtausbeute haben aber dazu geführt, dass Lutetium-oxy-ortho-silikat (LSO) z. Z. in neuen Prototypen zum Einsatz kommt. Neben einem reinen LSO-Scanner wie z. B. dem HRRT (Schmand et al. 1999) kommen auch hybride Detektoren in Prototypen zum Einsatz, die als PET/SPECT-Systeme die guten Eigenschaften der PET-Geräte mit der universellen Einsetzbarkeit von SPECT-Systemen verbinden, ohne dass Kompromisse eingegangen werden müssen (Dahlbom et al. 1998). Bei diesen Geräten dient eine NaI(Tl)-Schicht zur Detektion der niederenergetischen γ-Quanten und eine darunter liegende LSO-Schicht zur PET-Messung. Ein weiteres hybrides Gerät, das mit dem biograph von Siemens jetzt kommerziell erhältlich ist, vereint die PET-Technologie mit der CT-Technik (Townsend et al. 1999). Die CT-Daten erlauben eine sehr exakte Absorptionskorrektur, da der Patient sich praktisch nicht bewegt und die statistische Qualität hervorragend ist. Daneben bietet ein solches Gerät auch die idealen Voraussetzungen für eine Bildüberlagerung von anatomischer und metabolischer Information, anders als bei standardisierten Protokollen und Datenformaten wie DICOM, die einen Datenaustausch zwar erleichtern, die aber nur im Kopf eine gute Überlagerung garantieren. In allen anderen Körperregionen erschweren amorphe Transformationen eine einfache Überlagerung. Dabei ist ein Vergleich der morphologischen mit der metabolischen Information um so wichtiger, je spezifischer der Tracer angereichert wird. Bei spezifischer, lokaler Anreicherung ist eine metabolische Zuordnung notwendig, um die gewünschte Diagnose zu stellen.

1.6
Physikalische und technische Grundlagen der Sonographie

A. Lorenz, S. Delorme

1.6.1
Physikalische Grundlagen

Schwingung, Welle

Sonographie und Ultraschalldiagnostik sind Synonyme. Bei einer Welle, z. B. einer Schallwelle, handelt es sich um eine Schwingung, die sich im Raum ausbreitet. Ein anschauliches Beispiel für eine einfache Schwingung ist ein Pendel, das um seine Ruhelage schwingt (Abb. 1.173). Die Schwingung wird beschrieben durch die Amplitude A, das Maß der Auslenkung, und durch die Frequenz f, die Häufigkeit, mit der die Kugel pro Zeiteinheit durch die Ruhelage schwingt.

Wenn sich die Schwingung auszubreiten beginnt, wird sie zur Welle. Bei der oben genannten Analogie wäre dies z. B. eine Reihe von Pendeln, die durch Federn aneinander gekoppelt sind (Abb. 1.174a).

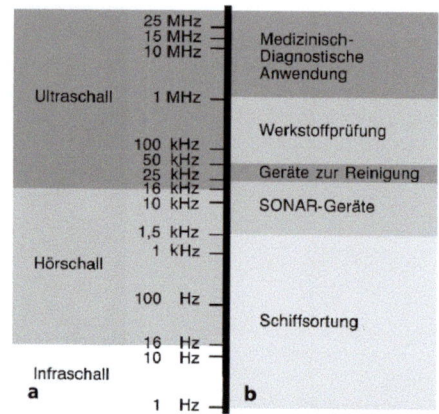

Abb. 1.175 a, b. Frequenzbereiche. **a** Physikalische Einteilung der Frequenzbereiche. **b** Frequenzbereiche praktischer Nutzung

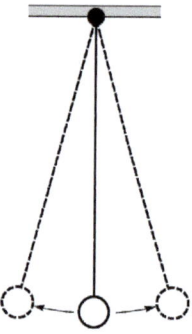

Abb. 1.173. Schema eines Pendels zur Veranschaulichung einer Schwingung

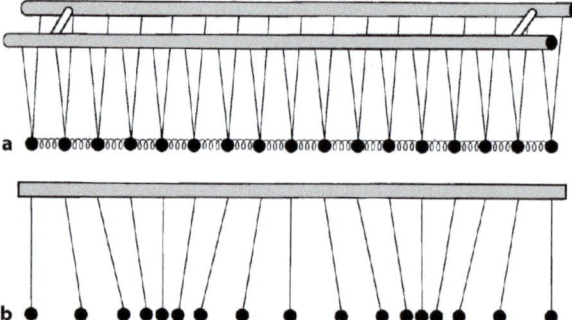

Abb. 1.174 a, b. Modellzeichnung der Entstehung einer Welle. **a** Federgekoppelte Pendelanordnung zur Erzeugung von Longitudinalwellen. **b** Momentaufnahme der Longitudinalwelle der Pendelanordnung

Wenn die Masse im Bild links außen schwingend hin- und herbewegt wird, werden alle federgekoppelten Massen in Schwingung geraten. Abbildung 1.174b zeigt eine Momentaufnahme (einen Schnappschuss) der bewegten Kugeln. Es entstehen Zonen höherer Dichte (Druck), wo Massen näher beieinander stehen und die Federn zusammendrücken, und Zonen niedrigerer Dichte (Zug), in denen die Massen weiter auseinander stehen und die Federn auseinanderziehen. Zonen des Drucks und Zugs wechseln sich ab. Diese Zonen des Drucks und Zugs wandern mit Schallgeschwindigkeit nach rechts. Den Abstand zweier Druckmaxima bezeichnet man als Wellenlänge. Sie gibt das Maß für die Größenordnung der erreichbaren Auflösung an. Wenn die Ausbreitungsrichtung der Ultraschallwellen in der Schwingungsebene liegt, spricht man von Longitudinalwellen. Dies ist z. B. in Flüssigkeiten der Fall. In Festkörpern hingegen ist die Verformung in Längsrichtung (longitudinale Komponente) stets mit einer Deformierung in Querrichtung verbunden (transversale Komponente). Da das menschliche Weichteilgewebe fast nur Flüssigkeit ist, nutzt man für die Ultraschalldiagnostik Longitudinalwellen (Wells 1980).

Abbildung 1.175 zeigt eine Übersicht über die Frequenzbereiche von Wellen und ihre Anwendungsgebiete. In Abb. 1.175a sind die physikalischen Unterteilungen der Schallwellen, in Abb. 1.175b die Anwendungsbereiche aufgetragen. Physikalisch teilt man die Schallwellen je nach Frequenz in Infraschall bis 16 Hz, Hörschall zwischen 16 Hz und 16 kHz sowie den höherfrequenten Ultraschall.

Zur passiven Schiffsortung nutzt man Schallwellen von 1–1,5 kHz, die durch Biegeschwingungen des Schiffes bzw. Schiffsantriebsgeräusche verursacht werden. Die SONAR-Geräte („sound navigation and ranging"), zu denen auch das Echolot gehört, werden zur Messung der Meerestiefe und für Navigationszwecke im Frequenzbereich zwischen 1,5 und 25 kHz eingesetzt. Der Frequenzbereich von 50 kHz bis 25 MHz dient der zerstörungsfreien Materialprüfung. In der medizinischen Sonographie kommen Ultraschallfrequenzen von etwa 2–30 MHz zum Einsatz. Das Hauptaugenmerk gilt dem Frequenzbereich von 2–13 MHz, die höheren Frequenzen finden Anwendung in der Dermatologie.

Schallerzeugung

Für die Erzeugung von Ultraschallwellen nutzt man den piezoelektrischen Effekt, den die Gebrüder Curie entdeckt haben. Übt man auf die Vorzugsflächen eines Piezokristalls (z. B. Quarz) einen Druck aus, so wird der Kristall deformiert, d. h. „dünner" (Abb. 1.176 a, b). Gleichzeitig entstehen elektrische Ladungen auf diesen Vorzugsflächen, auf der einen Seite negative, auf der anderen positive. Diese können über einen Widerstand als Spannungsimpuls abgegriffen werden. Je höher der Druck ist, desto größer ist die Spannung. Der Vorgang ist umkehrbar, d. h. wenn man an die Vorzugsflächen einen elektrischen Wechselstrom anlegt, beginnt der Kristall zu schwingen. Da der piezoelektrische Effekt umkehrbar ist, können also mit ein und demselben Kristall einerseits Schallwellen erzeugt und andererseits aus dem Körper rückkehrende Echos in elektrische Signale umgewandelt werden. Die in der Natur vorkommenden Piezokristalle wie Quarz oder Flussspat wurden sehr bald durch gesinterte Keramiken, v. a. Bleizirkonattitanatmischungen (z. B. PZT5) ersetzt (Kuttruff 1988; Millner 1987).

Ein oder mehrere Piezokristalle (heute sind bis zu über 400 solcher Kristalle in einem Linear-array) sind in einem Schallkopf (Transducer) eingebaut (Abb. 1.177). Der geräteseitigen Kristallfläche wird der Wechselstrom zugeführt, die dem Patienten zugewandte Fläche wird über das Gehäuse geerdet. Da für die Ultraschalldiagnostik ein Ultraschallimpuls benötigt wird, wird der angeregte Kristall durch einen auf der Kristallinnenseite aufgeklebten Dämpfungskörper möglichst schnell wieder in die Ruhelage gebracht.

Schallausbreitungsgeschwindigkeit

Der Ultraschallimpuls breitet sich mit einer für jedes Gewebe charakteristischen Schallgeschwindigkeit aus. Den physikalischen Aggregatzuständen Gas, Flüssigkeit und Festkörper kann man im Körper Luft, Weichteilgewebe und Knochen zuordnen. Die Weitergabe der Schwingung von Molekül zu Molekül kann in Luft nur sehr langsam erfolgen, da der Schwingungsweg lang ist, bis ein Molekül auf ein zweites trifft. Die Packungsdichte der Moleküle im Weichteilgewebe ist weitaus höher, sodass sich die

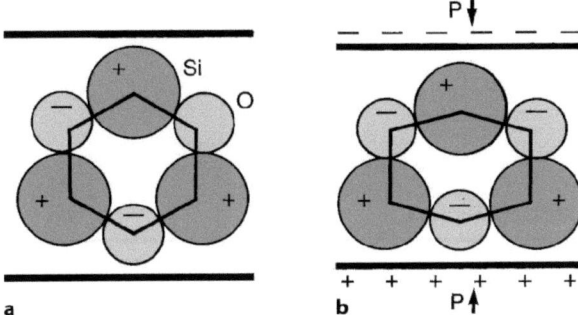

Abb. 1.176a, b. Piezoelektrischer Effekt. **a** Unbelasteter Piezokristall (Quarz, SiO$_2$). **b** Druck P auf die Vorzugsflächen des Piezokristalls erzeugt elektrische Ladungen

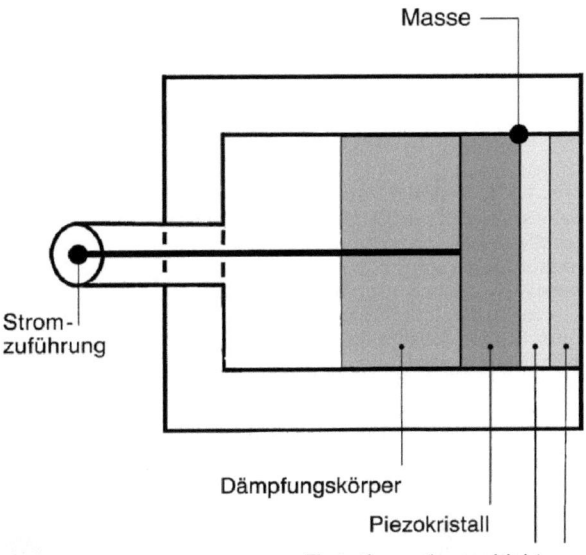

Abb. 1.177. Schematischer Aufbau eines Einkristall-Schallkopfes, Element eines mechanischen Sektor-Schallkopfes oder Einzelelement eines Linear- bzw. Phased-array-Schallkopfes quer zur Längsachse der Elementeanordnung. (*Punkte*: Stromzuführung bzw. Massepunkt des Piezokristalls

Welle viel schneller ausbreitet. Im Knochen mit sehr hoher Packungsdichte beträgt – je nach Kalkgehalt – die Ausbreitungsgeschwindigkeit mehr als das Doppelte der Geschwindigkeit in Weichteilen (NCRP 1983; Wells 1980).

Die Ultraschallausbreitungsgeschwindigkeiten in den verschiedenen Organgeweben sind annähernd gleich, d. h. dass für Weichteilgewebe eine mittlere Schallgeschwindigkeit von 1540 m/s angegeben werden kann (Tabelle 1.17). Dies bedeutet auch, dass man ohne anatomische Kenntnis den Schallkopf an beliebiger Körperstelle aufsetzen und den Körper maßstabgetreu ausloten kann. Auf diese Ausbreitungsgeschwindigkeit sind die Ultraschallgeräte in der Regel kalibriert.

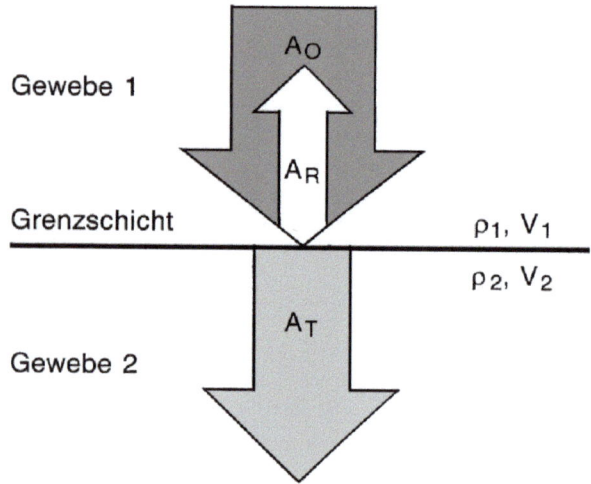

$$\frac{I_R}{I_0} = \left(\frac{A_R}{A_0}\right)^2 = \left(\frac{Z_1 - Z_2}{Z_1 + Z_2}\right)^2 \quad \text{mit } Z_i = \rho_i \cdot v_i$$

Abb. 1.178. Reflexion und Transmission einer Ultraschallwelle an einer Grenzfläche. A_0 = Amplitude der auftreffenden Schallwelle, A_R = Amplitude der reflektierten Schallwelle, A_T = Amplitude der transmittierten Schallwelle, ρ_i = Dichte des Gewebes i, v_i = Schallausbreitungsgeschwindigkeit im Gewebe i, I_R = Intensität der reflektierten Schallwelle, I_0 = Intensität der auftreffenden Schallwelle, Z_i = Schallwellenwiderstand (Impedanz) des Gewebes i

Tabelle 1.17. Schallausbreitungsgeschwindigkeiten, Gewebedichten und Schallwellenwiderstände (Impedanzen) einiger menschlicher Gewebe

	v/(m/s)	c/(g/cm³)	z/(kg/cm² × s)
Leber	1560	1,048	164
Niere	1561	1,045	163
Muskel	1585	1,073	170
Fett	1450	0,952	138
Weichteilgewebe	1540	1,026	158
Knochen	3800	1,9	722
Luft	330	1,2 × 10⁻³	0,04
Wasser (37°C)	1520	1,000	152

Tatsächlich sind die Geschwindigkeiten der Schallleitung in geringen Grenzen verschieden. Dies kann z. B. dazu führen, dass distal einer Läsion mit erhöhter Schallleitgeschwindigkeit die Strukturen näher am Schallkopf erscheinen, als sie wirklich sind. Ein gutes Beispiel hierfür ist das Mammakarzinom: Setzt man einen Linearschallkopf so auf der Brust auf, dass in Bildmitte das Karzinom und distal die Pektoralisfaszie abgebildet ist, erscheint die echodichte Linie, die der Faszie entspricht, direkt unter dem Tumor nach oben angehoben (sog. Laufzeitartefakt).

Reflexion

Wenn eine Ultraschallwelle mit der Amplitude A_0 durch das Gewebe 1 wandernd auf die Grenzschicht zu Gewebe 2 trifft, wird der größte Anteil der Ultraschallwelle mit Amplitude A_T in Gewebe 2 hindurchgehen, ein kleinerer Anteil mit der Amplitude A_R wird reflektiert werden (Abb. 1.178). Bei senkrechtem Auftreffen auf die Grenzschicht gilt für die Amplitudenreflexion (Auslenkung eines Moleküls) die einfache Beziehung

$$\frac{A_R}{A_0} = \frac{Z_1 - Z_2}{Z_1 + Z_2} \qquad (39)$$

Bei leistungsmäßiger Betrachtung errechnet man die entsprechenden Intensitäten durch Quadrieren der Gleichung (37), wobei I_R die Intensität der reflektierten und I_0 die Intensität der auftreffenden Welle ist. Für die Leistungsreflexion (Intensität) gilt:

$$\frac{I_R}{I_0} = \left(\frac{Z_1 - Z_2}{Z_1 + Z_2}\right)^2 \qquad (40)$$

Z_1 und Z_2 sind die charakteristischen Schallwellenwiderstände von Gewebe 1 bzw. Gewebe 2. Der Schallwellenwiderstand ist ein dynamischer Widerstand, welcher der Schallwelle bei Druckänderung entgegengesetzt wird. Er wird auch Impedanz genannt und ist das Produkt aus spezifischem Gewicht ρ und Schallausbreitungsgeschwindigkeit v.

$$Z = \rho \cdot v \qquad (41)$$

Die Gleichungen (39) und (40) besagen, dass die Amplitude bzw. Intensität der reflektierten Welle bezüglich der Amplitude bzw. Intensität der auftreffenden Welle um so größer ist, je unterschiedlicher die Schallwellenwiderstände sind und je größer der Impedanzsprung der beiden die Grenzfläche bildenden Gewebe ist.

In den folgenden Beispielen wird für die Impedanzwerte statt der Einheit kg/(cm² × s) der Einfachheit halber nur der Begriff Einheiten verwendet.

Beispiel 1: Die Schallwelle trifft auf die Grenzfläche zweier Gewebe, deren Impedanzwerte gleich sind ($Z_1 = Z_2$). Dann wird man nach Gleichungen (39) und (40) für A_R zu A_0 wie auch für I_R zu I_0 den Wert Null erhalten, d.h. dass in einem ganz homogenen Medium, in dem keine Impedanzsprünge auftreten, auch nichts reflektiert werden kann. Ganz homogen im Körper sind Flüssigkeiten, wie die gefüllte Gallenblase, die gefüllte Harnblase und Zysten, die somit echofrei bzw. echoleer zur Darstellung gelangen.

Beispiel 2: Die Ultraschallwelle durchläuft die Leber mit der Impedanz Z_L = 164 Einheiten und trifft auf die rechte Niere der Impedanz $Z_N = 163$ Einheiten. Mit Gleichung (40) erhält man für

$$\frac{I_R}{I_0} = \left(\frac{164 - 163}{164 + 163}\right)^2 = 0{,}000009 \qquad (42)$$

d. h. es wird nur etwa ein Hunderttausendstel der auftreffenden Ultraschalleistung reflektiert. Der reflektierte Anteil ist so gering, dass die Ultraschallwelle durch normale Reflexionen im Gewebe und an Gewebsgrenzflächen praktisch nicht geschwächt wird. Andererseits geben diese Grenzflächenreflexionen an Weichteilgeweben sehr gut verwertbare Echos für die Bilddarstellung. Selbst Echos aus dem Parenchyminneren oder von Erythrozyten in den großen Gefäßen geben noch verwertbare Echosignale.

Beispiel 3: Der Ultraschallimpuls durchläuft Weichteilgewebe mit der Impedanz $Z_{WG} = 158$ Einheiten und trifft auf Knochen mit der Impedanz $Z_{Kn} = 722$ Einheiten. Die Intensität der reflektierten Welle I_R beträgt 41 % der Schalleistung der auftreffenden Welle I_0. Durch die starken Reflexionen am Übergang von Weichteilgewebe zu Knochen wie von Knochen (Rippe) zu Leber kommen aus dem Leberinneren bei nochmals zweimalig starker Reflexion auf dem Rückweg keine verwertbaren Echos am Transducer an. Deshalb verursacht z. B. Knochen einen distalen Schallschatten. Generell ist durch Knochen hindurch (z. B. Rippen) eine Untersuchung nicht möglich. Eine Ausnahme bildet die Schuppe des Schläfenbeines: Da sie sehr dünn ist, wirkt sie wie eine Membran und kann damit als „Schallfenster" bei der transkraniellen Sonographie dienen. Gleichwohl gerät sie bei Einkoppelung des Schallimpulses in ihrer ganzen Breite in Schwingung, und nicht nur an der Stelle, an der die Schallsonde anliegt. Daher ist hierbei stets mit Verzerrungen im Bild zu rechnen.

Beispiel 4: Der Ultraschallimpuls trifft nach Durchlaufen von Weichteilgewebe mit der Impedanz $Z_{WG} = 158$ Einheiten auf Luft mit der Impedanz $Z_{Lu} = 0{,}04$ Einheiten. Da der Impedanzwert von Luft gegenüber dem von Weichteilgewebe vernachlässigbar klein ist, ist die reflektierte Schalleistung I_R praktisch gleich der auftreffenden Schalleistung I_0. Dies bedeutet Totalreflexion. Luft wirkt also für Ultraschallwellen wie ein Spiegel und bewirkt auch einen Schallschatten. Das untersuchte Gewebe ist nur bis zur Grenzfläche der Luft darstellbar, aber nicht weiter. Wir können bis zu diesem Spiegel, aber nicht weiter in den Körper schauen. Damit sind Lunge und gashaltige Darmabschnitte nicht einsehbar. Gleichzeitig erklärt dies die Notwendigkeit, Kontaktgel für die Ultraschalluntersuchung anzuwenden, damit der Ultraschallimpuls aus dem Transducer in den Körper hineingelangen kann.

Trifft die Ultraschallwelle schräg auf eine Grenzfläche unter dem Winkel α zum Lot dieser Fläche, dann wird die Welle unter demselben Winkel α zum Lot der Fläche reflektiert (gleich einem Lichtstrahl). Die hindurchgehende Welle wird wie in der Lichtoptik gebrochen und bewirkt Artefakte bzw. falsch lokalisierte Darstellungen von Reflexionspunkten.

Streuung

Solange die Ultraschallwelle auf einen ausgedehnten Reflektor trifft (Abb. 1.178), wird die Welle gerichtet reflektiert. Liegt die Ausdehnung des Reflektors im Wellenlängenbereich, tritt Streuung auf (Abb. 1.179). Der als Streuer bezeichnete Reflektor wirkt dann in erster Näherung als Schallgeber einer Kugelwelle (Kuttruff 1988; Millner 1987). Ausdehnungen des Einzelreflektors, die größer oder kleiner als eine Wellenlänge sind, verändern die streuende Richtcharakteristik entscheidend. Bei der gerichteten Reflexion sind die Echos eindeutig anatomischen Grenzschichten zuzuordnen, nicht jedoch die Echos der Streuer. Sie aber bilden das Echo- oder Texturmuster parenchymatöser Organe. Aus der Wellenlänge von einigen hundert µm bei den applizierten Ultraschallwellen ist zu folgern, dass die Impedanzsprünge von Molekülkonglomeraten die gestreuten Reflexionen bewirken. Amplitudengröße und Verteilung der Streuer sind organspezifisch und gleichzeitig vom Gesundheits- bzw. Krankheitszustand des Gewebes abhängig, sodass z. B. die Diagnose eines Parenchymschadens möglich wird.

Unter diesem Gesichtspunkt sind auch computergestützte Verfahren erprobt worden (Delorme 1995), haben sich in der diagnostischen Routine aber nicht durchsetzen können. Im übrigen wirken sich Streuungsphänomene dann störend auf das Bild aus, wenn sie bereits in der Bauchdecke, also vor Eintritt des Ultraschall in die zu untersuchenden Organe entstehen: Das Bild erscheint verschwommen und kontrastarm.

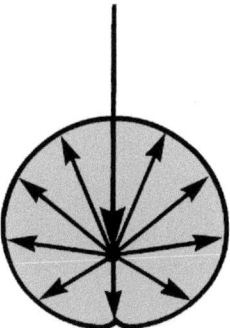

Abb. 1.179. Streuung der Schallwelle beim Auftreffen auf einen Streuer (Reflektor in der Größenordnung der Wellenlänge)

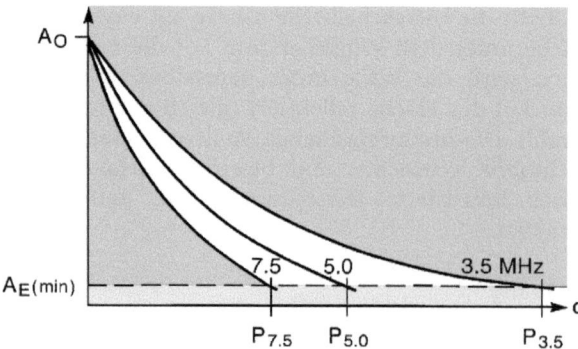

Abb. 1.180. Dämpfung der Amplitude der Schallwelle durch Absorption in Abhängigkeit von der Frequenz A_0 = Amplitude der Schallwelle bei Organeintritt, $A_{E(min)}$ = Mindest-Echoamplitude, $P_{3,5}$, P_5, $P_{7,5}$ = Penetration bei Schallwellenfrequenzen von 3,5, 5,0 und 7,5 MHz

Neue Verfahren, die aus dem reflektierten Frequenzspektrum der Echos nicht die ursprüngliche Mittenfrequenz verwerten, sondern die höherfrequenten Anteile (Obertöne) selektiv nutzen, bringen einen erstaunlichen Gewinn an Bildqualität. Dies liegt daran, dass das Gewebe nichtlineare Eigenschaften hat, die erst in größerer Tiefe zu nennenswerten höherfrequenten Anteilen des Schallimpulses führen – jenseits der Bauchwand. Diese Technik ist unter Namen wie „Harmonic Imaging" bei kommerziellen Geräten verschiedener Hersteller implementiert (s. 1.6.5).

Absorption
Als weitere Eigenschaft der Ultraschallwellen tritt Absorption auf. Wenn man sich die Organmoleküle als schlecht aufgepumpte Bälle vorstellt, dann werden beim Aufeinandertreffen eines schwingenden mit einem ruhenden Ball beide deformiert. Dabei geht Energie verloren, die in Wärme umgewandelt wird. Im Molekülverband eines Organs tritt durch innere Reibung dieser Energieverlust auf, dieser Vorgang wird als Absorption bezeichnet (Delorme 1998; Laubenberger 1994). Diese Schwächung der Amplitude der Ultraschallwelle wird durch folgende Gleichung beschrieben:

$$A = A_0 \cdot e^{-\alpha \cdot 2d} \quad (43)$$

wobei A_0 die Amplitude bei Organeintritt beschreibt und A die Amplitude des rückkehrenden Echos (Abb. 1.180). α ist der Absorptionskoeffizient und $2d$ der vom Ultraschallimpuls zurückgelegte Weg, vom Transducer zur Grenzfläche und wieder zurück.

Der Absorptionskoeffizient α ist organspezifisch. Viel wesentlicher ist, dass der Absorptionskoeffizient frequenzabhängig ist. Er steigt für Leber- bzw. Nierengewebe in guter Näherung mit der Frequenz linear an. So werden die Amplituden der Ultraschallwellen höherer Frequenz in demselben Organ immer schneller abnehmen. Da für einen eindeutigen Echonachweis eine Mindestamplitude $A_{E(min)}$ notwendig ist, wird die Penetration (Eindringtiefe) mit zunehmender Frequenz immer geringer. Wenn man von der Totalreflexion, z. B. an Knochen oder Luft absieht, ist der Beitrag der Reflexion zur Schallschwächung verglichen mit dem der Absorption von untergeordneter Bedeutung.

Gute klinische Beispiele hierfür sind das Hämangiom der Leber und das Mammakarzinom: Das Hämangiom ist echodicht, weil die Wände der Gefäße und Sinusoide als Grenzflächen wirken und den Schall vermehrt reflektieren. Dennoch findet man beim Hämangiom häufig einen distal von ihm gelegenen, echodichten Streifen („distale Schallverstärkung"), weil das im Hämangiom enthaltene Blut den Schall weniger absorbiert als das umgebende Leberparenchym. Ein Mammakarzinom ist aufgrund seiner Armut an Grenzflächen häufig echoarm. Dennoch erzeugt es eine distale Schallabschwächung, weil die vermehrte Absorption die verminderte Reflexion überwiegt.

Bildinformation
Reflexion, Streuung und Absorption wirken bei der Erstellung eines Ultraschallbildes mit (Abb. 1.181). Grundsätzlich lässt sich die im Bild enthaltene Information folgendermaßen einteilen:

1. Echos von Grenzflächen, z. B. Organgrenzen oder Gefäßwänden. Diese sind klar einem anatomischen Korrelat zuzuordnen.
2. Textur von parenchymatösen Organen. Dieses Echomuster aus hellen und dunklen Flecken („speckles") ist das Resultat eines überaus komplexen Wechselspiels von Reflexion, Streuung und Absorption bei einer gegebenen Schallkopfgeometrie. Somit entspricht einem Speckle nicht eine umschriebene anatomische Struktur, das Gesamt-

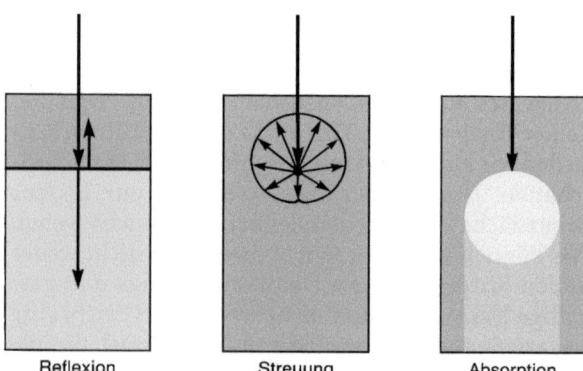

Abb. 1.181. Schematische Darstellung der Interaktion der Schallwelle mit dem Gewebe

1.6 Physikalische und technische Grundlagen der Sonographie

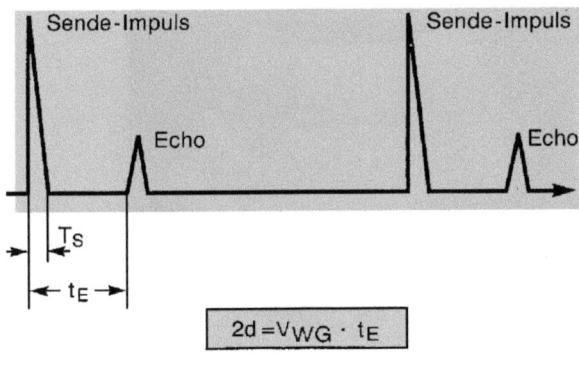

$T_S \approx 1\ \mu s$

$t_E \rightarrow 200\ \mu s\ (\triangleq 15\ cm)$

$f_I = 3000 - 5000\ Impulse\ /\ s$

Abb. 1.182. Messprinzip der Ultraschalldiagnostik, t_S = Zeitdauer des Sendeimpulses (ca. 1 µs), t_E = Laufzeit des Schallimpulses für den Weg vom Transducer zur Grenzfläche und zurück (z.B. 200 µs entsprechen 15 cm Tiefe), f_I = Anzahl der Sendeimpulse/s

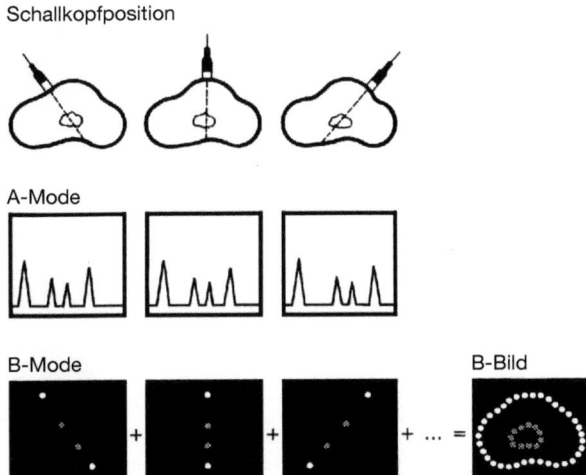

Abb. 1.183. Schematische Darstellung des A- und des B-Modes (in Compound-Technik). Positionen des Schallkopfes auf der Körperoberfläche, zugehöriger A-Mode (A-Bild), B-Mode. Umsetzung der Amplituden in Helligkeitswerte der Bildpunkte und lokale Zuordnung. Die Summe aller Bildlinien ergibt eine maßstabgetreue Abbildung des Körpers (B-Bild)

muster, das „Echomuster" oder die „Textur", ist aufgrund der akustischen Eigenschaften des Gewebes trotzdem für das untersuchte Organ typisch und reproduzierbar.

Messprinzip

Zur Auslotung des Körpers wird ein Schallimpuls-Laufzeitmessverfahren (Abb. 1.182) verwendet. Der Schallkopf gibt einen Ultraschallimpuls mit einer Impulsdauer T_s von ca. 1 µs ab. Unmittelbar danach wird auf Empfang umgeschaltet. Es wird nun die Laufzeit vom Aussenden des Schallimpulses bis zur Rückkehr eines Echos, t_E, gemessen. Das Produkt aus der bekannten Schallausbreitungsgeschwindigkeit für Weichteilgewebe und der gemessenen Schallimpulslaufzeit beschreibt die vom Ultraschallimpuls zurückgelegte Wegstrecke, nämlich die Distanz vom Schallkopf zum Reflektor und wieder zurück. Die Basisgleichung lautet:

$$2d = v_{WG} \cdot t_E \qquad (44)$$

Nach etwa 200 µs ist eine Körpertiefe von etwa 15 cm ausgelotet. Dann wird das ganze System ruhiggestellt. Danach wird der nächste Ultraschallimpuls ausgesendet und wieder auf Empfang umgeschaltet. Dieser Zyklus wiederholt sich je nach Gerätekonstruktion 3000- bis 5000-mal/s, wobei der Schallimpuls jedes Mal von etwas versetzter Stelle des Schallkopfes bzw. in eine etwas geänderte Richtung ausgesendet wird. Aus einem Echosignal entsteht eine „Bildlinie" mit helligkeitsmodulierten Bildpunkten.

Eine Folge von Bildlinien wird zu einem Ultraschallbild zusammengesetzt (Abb. 1.183). Die Anzahl der Bildlinien pro Bild und die Wiederholungsfrequenz der Sendeimpulse bestimmen, wie viele Ultraschallbilder pro s erzeugt werden können: je mehr Bildlinien pro Bild, desto langsamer die Abfolge der Bilder.

Zugleich wird die Amplitude des Echos erfasst, digitalisiert und entsprechend der Echoposition in

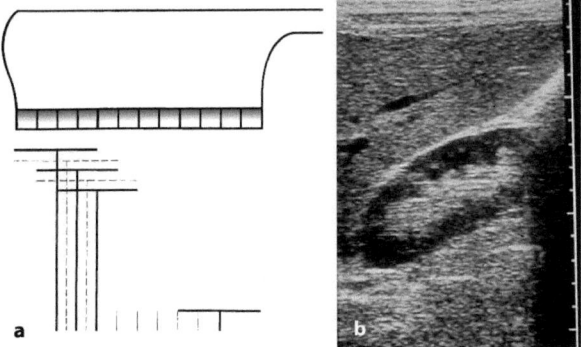

Abb. 1.184a, b. Linear-array-Schallkopf. **a** Schema. Sequentielle Anregung einer 4er-Elementegruppe (*entsprechend dem Querbalken*), deren Echos als helligkeitsmodulierte Bildpunkte auf der zugehörigen Bildlinie (*senkrechter Balken darunter*) dargestellt werden. Die Information der dazwischenliegenden, gestrichelten Bildlinien wird durch einen zweiten sequentiellen Anregungsdurchlauf mit einer 5er-Elementegruppe gewonnen. Aus Gründen der Übersichtlichkeit werden die sequentiellen Gruppenerregungen nach unten versetzt gezeichnet. **b** Typisches Ultraschallbild. Längsschnitt durch Leber und rechte Niere (Normalbefund)

142 KAPITEL 1 Physikalisch-technische Prinzipien der Bilderzeugung

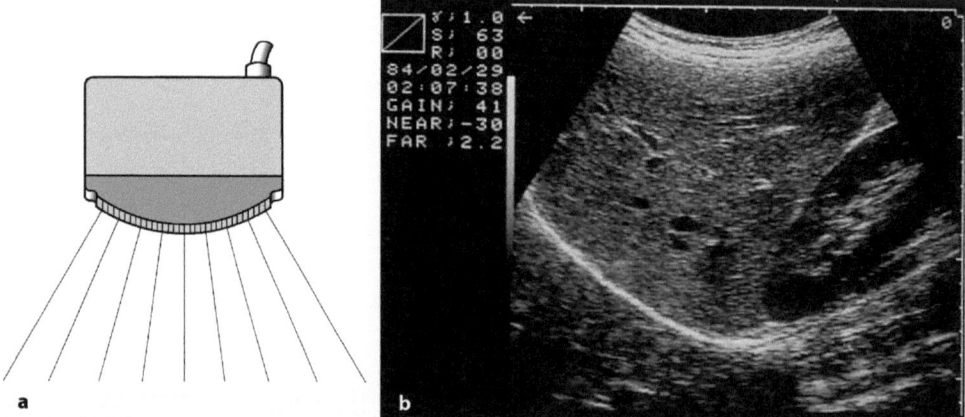

Abb. 1.185 a, b. Curved-array-Schallkopf. a Schema. Sequentielle Anregung wie beim Linear-array-Schallkopf mit gerad- und ungeradzahliger Elementegruppe. b Typisches Ultraschallbild. Längsschnitt durch Leber und rechte Niere (Normalbefund)

einer Bildmatrix gespeichert. Die Kenntnis der Amplituden ist wichtig für die Diagnostik. Beispielsweise deuten zarte Echos im Lumen der gefüllten Gallenblase auf einen Polypen oder ein Karzinom hin, hohe Amplitudenwerte dagegen auf das Vorhandensein eines Gallenblasensteins.

Darstellung der Echoinformation
Die so aus dem Körper erfasste Echoinformation kann auf unterschiedliche Weisen dargestellt werden:

A-Mode
In Abbildung 1.183 ist dreimal derselbe schematische Oberbauchquerschnitt, bestehend aus zwei Geweben mit drei verschiedenen Schallkopfpositionen gezeichnet. Der ausgesandte Ultraschallimpuls wird Reflexion erfahren beim Körpereintritt, beim Übergang von Gewebe 1 nach 2, von 2 nach 1 und beim Körperaustritt. Die Echos werden vom Schallkopf in Spannungssignale umgewandelt, deren Amplitude proportional der Echohöhe ist und deren Abstände voneinander maßstabsgetreu den natürlichen Abständen der Grenzflächen im Körper dargestellt werden (Abb. 1.183). Diese Art der Darstellung nennt man A-Mode (Amplitude-Mode, Amplitude-Scan oder A-Bild).

B-Mode
Werden zusätzlich zum A-Mode noch Schallkopfposition und Schallstrahlrichtung erfasst, kann man die Spannungsamplituden der Echos räumlich analog auf einer Geraden als Bildpunkte darstellen, deren Helligkeiten proportional den Amplituden der elektrischen Signale moduliert werden (Abb. 1.183).

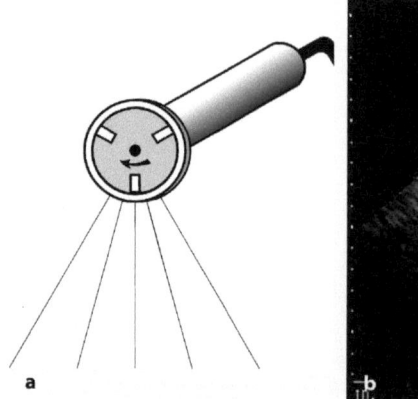
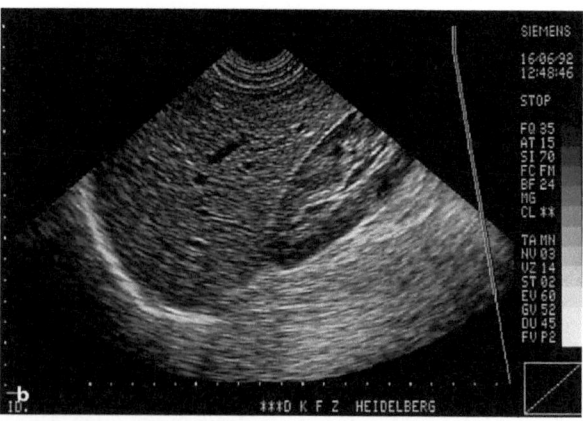

Abb. 1.186 a, b. Rotor-Schallkopf. a Schema. Jeder der drei Einzelkristalle erstellt während seines Durchlaufs am Schallfenster ein sektorförmiges Ultraschallbild. b Typisches Ultraschallbild. Ohne digitale Bildverarbeitung wird die divergierende Bildlinienstruktur bei sektorförmiger Bilderstellung augenscheinlich. Längsschnitt durch Leber und rechte Niere (Normalbefund)

1.6 Physikalische und technische Grundlagen der Sonographie

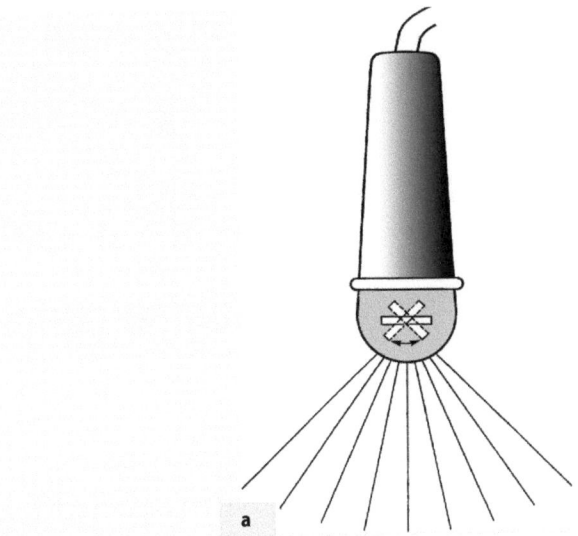

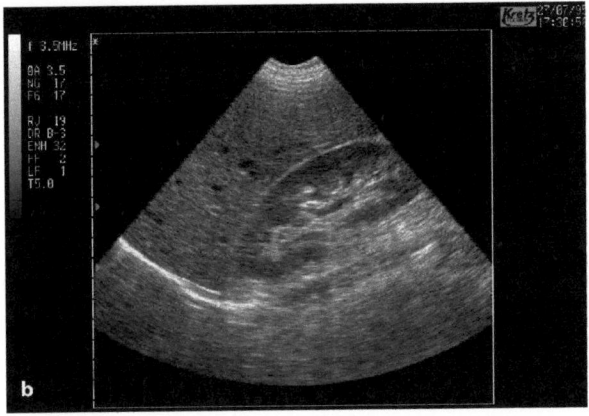

Abb. 1.187 a, b. Wobbler-Schallkopf. a Schema. Durch Hin- und Herkippen des Kristalls wird ein sektorförmiger Körperausschnitt erfasst. b Typisches Ultraschallbild. Längsschnitt durch Leber und rechte Niere (Normalbefund)

Speichert man all diese Punkteketten in einem Speicher und stellt sie auf einem Bildschirm dar, so erhält man eine maßstabgetreue Abbildung des Körpers. Da die Helligkeit („brightness") eines Bildpunktes entsprechend der Amplitude bzw. Echohöhe moduliert wird, nennt man diese Art der Darstellung B-Mode (Brightness-Mode, Brightness-Scan, B-Scan, B-Bild).

Das Verfahren, in dem aus Schallkopfposition, Schallrichtung, Laufzeit und Echostärke ein Bild zusammengesetzt wird, bezeichnet man auch als „Compound-Technik". Position und Ausrichtung des Schallkopfes werden ermittelt, indem dieser an einer Führungsmechanik befestig wird, die seine Bewegungen registriert. Diese sog. „Compound-Technik" ist heute obsolet, weil die Bilder nicht in Echtzeit entstehen, sondern erst nach Ausführen der Bewegung mit dem Schallkopf. Bei den heutigen Realtime(Echtzeit)-Verfahren (s. unten) wird der Schallkopf frei mit der Hand geführt, und es wird neben Laufzeit und Echostärke lediglich die Richtung des Impulses und die Lokalisation der angesteuerten Kristalle am Schallkopf registriert. Deshalb ist aus den resultierenden Bildern die geometrische Position des Schallkopfes am Körper nicht mehr zu ersehen. Eine Renaissance hat der Compound-Scan aber bei den sog. Panoramabildverfahren erlebt, bei denen der Schallkopf z. B. entlang seiner Längsrichtung auf dem

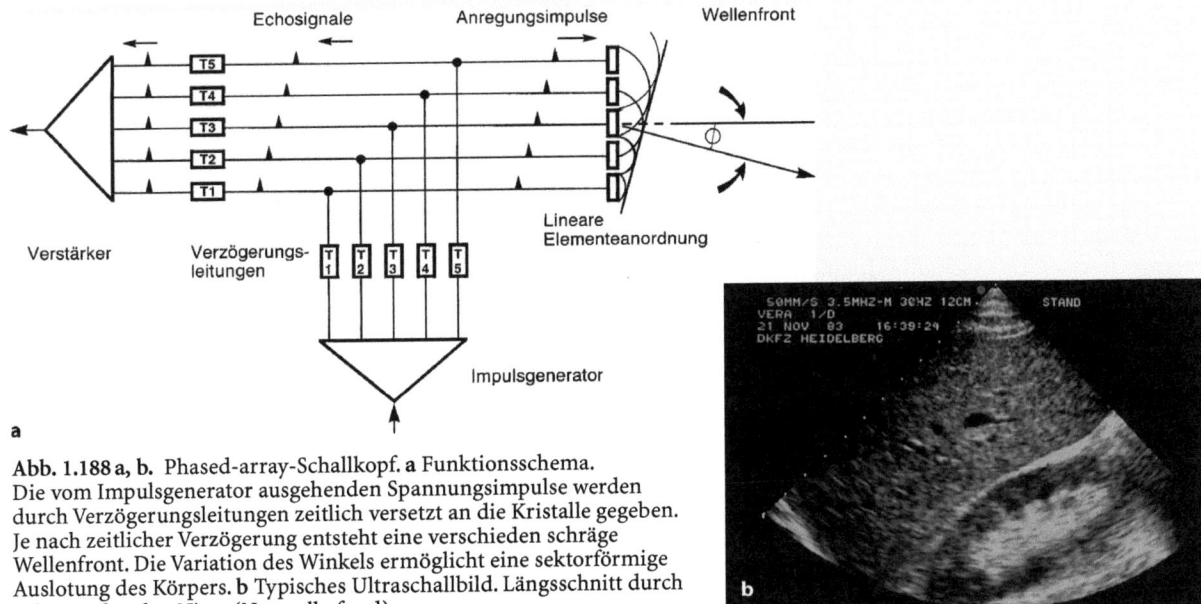

Abb. 1.188 a, b. Phased-array-Schallkopf. a Funktionsschema. Die vom Impulsgenerator ausgehenden Spannungsimpulse werden durch Verzögerungsleitungen zeitlich versetzt an die Kristalle gegeben. Je nach zeitlicher Verzögerung entsteht eine verschieden schräge Wellenfront. Die Variation des Winkels ermöglicht eine sektorförmige Auslotung des Körpers. b Typisches Ultraschallbild. Längsschnitt durch Leber und rechte Niere (Normalbefund)

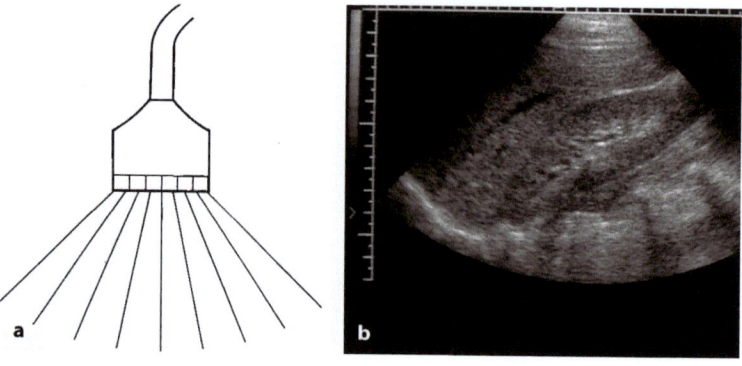

Abb. 1.189 a, b. Vektor-array-Schallkopf. **a** Schema. Es handelt sich um einen Phased-array-Schallkopf, der kombiniert als Linear- und Phased-array-Schallkopf angesteuert wird. **b** Typisches Ultraschallbild. Längsschnitt durch Leber und rechte Niere (Normalbefund)

Körper verschoben wird, und über die gesamte, abgefahrene Strecke ein Bild berechnet und dargestellt wird. Die Lokalisation des Schallkopfes erfolgt hierbei nicht mehr über ein Führungsgestänge oder drahtlose Positionssensoren, sondern sie wird mit Verfahren der modernen Bildverarbeitung durch ständigen, geräteinternen Vergleich der nacheinander aufgenommenen Scans vorgenommen. Der Untersucher kann dabei auf dem Bildschirm mitverfolgen, wie das Compound-Bild entsteht. Führende Hersteller haben auch den Farbdoppler (s. 1.6.3) integriert, manche Geräte erlauben eine Verschiebung des Schallkopfes quer zur Schnittebene zur Akquisition dreidimensionaler Datensätze.

1.6.2
Gerätetypen

Dem Arzt wird eine Vielzahl unterschiedlicher Geräte mit einer verwirrenden Fülle von Bezeichnungen angeboten. Übersicht gewinnt man, wenn man die Geräte in ein Schema nach der Art der Abtastung (Schalleinstrahlung) und nach deren Durchführung (mechanisch oder elektronisch) einteilt (Lorenz 1997). Die Grundabtastbewegungen sind der Linear- oder Parallel-Scan und der Sektor-Scan. Auf beide Arten kann das Untersuchungsgebiet automatisch in Echtzeit abgetastet werden. Ein flimmerfreies, dem Film entsprechendes Ultraschallbild, entsteht. Dies bietet den Vorteil, Bewegungen in Echtzeit („real-time") beobachten zu können.

Parallel-/Linear-Scanner

Der Parallel- oder Linear-Scanner lotet den Körper parallel aus und erzeugt ein Rechteckbild. Der Transducer, ein Linear-array-Schallkopf, hat auf seiner ebenen Auflagefläche in der Regel zwischen 64 und 128 Elemente in einer Reihe nebeneinander angeordnet. Hier wird das Schnittbild durch elektronisch gesteuerte Anregung von Elementegruppen erzeugt.

Linear-array-Schallkopf

Die Funktionsweise ist in Abb. 1.184 veranschaulicht. Hier werden zuerst die Elemente 1 bis 4 als Gruppe erregt, dadurch wird ein Schallimpuls ausgesandt. Die Echos werden von derselben Gruppe (waagrechter Balken) empfangen und als helligkeitsmodulierte Punkte der durchgezogenen, senkrechten Bildlinie, nämlich räumlich dem Steg zwischen Element 2 und 3 zugeordnet. Beim nächsten Anregungsvorgang wird die Anregung um ein Element weitergeschaltet, es wird also die Elementegruppe 2 bis 5 erregt, sodass die nächste Bildlinie um eine Elementbreite verschoben geschrieben wird.

Da der sequentielle Bildaufbau durch eine 4er-Gruppe bei 64 Elementen ein Bild mit nur 61 Zeilen liefert, wird in einem zweiten Anregungszyklus eine 5er-Gruppe sequentiell erregt. Diese 5er-Gruppe besitzt eine etwas andere Schallkeule, erfasst damit einen etwas anderen Gewebeanteil und erbringt somit neue Bildinformation. Diese wird nun wieder der Mitte der effektiven Schallfläche zugeordnet und als gestrichelte Linie in der Mitte des Elementes 3 aufgezeichnet. Durch sequentielle Anregung dieser 5er-Gruppe erhält man Bildlinien mit neuer Information, die als gestrichelte Bildlinien gerade zwischen den durchgezogenen Bildlinien zu liegen kommen. Diese sequentielle Anregung von wechselweise geradzahliger und ungeradzahliger Elementegruppe liefert ein Bild mit hoher Liniendichte, das eine gute Diagnostik erlaubt.

Heute werden nicht nur 4er- bzw. 5er-Elementegruppen gleichzeitig erregt, sondern bis zu 512 Kanäle parallel verarbeitet. Ein Element besitzt eine Drahtzuführung und kann gezielt aktiviert werden; es kann aus einem bis zu mehreren Kristallen bestehen. Beispielsweise kann ein Linear-array mit 400 Kristallen 80 Elemente zu je 5 Kristallen besitzen. Abbildung 1.184b zeigt ein typisches Ultraschallbild eines Parallel-Scanners.

Sonderform: Curved-array-Schallkopf

Der Curved-array-Schallkopf, auch Konvexsonde genannt, ist eine Sonderform des Linear-array-Schallkopfes (Abb. 1.185a). Seine lineare Elementeanordnung ist auf einem Kreisbogensegment aufgebracht. Die Ansteuerung des Curved-array-Schallkopfes erfolgt wie die des Linear-array-Transducers. Da die Schallwelle immer senkrecht zur schwingenden Fläche abgestrahlt wird, erhält man eine in der Tiefe divergierende Gesichtsfeldauslotung. Der Schallkopf vereinigt den Vorteil eines Linear-array-Transducers, der eine relativ große Auflagefläche für schallkopfnahe Untersuchungen besitzt, mit dem Vorteil eines Sektor-Scanners, der bei einem kleinen Schallfenster weite Sicht in der Tiefe erlaubt (Abb. 1.185b).

Sektor-Scanner
Mechanischer Sektor-Scanner

Für eine mechanische Sektorabtastung sind unterschiedliche Lösungen möglich, die in zwei Gruppen, Rotor-Schallkopf bzw. Wobbler-Schallkopf, einzuordnen sind.

■ Rotor-Schallkopf

Eine Ausführung eines Rotor-Schallkopfes besitzt einen Rotor, in den z. B. drei Einzelkristalle zueinander um 120° versetzt eingelassen sind (Abb. 1.186a). Diese „Kreisscheibe" rotiert in einem Gehäuse mit einem Schallfenster. Der jeweils am Schallfenster vorbeistreichende Kristall wird aktiviert, d. h. er sendet einen Ultraschallimpuls aus und empfängt die Echos. Beim kontinuierlichen Durchlauf wird somit der Körper sektorförmig ausgelotet (Abb. 1.186b). Danach bewegt sich Kristall 2 am Fenster vorbei und erstellt das zweite Bild, anschließend Kristall 3 das dritte Bild und so fort. Damit kann man ohne weiteres 30 Bilder pro s erzeugen. Diese Konstruktion eines mit 3 Kristallen bestückten Rotors bietet eine Auflagefläche von 4 cm Breite, die auch schallkopfnah gelegene Organe wie die Gallenblase in ihrer ganzen Größe abzubilden erlaubt.

Es gibt auch Konstruktionen mit nur 2 Kristallen. Diese besitzen eine viel kleinere, fast punktuelle Auflagefläche und sind geeigneter bei Untersuchungen durch sehr kleine Schallfenster.

■ Wobbler-Schallkopf

Der Wobbler-Schallkopf besitzt einen hin- und herschwingenden Träger, auf dem ein Einkristall- oder ein Annular-array aufgebaut ist (Abb. 1.187a). Für die Wobbler sind in der Regel Gesichtsfeldwinkel von 30, 60, und 90° wählbar.

Im Allgemeinen handelt es sich um ein Einkristallsystem. Es sendet durch die als Schallfenster ausgestaltete Kuppel Schallimpulse in den Körper und empfängt die Echos. Durch sein Hin- und Herschwingen erfasst es einen sektorförmigen Körperausschnitt (Abb. 1.187b). Der Wobbler-Schallkopf mit Einkristall ist heute die häufigste Form des mechanischen Sektor-Scanners.

■ Annular-array-Schallkopf

Der Annular-array Schallkopf stellt eine *Sonderform des Wobblers* dar. Bei ihm ist der schwingende Einkristall in einige ineinander geschachtelte Ringe zersägt. Dieser „Schießscheiben-Aufbau" ermöglicht eine elektronische Fokussierung in zwei Dimensionen. Dadurch kann man eine bessere Seitenauflösung über einen größeren Tiefenbereich erzielen.

Elektronischer Sektor-Scanner

Beim elektronischen Sektor-Scanner werden die divergierenden Bildlinien nicht wie beim mechanischen Sektor-Scanner durch bewegte Mechanik, sondern durch zeitverzögerte Anregung von Einzelelementen eines linearen Detektors gewonnen. Die heutige Konvention zählt auch Curved-array-Schallköpfe mit einem Radius ≤ 2 cm zu den elektronischen Sektor-Scannern.

■ Phased-array-Schallkopf

Das Prinzip des Phased-array-Schallkopfes ist in Abb. 1.188a dargestellt. Ein Impulsgenerator liefert die fünf Anregungsimpulse für eine lineare Detektoranordnung. Die Impulse werden in den Verzögerungsleitungen T1 bis T5 jeweils um Δt von Kanal zu Kanal verzögert, sodass sie die Elemente zeitlich nacheinander in Schwingung versetzen. Element 5 beginnt gerade, eine Halbkugelwelle abzugeben, während sich diese beim vorher angeregten Element bereits weiter ausgebreitet hat. Den größten Weg hat die Welle von Element 1 aus zurückgelegt. Die einzelnen Kugelwellen dieser 5 Elemente überlagern sich und bilden eine Wellenfront, die schräg in den Körper des Patienten eindringt. Trifft der Schallimpuls nun auf einen rundlichen Reflektor, so werden Echoanteile auf alle 5 Elemente gelangen. Die Laufwege der einzelnen Echoanteile zu diesen 5 Elementen sind unterschiedlich lang. Deshalb werden auch die Echosignale zu unterschiedlichen Zeitpunkten erzeugt, sodass sie in einer neuen Gruppe von Verzögerungsleitungen „rückverzögert" werden müssen, damit sie gleichzeitig dem Summationspunkt eines Verstärkers anliegen und als ein Signal mit der der Echohöhe proportionalen Amplitude bewertet werden. Damit ist die erste Bildlinie erzeugt.

Im zweiten Anregungsgang wird eine veränderte Verzögerungszeit Δt von Kanal zu Kanal gewählt, sodass die Anregungsimpulse weniger zeitverzögert an die Kristalle gelangen, die Wellenfront steiler steht und damit der Schallimpuls unter einem kleineren Winkel in den Körper tritt. So werden von Anregungsvorgang zu Anregungsvorgang die Verzögerungszeiten verändert, sodass eine sektorförmige Auslotung des Körpers über einen Winkel von 90° erreicht werden kann (Abb. 1.188b).

Diese aufwendigere Technik schlägt sich auch in einem höheren Gerätepreis nieder. Die kleine Auflagefläche des Phased-array-Schallkopfes ist besonders geeignet für Untersuchungen bei kleinem Schallfenster, z. B. für Herzuntersuchungen durch die Interkostalräume. Deswegen wurden diese Geräte früher vorzugsweise in der Kardiologie eingesetzt. Aufgrund kostengünstigerer, besserer Technologien werden für den abdominalen Untersuchungsbereich inzwischen immer mehr die preisgünstigeren Phased-arrays eingesetzt, die auch den Vorteil einer zeitoptimalen Bildabtastung bei zusätzlicher Untersuchung mit dem Farbdoppler bieten.

■ **Sonderform: Vektor-array-Schallkopf**
Der Phased-array-Schallkopf kann durch eine komplexere Ansteuerung und Bildaufbereitung, die im Grundgerät eingebaut sind, zum Vektor-array-Schallkopf werden. Dabei wird das punktförmige Sektorbild des Phased-array-Transducers auf die Gesamtauflagefläche verbreitet, indem eine Kombination von Parallel- und Sektor-Scan-Abtastung erfolgt (Abb. 1.189a). Das Gesichtsfeld wird über die gesamte Bildtiefe um die Transducerlänge vergrößert (Abb. 1.189b).

Spezialschallköpfe
Für spezielle Anwendungen gibt es ein ganzes Sortiment unterschiedlichster Transducer. Meist handelt es sich um intrakavitäre Schallköpfe, wie z. B. Rektal-, Vaginal- und transösophageale Schallköpfe, die einen direkten Zugang zu den Organen bieten. Die deshalb geringere notwendige Eindringtiefe erlaubt, höhere Frequenzen zu verwenden, welche die Auflösung entscheidend verbessern.

1.6.3
Ultraschall-Dopplerverfahren

Messprinzip
Diese Verfahren nutzen den sog. Dopplereffekt, den Christian J. Doppler 1842 für elektromagnetische Wellen entdeckte. Satomura hat 1959 erstmals diesen Effekt für die Messung der Blutflussgeschwindigkeit mittels Ultraschallwellen eingesetzt. Allgemein bekannt ist das Phänomen des Dopplereffektes, wenn bei einer Rundfunkreportage eines Motorradrennens das Motorrad sich mit hohem Ton dem Mikrophon nähert, in der Vorbeifahrt die Tonhöhe abnimmt und das Motorrad sich mit tiefem Ton entfernt. Abbildung 1.190 soll zum Verständnis dieses Phänomens beitragen. Die stehende Schallquelle Q wird in Schwingungen versetzt und gibt Schallwellen ab, deren Schallberge sich konzentrisch ausbreiten (Abb. 1.190b). Der Beobachter B wird dann die Schallwellen mit der von Q ausgesandten Frequenz empfangen.

In Abbildung 1.190c ist die sich auf den Beobachter B zu bewegende Schallquelle Q_i dargestellt. Die Schallkopfposition Q_i ganz links und der Wellenberg nahe dem Beobachter entsprechen genau der Situation in Abb. 1.190b. Der von rechts aus gesehen zweite Wellenberg (Abb. 1.190b) rückt dem ersten genau um die Wegstrecke näher, um den sich die Schallquelle Q_i von der ersten zur zweiten Position bewegt hat (Abb. 1.190c). Entsprechendes geschieht mit den nachfolgenden Wellenbergen. Der Abstand der Wellenberge, welcher der Wellenlänge entspricht, wird effektiv kleiner. Eine größere Zahl von Wellenbergen pro Zeiteinheit trifft nun das Ohr des Beobachters, sodass er einen höheren Ton vernimmt.

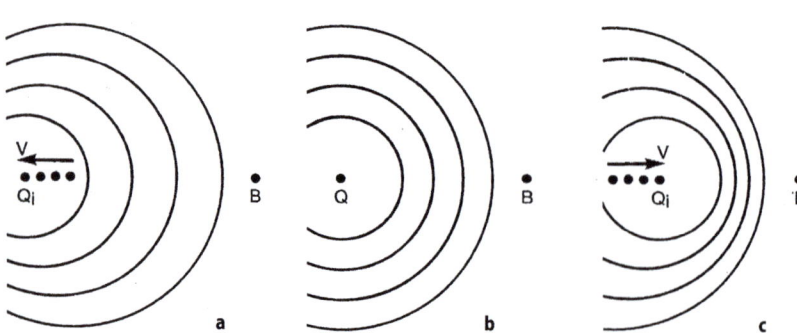

Abb. 1.190 a–c.
Dopplereffekt. a Schallausbreitung, wenn sich die Schallquelle Q_i vom Beobachter B mit der Geschwindigkeit v entfernt. b Schallausbreitung bei ruhender Schallquelle Q. c Schallausbreitung, wenn sich die Schallquelle Q_i dem Beobachter B mit der Geschwindigkeit v nähert

1.6 Physikalische und technische Grundlagen der Sonographie

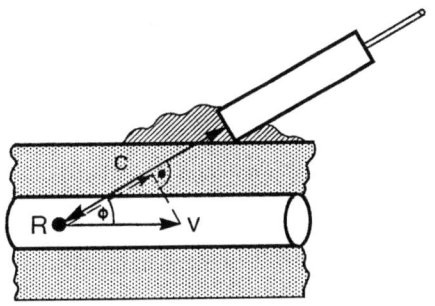

Abb. 1.191. Prinzip der medizinischen Doppleranwendung. Der von der Sonde ausgehende Schallstrahl wird von den Erythrozyten des strömenden Blutes reflektiert (R = Reflektor). Die Bewegung der Erythrozyten entspricht der Bewegung der Schallquelle in Abb. 1.190. Nur die in Schallrichtung liegende Geschwindigkeitskomponente v · cos Φ bewirkt eine Verschiebung der Frequenz des reflektierten Schallstrahls (Dopplershift). c = Geschwindigkeit des Schallimpulses

Analoges gilt für den Fall, dass die Schallquelle Q_i sich vom Beobachter B entfernt (Abb. 1.190a). Dabei werden die Wellenberge jeweils um die von der Schallquelle zurückgelegte Wegstrecke vergrößert. Eine kleinere Zahl von Wellenbergen pro Zeiteinheit trifft nun das Ohr des Beobachters, sodass er einen tieferen Ton hört.

Allgemein wird die empfangene Frequenz f_E bei sich bewegender Schallquelle durch folgende Beziehung beschrieben:

$$f_E = f_0 \cdot \left(1 \pm \frac{v}{c}\right) \quad (45)$$

wobei f_0 die Frequenz der Welle der Schallquelle, v die Geschwindigkeit der bewegten Schallquelle und c die Schallausbreitungsgeschwindigkeit ist.

Im Fall der medizinischen Anwendung geht es um die Messung der Blutflussgeschwindigkeit in Gefäßen. Der ausgesandte Ultraschallimpuls wird an bewegten Erythrozyten reflektiert. Dadurch tritt eine zweimalige Wellenlängenverkürzung bzw. -verlängerung, nämlich auf dem Hin- wie auf dem Rückweg auf, sodass der Effekt der Frequenzverschiebung verdoppelt wird (Faktor 2). Zum Zweiten wird nicht der ganze Geschwindigkeitsvektor v, sondern nur seine Komponente v cos Φ erfasst, weil die Schalleinstrahlung nur unter einem bestimmten Winkel Φ zur Gefäßachse erfolgen kann (Abb. 1.191). Also gilt die modifizierte Beziehung

$$f_E = f_0 \cdot \left(1 \pm 2 \frac{v \cdot \cos \Phi}{c}\right) \quad (46)$$

Die Differenz zwischen der Frequenz der empfangenen Welle f_E und der ausgesandten Welle f_0 entsteht aufgrund des Dopplereffektes und wird als Dopplerfrequenz f_D (oft auch als Dopplershift Δf) bezeichnet.

$$f_D = \pm 2 \cdot f_0 \cdot \frac{v \cdot \cos \Phi}{c}$$

oder

$$v = \pm \frac{c}{2 \cdot f_0 \cdot \cos \Phi} \cdot f_D \quad (47)$$

Die Gleichungen (47)/(48) besagen, dass die Dopplerfrequenz f_D direkt proportional der Geschwindigkeit v ist, mit der sich die Schallquelle bewegt. Deshalb kann man auch die Geschwindigkeit der Erythrozyten direkt aus dem Frequenzshift unter Berücksichtigung eines Faktors bestimmen. Die Dopplerfrequenz liegt im hörbaren Frequenzbereich.

CW-Dopplergeräte (Continuous-wave-Dopplergeräte)

Da CW-Dopplergeräte kontinuierlich Schallwellen abstrahlen, besitzen ihre Sonden 2 Kristalle – einen für kontinuierliches Senden, den anderen für dauernden Empfang (Abb. 1.192). Der Sender S liefert die Anregungsspannung der Frequenz f_0 für den Sendekristall. Dadurch gibt er kontinuierlich Schallwellen in den rotgestreiften Raumwinkel ab. Der zweite Kristall empfängt kontinuierlich alle aus dem schwarzgestreiften rückkehrenden Echos mit der Frequenz f_E, die im Empfänger E verstärkt werden. Der Demodulator liefert die elektrischen Signale mit der Dopplerfrequenz f_D, die direkt auf einen Kopfhörer gegeben werden können. Wenn gleichzeitig die Richtung des Blutflusses bestimmt werden soll, muss das Empfangssignal mit der Frequenz f_E auf 2 Kanäle gesplittet werden, sodass in der Demodulationsschaltung neben der Frequenz-Geschwindigkeits-Wandlung ein Phasenvergleich durchgeführt werden kann, der die Richtung des Blutflusses angibt. Nachteilig ist, dass alle Dopplersignale aus dem überlappenden Bereich aus Sende- und Empfangskegel (rot-schwarzgestreift) empfangen werden, d.h. es kann daraus nicht geschlossen werden, in welcher Tiefe sich das Gefäß befindet. Diese Geräte sind deshalb nur für oberflächennahe Gefäße geeignet.

PW-Dopplergeräte (Pulsed-wave-Dopplergeräte)

In PW-Dopplergeräten wird ein und dasselbe piezoelektrische Element als Sender wie Empfänger genutzt (Abb. 1.193). Wie in den B-Bild-Geräten wird ein Schallimpuls ausgesandt. Die rückkehrenden Echos gelangen über eine Weiche auf einen Empfänger E. Um eine gute Ortsauflösung zu erreichen, wird eine Stelle in dem interessierenden B-Bild-Bereich durch ein Strichpaar (Tor, „gate") markiert, welches das Signal über ein zeitliches Tor zur Bearbeitung freigibt. Durch den sog. *Fast-Fourier-Transform-Al-*

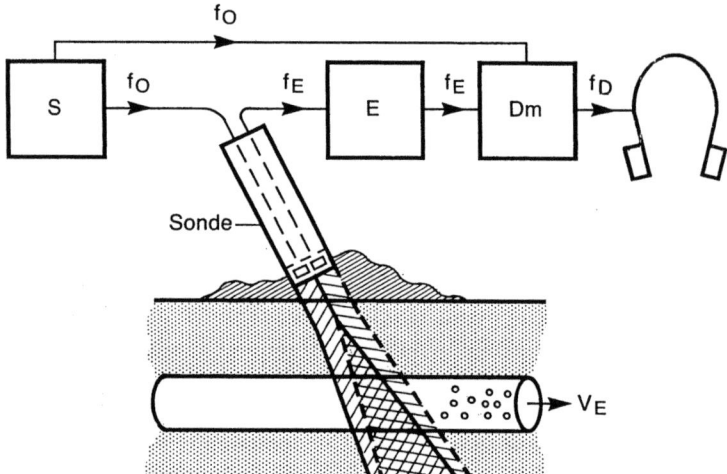

Abb. 1.192. CW-Dopplergerät. Der Kristall links in der Sonde wirkt als permanenter Sender, der zweite Kristall dient als Empfänger. Der Frequenzunterschied liegt im Hörbereich und kann vom Untersucher als Ton unterschiedlicher Höhenlagen wahrgenommen werden. Nur Dopplersignale des kreuzweise schraffierten Kegels werden erfasst

Abkürzungen zu Abb. 1.192 und 1.193

(S = Sender, E = Empfänger, Dm = Demodulator, der den Frequenzunterschied zwischen ausgesandtem Schallimpuls und empfangenen Echo ermittelt, f_0 = Sendefrequenz, $f_{0'}$ = Sendefrequenz, um 90° phasenverschoben, f_E = Empfangsfrequenz, f_D = Dopplerfrequenz, V_E = Strömungsgeschwindigkeit der Erythrozyten, Tor = Zeitfenster, in dem das Signal zur Weiterverarbeitung freigegeben wird)

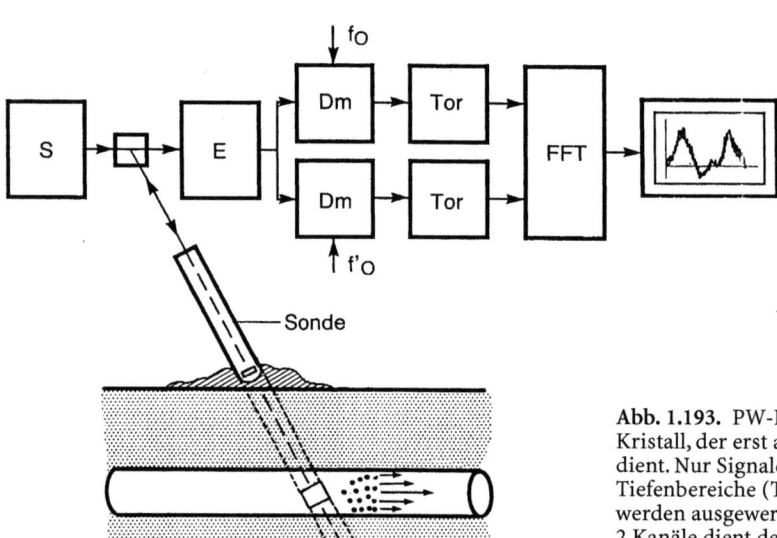

Abb. 1.193. PW-Dopplergerät. Die Sonde besitzt nur einen Kristall, der erst als Sender, anschließend als Empfänger dient. Nur Signale aus einem über die Laufzeit ausgewählten Tiefenbereiche (Tor, *durch paralleles Strichpaar angezeigt*) werden ausgewertet. Die Splittung des Echosignals auf 2 Kanäle dient der Bestimmung der Flussrichtung. Durch eine Fast-Fourier-Transformation (FFT) wird die Geschwindigkeitsverteilung der Erythrozyten im ausgewählten Tor ermittelt und als Spektralkurve dargestellt

gorithmus (FFT) werden die Frequenzen des Echosignals an dieser Stelle als spektrale Verteilung ermittelt. Die Spektralverteilung wird auf der Abszisse helligkeitsmoduliert dargestellt, d. h. je mehr Erythrozyten derselben Geschwindigkeit in diesem Tor auftreten, desto heller wird der Bildpunkt gezeichnet. Dieses helligkeitsmodulierte Frequenzspektrum alias Geschwindigkeitsspektrum wird als Zeitfunktion („Spektraldopplerkurve") nach rechts auf dem Bildschirm geschrieben. Abbildung 1.194 zeigt ein Leberschnittbild mit Lebervene, in die das Tor für die Spektraldoppleraufnahme gelegt ist. Unten in der Abbildung ist die Spektraldopplerkurve aufgezeichnet. Da das Blut der Vene vom Schallkopf weg fließt, wird die Kurve nach unten geschrieben. Man sieht auch deutlich das biphasische Verhalten des venösen Gefäßes. Da nur die Komponente des Vektors der Blutflussgeschwindigkeit in Schallstrahlrichtung eine Frequenzverschiebung bewirkt, muss eine Winkelkorrektur vorgenommen werden. Indem der

1.6 Physikalische und technische Grundlagen der Sonographie 149

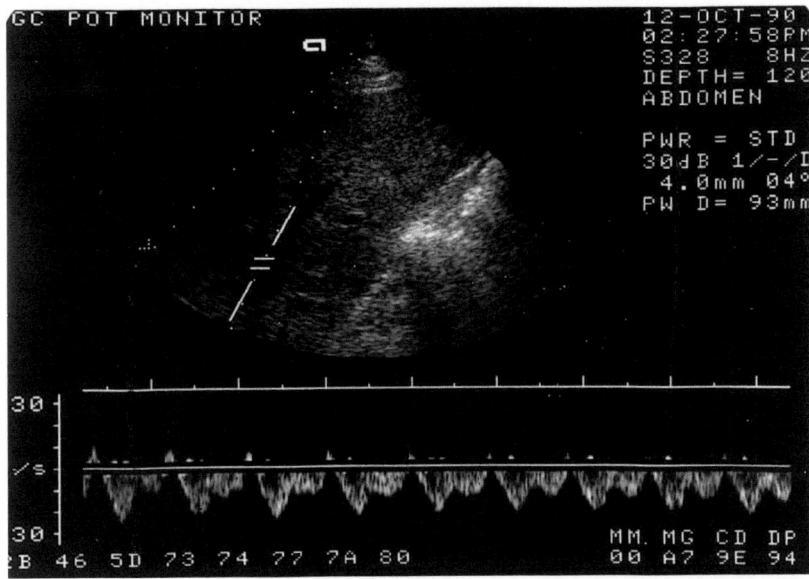

Abb. 1.194.
Typische Ultraschallaufnahme mit B-Bild und Spektraldopplerkurve. Darstellung der Leber mit Vene und Tor (gate) in der Vene. Spektraldopplerkurve des Blutflusses in der Lebervene

Untersucher die Gefäßachse im gespeicherten B-Bild festlegt, wird die Geschwindigkeitsskala der gespeicherten Spektraldopplerkurve automatisch winkelkorrigiert.

Farbkodierte Flussdarstellung (color flow mapping)
Mit dem Verfahren „color flow mapping" wird fließendes Blut im Ultraschallbild farbig dargestellt. Das „color doppler imaging" (CDI) ist die Methode, welche die meisten Gerätehersteller zur Ermittlung der Flussgeschwindigkeiten anwenden. Dazu kann man über die gesamt Bildtiefe Tore legen, aus denen die Echosignale ausgewertet werden. Für jede Stelle wird die mittlere Geschwindigkeit berechnet. Unter Verwendung eines Array-Schallkopfes kann – ähnlich wie beim B-mode – durch sequentielle Erregung flächenhaft eine Dopplerauswertung durchgeführt werden. Das Schema für eine zusätzliche Farbdoppleraufnahme ist in Abb. 1.195 dargestellt. Für die Erstellung einer Bildlinie im B-Bild wird ein Ultraschallimpuls ausgesandt, die rückkehrenden Echos werden als Echosignale der Bildsignalverarbeitung zugeführt. Die Amplitudenwerte werden in digitaler Form in einer Speichermatrix abgelegt, dies geschieht sequentiell für alle Bildlinien des B-Bildes. Zur Gewinnung der Dopplerinformation der jeweiligen Bildlinie werden die Echoinformationen einer Serie von Ultraschallimpulsen aufsummiert, damit die schwachen Echos der Erythrozyten als echte Signale ausgewertet werden können. Diese werden der Doppler-

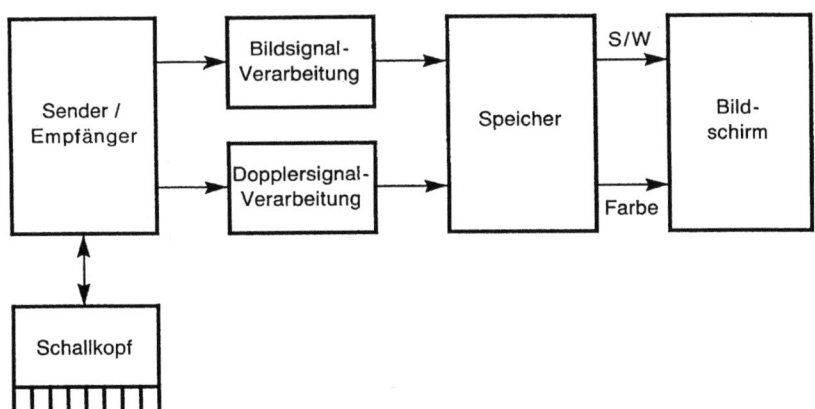

Abb. 1.195. Schema der Farbdopplererfassung und -darstellung. Das vom Transducer empfangene Signal wird zum einen zur Erzeugung eines B-Bildes benutzt, das digital im Speicher abgelegt wird. Andererseits wird aus dem Dopplersignal die mittlere Blutflussgeschwindigkeit für alle Volumenelemente des Bildausschnitts ermittelt und in einer zweiten Speichermatrix eingeschrieben. Das B-Bild wird in Graustufen, die mittlere Blutflussgeschwindigkeit in Farbstufen in ein und demselben Bild wiedergegeben

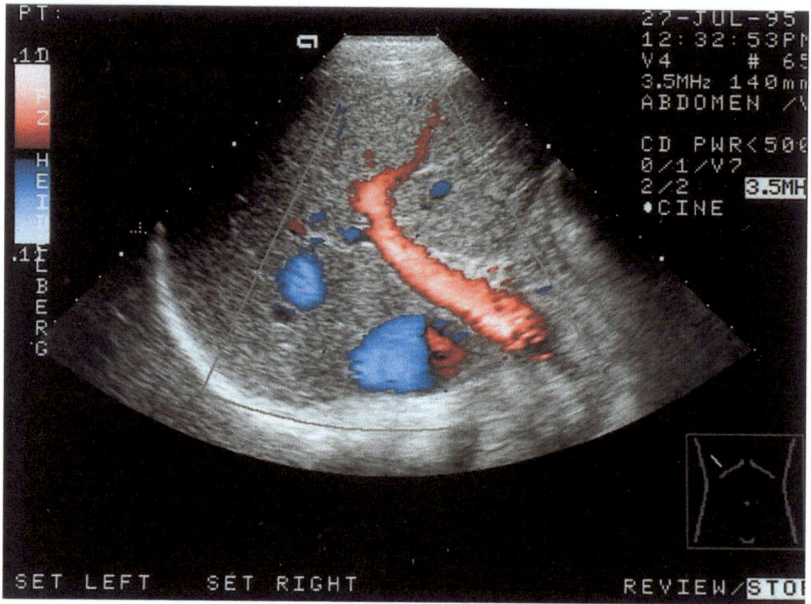

Abb. 1.196.
Typisches Farbdoppler-Ultraschallbild. Subkostaler Leberschnitt von rechts lateral. *Rot kodiert*: Blut in Richtung auf den Schallkopf zu fließend (Pfortader mit oben weiterführendem Pfortaderast). *Blau kodiert*: Blut vom Schallkopf wegfließend (V. cava, *links*, Lebervenenäste, *links oben*)

signalverarbeitung zugeführt. Die Werte für die mittlere Geschwindigkeit und ihre Varianz (Maß für die Breite der Frequenzverteilung) werden berechnet und ebenfalls in einer Speichermatrix abgelegt.

Die Darstellung des B-Bildes erfolgt wie üblich als Schwarzweißbild in Graustufen, jedoch auf einem Farbbildschirm. Die Information über die Blutflussgeschwindigkeiten wird nun zur Unterscheidung gegenüber der Echoinformation des B-Bildes in Farbe kodiert (Abb. 1.196). Flüsse auf den Schallkopf zu werden in roter Farbe, Flüsse vom Schallkopf weg in blauer Farbe kodiert. Je größer die Flussgeschwindigkeit ist, desto heller werden die Farben Rot oder Blau dargestellt. Die Information über die Flussgeschwindigkeiten kann als Farbbild auf demselben Bildschirm in das Schwarzweiß-B-Bild hineingeschrieben werden. Der Winkel zwischen Schalleinstrahlung und Flussrichtung kann bei dieser Farbdopplerdarstellung nicht berücksichtigt werden. Gefäße, die senkrecht getroffen werden, liefern kein Dopplersignal und kommen damit schwarz zur Darstellung, so als fließe kein Blut in ihnen. Deshalb beinhalten Farbdoppleroptionen die Möglichkeit des „beam-steering", d.h. es kann neben der senkrechten Abtastung in der Regel noch zwischen zwei zusätzlichen Einstrahlrichtungen für die Farbdopplermessungen gewählt werden. Um Turbulenzen in Gefäßen sichtbar zu machen, wird die Varianz als dritte Farbe (grün) dazugemischt, je breiter die Spektralverteilung, desto turbulenter ist der Fluss, und um so mehr Grün wird beigemischt.

Als praktisch hat sich die Vorgehensweise herausgestellt, mit der B-Bild-Erstellung zu beginnen, dann zur sicheren Gefäßerkennung den Farbdopplermode dazuzuschalten und schließlich durch die Spektraldoppleroption eine Flussgeschwindigkeitsmessung vorzunehmen.

1.6.4
Wichtige Geräteparameter, Geräteeinstellung

Der „Artenreichtum" der Ultraschallgeräte ist groß. So begegnet der Untersucher einerseits Geräten mit nur wenigen Einstellmöglichkeiten, andererseits Ultraschallsystemen mit Tableaus von Drehknöpfen, Schiebereglern, Kontaktschaltern und Drucktastenfeldern. Um Wichtiges von weniger Wichtigem zu trennen, soll hier auf einige wesentliche Geräteparameter eingegangen werden. Man unterscheidet zwischen sendeseitig, d.h. alles, was den Schallimpuls formt, und empfangsseitig, d.h. die Verarbeitung der empfangenen Echosignale.

Sendeseitig
Die zwei wesentlichen Faktoren zur Formung des ausgesandten Ultraschallimpulses sind die Amplitude und die Frequenz.

Amplitude, Sendeleistung (Output)
Je größer die Leistung ist, desto eindeutiger und stärker sind die zurückkommenden Echos. Die Anhebung der Schalleistung hat dort ihre Grenze, wo mit Nebenwirkungen im menschlichen Körper zu rechnen ist. Die Frage nach Nebenwirkungen beschäftigt die Forscher seit Anfang der 40er-Jahre. Im Jahre 1974 hat Ulrich knapp 1000 Arbeiten zu diesem Thema gesichtet (Ulrich 1974). Er fand 23 Arbeiten, in

1.6 Physikalische und technische Grundlagen der Sonographie

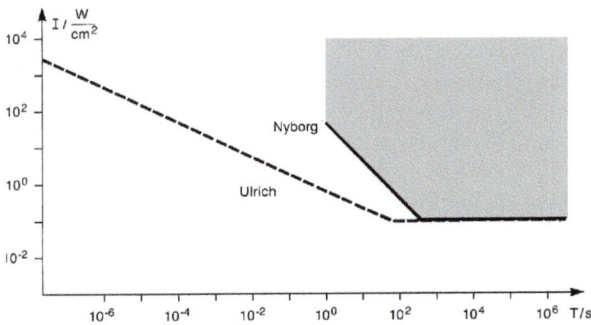

Abb. 1.197. Zur Frage von Nebenwirkungen durch Ultraschallwellen. Verhältnis von Intensität I und Beschallungszeit T in doppeltlogarithmischer Darstellung. Mit Intensität ist hier der räumliche Spitzen- und zeitliche Mittelwert I_{SPTA} gemeint. Ergebnisse nach Ulrich (1974): „Zone minimaler Gefährdung" unterhalb gestrichelter Kurve. Ergebnisse nach Nyborg (AIUM 1983): Die Toleranz für das Produkt I × T ist größer als bei Ulrich. Seine Ergebnisse wurden zum sog. „AIUM-Statement"(American Institute of Ultrasound in Medicine), das vom AIUM Bioeffects Committee erneut bestätigt wurde. Der schraffierte Bereich zeigt die Zone eventueller Nebenwirkungen

denen die Schalleistungen eindeutig angegeben war und bei denen jeweils mehrere Forschergruppen die gleichen Gewebe, nämlich Auge, zentrales Nervensystem, Leber sowie fötales Gewebe untersucht und unabhängig voneinander Nebenwirkungen festgestellt hatten. Davon ausgehend, dass höhere Schalleistungen und/oder längere Einwirkdauer Nebenwirkungen hervorrufen können, entwarf er ein doppeltlogarithmisches Diagramm mit der Beschallungszeit T in der Abszisse und der Intensität I in der Ordinate (Abb. 1.197).

Die in dieses Diagramm (Abb. 1.197) eingezeichneten physikalischen Messpunkte der 23 Arbeiten erlaubten ihm, mit Hilfe zweier Teilgeraden eine „Zone minimaler Gefährdung" zu definieren (unterhalb der gestrichelten Geradenstücke). Etwas später kam Nyborg zu ähnlichen Ergebnissen (AIUM 1983). Das Resultat lautete:

- Bei Intensitäten (räumlicher Spitzen- und zeitlicher Mittelwert I_{SPTA}) < 100 mW/cm² wurden bis heute keine durch unabhängige Untersuchungen bestätigten signifikanten biologischen Effekte in Gewebearten von Säugetieren entdeckt.
- Bei Beschallungszeiten zwischen 1 und 500 s wurden auch bei höheren Intensitäten keine Effekte beobachtet, solange das Produkt aus Intensität und Beschallungszeit < 50 J/cm² war.

Dieses Statement des American Institute of Ultrasound in Medicine (AIUM) wurde vom AIUM Bioeffects Committee 1982 ausdrücklich bestätigt (NRCP-Report 1983). Die WHO hat diese Forderungen übernommen und zur dauernden Überprüfung eine „watch dog" Gruppe eingesetzt. Über die neuesten Erkenntnisse bzw. Recherchen wird von dieser Gruppe seit Jahren immer wieder in der deutschsprachigen Ultraschallzeitschrift berichtet. Zugleich ist dieses Statement die Spezifikation an die Gerätehersteller, die aufgefordert sind, diese einzuhalten.

Die Schalleistungen der Geräte zur B-Bild-Diagnostik erfüllen diese Forderungen (Abb. 1.197). Dopplermessungen nutzen die um 10er-Potenzen niedrigeren Echos der Erythrozyten. Daher ist eine höhere Schalleistung notwendig, sodass die Frage nach Nebenwirkungen neu gestellt werden muss. Bei etlichen Geräten hat der Untersucher die Möglichkeit, die Schalleistung in einigen Abstufungen, maximal um den Faktor 10, zu verringern. Inzwischen wird als Orientierungshilfe für den Untersucher der sog. Mechanische Index (MI) auf neueren Geräten aufgezeigt (Jenne 2001).

Frequenz

Mit der Frequenz f ist über die Beziehung Geschwindigkeit gleich Wellenlänge multipliziert mit Frequenz ($v = l \cdot f$) auch die Wellenlänge l festgelegt, die für die Auflösung bestimmend ist. Unter Auflösung versteht man den kleinsten Abstand zweier benachbarter Strukturen, die von einem System noch als getrennte Objekte erkannt werden können. Die Ortsauflösung mittels Ultraschallwellen wird durch die Auflösung in Schallstrahlrichtung, nämlich axiale Auflösung, und durch zwei Arten der lateralen Auflösung, nämlich quer zur Schallstrahlrichtung beschrieben.

■ Axiale Auflösung

Zur Erzeugung des Ultraschallimpulses wird der Kristall möglichst schnell mit großer Amplitude in Schwingung versetzt und wieder abgedämpft. Der so erzeugte Schallimpuls mit z. B. einer Mittenfrequenz von 3,5 MHz, dessen Ausdehnung im Gewebe der Länge des schwarzen Balkens in Abb. 1.198a entspricht, bewegt sich mit der Schallausbreitungsgeschwindigkeit für Weichteilgewebe nach rechts (Abb. 1.198, *Pfeile*: Bewegungsrichtung) durch den Körper. Dieser enthält eine zwischengeschobene Gewebsschicht (*helleres Raster*). Wenn der durchtretende Ultraschallimpuls gerade die erste Grenzfläche verlässt (Abb. 1.198b), wird sich gleichzeitig ein Echo von dieser ersten Grenzfläche in Richtung Transducer ablösen. Beim Verlassen der zweiten Grenzfläche (Abb. 1.198c) startet ein zweites Echo auf den Transducer zu. Treffen diese beiden Echos nacheinander zeitlich getrennt auf den Transducer, so werden sie von diesem als einzelne Echos zweier Grenzflächen erkannt. Überlappen sich die beiden Echos, werden sie als ein Echo, also als eine Grenzfläche gewertet. Die axiale Auflösung wird also durch die Längenausdehnung des Ultraschallimpulses im Gewebe

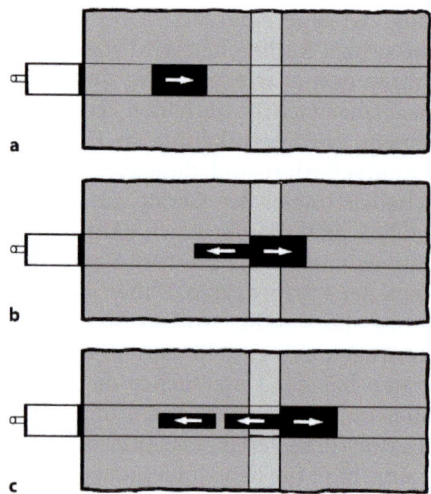

Abb. 1.198 a – c. Schemazeichnung zur Erklärung der axialen Auflösung. Linksseitig ist ein Schallkopf auf einen Körper mit einer akustisch differenten Zwischenschicht (*helle Schraffur*) aufgesetzt. **a** Der schwarze Balken entspricht der örtlichen Länge des Schallimpulses im Gewebe. Der weiße Pfeil gibt die Richtung seiner Bewegung an. **b** Der Schallimpuls verlässt gerade die erste Grenzfläche, ebenso ein Echo in Richtung Schallkopf. **c** Der Schallimpuls verlässt gerade die zweite Grenzfläche: ein zweites Echo bewegt sich in Richtung Schallkopf. Wenn beide Echos vom Schallkopf zeitlich getrennt wahrgenommen werden können, werden die beiden Grenzschichten als zwei Strukturen erkannt. Eine höhere Frequenz des Schallkopfes ermöglicht eine kürzere Sendeimpulsdauer, wodurch die axiale Auflösung verbessert wird

bestimmt. Eine Verbesserung dieser axialen Auflösung wird möglich durch kürzere Ultraschallimpulse. Diese kann man nicht durch eine geringere Anzahl von Schwingungen, sondern nur durch schnellere Schwingung erzeugen, indem man höhere Frequenzen von 5,0 bzw. 7,5 MHz verwendet.

Eine Verkürzung des Impulses durch alleinige Verringerung der Schwingungszahl bei konstanter Frequenz wäre aus mehreren Gründen problematisch. Am wichtigsten ist, dass so nicht mehr die erforderliche Energie eingesandt würde, und deshalb vermehrt Bildrauschen entstünde. Außerdem ist mit einer Verringerung der Schwingungszahl eine Verbreiterung des Frequenzspektrums des Impulses verbunden. Da die Schallabsorption im Gewebe frequenzabhängig ist, erfährt ein breitbandiger Impuls auf seinem Weg eine zunehmende Deformierung seines Spektrums. Dies wirkt sich nachteilig auf die Bildqualität aus.

Es gilt festzuhalten: Je höher die verwendete Frequenz ist, desto besser ist die Auflösung in axialer Richtung.

Die zwei Ultraschallbilder in Abb. 1.199 illustrieren diese Aussage. Für die Ultraschallaufnahmen einer Schilddrüse wurde ein Schallkopf der Frequenz von 5,0 MHz (Abb. 1.199a) und von 7,5 MHz (Abb. 1.199b) verwendet. Die echoleere Zyste im 5,0 MHz-Bild wird im 7,5 MHz-Bild eindeutig bestätigt als Flüssigkeitsareal, darüber hinaus als zentral in einem Schilddrüsenknoten von 8 mm Durchmesser gelegene Flüssigkeit erkannt.

■ Laterale Auflösung

Bei der lateralen Auflösung gilt es, zwischen Elevations- und Schichtdickenauflösung zu unterscheiden. Unter Elevationsauflösung versteht man diejenige Auflösung, die innerhalb der Abtastebene erreicht wird. Die Schichtdickenauflösung ist jene Auflösung, die senkrecht zur Abtastebene erreicht wird, sie gibt damit die Dicke der ausgeloteten Schicht wieder.

Die laterale Auflösung beschreibt die Trennfähigkeit des Ultraschallgerätes bezüglich zweier Reflexionspunkte, die nebeneinander in gleicher Entfernung vom Transducer liegen. Dies gilt für die Elevations- wie für die Schichtauflösung. Abbildung 1.200 soll das erreichbare laterale Auflösungsvermögen veranschaulichen: In Abb. 1.200a ist jeweils der Schallkopf mit zwei verschiedenen Punktkonstellationen, in Abb. 1.200b sind die dazugehörigen A-Modes und in Abb. 1.200c die B-Modes gezeigt. Der Schallkopf ist sehr empfindlich gegenüber rückkehrenden Echos, aber er sieht ganz unscharf, sodass er nicht unterscheiden kann, an welchem Ort innerhalb seines Gesichtsfeldes der Reflexionspunkt liegt.

Wenn der Schallkopf links in Abb. 1.200a in y-Richtung bewegt wird, erfasst das Schallbündel zuerst den linken, dann gleichzeitig beide und zuletzt den rechten Reflexionspunkt. Das dazugehörige A-Bild (Abb. 1.200b) zeigt in y-Richtung korrespondierend erst einfache, dann doppelte und dann wieder einfache Amplitude. Im B-Bild (Abb. 1.200c) wird dieses Signal als Strich umgesetzt, dessen Mitte etwas heller ist, d. h. die beiden Bildpunkte werden als ein Strich zur Darstellung gebracht. In Abb. 1.200a rechts liegen die beiden Reflexionspunkte so weit auseinander, dass das darüber hinwegstreichende Ultraschallbündel zwischen beiden hindurchgehen kann und somit im A-Bild keine Amplitude erfasst wird (Abb 1.200b). Dann kommen im B-Bild die beiden Bildpunkte als für das Auge trennbare Striche zur Darstellung (Abb. 1.200, *rechts*). Man kann also sagen, dass die laterale Auflösung proportional dem Schallbündeldurchmesser ist.

Eine bessere laterale Auflösung kann durch Fokussierung erzielt werden. Unter Fokussierung versteht man eine Maßnahme, die den Durchmesser des Schallbündels verringert. Wenn z. B. der gesinterte Keramikkristall nicht eben, sondern konkav ausgeführt oder eine Linse eingebaut ist, spricht man von interner Fokussierung. Dies ist der Fall bei allen heutigen Einkristallsystemen der mechanischen Sektor-Scanner, aber auch bei allen Array-Schallköpfen

1.6 Physikalische und technische Grundlagen der Sonographie

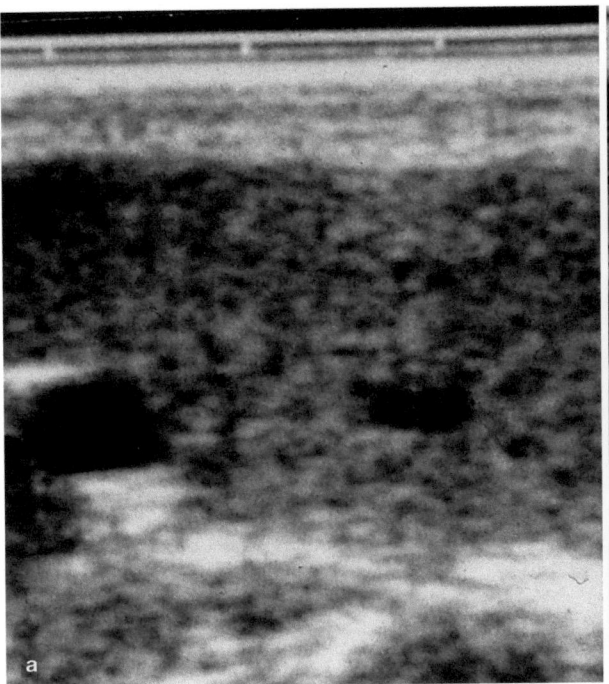
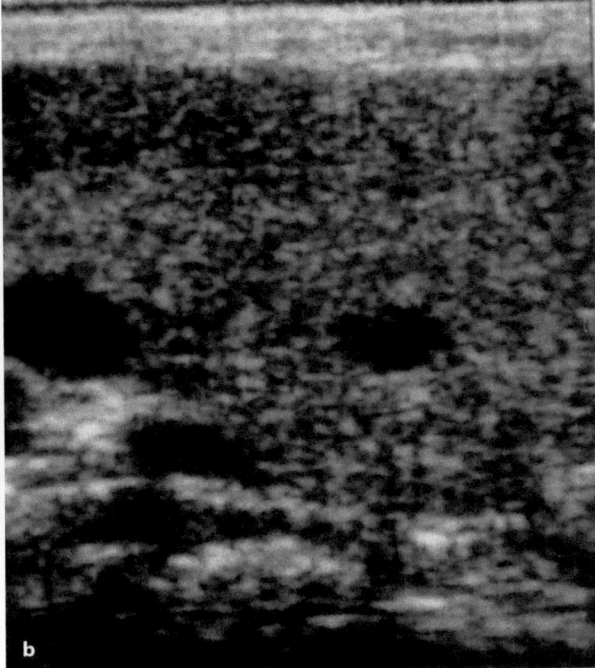

Abb. 1.199 a, b. Beispiel für eine Auflösungsverbesserung bei Verwendung höherer Frequenzen. Es handelt sich um 2 Ultraschallaufnahmen derselben Schilddrüse. **a** Aufnahme mit einem 5,0 MHz-Schallkopf (Flüssigkeit mitten im Schilddrüsengewebe, Diagnose: Zyste). **b** Aufnahme mit einem 7,5 MHz-Schallkopf (Flüssigkeit in runder Region mit andersartigem Echomuster als normalem Schilddrüsengewebe. Diagnose: zentral zystischer Schilddrüsenknoten)

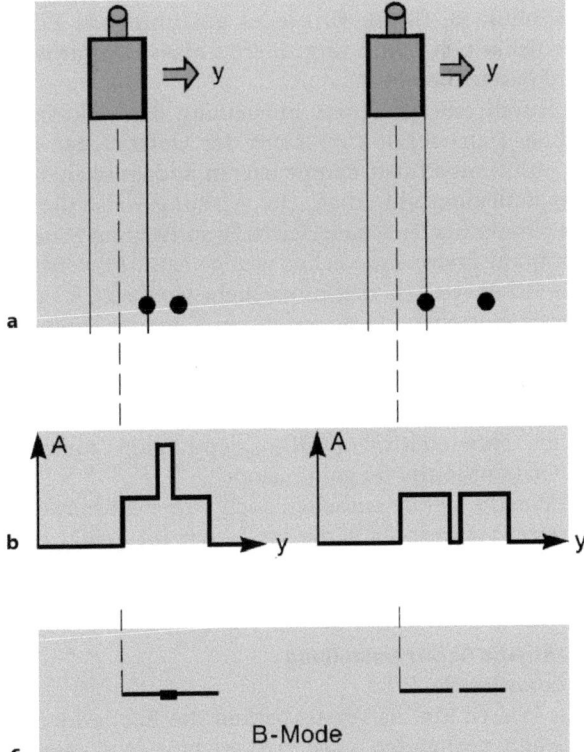

Abb. 1.200 a–c. Laterale Auflösung. **a** Der Schallkopf wird in Y-Achse verschoben; sein Schallbündel trifft auf zwei kugelige Reflektoren. **b** Die zugehörigen Diagramme zeigen die reflektierte Amplitude A während der Verschiebung y-Richtung. Die Echos der beiden Reflektoren links addieren sich in einer bestimmten Position und fließen ineinander. Die Amplituden der beiden Echos rechts werden getrennt aufgezeichnet. Darstellung der Echos im B-Mode resultierend aus den Signalamplituden A. Die beiden Striche rechts, deren Breite vom Schallbündeldurchmesser abhängt, können gerade voneinander unterschieden werden

quer zur Elementeanordnung (bestimmend für die Schichtdickenauflösung).

Mit der Wahl der auszulotenden Bildtiefe wird automatisch der Sendefokus so gelegt, dass über die gesamte Tiefe ein akzeptables Ultraschallbild erhalten wird. Die beste Seitenauflösung wird im Bereich des Sendefokus erzielt. Deshalb wird dem Untersucher häufig die Gelegenheit geboten, den Sendefokus in Stufen verstellen zu können, damit der diagnostisch interessante Bereich in diesem Fokusbereich zu liegen kommt. Oft sind auch mehrere Sendefoki zur Erstellung eines Bildes anwählbar. Dabei muss bedacht werden, dass dieses Ultraschallbild aus den

Bildstreifen der besten Seitenauflösung zusammengesetzt und damit die Gesamtbilderstellungsrate herabgesetzt wird.

Von der Sendefokussierung ist die elektronische Empfangsfokussierung zu unterscheiden, die sich nur in der Elevationsrichtung, d. h. entlang der Anordnung der Kristalle auswirkt.

Man weiß aufgrund der Schallausbreitungsgeschwindigkeit, wann nach Aussenden des Ultraschallimpulses Echos aus bestimmter Tiefe zurückkehren. So kann man durch Steuerung von Verzögerungsleitungen den Schallkopf gerade immer in die Tiefe fokussieren lassen, aus der die Echos zu erwarten sind. Bei einfacheren Geräten geschieht diese empfangsseitige Fokussierung in 8 bzw. 16 Tiefenbereichen. In High-tech-Geräten wird eine dynamische, mitlaufende, bildpunktorientierte Empfangsfokussierung durchgeführt.

Empfangsseitig
Wichtige Empfangsparameter
Aus der Vielzahl der Empfangsparameter sind als die wesentlichsten die Verstärkung, der elektronische Tiefenausgleich und – wenn vorhanden – die Echoschwelle herausgegriffen (Lorenz 1997). Die prinzipielle Wirkungsweise ist in Abb. 1.201 wiedergegeben. Drei Echos kehren als Antwort auf einen Ultraschallimpuls zum Kristall zurück und werden in elektrische Impulse umgewandelt. Sie stehen als Signal am Verstärkereingang an. Der Untersucher kann nun diese Signale durch Wahl der Verstärkung („gain") beeinflussen. Dabei wird jedes ankommende Echo um denselben Faktor vergrößert, sodass es verarbeit- und darstellbar wird.

Durch eine geeignete Einstellung des elektronischen Tiefenausgleiches kann der Untersucher die Absorptionsverluste kompensieren, sodass er ein reines Reflexionsbild erhält. Die Wirkungsweise dieses elektronischen Tiefenausgleichs ist so, dass aus Schallkopfnähe kommende Echos wenig verstärkt werden. Die Echos werden aber umso mehr verstärkt, je später sie eintreffen, da sie auf ihrem längeren Laufweg eine stärkere Dämpfung erfahren haben und damit auf ihre wahre Amplitude angehoben werden müssen. Der elektronische Tiefenausgleich hat viele Namen: „time gain control" (TGC), „depth gain control" (DGC), „near and far gain", „slope".

Manche Geräte enthalten auch eine Echoschwelle („reject", „threshold"), die im A- wie im B-Bild nur Echos sichtbar werden lässt, die über diese Schwelle hinausragen.

Praktische Geräteeinstellung
■ Echoschwelle
Das Wissen um die Verstellbarkeit der Echoschwelle – wenn vorhanden – ist v. a. wichtig in Gemein-

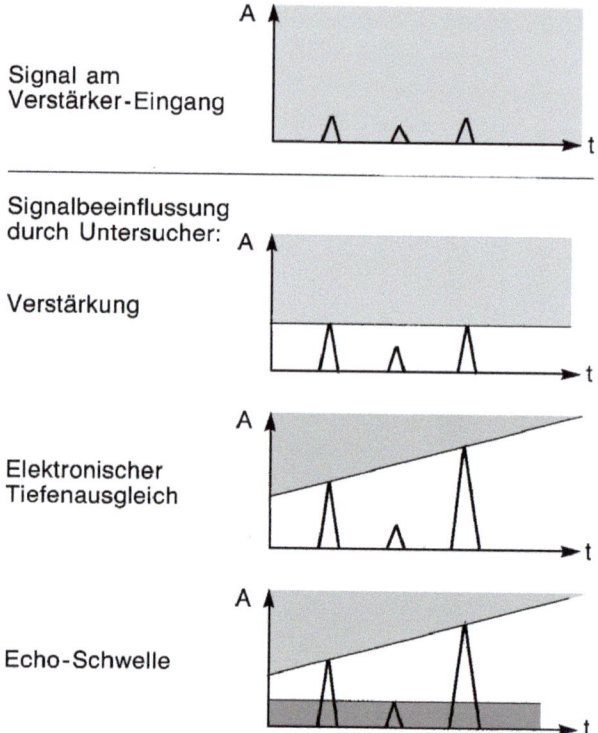

Abb. 1.201. Vom Untersucher beeinflussbare empfangsseitige Parameter. *Oben*: Signal am Verstärkereingang (nicht durch den Untersucher beeinflussbar). Die wichtigsten, vom Untersucher einstellbaren Geräteparameter sind Verstärkung und elektronischer Tiefenausgleich (hauptsächlich zur Kompensation der Absorptionsverluste). Die Echoschwelle ist in modernen Geräten meist nur noch versteckt in Postprocessing-Kurven vorhanden. A = Amplitude, t = Zeit

schaftspraxen und Kliniken, wenn mehrere Untersucher an demselben Gerät arbeiten. Die Echoschwelle wird oft als Hilfsmittel genutzt, wenn Echos in flüssigen Läsionen als elektronisches Rauschen vermutet werden. Eine geringfügige Erhöhung der Echoschwelle schneidet diese Echos ab und macht so das Areal echofrei. Der nachfolgende Untersucher – nicht wissend um die Echoschwellenverstellung seines Vorgängers – wird die Echoarmut im Parenchym durch erhöhte Verstärkungseinstellung zu kompensieren versuchen und bei der Diagnosefindung vielleicht auf eine falsche Fährte gesetzt werden. Die praktische Auswirkung der zugeschalteten Echoschwelle zeigt Abb. 1.202.

■ Elektronischer Tiefenausgleich
Die Einstellung des elektronischen Tiefenausgleichs beginnt man, indem man die Verstärkung so weit erhöht, dass schallkopfnah, intraparenchymal Echos auftreten. Erst dann wird die Einstellung des elektronischen Tiefenausgleichs vorgenommen. Abbildung 1.203 a zeigt einen Leberquerschnitt mit geringem elektronischen Tiefenausgleich, die dorsale Le-

1.6 Physikalische und technische Grundlagen der Sonographie

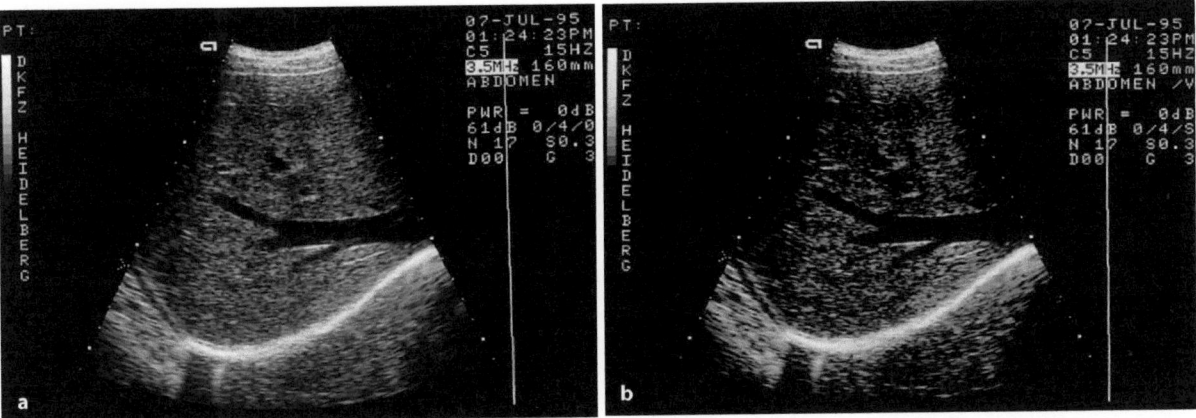

Abb. 1.202 a, b. Wirkung der Echoschwelle. **a** Ultraschallbild ohne Echoschwelle. **b** Ultraschallbild mit Echoschwelle. Die schwachen Echos werden nicht dargestellt

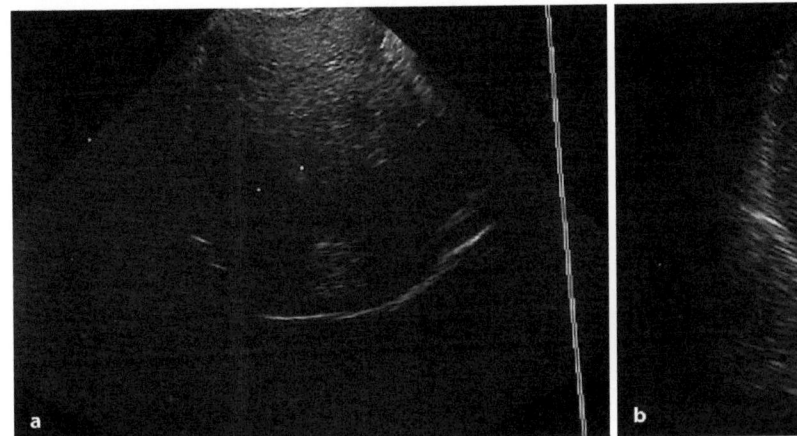

Abb. 1.203 a, b. Wirkung des elektronischen Tiefenausgleichs. Gegenüberstellung einer schlechten (**a**) und einer guten Einstellung (**b**) am Beispiel eines subkostalen Schrägschnitts der Leber. Echoarme und echoreiche Läsion, die bei schlechter Tiefenausgleichseinstellung nicht mehr erkennbar sind

berhälfte erscheint nahezu echofrei. Bei der Ultraschalluntersuchung mit solch einer Einstellung des elektronischen Tiefenausgleichs kann im dorsalen Leberanteil weder eine Zyste, ein Hämatom, ein Abszess noch eine echoniedrige Metastase ausgeschlossen werden. Auch wenn die Untersuchung des Patienten mit der Standardeinstellung begonnen wird, muss zum Ausschluss fokaler Läsionen der Tiefenausgleich individuell optimiert werden. Die Erklärung der Wirkungsweise ist in Abb. 1.204 dargestellt. In halblogarithmischer Darstellung nimmt die Amplitude des Ultraschallimpulses linear ab (lgA). Deshalb muss der elektronische Tiefenausgleich (lgV) mit genau derselben, aber zunehmenden Steigung eingestellt werden, sodass resultierend (lgR) gleich hohe Impedanzsprünge über den gesamten Tiefenbereich als Signale mit derselben Amplitude dargestellt werden.

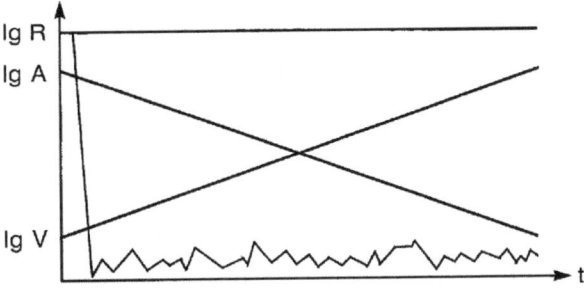

Abb. 1.204. Schema zur optimalen Einstellung des elektronischen Tiefenausgleichs (am Beispiel der Leber). Halblogarithmische Darstellung der Amplitude A, der Verstärkung V sowie der daraus resultierenden Wirkung über der Laufzeit t. Das eingeblendete A-Bild (Zackenkurve) zeigt einen angenähert gleich hohen Level der Amplituden über die gesamte Laufzeit t

156 KAPITEL 1 Physikalisch-technische Prinzipien der Bilderzeugung

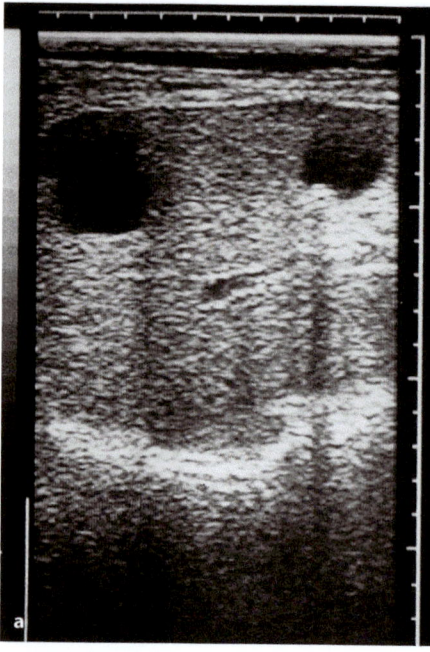 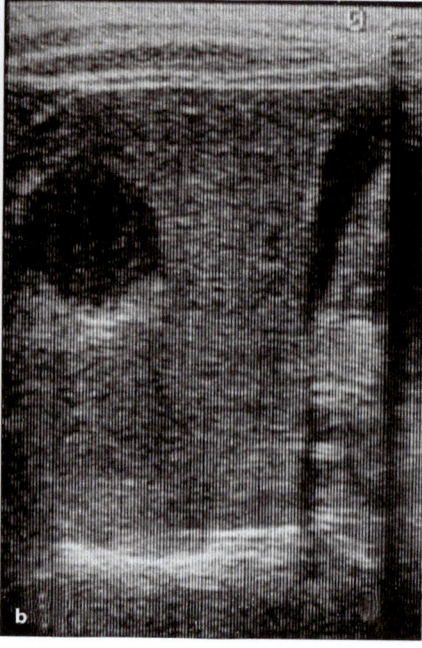

Abb. 1.205 a, b. Verstärkungseinstellung mittels des sog. intrakorporalen Flüssigkeitsvergleichs. Gleichzeitige Darstellung von zu beurteilender Läsion und Körperflüssigkeit in demselben Ultraschall-Schnittbild. Die Echofreiheit von Leberläsionen (*jeweils links im B-Bild*) wird im Vergleich mit der gefüllten Gallenblase (*jeweils rechts im B-Bild*) überprüft. **a** Die Läsion ist echofrei, DD: Zyste. In der Gallenblase harter Reflex mit Schallschatten, Gallenstein. **b** Das zarte Texturmuster spricht für einen soliden Prozess, DD: echoniedrige (echoarme) Metastase

Im B-Bild wählt man am besten einen subkostalen Leberschnitt mit kraniodorsaler Neigung, auf dem bei optimaler Einstellung des elektronischen Tiefenausgleichs gleichmäßig gleich helle Echos über die gesamte Leberschnittfläche entstehen (gleich helles Textur- oder Echomuster). Optimiert man den Tiefenausgleich in Abb. 1.203 a, so entsteht das Ultraschallbild in Abb. 1.203 b. Die gesamte Leber ist über die ganze Tiefe gleichmäßig ausgeleuchtet. Zugleich entdeckt man vor der bereits bei schlechter Einstellung des Tiefenausgleichs vermuteten echohöheren Läsion eine echoniedrige fokale Läsion, die sonst eindeutig übersehen worden wäre.

■ Verstärkung

Zu gering gewählte Verstärkung bewirkt ein „echoarmes", inhomogenes Texturmuster eines Organs. Eine zu hohe Verstärkung bewirkt eine totale Füllung des Organs mit Echos, die beinahe ineinanderfließen. Optimal ist eine gleichmäßige, gleich helle Texturzeichnung des Parenchyms über die gesamte Bildtiefe. Dem „Ultraschall" wird die Fähigkeit zugesprochen, Flüssigkeiten von solidem Gewebe eindeutig unterscheiden zu können. Doch in der Praxis kann das immer wieder Schwierigkeiten bereiten, da eine absolute Verstärkungseinstellung, eine Verstärkungseichung, nicht möglich ist. Sehr hilfreich ist jedoch der sog. intrakorporale Flüssigkeitsvergleich. Dabei versucht man, in ein und demselben Ultraschallbild – möglichst in gleicher Tiefe wie die zu beurteilende Läsion – eine körpereigene Flüssigkeit abzubilden. Am besten geeignet sind die gefüllte Gallenblase bzw. die gefüllte Harnblase, notfalls auch große Gefäße. In den B-Bildern von Abb. 1.205 ist jeweils die gefüllte Gallenblase als Maßstab gewählt. Das Ultraschallbild (Abb. 1.205 a) ist mit relativ hoher Verstärkung aufgenommen, sodass bereits Streuechos von der Einschallungsseite in die Gallenblase hineingezeichnet werden. Der dorsale Anteil der Gallenblase ist eindeutig echoleer. Im Vergleich dazu ist das große Areal links als echofrei zu werten, also eindeutig als Flüssigkeit zu beurteilen. Der helle Reflex in der Gallenblase mit nachfolgenden Schallschatten ist beweisend für einen Gallenstein. In B-Bild (Abb. 1.205 b) ist die Gallenblase echofrei gezeichnet, während die zu beurteilende Läsion ein sehr zartes Echomuster aufweist. Es handelt sich hierbei eindeutig um einen soliden Tumor.

Echofreiheit

Das Fehlen regelmäßiger, schwacher Echos deutet auf einen sehr homogenen Bereich hin, der in sich keine Impedanzsprünge aufweist. Dafür kommen Flüssigkeiten, insbesondere Zysten, in Frage. In seltenen Fällen muss man auch an sehr rasch wachsende Tumoren, z. B. an Lymphome oder Metastasen maligner Melanome, denken, die sich manchmal fast echofrei präsentieren und dem weniger Erfahrenen zur Falle werden können. Die Echofreiheit bzw. -armut rührt daher, dass diese Tumoren reich an Zellen und arm an Stroma sind und daher kaum akustische Grenzflächen in detektierbarer Größenordnung (d. h. im Bereich einer Wellenlänge) und mit relevantem Impedanzsprung aufweisen.

1.6 Physikalische und technische Grundlagen der Sonographie

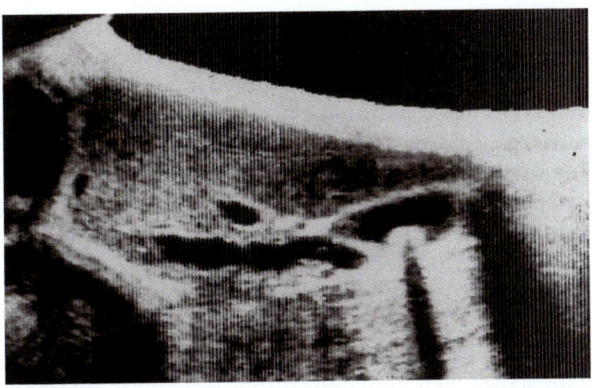

Abb. 1.206. Zwei Arten „Schwarz" im Ultraschallbild. Längsschnitt durch Leber und Gallenblase (Compound-Technik). Schwarz 1: Echoleere Gallenblase und V. cava als durchschallte Areale. Schwarz 2: Steinschatten und Schatten durch Darmgase (kaudal der Gallenblase) als nicht einsehbare Areale

Es ist wichtig zu wissen, dass es im Ultraschallbild zwei verschiedene Arten „Schwarz" gibt:

Die eine verkörpert einen völlig homogenen Bereich, der von Ultraschallimpulsen durchlaufen wird und wegen seiner Homogenität keine Echos entstehen lässt. Erst distal davon, also beim Schallaustritt aus dieser „Läsion", zeigen sich Echos, die den Bereich begrenzen.

Die andere Art „Schwarz" wird erzeugt, wenn Ultraschallimpulse an stark reflektierenden Flächen (z. B. an Knochen, Konkrementen oder Luftblasen) entweder fast völlig zurückgeworfen oder absorbiert werden, sodass dahinter liegende Gewebe nicht mehr eingesehen werden können. Diese schwarzen Bereiche werden distal nicht durch Echos abgegrenzt. Sie können nicht beurteilt werden, weil die Ultraschallwellen gar nicht dorthin gelangen (Abb. 1.206).

1.6.5 Neue Techniken

Ultraschall-Kontrastmittel (Echosignalverstärker)
Bei Ultraschall-Kontrastmitteln (s. auch Abschn. 2.1.2) handelt es sich um gas- oder luftgefüllte Mikrobläschen von ca. 1–5 μm Durchmesser, die intravenös injiziert werden und aufgrund der Reflexion an der Grenzfläche zur umgebenden Flüssigkeit zu einem starken Ultraschallsignal führen (innerhalb der Gefäße um ca. 20–30 dB erhöht). Kontrastmittel können auf verschiedene Arten erzeugt werden. Die derzeit zugelassenen, am häufigsten eingesetzten Substanzen bestehen aus Galaktosepartikeln, die aufgrund der Beschaffenheit ihrer Oberfläche Luft adsorbieren, wenn sie in Wasser gebracht werden. Nach Auflösung der Galaktose im Medium bleiben lediglich Mikrobläschen zurück. Ein 0,1%iger Palmitatzusatz stabilisiert die Bläschen so, dass sie die starken Druckschwankungen im Herzen und die Kapillarpassage in der Lunge überstehen und damit nach intravenöser Injektion auch im großen Kreislauf zu einer Signalverstärkung führen. Weitere Kontrastmittel, die sich derzeit im Zulassungsverfahren befinden, bestehen aus Perfluorkarbonen, die bei Körpertemperatur verdampfen und ebenfalls Mikrobläschen bilden. Da diese Substanzen lipophil sind, bleiben sie lange genug stabil. In der Entwicklung befinden sich korpuskuläre Kontrastmittel, bei denen nicht Mikrobläschen, sondern kleine, luftgefüllte Kügelchen in einer synthetischen Hülle, z. B. aus Methacrylat, vorliegen. Diese Materialien sind biologisch sehr inert und bereits als Trägersubstanzen für parenterale Depotarzneimittel erprobt. Einige korpuskuläre Kontrastmittel werden im retikulohistiozytären System (RHS) phagozytiert und dort für längere Zeit gespeichert. Daher sind sie potenziell als RHS-Kontrastmittel (analog zu eisenhaltigen Substanzen in der Magnetresonanztomographie) einsetzbar, z. B. in der Leberdiagnostik. Eine Zulassung ist derzeit noch nicht absehbar.

Interaktion der Schallwelle mit Gewebe und Kontrastmittel: Nichtlinearitäten
Trifft eine Schallwelle auf ein „neutrales" Medium, das sie lediglich reflektiert, streut oder absorbiert, sonst aber nicht mit ihr in Wechselwirkung tritt, gelten für die Beziehungen zwischen ein- und austretender Welle relativ einfache Beziehungen. Diese lassen sich am besten damit umschreiben, dass trotz aller Einflüsse die Impulsform grundsätzlich erhalten bleibt, auch wenn z. B. die Amplitude durch Absorption vermindert ist oder wenn das Spektrum der aus größerer Tiefe zurückkehrenden Echos nach links verschoben ist, weil die Absorption frequenzabhängig ist. Dies Verhalten wird mit dem Begriff „lineare Rückstreueigenschaften" umschrieben.

Nun verhalten sich aber weder Kontrastmittel noch Gewebe neutral: Sie treten mit der Schallwelle in typischer Weise in Wechselwirkung. Es resultieren sog. „nichtlineare Rückstreueigenschaften", die bei der konventionellen B-Bild- oder Dopplersonographie unberücksichtigt bleiben, mit Hilfe geeigneter Techniken aber für die Bildgebung genutzt werden können.

Nichtlineare Wechselwirkungen mit Kontrastmitteln
Trifft der Schallimpuls auf Mikrobläschen, tauchen neben dem ausgesendeten Frequenzband des Schallimpulses noch andere Frequenzen auf. Dies ist dadurch erklärbar, dass die Mikrobläschen durch den Schallimpuls verformt und in Schwingung versetzt werden und nun ihrerseits Ultraschallwellen als „Quasi-Echos" abgeben, deren Frequenzspektrum

auch Amplituden des ganzzahligen Vielfachen der Mittenfrequenz oder auch der Hälfte oder eines Drittels enthalten. In der Tat liegt die Resonanzfrequenz, je nach Größe der Bläschen, etwa bei 3 MHz. Die Frequenzen der neu entstandenen „Spitzen" (Frequenzbänder) entsprechen damit den Ober- bzw. Unterschwingungen der Resonanzfrequenz. Gleiches ist in der Akustik zu beobachten, wenn neben dem Grundton c der erste Oberton als Oktave c' (doppelte Frequenz), der zweite Oberton als Undezime g' (dreifache Frequenz), und der vierte Oberton als zweite Oktave c'' auftreten. Dieses Verhalten der Mikrobläschen wird mit dem Begriff „nichtlineare Rückstreueigenschaften" umschrieben. Bei höheren Schalldrucken werden die induzierten Resonanzschwingungen so stark, dass die Bläschen zerreißen. Bei ihrem Untergang geben die Bläschen ein „finales" Schallsignal ab, eine „stimulierte akustische Emission" (SAE).

Nichtlineare Wechselwirkungen mit Gewebe
Wenn sie auch gegenüber Kontrastmitteln um Größenordnungen kleiner sind, gibt es auch im Nativbild Nichtlinearitäten, die sich auf dem Weg durch das Gewebe erst „aufbauen", vergleichbar mit den Meereswellen, die auf ihrem Ausbreitungsweg an ihrer Vorderfront aufsteilen. Diese Erscheinung wird dadurch verursacht, dass die Schallausbreitungsgeschwindigkeit bei höherem Druck („Schallberg") zunimmt, bei niedrigerem Druck (im „Schalltal") hingegen abnimmt. Dies bewirkt, dass mit der Laufzeit im Gewebe das Sendefrequenzband kontinuierlich, vorzugsweise zu höheren Frequenzen hin verbreitert wird, wenngleich mit viel geringerer Amplitude als bei Reflexionen an Mikrobläschen von Kontrastmitteln.

Nutzung von Nichtlinearitäten für die Bildgebung
Filterung (klassisches Harmonic Imaging)
Wenn durch eine spezielle Filterung des empfangenen, reflektierten Signals nur jene Anteile des Spektrums weiterverarbeitet werden, die z. B. in einem schmalen Bereich um die doppelte Mittenfrequenz liegen, eliminiert man alle anderen Anteile einschließlich des Mittenfrequenzbandes, das von dem reflektierenden Gewebe herrührt. Diese Technik des frequenzselektiven Empfangs im Bereich von Obertönen wird als Harmonic Imaging bezeichnet.

Harmonic Imaging bewirkt also eine relative Unterdrückung des Normalgewebes gegenüber den Mikrobläschen und kann deshalb benutzt werden, um den Kontrast zwischen Geweben zu erhöhen, die in verschiedenem Ausmaß Mikrobläschen anreichern. Voraussetzung ist, dass ein hinreichend schmalbandiges Sendesignal benutzt wird, damit es nicht zur Überlappung von Mittenfrequenzband und Obertönen kommt.

Harmonic Imaging kann auch in Verbindung mit der Dopplersonographie verwendet werden, um Artefakte zu unterdrücken, die aus der Bewegung soliden Gewebes z. B. durch Pulsation oder Atmung resultieren. Im Gegensatz zum Gewebe wird das Signal aus fließendem Blut nicht unterdrückt, da sich hier Kontrastmittel befindet. Generell ist das reflektierte Signal im Bereich der Obertöne – ob in B-Bild-Technik oder in Doppler-Technik – aber schwächer als im Bereich der Mittenfrequenz. Das ist auch der Grund, weshalb bei der Farbdopplersonographie die Sensitivität gegenüber kleinvolumigen Flüssen (und deshalb schwachen Signalen) durch Harmonic Imaging nicht erhöht ist.

Phaseninversionstechnik ("wide band harmonic imaging")
Bei der „Phase-inversion-Technik" (Phaseninversionstechnik) werden zwei um 180° phasenversetzte Schallimpulse aufeinanderfolgend ausgesandt. Ihre Echosignale werden digitalisiert und zwischengespeichert. Addiert man die beiden Signalverläufe zweier Reflektoren mit linearen Rückstreueigenschaften, löschen sie sich aus. Im Falle nichtlinearer Reflektoren, wie der Kontrastmittelbläschen oder bei SAE, werden nur die Signalanteile des Frequenzbandes des Sendeimpulses eliminiert. Die Anteile der ersten Oberschwingung (im angelsächsischen Sprachraum als „second harmonic" bezeichnet) werden dann für die Bilderstellung genutzt, ebenso die von berstenden Mikrobläschen ausgesandten Impulse (SAE), deren Form nichts mit der eingesandten Schallwelle gemein hat. Die Phaseninversionstechnik ist, anders als die oben beschriebene Filterung, auch in der Lage, sehr schwache Nichtlinearitäten, wie sie im Gewebe entstehen, für die Bildgebung nutzbar zu machen.

Anwendung nichtlinearer Techniken
Die Nutzung nichtlinearer Eigenschaften beim „contrast harmonic imaging" bzw. „contrast phase inversion imaging" ist ein hervorragendes Mittel, um den Kontrast zwischen Geweben mit unterschiedlicher Kontrastmittelanreicherung zu erhöhen. So heben sich in der Leber Metastasen, die nur wenig anreichern, deutlich echoarm vom umliegenden Parenchym ab, das aufgrund seines hohen Gehalts an Mikrobläschen nach intravenöser Injektion (ob diese im RHS phagozytiert oder in den Sinusoiden sequestriert werden, ist nicht geklärt) echodicht ist. Noch ist die praktische Umsetzung der Methode schwierig: so lange mit relativ hoher Sendeenergie gearbeitet wird, um SAE zu erzeugen, hält der Effekt aufgrund der Destruktion der Bläschen nur für ca. 1/2–1 s an. Die aktuellen Entwicklungen gehen zum einen hin zum Einsatz von stabileren Mikrobläschen, zum an-

deren zum Einsatz von Techniken mit geringerem mechanischem Index, also zu Bläschen, die länger „überleben".

Beim „tissue harmonic imaging" wird kein Kontrastmittel verwendet. Es wird – z. B. durch Phaseninversionstechnik – der nichtlineare Schwingungsanteil aus den im Gewebe entstehenden Echos genutzt. Diese Technik erbringt eine wesentliche Verbesserung der B-Bild-Diagnostik, weil durch den laufwegabhängigen Effekt *die nichtlinearen Anteile erst vor Ort, also in der Tiefe entstehen*, wodurch die Schallstreuung, z. B. an der Bauchwand, vermieden und die Auswirkungen von Nebenkeulen vermindert werden. Die Bilder erscheinen wesentlich weniger „verrauscht", der Kontrast ist erhöht, und echoleere Strukturen (z. B. Gallenblase, Gefäße, Zysten) stellen sich deutlich frei von Streuechos dar. Die Methode stößt infolge der niedrigen Amplitude der nichtlinearen Frequenzanteile v. a. dort an ihre Grenzen, wo eine starke Absorption vorliegt, also in großer Tiefe, oder z. B. bei der Untersuchung einer Fettleber. Auch im absoluten Nahfeld ist der Zugewinn gering, weil sich hier die nichtlinearen Schwingungsanteile noch nicht aufgebaut haben.

Literatur

AIUM Bio-Effect Committee (1983) Safety considerations for diagnostic ultrasound. American Insti-tute for Ultrasound in Medicine and Biology, Washington/DC

Angerstein W (1988) Lexikon der radiologischen Technik in der Medizin. Ueberreuter, Wien Berlin

Balter S (1993) Fundamental properties of digital images. Radio Graphics 13: 129–141

Bartenstein P et al. (1997) Konsensus – Neuro-PET. Nuklearmedizin 36/8: 46–47

Beekmans AAG (1982) Image quality aspects of x-ray image intensifiers, vol 27 no 1. Medicamundi, Eindhoven: 25–29

Beutel J, Apple BA, Shaw R (1993) The role of screen parameters and print-through in the performance of film/screen systems. Phys Med Biol 38: 1181

Birch R, Marshall M (1979) Comparison of Bremsstrahlung X-ray spectra and comparison with spectra measured with a Ge(Li) detector. Phys Med Biol 24: 505–517

Blomley MJ, Albrecht T, Cosgrove DO et al. (1999) Improved imaging of liver metastases with stimulated acoustic emission in the late phase enhancement with the US contrast agent SH U 508A: early experience. Radiology 210: 409–416

Boone JM, Chavez AE (1997) Comparison of X-ray cross sections for diagnostic and therapeutic medical physics. Med Phys 23: 1997–2005

Braunschweig R et al. (1997) Digital radiography. Results of survey (Part A) and a consensus conference (Part B). Eur Radiol 7: 94–101

Brixner LH (1987) New X-ray phosphors. Mat Chem Phys 16: 253

Bushberg J (1994) The essential physics of medical imaging. Williams and Wilkins, Baltimore: 65–239

Chabbal J (1996) Amorphous silicon X-ray image sensor. SPIE 2708: 499–510

CIE IEC 1262-2 (1994) Medical electrical equipment, characteristics of electro-optical X-ray image intensifiers. Part 2 Determination of conversion factors. Part 6 Determination of contrast ratio and veiling glare. Genf

Cowen AR (1991) Digital X-ray imaging. Meas Sci Technol 2: 691–707

Dahlbohm M et al. (1998) Imaging performance of a YSO/LSO phoswich detector. JNM 98/5: 52P

Dainty JC, Shaw R (1974) Image science – principles, analysis and evaluation of photographic-type imaging processes. Academic Press, London

Delorme S, Debus, J (1998) Ultraschalldiagnostik. Hippokrates, Stuttgart, S 35–88

Delorme S, Zuna I (1995) Quantitative Auswerteverfahren in der B-Bild- und Farbdoppler-Sonographie. Ultraschall Klin Prax 10: 50–61

Diederich S, Lenzen H, Puskas Z, Koch AT, Yelbuz TM, Eameri M, Roos N, Peters PE (1996) Niedrigdosiscomputertomographie des Thorax. Radiologe 36: 475–482

DIN 6860 (1996) Filmverarbeitung in der Radiologie – Lagerung, Transport, Handhabung und Verarbeitung

DIN 6867-10 (1995) Sensitometrie an Film-Folien-Systemen für die medizinische Radiographie – Nennwerte der Empfindlichkeit und des mittleren Gradienten

DIN 6867-2 (1992) Bildregistrierendes System, bestehend aus Röntgenfilm, Verstärkungsfolien und Kassette zur Verwendung in der medizinischen Röntgendiagnostik – Bestimmung der Modulationsübertragungsfunktion

DIN, Deutsches Institut für Normung e.V. (1995) Medizinische elektrische Geräte Teil 1: Allgemeine Anforderungen an die Sicherheit 3. Ergänzungsnorm: Allgemeine Anforderungen an den Strahlenschutz von diagnostischen Röntgengeräten. Norm DIN EN 60601-1-3. Beuth, Berlin

Dobbins JT (1995) DQE(f) of four generations of computed radiography acquisition devices. Med Phys 22 (10)

Dobbins JT (2000) Image quality metrics for digital systems. In: Beutel J, Kundel HL, Van Metter R (eds) Handbook of medical imaging, vol 1: Physics and psychophysics. SPIE, Bellingham, pp 161–222

Drexler G, Panzer W, Stieve FE, Widenmann L, Zankl M (1993) Die Bestimmung von Organdosen in der Röntgendiagnostik. Hofmann, Berlin

European (1996) European guidelines on quality criteria for diagnostic radiographic imaging. EUR 16260 EN

Ewen K (1998) Moderne Bildgebung. Thieme, Stuttgart New York

Feuerbach S, Lorenz W, Klose KJ, Gmeinwieser J, Lackner KJ, Landwehr P, Grabbe E, Klöppel R (1996) Kontrastmittelapplikation bei der Spiral-Computertomographie: Ergebnisse einer Konsensuskonferenz. Fortschr Röntgenstr 164, 2: 158–165

Forsberg F, Liu JB, Merton DA, Rawool NM, Goldberg BB (1995) Parenchymal enhancement and tumor visualization using a new sonographic contrast agent. J Ultrasound Med 14: 949–957

Frieser H (1975) Photographische Informationsaufzeichnung. Oldenbourg, München Wien

Fujita H et al. (1988) Investigations of basic imaging properties in digital radiography: 12. Effect of matrix configuration on spatial resolution. Med Phys 15: 384–390

Fujita H et al. (1989) Resolution properties of a computed radiographic system. Medical Imaging III. SPIE 1090: 263–275

Gagne RM, Quinn PW, Jennings RJ (1994) Comparison of beam hardening and K-edge filters for imaging barium and iodine during fluoroscopy. Med Phys 21: 107–121

Giger ML (1984) Investigations of basic imaging properties in digital radiography: 1 Modulation transfer function. Med Phys 11(3): 287–295

Harding G, Kosanetzky J (1989) Scattered X-ray non-destructive testing. Nucl Inst Meth A280: 517–528

Hauff P, Fritzsch T, Reinhardt M, Weitschies W, Luders F, Uhlendorf V, Heldmann D (1997) Delineation of experimental liver tumors in rabbits by a new ultrasound contrast agent and stimulated acoustic emission. Invest Radiol 32: 94–99

Hay GA (1982) Traditional x-ray imaging. In: Wells PNT (ed) Scientific basis of medical imaging. Churchill-Livingstone, Edinburgh, pp 1–53

Heinz-Peer G, Weninger F, Nowotny R, Herold CJ (1996) Strahlendosis der verschiedensten CT-Verfahren in der Lungendiagnostik. Radiologe 36: 470–474

Herman GT (1979) Image reconstruction from projections. Springer, Berlin Heidelberg New York Tokyo

Hillen W et al. (1991) Signal to noise ratio performance in Cesium Iodide x-ray fluorescent screens, SPIE Med Imaging. V: Image physics, vol 1443, Bellingham, Proc. SPIE Vol. 1443, pp 120–131

Hillen W, Schiebel U, Zaengel T (1986) Image quality in selenium based digital radiography. Proc SPIE 626: 176–184

Hillen W, Schiebel U, Zaengel T (1987) Image performance of a digital storage phosphor system. Med Phys 14: 744–751

Hounsfield GN (1973) Computerized transverse axial scanning (tomography) I. Description of system. Br J Radiol 46: 1016–1022

Hu H (1999) Multi-slice helical CT: scan and reconstruction. Med Phys 26(1): 5–18

Huber S, Steinbach R, Sommer O, Zuna I, Czembirek H, Delorme S (2000) Contrast-enhanced power Doppler harmonic imaging – Influence on visualization of renal vasculature. Ultrasound Med Biol 26: 1109–1115

Hudson HM, Larkin RS (1994) Accelerated image reconstruction using ordered subsets of projection data. IEEE Trans Med Imaging MI-13: 601–609

ICRP (1991) International Commission on Radiological Protection. 1990 Recommendations of the International Commission on Radiological Protection. Publication 60. Pergamon Press, Oxford

IEC, International Electrotechnical Commission 60601-1-3 (1994) Medical electrical equipment – Part 1: General requirements for safety – 3. Collateral standard: General requirements for radiation protection in diagnostic X-ray equipment

IEC, International Electrotechnical Commission 60601-2-45 (1998) Medical electrical equipment – Part 2-45: Particular requirements for the safety of mammographic X-ray equipment and mammographic stereotactic devices.

IEC, International Electrotechnical Commission 60627 (2001) Diagnostic X-ray imerging equipment – Characteristics of general purpose and mammographic anti-scatter grids

IEC, International Electrotechnical Commission 60336 (1993) X-ray tube assemblies for medical diagnosis – Characteristics of focal spots

ISO 9236-1 (1996) Photography – Sensitometry of screen-film systems for medical radiography – Part 1: Determination of sensitometric curve shape, speed and average gradient

ISO 9236-3 (1999) Photography – Sensitometry of screen-film systems for medical radiography – Part 3: Determination of sensitometric curve shape, speed and average gradient for mammography

Jenne J (2001) Kavitation in biologischem Gewebe. Ultraschall Med 22: 200–207

Jötten G (1979) Koronarangiographie. In: Lichtlen PR (Hrsg) Beiträge zur Kardiologie, perimed, Erlangen, Bd 11, pp 21–52

Jung H (1995) Strahlenrisiko: Widersprüchliche Angaben verunsichern Öffentlichkeit und Patienten. Deutsche Röntgengesellschaft, Informationen 3/95

Kalender WA (1995) Thin-section three-dimensional spiral CT: Is isotropic imaging possible? Radiology 197: 578–580

Kalender WA, Seissler W, Vock P (1989) Single breathhold spiral volumetric CT by continuous patient translation and scanner rotation. Radiology 173 (P): 414

Kalender WA, Vock P, Polacin A, Soucek M (1990) Spiral-CT: Eine neue Technik für Volumenaufnahmen. I. Grundlagen und Methodik. Röntgenpraxis 43: 323–330

Kamm KF (1998) Grundlagen der Röntgenabbildung. In: Ewen K (Hrsg) Moderne Bildgebung. Thieme, Stuttgart New York, S 45–61

Kinahan PE, Rogers JG (1990) Analytic three-dimensional image reconstruction using all detected events. IEEE Trans Nucl Sci NS-36: 964–968

Knoll GF (1988) Radiation Detection and Measurement. 2nd edn, Wiley, New York

Köchli VD, Marincek B (1998) Wie funktioniert MRI? Eine Einführung in Physik und Funktionsweise der Magnetresonanzbildgebung. Springer, Berlin Heidelberg New York Tokyo

Koedooder K, Venema HW (1986) Filter materials for dose reduction in screen-film radiography. Phys Med Biol 31: 585–600

Kuhn H (1992) Bildqualitätsparameter zur Charakterisierung radiologischer Abbildungssysteme. Akt Radiol 2: 115–122

Kuhn H (1995) Streustrahlung und ihre Reduzierung, in: Morneburg H (Hrsg) Bildgebende Systeme für die medizinische Diagnostik. Publicis MCD, Erlangen

Kuttruff H (1988) Physik und Technik des Ultraschalls. Hirzel, Stuttgart

Laubenberger T (1999) Technik der medizinischen Radiologie. Dt Ärzteverlag, Köln, 7. Aufl.

Laubenberger T, Laubenberger J (1994) Technik der medizinischen Radiologie. 6. Aufl. Dt Ärzte-Verlag, Köln, S 399–413

Leitz W, Axelsson B, Szendrö G (1995) Computed tomography dose assesment – a practical approach. Radiation Protection Dosimetry 57: 377–380

Lenzen H, Roos N, Diederich S, Meier N (1996) Strahlenexposition bei der Niedrigdosiscomputertomographie des Thorax. Radiologe 36: 483–488

Levy RA (1995) Three-dimensional craniocervical helical CT: Is isotropic imaging possible? Radiology 197: 645–648

Lorenz A (1997) Physikalische Grundlagen, technische Grundlagen und Artefakte. In: Merz E (Hrsg) Sonographische Diagnostik in Gynäkologie und Geburtshilfe. Thieme, Stuttgart New York, S 3–24

Mattrey RF, Steinbach GC (1991) Ultrasound contrast agents. State of the art. Invest Radiol 26 (suppl 1): 5–11

McMaster WH, Kerr Del Grande N, Mallett JH, Hubbel JH (1969) Compilation of X-ray cross sections. Springfield/VA: National Technical Information Service, US Dept. of Commerce

Metz C, Wagner RF, Doi K, Brown DG, Nishikawa RM, Myers KJ (1995) Toward consensus on quantitative assessment of medical imaging systems. Med Phys 22(2): 1057–1061

Millner R et al. (1987) Ultraschalltechnik: Grundlagen und Anwendungen. Physik-Verlag, Weinheim, S 41–46

Morneburg H (1995) Bildgebende Systeme für die medizinische Diagnostik. Publicis MCD, Erlangen

Nagel HD (1986) Aluminium equivalence of materials used in diagnostic radiology and its dependence on beam quality. Phys Med Biol 31: 1381–1399

Nagel HD (1989) Comparison of performance characteristics of conventional and K-edge filters in general diagnostic radiology. Phys Med Biol 34: 1269–1287

Nagel HD (Hrsg) (1999) Strahlenexposition in der Computertomographie. Fachverband Elektromedizinische Technik im ZVEI, Frankfurt

NCRP-Report (National Council on Radiation Protection and Measurements, Bethesda/MD) No. 74 (1983) Biological effects of ultrasound: mechanisms and clinical implications

Neitzel U (1998) Grundlagen der digitalen Bildgebung. In: Ewen K (Hrsg) Moderne Bildgebung. Thieme, Stuttgart New York, S 63–76

Neitzel U, Maack I, Günter-Kohfahl S (1994) Image quality of a digital chest radiography system based on a selenium detector. Med Phys 21(4): 509–516

Nissen SE, Pepine CJ, Bashore TM et al. Cardiac angiography without cinefilm: erecting a „tower of Babel" in the cardiac catheterization laboratory. JACC 24: 834–837

Ohnesorge B, Flohr T, C Becker C, Knez A, Kopp AF, Fukuda K, Reiser MF (2000) Herzbildgebung mit schneller, retrospektiv EKG-synchronisierter Mehrschichtspiral-CT. Radiologe 40: 111–117

Ohnesorge B, Flohr T, Schaller S, Klingenbeck-Regn K, Becker C, Schöpf UJ, Brüning R, Reiser MF (1999) Technische Grundlagen und Anwendungen der Mehrschicht-CT. Radiologe 39: 923–931

Pepine CJ et al. (1991) ACC/AHA Guidelines for cardiac catheterization and cardiac catheterization laboratories. Circulation 84: 2213–2247

Prokop M, Schaefer-Prokop CM (1997) Digital image processing. Radiol 7 (suppl 3): 73–82

Prokop M, Schäfer C, Kalender WA, Polacin A, Galanski M (1993) Gefäßdarstellungen mit der Spiral-CT: Der Weg zur CT-Angiographie. Radiologe 33: 694–704

Reich H (1990) Dosimetrie ionisierender Strahlung. Teubner, Stuttgart

Reimer P, Parizel PM, Stichnoth FA (1999) Klinisches MR-Imaging. Springer, Berlin Heidelberg New York Tokyo

Reiser M, Semmler W (1997) Magnetresonanztomographie. Springer, Berlin Heidelberg New York Tokyo

Reske S et al. (1997) Konsensus – Onko-PET. Nuklearmedizin 36/7: 45–46

Richter D et al. (1987) Physikalisch-technische Grundlagen der Röntgendiagnostik. In: Schinz (Hrsg) Radiologische Diagnostik in Klinik und Praxis, Bd I: Allgemeine Grundlagen der radiologischen Diagnostik. Thieme, Stuttgart New York

Rodenwaldt J, Kopka L, Roedel R, Grabbe E (1996) Dreidimensionale Oberflächendarstellung des Larynx und der Trachea mittels Spiral-CT: Virtuelle Endoskopie. Fortschr Röntgenstr 165,1: 80–83

Roehrig H (1981) Photoelectric imaging for radiology. IEEE Transact Nuc Science 1: 190–204

Röntgenverordnung (1998) Bundesanstalt für Arbeitsschutz und Arbeitsmedizin. Regelwerk 13: Richtlinie für Sachverständigenprüfung nach Röntgenverordnung, Anl. I. Bremerhaven: Wirtschaftsverlag NW Verlag für neue Wissenschaft, S 124–124

Rose A (1973) Vision. Plenum, New Xork

Rupp S (1991) Digitale Radiographie-Optimierung der Bildqualität durch Bildverarbeitung. Reihe 10. Informatik/Kommunikationstechnik Nr. 161. VDI, Düsseldorf

Schaefer-Prokop CM, Prokop M (1997) Storage phosphor radiography. Eur Radiol 7 (suppl 3): 58–65

Schäfer A et al. (1998) Transmissionsmessungen bei der Single Photon Emissionscomputertomographie. Nuklearmediziner 4,21: 273–281

Schlief R, Bauer A (1996) Ultraschallkontrastmittel. Radiologe 36: 51–57

Schmand M et al. (1999) HRRT a new high resolution LSO-PET research tomograph. JNM 40/5: 76P

Schoelgens C (1998) Native TM tissue harmonic imaging. Radiologe 38: 420–423

Schönberger J et al. (1999) Positronenbildgebung mit der Koinzidenzdoppelkopfkamera E. CAM+ im Vergleich zum PET Scanner ECAT EXACT, Technische Grundlagen und erste klinische Ergebnisse. Nuklearmediziner 1, 22: 31–45

Schrope BA, Newhouse VL (1992) Stimulated capillary blood flow measurement using a nonlinear ultrasonic contrast agent. Ultrason Imaging 14: 134–138

Schrope BA, Newhouse VL (1993) Second harmonic ultrasonic blood perfusion measurement. Ultrasound Med Biol 19: 567–579

Schwaiger M et al. (1996) Indikationen für die klinische Anwendung der Positronen Emissionstomographie in der Kardiologie. Z Kardiol 85: 453–468

Seibert JA (1997) Computed radiography overview. (83rd Scientific Assembly and Annual Meeting of the Radiological Society of North America, Chicago 1997)

Seibert JA, Nalcioglu O, Roeck W (1984) Characterization of the veiling glare PSF in image intensified fluoroscopy, Med Phys 11: 172

Shope TB, Morgan TJ, Johnson GC (1981) A method for describing the doses delivered by transmission X-ray computed tomography. Med Phys 8: 488–495

Simon R, Brennecke R, Hess O, Meier B, Reiber JHC, Zeelenberg C (1994) Recommendations for digital imaging in angiocardiography. Eur Heart J 15: 1332–1334

Sorenson JA, Phelps ME (1987) Physics in nuclear medicine. Saunders, Philadelphia

Spekowius G et al. (1995) Simulation of the imaging performance of x-ray image intensifier/TV camera chains. Proc. SPIE Bellingham, 2432: 12–23

Stender HS, Stieve FE (1990) Bildqualität in der Röntgendiagnostik. Dt Ärzteverlag, Köln

Stieve FE (1966) Bildgüte in der Radiologie. Fischer, Stuttgart

Sutter SM (1998) Halbleiterdetektoren als Alternative zum NaI Detektor. Nuklearmediziner 4,21: 245–248

Townsend DW et al. (1999) Fusion imaging for whole-body oncology with a combined PET and CT scanner. JNM 40/5: 148P

Uhlendorf V, Hoffman C (1994) Nonlinear acoustical response of coated microbubbles in diagnostic ultrasound. Proc IEEE UFFC 1559–1562

Ulrich WD (1974) Ultrasound dosage for nontherapeutic use on human beings – extrapolation from a literature survey. IEEE Trans Biomed Eng, BME-21: 48

Vining DJ, Shifrin RY, Haponik EF, Liu K, Choplin RH (1994) Virtual bronchoscopy. Radiology 193: 261

Vlaardingerbroek MT, den Boer JA (1999) Magnetic Resonance Imaging, Theory and Practice. Springer, Berlin Heidelberg New York Tokyo

Watson CC et al. (1995) A single scatter simulation technique for scatter correction in 3D PET. (Proceedings of the 1995 International Meeting on Fully Three-Dimensional Image Reconstruction in Radiology and Nuclear Medicine. Aix-les-Baines, France, pp 215–219)

Wells PNT (1980) Ultraschall in der medizinischen Diagnostik. de Gruyter, Berlin New York

Ziskin MC, Revesz G, Kundel HL, Shea FJ (1971) Spatial frequency spectra of radiographic images. Radiology 98: 507–517

Weiterführende Literatur

Lehmann T, Oberschelp W, Pelikan E, Repges R (1994) Bildverarbeitung für die Medizin. Springer

Jähne B (1997) Digitale Bildverarbeitung. Springer

Jain A (1989) Fundamentals of Digital Image Processing. Prentice Hall

Pratt W (1991) Digital Image Processing. Wiley-Interscience

van Dam F (1996) Computer Graphics. Addison Wesley

Spezielle Untersuchungsverfahren

H. Aichinger, R. van Gessel, C. Greis, W. Härer, H.-R. Hentrich, G. Lauritsch
T. Mertelmeier, M. Säbel, R. Schulz-Wendtland und P. Solleder

2.1 Untersuchungsverfahren mit Kontrastmittel *163*
2.1.1 Röntgenkontrastmittel
R. van Gessel *163*
2.1.2 Ultraschall-Signalverstärker
C. Greis, P. Solleder *168*
2.1.3 Kontrastmittel für die Kernspintomographie
H.-R. Hentrich *175*
2.2 Vergrößerungstechnik
M. Säbel, R. Schulz-Wendtland *180*
2.2.1 Grundlagen *180*
2.2.2 Vergrößerungsmammographie mit Film-Folien-Systemen *183*
2.2.3 Digitale Vergrößerungsmammographie *184*
2.3 Stereoaufnahmetechnik
H. Aichinger *185*
2.3.1 Einleitung *185*
2.3.2 Prinzip der Stereoaufnahmetechnik, Dosis und Bildgüte *186*
2.3.3 Technische Lösungen für Durchleuchtung und Aufnahme *188*
2.3.4 Stereoaufnahmetechnik bei digitaler Bildgebung *189*
2.3.5 Zusammenfassung und Ausblick *190*
2.4 Tomographie – Prinzip und Potenzial der Schichtbildverfahren
W. Härer, G. Lauritsch, T. Mertelmeier *191*
2.4.1 Grundprinzip und historischer Rückblick *191*
2.4.2 Allgemeine Eigenschaften der Schichtbildverfahren *194*
2.4.3 Klassisches Schichten (Verwischungstomographie) *195*
2.4.4 Digitale Tomosynthese *196*
2.4.5 Zusammenfassung und Ausblick *198*
Literatur *199*

2.1 Untersuchungsverfahren mit Kontrastmittel

2.1.1 Röntgenkontrastmittel

R. van Gessel

Allgemeine Prinzipien
Die diagnostische Anwendung der Röntgenstrahlung beruht auf deren Schwächung durch Absorption und Streuung im durchstrahlten Gewebe. Die chemische Zusammensetzung des menschlichen Organismus aus Elementen vorwiegend niedriger Ordnungszahl – der Grad der Absorption korreliert mit der Ordnungszahl – setzt hierbei Grenzen: Weichteilorgane absorbieren Röntgenstrahlung nur in geringem und graduell ähnlichem Ausmaß.

Schon bald nach Entdeckung der Röntgenstrahlen wurde deshalb nach Möglichkeiten gesucht, zu geringe Dichteunterschiede diagnostisch relevanter Regionen anzuheben. Dies ist die Hauptaufgabe von Röntgenkontrastmitteln, und hieraus leiten sich die prinzipiellen Anforderungen ab:
Röntgenkontrastmittel sollen

- eine ausreichend hohe Röntgenschwächung aufweisen, dabei
- leicht in den Körper einzubringen sein,
- rasch ausgeschieden werden,
- nicht metabolisiert werden sowie
- sich pharmakologisch und physiologisch inert verhalten.

Neben der Darstellung der Anatomie und Morphologie gewinnt die Verwendung zu Funktionsuntersuchungen zunehmend an Bedeutung.

Aufgrund ihrer Röntgendichte relativ zu körpereigenen Geweben unterscheidet man negative – mit schwächerer – und positive Kontrastmittel mit stärkerer Absorption.

Negative Kontrastmittel sind zunächst Gase wie Luft, Stickstoff, CO_2 oder Edelgase, die in Hohlräume und -organe sowie in Blutgefäße eingebracht werden können. Zur Markierung des Magen-Darm-Trakts in der Computertomographie (CT) sind auch Wasser oder Paraffin gebräuchlich.

Positive Kontrastmittel lassen sich, je nach Betrachtungsweise, in verschiedene Gruppen einteilen. Als kontrastgebende Elemente dienen dabei

- *Barium* in Form des schwerlöslichen Salzes Bariumsulfat ($BaSO_4$) zur Darstellung des Ösophagogastrointestinaltrakts und der CT des Abdomens sowie
- *Jod* in organisch gebundener Form und zumeist als wässrige, injizierbare Lösung.

Die letztgenannte Gruppe wasserlöslicher Kontrastmittel besitzt heute die größte Bedeutung in der Diagnostischen Radiologie und wird im Folgenden eingehender behandelt.

Wasserlösliche nephrotrope Röntgenkontrastmittel

Das Absorptionsvermögen der chemischen Elemente steigt mit der Ordnungszahl.

CAVE Entscheidender Nachteil schwerer Elemente zur Verwendung als Kontrastmittel ist die Toxizität.

In den wasserlöslichen Kontrastmitteln haben die konträren Anforderungen – hohe Röntgendichte vereint mit Verträglichkeit – den besten praxistauglichen Kompromiss gefunden. Dies wurde durch ein verhältnismäßig einfaches Bauprinzip erreicht:

Als Grundgerüst fungiert ein zentraler aromatischer Ring, der an drei der sechs Kohlenstoffatome je nach Molekül variierende Seitenketten trägt; eine davon war ursprünglich als Carboxylfunktion ausgebildet. Die restlichen drei Positionen sind mit kovalent gebundenen Jodatomen substituiert. Alle heute üblichen Substanzen lassen sich schematisch somit von einer Grundverbindung, der Trijodbenzoesäure, ableiten. Die Funktion der Seitenketten besteht zunächst in der Löslichkeitsverbesserung; angestrebt wird ein hoher Grad an Wasserlöslichkeit (Hydrophilie). Verhindert wird hierdurch eine über hydrophobe Wechselwirkungen vermittelte Bindung an Proteine, etwa Albumin, und der Übertritt vom Interstitium in das Zellinnere: Das Kontrastmittel wird rascher und nahezu ausschließlich renal eliminert (Nephrotropie). Schließlich determinieren die Seitenketten die grundsätzlichen physikalisch-chemischen Eigenschaften sowohl des Moleküls (etwa Löslichkeit, molekulare bzw. Neurotoxizität etc.) als auch der gebrauchsfertigen Lösungen (Osmolalität, Viskosität) sowie nicht zuletzt auch die Verträglichkeit.

Man hat in dieser Gruppe zwischen ionischen und nichtionischen Röntgenkontrastmitteln zu unterscheiden, danach also, ob die Kontrastmittelmoleküle elektrisch geladen oder neutral sind:

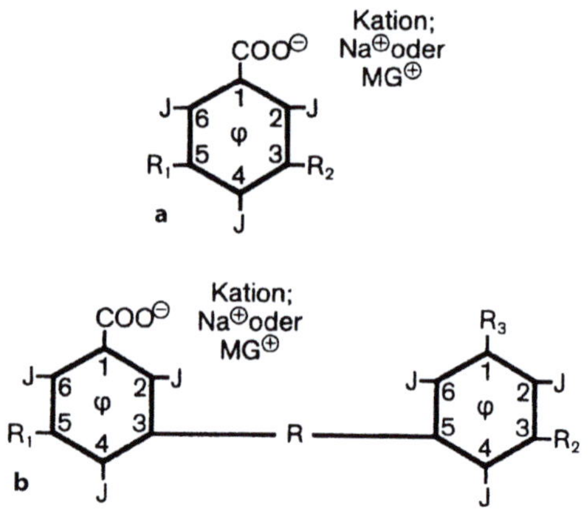

Abb. 2.1 a, b. a Grundschema eines monomeren, ionischen Röntgenkontrastmittels. R_1 und R_2 stehen für verschieden ausgebildete Seitenketten, die die Molekülvarianten kennzeichnen. Charakteristisch ist die anionische Säurefunktion an Position 1, die zum Ladungsausgleich ein Kation benötigt. **b** Grundschema eines dimeren, ionischen Röntgenkontrastmittels. (*MG* Meglumin)

Ionische Kontrastmittel sind schwache organische Säuren, die in Form ihrer – zumeist – Natrium- und/oder N-Methylglucamin- (abgekürzt: Meglumin-) Salze vorliegen (Abb. 2.1a). In wässriger Lösung dissoziieren sie in das negativ geladene Säureanion sowie das jeweilige salzbildende Kation. Letzteres trägt nicht zur Kontrastgebung bei, erhöht aber die Osmolalität der Lösung. Ionische Kontrastmittel werden deshalb auch als „hochosmolar" oder „hyperosmolar" bezeichnet. Pro drei Jodatome müssen zwei osmotisch wirksame Teilchen gelöst werden, die „Jodzahl" beträgt 3:2 bzw. 1,5.

Eine Ausnahme stellt die Ioxaglinsäure bzw. deren Natrium-/Megluminmischsalz dar. Als sog. *dimeres Kontrastmittel* besteht es aus zwei kurzkettig aneinander gebundenen aromatischen Kernen mit insgesamt sechs Jodatomen. Einer der Ringe trägt eine negative Säuregruppierung mit korrespondierendem Gegenion (Abb. 2.1b). Mit zwei Teilchen gehen somit sechs Jodatome in Lösung, die „Jodzahl" beträgt 6:2 bzw. 3. Im Ergebnis führt dies bei gegebenem Jodgehalt zu einer erniedrigten Osmolalität.

Gleichfalls mit dem Ziel, die Osmolalität zu reduzieren, wurde seit den 70er Jahren ein weiterer Weg beschritten: die Entwicklung der Klasse der *nichtionischen Kontrastmittel* (Almèn 1969). Durch chemische Modifikation der ladungstragenden Carboxylgruppe wurde die Dissoziation verhindert; es resultieren elektrisch neutrale Moleküle. Dies kommt in der Bezeichnung dieser Klasse zum Ausdruck (Abb. 2.2). Bei monomeren nichtionischen Kontrastmitteln beträgt die Jodzahl somit 3:1 bzw. 3.

Der Wegfall der elektrischen Ladung, bei den ionischen Verbindungen in erster Linie für die Lös-

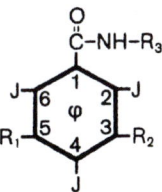

Abb. 2.2. Grundschema eines monomeren nichtionischen Röntgenkontrastmittels. Kennzeichnend ist die nichtdissoziierende Gruppierung an Position 1

Tabelle 2.1. Osmolalitäten und Viskositäten handelsüblicher Röntgenkontrastmittel

Substanzklasse	Osmolalität (mOsm/kg H_2O; bei 300 mg Jod/ml)	Viskosität (mPa × s; bei 300 mg Jod/ml; 37 °C)
Ionisch, monomer	> 1.500	4–6
Ionisch, dimer	580	7,5 (320 mg/ml)
Nichtionisch, monomer	520–700	4,5–7
Nichtionisch, dimer	270–320	> 8

lichkeit verantwortlich, erforderte neue Ansätze. Um einen hohen Grad an Wasserlöslichkeit (Hydrophilie) zu erreichen, werden zahlreiche OH-Gruppen in die drei Seitenketten eingeführt: Nichtionische Röntgenkontrastmittel verdanken ihre ausgezeichnete Löslichkeit demselben Prinzip wie etwa Glukose. Als Nebeneffekt schirmen die langen, hydrophilen Seitenketten den hydrophoben Kern samt den kontrastgebenden Jodatomen ab. Als positiv überraschendste Auswirkung stellte sich jedoch eine deutliche Verminderung von Allgemein- und lokalen Reaktionen heraus (s. unten).

Einen Schritt weiter Richtung Isotonie gehen dimere, nichtionische Kontrastmittel. Ähnlich wie für die Ioxaglinsäure dargestellt, bestehen die Moleküle aus zwei gekoppelten, jedoch elektrisch neutralen Ringen mit insgesamt sechs Jodatomen. Ein Gegenion zum Ladungsausgleich ist nicht erforderlich. Die resultierende Jodzahl ergibt sich zu 6:1 bzw. 6, die Osmolalität solcher Kontrastmittel liegt folglich im physiologischen Bereich oder sogar darunter.

Osmolalität

Definition Die Osmolalität ist ein Maß für die Zahl osmotisch wirksamer Teilchen einer Lösung, die Angabe erfolgt in Osm/kg Lösungsmittel (bei Kontrastmitteln: Wasser) bzw. mOsm/kg.

Weniger gebräuchlich ist die Osmolarität, die in Osm/l (der fertigen Lösung) angegeben wird. Blut besitzt eine Osmolalität im Bereich von 280–300 Osm/kg H_2O.

Merke Idealerweise sollten Kontrastmittel blutisoton sein, um Störungen des Wasser- und Elektrolythaushaltes sowie Hitze- und Schmerzempfindungen unter der Injektion, Schädigung der Gefäßintima oder der Blut-Hirn-Schranke und andere Nebenwirkungen zu vermeiden.

Die Schmerzschwelle wird bei 600 mOsm/kg angenommen.

Generell steigt die Osmolalität von Kontrastmittellösungen mit dem Wirkstoff- bzw. Jodgehalt. Radiologische Untersuchungen mit Kontrastmitteln erfordern Jodkonzentrationen von etwa 300 ± 100 mg/ml, die Osmolalitätswerte bewegen sich damit, mit Ausnahme der nichtionischen Dimeren, im leicht bis ausgeprägt hypertonen Bereich (Tabelle 2.1).

Viskosität

Kontrastmittel sollten sich leicht und – zumeist – rasch, auch durch dünne Katheter, injizieren lassen, d.h. möglichst niedrig viskös sein. Faktoren, die die Viskosität von Kontrastmittellösungen beeinflussen, sind in erster Linie der Wirkstoff- bzw. Jodgehalt, die Temperatur sowie Form und Größe der gelösten Moleküle. Dimere Kontrastmittel weisen daher eine vergleichsweise hohe Viskosität auf, ihre Zubereitungen sind aus diesem Grund auf 320 mg Jod/ml begrenzt. Zur Erleichterung der Injektion höherkonzentrierter Kontrastmittel empfiehlt sich die vorherige Erwärmung.

Die günstigste Kombination aus niedriger Osmolalität und Viskosität besitzt das nichtionische monomere Kontrastmittel Iomeprol.

Kinetik der intravasalen nephrotropen Kontrastmittel

Wasserlösliche Kontrastmittel folgen generell einer zweiphasigen Kinetik:

- Verteilung,
- Ausscheidung.

Nach intravasaler Injektion erfolgt eine rasche Diffusion in den Interstitialraum bis zum Konzentrationsausgleich. Damit geht ein schneller initialer Abfall des Plasmaspiegels einher; die Halbwertszeiten liegen bei etwa 15 min. Gleichzeitig setzt mit der ersten Nierenpassage die renale Ausscheidung ein. Die Eliminationsgeschwindigkeit wird entscheidend von der Nierenfunktion bestimmt, sie verläuft jedoch im Vergleich zur Verteilungsphase langsamer. Daher sinkt der Plasmaspiegel in dieser zweiten Phase weniger schnell, die Halbwertszeiten betragen etwa 2 h.

Nach 2 h sind, normale Nierenfunktion vorausgesetzt, bereits 50% der applizierten Kontrastmittelmenge wieder ausgeschieden, nach 24 h im Regelfall mehr als 90%. Die extravasale Komponente wird zur Kontrastierung parenchymatöser Organe z. B. in der CT genutzt.

Moderne Röntgenkontrastmittel gehen praktisch keine Bindung zu Plasmaproteinen ein, sie werden frei glomerulär filtriert. Ebenso kann davon ausgegangen werden, dass weder eine tubuläre Rückresorption noch eine aktive tubuläre Sezernierung stattfindet. Kontrastmittel werden nicht metabolisiert. Ein geringer Prozentsatz der Dosis (< 5%) kann in den Fäzes und im Speichel gefunden werden.

> **Merke !** Kontrastmittel sind aufgrund ihres geringen Molekulargewichts bei vernachlässigbarer Proteinbindung dialysierbar (Furukawa et al. 1996; Huhn et al. 1993).

Verträglichkeit

Wie jede exogen zugeführte Substanz sind auch heutige Kontrastmittel nicht frei von unerwünschten Nebenwirkungen. Ihrer Aufgabe als Diagnostika entsprechend ist für Kontrastmittel ein strengerer Maßstab anzulegen. Langjährige praktische Erfahrungen und die Ergebnisse klinischer Studien an kleinen und auch an sehr umfangreichen Patientenkollektiven belegen einen hohen Grad der Sicherheit; dies trifft insbesondere auf nichtionische Kontrastmittel zu (Schmiedel 1987). In Deutschland wurde diese Risikominderung vom früheren Bundesgesundheitsamt zum Anlass genommen, die intravasale Verabreichung ionischer Kontrastmittel durch sog. Monographien als nicht mehr *lege artis* einzustufen. Die meisten Anbieter sind dieser Auffassung durch Beschränkung auf retrograde Anwendungen gefolgt.

Pathogenetisch werden zwei Grundmechanismen unterschieden:

- die von der Dosis (weitgehend) unabhängigen und für den Einzelfall nicht vorhersagbaren Überempfindlichkeitsreaktionen allergieähnlicher Symptomatik sowie
- dosisabhängige, vorhersagbare Reaktionen, die das Resultat der inhärenten molekularen bzw. Chemotoxizität sind.

■ **Überempfindlichkeitsreaktionen.** Für Kontrastmittel charakteristisch ist der erstgenannte Reaktionstyp. Obwohl die Symptome denen allergischer Reaktionen vom Soforttyp sehr stark ähneln, spricht eine Reihe von Gründen gegen die Annahme eines echten IgE-vermittelten Allergiemechanismus (Lasser 1991; Amon 1997):

1. Kontrastmittelreaktionen treten auch bei Erstexposition, ohne vorherige Sensibilisierung, auf.
2. Reexpositionen verlaufen in etwa zwei Drittel der Fälle komplikationslos.
3. Für eine antigene Wirkung sind die Moleküle zu klein, auch ist die Proteinbindung (Hapten) zu gering.
4. Spezifische Antikörper wurden nur in wenigen Einzelfällen gefunden.

In-vitro-, tierexperimentelle und klinische Daten lassen auf eine direkte Freisetzung von Histamin (und auch anderer Mediatoren) aus basophilen Granulozyten, Mastzellen u. a. durch Kontrastmittel schließen. Die primär auslösenden Schritte sind verschieden, es existiert lediglich eine „gemeinsame Endstrecke". Zur Abgrenzung kontrastmittelbedingter von echten allergischen Reaktionen haben sich Bezeichnungen wie allergoide oder pseudoallergische Reaktionen eingebürgert, ohne hierdurch eine kausale Beschreibung festzulegen (Amon 1997; Lasser 1991).

Es ist weiterhin davon auszugehen, dass die Reaktionen nicht durch das gebundene Jod („Jodallergie") verursacht werden, sondern vielmehr durch das jeweilige Gesamtmolekül: In modernen Kontrastmitteln sind, wie beschrieben, die am zentralen Kern gebundenen Jodatome durch die hydrophilen Seitenketten maskiert.

Die meisten der Sofortreaktionen sind von leichter und vorübergehender Natur, zumeist betreffen sie Haut und Schleimhäute, Atemwege, Kreislauf und Magen-Darm-Trakt. Die Inzidenz liegt für nichtionische Kontrastmittel in der Größenordnung von 3%, etwa 4- bis 6fach seltener als bei ionischen Präparaten. Therapiepflichtige, aber nicht lebensbedrohliche Nebenwirkungen, sind in 0,2–0,4% der Untersuchungen mit nichtionischen Kontrastmitteln zu erwarten, mit ionischen Präparaten hingegen in 1–2%. Noch um eine Größenordnung seltener treten lebensbedrohliche Nebenwirkungen auf, unter nichtionischen Kontrastmitteln in 0,04%, unter ionischen Präparaten etwa 5fach häufiger in 0,2% (Katayama et al. 1990; Palmer 1988).

An die Entwicklung dimerer nichtionischer Kontrastmittel wurden weitere Erwartungen hinsichtlich einer Verträglichkeitsverbesserung geknüpft, die sich in der Praxis kaum erfüllt haben (Stacul u. Thomsen 1996). Auch dies kann als Indiz dafür interpretiert werden, dass die Osmolalität nur einen Teilaspekt der für die Verträglichkeit entscheidenden Eigenschaften darstellt.

■ **Prophylaxe.** Sie beginnt bereits bei der Indikationsstellung, der Anamneseerhebung (Erfassung des Risikoprofils), der Aufklärung und gesamten Patientenführung während der Untersuchung.

Merke: Sollte eine medikamentöse Prophylaxe erforderlich sein, so hat sich, unter der empirisch gestützten Annahme einer Histaminbeteiligung bei einem Großteil der Sofortreaktionen, eine kombinierte Prämedikation von H_1- und H_2-Antihistaminika unmittelbar vor Kontrastmittelinjektion bewährt.

Dieses Regime empfiehlt sich insbesondere bei Allergieanamnese und früheren Kontrastmittelreaktionen (Fink et al. 1992).

Alternativ kann das Kortikosteroid Methylprednisolon oral gegeben werden, allerdings 2-mal (12 und 2 h) vor der Kontrastmitteluntersuchung (Lasser et al. 1987). Damit erscheint dieses Konzept zumindest für ambulante Patienten nur bedingt praxistauglich.

■ **Organbezogene Nebenwirkungen.** Gemessen an Therapeutika werden Kontrastmittel in sehr großer Menge und zumeist direkt in die Blutbahn verabreicht. In 100 ml einer mittleren Kontrastmittelkonzentration sind rund 60 g Wirkstoff enthalten, entsprechend mehr mit steigender Konzentration und/oder größerem Volumen. Abhängig von der applizierten Menge (aber auch von vorbestehenden Funktionseinbußen) lassen sich Wirkungen auf einzelne Organe bzw. -systeme nachweisen. In erster Linie sind hier die Nieren und die Schilddrüse zu nennen.

■ **Kontrastmittelnephropathie.** Die Nieren sind primäres Erfolgsorgan wasserlöslicher Kontrastmittel; gelegentlich kommt es zu – zumeist innerhalb weniger Tage reversiblen – Störungen der Nierenfunktion. Die berichteten Inzidenzen unterliegen enormen Schwankungen zwischen 0 und nahezu 100%; zurückzuführen ist dies auf uneinheitliche Definition der Kontrastmittelnephropathie, unterschiedliche Messmethodik, Untersuchungen und Patientenpopulationen, aber auch auf die verwendeten Kontrastmittel (Deray 1999).

Definition: Heute weitgehend akzeptierte Definitionen der Kontrastmittelnephropathie sind

- Anstieg des Serumkreatinins um 0,5 – 1 mg/100 ml bzw.
- Abfall der Kreatininclearance um mindestens 25% nach einer Kontrastmitteluntersuchung.

Trotz vielfältiger Anstrengungen liegt eine schlüssige Erklärung des Pathomechanismus weitgehend im Dunkeln. Diskutiert werden sowohl hämodynamische (Minderperfusion aufgrund vasokonstriktorisch wirksamer Mediatoren) als auch tubulotoxische (Schädigung von Zellen des proximalen Tubulus, quantifizierbar durch Aktivitätsbestimmung tubulärer Enzyme im Urin) und -obstruktive Effekte. Für beide Ansätze existieren hinreichende Belege, was für die Annahme eines multifaktoriellen Geschehens spricht, in dem eine Sauerstoffunterversorgung (Hypoxie) des Nierenmarks eine zentrale Rolle spielt (Heyman et al. 1999).

Für nichtionische Kontrastmittel wird, bei normaler Nierenfunktion und Fehlen weiterer Risikofaktoren, eine Inzidenz einer Kontrastmittelnephropathie von unter 1% angenommen (Thomsen u. Busch 1998). Begünstigt wird eine kontrastmittelbedingte Nierenfunktionsverschlechterung durch bestimmte Risikokonstellationen. Hierzu zählen

- vorbestehend eingeschränkte Nierenfunktion,
- Dehydration,
- Diabetes mellitus, vor allem bei langjährigem Bestehen,
- nephrotoxische Begleitmedikation,
- kurzfristig wiederholte Kontrastmittelapplikationen,
- Einzelniere,
- höheres Lebensalter,
- Plasmozytom u. a.

Das Kontrastmittelnephropathierisiko erhöht sich mit der Anzahl gleichzeitig existenter Risikofaktoren (Haller u. Kübler 1999).

Prophylaktische Bedeutung (Schmiedel 1993) haben in erster Linie

- Erfassung des individuellen Risikoprofils,
- Verwendung eines nichtionischen Kontrastmittels in möglichst geringer Dosierung,
- Flüssigkeitszufuhr vor und nach der Untersuchung.

Eine empirische Formel zur Kontrastmitteldosierung in Abhängigkeit vom aktuellen Serumkreatinin lautet (Cigarroa et al. 1989):

$$\text{Maximales KM-Volumen (ml)} = \frac{\text{Körpergewicht (kg)} \times 5 \,[\text{max. 300 ml}]}{\text{Serumkreatinin (mg)} \, 100 \text{ ml}} \quad (1)$$

Verschiedenen Pharmaka wie Diuretika, Kalziumantagonisten, Theophyllin, Dopamin oder Prostaglandin-E2 wird ebenfalls eine präventive Wirkung zugeschrieben, ohne bislang jedoch allgemeine Anerkennung gefunden zu haben.

■ **Jodsubstituierte Kontrastmittel und Schilddrüse**
Obwohl im Rahmen von Kontrastmitteluntersuchungen enorme Jodmengen in den menschlichen Organismus eingebracht werden, steht dieses organisch gebundene Jod der Schilddrüse nicht zur Verfügung. Geringe Spuren freien Jodids (1 – 10 µg/ml) sind aller-

dings in den Lösungen enthalten. Eine gesunde Schilddrüse vermag die damit verbundene Jodexposition zu kompensieren; als normaler Bedarf gelten 200 µg pro Tag für Erwachsene (Hehrmann et al. 1996; Kob u. Schild 1988; Schürholz u. Schulze 1993).

Ein Gefährdungsrisiko im Sinne der Auslösung einer Hyperthyreose bzw. Thyreotoxikose besteht jedoch in Jodmangelgebieten wie Deutschland für Patienten mit funktioneller Autonomie. Entscheidend sind Volumen und Aktivität der autonomen Schilddrüsenanteile (Hehrmann et al. 1996):

< 5 (− 8) ml, ^{99m}Tc-Uptake < 1,8 %:   Risiko gering
> 8 ml, ^{99m}Tc-Uptake > 1,8 – 3 %:   Risiko hoch
> 14 ml, ^{99m}Tc-Uptake > 3 %:   Sichere Hyperthyreose

Prophylaktische Bedeutung haben

- Erhebung der Schilddrüsenanamnese vor jeder Kontrastmittelapplikation,
- Palpation, Sonographie,
- aktueller TSH-Wert,
- Szintigraphie,
- Abwägung der Indikation zur Kontrastmittelapplikation gegen das jeweiligen Risiko,
- bei Hyperthyreoseverdacht, aber dringlicher Indikation Kontrastmittelapplikation: Schilddrüsenblockade durch Perchlorat und Thionamide.

Merke ! Bei klinisch manifester Hyperthyreose sind jodsubstituierte Kontrastmittel strikt kontraindiziert.

Tabelle 2.2 fasst die gebräuchlichsten nichtionischen nephrotropen Röntgenkontrastmittel (Stand Herbst 1999) zusammen.

Weitere Röntgenkontrastmittel

Durch die Etablierung moderner Schnittbildverfahren ist die Bedeutung früherer Röntgenspezialuntersuchungen einzelner Organe relativiert worden. Die hierfür erforderlichen Kontrastmittel, etwa Bronchographika oder orale Cholezystographika, sind in der Folge vom Markt genommen worden.

Nach wie vor von Bedeutung sind

- Bariumsulfatsuspensionen zur Diagnostik von Ösophagus, Magen und dem gesamten Darmtrakt,
- niedrig konzentrierte Bariumsulfatsuspensionen zur Markierung des Gastrointestinaltrakts bei der CT des Abdomens,
- wasserlösliche Kontrastmittel zur oralen Applikation in den vorstehend genannten Indikationen. Hierbei handelt es sich um – meistens – geschmackskorrigierte Varianten intravasaler ionischer und nichtionischer Kontrastmittel,
- intravenöse Kontrastmittel zur Darstellung der Gallenwege und -blase,
- ölige Kontrastmittel (jodierte Fettsäureethylester) für die direkte Lymphographie nach subkutaner Markierung eines Lymphgefäßes mit lymphotropem Farbstoff.

2.1.2
Ultraschall-Signalverstärker

C. Greis, P. Solleder

Allgemeines

Der Ultraschall ist eine Technik, mit der Grenzflächen (Impedanzsprünge) nachgewiesen und bildlich dargestellt werden können. Die im Gewebe vorhandenen Strukturen reichen zunächst aus, um eine bildliche Darstellung auch ohne Verwendung von

Tabelle 2.2. Marktübersicht nephrotrope Röntgenkontrastmittel (zur intravasalen Applikation)

Wirkstoff (INN)	Handelsnamen	Anbieter	Charakterisierung	Einführung
Iopamidol	Solutrast	Bracco/Byk Gulden	Nichtionisch, monomer	1981
Iohexol	Omnipaque, Accupaque	Schering Amersham Health	Nichtionisch, monomer	1983
Iopromid	Ultravist	Schering	Nichtionisch, monomer	1985
Ioversol	Optiray	Mallinckrodt	Nichtionisch, monomer	1991
Iopentol	Imagopaque	Amersham Health	Nichtionisch, monomer	1992
Iomeprol	Imeron	Bracco/Byk Gulden	Nichtionisch, monomer	1995
Iobitridol	Xenetix	Guerbet	Nichtionisch, monomer	1996
Iotrolan	Isovist	Schering	Nichtionisch, dimer	1988
Iodixanol	Visipaque	Amersham Health	Nichtionisch, dimer	1995
Ioxaglinsäure, Natrium-Meglumin-Salz	Hexabrix	Guerbet	Ionisch, dimer	1979

Kontrastmitteln zu ermöglichen. Im Gegensatz dazu besteht das Blut hauptsächlich aus (homogener) Flüssigkeit, in der nur relativ wenige echogene Strukturen (vor allem Erythrocyten) enthalten sind. Die Signalstärke von Blut bzw. blutgefüllten Hohlräumen beträgt deshalb nur etwa ein Tausendstel der von Gewebe. Blut und Gefäße erscheinen im B-Bild (zumindest mit den üblicherweise verwendeten Geräten und Schallfrequenzen) schwarz und können nicht als Struktur dargestellt werden (s. auch Abschn. 1.6).

Mit der wesentlich sensitiveren Dopplersonographie ist dagegen eine auf der Bewegung basierende Darstellung von fließendem Blut möglich. Dabei kann aus den Flusssignalen ein strukturelles Bild rekonstruiert und elektronisch dem B-Bild mit den Gewebestrukturen überlagert werden (farbkodierte Dopplersonographie). Dies darf aber nicht darüber hinwegtäuschen, dass es sich hierbei um eine indirekte Darstellung der Gefäße handelt, welche bei langsamen Flussgeschwindigkeiten, ungünstigen Flussrichtungen (Winkelabhängigkeit des Dopplersignals) oder schwachen Signalstärken (ungenügendes Signal-Rausch-Verhältnis) versagt.

Mithilfe von Ultraschallkontrastmitteln können die *Echosignale aus dem Blut* drastisch verstärkt werden. Damit ist häufig auch bei schlechten Schallbedingungen noch eine adäquate Doppleruntersuchung möglich. Darüber hinaus kann das *Blutvolumen* direkt dargestellt werden, was eine flussunabhängige Darstellung von Gefäßstrukturen bis in den Bereich der kleinen Gefäße und Kapillargebiete (Darstellung der Vaskularisierung) sowie eine Erfassung des Blutanteils im Parenchym erlaubt. Ultraschallkontrastmittel können aber noch wesentlich mehr leisten. Benützt man das Kontrastmittel als *Tracer*, können aufgrund der hohen zeitlichen Auflösung der Ultraschallgeräte (Real-time-Verfahren) hervorragend *dynamische Untersuchungen* durchgeführt werden, um funktionelle Parameter wie z. B. die Perfusion von Organen zu untersuchen. Ein weiteres Anwendungsgebiet ergibt sich bei der Verwendung neuerer gewebsspezifischer Kontrastmittel, welche sich nach einer vaskulären Phase in bestimmten Zielgeweben anreichern und so eine Differenzierung aufgrund molekularer oder funktioneller Gewebeeigenschaften erlauben.

Wirkprinzip

Merke Die primäre Wirkung von Ultraschallkontrastmittel besteht in einer Erhöhung der Echogenität durch Einbringung zusätzlicher Streukörper, wodurch die Rückstreuung („backscatter") des eingestrahlten Ultraschallsignals erhöht wird.

Da die relevanten Strukturen im Gewebe wie auch die Streukörper im Kontrastmittel wesentlich kleiner als die Wellenlänge des Echosignals sind, spricht man physikalisch von Rückstreuung und nicht von Reflexion.

Die Effektivität solcher Streukörper lässt sich durch den sog. Streuquerschnitt („scattering cross-section") beschreiben, welcher u. a. von

- dem Radius der Streukörper,
- der Wellenlänge des Ultraschallsignals,
- der Dichte sowie
- der Kompressibilität (im Vergleich zum umgebenden Medium)

abhängt (de Jong et al. 1991). Der Radius der Streukörper hat den größten Einfluss (er geht mit der sechsten Potenz ein), ist aber durch die Notwendigkeit der freien Kapillargängigkeit des Kontrastmittels auf maximal ca. 7 µm begrenzt. Die verwendete Wellenlänge ist normalerweise durch die Art der Untersuchung vorgegeben. Die Optimierung der Kontrastmittel erfolgt deshalb in erster Linie bezüglich der mechanischen Eigenschaften der Streukörper. Idealerweise werden Streukörper eingesetzt, welche einen möglichst großen Unterschied in ihrer Dichte und Kompressibilität im Vergleich zum umgebenden Medium (Blut) aufweisen. Die modernen, hocheffektiven Ultraschallkontrastmittel bestehen deshalb in der Regel aus gasgefüllten Mikrobläschen, welche in einer physiologischen und möglichst inerten Trägerlösung suspendiert sind.

Die Mikrobläschen („microbubbles") der Ultraschallkontrastmittel wirken also als Streukörper, welche die Rückstreuung extrem stark erhöhen. Bereits wenige Milliliter eines modernen Ultraschallkontrastmittels intravenös injiziert erhöhen die Echosignalstärke des Blutes um bis zu 25–30 dB (Kaps et al. 1995; Ries et al. 1993). Ursprünglich wurden die Mikrobläschen als inerte und statische Streukörper betrachtet. Tatsächlich aber können sie, besonders bei höheren Schalldrücken, mit der Ultraschallwelle interagieren und sich unter der Beschallung vorübergehend oder dauerhaft verändern. Dies hat die Aussendung einer spezifischen akustischen Antwort zur Folge, welche vom Ultraschallgerät detektiert und zur kontrastmittelspezifischen Bildgebung verwendet werden kann.

Die Interaktion der Mikrobläschen mit dem eintreffenden Ultraschallimpuls ist primär vom Schalldruck abhängig. Da die Mikrobläschen asymmetrisch reagieren (sie lassen sich leichter expandieren als gegen den zunehmenden Innendruck komprimieren) ist besonders der maximale negative Schalldruck („peak negative pressure") entscheidend. Dieser wird heute meistens als sog. MI („mechanical index") gemessen (Meltzer 1996).

Bei geringem Schalldruck verhalten sich die Mikrobläschen noch weitgehend linear. Das rückgestreute Signal entspricht in seinem Frequenzspektrum und seiner Impulsdauer dem ausgesendeten Signal. Mit zunehmendem Schalldruck treten dann die nichtlinearen Eigenschaften der Mikrobläschen in den Vordergrund. Werden sie im Bereich ihrer Resonanzfrequenz mit dem notwendigen Schalldruck angeregt, so beginnen sie eben in dieser Resonanzfrequenz zu oszillieren. Dabei senden sie neben der Grundfrequenz (f_0) auch noch harmonische (Schrope et al. 1992; Schrope u. Newhouse 1993; Burns et al. 1996) und subharmonische (Lotsberg et al. 1996; Shankar et al. 1998) Frequenzen ($n \times f_0$ bzw. f_0/n) aus. Da die üblichen Kontrastmittel Mikrobläschen mit einer gewissen Größenverteilung enthalten, treten diese harmonischen Antworten nicht nur bei einer exakten Anregungsfrequenz sondern in einem breiten Frequenzbereich auf.

Besonders die zweite harmonische Frequenz ($2 \times f_0$) wird häufig zur Bildgebung verwendet („second harmonic imaging"). Dieses Verfahren ist allerdings nicht rein kontrastmittelspezifisch (wie vielleicht wünschenswert), da auch im Gewebe harmonische Frequenzen generiert werden (hier allerdings nicht aufgrund nichtlinearer Schwingung, sondern aufgrund nichtlinearer Schallausbreitung – die Schallausbreitungsgeschwindigkeit ist während der Kompression höher als während der Dilatation, was zu einer Verzerrung der Schallwelle führt).

Erhöht man den Schalldruck weiter, so werden die Mikrobläschen zerstört. Dabei geben sie ein charakteristisches akustisches Signal ab, welches als stimulierte akustische Emission (SAE) bezeichnet wird (Burns et al. 1995, Blomley et al. 1998). Dieser „Todesschrei" der Mikrobläschen ist ein transientes, hochenergetisches, nichtlineares, breitbandiges Signal, welches nur für eine sehr kurze Zeit nachweisbar ist (meist nur für wenige Einzelbilder). Zur Darstellung muss man deshalb entweder einen schnellen Schwenk im Bildspeicher abspeichern und die Einzelbilder auswerten oder man muss intermittierend beschallen („intermittend" oder „triggered imaging"), damit in den Pausen zwischen den SAE-Bildern neues Kontrastmittel zufließen kann.

Die Darstellung der SAE-Bilder kann mittels „multiple pulse imaging" erfolgen, entweder im Farbdoppler oder mittels der neuen Breitband-harmonic-Technik (Phaseninversions- bzw. Phasenmodulationstechnik). Im Farbdoppler wird das Verschwinden des Mikrobläschens (Verlust der Autokorrelation aufeinanderfolgender Pulse) als sehr schnelle Bewegung interpretiert und dargestellt. Die Technik wird deshalb auch als LOC-Imaging („loss of correlation") bezeichnet. Bei der Breitband-harmonic-Technik werden zwei (oder mehrere) aufeinanderfolgende Pulse mit unterschiedlicher Phase ausgesendet und die empfangenen Signale werde summiert. Lineare Signale löschen sich dabei aus, während nichtlineare Signale ein Summensignal ergeben. Summiert man das Signal von einem Mikrobläschen vor und nach der Zerstörung, so bleibt ebenfalls ein Summensignal übrig, welches als Bildpunkt dargestellt wird.

Die Verwendung der nichtlinearen Effekte zur Bildgebung erfordert zwingend eine für den entsprechenden Modus geeignete und optimierte Technik. Um brauchbare Bilder zu erhalten, muss das Ultraschallgerät adäquat eingestellt und auf das jeweilige Kontrastmittel abgestimmt sein. Obwohl zunehmend Standard-Presets zur Verfügung gestellt oder sogar fest in die Geräte eingebaut werden, ist hierfür eine große Erfahrung des Untersuchers notwendig.

Klassifizierung

Prinzipiell lassen sich Ultraschallkontrastmittel in positive und negative Kontrastmittel einteilen. Die üblicherweise als Kontrastmittel bezeichneten Substanzen sind positive Kontrastmittel, d.h. Substanzen welche im Ultraschallbild echogen erscheinen. Da durch diese Substanzen eine Verstärkung der rückgestreuten Signalintensität erfolgt, werden sie auch als Signalverstärker bezeichnet.

Es gibt allerdings auch Substanzen, welche störende Echosignale beseitigen können. Solche störenden Echosignale werden z.B. durch Lufteinschlüsse im Darm erzeugt. Dies führt zu einer fast vollständigen Reflexion des Ultraschallstrahles, wodurch dahinter liegende Organe nicht untersucht werden können. Durch das Kontrastmittel werden diese Gasansammlungen adsorbiert und die störenden Reflexionen beseitigt.

Positive Kontrastmittel (Signalverstärker)
■ **Blood-pool-Kontrastmittel**
Hierzu gehören die klassischen mikrobläschenhaltigen Kontrastmittel. Die Mikrobläschen haben in der Regel eine Größe von ca. 2–10 µm und sind frei kapillargängig. Sie können deshalb peripher-venös injiziert werden. Die Dosis ist vom jeweiligen Kontrastmittel sowie von der verwendeten Untersuchungstechnik abhängig. Bei den neueren Produkten reicht eine (langsame) Bolusgabe von wenigen Millilitern aus, um eine mehrere Minuten andauernde Kontrastverstärkung zu erzielen. Längere Kontrastdauern können mittels einer kontinuierlichen Infusion erzielt werden.

Aufgrund ihrer Größe können die Mikrobläschen das Gefäßbett nicht verlassen. Es handelt sich also um echte Blood-pool-Kontrastmittel. Es findet kein Übergang in die interstitielle Flüssigkeit oder gar in den intrazellulären Raum statt. Die Mikrobläschen werden passiv mit dem Blutstrom transportiert und verhalten sich weitgehend wie das fließende Blut.

Tabelle 2.3. Kommerzielle Ultraschallkontrastmittel

Produkt	Hülle	Gas	Entwicklung	Vertrieb[a]
Echovist	Galaktose	Luft	Schering	Schering
Levovist	Galaktose	Luft	Schering	Schering
Optison	Humanalbumin	Perfluorpropan	Molecular Biosystems	Amersham Health
Echogen	–	Perfluorpentan	Sonus	
SonoVue	Phospholipide	Schwefelhexafluorid	Bracco	Byk Gulden
Definity	Phospholipide	Perfluorpropan	ImaRx	DuPont BMS
Sonazoid	Surfactants	Perfluorcarbon	Amersham Health	Amersham Health
Imagent	Surfactants	Perfluorhexan	Alliance	Schering

[a] Angegeben ist die Firma, welche das Produkt in Deutschland vertreibt.

Dennoch reichern sich zumindestens einige dieser Substanzen in der Spätphase in bestimmten Organen (vor allem Leber und Milz) an (postvaskuläre oder retikuloendotheliale Phase). Es wird vermutet, dass sich einige Mikrobläschen am Endothel der kleinen Gefäße bzw. an den Zellen des retikuloendothelialen Systems festheften und dort einige Minuten überleben können.

Die ersten Kontrastmittel dieser Art enthielten freie Gasbläschen, welche durch rasche Injektion, Schütteln oder Ultraschallbehandlung (Sonikieren) visköser Lösungen selbst hergestellt wurden. Die so erzeugten Mikrobläschen hatten aber nur eine kurze Lebensdauer, weshalb diese Kontrastmittel in der Regel nicht lungengängig waren. Eine Besonderheit stellt Echogen dar, eine Substanz welche auf dem Phasenshift-Prinzip beruht. Hierbei werden fein verteilte Flüssigkeitströpfchen aus Perfluorpentan (Perflenapent) injiziiert, welche unter Einfluss der Körperwärme im Blut verdampfen. Die Gasbläschen entstehen hier also erst nach der Injektion im Körper des Patienten.

Alle anderen kommerziellen Kontrastmittel enthalten Mikrobläschen, welche durch eine Hülle („shell") stabilisiert sind. Es gibt Produkte mit einer harten Hülle wie Galaktose oder denaturiertem Humanalbumin und solche mit einer flexiblen Hülle wie z. B. einer Phospholipid-Membran. Als Gase werden Luft oder schwer wasserlösliche Gase wie Fluorcarbone oder Schwefelhexafluorid verwendet. In Tabelle 2.3 sind die derzeit verfügbaren kommerziellen Kontrastmittel zusammengestellt. Einige dieser Produkte sind in Deutschland allerdings noch nicht zugelassen und können nur im Rahmen von klinischen Studien verwendet werden. Die Entwicklung von Echogen wurde inzwischen eingestellt.

■ **Targetspezifische Kontrastmittel**
Hierbei handelt es sich um Kontrastmittel, welche zunächst ebenfalls frei im Blut zirkulieren dann aber aufgrund einer spezifischen Affinität an ein bestimmtes Zielgewebe (Target) binden und sich dort anreichern. Hierzu gehören auch bioabbaubare Polymere, welche vom retikuloendothelialen System (RES) phagozytiert werden. Ein solches Produkt ist SHU-563 welches von Schering entwickelt wurde. SHU-563 besteht aus luftgefüllten Cyanacrylat-Mikrospheren mit einem Durchmesser von ca. 2 µm. Diese Mikropartikel reichern sich in gesundem (phagozytierendem) Gewebe vor allem der Leber und der Milz an, aber nicht z. B. in Tumorgewebe (Forsberg et al. 1999; Bauer et al. 1999).

Eine noch spezifischere Gewebsaffinität lässt sich durch Einbau von targetspezifischen Oberflächenmolekülen in Mikrobläschen erreichen. So wurden Oligopeptid-beladene Mikrobläschen hergestellt (MRX-408), welche spezifisch an die Oberfläche von Thromben binden (Unger et al. 1998). Biotin-beladene Mikrobläschen zeigten eine spezifische Anheftung an Avidin-beschichtete Oberflächen (Klibanov et al. 1997). Antikörperbeladene Mikrobläschen erlauben möglicherweise sogar den selektiven Nachweis der Expression bestimmter Moleküle in vivo. So zeigten mit Anti-ICAM-1 beladene Mikrobläschen eine 40fach höhere Adhäsion an aktivierte Endothelzellen (welche vermehrt ICAM-1 exprimieren) im Vergleich zu normalen Endothelzellen (Villanueva et al. 1998). So eine hochspezifische molekulare Markierung lässt sich auch in einem mehrstufigen Prozess mit den oben beschriebenen Biotin-beladenen Mikrobläschen erreichen, indem man das Zielgewebe (z. B. einen Thrombus) zunächst mit Biotin-beladenen Antikörpern markiert, dann mit Avidin belädt und daran schließlich die wiederum Biotin-beladenen Mikrobläschen anheften lässt (Lanza et al. 1997). Auf diese Weise kann man die Zielgewebe (Targets) im Ultraschallbild markieren (targetspezifisches Imaging).

■ **Drug-delivery-Systeme**
Die Hülle der Mikrobläschen kann aber nicht nur zum Verpacken von Gas bzw. Luft verwendet werden, sondern auch zum Verpacken von Arzneimitteln. Dies hat den großen Vorteil, dass der therapeutische Wirkstoff in den Mikrobläschen eingeschlossen und damit systemisch inaktiv appliziert werden kann. Die Freisetzung erfolgt dann lokal, entweder durch unspezifische Zerstörung der Carrier nach lokaler Bin-

dung oder durch lokale Zerstörung des frei zirkulierenden Carriers (z. B. durch lokale Beschallung mit hohem Schalldruck). Dadurch lässt sich eine lokale therapeutische Wirkung erzielen.

Eine weitere Anwendung der Mikrobläschen besteht in der lokalen Zerstörung des Gefäßendothels. Zerstört man eine größere Menge von Mikrobläschen mit hohem Schalldruck, so kann das Gefäßendothel so weit geschädigt werden, dass es für makromolekulare Substanzen oder sogar ganze Zellen durchlässig wird. Auf diese Weise können wirkstoffbeladene Mikrobläschen oder Genvehikel im beschallten Bereich das Blutgefäß verlassen und ins Gewebe eindringen (Price et al. 1998). Benützt man kationische Lipidmikrobläschen (Liposomen) als Carrier für Nukleotide (z. B. im Rahmen der Gen- oder Antisensetherapie), so wird unter Ultraschallbeschallung zudem der Übertritt dieser Nukleotide in die Zellen (Transfektion) und ihre Expression erhöht (Unger et al. 1997).

■ **Intrakavitäre Kontrastmittel.** Ultraschallkontrastmittel können nicht nur zur Darstellung des Blutgefäßsystems sondern auch zur Darstellung anderer Körperhohlsysteme verwendet werden. Zwei Anwendungsbereiche sind hier von besonderem Interesse:

- die Hysterosalpingokontrastsonographie und
- die kontrastverstärkte Miktionsurosonographie.

Bei der Hysterosalpingokontrastsonographie wird im Rahmen der Fertilitätsdiagnostik das Ultraschallkontrastmittel mittels eines Ballonkatheters in den Uterus injiziert. Danach wird der Durchfluss durch die Tuben als Zeichen der Durchgängigkeit untersucht (Hamilton et al. 1998). Echovist ist das einzige hierfür speziell zugelassene Präparat.

Die Miktionsurosonographie ist eine Methode zur Untersuchung des vesiko-uretero-renalen Refluxes, speziell bei Kindern. Nach Injektion des Kontrastmittels in die Harnblase wird der Reflux in den Ureter und das Nierenbecken untersucht (Darge et al. 1999). Hierbei ist zu beachten, dass ein Kontrastmittel verwendet wird, welches sich homogen mit dem wässrigen Urin vermischt. Bisher ist kein Kontrastmittel speziell für diese Indikation zugelassen. In klinischen Studien wurde meistens Levovist für diese Untersuchung verwendet.

Negative Kontrastmittel
■ Orale Kontrastmittel

Orale Kontrastmittel werden eingesetzt, um bei der abdominellen Sonographie das störende Gas aus dem Magen-Darm Trakt zu entfernen. Dadurch verbessert sich die Darstellung der Organe des oberen Abdomens, insbesondere des Magens, des Dünndarms sowie des Pankreas (Lev-Toaff et al. 1999). Da sie keinen Kontrast erzeugen (d.h. nicht echogen sind) sondern im Gegenteil die echogenen Gasansammlungen resorbieren, kann man sie auch als negative Kontrastmittel bezeichnen. Meistens handelt es sich um Zellulosehaltige Suspensionen. Bisher gibt es nur in den USA ein für diese Indikation zugelassenes Kontrastmittel (SonoRx).

Anwendungsgebiete der qualitativen Kontrastmittelsonographie

Bei niedrigen Energien des eingestrahlten Ultraschallsignals, d.h. geringem Schalldruck verhalten sich die Mikrobläschen der Ultraschallsignalverstärker wie lineare Streukörper. Das Ausmaß der Signalverstärkung hängt dabei von der Konzentration sowie von den spezifischen Eigenschaften der Mikrobläschen ab. Der Zusammenhang zwischen Bläschenkonzentration und Signalintensität ist aber nur bei niedrigen Konzentrationen linear. Bei höheren Konzentrationen wird eine Sättigung der Signalintensität erreicht, und die lineare Beziehung zwischen Mikrobläschenkonzentration und Signalintensität geht verloren (Kaul 1997).

Die Signalverstärkung hat einen direkten Einfluss auf das Dopplersignal bzw. auf die Intensität der Grauwertsignals (B-Mode- oder M-Mode-Techniken). Im Dopplermodus wird das Signal-Rausch-Verhältnis deutlich verbessert und diagnostisch nicht ausreichende Dopplersignale können in auswertbare Signale konvertiert werden. Im B-Mode kann die Abgrenzung von blutdurchströmten Strukturen gegenüber dem umgebenden Gewebe durch Injektion von Ultraschallsignalverstärkern verbessert werden, da aufgrund der hohen Konzentration der Mikrobläschen die Echogenität des Blutes deutlich ansteigt, während sie sich im umgebenden Gewebe nicht oder nur geringfügig verändert.

> **Merke** Ultraschallsignalverstärker beeinflussen selektiv das Ultraschallsignal und heben somit das Signal-Rausch-Verhältnis an.

Aufgrund dieser Eigenschaften lassen sich verschiedene Anwendungsgebiete für Ultraschallsignalverstärker ableiten.

■ Echokardiographie

In der Kardiologie können Ultraschallsignalverstärker zur verbesserten Darstellung anatomischer Strukturen oder zur Verbesserung des Signal-Rausch-Verhältnisses bei der Untersuchung hämodynamischer Fragestellungen eingesetzt werden (von Bibra et al. 1993). Aus der verbesserten Darstellung anatomischer Strukturen ergibt sich häufig auch eine zuverlässigere Diagnostik der globalen und/oder regionalen linksventrikulären Funktion (Dittmann et al. 1999). Die intravenöse Gabe von Signalverstärker kann somit

- die Suche nach intrakardialen Thromben, Septumdefekten,
- die Bestimmung morphometrischer Größen des Herzens,
- die Erkennung von Wandbewegungsstörungen unter induzierter Belastung oder
- die Untersuchung von Klappeninsuffizienzen oder -stenosen

ermöglichen bzw. erleichtern.

■ Transkranielle Dopplersonographie

Bei der transkraniellen Duplexsonographie stellt die Signalabschwächung durch die Knochenbarriere ein großes Problem dar (Ries et al. 1993). Bei ca. 15 % der Patienten kann kein ausreichend beurteilbares Dopplersignal abgeleitet werden. Durch den Einsatz von Signalverstärkern lassen sich die großen intrazerebralen Gefäße auch bei diesen Patienten darstellen und ermöglichen so eine Diagnostik (Schlief u. Bauer 1996). Hier hat der Ultraschall gegenüber anderen bildgebenden Verfahren einen weiteren Vorteil aufgrund seiner „Mobilität", da sich das Ultraschallgerät zum Patienten fahren lässt. Bei Patienten mit Schlaganfall z. B. kann die Untersuchung am Krankenbett vor, während und nach pharmakologischer Intervention durchgeführt werden.

■ Extrakranielle Dopplersonographie

Hochgradige Stenosen der extrakraniellen Abschnitte der Karotis lassen sich im nativen Ultraschall häufig nur schwer beurteilen. In ca. 8–13 % der Fälle ist kein ausreichendes Dopplersignal ableitbar. Eine Ursache hierfür können z. B. kleine Flussvolumina sein, die während der Untersuchung nur ein schwaches Dopplersignal liefern. Dieses Problem kann aber durch Gabe eines Signalverstärkers überwunden werden. Ein weiteres Problem der extrakraniellen Dopplersonographie stellt die zuverlässige Abgrenzung einer hochgradigen Karotisstenose von einem Totalverschluss dar. Auch hier sind Signalverstärker hilfreich (Fürst et al. 1995).

■ Dopplersonographie abdomineller Gefäße

Die Untersuchung abdomineller Gefäße ist häufig dadurch eingeschränkt, dass sich die Gefäße tief im Körperinneren befinden und somit Fettgewebe oder andere Strukturen wie z. B. Darmschlingen sich zwischen der Dopplersonde und dem zu untersuchenden Gefäß befinden, wodurch die Signalintensität nur unzureichend ist. So kann z. B. die Untersuchung von Patienten mit Nierenarterienstenosen durch die Injektion von Ultraschallsignalverstärkern ermöglicht bzw. wirkungsvoll verkürzt werden (Allen et al. 1993).

■ Dopplersonographie peripherer Gefäße

Periphere Gefäße wie z. B. Beinarterien lassen sich in der Regel duplexsonographisch auch gut ohne Signalverstärker darstellen. Langholz et al. (1993) konnten in einer Studie zeigen, dass die Injektion von Signalverstärkern aber zu einem deutlichen diagnostischen Zugewinn bei der Untersuchung von Iliakal- und Unterschenkelgefäßen führte.

■ Onkosonologie

Die Untersuchung von Tumoren mit konventionellen Ultraschallverfahren wie z. B. Farbdoppler ist durch deren Sensitivität begrenzt. Durch Gabe eines Signalverstärkers lässt sich aber dieser Mangel beheben und die Sensitivität der Untersuchungsmethode erhöhen. Damit können auch die langsamen Flüsse bzw. Flüsse mit geringen Flussvolumina innerhalb der Tumorgefäße dargestellt werden und der Grad der Neovaskularisierung der Tumoren untersucht werden. Die verbesserte Sensitivität des signalverstärkten Ultraschalls erlaubt auch die Untersuchung der Kontrastmitteldynamik im tumorösen Gewebe vergleichbar den dynamischen CT- und MR-Untersuchungen. Da verschiedene Tumoren eine unterschiedliche Kinetik der Kontrastmittelverstärkung zeigen, lassen sich aus den Ergebnissen die Tumoren charakterisieren (Wermke u. Gaßmann 1998). Bedingt durch die neuen Entwicklungen der Gerätetechnik kommen hierbei jetzt auch häufig Grauwertverfahren zum Einsatz, da deren räumliche Auflösung dem der Dopplerverfahren überlegen ist. Neuere technische Entwicklungen (s. unten) sind sehr viel versprechend.

Da Ultraschalluntersuchungen beliebig oft wiederholt werden können, bietet die signalverstärkte Sonographie die Möglichkeit einer engmaschigen Verlaufskontrolle und eines Therapiemonitorings. Bei der Detektion von Tumormetastasen in der Leber kann auch die sog. Spätphase ausgenutzt werden, wenn sich die Mikrobläschen an das Endothel der kleinen Gefäße bzw. an den Zellen des retikuloendothelialen Systems geheftet haben.

> **Merke** Da Tumoren kein retikuloendotheliales System enthalten, erscheinen sie in der postvaskulären Phase als hypoechogene Strukturen („schwarzes Loch") im ansonsten echogenen B-Mode-Bild (Bauer et al. 1999).

Die Ultraschallsonde wird hierbei über die interessierende Region geführt und die Mikrobläschen bei diesem Vorgang zerstört. Das Zerstörungssignal wird empfangen und führt zu einer Echogenitätssteigerung in den entsprechenden Regionen.

■ Kontrastmittelspezifische Ultraschallverfahren

Neben diesen rein qualitativen Einsatzgebieten der Ultraschalldiagnostik mit Signalverstärker bietet diese auch die Möglichkeit, quantitativen Fragestellungen, d.h. Bestimmungen des Blutflusses, nachzugehen.

Die Einführung kontrastmittelspezifischer Ultraschallverfahren wie „harmonic imaging" oder Puls- bzw. Phaseninversions-Imaging (Breitband und Harmonic Imaging) hat zu einer substanziellen Verbesserung der Sensitivität für den Nachweis der Mikrobläschen geführt. Mit diesen Methoden können auch geringe Konzentrationen der Mikrobläschen im Parenchym nachgewiesen und zur Perfusionsdiagnostik verwendet werden. Die Darstellung der Perfusion erfolgt üblicherweise im Power-Doppler-Modus oder im B-Bild-Modus (Grauwertbild). Die Darstellung im B-Bild erlaubt eine bessere Beurteilung der Morphologie und ist weniger anfällig für Bewegungs- und Blooming-Artefakte.

Durch die erhöhte Sensitivität des Ultraschalls gegenüber den Mikrobläschen lassen sich auch Fragestellungen untersuchen, die mit den konventionellen Methoden des Ultraschalls nicht beantwortet werden können. Hier ist an erster Stelle die Myokardperfusion zu nennen (Wei et al. 1998). Weiterhin ermöglichen diese kontrastspezifischen Verfahren die Detektion und der Charakterisierung von Tumoren (Wermke u. Gaßmann 1998).

Ein Problem des Harmonic Imaging stellt aber die Bandbreite der Frequenz des gesendeten und empfangenen Signals dar. Hier kommt es häufig zu einer Überlappung der Frequenzbereiche, die eine saubere Trennung zwischen Grundfrequenz und den „Harmonischen" nicht zulässt. Bei den neuen Breitbandverfahren ist eine wesentlich besser Unterscheidung zwischen Gewebe- und Perfusionssignal möglich. Dies erlaubt eine dynamische Erfassung der parenchymatösen Perfusion, wobei von Vorteil ist, dass es sich bei den Mikrobläschen um einen echten vaskulären Marker handelt, welcher nicht in die interstitielle Flüssigkeit übertritt. Mit diesen sensitiveren Untersuchungsmethoden lassen sich weitere Indikationen wie z.B. die Untersuchung der Organperfusion oder der Tumordiagnostik realisieren.

Anwendungsgebiete der quantitativen Kontrastmittelsonographie

Bei der quantitativen Kontrastmittelsonographie wird die Passage eines Kontrastmittelsbolus durch ein Organ oder eine interessierende Region verfolgt, wie es ähnlich bei der Messung von Transitzeiten bei nuklearmedizinischen Verfahren üblich ist. Hierbei können wir zwei Techniken der Kontrastmittelgabe unterscheiden.

Das erste Verfahren beruht auf der sog. *Positiv-Bolus-Technik*. Bei diesem Verfahren wird nach intravenöser Bolusinjektion des Signalverstärkers eine Zeit-Intensitäts-Kurve aufgenommen. Aus den charakteristischen Parametern der Kurve, wie Time-to-peak, Peak-value, Fläche-unter-der-Kurve und Eliminationszeit lassen sich Aussagen über die Versorgung des Organs oder der untersuchten Region machen (Cosgrove 1996).

Die andere Methode ist die sog. *Negativ-Bolus-Technik*. Dieses Verfahren beruht auf der Zerstörung der Mikrobläschen durch den Ultraschall. Die gemessene Intensität des reflektierten Ultraschallsignals ist der Konzentration der Mikrobläschen im Blut proportional. Hierbei ist es aber wichtig, dass zwischen der Konzentration der Mirkobläschen und der Signalintensität ein linearer Zusammenhang besteht, da Sättigungsphänomene die Ergebnisse verfälschen können (Kaul 1997). Unter diesen Voraussetzungen entspricht die Signalintensität dem Blutvolumen in der untersuchten Region. Der Blutfluss in dieser Region ist ein Produkt aus dem Blutvolumen und einem noch zu bestimmenden Faktor (β-Wert). Zur Bestimmung dieses Faktors kann man die Zerstörung der Mikrobläschen durch hochenergetischen Ultraschall ausnutzen. Der Signalverstärker wird mit konstanter Geschwindigkeit infundiert und hochenergetischer Ultraschall zu definierten Zeitpunkten eingestrahlt. Nach der Zerstörung der Mikrobläschen (Negativ-Bolus) füllt sich das vom Ultraschallstrahl erfasste Volumen wieder mit Mikrobläschen in Abhängigkeit vom regionalen Blutfluss. Misst man nun die Signalintensität zu verschiedenen Zeitpunkten, so erhält man eine Zeit-Intensitäts-Kurve, deren Plateau der maximalen Signalintensität (Blutvolumen) und deren Steigung der Geschwindigkeit des Blutflusses (β-Wert) entspricht. Den zeitlichen Verlauf der Kurve bestimmt man dadurch, dass intermittierend geschallt wird, d.h. das Ultraschallgerät sendet nur einen kurzen Impuls aus. Variiert man nun die Zeitabstände zwischen den einzelnen Impulsen, so haben die Mikrobläschen mehr Zeit, das Volumen zu füllen. Das bedeutet, dass die Konzentration der Mikrobläschen in dieser Region zunimmt und somit auch die Signalintensität. Trägt man nun die Signalintensität über den verschiedenen Zeitintervallen auf, erhält man oben beschriebene Zeit-Intensitäts-Kurve. Das Produkt aus maximaler Signalintensität und Blutflussgeschwindigkeit ergibt dann den regionalen Blutfluss im Gewebe.

Häufig triggert man den Ultraschall mittels EKG und variiert die Anzahl der Herzzyklen, die zwischen zwei Impulsen verstreichen. Durch die Zerstörung der Mikrobläschen wird ein negativer Bolus generiert, d.h. es wird die Kinetik des Signalanstiegs verfolgt.

Was sind die klinischen Implikationen dieser Methode? Unter der Annahme, dass der Blutfluss im

Versorgungsgebiet eines erkrankten Gefäßes geringer ist als in einer Region, die von einem normalen Gefäß versorgt wird, lassen sich mit dieser Methode normal perfundierte Regionen von nicht oder schwach perfundierten Regionen unterscheiden. Ein Hauptanwendungsgebiet für diese Untersuchungstechnik ist die Untersuchung der Myokardperfusion (Wei u. Kaul 1997, Kaul 1997).

Dieses Verfahren lässt sich wahrscheinlich auch auf andere klinische Fragestellungen anwenden, in denen die Organperfusion eine Rolle spielt. Ein großes Problem dieser Technik stellt aber die intermittierende Bildgebung dar, die zu einem Verlust der „Real-time-Bildgebung führt". Bei sich bewegenden Organen wie dem Herzen besteht während der Aufnahme auch die Gefahr, dass man die Bildebene verliert, was die Reproduzierbarkeit der Methode limitiert.

Daher wurden in jüngster Vergangenheit verschiedene Ultraschallverfahren entwickelt, die eine kontinuierliche Bildgebung mit geringer Energie mit einzelnen hochenergetischen Ultraschallimpulsen kombinieren. Der Vorteil dieser Methoden ist, dass die Real-time-Bildgebung erhalten bleibt und der Untersucher Bewegungen verfolgen und die Schnittebenen besser kontrollieren kann. Der Abstand zwischen den hochenergetischen Impulsen kann variiert werden, sodass sich auch mit diesen Methoden Zeit-Intensitäts-Kurven erstellen lassen, aus denen der Blutfluss berechnet werden kann. Diese neuen Methoden werden je nach Hersteller als PowerPuls-Inversion, Flash Echo oder Pulsmodulationsverfahren bezeichnet.

2.1.3
Kontrastmittel für die Kernspintomographie

H.-R. Hentrich

Einleitung
Neben den Sequenzparametern wird die Signalintensität von Geweben in der Kernresonanztomographie prinzipiell durch vier unterschiedliche Parameter bestimmt:

1. Dichte der Wasserstoffprotonen (longitudinale Relaxationszeit),
2. T_1-Konstanten bei gegebener Feldstärke,
3. $T_2(*)$-Konstanten (transversale Relaxationszeit),
4. Bewegungs- und Flussprofile.

Die Kontrastmittel in der Kernspintomographie verkürzen sowohl die longitudinale als auch die transversale Relaxationszeit der Wasserstoffprotonen ihrer Umgebung. Eine Kontrastanhebung zwischen zwei Geweben ähnlicher Signalintensität ergibt sich im Wesentlichen aus der unterschiedlichen Verteilung des Kontrastmittels in den Geweben.

Prinzipiell kommen nur Substanzen mit einem eigenen magnetischen Moment als MR-Kontrastmittel in Betracht. Für den klinischen Einsatz der Kernspintomographie haben dabei ausschließlich paramagnetische und superparamagnetische Substanzen Bedeutung erlangt.

Paramagnetische Kontrastmittel
1978 zeigten Lauterbur et al. nach Injektion einer paramagnetischen Substanz (Manganchlorid) eine Verkürzung der Relaxationszeit der Wasserstoffprotonen des Herzmuskels im Tierversuch. Die Wirkung beruhte auf einer direkten Beeinflussung der das Mangan umgebenden Wasserstoffprotonen. Durch die asymmetrische Anordnung der Hüllenelektronen des Mangans besitzt dieses nämlich ein permanentes Dipolmoment, welches das lokale Magnetfeld des Wasserstoffprotons verändert und somit dessen Spinausrichtung aus der Richtung des Hauptmagnetfeldes geringfügig ablenkt, was zu einer Verkürzung der Relaxationszeit führt.

Das Ausmaß der Relaxationszeitverkürzung wird durch die vereinfachten Solomon-Bloembergen-Gleichungen beschrieben. Danach ist die Verlängerung der Relaxationsrate ($1/R_1$)

- proportional dem Quadrat des magnetischen Moments,
- proportional zur Konzentration des Kontrastmittels,
- umgekehrt proportional zur 6. Potenz des Abstandes zwischen paramagnetischem Zentrum des Kontrastmittelmoleküls und den Wasserstoffprotonen.

Paramagnetische Eigenschaften haben vor allem Atome aus der Gruppe der Übergangsmetalle und der Lanthanide.

Klinische Bedeutung haben Kontrastmittel auf der Basis folgender paramagnetischer Substanzen erlangt:

	Magnetische Momente
Übergangsmetalle	
Mangan (Mn^{2+})	5,9
Eisen (Fe^{3+})	5,9
Lanthanide	
Gadolinium (Gd^{3+})	7,9

Mangan und Eisen besitzen jeweils fünf unpaare Hüllenelektronen. Ihre paramagnetische Wirkung ist damit niedriger als die von Gadolinium, das sieben unpaare Hüllenelektronen aufweist. Aufgrund seiner starken paramagnetischen Wirkung bildet Gadolinium die Basis der meisten paramagnetischen extrazellulären MR-Kontrastmittel.

Superparamagnetische Kontrastmittel

Ferromagnetismus und Superparamagnetismus sind Eigenschaften, die an eine feste kristalline Struktur gebunden sind. Dadurch kommt es zu einer kollektiven Anordnung der magnetischen Momente der in der Kristallgitterstruktur fixierten einzelnen Atome ganz im Gegensatz zur individuellen Ausrichtung bei paramagnetischen Kontrastmitteln. Der Magnetismus von paramagnetischen und ferro- bzw. superparamagnetischen Kontrastmitteln unterscheidet sich um mehrere Größenordnungen.

Ferromagnetische und superparamagnetische Substanzen sind immer Partikel: Ferromagnetische Materialien bestehen aus Schichten paramagnetischer Atome wie z. B. Eisen, bei denen die Spinausrichtung in paralleler bzw. antiparalleler Ausrichtung alterniert. Da sich einander entgegengerichtete Kräfte nach außen hin aufheben, hängt die Größe des resultierenden magnetischen Moments vom Unterschied der magnetischen Momente der einzelnen Schichten ab. Das kollektive Verhalten ist dabei unabhängig von einem äußeren Magnetfeld, d. h. die Magnetisierung bleibt auch nach Abschalten des äußeren Magnetfeldes erhalten (Remanenz).

Im Gegensatz zu den ferromagnetischen Substanzen liegen den superparamagnetischen Kontrastmitteln sehr kleine Kristallstrukturen zugrunde. Auch wenn die Ausrichtung der Spins innerhalb des Kristalls einer kollektiven Ordnung unterliegt, so sind doch die magnetischen Momente aller Kristalle eines Systems zufällig angeordnet. Lediglich in einem äußeren Magnetfeld richten sich die Spins aller Kristalle entlang den Magnetfeldlinien aus. Diese Ordnung zerfällt jedoch, sobald das äußere Magnetfeld wieder abgeschaltet wird.

Die Wirkung superparamagnetischer Partikel beruht auf einer lokalen Störung der Homogenität des externen Magnetfeldes. Aufgrund einer beschleunigten Spindephasierung zerstört es die transversale Magnetisierung und verkürzt damit die T_2-Zeit.

Bei den superparamagnetischen Kontrastmitteln haben vor allem Eisenoxidpartikel (MION/"monocristalline ironoxide particles", SPIO/"superparamagnetic ironoxide particles" und USPIO/"ultrasmall ironoxide particles") Bedeutung. Diese Eisenoxide bestehen aus einem Eisenoxidkern (Magnetit Fe_3O_4 und/oder Maghemit Fe_2O_3) und einer Hülle. Die Beschaffenheit dieser Ummantelung bestimmt die Kinetik, verhindert eine Verklumpung von Partikeln und beeinflusst die Diffundierbarkeit nahegelegener Wasserstoffprotonen.

Beeinflussung der Signalintensität durch Kontrastmittel

Paramagnetische und superparamagnetische Kontrastmittel verkürzen die T_1- und die T_2-Zeit in unterschiedlichem Ausmaß. Der T_1-Effekt dominiert jedoch bei den paramagnetischen Kontrastmitteln bis zu einer bestimmten Gewebekonzentration. Darüber hinaus werden T_2-Effekte sichtbar. Bei den superparamagnetischen Kontrastmitteln stehen T_2-Effekte deutlich im Vordergrund. Nur bei sehr niedrigen Konzentrationen sind die T_1-Effekte überhaupt wahrnehmbar.

Die Signalintensitäten hängen vor allem von den verwendeten Sequenzen ab. T_1-gewichtete Sequenzen führen bei Verwendung von paramagnetischen Kontrastmitteln zu einer Erhöhung der Signalintensität, wobei die Zunahme innerhalb der Grenzen der klinisch eingesetzten Dosierungen in der Regel annähernd proportional zur Gewebekonzentration des Kontrastmittels ist. Übersteigt die Gewebekonzentration jedoch diese Grenzen, wie es nach schneller Bolusinjektion vorkommen kann, gewinnen die T_2-Effekte die Überhand und es kommt zu einer Signalabschwächung. Das wohlbekannte Schichtungsphänomen in der Harnblase nach Gadolinium-Kontrastmittelinjektion beruht auf einer solchen konzentrationsabhängigen Signalauslöschung: Entsprechend seinem spezifischen Gewicht setzt sich das Kontrastmittel beim liegenden Patienten in den dorsalen Anteilen der Harnblase ab, konzentriert sich dort und führt zu einer Signalauslöschung während die niedrigere Konzentration in den spiegelnahen Anteilen eine Signalverstärkung bewirkt.

In den klinisch erreichten Konzentrationen beeinflussen die paramagnetischen Kontrastmittel aufgrund der ohnehin schon sehr kurzen T_2-Zeit des Gewebes die Signalintensitäten in der T_2-gewichteten Aufnahme nicht. Die paramagnetischen Kontrastmittel werden deshalb in der Regel für die T_1-gewichteten Sequenzen als positiver Kontrastverstärker eingesetzt.

Grundsätzlich besitzen die superparamagnetischen Kontrastmittel ebenfalls die Eigenschaft, die Signalintensitäten in der T_1-gewichteten Aufnahme zu erhöhen. Aufgrund der starken T_2-Relaxivität gelingt dies jedoch nur bei sehr niedrigen Gewebekonzentrationen. Um diese Kontrastmittel dennoch als positive Kontrastverstärker einsetzen zu können, wurden superparamagnetische Eisenoxidpartikel mit einer optimierten Relation von T_1- und T_2-Relaxivität entwickelt. Dieses R_2/R_1-Verhältnis ist abhängig vom Durchmesser des Eisenoxids, der Agglomerationsbereitschaft der Partikel sowie der Feldstärke. Ein R_2/R_1-Verhältnis von ca. ≤ 2 ist bei 20 MHz notwendig. Bei einem großen Wert kommt es zur Signalauslöschung.

Bei der Mehrzahl der verfügbaren superparamagnetischen Eisenoxidpartikel macht man sich jedoch die hohe T_2-Relaxivität zunutze. Die starke Verkürzung der T_2-Zeit des Gewebes führt zu einer Signalabschwächung im T_2-gewichteten Bild bis hin zur Signalauslöschung. Aus diesem Grunde werden diese Kontrastmittel häufig als negative Kontrastverstärker eingesetzt.

Einteilung der Kontrastmittel nach ihrer Kinetik

Extrazelluläre, niedermolekulare Kontrastmittel
Seit 1988 wurden verschiedene extrazelluläre Kontrastmittel für die Kernspintomographie zugelassen. Alle diese Kontrastmittel bestehen aus dem paramagnetischen Zentralatom Gadolinium und einem Komplexbildner.

Merke Da Gadolinium in freier Form als Kalziumantagonist wirkt und somit in den für die Bildgebung eingesetzten Mengen hochtoxisch ist, obliegt es dem Komplexbildner das Gadolinium ausreichend abzuschirmen. Die Verbindung zwischen Gadolinium und Ligand soll dabei so fixiert sein, dass unter physiologischen Bedingungen kein Gadolinium abgespalten werden kann.

Die Komplexbildungskonstanten beschreiben die Stabilität verschiedener Gadoliniumchelate bei physiologischem pH-Wert sowie unter Stressbedingungen. Um die geringen Mengen freiwerdenden Gadoliniums abzufangen, sind einigen Kontrastmitteln sog. Ionenfänger zugesetzt.

Die Abschirmung des Gadoliniumatoms durch den Komplexbildner führt zu einer Verbesserung der Verträglichkeit um den Faktor 100. Allerdings wird gleichzeitig durch die Abstandsvergrößerung zwischen Gadoliniumatom und den ungebundenen Wasserstoffprotonen die Effektivität der T_1-Verkürzung im Vergleich zum reinen Gadoliniumsalz reduziert.

Die Chelate der verschiedenen extrazellulären MR-Kontrastmittel unterscheiden sich hinsichtlich ihrer molekularen Grundstruktur. Gadolinium-BOPTA (MultiHance, Bracco/Byk Gulden), Gadolinium-DTPA (Magnevist, Schering) und Gadolinium-DTPA-BMA (Omniscan, Amersham Health) basieren auf demselben linearen Triaminogrundgerüst, die Bindung von Gadolinium erfolgt über drei Stickstoff- und fünf Sauerstoffatome. Bei Gadolinium-Doterat (Dotarem, Guerbet), Gadoteridol (ProHance, Bracco/Byk Gulden) und Gadobutrol (Gadovist, Schering) wird Gadolinium über vier Stickstoff- und vier Sauerstoffverbindungen an den Liganden fixiert. Diese Molekülanordnung nennt man makrozyklisch. Die Kontrastmittel stehen in der Regel in einer Konzentration von 0,5 M/kg H_2O zur Verfügung. Lediglich Gadobutrol wurde als 1,0-M-Lösung klinisch entwickelt.

Ähnlich wie bei den Röntgenkontrastmitteln unterscheidet man bei den MR-Kontrastmitteln zwischen *ionischen* und *nichtionischen* Substanzen. Dieses Einteilungsprinzip ist eher historisch zu erklären, da es sich bei den nichtionischen Kontrastmitteln nicht um Moleküle ohne ionische Ladung handelt, sondern um Moleküle, deren Ladung nach außen hin balanciert ist. Aus diesem Grunde benötigen die nichtionischen Kontrastmittel kein Kation wie etwa Meglumin. Dies verringert die Zahl der osmotisch wirksamen Teilchen pro Gadoliniumatom.

Die *Osmolalität* der nichtionischen Kontrastmittel (lediglich ein osmotisch wirksames Teilchen) liegt mit ca. 600 mosmol/kg H_2O etwa zweimal so hoch wie die Osmolalität des Blutes (ca. 290 mosmol/kg H_2O), die der ionischen Kontrastmittel (zwei oder drei osmotisch wirksame Teilchen) liegt hingegen um den Faktor 5–7 höher als die Osmolalität des Blutes.

Dennoch spielt die Osmolalität für die MR-Kontrastmittel im Vergleich zu den Röntgenkontrastmitteln eine weitaus geringere Rolle. Dies liegt an den vergleichsweise kleinen Volumina, die injiziert werden. Für eine Standarddosierung von 0,1 mmol/kg beträgt die osmotische Belastung bei einem 70-kg-Patienten ca. 8,8–11 mosmol bei den nichtionischen MR-Kontrastmitteln und 27,4 mosmol bei dem ionischen Kontrastmittel Gadopentetat Dimeglumin. Im Vergleich dazu beträgt die osmotische Belastung nach Injektion von 100 ml des nichtionischen Röntgenkontrastmittels Iopamidol 300 etwa 80 mosmol.

In zahlreichen klinischen Studien, Marktbeobachtungsstudien und Spontanerfassungen von Nebenwirkungen ist die sehr gute Verträglichkeit der extrazellulären MR-Kontrastmittel dokumentiert. Die publizierten Nebenwirkungshäufigkeiten schwanken naturgemäß sehr stark, dürften jedoch für alle Symptome zwischen 2 und 5% betragen. Die häufigsten Nebenwirkungen sind Übelkeit, Erbrechen, Nesselsucht, Kopfschmerzen sowie lokale Reaktionen an der Injektionsstelle wie Brennen, Wärme- oder Kältegefühl. Verträglichkeitsunterschiede zwischen den extrazellulären Kontrastmitteln sind bislang nicht nachgewiesen worden.

CAVE Trotz der guten Verträglichkeit sollte bei Injektion von MR-Kontrastmitteln immer an die Möglichkeit gedacht werden, dass im Rahmen einer anaphylaktoiden, kardiovaskulären oder idiosynkratischen Reaktion in seltenen Fällen lebensbedrohliche Situationen eintreten können.

Die Pharmakokinetik der niedrigmolekularen extrazellulären Kontrastmittel entspricht einem offenen Zweikompartimentsystem mit unspezifischer Verteilung im Intravasalraum und Interstitium. Cirka 90% der injizierten Substanzen werden innerhalb von 24 h durch glomeruläre Filtration ausgeschieden.

Niedrigmolekulare extrazelluläre Kontrastmittel wurden zunächst vor allem zum Nachweis von Blut-Hirn-Schrankenstörungen eingesetzt. Die Standarddosis beträgt 0,1 mmol/kg. In einigen Fällen ist bei therapeutischen Konsequenzen – vor allem zum Nachweis von Metastasen – eine kumulative Dosis von 0,3 mmol/kg möglich. Mit der Verbesserung der Geräte, der Verfügbarkeit starker Gradienten, dem Einsatz von Oberflächenspulen sowie neuer Akquisitionstechniken haben auch dynamische Untersuchungen Bedeutung erlangt. Hierzu gehören Perfusionsuntersuchungen im Zentralnervensystem, dynamische MR-Mammographieuntersuchungen sowie die MR-Angiographie.

MR-Kontrastmittel mit Proteinbindung

Durch Kopplung einer lipophilen Gruppe an das Triamidogrundgerüst werden die pharmakokinetischen Eigenschaften modifiziert. Bei zwei Vertretern dieser Kontrastmittelgruppe kommt es in unterschiedlichem Ausmaß zu einer reversiblen Affinität zu Plasmaproteinen, die mit einer Erhöhung der Relaxivität im Plasma vergesellschaftet ist. Das Wirkungsprinzip dieser Relaxivitätserhöhung kann vereinfacht wie folgt beschrieben werden:

Beide Substanzen [Gadolinium BOPTA (MultiHance, Bracco/Byk Gulden) und MS 325 (Epix Medical)] sind mit einem Molekulargewicht von 555 und 957 Dalton niedrigmolekulare MR-Kontrastmittel. Die Rotationsgeschwindigkeit solcher Moleküle beträgt bei einer Feldstärke von 1,5 T etwa 10^{10} s^{-1}. Die Larmorfrequenz von Wasserstoffprotonen liegt bei gleicher Feldstärke bei 10^8 s^{-1}. Durch die Bindung an Makromoleküle (z.B. Serumalbumin) erhöht sich das Molekulargewicht. Dabei verlangsamt sich die molekulare Rotationsrate der Larmorfrequenz. Der Einfluss der Gadoliniumelektronen auf die Magnetisierung der umgebenden Wasserstoffprotonen verstärkt sich, was zu einer Relaxivitätserhöhung um den Faktor 5 im Vergleich zu den ungebundenen Molekülen führt. Die resultierende Relaxivität im Plasma setzt sich aus der Relaxivität der gebundenen und der Relaxivität der ungebundenen Kontrastmittelfraktion zusammen.

Die Affinität von Gadobenat Dimeglumin an Plasmaproteine ist so schwach ausgeprägt, dass sie sich mit Hilfe der Equilibriumdialyse nicht messen lässt. Aus diesem Grunde ist die Geschwindigkeit der Extravasation im Vergleich zu anderen extrazellulären Kontrastmitteln mit einem niedrigen Molekulargewicht nicht verändert. Im Gegensatz dazu beträgt die Proteinbindung bei MS 325 in klinisch relevanter Dosierung etwa 96%. Hierdurch verlängert sich die Plasmahalbwertszeit, d.h. das Kontrastmittel verweilt länger im Intravasalraum, was es als Blood-pool-Kontrastmittel charakterisiert. Nach Injektion dauert die T_1-Verkürzung des Blutes mindestens 1 h. Da die Bindung an Albumin reversibel ist, kann das Kontrastmittel vollständig über die Nieren eliminiert werden.

Extrazelluläre Kontrastmittel mit hohem Molekulargewicht (Blood-pool-Kontrastmittel)

> **Merke** Aufgrund ihres Molekulargewichts (> 6000 Dalton) diffundieren Blood-pool-Kontrastmittel nicht oder nur in ganz geringem Ausmaß durch das vaskuläre Endothel, mit der Konsequenz einer verlängerten intravasalen Verweildauer.

Das Verteilungsvolumen entspricht etwa dem Plasmavolumen.

Ranganathan et al. (1998) konnten zudem eine positive lineare Korrelation zwischen der R_1-Relaxivität für Gadolinium und der Molekülgröße nachweisen. Die R_1-Relaxivität der Blood-pool-Kontrastmittel liegt um den Faktor 5–7 höher als bei den konventionellen extrazellulären Kontrastmitteln.

Neben den niedrigmolekularen Kontrastmitteln mit starker Proteinbindung kommen als Blood-pool-Kontrastmittel vor allem makromolekulare Verbindungen, an die Gadopentetat oder Gadoterat gekoppelt sind, in Frage. Trägermoleküle für die gadoliniumhaltigen Kontrastmittel sind Albumin, Lysin, lineare oder dendrimere Kohlenwasserstoffverbindungen wie Dextran. In der klinischen Entwicklung sind die Kontrastmittel Gadomer 17 (Schering) und P792 (Guerbet) am weitesten fortgeschritten. Ein wichtiger Aspekt bei der Entwicklung der makromolekularen Kontrastmittel ist die Verträglichkeit sowie die Exkretion. Aufgrund des hohen Molekulargewichts müssen größere Moleküle zunächst kontrolliert aufgespalten werden, um glomerulär filtriert werden zu können.

Einige superparamagnetische Eisenoxidpartikel werden derzeit als Blood-pool-Kontrastmittel entwickelt. Sie zeichnen sich durch eine hohe R_1-Relaxivität und ein günstiges R_2/R_1-Verhältnis aus. Als Beispiel sei NC100150 (Clariscan, Amersham Health) genannt, dessen Entwicklung am weitesten fortgeschritten ist. Die Partikelgröße beträgt < 25 nm und verbleibt im Intravasalraum mit einer Plasmahalbwertszeit von etwa 45 min. Die Ausscheidung erfolgt hauptsächlich über das retikuloendotheliale System der Leber. Das Eisen wird dem regulären Eisenstoffwechsel zugeführt.

Die Vorzüge für einen Einsatz von Blood-pool-Kontrastmitteln sind noch nicht abschließend diskutiert. Denkbar erscheint die Verwendung bei der MR-Angiographie der Koronargefäße, zur Testung der vaskulären Integrität von entzündlichen und tumorösen Läsionen, bei Perfusionsuntersuchungen sowie zum Nachweis okkulter Blutungsquellen aus den Mesenterialgefäßen. Für einen Einsatz in der MR-Angiographie – über den First-pass-Effekt hinaus – zeichnen sich gerätetechnische Entwicklungen ab, die die getrennte Darstellung von venösem und arteriellem Gefäßsystem ermöglichen.

Organspezifische Kontrastmittel

Merke! Im Gegensatz zur unspezifischen Verteilung extrazellulärer Kontrastmittel gelangen die organspezifischen Kontrastmittel in die Zellen des Zielorgans.

■ Leber

Historisch gesehen spielt die Leber als primäres Metastasenorgan gastrointestinaler Tumoren und wegen ihrer Größe eine besondere Rolle. Zahlreiche Kontrastmittel wurden als leberspezifische Kontrastmittel entwickelt. Grundsätzlich unterscheidet man dabei zwischen *hepatozytenspezifischen* und *RES-spezifischen* Kontrastmitteln.

■ Hepatozytenspezifische Kontrastmittel.
Alle hepatozytenspezifischen Kontrastmittel, die bislang klinische Bedeutung erlangt haben, sind T_1-Kontrastmittel. Sie werden nach intravenöser Injektion selektiv von der gesunden Leberzelle aufgenommen und führen in der T_1-gewichteten Bildgebung zu einem Signalanstieg des gesunden Lebergewebes.

Bei zwei Vertretern dieser Kontrastmittelgruppe [Gd-BOPTA (Bracco-Byk Gulden), Gd-EOB-DTPA (Schering)] wird dies durch Kopplung eines Benzolringes an eine Seitengruppe des Triaminogrundgerüstes des Chelates erreicht. Diese Modifikation vermittelt über unspezifische Transporter die Aufnahme in die Leberzelle. Der genaue Mechanismus der Kontrastmittelaufnahme ist bislang noch nicht restlos aufgeklärt. Trotz struktureller Ähnlichkeiten der beiden Kontrastmittel bestehen deutliche Unterschiede in der Ausscheidung. Während ca. 50 % der injizierten Dosis des Gd-EOB-DTPA beim Menschen biliär eliminiert werden, sind dies bei Gd-BOPTA lediglich 2–4 %. Die restlichen Anteile werden über die Nieren ausgeschieden. Aufgrund seiner besonderen Kinetik konnte die Effektivität von Gd-BOPTA als leberspezifisches und unspezifisches extrazelluläres Kontrastmittel nachgewiesen werden.

Ein weiteres organspezifisches Kontrastmittel, das für die Leberbildgebung eingesetzt wird, ist Mangan-Dipyridoxyl-Diphosphat (Mn-DPDP; Teslascan, Amersham). Es ist das bislang einzige paramagnetische Kontrastmittel für die Leber, dessen paramagnetisches Metallatom nicht aus Gadolinium besteht. Aufgrund der niedrigen Komplexbildungskonstante von Mn-DPDP kommt es nach Injektion bei einem Teil des Komplexes zu einer Aufspaltung in Mangan und Mangafodipir. Mangafodipir wird über die Nieren ausgeschieden während Mangan in die Zellen verschiedener Organe u.a. Leber, Pankreas, Herzmuskel und Gehirn gelangt.

Merke! Der Vorteil der leberspezifischen Kontrastmittel ist ein lang andauerndes, diagnostisches Fenster für die Leberbildgebung, das je nach Kontrastmittel etwa 20–40 min nach Injektion beginnt und ca. 2 h andauert.

Die paramagnetischen hepatobiliären Kontrastmittel verbessern das Signal-zu-Rausch- und Kontrast-zu-Rausch-Verhältnis fokaler Leberläsionen, deren Zellen nicht mehr in der Lage sind, das Kontrastmittel aufzunehmen. Dies führt zu einer verbesserten Detektionsrate.

■ RES-spezifische Kontrastmittel

Die RES-spezifischen Kontrastmittel sind partikuläre Substanzen, die von den Zellen des retikuloendothelialen Systems der Milz, des Knochenmarks, der Lymphknoten und Kupffer-Sternzellen der Leber aufgenommen werden. Klinische Bedeutung haben superparamagnetische und ultrakleine superparamagnetische Eisenoxidpartikel (SPIO, USPIO) erlangt. Aufgrund der starken R_2-Relaxivität führen die Kontrastmittel zu einer Signalabschwächung des gesunden Lebergewebes im T_2-gewichteten Bild, während die Signalintensität des pathologisch veränderten Lebergewebes, das keine intakten Kupffer-Sternzellen aufweist, unbeeinflusst bleibt. Das diagnostische Zeitfenster beginnt nach 10–30 min und hält dann für Stunden bis Tage an.

Mit AMI 25 (Endorem, Guerbet) und SHU555 A (Resovist, Schering) haben zwei Vertreter dieser Kontrastmittelklasse klinische Bedeutung erlangt. Zu Beginn der Entwicklung von Endorem traten einige schwerwiegende Nebenwirkungen (vor allen Hypotension) auf. Mit einer neuen Formulierung und Veränderungen der Applikationstechnik durch einen Filter, was die Infusion von Partikeln über 5 µm Größe verhindern sollte, sind seitdem – abgesehen von vorübergehenden Rückenschmerzen bei einigen Patienten – keine charakteristischen Nebenwirkungen mehr aufgetreten. Endorem muss langsam über 30 min in einer Glukoselösung infundiert werden. Resovist kann auch als schnelle Infusion verabreicht werden. Das mit dem Kontrastmittel infundierte Eisen wird dem Eisenstoffwechsel des Körpers zugeführt.

■ Lymphknoten

Ein weiteres Zielorgan für organspezifische MR-Kontrastmittel sind die Lymphknoten. Klinische Bedeutung erlangt hat AMI 227 (Guerbet), ein superparamagnetisches Eisenoxidpartikel mit einem Gesamtdurchmesser < 20 nm. Durch entsprechende Beschaffenheit der Ummantelung des Eisenoxidkerns gelingt es, die Bluthalbwertszeit nach intravenöser Applikation so zu verlängern, dass die Partikel nur in geringem Maße durch die Makrophagen der Leber und Milz phagozytiert werden. Aufgrund der geringen Größe können die Partikel mit Hilfe von Transzytose in das Interstitium gelangen, um dort über die Lymphbahnen aufgenommen und zu den Lymphknoten transportiert zu werden. Der nicht tumorös veränderte Lymphknoten erfährt deshalb im T_2-gewichteten Bild eine Signalabschwächung, tumoröse Veränderungen werden hingegen als Zonen unveränderter Signalintensität abgegrenzt.

2.2
Vergrößerungstechnik

M. Säbel, R. Schulz-Wendtland

In Röntgenaufnahmen und Durchleuchtungsbildern werden die verschiedenen Detailstrukturen, bedingt durch Objektdicke, Gerätekonstruktion und die bei der Bilderzeugung angewandte Zentralprojektion (s. Abschn. 1.2), leicht vergrößert dargestellt. Die Vergrößerungsfaktoren liegen meistens zwischen 1,1 und 1,3 (Stargardt u. Angerstein 1975). Bei einigen speziellen Untersuchungsverfahren wird das Objekt bewusst in einem bestimmten Abstand von der Bildempfängerebene gelagert, um ein deutlich vergrößertes Röntgenbild zu erhalten. Ziel und Zweck dieser Maßnahme ist eine Verbesserung der Detailerkennbarkeit. Gegenwärtig werden mit diesem als Vergrößerungstechnik bezeichneten Verfahren gelegentlich noch Röntgenaufnahmen von Händen und kleinen Blutgefäßen (vor allem der Nieren und des Gehirns) angefertigt.

Vor allem wird diese Aufnahmetechnik jedoch bei der Röntgenmammographie angewandt. Hier ist sie vor allem indiziert zur besseren Analyse von Mikroverkalkungen oder Herdbefunden sowie zum Ausschluss von Überlagerungseffekten (Teubner et al. 1987; Dronkers et al. 1999; Bauer u. Madjar 2000).

Im Folgenden werden zunächst die Grundlagen der Vergrößerungstechnik dargestellt. Anschließend werden am Beispiel der Vergrößerungsmammographie mit Film-Folien-Systemen diejenigen Größen, die Einfluss auf Bildgüte und Strahlenexposition haben, etwas genauer betrachtet. Abschließend werden einige Bemerkungen zum gegenwärtigen Stand der Vergrößerungsmammographie mit digitalen Bildempfängern gemacht.

2.2.1
Grundlagen

Die typischen geometrischen Verhältnisse bei der Vergrößerungstechnik sind in Abb. 2.3 dargestellt. Bereits aus dieser vereinfachten Darstellung wird deutlich, dass die Abmessungen des Brennflecks entscheidenden Einfluss auf die Schärfe der Abbildung haben. Üblicherweise bezeichnet man den Mittelpunkt (Flächenschwerpunkt) des elektronischen Brennflecks als den Fokus der Röntgenröhre (European Commission 1999). Die Abbildungsverhältnisse für einen punktförmigen Brennfleck sind im linken Teil von Abb. 2.3 dargestellt. Definiert man den Vergrößerungsfaktor M der Abbildung durch

$$M = BG/OG, \quad (2)$$

wobei BG die Bildgröße und OG die Objektgröße ist, so ergibt sich aus Abb. 2.3

$$M = FBA/(FBA - OBA). \quad (3)$$

Dabei ist FBA der Fokus-Bildempfänger-Abstand und OBA der Objekt-Bildempfänger-Abstand.

Bedingt durch die Konstruktion der Drehanode (s. Kap. 1.2) muss zwischen dem elektronischen und dem bei der Abbildung wirksamen optischen Brennfleck unterschieden werden. Die Abmessungen des optischen Brennflecks ergeben sich dann aus denen des elektronischen Brennflecks durch Projektion in Abbildungsrichtung (Elsaß et al. 1971). Eine unmittelbare Folge dieses Abbildungsverhaltens ist, dass für die verschiedenen Zonen eines großflächigen Bildes unterschiedliche Brennfleckgrößen wirksam werden.

Geht man weiterhin von der vereinfachenden Annahme aus, dass die Verteilung der vom Brennfleck emittierten Strahlungsintensität konstant ist und dass der optische Brennfleck annähernd rechteckig ist, so lassen sich seine Länge bzw. Breite durch die Größe F kennzeichnen. Damit ergibt sich aus Abb. 2.3 mit Hilfe von Gleichung (3) für den bei der Abbildung einer Kante entstehenden Unschärfebereich U_g

$$U_g = F(M-1). \quad (4)$$

Es ist unmittelbar einleuchtend, dass die Größe von U_g von entscheidender Bedeutung für die Erkennbarkeit kleiner Details ist. Eine genauere Beschreibung des Abbildungsverhaltens bei der Vergrößerungstechnik ist durch die Übertragungstheorie mit Hilfe der Modulationsübertragungsfunktion möglich (Stargardt u. Angerstein 1975). Die Modulationsübertragungsfunktion des gesamten bildgebenden Systems $MÜF_{ges}$ ist in diesem Fall gleich dem Produkt der Modulationsübertragungsfunktionen für die Auf-

Abb. 2.3.
Anordnungsgeometrie und Unschärfebereich bei der Vergrößerungstechnik (*FBA* Fokus-Bildempfänger-Abstand; *BG* Bildgröße; *OBA* Objekt-Bildempfänger-Abstand; *F* Brennfleckabmessung; *OG* Objektgröße; *Ug* Unschärfebereich)

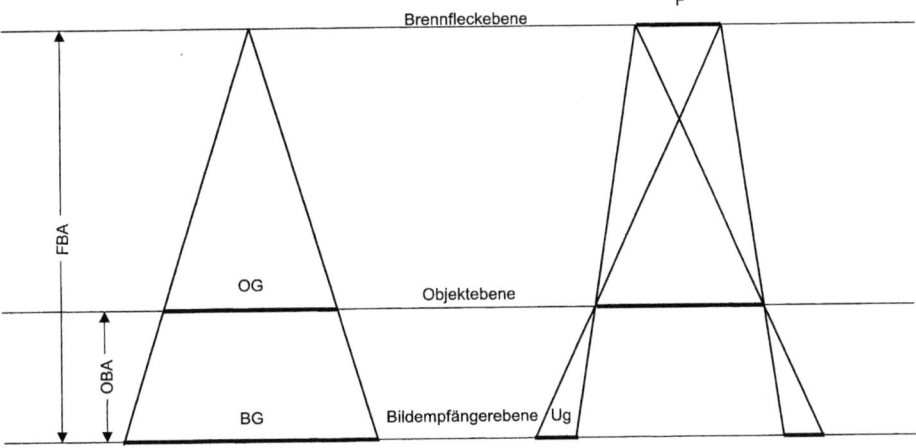

nahmegeometrie $MÜF_{AG}$, für die Objektbewegung $MÜF_{OB}$ und für den Bildempfänger $MÜF_{BE}$:

$$MÜF_{ges} = MÜF_{AG} \times MÜF_{OB} \times MÜF_{BE} \qquad (5)$$

Die Objektbewegung kann oft vernachlässigt werden (z. B. bei der Röntgenmammographie). Dann ist das Übertragungsverhalten des Systems vor allem durch Aufnahmegeometrie und Bildempfänger bestimmt.

Für einen gleichmäßig belegten Brennfleck, dessen Abmessungen durch die Größe F charakterisiert sind, gilt (Nickoloff et al. 1990)

$$MÜF_{AG}(v_O) = \frac{\{\sin[\pi v_O F(1-M^{-1})]\}}{[\pi v_O F(1-M^{-1})]} \qquad (6)$$

dabei ist v_O die auf die Objektebene bezogene Ortsfrequenz. Definiert man das durch die Aufnahmegeometrie bestimmte Auflösungsvermögen $v_{O,Gr}$ als 1. Nullstelle von $MÜF_{AG}(v_O)$, so erhält man

$$v_{O,Gr} = \frac{M}{[F(M-1)]}. \qquad (7)$$

Das Auflösungsvermögen des Bildempfängers $v_{BE,Gr}$ wird meistens durch visuelle Auswertung von Röntgenaufnahmen eines Bleistrichrasters oder aus der experimentell ermittelten Modulationsübertragungsfunktion $MÜF_{BE}$ bestimmt und ist zunächst auf die Bildempfängerebene bezogen. Für das auf die Objektebene bezogene Auflösungsvermögen $v_{BE,Gr,O}$ gilt dann

$$v_{BE,Gr,O} = M \times v_{BE,Gr}. \qquad (8)$$

Das Auflösungsvermögen des Bildempfängers vergrößert sich also bei Bezug auf die Objektebene proportional zum Vergrößerungsfaktor M.

Das Auflösungsvermögen für die Aufnahmegeometrie $v_{O,Gr}$ und das auf die Objektebene bezogene Auflösungsvermögen $v_{BE,Gr,O}$ des Bildempfängers zeigen demnach in Abhängigkeit vom Vergrößerungsfaktor M ein gegenläufiges Verhalten. Damit lässt sich aus Gleichung (7) und (8) mit $v_{O,Gr} = v_{BE,Gr,O}$ die Beziehung

$$M_{opt} = 1 + (F \times v_{BE,Gr})^{-1} \qquad (9)$$

für den optimalen Vergrößerungsfaktor M_{opt} ableiten, der aus Gründen der Bildqualität sinnvollerweise nicht überschritten werden sollte (Stargardt u. Angerstein 1975).

Die bisherigen Betrachtungen gelten, wie bereits erwähnt, nur unter der Annahme einer konstanten örtlichen Verteilung der Intensität der Röntgenstrahlung im Brennfleck. Tatsächlich ist diese Verteilung jedoch eine zweidimensionale Funktion der Ortskoordinaten (Burgess 1977; Haus et al. 1978; Nickoloff et al. 1990), und dementsprechend ist auch die Modulationsübertragungsfunktion für die Aufnahmegeometrie $MÜF_{AG}$ zunächst zweidimensional. Burgess (1977) konnte jedoch zeigen, dass Intensitätsverteilung und Modulationsübertragungsfunktion mit ausreichender Genauigkeit in zwei eindimensionale Funktionen separiert werden können, die jeweils das Abbildungsverhalten von Brennflecklänge bzw. -breite beschreiben.

Abbildung 2.4 zeigt drei bei Modellrechnungen häufig benutzte Intensitätsverteilungen, wobei für die Brennflecklänge hauptsächlich die Rechteckverteilung benutzt wird. Abbildung 2.5 zeigt die entsprechenden Modulationsübertragungsfunktionen. Aus dem Verlauf der Kurven wird deutlich, dass eine Gauss-förmige Intensitätsverteilung die besten Abbildungseigenschaften besitzt und eine deutliche Kantenüberhöhung der Intensität sich nachteilig auswirkt.

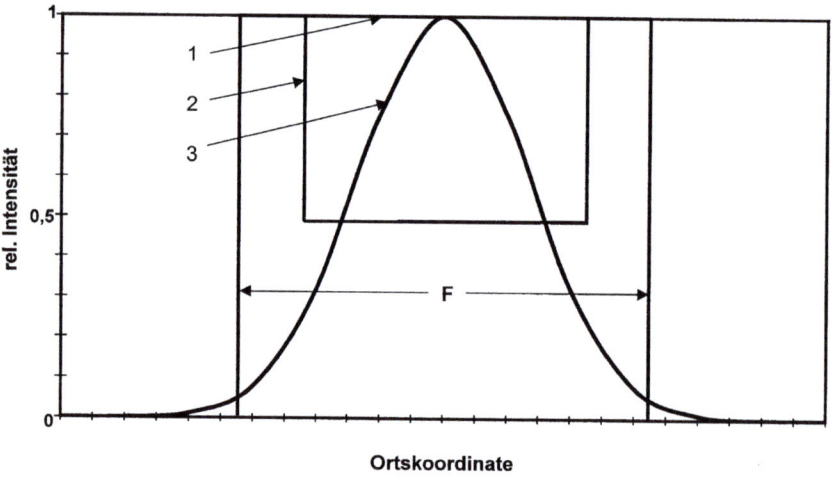

Abb. 2.4.
Form der Intensitätsverteilung im Brennfleck einer Röntgenröhre (*F* Brennfleckabmessung; *1* Rechteck; *2* Kantenüberhöhung; *3* Gauss). (Nach Nickoloff et al. 1990)

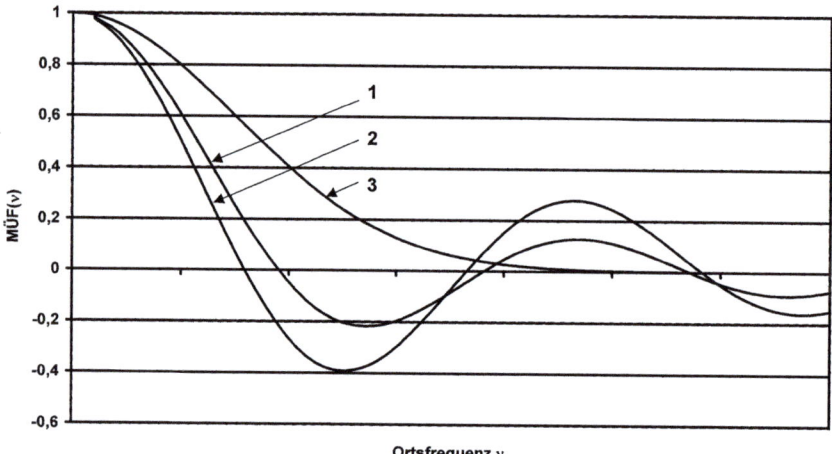

Abb. 2.5.
Modulationsübertragungsfunktionen bei unterschiedlicher Intensitätsverteilung im Brennfleck einer Röntgenröhre (*MÜF* Modulationsübertragungsfunktion; *1* Rechteck; *2* Kantenüberhöhung; *3* Gauss). (Nach Nickoloff et al. 1990)

Merke: Die Verlagerung des Objekts in Richtung des Brennflecks der Röntgenröhre bei sonst unveränderten Aufnahmebedingungen hat zur Folge, dass die Strahlenexposition annähernd mit dem Quadrat des Vergrößerungsfaktors M zunimmt.

Teilweise kann diese Erhöhung der Strahlenexposition des Objekts durch Verzicht auf den zur Reduktion der Streustrahlung üblicherweise eingesetzten Raster kompensiert werden. Der vergrößerte Objekt-Bildempfänger-Abstand bewirkt nämlich ebenfalls eine Reduktion der Streustrahlung. Die Abnahme des Streustrahlenanteils mit zunehmendem Objekt-Bildempfänger-Abstand lässt sich mit Hilfe der Annahme einer effektiven Streustrahlenquelle beschreiben, die sich etwa im durchstrahlten Objekt befindet (Sorenson u. Floch 1985).

Indem man sinngemäß die für Streustrahlenraster definierten physikalischen Kenngrößen mit Hilfe des Abstandsquadratgesetzes berechnet, erhält man Auskunft über die erzielbare Verbesserung der Bildqualität (Kontrastverbesserungsfaktor) und die damit verbundene Strahlenexposition des Objekts (Buckyfaktor). Leider werden die Berechnungen dadurch erschwert, dass die genaue örtliche Lage der effektiven Streustrahlenquelle von der jeweiligen Aufnahmegeometrie abhängt.

Eine weitere Möglichkeit der Reduktion der Strahlenexposition des Objekts hängt mit der Tatsache zusammen, dass das Quantenrauschen des Bildempfängers annähernd mit dem Quadrat des Vergrößerungsfaktors M abnimmt (Doi u. Imhof 1977). Dadurch wird es z. B. möglich, bei der Vergrößerungstechnik empfindlichere Film-Folien-Systeme einzusetzen als bei der konventionellen Projektionsradiographie.

2.2.2
Vergrößerungsmammographie mit Film-Folien-Systemen

Die Rastertechnik mit Film-Folien-Systemen ist gegenwärtig immer noch die Routinemethode der Röntgenmammographie (Säbel u. Aichinger 1996; Dronkers et al. 1999).

Die Vergrößerungsmammographie hingegen bleibt, wie bereits eingangs erwähnt, eine Zusatzuntersuchung zur besseren Analyse von Mikroverkalkungen oder Herdbefunden sowie zum Ausschluss von Überlagerungseffekten. Ursachen für diesen begrenzten Einsatz sind vor allem Schwierigkeiten bei der Positionierung der Brust und die eher höhere Strahlenexposition. Hinzu kommt, dass für Übersichtsaufnahmen der gesamten Brust größere Filmformate (mindestens 24 × 30 cm) benötigt werden. Vergrößerungsmammogramme werden in der Regel mit Mammographieeinrichtungen für die Routinediagnostik durchgeführt, die eine entsprechende Zusatzausstattung aufweisen. Eine ausschließlich für die Vergrößerungsmammographie entwickelte Röntgeneinrichtung (Post et al. 1997) hat keine große Verbreitung gefunden. Im folgenden werden die wichtigsten aufnahmetechnischen Grundlagen der Vergrößerungsmammographie mit Film-Folien-Systemen vor allem hinsichtlich ihres Einflusses auf Bildgüte und Strahlenexposition diskutiert.

Modellrechnungen, die mit Hilfe der in Abschn. 2.2.1 angegebenen Beziehungen durchgeführt wurden, zeigen, dass der Brennflecknennwert der Röntgenröhre $\leq 0{,}15$ sein muss, wenn man bei einem Fokus-Film-Abstand von 60 cm und einem Vergrößerungsfaktor von 2 dasselbe Auflösungsvermögen wie bei der Rastertechnik erreichen will (Säbel u. Aichinger 1996). Aufgrund der Ausführungen in Abschn. 2.2.1 zum Einfluss der Brennfleckbelegung auf die Abbildungsqualität ist klar, dass der Röhrenbrennfleck durch die Angabe seines Nennwertes nur grob charakterisiert wird. Nach IEC (International Electrotechnical Commission 1993) bedeutet $\leq 0{,}15$, dass Brennflecklänge und -breite im Bereich 0,15–0,23 mm liegen dürfen. Mit der Annahme M = 2 und F = 0,15 mm ergibt sich aus Gleichung (7) $v_{O,Gr} = 13{,}3$ mm^{-1} und mit der realistischen Annahme $v_{BE,Gr} = 7$ mm^{-1} (Teubner et al. 1987) aus Gleichung (8) $v_{BE,Gr,O} = 14{,}0$ mm^{-1}. Ferner erhält man aus Gleichung (9) $M_{opt} = 2{,}05$. In diesem Beispiel sind also tatsächlich Brennfleckgröße, Vergrößerungsfaktor und Empfindlichkeit (bzw. Auflösungsvermögen) des Film-Folien-Systems optimal aufeinander abgestimmt.

Da für die Rastertechnik ein Brennflecknennwert $\leq 0{,}4$ gefordert wird (Bundesärztekammer 1995), müssen die Drehanoden von Röntgenröhren, die für die Vergrößerungsmammographie geeignet sein sollen, eine zusätzliche Brennfleckbahn (bzw. bei zwei verschiedenen Anodenmaterialien zwei zusätzliche Brennfleckbahnen) aufweisen.

Modellrechnungen, die mit Hilfe der Annahme einer effektiven Streustrahlenquelle für einen Fokus-Film-Abstand von 60 cm und einen Objekt-Film-Abstand von 30 cm (M = 2) durchgeführt wurden, ergaben einen Kontrastverbesserungsfaktor von etwa 1,4 (Säbel u. Aichinger 1989). Mit der Rastertechnik wird etwa derselbe Wert erreicht, so dass bei der Vergrößerungsmammographie tatsächlich auf den Raster verzichtet werden kann. Bei einem Buckyfaktor von 2 (Säbel u. Aichinger 1996) bedeutet dies eine Halbierung der Strahlenexposition. Benutzt man außerdem ein Film-Folien-System, das im Vergleich zur Rastertechnik etwa die doppelte Empfindlichkeit aufweist, so ergibt sich bei einem Vergrößerungsfaktor von 2 für beide Techniken etwa dieselbe Strahlenexposition. Das bedeutet aber, dass bei der Vergrößerungstechnik ein Film-Folien-System mit mindestens der Empfindlichkeitsklasse 50 benutzt werden sollte (Bundesärztekammer 1995).

Experimentelle und klinische Untersuchungen haben gezeigt, dass mit einer derartigen Aufnahmetechnik die diagnostische Aussagekraft – insbesondere bei der Beurteilung von verdächtigen Mikroverkalkungen – tatsächlich verbessert werden kann (Säbel u. Aichinger 1996; Dronkers et al. 1999).

In Abb. 2.6 wird ein Beispiel für derartige Untersuchungen gezeigt. In diesem Fall wurde die Methode der ROC-Analyse (Klein u. Säbel 2000) als Bildgüte-

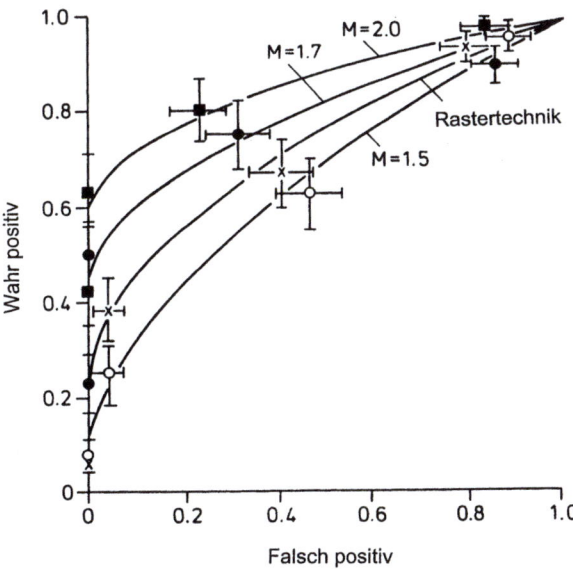

Abb. 2.6. ROC-Analyse der Erkennbarkeit von Mikroverkalkungen bei Vergrößerungs- und Rastertechnik (*M* Vergrößerungsfaktor). (Nach Säbel u. Aichinger 1989)

testverfahren eingesetzt. Dabei wurde ein spezielles Testphantom benutzt (Wurm et al. 1982), das aus einzelnen Plexiglasblöcken besteht, die untereinander vertauscht werden können. Diese Blöcke enthalten als Modell für Mikroverkalkungen Quarzsandkörnchen mit abnehmendem Durchmesser. In der in Abb. 2.6 gewählten Darstellung ist ein bildgebendes System umso besser, je mehr sich die entsprechende Kurve der linken oberen Ecke nähert. Man sieht, dass die Erkennbarkeit bei der Vergrößerungstechnik mit M = 1,7 und M = 2,0 besser ist als bei der Rastertechnik.

Bei genaueren Betrachtungen zur Strahlenexposition muss auch für die Vergrößerungsmammographie die mittlere Parenchymdosis D_G bestimmt werden. Diese risikorelevante Dosisgröße ist nicht direkt messbar. In der Regel wird sie unter bestimmten Annahmen aus der Beziehung

$$D_G = K_E \times g \qquad (10)$$

berechnet; dabei ist K_E die Einfalldosis, d.h. die gemessene Luft-Kerma (ohne Rückstreuanteil) am Ort des Strahleneintritts in die Mamma und g ein sog. Konversionsfaktor. Dieser Konversionsfaktor wird in der Regel mit Hilfe von Monte-Carlo-Simulationen berechnet; er ist abhängig vor allem von der Strahlenqualität, der Schichtdicke unter Kompression und der geweblichen Zusammensetzung der Mamma (Säbel et al. 2001). Für die Vergrößerungsmammographie sind Konversionsfaktoren von Liu et al. (1995) berechnet worden.

2.2.3
Digitale Vergrößerungsmammographie

Merke ! Digitale Bildempfänger haben gegenüber Film-Folien-Systemen den großen Vorteil, dass zwischen der Dosis in der Bildempfängerebene und der Größe des Detektorsignals ein linearer Zusammenhang über einen sehr großen Dosisbereich besteht.

Hinzu kommen Vorteile bei der gezielten Bildnachverarbeitung, der Bildübermittlung und der Archivierung (Säbel et al. 1999; Bick 2000). Dies gilt auch für die Vergrößerungsmammographie.

Die Lumineszenzradiographie (DLR) ist gegenwärtig das einzige technisch ausgereifte digitale bildgebende Verfahren für die Röntgenmammographie. Dabei befindet sich statt des Film-Folien-Systems in der Röntgenkassette eine sog. Speicherleuchtstofffolie. Seit einiger Zeit sind hochauflösende Speicherfolien der Firma Fuji auf dem Markt, die bei mammographischen Anwendungen mit 100 μm Pixeln abgetastet werden und damit bei der Abbildung eines konventionellen Bleistrichrasters (Dicke der Bleifolie: 50 μm) eine Grenzauflösung von etwa 5 Lp/mm erreichen. Das bedeutet, dass die Speicherfolie den gegenwärtigen Forderungen der Abnahmeprüfung nach § 16 der Röntgenverordnung nicht genügt. Danach muss auf dem Röntgenbild eine Grenzauflösung von 8 Lp/mm in jeder Orientierung senkrecht zur Strahlrichtung erreicht werden. Um diesen Anforderungen zu genügen, hat man in der Bundesrepublik damit begonnen, digitale Mammogramme in Vergrößerungstechnik anzufertigen Mit einem Vergrößerungsfaktor von 1,7 erreicht man dann entsprechend Gleichung (8) tatsächlich eine Grenzauflösung von > 8 Lp/mm (Funke et al. 1997). Abbildung 2.7 a, b zeigt ein entsprechendes Bildbeispiel.

Funke et al. (1997) haben außerdem gezeigt, dass unterhalb einer Luft-Kerma in der Bildempfängerebene von 100 μGy das Bildrauschen deutlich ansteigt, so dass eine Unterschreitung dieses Wertes für die Speicherleuchtstofffolie zunächst nicht sinnvoll erscheint. Dies entspricht aber dem Dosisbedarf eines Film-Folien-Systems der Empfindlichkeitsklasse 12. Damit ist die Strahlenexposition bei der Vergrößerungsmammographie mit Speicherleuchtstofffolien zunächst deutlich größer (s. Abschn. 2.2.2). So bleibt als letzte Möglichkeit der Dosisreduktion nur eine Änderung der Strahlqualität durch Erhöhung der Röhrenspannung und entsprechende Wahl des Anodenmaterials und des Zusatzfilters (Säbel u. Aichinger 1996). Meistens muss dabei allerdings eine Verringerung des Strahlenkontrasts in Kauf genommen werden. Der damit verbundene Verlust an Bildqualität lässt sich jedoch durch kontrastbetonte Bildverarbeitung weitgehend wieder ausgleichen (Fiedler et al. 1999).

Abgesehen von der Speicherleuchtstofffolie befindet sich gegenwärtig eine Reihe von weiteren digitalen Bildempfängern in Entwicklung und teilweise bereits in der klinischen Erprobung. Dabei wird in der Regel ein Strahlungsdetektor mit einer digitalen Ausleseeinheit kombiniert (Säbel et al. 1999; Bick 2000). Überwiegend handelt es sich um einen Röntgenleuchtstoff (z. B. Cäsiumjodid) und eine direkt damit verbundene Sensormatrix aus sog. „charge coupled devices" (CCD) oder aus Photodioden auf der Basis von amorphem Silizium (a-Si). Ein Prototyp eines a-Si-Flachdetektors wurde kürzlich auch für die digitale Vergrößerungsmammographie (Vergrößerungsfaktor: 2,1) erprobt (Hermann et al. 1999). Hier war die Sensormatrix mit einer Leuchtstoffschicht aus $Gd_2O_2S:Tb$ gekoppelt. Die aktive Feldgröße betrug 28,2 × 40,6 cm und die Pixelgröße 127 μm.

Die gegenwärtig im Zusammenhang mit der digitalen Vollfeldmammographie diskutierten Probleme

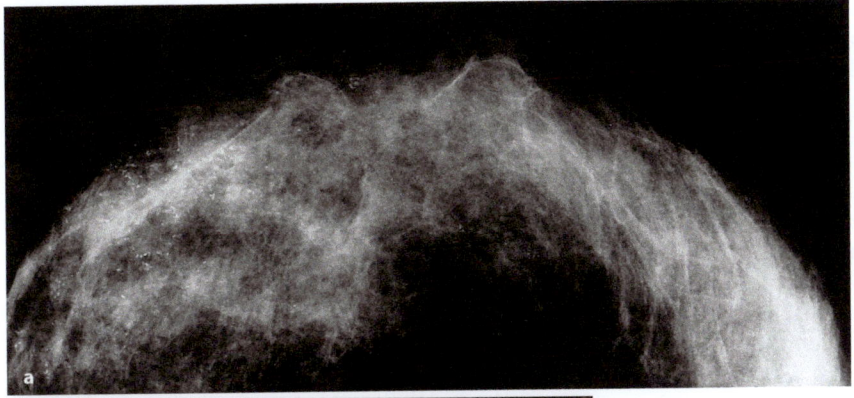
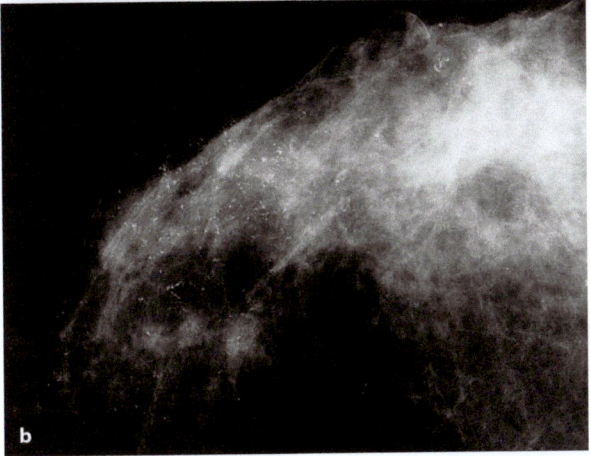

Abb. 2.7 a, b. Digitale Vergrößerungsmammographie. **a** Vollfeldmammographie (Vergrößerungsfaktor: M = 1,7). **b** Ausschnittsvergrößerung (Vergrößerungsfaktor: M = 4,0). Die 52-jährige Patientin stellte sich zur Vorsorgeuntersuchung vor. Klinisch und sonographisch war der Befund unauffällig. Man erkennt im inneren unteren Quadranten polymorphe duktale Mikroverkalkungen mit segmentaler Anordnung; Verdacht auf duktales In-situ-Karzinom; Differenzialdiagnose invasives Neoplasma; Histologie: DCIS vom Comedo-Typ mit etwa 4,5 cm Durchmesser. (Aus Säbel et al. 1999)

(Säbel et al. 1999; Bick 2000) wie z. B. der erforderlichen Pixelgröße, der direkten Monitorbefundung, der Telemammographie, der Bildnachverarbeitung und der computerassistierten Diagnose (CAD) betreffen auch die digitale Vergrößerungsmammographie.

> **Merke** Mittelfristig werden sich die digitalen Bildempfänger nur durchsetzen können, wenn damit eine weitere Reduktion der Strahlenexposition möglich wird und wenn die Befundung der digitalen Bilder direkt am Monitor erfolgen kann.

2.3 Stereoaufnahmetechnik

H. Aichinger

2.3.1 Einleitung

Die Bildgebung in der Röntgendiagnostik beruht auf einer Zentralprojektion der zu untersuchenden Körperregion auf den Bildempfänger mit Hilfe der vom Brennfleck der Röntgenröhre ausgehenden Röntgenstrahlung. Aus diesem Grunde werden die für die Diagnose wichtigen Bilddetails je nach Projektionsrichtung oftmals im Röntgenbild derart überlagert wiedergegeben, dass wichtige Bildinformationen u. U. nicht zu erkennen sind und für die Diagnose verloren gehen. Um diese Unsicherheit bei der Diagnosefindung zu vermeiden, versucht der erfahrene Radiologe durch unterschiedliche Lagerung des Patienten die verdeckten Details freizuprojizieren. Es ist deshalb verständlich, dass der Wunsch nach Stereoröntgenbildern von Beginn der Röntgentechnik an vorhanden war.

In der Angiographie ist die räumliche Darstellung von Organen sowie die des Verlaufs von Gefäßen bis in die feinsten Verzweigungen besonders wichtig für die Diagnose. Wohl aus diesem Grund befasst sich der größte Teil der zum Thema „Stereoaufnahmetechnik" vorhandenen Publikationen mit angiographischen Themen. Hierzu muss man natürlich anmerken, dass die Wiedergabe eines mit Kontrastmittel gefüllten Gefäßbaumes dem Zustandekommen eines räumlichen Bildeindrucks auch sehr entgegenkommt. Drehung oder Bewegung des Untersuchungsobjektes während der Diagnosefindung – z. B. direkt während einer Durchleuchtung oder während der Befundung am Monitor – erleichtert zusätzlich das räumliche Sehen. In der Angiographie benötigt man vor allem Bilder, die in rascher Folge, also in Serientechnik erstellt werden. Diese Anforderung bestimmt weitgehend auch die Funktionalität von Röntgenanlagen für die Stereoaufnahmetechnik.

Man hat auch für weitere radiologische Untersuchungsverfahren (z. B. Skelettdiagnostik, Mammographie) die Stereoaufnahmetechnik immer wieder ins Gespräch gebracht. Insgesamt kann man aber feststellen, dass der Wunsch nach räumlicher Darstellung der interessierenden Körperregion mit Hilfe von Stereoröntgenbildern sich doch auf bestimmte medizinische Fragestellungen konzentriert.

2.3.2
Prinzip der Stereoaufnahmetechnik, Dosis und Bildgüte

> **Merke** Bei der Stereoaufnahmetechnik werden gleichzeitig zwei aus verschiedenen Projektionsrichtungen aufgenommene Röntgenbilder desselben Körperbereichs betrachtet.

Dabei wird von der Eigenschaft des beidäugigen Sehens Gebrauch gemacht, bei welchem unter gewissen Bedingungen ein vollständiger Raumeindruck zustandekommt, wenn jedem der beiden Augen vom selben Gegenstand ein Bild aus verschiedenen Projektionsrichtungen zugeleitet wird. Grundsätzlich ist echtes Stereosehen nur bei Benutzung beider Augen möglich. Erst die Verschmelzung der Seheindrücke beider Augen im Sehzentrum des Gehirns erlaubt eine räumliche Wahrnehmung.

Es gibt Bereiche auf den Netzhäuten der beiden Augen, die so zueinander gehören, dass angeblickte Objekte, welche hierauf abgebildet werden, im Sehzentrum zu einem räumlichen Bild verschmolzen werden (Abb. 2.8, Horopterkreis). Liegt ein Objektpunkt näher als der fixierte Gegenstand, entstehen gekreuzt liegende Doppelbilder (bitemporale Querdisparation). Liegt ein Objektpunkt weiter weg als der fixierte Gegenstand, entstehen nichtgekreuzt liegende Doppelbilder (binasale Querdisparation). Objekte, die in einem bestimmten kleinen Areal (Panum) außerhalb der Horopterebene (vgl. Abb. 2.8) liegen, werden trotzdem einfach gesehen, erscheinen aber räumlich nach vorne bzw. nach hinten versetzt. Diese Zusammenhänge bilden die Grundlage des räumlichen Sehens (David 1995).

Die Mehrinformation, welche die Stereoröntgenaufnahmen zweifellos gegenüber Monoaufnahmen bieten, hat mehrere Ursachen (Dietz u. Kuhn 1980):

- Die Addition der Informationen aus zwei Röntgenbildern führt zu einem um den Faktor 1,4 verbesserten Signal-Rausch-Verhältnis. Hierbei spielt

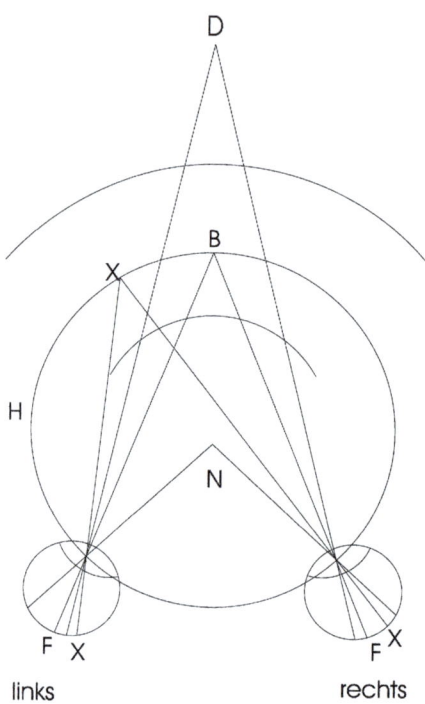

Abb. 2.8. Prinzip des räumlichen Sehens: Auch Objekte, die in einem bestimmten begrenzten Bereich (Panum) außerhalb der „Horopterebene" liegen, werden scharf gesehen. Die binasale Querdisparation (Ferneindruck) bzw. die bitemporale Querdisparation (Naheindruck) wird zur Tiefeninformation genutzt (*B* fixierter Gegenstand; *X* Objektpunkt auf dem Horopterkreis/H; *N* naher Objektpunkt; *D* ferner Objektpunkt)

es keine Rolle, ob jedem der beiden Augen des Beobachters ein Bild eines Stereobildpaares angeboten wird oder ob zwei gleiche – z. B. zeitlich nacheinander mit *derselben* Projektionsrichtung aufgenommene – Bilder in dieser Weise betrachtet werden. Auch die Überlagerung von zwei deckungsgleichen Bildern am Schaukasten mit entsprechender Steigerung der Leuchtdichte und normaler Betrachtungsweise führt zu der gleichen Verbesserung des Signal-Rausch-Verhältnisses.
- Die Kombination von Röntgenbildern aus zwei *unterschiedlichen* Projektionsrichtungen liefert eine Information über die räumliche Lage der betrachteten Objektdetails. Dieser Informationsgewinn ist das eigentliche Ziel der Stereoaufnahmetechnik.
- Auch der Beobachter, der nicht räumlich sehen kann und somit die Tiefeninformation nicht wahrnimmt, erhält mehr Information. Die Freiprojizierung von überlagerten Details erlaubt eine verbesserte Diagnose.

Spätestens an dieser Stelle muss aus Gründen des Strahlenschutzes – gemäß dem ALARA-Prinzip („as low as reasonably achievable"; Dendy u. Heaton 1999)

– die Frage nach der Strahlenexposition des Patienten gestellt werden. Nachdem für das räumliche Sehen eines Objektdetails jeweils zwei Aufnahmen benötigt werden, ist die Dosis pro Bild zunächst prinzipiell zweimal so hoch. Durch Verwendung von Bildempfängern mit doppelter Empfindlichkeit (z. B. eines Film-Folien-Systems der Empfindlichkeitsklasse 800 anstelle von 400; oder einer Indirektaufnahme vom Bildverstärkerausgang mit halber Dosis) ist es jedoch möglich, bei nahezu gleicher Erkennbarkeit der Bilddetails wie bei der Einzelaufnahme, den Vorteil der Tiefeninformation ohne Erhöhung der Patientendosis zusätzlich zu nutzen (Dietz u. Kuhn 1980).

Bei der Serienaufnahmetechnik in der Angiographie kann eine erhöhte Strahlenexposition ausgeschlossen werden, wenn jeweils zwei zeitlich aufeinanderfolgende Röntgenaufnahmen der Serie zu einem Stereobildpaar zusammengefasst werden. Wird bei der Angiographie mit geometrischer Vergrößerung gearbeitet (s. Abschn. 2.3.3), indem *nur* der Fokus-Objekt-Abstand verringert wird, muss die Frage nach der Strahlenexposition erneut gestellt werden. Möglicherweise kann bei dieser Aufnahmetechnik auf den Streustrahlenraster verzichtet werden.

Merke ❗ Nur ein Gewinn an diagnostischer Information kann eine höhere Patientendosis rechtfertigen.

Wie bereits angedeutet, ist die Stereoaufnahmetechnik besonders interessant für den Einsatz in der Angiographie. Der technische Aufwand ist aber erheblich, weil bei der Serientechnik die Zeit zwischen zwei Aufnahmen sehr kurz gehalten werden muss (Dietz 1981):

Spezielle Röntgenröhren mit zwei Brennflecken auf dem Anodenteller in einem Abstand, der bei den üblichen Fokus-Objekt-Abständen einen Stereowinkel von etwa 8° erlaubt, werden benötigt, sind aber nicht verfügbar. Dieser Winkel ist erforderlich, weil der für die beiden Projektionsrichtungen eines Stereobildes erforderliche Brennfleckabstand (Stereobasis) vom Augenabstand des Beobachters (d. h. 70–100 mm) nicht allzu sehr abweichen sollte. Die bei gängigen Röntgenröhren üblichen Anodenteller mit einem Durchmesser von etwa 10 cm lassen nur eine Stereobasis von kaum mehr als 5 cm zu. Man versuchte deshalb in der Vergangenheit zunächst, zwei separate Röntgenstrahler möglichst nahe zusammenzubringen. Bei den erforderlichen Hochleistungsröntgenröhren lässt sich die Basis der beiden Stereobrennflecke mit dieser Anordnung jedoch nicht unter 17 cm bringen. Dies ergibt einen Stereowinkel von ca. 10° bei 100 cm Fokus-Detail-Abstand,

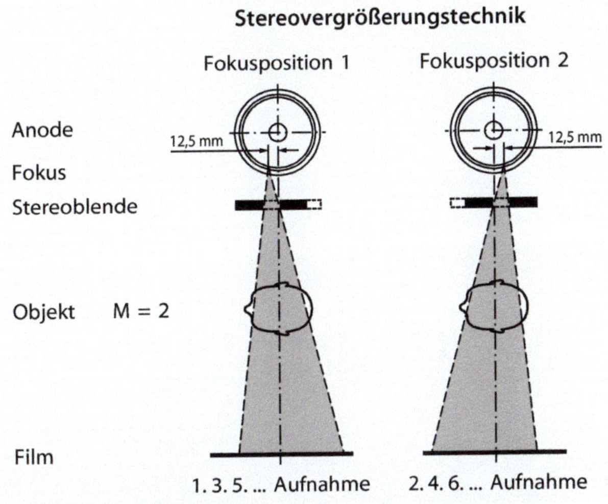

Abb. 2.9. Prinzip der Stereovergrößerungstechnik bei der Serientechnik in der Angiographie (Stereolix von Siemens): In Fokusposition 1 wird die 1., 3., 5. ... Aufnahme, in Fokusposition 2 die 2., 4., 6. ... Aufnahme ausgelöst. Nach jeder Aufnahme wird die Röhre um 30° gedreht, was eine Stereobasis von 2,5 cm ergibt. Das System erlaubt eine Bildfrequenz von maximal 3 Bildern/s (*M* Vergrößerungsfaktor; s. z. B. Dietz u. Kuhn 1980)

was die Verschmelzung der beiden Bilder bei der Betrachtung erschwert. Um mit dieser „Zweiröhrentechnik" trotzdem einen Stereowinkel von 8° zu erhalten, muss mit größeren Fokus-Bildempfänger-Abständen gearbeitet werden, was im – Vergleich zur „Monotechnik" – eine noch höhere Anodenbelastung zur Folge hat. Weiterhin wird für jede Röhre ein eigener Generator benötigt. Dieses Stereoverfahren konnte sich deshalb in der Angiographie nicht auf breiter Basis durchsetzen.

Wesentlich geringer wird der technische Aufwand, wenn man die Stereotechnik mit der Vergrößerungstechnik kombiniert. Der Hauptgrund liegt darin, dass bei der Vergrößerungstechnik die Ausdehnung der Objektdetails senkrecht zur Bildebene etwa mit dem Quadrat des Vergrößerungsverhältnisses auf dem Bildempfänger abgebildet wird (Doi u. Rossmann 1975; Doi et al. 1977). Die hieraus resultierende übersteigerte „Tiefenvergrößerung" führt zu einem verbesserten Tiefeneindruck und ermöglicht so eine Verkleinerung der Stereobasis. Wenn man z. B. ein Stereobildpaar mit zweifacher Vergrößerung anfertigt, kann die Stereobasis auf ein Viertel, also auf ca. 2,5 cm verringert werden, im Vergleich zu der üblichen Stereobasis von 10 cm bei einem Fokus-Bildempfänger-Abstand von ca. 100 cm (Abb. 2.9). Die wesentlich reduzierte Stereobasis hat in der Vergangenheit erheblich zur erfolgreichen Realisierung einer Vergrößerungsstereoeinrichtung (Stereolix) geführt (s. Abschn. 2.3.3).

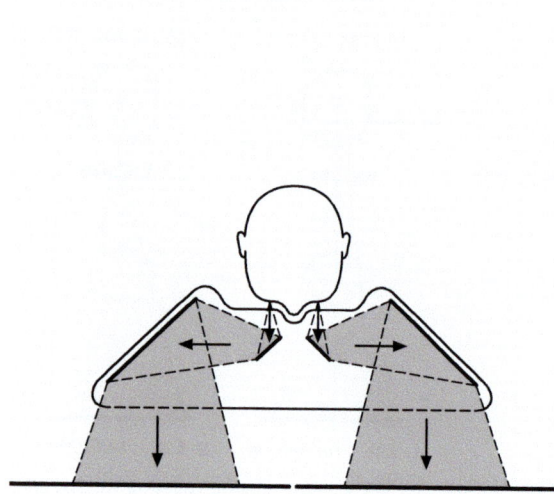 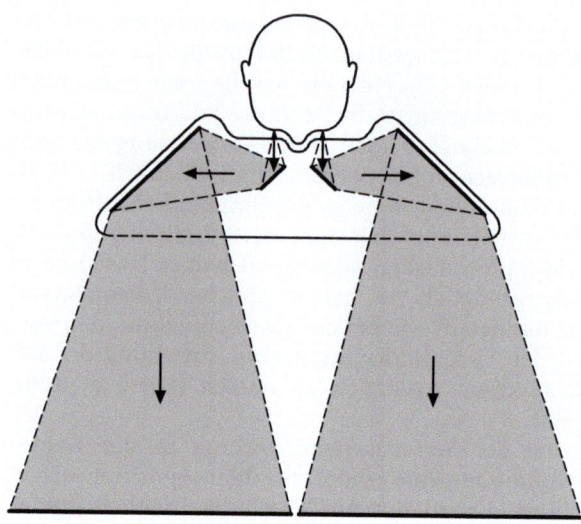

Abb. 2.10. Stereoskopische Betrachtung eines Stereofilmpaares. (Aus Dietz u. Kuhn 1980)

Die Stereobildpaare werden – um sie leichter zu einem Raumbild verschmelzen zu können – in der Regel mit einer speziellen Betrachtungseinrichtung angesehen. Diese sorgt dafür, dass jedes Einzelbild nur von dem jeweils korrespondierenden Auge gesehen wird. Abbildung 2.10 zeigt ein solches „Stereoskop", wie es zur Betrachtung von Stereofilmpaaren auf großformatigem Röntgenfilm verwendet wurde. Die durch Pfeile angedeuteten parallel laufenden Mittelstrahlen erlauben den Betrachtungsabstand bei unveränderter Bildlage zu variieren.

Stereoaufnahmetechnik mit Hilfe der Bildverstärkerfernsehtechnik in Durchleuchtung und Aufnahme verlangt andere Hilfsmittel zur Bildbetrachtung. Für die Diagnose am Fernsehmonitor sind wegen des schnellen Bildwechsels z. B. spezielle Brillen mit elektrisch steuerbaren Polarisationsfiltern erforderlich (s. Abschn. 2.3.3).

2.3.3
Technische Lösungen für Durchleuchtung und Aufnahme

Die in den Abschnitten 2.3.1 und 2.3.2 beschriebene Stereoaufnahmetechnik wurde in Verbindung mit großformatigen Blattfilmwechslern (AOT, PUCK) oder mit Mittelformatkameras (Sircam) eingeführt (Crolla et al. 1979; Dietz 1981). Diese bildgebenden Aufnahmesysteme sind inzwischen aber weitgehend durch digitale Bildsysteme verdrängt worden. Daran kann man ablesen, dass wohl nur noch an wenigen Kliniken diese „konventionelle Stereoaufnahmetechnik" genutzt wird. Auch für die Durchleuchtung wurden in der Vergangenheit Prototypen von Stereoröntgenanlagen entwickelt und interessante Ergebnisse erzielt. In der täglichen Routine haben sich diese Anlagen jedoch nicht durchgesetzt.

Aufnahmesysteme für Stereovergrößerungstechnik (Stereolix; Dietz 1981) hingegen sind auch heute noch vereinzelt in Betrieb. Bei diesen Anlagen wird, um die für die hohe erforderliche Auflösung nötigen kleinen Brennflecke realisieren zu können, im Röntgenstrahler eine Höchsttourenröhre (17 000 U/min) eingebaut. Die Röntgenröhre ist direkt im Röhrenschutzgehäuse drehbar gelagert (vgl. Abb. 2.9), und eine spezielle Stereoblende sorgt bei deren Drehung immer automatisch für eine Anpassung der Einblendung an die Lage des Brennflecks. Neben den eingeführten Angiotechniken wie Schnellserientechnik mit hoher Leistung (50 kW, Brennfleck 0.6 IEC, IEC 1993) und der Vergrößerungstechnik (12 kW, Brennfleck 0.2 IEC) in Monobetrieb ist damit auch die Stereoangiographie bei zweifacher Vergrößerung mit dem 12-kW-Brennfleck bis zu einer maximalen Bildfrequenz von $3\,s^{-1}$ (abdominale und zerebrale Angiographie) möglich. Die Röhre kann aus der Mittelstellung um $\pm 15°$ gedreht werden, das ergibt gerade die für zweifache Vergrößerung erforderliche Stereobasis von 2,5 cm.

Bei Stereobetrieb wird die Röhre zunächst in die linke Seitenposition gebracht (vgl. Abb. 2.9). Aus dieser Lage erfolgt die erste Aufnahme. Danach wird die Röhre im Gehäuse um 30° in die Gegenrichtung gedreht. In der rechten Position wird dann die zweite Aufnahme ausgelöst. Nach dem Zurückschwenken in die linke Position folgt die dritte Aufnahme usw.

Bei Durchleuchtung werden 25 Bilder/s (in den USA und heute oft auch schon generell 30 Bilder/s) erzeugt. Eine mechanische Bewegung der Röntgen-

Abb. 2.11.
Prinzip der Röntgenstereodurchleuchtung. (Aus Eisenberger et al. 1985)

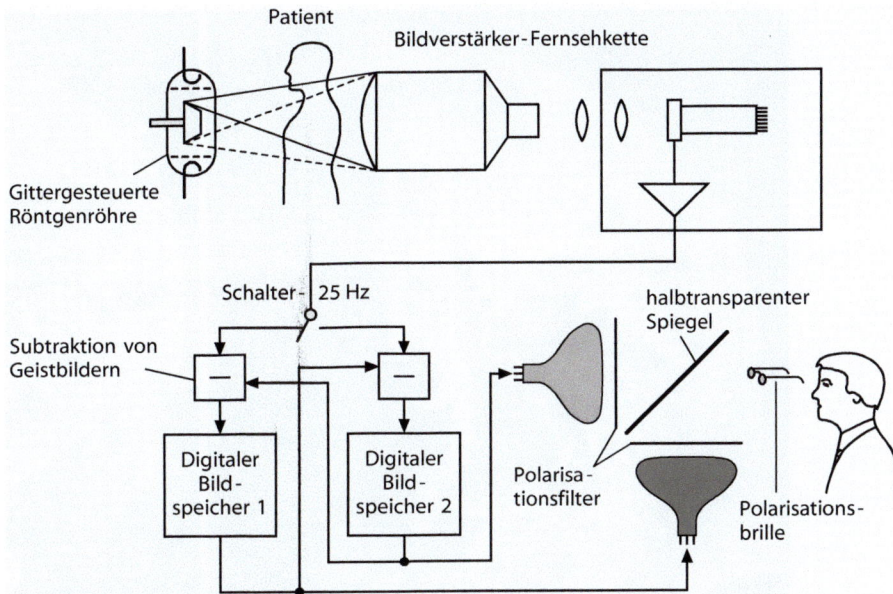

röhre im Strahlenschutzgehäuse ist deshalb nicht mehr möglich, vielmehr muss eine gittergesteuerte Röntgenröhre zur Erzeugung der Stereobasis eingesetzt werden. Aufgrund der im Vergleich zur Angiographie kleinen Durchleuchtungsleistung ließ sich eine so gebaute Spezialröntgenröhre für eine Versuchsanlage auch realisieren. Durch den Einbau von zwei Kathoden in die Röntgenröhre wurden auf dem Anodenteller zwei Brennflecke mit der erforderlichen Stereobasis (35 und 70 mm) erzeugt, die über eine Gittersteuerung abwechselnd angesteuert wurden (Abb. 2.11). Eisenberger und Mitarbeiter (1985) berichten über die Erprobung dieser Anlage in der Endourologie. Verwendet wurde die Stereoeinrichtung in Verbindung mit einem fahrbaren C-Bogen-Gerät. Über eine Bildverstärkerfernsehkette wurden die Einzelbilder der Stereobildpaare im Fernsehtakt getrennt in zwei digitale Bildspeicher eingelesen und dann an zwei Schwarzweißsichtgeräten wiederum getrennt wiedergegeben. Beide Monitore waren bei dieser Einrichtung in rechtem Winkel zueinander angeordnet und zusätzlich mit um 90° gegeneinander verdrehten Polarisationsfiltern ausgestattet. Über einen halbtransparenten Spiegel konnte der Radiologe die beiden Stereobilder gleichzeitig betrachten, wobei er eine Brille mit entsprechend ausgerichteten Polarisationsfiltern trug. Jedem Auge wurde auf diese Weise nur das rechte oder linke Bild des Stereobildpaares dargeboten. Die Autoren berichten, dass „der Stereoeffekt der dynamischen Durchleuchtung weitaus größer ist als dies in statischen Abbildungen dargestellt werden kann". Durch die räumliche Information kann, nach ihrer Aussage die Durchleuchtungszeit auf Sekunden verkürzt werden.

2.3.4
Stereoaufnahmetechnik bei digitaler Bildgebung

Bei der digitalen Bildgebung liegen alle bildrelevanten Größen in Zahlenform vor: Die Bildfläche wird in Bildpunkte (Pixel), das Bildsignal (optische Dichte, Leuchtdichte) in diskrete Grauwertstufen unterteilt. Die Zahl der Bildpunkte (Matrixgröße) und die Zahl der Grauwertstufen bestimmen wesentlich die erreichbare Bildgüte (Orts- und Kontrastauflösung), aber auch die erforderliche Speichergröße und damit die Leistungsfähigkeit, die vom Bildrechner aufgebracht werden muss.

Merke | Das digitale Bild eröffnet die Möglichkeit, Bildverarbeitung einzusetzen und somit auf ganz neue Art und Weise Stereoröntgenbildpaare zu erzeugen.

Dies ist von entscheidender Bedeutung für zukünftige Anwendungen der Stereoaufnahmetechnik.
Das erste digitale bildgebende Verfahren war die Computertomographie. Sie ermöglichte erstmals im Gegensatz zur konventionellen Schichtaufnahmetechnik die überlagerungsfreie Darstellung von (transversalen) Körperschichten. Durch Aneinanderreihung von vielen CT-Einzelschichten oder auch durch die erst seit wenigen Jahren zur Verfügung stehende Spiral-CT-Aufnahmetechnik (Kalender et al. 1990) wird vom Untersuchungsbereich ein ganzer „Volumendatensatz" erzeugt, der für die Berechnung von Schichtbildern mit beliebiger Orientierung der Bildebene im Körper des Patienten herangezogen werden kann.

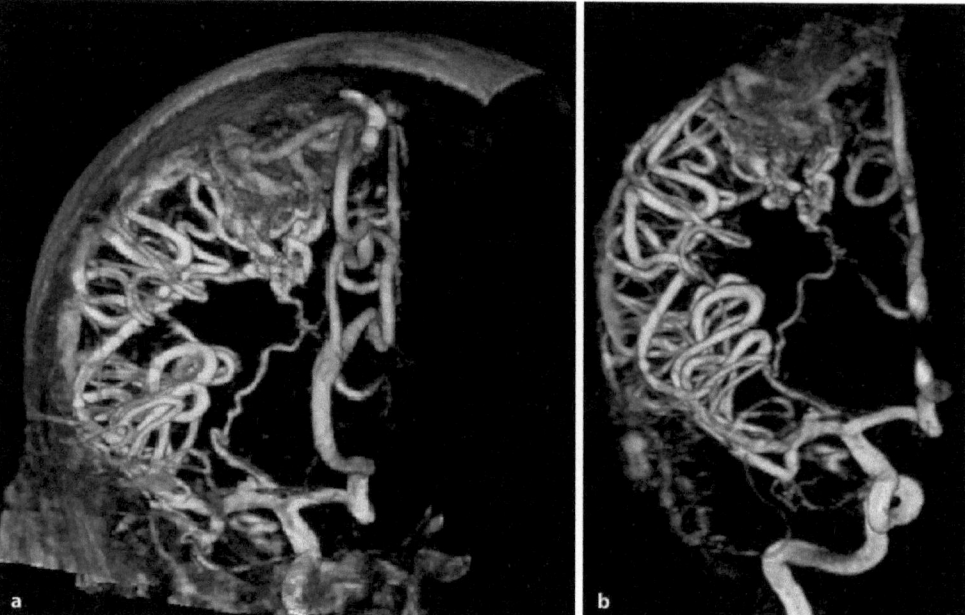

Abb. 2.12 a, b. Perspektivische 3D-Röntgenbilder berechnet aus Volumendatensätzen, die mittels digitaler Rotationsangiographie erstellt wurden. **a** Arteriovenöse Malformation, Nativaufnahme. **b** Arteriovenöse Malformation, Subtraktion

Der „Volumendatensatz" wird, wie inzwischen neuere Publikationen zeigen (Klucznik u. Mawad 1999; Anxionnat et al. 1999), häufig auch zur Berechnung von 3D-Darstellungen genutzt, welche an einem einzelnen Monitor wiedergegeben werden (Abb. 2.12 a, b). Der Eindruck, den diese Bilder beim Betrachter erzeugen, kann noch weiter gesteigert werden, wenn man diese Bilder zusätzlich in Drehung versetzt. Trotzdem handelt es sich hier um perspektivische Bilder, nicht um Stereobilder. Ein echtes räumliches Sehen kann – wie oben dargestellt wurde – nur mit Bildern erzeugt werden, die aus unterschiedlichen Projektionsrichtungen aufgenommen wurden. Diese Aufgabe ist mit einem „Volumendatensatz" heute ebenfalls lösbar, so dass mit der CT nun auch echte Stereobilder erzeugt werden können.

Auch mit Röntgenanlagen, welche universell in der Angiographie eingesetzt werden, können seit kurzer Zeit „CT-Bilder" erzeugt werden (Brunner et al. 1999). Abbildung 2.13 zeigt ein solches Gerätesystem (Neurostar-Plus). Es handelt sich um eine Biplananlage, die z. B. in der Neuroradiologie und bei Interventionen eingesetzt wird. Das frontale System ist am Boden montiert, das C-Bogensystem der zweiten Ebene hängt an der Decke. An beiden Ebenen kann mit einem Isozentrum gearbeitet werden, eine Arbeitsweise, welche den Einsatz der Rotationsangiographie (DYNAVISION) ermöglicht.

Diese Untersuchungstechnik hat große Bedeutung speziell für die intrazerebrale Angiographie. Für die Erstellung einer Rotationsangiographie kann der C-Bogen des Gerätes eine Drehung um 200° (100° LAO bis 100° RAO) ausführen, wobei es möglich ist, in bis zu 132 Projektionsrichtungen Aufnahmen auszulösen. Ähnlich wie bei der CT wird hierdurch ein „Volumendatensatz" ermittelt, der für die Berechnung von Stereobildpaaren geeignet ist. Die Einzelbilder wiederum werden abwechselnd auf dem Fernsehsichtgerät dargeboten (zusammen 100 oder 120 Hz) und mit einer „Shutterbrille" betrachtet. Über einen Infrarotsender wird die Brille so gesteuert, dass jedes Auge nur das ihm zugeordnete Bild zu sehen bekommt.

2.3.5
Zusammenfassung und Ausblick

Die Stereoaufnahmetechnik liefert zusätzliche Informationen zur räumlichen Lage und Zuordnung von Gefäßen und Organen. Diese Informationen sind bei bestimmten medizinischen Fragestellungen (Angiographie, Skelett, kombinierte Knochen- und Nadeldarstellungen) von besonders großer Bedeutung. Die Anwendung der Stereotechnik wird sich deshalb vorwiegend auf derartige Fragestellungen beschränken. Schwerpunkt ist in jedem Fall die Gefäßdiagnostik. Bei entsprechender Ausgestaltung der Aufnahmetechnik ist es möglich, den Informationsgewinn von Stereoröntgenbildern ohne Erhöhung

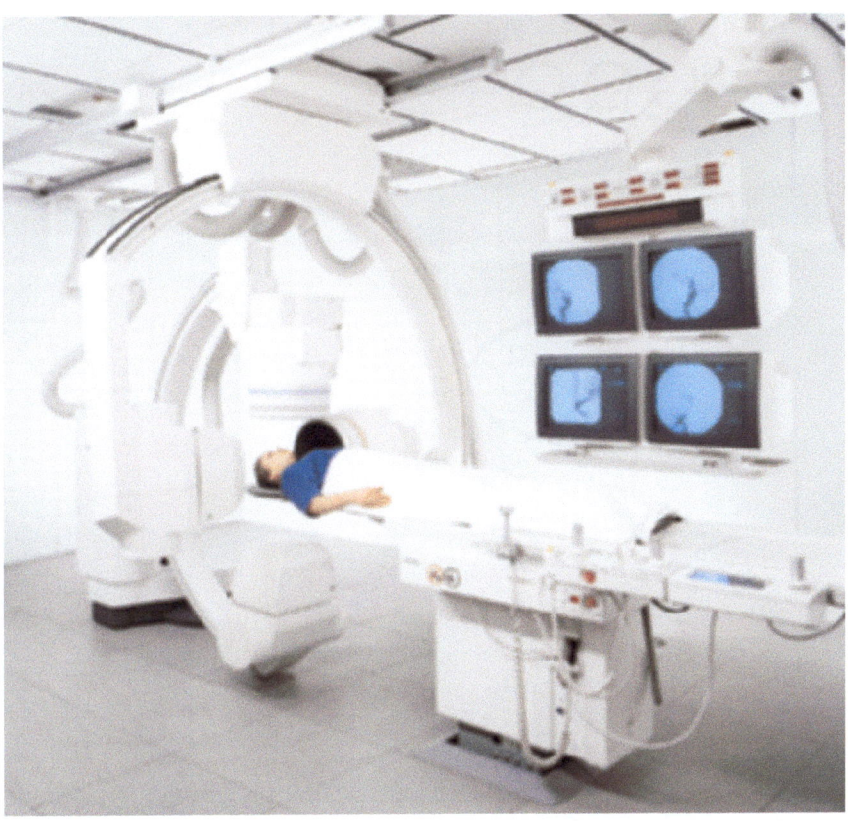

Abb. 2.13.
Zweiebenenröntgenanlage Neurostar-Plus (Siemens), universell einsetzbar in der Angiographie. Mittels Rotationsangiographie und Bildverarbeitung können auch Stereobilder erzeugt werden

der Patientendosis gegenüber der „Monotechnik" zu erhalten.

Die technische Realisierung einer Stereoröntgenanlage erfordert einen nicht unerheblichen Aufwand. Dies ist vermutlich einer der Gründe, weshalb sich die konventionelle Stereoaufnahmetechnik nicht in größerem Maße durchgesetzt hat. Die digitale Bildgebung könnte der Stereotechnik nun zu einer neuen Belebung verhelfen. Sobald von der zu untersuchenden Körperregion ein „Volumendatensatz" und eine geeignete Stereobildverarbeitungssoftware zur Verfügung steht, können an einem Bildarbeitsplatz echte Stereobildpaare *rechnerisch* erzeugt werden. Bis auf die technischen Hilfsmittel zur Betrachtung der räumlichen Bilder, bekommt man die Stereobilderzeugung gewissermaßen „geschenkt". Wiederum wird – vorwiegend aufgrund der ohnehin erforderlichen Geräteausstattung – vor allem die Angiographie von der neuen Möglichkeit profitieren.

2.4 Tomographie – Prinzip und Potenzial der Schichtbildverfahren

W. Härer, G. Lauritsch, T. Mertelmeier

2.4.1 Grundprinzip und historischer Rückblick

Da das gewöhnliche Röntgenbild ein Projektionsbild ist, stellen sich die abzubildenden inneren Körperstrukturen in vielfältiger gegenseitiger Überlagerung dar. Tomographische Methoden oder Schichtbildverfahren streben an, Bilder einzelner Körperschichten zu liefern, die möglichst wenig unter Überlagerungen schichtfremder Strukturen leiden. Verfahren mit diesem Ziel sind nahezu so alt wie die medizinische Röntgentechnik.

Schon bald nach der Entdeckung der Röntgenstrahlung durch W. C. Röntgen im Jahre 1895 wurde darüber nachgedacht, wie man mit dieser Art der Strahlung dreidimensionale Informationen gewinnen könnte. Der Grundgedanke ist, über den reinen Schattenwurf mit Überlagerung der einzelnen Objektbestandteile hinauszugehen und Teile des Objekts durch die Aufnahmemethode selektiv stärker zu

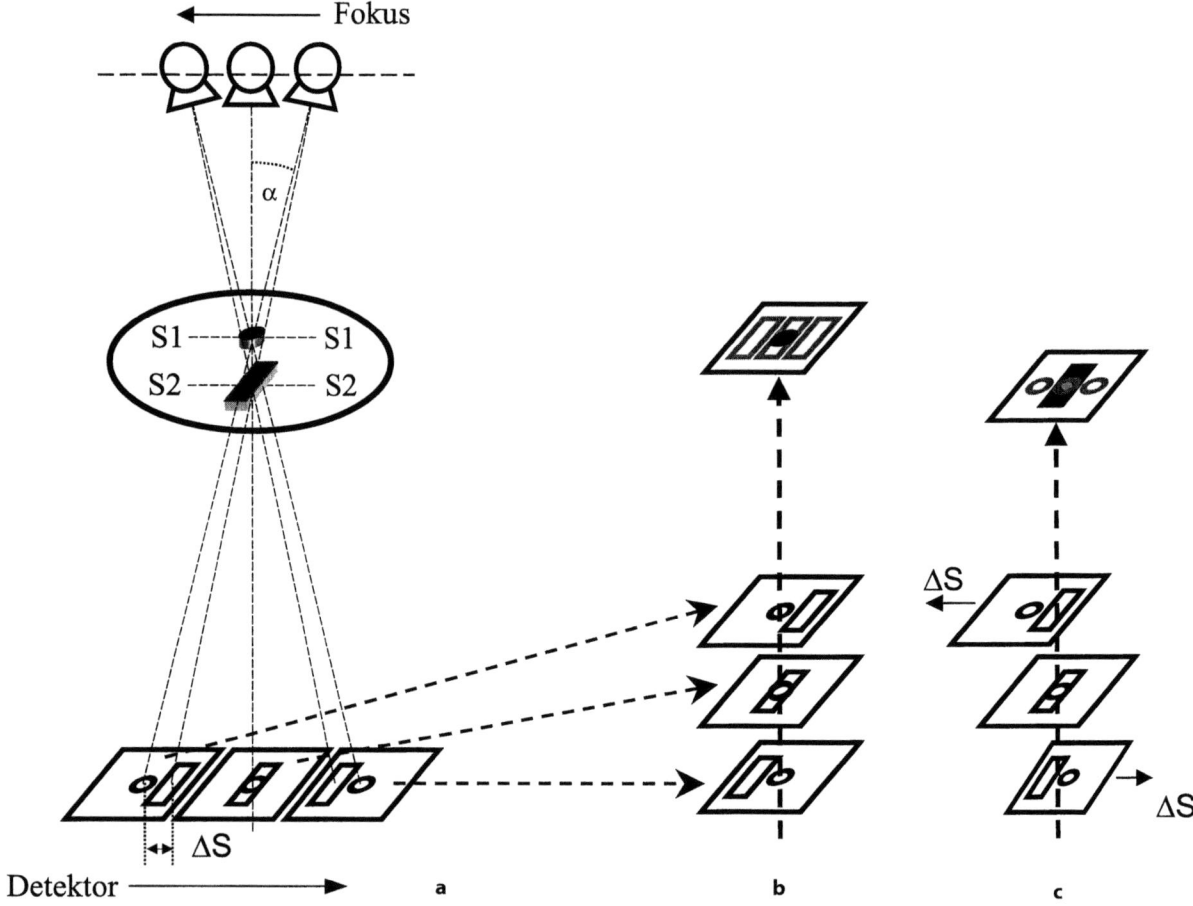

Abb. 2.14 a–c. Schichtbilderzeugung am Beispiel der linearen Abtastung. **a** Während der Aufnahme werden Röntgenfokus und Detektor geradlinig gegeneinander verschoben. **b** Verwischungstomographie: Bei Überlagerung der Projektionsbilder werden Objekte aus der Ebene S1 scharf abgebildet, während Objekte aus Fremdschichten, z. B. aus S2, verwischt erscheinen. **c** Tomosynthese: Bei nachträglicher, verschobener Überlagerung der Projektionsbilder z. B. im Rechner, können beliebige Schichten, hier S2, scharf dargestellt werden. Eine digitale Filterung der Projektionen ermöglicht zudem eine verbesserte Unterdrückung fremder Schichten (hier nicht dargestellt)

betonen. Diese Methoden vor der Zeit der CT werden oft unter den Begriffen „*klassische Tomographie*" oder „*Verwischungstomographie*" zusammengefasst. Dabei gibt es aber sehr viele Varianten ähnlicher Verfahren, die sich durch Details der Bildaufnahmevorrichtung und Bildentstehung unterscheiden.

Bei allen diesen Methoden wird eine Form der relativen Bewegung von Röntgenröhre, Patient und Detektor zueinander ausgenutzt, um zu erreichen, eine Ebene durch das Objekt scharf darzustellen und alle anderen durch die Relativbewegung zu verunschärfen. Erreicht wird dies durch eine proportionale, synchronisierte Bewegung oder Rotation um einen Stützpunkt (Fulcrum), der die ausgewählte scharf abzubildende Ebene definiert.

Dieses allgemeine Prinzip soll am einfachen Beispiel der *linearen Verwischungstomographie* erläutert werden (Abb. 2.14a, b). Hier werden Röhre und Detektor, z. B. ein Röntgenfilm, geradlinig gleichmäßig so gegeneinander verschoben, dass sich die Punkte der Ebene S1 immer exakt auf dieselben Stellen des Films projizieren. Somit entsteht dort ein scharfes, verstärktes Überlagerungsbild dieser Ebene. Objekte anderer Schichten, z. B. aus der Schicht S2, wandern bei der Aufnahme dagegen über den Film und erscheinen damit in der Überlagerung verschmiert, d. h. abgeschwächt und verunschärft. Die Höhe der scharf dargestellten Schicht S1, die sog. Fokalebene, wird vom gewählten Verhältnis zwischen Detektorvorschub und Röhrenvorschub bestimmt. Dieses Schichtbildprinzip gewährleistet immer die scharfe Herausarbeitung einer ausgewählten Schicht mittels der tomographischen Abtastbewegung, allerdings überlagert mit Störbeiträgen umliegender Schichten in Form von Verwischungen.

Der tomographische Winkel α stellt eine wichtige Kenngröße der Abtastung dar. Er gibt den Maximalwinkel des Winkelbereichs an, unter dem das Messsystem das abzubildende Objekt sieht. Anschaulich ist klar, dass mit zunehmendem tomographischen Winkel mehr Objektinformation gewonnen wird.

Außer der linearen Abtastung gibt es eine Fülle anderer tomographischer Abtastschemata, z. B. mit zirkularen, elliptischen, spiralförmigen oder hypozykloidalen Bewegungen, die heute weitgehend nur noch von historischem Interesse sind. Eine ausführliche Geschichte der Tomographie ist in Webb 1990 dargestellt. Die wichtigsten Entwicklungen seien hier kurz skizziert.

Schon weit vor 1920 werden erste Ideen dokumentiert, die in Zusammenhang mit tomographischen Techniken gebracht werden können. Als eigentlicher Beginn der selektiven Schichtdarstellung kann jedoch die Erfindung der *Planigraphie* im Jahre 1921 durch A. E. M. Bocage (Bocage 1922) bezeichnet werden. Hierbei bewegen sich Röhre und Detektor in horizontalen parallelen Ebenen gegenläufig zueinander. Im einfachsten Fall erfolgt die Bewegung linear, es sind jedoch auch kompliziertere Bewegungen denkbar.

1931 veröffentlichte Ziedses des Plantes seine theoretischen und auch experimentellen Arbeiten über die Planigraphie (Ziedses des Plantes 1973). Seine Vorrichtung scheint als eine der ersten in die Praxis umgesetzt worden zu sein. Schädelaufnahmen waren seine ersten klinischen Untersuchungen. Deshalb und wegen seiner herausragenden Bedeutung auf dem Gebiet wird er oft als Erfinder der klassischen Tomographie betrachtet. Nach seinem Vorbild bauten auch die Siemens-Reiniger-Werke zu Forschungszwecken einen Planigraphen. Weitere bedeutende Namen sind F. Portes und M. Chausse in Frankreich und E. Pohl in Deutschland, die sich in den 20er Jahren unabhängig mit Planigraphie befassten (Webb 1990). Ähnliche Entwicklungen in den USA etwa zur gleichen Zeit führten zur *Laminographie*, einer Methode ähnlich der Planigraphie, jedoch zur Darstellung transaxialer Körperschichten (Kieffer 1938).

Bei der *Stratigraphie* (lateinisch Stratus, die Schicht) von Vallebona (1931) ist der Abstand zwischen Röhre und Detektor (Film) konstant. Beide bewegen sich um den Patienten wie ein starres Pendel. Das Ziel jedoch, eine Ebene scharf abzubilden, wird nicht erreicht. Vielmehr befindet sich nur die Achse des sich drehenden Pendels permanent im Fokus.

Wenn allerdings das starre Pendel so konstruiert wird, dass die Filmdetektorebene immer parallel zu einer Ebene durch das Objekt liegt, werden tatsächlich die Punkte dieser Ebene scharf abgebildet und die Punkte anderer (dazu paralleler) Ebenen durch die Bewegung verschmiert. Eine solche Vorrichtung wurde 1934 von G. Grossmann patentiert (Grossmann 1934). Das Verfahren nannte er *Tomographie*; der Begriff „Tomographie" wurde später zum verallgemeinerten Oberbegriff aller Schichtverfahren. Das Grossmann'sche Verfahren hat den Vorteil, eine einfachere und damit praktikablere Mechanik als die Planigraphie zu ermöglichen, allerdings ist nur eine lineare Bewegung möglich.

Die Verwischungstomographie mit sehr kleinen Winkeln wird als *Zonographie* (Westra 1966) bezeichnet, da hierbei größere „Schichtdicken" erreicht werden, also über ausgedehnte Körperzonen gemittelt wird.

Ende der 30er Jahre begannen sich tomographische Techniken in der klinischen Praxis zu etablieren, auch wenn sie oft als teuer und nur für Spezialisten geeignet angesehen wurden. Zu dieser Zeit wurde auch angefangen, Aufnahmen mit mehreren Filmen zu machen, z. B. mit je einem für jede Projektion zwischen den einzelnen Bewegungsschritten. Durch Überlagerung der individuell verschobenen Filmblätter konnte die Darstellung einer speziellen Schicht ausgewählt werden (*Planeographie* und *Serieskopie*) und mit speziellen Leuchtkästen durch die einzelnen Ebenen geblättert werden (Webb 1990). Schichtverfahren, bei denen die Einzelprojektionen in irgendeiner Form, sei es als Film oder heute als Datensatz im Computerspeicher, für die Weiterbehandlung (Synthese) zur Verfügung stehen, werden allgemein als *Tomosynthese* bezeichnet. Abbildung 2.14 c zeigt am Beispiel der linearen Abtastung, wie eine bestimmte Verschiebung der Projektionen eine bestimmte Schicht rekonstruiert, somit also beliebige Schichten durch Anwendung entsprechender Verschiebungen erhalten werden können.

Im Laufe der weiteren Entwicklung wurden die Methoden verfeinert. Ein Problem stellt die relativ hohe Dosis dar, wenn mehrere Schichten nacheinander aufgenommen werden. Mehrere Schichtbilder können jedoch auch simultan aus einem Abtastzyklus gewonnen werden, wenn entsprechend der ausgewählten Ebenen mehrere in einem bestimmten Abstand übereinander liegende Filme (Stapel) gleichzeitig belichtet werden. Dies nennt man *Simultantomographie* oder auch *Mehrschichtverfahren* (Stieve 1967).

In Großbritannien war W. Watson, in Japan S. Takahashi Vorreiter des transversalen Schichtens (Webb 1990), welches in den 50er Jahren Verbreitung fand. Diese Technik, bei der der Patient um seine Körperlängsachse in Drehung versetzt wurde, sollte später jedoch durch die überlagerungsfreie CT abgelöst werden. Zu jener Zeit wurden auch die ersten elektronischen Detektoren (Leuchtschirm mit Fernsehkamera) als Vorläufer der heutigen Röntgenfernsehsysteme eingesetzt, die eine Sofortbildbetrachtung der elektronischen Schichtbilder erlaubten.

Ein weiterer wichtiger Beitrag zu den tomographischen Verfahren war die *Pantomographie* des Finnen Y. V. Paatero (1949), auf der die heutige Dentalpanoramaufnahme (*Orthopantomographie*) beruht. Hier erfolgt die Darstellung der Zahnreihen auf gekrümmten Schichten entlang des Kieferbogens.

2.4.2
Allgemeine Eigenschaften der Schichtbildverfahren

Alle Röntgenverfahren, die dreidimensionale Informationen über Strukturen innerhalb eines Patienten liefern, nehmen zunächst Projektionen des Patienten aus unterschiedlichen Richtungen auf und wenden darauf einen Rekonstruktionsschritt an. Dieses gilt z. B. bereits für die Stereo- oder auch die Biplanaufnahmetechnik. Hier führt der Untersucher eine mentale „Rekonstruktion" der interessierenden Strukturen im Patienten aus nur zwei Projektionsbildern durch, allerdings unter Zuhilfenahme seines medizinischen Vorwissens.

Schichtbildverfahren rekonstruieren Schnitte durch den Körper des Patienten aus vielen Projektionen mit Hilfe eines technischen Verfahrens. Während bei der klassischen Verwischungstomographie diese Rekonstruktion als Überlagerung z. B. auf einem Röntgenfilm stattfindet, erfolgt sie bei der digitalen Tomosynthese im Speicher eines Computers, ggf. nach vorheriger Filterung.

Fremdschichtartefakte

Merke ! Die durch die Verwischung erzielte Unterdrückung von Beiträgen aus fremden Schichten durch Vergleichmäßigung und Abschwächung bestimmt die Qualität des Schichtbilds.

Form und Ausmaß der Verwischungsartefakte werden wesentlich durch Gestalt und Länge der Abtastbahn bestimmt. So bewirkt in unserem Beispiel der linearen Abtastung eine längere Verschiebung von Röntgenröhre und Detektor eine längere Verwischungsspur und verringert damit die Amplitude der Fremdstrukturen. Auch die Struktur des Objekts und dessen Orientierung relativ zur Abtastbahn spielt eine Rolle. So werden z. B. länglich geformte Objekte, die quer zur Abtastrichtung orientiert sind, relativ gesehen, stärker verwischt als solche, die in Abtastrichtung orientiert sind. Eine zirkulare Abtastung statt einer linearen reduziert diese Asymmetrie.

Der Begriff der Schichtdicke

Definition ▽ Den Bereich senkrecht zur Schichtebene, in dem außerhalb der mathematischen Schichtmitte liegende Objekte noch zu wesentlichen Anteilen im Schichtbild erscheinen, bezeichnet man oft als Schichtdicke (Stieve 1967).

Eine objektive Definition einer Schichtdicke, quasi als herausgeschnittene Objektschicht exakter Dicke, über die das Verfahren mittelt, ist jedoch in der Verwischungstomographie nicht möglich. Vielmehr ist das Übertragungsverhalten eines Objektdetails auf benachbarte Schichten abhängig von seinen Ortsfrequenzkomponenten (Grant 1972). Hohe Ortsfrequenzanteile des Objekts klingen schneller ab als niedrige. Das heißt, Objektkanten können gut lokalisiert werden, während großflächige Objektdetails über einen großen Höhenbereich Bildbeiträge liefern. Zudem spielt die Orientierung des Objekts zur Abtastrichtung eine große Rolle.

In unserem Beispiel der linearen Abtastbewegung werden Kanten quer zur Abtastrichtung gut aufgelöst, während Kanten parallel zur Abtastrichtung in allen Schichtebenen wiederzufinden sind.

Merke ! Allgemein gilt aber, dass die Abklinggeschwindigkeit mit zunehmendem tomographischen Winkel zunimmt. Große tomographische Winkel führen also zu kleinen Schichtdicken.

Abgrenzung zur CT

Die CT ist ein spezielles Schichtbildverfahren, das axiale Körperschnitte liefert, die frei von Störschatten fremder Schichten sind, die eine wohldefinierte Schichtdicke aufweisen und die weitgehend objekttreu mit guter Niederkontrastauflösung dargestellt werden. Dies gelingt für alle CT-Verfahren, sei es die Multischicht 2D-CT, Spiral-CT, Mehrzeilen-CT oder „Cone-Beam-CT" auf Basis einer vollständigen Abtastung des Objekts und der Anwendung rekonstruktiver Filter (s. Abschn. 1.3; Kalender 2000). Schichtbildverfahren oder tomographische Methoden im hergebrachten Sinn, auf die wir uns hier konzentrieren, verwenden dagegen aus praktischen Gründen wie guter Patientenzugänglichkeit, niedriger Dosisbelastung und einfacher Gerätekonstruktion unvollständige Abtastbahnen wie z. B. die beschriebene lineare Verschiebung von Röntgenröhre und Detektor. Die damit verbundenen Fremdschichtartefakte begrenzen grundsätzlich die erreichbare Kontrastauflösung der Schichtverfahren. Bei hochkontrastigen Objekten können Schichtverfahren jedoch, bedingt durch den derzeitigen technischen Stand der CT-Detektoren, innerhalb der Schicht eine höhere Ortsauflösung als die CT erreichen.

Die unvollständige Abtastung der Schichtbildverfahren

Das geschilderte Abbildungsverhalten der Schichtverfahren bzw. der CT wird dominiert von ihrem jeweiligen Grad an Vollständigkeit der Datennahme. So wird z. B. bei einer Messung mit großem tomographischen Winkel ein Objekt aus mehr Richtungen erfasst

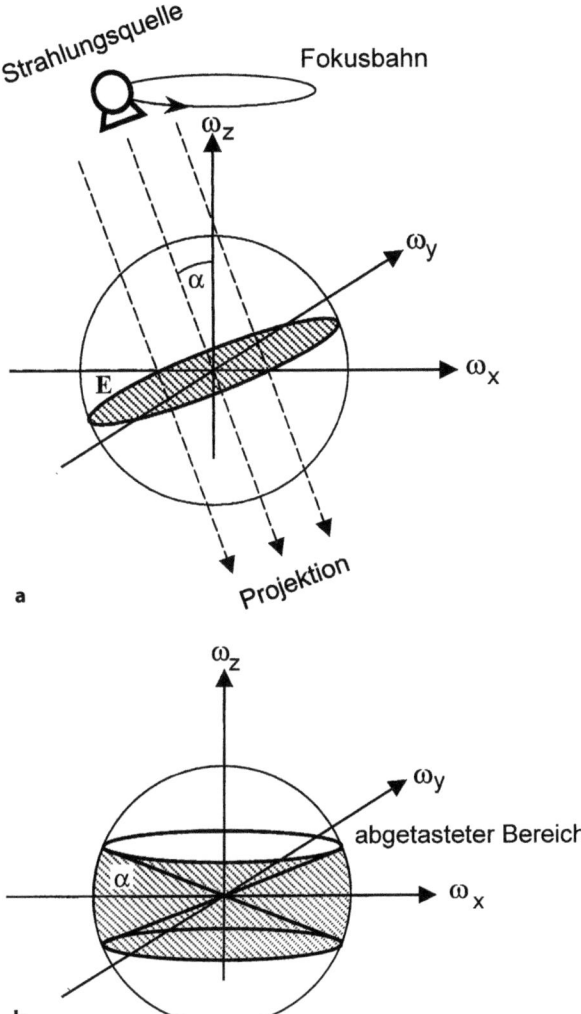

Abb. 2.15 a, b. Unvollständigkeit der Tomosyntheseabtastung am Beispiel der zirkularen Tomographie. **a** Fourier-Slice-Theorem: Die Fouriertransformierte einer 2D-Parallelprojektion stellt einen Schnitt durch die 3D-Fouriertransformierte des zugrunde liegenden Objekts dar. Die Schnittebene E liegt senkrecht zur Strahlrichtung und verläuft durch den Ursprung. **b** Unvollständigkeit der tomographischen Abtastung: Rotiert die Strahlungsquelle unter dem Winkel α um die z-Achse, erhält man nur außerhalb eines doppelkonusförmigen Bereichs Informationen über die Fouriertransformierte des Objekts (schraffiert)

als bei einer Messung mit kleinerem tomographischen Winkel. Es ist einleuchtend, dass die erste Messung das Objekt vollständiger erfasst als die zweite. Mathematisch exakt wird der Grad der Vollständigkeit der Datennahme über das *Fourier-Slice-Theorem* oder *Central-Slice-Theorem* beschrieben (Natterer 1986; Barrett u. Swindell 1981). Aus Gründen der Einfachheit beschränken wir uns dabei auf eine Variante für parallelen Strahlengang: *Die Fouriertransformierte eines zweidimensionalen Projektionsbildes ist identisch mit der Fouriertransformierten des zugrunde liegenden dreidimensionalen Objekts, eingeschränkt auf eine Ebene durch den Ursprung senkrecht zur Strahlrichtung.*

Die 2D-Projektion eines Objekts tastet also den 3D-Fourierraum des Objekts auf einer Ebene senkrecht zur Projektionsrichtung ab (Abb. 2.15a). Wir betrachten hier beispielhaft die zirkulare Tomographie, bei der sich die Röntgenquelle in einer Ebene oberhalb des abzubildenden Objekts unter dem tomographischen Winkel α um die senkrechte z-Achse dreht. Dreht sich die Röhre, so dreht sich die zugehörige Abtastebene im Fourierraum um die ω_z-Achse mit. Über den gesamten Umlauf gesehen, tastet diese Ebene den Fourierraum jedoch nicht komplett ab, wie Abb. 2.15b zeigt. Für einen doppelkonusförmigen Bereich symmetrisch zur ω_z-Achse liefern die Projektionen keine Objektinformation. Je kleinere Frequenzen in zylindrisch-radialer Richtung wir betrachten, umso weniger Information über das Objektspektrum in ω_z-Richtung liegt vor. Die Tiefeninformation über das Objekt ist also ortsfrequenzabhängig unvollständig.

Dieses Ausblenden an Information kann als spezielle Filterung des abzubildenden Objektes durch den tomographischen Messprozess interpretiert werden. Vergrößert man den Winkel α der Datennahme, gewinnt man mehr Information. Für den Grenzfall von $\alpha = 90°$ wird die Abtastung vollständig und geht in einen Satz paralleler zweidimensionaler CT-Kreisabtastungen auf Ebenen senkrecht zur z-Achse über.

2.4.3 Klassisches Schichten (Verwischungstomographie)

Die meisten der vielfältigen Aufnahmetechniken der klassischen Schichttechnik sind mittlerweile von der CT verdrängt worden. Behauptet haben sich im Wesentlichen noch die lineare Verwischungstomographie als Option von Röntgentischgeräten zur Darstellung hochkontrastiger Longitudinalschichten des Körpers sowie das Dentalpanoramaverfahren (Orthopantomographie). Wesentliche Aspekte der klassischen Verwischungstomographie sind:

- Pro Abtastzyklus wird genau ein Bild erzeugt, da das Schichtbild durch direkte Überlagerung der Projektionen auf einem Speichermedium, z. B. dem Röntgenfilm entsteht. Die älteren Verfahren, die mit mehreren parallelen Filmen mehrere Schichtbilder generieren, sind wegen des Handhabungsaufwands und Bildqualitätseinbußen praktisch ausgestorben.
- Die Lage der Schichtebene wird a priori über die Hardware durch Einstellung von Parametern der

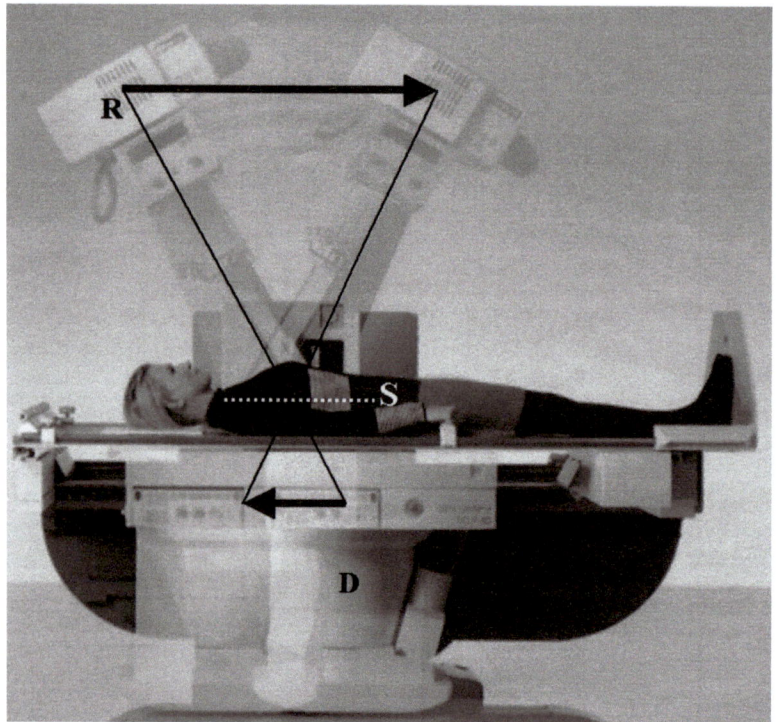

Abb. 2.16.
Gerätebeispiel für „digitales Schichten" (Siregraph T. O. P., Siemens Medical Solutions, Erlangen). Bei Aufnahme werden Röntgenröhre (R) und Detektor (D) gegeneinander geradlinig verschoben. Die während dieser Bewegung auftreffenden Röntgenstrahlen werden im Detektor, einem Röntgenbildverstärker mit nachgeschaltetem Fernsehsystem, gesammelt und das entstandene Schichtbild digital abgespeichert

Abtastbewegung festgelegt. Dies erfordert ein anatomisch exaktes Setzen der Schicht und ggf. die zeit- und dosisaufwendige Wiederholung von Aufnahmen.
- Die notwendige Dosis nimmt linear mit der Anzahl der Schichtbilder zu.
- Die Bildqualität des Schichtbildes lässt sich nur über die Gestaltung der Abtastbahn optimieren, z.B. indem eine möglichst gute Unterdrückung fremder Schichten über eine langreichweitige und gleichmäßige Verschmierung angestrebt wird. Selbst dann überlagert sich den interessierenden Strukturen noch ein verschwaschener Untergrund, der je nach Abtastbahn und Objekt noch Vorzugsstrukturen wie z.B. Streifen oder Kreise aufweisen kann, die nicht mit ähnlichen Details realer Objekte verwechselt werden dürfen.

Eine moderne Variante der linearen Schichttechnik stellt das „digitale Schichten" dar (Abb. 2.16). Die während einer Schichtbewegung auftreffenden Röntgenstrahlen werden statt auf dem Film in einem Röntgenbildverstärker mit nachgeschaltetem Fernsehsystem aufgesammelt und das entstandene Schichtbild digital abgespeichert. Damit ist es als digitales Röntgenbild grundsätzlich digitaler Nachfilterung zugänglich und birgt ein großes Potenzial zur Bildqualitätsverbesserung.

2.4.4
Digitale Tomosynthese

Das Vordringen digitaler Techniken auch in der Radiologie eröffnet den Schichttechniken mit der *digitalen Tomosynthese* neue Möglichkeiten, vorerst allerdings noch überwiegend im Labor. Im Folgenden soll ihr Potenzial beleuchtet werden.

Bei der digitalen Tomosynthese werden die Projektionen eines Abtastzyklus nicht direkt auf einem Bildträger zu einem Schichtbild überlagert, sondern nach der Akquisition mit einem digitalen Röntgendetektor als einzelne Projektionsbilder in einem Rechner abgespeichert und erst anschließend rechnerisch überlagert.

> **Merke** Die Qualität des entstehenden Bildes kann durch digitale Filterverfahren deutlich über die des klassischen Schichtbildes gesteigert werden.

Der tomographische Abbildungsprozess besteht aus Messung und Überlagerung der Projektionen und kann insgesamt als spezielle Filterung des Objekts aufgefasst werden (Grant 1972). Für die CT lässt sich diese Objektfilterung aufgrund ihrer vollständigen Datennahme durch eine inverse Filterung der Projektionen vor deren Überlagerung vollständig kompensieren, sodass eine exakte Rekonstruktion

Abb. 2.17 a, b. Kniephantom, aufgenommen mit linearer Abtastung bei 51 Projektionen und einem tomographischen Winkel von 30°. **a** Verwischungstomographie.
b Tomosynthese-Rekonstruktion (im Beispiel 4 Schichten im Abstand von 8 mm)

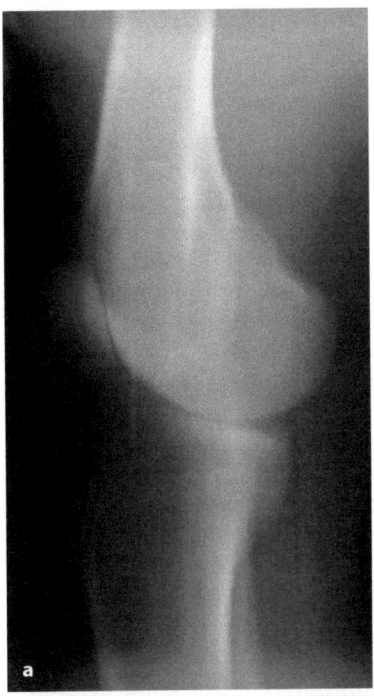

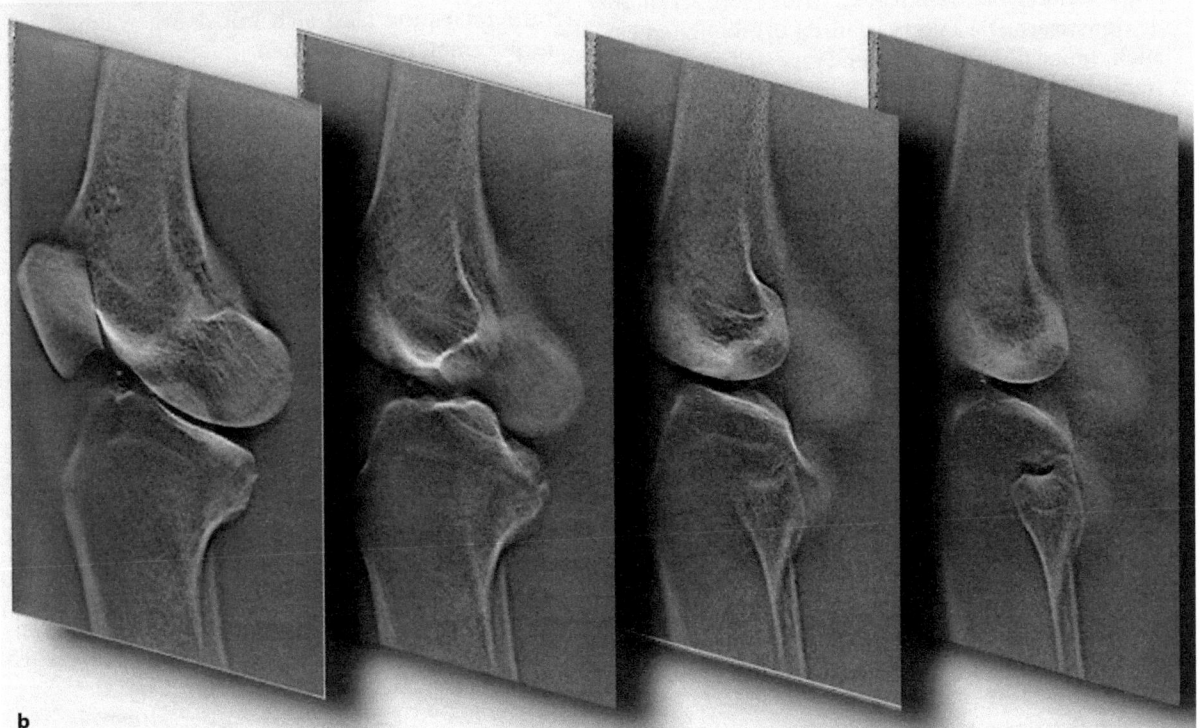

möglich ist. Bei den unvollständigen Abtastbahnen der Schichtbildverfahren ist nur eine approximative Lösung des Inversionsproblems möglich. Mit speziellen Rekonstruktionsfiltern können jedoch zusätzlich die Bildbeeinträchtigungen infolge der unvollständigen Datennahme reduziert werden (Edholm et al. 1980; Lauritsch u. Härer 1998). Das Filterdesign wird von der gewählten Abtastbahn und der jeweiligen Optimierungsaufgabe bestimmt, z. B. dem Wunsch näherungsweise Schichten konstanter Dicke zu rekonstruieren. Neben dem hier geschilderten Rekonstruktionsverfahren der sog. „gefilterten Rückprojektion" können auch andere Verfahren, wie z. B. iterative Algorithmen verwendet werden (McCauley et al. 2000).

Die digitale Tomosynthese birgt im Einzelnen folgende Vorteile gegenüber dem klassischen Schichten:

- Aus den Daten eines Abtastzyklus können statt einer Schicht grundsätzlich beliebig viele Schichten berechnet werden. Da nur ein Abtastzyklus durchlaufen wird, zeigen alle rekonstruierten Schichtbilder das Objekt im selben Zustand. Prinzipiell ist sogar eine maßstabgetreue Rekonstruktion mit konstanter Magnifizierung für alle Schichten möglich. Ein „Durchblättern" mit feinem Schichtabstand ermöglicht es, pathologische Befunde besser zu erfassen und erleichtert die Differenzierung zwischen Details aus der darzustellenden Schicht und Störungen aus Fremdschichten.
- Die Filterung der Projektionen ermöglicht eine feinere Herausarbeitung von Details, verbunden mit einer erheblich verbesserten Unterdrückung von Verwischungsartefakten. Durch den Ortsschärfezuwachs und die Beseitigung großflächiger Überstrahlungen und Vignettierungen im Schichtbild ergibt sich ein erheblich schärferer und homogenerer Bildeindruck, wie Abb. 2.17 a, b demonstriert. Die Filterverfahren ermöglichen es auch, je nach diagnostischer Fragestellung nachträglich Ortsschärfe gegen Bildrauschen zu optimieren.
- Für n Schichten wird nicht mehr die n-fache Dosis einer klassischen Schichtaufnahme benötigt. Für Bilder mit dem Charakter des klassischen Schichtbilds (ungefilterte Tomosynthese) genügt zur Generierung von n Schichtbildern die äquivalente Dosis einer einfachen Schichtaufnahme. Eine Steigerung der Ortsauflösung erhöht zwar bekanntermaßen den Dosisbedarf, jedoch nach unserer Erfahrung meist nicht mehr als um den Faktor 1–4.
- Grundsätzlich ist die digitale Tomosynthese auch mit adaptiven, problemangepassten Abtastungen denkbar. Zum Beispiel kann die Störwirkung stark absorbierender Objekte durch Umfahren auf modifizierten Abtastbahnen reduziert werden. Im Gegensatz zum klassischen Schichten wird in der digitalen Tomosynthese die Bildcharakeristik durch eine Modifikation der Abtastbahn wenig berührt, wenn die rekonstruktiven Filter entsprechend angepasst werden.

Die digitale Tomosynthese bringt auch grundsätzlich neue Aspekte in den Bildgebungsprozess ein, die verstanden und deren Auswirkungen für eine gute Bildqualität beachtet werden müssen:

- Das Bild wird nicht mehr durch kontinuierliche Überlagerung aus quasi unendlich vielen Projektionen, sondern durch diskrete Überlagerung aus endlich vielen Projektionen erzeugt. Unterschreitet man eine Mindestzahl an Projektionen, wirkt deren Überlagerung nicht mehr gleichförmig, sondern Objektkanten der Einzelprojektionen schlagen als scharfkantige „Projektionszahlartefakte" ins Überlagerungsbild durch. Die benötigte Projektionszahl zur Vermeidung dieser Artefakte steigt mit zunehmendem tomographischen Winkel α, mit zunehmendem Abstand der rekonstruierten Schichten von Störobjekten anderer Schichten und mit zunehmender Ortsschärfebetonung der Filterung.
- Eine Rekonstruktion mit immer feineren Schichtabständen bringt ab einer gewissen Schwelle abhängig von der gewählten Schichtdicke einen immer geringeren Zuwachs an Informationen.
- Wird eine Ortsschärfeverbesserung durch Filterverfahren durchgeführt, so äußert sich dies in einer gewissen Verstärkung der Konturen hochkontrastiger Objekte in Form dunkler Unterschwinger direkt außerhalb der Objektkontur. Bei zu starker Ausprägung können solche Pseudostrukturen allerdings stören. Der Grad der Konturverstärkung lässt sich mit den gewählten Filterparametern bestimmen.

Die gerätetechnische Implementation der digitalen Tomosynthese erfordert einen gewissen apparativen Mehraufwand, nämlich einen digitalen Detektor und ein digitales Bildrechnersystem. Jedoch finden digitale Detektoren zunehmend Anwendung in der Radiologie, auch werden moderne Digitalrechner zunehmend leistungsfähiger und preiswerter.

2.4.5
Zusammenfassung und Ausblick

Aufgrund ihrer prinzipbedingt unvollständigen Abtastung des Patienten liefern Schichtverfahren Bilder, in denen neben der abzubildenden Schicht noch Störbeiträge von Fremdschichten verbleiben. Die digitale Tomosynthese hat das Potenzial, dieses Übersprechen merklich zu mindern, die abzubildende Schicht deutlicher herauszuarbeiten und – auch nachträglich – Schichten beliebiger Lage dosissparend aus einem Abtastzyklus zu berechnen. Festzuhalten bleibt, dass Schichtverfahren prinzipbedingt keine isotrope und exakte 3D-Bildgebung liefern können und somit zwischen reinen 2D-Verfahren, wie der Radiographie, und reinen 3D-Verfahren, wie einer idealen CT, stehen. Sie setzen damit einen mit dem Verfahren vertrauten Diagnostiker voraus. Ihre Stärke ist die direkte hochortsauflösende Darstellung vorwiegend hochkontrastiger Details in Schichtebenen, die der CT schwer zugänglich sind, verbunden mit guter Patientenzugänglichkeit und relativ einfacher Gerätetechnik, wie z. B. die Darstellung longitudinaler Körperschichten mittels linearer Abtastung als „add-on" normaler Röntgen- und Durchleuchtungsgeräte.

Die Tomosynthese ist nicht auf Röntgenapplikationen beschränkt. So gibt es schon seit langem Applikationen in der Nukleardiagnostik (Jordan u. Knoop 1988); ein aktuelles Beispiel sind klinische Anwendungen am Herzen (Dale et al. 1997).

Literatur

Literatur zu Abschn. 2.1

Ahlström H, Gehl H-B (1997) Overview of MnDPDP as a pancreas-specific contrast agent for MR imaging. Acta Radiol 38: 660–664

Allen CM, Balen FG, Musouris C, McGregor G, Buckinham T, Lees WR (1993) Renal artery stenosis: Diagnosis using contrast enhanced Doppler ultrasound. Clin Radiol 48: 5

Almèn T (1969) Contrast agent design. Some aspects on the synthesis of water-soluble contrast agents of low osmolality. J Theor Biol 24: 216–226

Amon U (1997) Pathophysiologische und immunologische Mechanismen kontrastmittelinduzierter anaphylaktoider Sofortreaktionen – eine Übersicht. Aktuelle Radiol 7: 145–148

Bauer A, Blomley M, Leen E, Cosgrove D, Schlief R (1999) Liver-specific imaging with SHU 563 A: Diagnostic potential of a new class of ultrasound contrast media. Eur Radiol 9 (Suppl 3): S349–S352

Benderbous S, Bonnemain B (1995) Superparamagnetic nanoparticles as blood-pool contrast agents. Contribution to MRI preclinical investigations. Radiologe 35: 248–251

Bibra von H, Becher H, Firschke C, Schlief R, Emslander HP, Schömig A (1993) Enhancement of mitral valve regurgitation and normal left atrial color Doppler flow signals with peripheral venous injection of a saccharide-based contrast agent. J Am Coll Cardiol 22: 521–528

Bloembergen N (1957) Proton relaxation times in paramagnetic solutions. J Chem Phy 27: 572–573

Blomley M, Albrecht T, Cosgrove D, Jayaram V, Butler-Barnes J, Eckersley R (1998) Stimulated acoustic emission in liver parenchyma with Levovist. Lancet 351: 568

Brismar J, Jacobsson BF, Jorulf H (1991) Miscellaneous adverse effects of low- versus high-osmolality contrast media: A study revised. Radiology 179: 19–23

Burns PN, Fritzsch T, Weitschies W, Uhlendorf V, Hope-Simson D, Powers JE (1995) Pseudo-Doppler shifts from stationary tissue due to the stimulated emission of ultrasound from a new microsphere contrast agent. Radiology 197(P)

Burns PN, Powers JE, Simpson DH, Uhlendorf V, Fritzsche T (1996) Harmonic imaging: Principles and preliminary results. Clin Radiol 51 (Suppl 1): 50–55

Cavagna FM, Maggioni F, Castelli PM et al. (1997) Gadolinium chelates with weak binding to serum proteins. A new class of high-efficiency, general purpose contrast agents for magnetic resonance imaging. Invest Radiol 32: 780–796

Chachuat A, Bonnemain B (1995) European clinical experience with ENDOREM. A new contrast agent for liver MRI in 1000 patients. Radiologe 35: 274–276

Chen Wang (1998) Mangafodipir trisodium (MnDPDP)-enhanced magnetic resonance imaging of the liver and pancreas. Acta Radiol 39: 7–31

Cigarroa RG, Lange RA, Williams RH, Hillis LD (1989) Dosing of contrast material to prevent contrast nephropathy in patients with renal disease. Am J Med 86: 649–652

Cosgrove D (1996) Warum brauchen wir Kontrastmittel für den Ultraschall? Clin Radiol 51 (Suppl 1): 1–4

Darge K, Tröger J, Dütting T et al. (1999) Reflux in young patients: Comparison of voiding US of the bladder and retrovesical space with echo enhancement versus voiding cystourethrography for diagnosis. Radiology 210: 201–207

de Jong N, Ten Cate FJ, Lancée CT, Roelandt JRTC, Bom N (1991) Principles and recent developments in ultrasound contrast agents. Ultrasonics 29: 324–330

Deray G (1999) Nephrotoxicity of contrast media. Nephrol Dial Transplant 14: 2602–2606

Dittmann H, Razwan E, Greis C, Seipel L (1999) Verbesserung der linksvenrikulären Endokarddarstellung durch intravenöse Gabe eines Linksherzkontrastmittels. Ultraschall Med 20: 185–190

Duroux M (1995) Übersicht der MRT-Kontrastmittel: Ein Fall von ENDOREM. Radiologie 35: 247

Fink U, Fink BK, Lissner J (1992) Adverse reactions to nonionic contrast media with special regard to high-risk patients. Eur Radiol 2: 317–321

Forsberg F, Goldberg BB, Liu JB, Merton D, Rawool NM, Shi WT (1999) Tissue specific US contrast agent for evaluation of hepatic and splenic parenchyma. Radiology 210: 125–132

Fürst G, Sitzer M, Hofer M, Steinmetz H, Hackländer T, Mödder U (1995) Kontrastmittelverstärkte farbkodierte Duplexsonographie hochgradiger Karotisstenosen. Ultraschall Med 16: 140–144

Furukawa T, Ueda J, Takahashi S, Sakaguchi K (1996) Elimination of low-osmolality contrast media by hemodialysis. Acta Radiol 37:966–971

Haller C, Kübler W (1999) Röntgenkontrastmittel-induzierte Nephropathie: Pathogenese, Klinik, Prophylaxe. Dtsch Med Wochenschr 124: 332–336

Hamilton JA, Larson AJ, Lower AM, Hasnain S, Grudzinskas JG (1998) Evaluation of the performance of hysterosalpingo contrast sonography in 500 consecutive, unselected, infertile women. Hum Reprod 13: 1519–1526

Hehrmann R, Klein D, Mayer D, Ploner O (1996) Hyperthyreoserisiko bei Kontrastmitteluntersuchungen. Aktuelle Radiol 6: 243–248

Heyman SN, Reichman J, Brezis M (1999) Pathophysiology of radiocontrast nephropathy. A role for medullary hypoxia. Invest Radiol 34: 685–691

Huhn HW, Tönnis HJ, Schmidt E (1993) Elimination von Röntgenkontrastmitteln durch Hämodialyse. Nieren- und Hochdruckkrankheiten 22: 45–52

Hustvedt SO, Grant D, Southon TE, Zech K (1997) Plasma pharmacokinetics, tissue distribution and excretion of MnDPDP in the rat and dog after intravenous administration. Acta Radiol 38: 690–699

Kaps M, Schaffer P, Beller KD, Seidel G, Bliesath H, Wurst W (1995) Phase I: Transcranial echo contrast studies in healthy volunteers. Stroke 26: 2048–2052

Katayama H Yamaguchi K Kozuka T et al. (1990) Adverse reactions to ionic and nonionic contrast media. A report from the Japanese Committee on the Safety of Contrast Media. Radiolgly 175: 621–628

Kaul S (1997) Myocardial contrast echocardiography – 15 years of research and development. Circulation 96: 3745–3760

Kellar KE, Fujii DK, Gunther WHH, Briley-Saebo K, Spiller M, Koenig SH (1999) „NC100150", a preparation of iron oxide nanoparticles ideal for positive-contrast MR angiography. Magma 8: 207–213

Klibanov AL, Hughes MS, Marsh JN, Hall CS, Miller JG, Wible JH, Brandenburger GH (1997) Targeting of ultrasound contrast material. An in vitro feasibility study. Acta Radiol Suppl 412: 113–120

Kob A, Schild H (1988) Prophylaxe der kontrastmittelinduzierten Hyperthyreose. Röntgenpraxis 41: 82-83

Langholz JMW, Petry J, Schuermann R, Schlief R, Heidrich H (1993) Indikationen zur Unterschenkelarteriendarstellung mit Kontrastmittel bei der farbkodierten Duplexsonographie. Ultraschall Klin Prax 8: 196

Laniado M, Chachuat A (1995) Verträglichkeitsprofil von ENDOREM. Radiologe 35: 266-270

Lanza GM, Wallace KD, Fischer SE et al. (1997) High-frequency ultrasonic detection of thrombi with a targeted contrast system. Ultrasound Med Biol 23: 863-870

Lasser EC, Berry CC, Talner LB et al. (1987) Pretreatment with corticosteroids to alleviate reactions to intravenous contrast material. New Engl J Med 317: 845-849

Lasser EC (1991) Pseudoallergic drug reactions to radiographic contrast media. Immunol Allergy Clin North Am 11: 645-657

Lauffer RB, Parmelee DJ, Dunham SU et al. (1998) MS-325: Albumin-targeted contrast agent for MR angiography. Radiology 207: 529-538

Lauterbur PC, Mendoca-Dias MH, Ruding AM (1978) Argumentation of tissue water proton spin-lattice relaxation rates by in-vivo addition of paramagnetic ions. In: Dutton PL, Leigh JS, Scarpa A (eds) Frontiers of biological energetics. Academic Press, New York

Lev-Toaff AS, Langer JE, Rubin DL, Zelch JV, Chong WK, Barone AE, Goldberg BB (1999) Safety and efficacy of a new oral contrast agent for sonography: a phase II trial. AJR Am J Roentgenol 173: 431-436

Lotsberg O, Hovem JM, Aksum B (1996) Experimental observation of subharmonic oscillations in Infoson bubbles. J Acoust Soc Am 99: 1366-1369

Marchal G, Van Hecke P, Demaerel P. et al. (1989) Detection of liver metastases with superparamagnetic iron oxide in 15 patients: Results of MR imaging at 1,5 T. AJR Am J Roentgenol 152: 771-775

Meltzer RS (1996) Food and Drug Administration ultrasound device regulation: The output display standard, the „mechanical index" and ultrasound safety. J Am Soc Echocardiogr 9: 216-220

Misselwitz B, Platzek J, Radüchel B, Oellinger JJ, Weinmann H-J (1999) Gadofluorine 8: Iitial experience with a new contrast medium for interstitial MR lymphography. Magma 8: 190-195

Mohr U, Weissleder R (1996) Lymphknotendiagnostik mit bildgebenden Verfahren. Ein Überblick mit besonderer Berücksichtigung der letzten Entwicklungen im Bereich der MR-Kontrastmittel. Lymphol 20: 9-14

Ogan MD, Schmiedl U, Moseley ME et al. (1987) Albumin labeled with Gd-DTPA - an intravascular contrast-enhancing agent for magnetic resonance blood pool imaging: Preparation and characterization. Invest Radiol 22: 665-671

Palmer FJ (1988) The RACR survey of intravenous contrast media reactions - final report. Australas Radiol 32: 426-428

Port M, Meyer D, Bonnemain B et al. (1999) P760 and P775: MRI contrast agents characterized by new pharmacokinetic properties. Magma 8: 172 - 176

Prasad PV, Cannillo J, Chavez DR et al. (1999) First-pass renal perfusion imaging using MS-325, an albumin-targeted MRI contrast agent. Invest Radiol 34: 566-571

Price RJ, Skyba DM, Kaul S, Skalak TC (1998) Delivery of colloidal particles and red blood cells to tissue through microvessel ruptures created by targeted microbubble destruction with ultrasound. Circulation 98: 1264-1267

Ranganathan RS, Fernandez ME, Kang SI et al. (1998) New multimetric magnetic resonance imaging agents. Invest Radiol 33: 779-797

Ries F, Honisch C, Lambertz M, Schlief R (1993) A transpulmonary contrast medium enhances the transcranial Doppler signal in humans. Stroke 24: 1903-1909

Rummeny EJ, Reimer P, Daldrup H, Peters PE (1995) Detektion von Lebertumoren. Radiologe 35: 252-257

Rummeny EJ, Torres CG, Kurdziel JC et al. (1997) MnDPDP for MR imaging of the liver. Results of an independent image evaluation of the European phase III studies. Acta Radiol 38: 638-642

Saini S, Stark DD, Hahn PF et al. (1987) Ferrite particles: A superparamagnetic MR contrast agent for enhanced detection of liver carcinoma. Radiology 162: 217-222

Schareck WD (1995) Warum radiologische Diagnostik bei Lebertumoren? Radiologe 35: 271-273

Schlief R, Bauer A (1996) Ultraschallkontrastmittel. Radiologe 36: 51-57

Schmiedel E (1987) Pharmakodynamik und Verträglichkeit von Röntgenkontrastmitteln. Röntgenbl 40: 1-8

Schmiedel E (1993) Kontrastmittelnephropathie - ein Beitrag zur Reduzierung des Untersuchungsrisikos. Aktuelle Radiol 3: 253-257

Schrope B, Newhouse V (1993) Second harmonic ultrasonic blood perfusion measurement. Ultrasound Med Biol 19: 567-579

Schrope B, Newhouse VL, Uhlendorf V (1992) Simulated capillary blood flow measurement using a non-linear ultrasonic contrast agent. Ultrason Imaging 14: 134-158

Schürholz T, Schulze H (1993) Jodinduzierte Hyperthyreose in der Urologie durch Anwendung von Röntgenkontrastmittel. Urologie A 32:300-307

Shankar PM, Dala Krishna P, Newhouse VL (1998) Advantages of subharmonic over second harmonic backscatter for contrast-to-tissue echo enhancement. Ultrasound Med Biol 24: 395-399

Stacul F, Thomsen HS (1996) Nonionic monomers and dimers. Eur Radiol 6: 756-761

Stark DD, Weissleder R, Elizondo G et al. (1988) Superparamagnetic iron oxide: Clinical application as a contrast agent for MR imaging of the liver. Radiology 168: 297-391

Taupitz M, Hamm B (1995) Stellenwert der MRT in der Diagnostik fokaler Leberläsionen. Radiologe 35: 243-246

Thomsen HS, Busch WH (1998) Adverse effects of contrast media. Incidence, prevention and management. Drug Safety 19: 313-324

Toft KG, Hustvedt SO, Grant D et al. (1997) Metabolism and pharmacokinetics of MnDPDP in man. Acta Radiol 38: 677-689

Torres CG, Lundby B, Tufte Sterud A et al. (1997) MnDPDP for MR imaging of the liver. Results from the European phase III studies. Acta Radiol 38: 631-637

Unger EC, McCreery TP, Sweitzer RH (1997) Ultrasound enhances gene expression of liposomal transfection. Invest Radiol 32: 723-727

Unger EC, McCreery TP, Sweitzer RH, Shen D, Wu G (1998) In vitro studies of a new thrombus-specific ultrasound contrast agent. Am J Cardiol 81: 58G-61G

Unger EC, Shen D, Wu G, Stewart L, Matsunaga TO, Trouard TP (1999) Gadolinium-containing copolymeric chelates - a new potential MR contrast agent. Magma 8: 154-162

Villanueva FS, Jankowski RJ, Klibanov S et al. (1998) Microbubbles targeted to intercellular adhesion molecule-1 bind to activated coronary artery endothelial cells. Circulation 98: 1-5

Vogl TJ, Hammerstingl R, Keck H, Felix R (1995) Differentialdiagnose von fokalen Leberläsionen mittels MRT unter Verwendung des superparamagnetischen Kontrastmittels ENDOREM. Radiologe 35: 258-265

Walker AC, Carr DH (1986) Reactions to radiographic contrast media: An attempt to detect specific anti-contrast medium antibodies in the sera of reactor patients. Br J Radiol 59: 531-536

Wang C, Ahlström H, Ekholm S et al. (1997) Diagnostic efficacy of MnDPDP in MR imaging of the liver. A phase III multicentre study. Acta Radiol 38: 643-649

Wei K, Jayaweera AR, Firoozan S, Linka A, Skyba DM, Kaul S (1998) Quantification of myocardial blood flow with ultrasound-induced destruction of microbubbles administered as a constant intravenous infusion. Circulation 97: 473–483
Wei K, Kaul S (1997) Recent advances in myocardial contrast echocardiography. Curr Opin Cardiol 12: 539–546
Wermke W, Gaßmann B (1998) Tumour diagnostic of the liver with echo enhancers. Springer, Berlin Heidelberg New York Tokyo

Literatur zu Abschn. 2.2

Bauer M, Madjar H (2000) Mammographie. Radiologe 40: 1114–1123
Bick U (2000) Digitale Vollfeldmammographie. Rofo Fortschr Geb Röntgenstr Neuen Bildgeb Verfahr 173: 957–964
Bundesärztekammer (1995) Leitlinien der Bundesärztekammer zur Qualitätssicherung in der Röntgendiagnostik. Überarbeitete und ergänzte Fassung. Dtsch Ärztebl 92: C1515–C1527
Burgess AE (1977) Focal Spots: I. MTF separability. Invest Radiol 12: 36–43
Doi K, Imhof H (1977) Noise reduction by radiographic magnification. Radiology 122: 479–487
Dronkers DJ, Hendriks JHCL, Holland R, Rosenbusch G (1999) Radiologische Mammadiagnostik. Thieme, Stuttgart
Elsaß A, Fenner E, Friedel R, Schnitger H (1971) Geometrische Unschärfe und Intensitätsverteilung in einem Röntgenaufnahmefeld. Rofo Fortschr Geb Röntgenstr Neuen Bildgeb Verfahr 115: 822–827
European Commission (1999) Multilingual glossary of terms relating to quality assurance and radiation protection in diagnostic radiology, EUR 17538. Office for Official Publications of the European Communities, Luxembourg
Fiedler E, Aichinger U, Böhner C, Säbel M, Schulz-Wendtland R, Bautz W (1999) Bildgüte und Strahlenexposition bei der digitalen Mammographie mit Speicherfolien in Vergrößerungstechnik. Rofo Fortschr Geb Röntgenstr Neuen Bildgeb Verfahr 171: 60–64
Funke M, Hermann KP, Breiter N et al. (1997) Digitale Speicherfolienmammographie in Vergrößerungstechnik: Experimentelle Untersuchungen zur Ortsauflösung und zur Erkennbarkeit von Mikrokalk. Rofo Fortschr Geb Röntgenstr Neuen Bildgeb Verfahr 167: 174–179
Haus AG, Cowart RW, Dodd GD, Bencomo J (1978) A method of evaluating and minimizing geometric unsharpness for mammographic X-ray units. Radiology 128: 775–778
Hermann KP, Hundertmark C, Funke M, von Brenndorf A, Grabbe E (1999) Direkt digitale Vergrößerungsmammographie mit einem großflächigen Detektor aus amorphem Silizium. Rofo Fortschr Geb Röntgenstr Neuen Bildgeb Verfahr 170: 503–506
International Electrotechnical Commission (1993) X-ray tube assemblies for medical diagnosis – characteristics of focal spots. IEC Publication 336. International Electrotechnical Commission, Genf
Klein R, Säbel M (2000) Anwendung der ROC-Methode auf Bildgüteprobleme in der Röntgen-Mammographie. 1. Teil: Die ROC-Analyse als Bildgütetestverfahren. Röntgenpraxis 53: 29–42
Liu B, Goodsitt M, Chan HP (1995) Normalized average glandular dose in magnification mammography. Radiology 197: 27–32
Nickoloff EL, Donelly E, Eve L, Atherton JV, Asch T (1990) Mammographic resolution: Influence of focal spot intensity distribution and geometry. Med Phys 17: 436–447
Post K, Hermann KP, Funke M, Hundertmark C, Breiter N, Grabbe E (1997) Direktradiographische Vergrößerungsmammographie mit einer neuen Mikrofokusröhre. Radiologe 37: 604–609
Säbel M, Aichinger H (1989) Standards in the technique of mammography. In: Kubli F, Fournier D von, Bauer M, Junkermann H, Kaufmann M (eds) Breast diseases. Springer, Berlin Heidelberg New York Tokyo, pp 129–136
Säbel M, Aichinger H (1996) Recent developments in breast imaging. Phys Med Biol 41: 315–368
Säbel M, Aichinger U, Schulz-Wendtland R, Bautz W (1999) Digitale Vollfeld-Mammographie: Physikalische Grundlagen und klinische Aspekte. Röntgenpraxis 52: 171–177
Säbel M, Aichinger U, Schulz-Wendtland R (2001) Die Strahlenexposition bei der Röntgen-Mammographie. Rofo Fortschr Geb Röntgenstr Neuen Bildgeb Verfahr 173: 79–91
Sorenson JA, Floch J (1985) Scatter rejection by air gaps: An empirical model. Med Phys 12: 308–316
Stargardt A, Angerstein W (1975) Der optimale Abbildungsmaßstab bei der direkten Röntgenvergrößerung. Rofo Fortschr Geb Röntgenstr Neuen Bildgeb Verfahr 123: 73–78
Teubner J, Lenk JZ, Wentz KU, Georgi M (1987) Vergrößerungsmammographie mit 0,1 mm Mikrofokus. Radiologe 27: 155–164
Wurm J, Säbel M, Weishaar J (1982) Anwendung der ROC-Methode auf Probleme der Bildgüte und Qualitätskontrolle in der Mammographie. Rofo Fortschr Geb Röntgenstr Neuen Bildgeb Verfahr 137: 201–211

Literatur zu Abschn. 2.3

Anxionnat R, Trousset Y, Da Costa E, Braun M, Bracard S, Picard L et al. (1999) Accuracy of distance measurements from 3D X-ray angiography: Application to the measurement of the size of intracranial aneurisms. Suppl Radiology 213: 276
Brunner T, Durlak P, Barth K et al. (1999) 3D reconstruction of cerebral vessels based on a rotational angiography with a C-arm. Eur Radiol 9 Suppl 1: 167
Crolla D, Baert AL, Roemhildt K, Termote JL (1979) Routinemäßige Hochqualitäts-Vergrößerungsangiographie mit Puck-24- oder AOT-35-Blattfilmwechsler und Mikrofokus-Hochleistungs-Röntgenstrahler Optilix. Electromedica 3: 89–97
David E (1995) Physiologie des Sehens. In: Morneburg H (Hrsg) Bildgebende Systeme für die medizinische Diagnostik, 3. Aufl. Publicis MCD Verlag, Erlangen, S 19–43
Dendy PP, Heaton B (1999) Physics for diagnostic radiology, 2nd edn. Institute of Physics Publishing, Bristol Philadelphia, p 307
Dietz K (1981) Eine Drehanoden-Röntgenröhre mit Mikrobrennfleck. Röntgenpraxis 5: 206–215
Dietz K, Kuhn H (1980) Stereo-Vergrößerungsangiographie. Electromedica 4: 1–6
Doi K, Rossmann K (1975) Longitudinal magnification in radiologic images of thick objects: A new concept in magnification radiography. Radiology 114: 443–447
Doi K, Rossmann K, Duda E (1977) Application of longitudinal magnification effect to magnification stereoscopic angiography: A new method of cerebral angiography. Radiology 124: 395–401
Eisenberger F, Gumpinger R, Miller K, Horbaschek H, Sklebitz H (1985) Stereo-Röntgen in der Endourologie. Urologe A 24: 342–345
IEC (International Electrotechnical Commission) (1993) X-ray tube assemblies for medical diagnosis – characteristics of focal spots. IEC publication 60636, Geneva IEC
Kalender WA, Seissler W, Klotz E, Vock P (1990) Spiral volumetric CT with single-breath-hold technique, continuous transport, and continuous scanner rotation. Radiology 176: 181–183
Klucznik RP, Mawad ME (1999) Utilization of three-dimensional Rotational Angiography in the evaluation and endovascular treatment of cerebral aneurisms and arteriovenous malformations. Radiology Suppl 213: 276

Literatur zu Abschn. 2.4

Barrett H H, Swindell W (1981) Radiological imaging. Academic Press, New York

Bischoff K, Gellinek W (1965) Geräte für die Anwendung ionisierender Strahlen. In: Berger H, Bischoff K, Gellinek W, Diethelm L, Vieten H (Hrsg) Handbuch der medizinischen Radiologie, Bd I. Physikalische Grundlagen und Technik, Teil 2. Springer, Berlin Heidelberg New York, S 203–212

Bocage AEM. (1922) Procédé et dispositifs de radiographie sur plaque en mouvement. Französisches Patent 536464

Dale S, Holmberg M, Larsson H et al. (1997) A mobile tomographic gamma camera system for acute studies. IEEE Trans Nuclear Sci 44: 199–203

Edholm P, Granlund G, Knutsson H, Petersson C (1980) Ectomography – a new radiographic method for reproducing a selected slice by varying thickness. Acta Radiol 21: 433–442

Grant DG (1972) Tomosynthesis: A three-dimensional radiographic imaging technique. IEEE Trans Biomed Eng 19: 20–28

Grossmann G (1934) Procédé et dispositif pour la représentation radiographique des section des corps. Französisches Patent 771887

Jordan K, Knoop B (1988) Meßtechnik in der Emissions-Computertomographie. In: Diethelm L, Heuck F, Olsson O, Strnad F, Vieten H, Zuppinger A (Hrsg) Handbuch der medizinischen Radiologie, Bd XV/1B. Springer, Berlin Heidelberg New York Tokio, S 149–313

Kalender W A (2000) Computertomographie. Grundlagen, Gerätetechnik, Bildqualität, Anwendungen. Publicis MCD Verlag, Erlangen

Kieffer J (1938) The laminograph and its variations: Applications and implications of the planigraphic principles. Am J Roentgenol 39: 497–513

Lauritsch G, Härer W (1998) A theoretical framework for filtered backprojection in tomosynthesis. In: Hanson KM (ed) Medical Imaging 1998: Image processing Bd 3338. SPIE, Bellingham (USA), pp 1127–1137

McCauley Th G, Stewart A, Stanton M, Wu T, Phillips W (2000) Three-dimensional breast image reconstruction from a limited number of views. In: Dobbins J T III, Boone J M (eds) Medical imaging 2000: Physics of medical imaging Bd 3977. SPIE, Bellingham (USA), pp 384–395

Natterer F (1986) The mathematics of computerized tomography. Teubner, Stuttgart

Paatero YV (1949) A new tomographical method for radiographing curved outer surfaces. Acta Radiol 32: 177–184

Stieve FE (1973) Bevorzugte Darstellung einzelner Körperschichten. In: Vieten H et al. (Hrsg) Handbuch der medizinischen Radiologie, Bd. 3. Springer, Berlin Heidelberg NewYork, S 715–1041

Vallebona A (1931) Radiography with great enlargement (microradiography) and a technical method for the radiographic dissociation of the shadow. Radiology 17: 340–341

Webb S (1990) From the watching of shadows. The origins of radiological tomography. Adam Hilger, Bristol New York

Westra D (1966): Zonography, the narrow-angle tomography. Excerpta Medica Foundation, Amsterdam

Ziedses des Plantes BG (1973) A special method of making radiographs of the skull and vertebral column. In: Selected works of B.G. Ziedses des Plantes. Excerpta Medica, Amsterdam (Reprint der Originalarbeit von 1931)

Biologische Strahlenwirkungen

M. Bauchinger, J. Dahm-Daphi, E. Dikomey, H. Dittmann, T. Herrmann, H. Jung, U. Kasten, M. Rodemann, K.-R. Trott, G. Stephan und C. Streffer

3.1 DNA-Schäden und ihre Reparatur
E. Dikomey, J. Dahm-Daphi, U. Kasten 203
3.1.1 Einleitung 203
3.1.2 Erzeugung von DNA-Schäden 204
3.1.3 Nachweismethoden 204
3.1.4 Reparaturmechanismen 205
3.1.5 Reparaturkinetik 208
3.1.6 Reparaturgenauigkeit 209
3.1.7 Genetische Defekte 210
3.1.8 Modifikation der Reparatur 211

3.2 Chromosomenaberrationen
M. Bauchinger 212
3.2.1 Historische Entwicklung der Strahlenzytogenetik 212
3.2.2 Methodik der Chromosomenanalyse 212
3.2.3 Aberrationsentstehung 214
3.2.4 Proximity effects 215
3.2.5 Dosis-Wirkungs-Beziehung 216
3.2.6 Biologische Dosimetrie 217

3.3 Zelluläre Strahlenwirkungen
H. P. Rodemann, K. Dittmann 219
3.3.1 Einleitung 219
3.3.2 Dosis-Wirkungs-Kurven 219
3.3.3 Zellzykluseffekte 221
3.3.4 Mechanismen der Zellzykluskontrolle 223
3.3.5 Dosisleistung und Dosisfraktionierung 225
3.3.6 Sauerstoffeffekte und Reoxygenierung 226
3.3.7 Hoch-LET-Strahlung 227

3.4 Gewebliche Strahlenwirkungen
K.-R. Trott, T. Herrmann 228
3.4.1 Einleitung 228
3.4.2 Allgemeine Pathogenese akuter Strahlenfolgen 228
3.4.3 Allgemeine Pathogenese chronischer Strahlenfolgen 229
3.4.4 Fraktionierungseffekte und Zeitfaktor, Wiederbestrahlungstoleranz 230
3.4.5 Spezielle Pathogenese, Pathologie und Strahlenbiologie der Strahlenfolgen 231

3.5 Strahlenkarzinogenese
H. Jung, C. Streffer 235
3.5.1 Einleitung 235
3.5.2 Mechanismen der strahlenbedingten Krebsentstehung 235
3.5.3 Stochastische Strahlenrisiken 237
3.5.4 Quantifizierung des Krebsrisikos 237
3.5.5 Allgemeine Betrachtungen zum Strahlenrisiko 243
3.5.6 Risiken einzelner radiologischer Untersuchungsverfahren 245
3.5.7 Risikokommunikation 246
3.5.8 Genetische Prädisposition 246
3.5.9 Resümee 247

3.6 Strahlenkarzinogenese
G. Stephan 247
3.6.1 Einleitung 247
3.6.2 Spontane und strahleninduzierte Mutationen 248
3.6.3 Risikobetrachtung 250
3.6.4 Risiken verschiedener Untersuchungsverfahren 251

3.7 Strahlenwirkung auf Embryo und Fetus
C. Streffer 251
3.7.1 Einleitung 251
3.7.2 Tod des Embryos/Feten 252
3.7.3 Induktion von Missbildungen (Organbildungsperiode) 253
3.7.4 Wachstumshemmungen 254
3.7.5 Funktionelle Störungen 254
3.7.6 Maligne Neoplasien 255

Literatur 257

3.1 DNA-Schäden und ihre Reparatur

E. Dikomey, J. Dahm-Daphi, U. Kasten

3.1.1 Einleitung

In allen lebenden Organismen von einfachen Bakterien bis zu Säugerzellen hat sich die Fähigkeit entwickelt, DNA-Schäden zu erkennen und zu reparieren (Übersicht bei Friedberg et al. 1995). Diese Schäden können nicht nur durch externe Einflüsse wie Röntgen-, UV-Bestrahlung und Einwirkung von Chemikalien, sondern in großem Umfang auch durch endogene Prozesse entstehen. V. a. durch den oxidativen Metabolismus werden in jeder Zelle täglich viele tausend DNA-Schäden erzeugt. Die Fähigkeit einer Zelle, DNA-Schäden zu erkennen und zu beseitigen, ist somit eine wesentliche Voraussetzung für die Stabilität des Genoms.

Ionisierende Strahlen führen in Zellen zu einer großen Anzahl unterschiedlicher DNA-Schäden. Je nach chemischer Konfiguration werden die Schäden über bestimmte Reparaturwege erkannt und beseitigt. Einfache DNA-Schäden wie Einzelstrangbrüche, Basenschäden und alkalilabile Läsionen werden mit Hilfe der *Basenexzisionsreparatur* entdeckt und entfernt (Abschn. 3.1.4). Komplexe DNA-Schäden wie Doppelstrangbrüche und andere lokal gehäufte Läsionen, die beide DNA-Stränge betreffen, werden dagegen über *Rekombinationsprozesse* repariert (Abschn. 3.1.4). Neben diesen für die ionisierende Strahlung wichtigsten Reparaturwegen verfügen Zellen noch über andere Reparaturprozesse, z. B. über die *Nukleotidexzisionsreparatur*, die Basenschäden, die mit einer starken Strukturveränderung der DNA einhergehen (z. B. nach UV-Bestrahlung oder bei Behandlung mit Substanzen wie Nitrosaminen, Aflatoxinen und Aminofluorenen), repariert. Falsch gepaarte Basen, die bei einer fehlerhaften DNA-Replikation entstehen können, werden über die *Mismatchreparatur* beseitigt. DNA-DNA- und DNA-Protein-Vernetzungen werden zunächst aus der DNA herausgeschnitten, dann werden entsprechenden Lücken über Rekombination wieder aufgefüllt.

Die verschiedenen Reparaturmechanismen garantieren, dass in den Zellen der überwiegende Teil der DNA-Schäden erkannt und fehlerfrei repariert wird. Bei einer Röntgenbestrahlung gilt dies für 99 % aller Schäden und nur einige wenige Schäden werden nicht bzw. falsch repariert. Aus diesen Schäden können sich Chromosomenaberrationen entwickeln, die zum Verlust der Teilungsfähigkeit führen. Falsch reparierte DNA-Schäden können darüber hinaus eine Mutation und damit auch eine maligne Transformation der Zelle bewirken.

3.1.2
Erzeugung von DNA-Schäden

Durch Röntgenstrahlen werden pro Gy in jeder Zelle 4400–5600 DNA-Schäden erzeugt. Die häufigsten Läsionen sind *Basenschäden* mit 3000–4000 pro Zelle und Gy, wobei es sich um ein Spektrum von nahezu 100 verschiedenen Typen handelt. *Einzelstrangbrüche* sind mit etwa 1000 Schäden pro Zelle und Gy die zweithäufigsten Schäden; *Doppelstrangbrüche* mit 40 Schäden pro Gy und Zelle dagegen die seltensten Ereignisse. Ionisierende Strahlen führen ebenfalls zu sog. gehäuften Läsionen, die aus zwei oder mehr Basenschäden oder einer Kombination aus Basenschäden und Strangbrüchen bestehen. Nach Röntgenbestrahlung gibt es 200–400 Schäden dieser Art pro Gy und Zelle. Des weiteren gibt es noch DNA-DNA und DNA-Protein-Vernetzungen, von denen durch Röntgenstrahlen pro Zelle und Gy 150–200 dieser Schäden erzeugt werden.

3.1.3
Nachweismethoden

Basenschäden

Es gibt eine Vielzahl an Methoden, die einen Nachweis von strahleninduzierten DNA-Basenschäden ermöglichen. Der empfindlichste Nachweis gelingt mit Hilfe *spezifischer Antikörper*. Dies ist bisher für zwei Typen an Basenschäden möglich (Thyminglykol, 8OH-Guanin). Weitere Antikörper sind in der Entwicklung. Die Nachweisgrenze dieser Methode liegt bei etwa 0,5 Gy, bei Kopplung mit einer Kapillar-Gelelektrophorese sogar bei 0,05 Gy. Im Vergleich dazu ist die *Gaschromatographie/Massenspektrometrie* oder die *high performance liquid chromatography* (HPLC) mit einer Nachweisgrenze von 50–500 Gy deutlich weniger sensitiv.

Basenschäden können auch indirekt nachgewiesen werden, indem diese Schäden zunächst enzymatisch in Einzelstrangbrüche umgewandelt und dann die zusätzlichen Brüche gemessen werden. Die enzymatische Umwandlung kann mittels gereinigter Glykosylasen und/oder Endonukleasen wie z. B. der Formamidopyrimidine-Glykosylase (FAPY) oder der Endonuklease III oder IV aus *E. coli* erfolgen. Bei Kombination mit der alkalischen Kometentechnik (s. unten) können mit dieser Technik Basenschäden auch in einzelnen Zellen nachgewiesen werden. Die Nachweisgrenze dieser Methode liegt z. Z. bei 0,25 Gy.

Einzelstrangbrüche

Für den Nachweis von Einzelstrangbrüchen stehen ebenfalls zahlreiche Methoden zur Verfügung. Die *alkalische Entwindungstechnik* ist die z.Z. empfindlichste Methode. Bei dieser Technik sind die Zellen für eine kurze Zeit (üblicherweise 30 min) in einer alkalischen Lösung zu denaturieren. Aus dem Anteil der doppelsträngig verbleibenden DNA kann dann die Anzahl der Strangbrüche bestimmt werden. Die Nachweisgrenze liegt bei 0,1 Gy.

Bei der *alkalischen Elutionstechnik* sind die Zellen zunächst auf einem Filter zu lysieren, bevor die freiliegende DNA mit einer alkalischen Lösung (pH > 12) eluiert wird. Der Anteil der auf dem Filter verbleibenden DNA stellt dann ein Maß für die Anzahl der Strangbrüche dar. Die Nachweisgrenze dieser Methode liegt bei etwa 0,5 Gy.

Mit der *alkalischen Kometentechnik* kann die Anzahl der Einzelstrangbrüche in einzelnen Zellen gemessen werden. Die zu untersuchenden Zellen werden in Agarose eingebettet und dann nach einer alkalischen Denaturierung der DNA eine sehr kurze Elektrophorese durchgeführt. Die Länge des aus dem Kern herausgezogenen DNA-Schweifes ist ein Maß für die Anzahl der Strangbrüche. Die Nachweisgrenze liegt bei etwa 0,5 Gy.

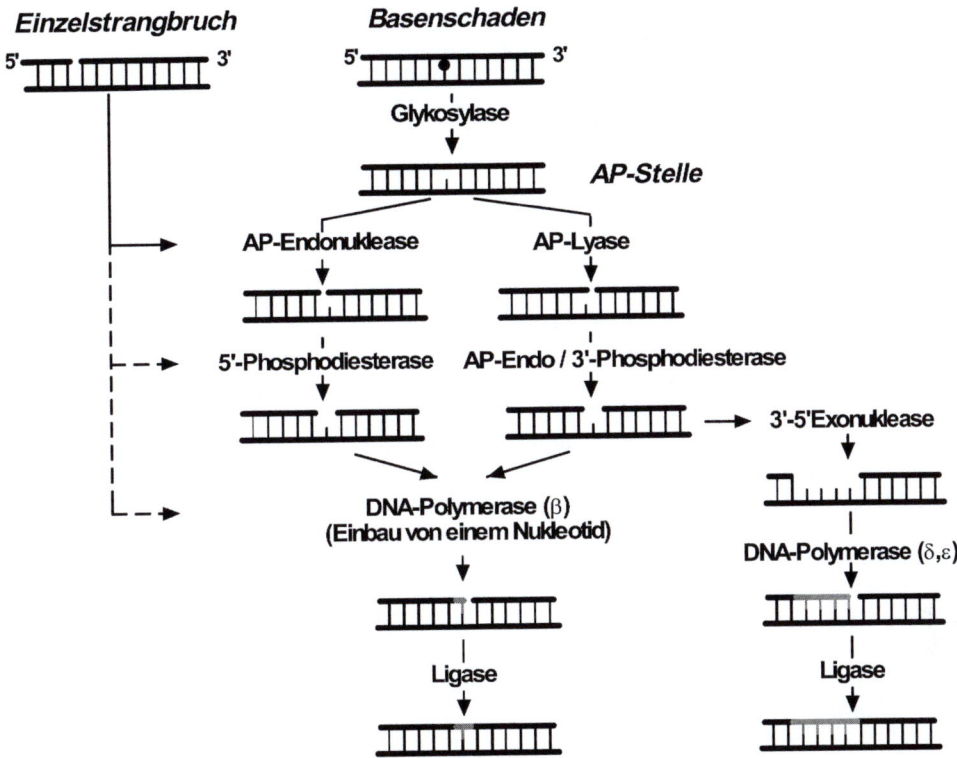

Abb. 3.1. Ablauf der Basenexzisionsreparatur bei strahleninduzierten Einzelstrangbrüchen, Basenschäden oder AP-Stellen

Doppelstrangbrüche

Die häufigste Methode zum Nachweis von DNA-Doppelstrangbrüchen ist die *Konstant-* oder *Pulsfeld-Gelelektrophorese*. Bei dieser Technik sind die Zellen in einem Agaroseblöckchen aufzunehmen, bevor die DNA nach einer intensiven Lysis in einer Gelelektrophorese mit konstantem oder gepulstem Feld aufgetrennt wird. Aus dem Anteil der in das Gel gewanderten DNA kann die Zahl der Doppelstrangbrüche bestimmt werden. Die Nachweisgrenze liegt bei etwa 0,5 Gy.

Beim Nachweis von Doppelstrangbrüchen mittels der *neutralen Elutionstechnik* werden die Zellen auf einem Filter schonend lysiert und dann mit einer neutralen Lösung eluiert. Die Nachweisgrenze dieser Methode liegt bei etwa 5 Gy. Die früher gebräuchliche *Ultrazentrifugation* im neutralen Sacharosegradienten wird heute nur noch sehr selten angewandt.

Gehäufte Läsionen

Für gehäufte Läsionen existiert z. Z. kein effektiver Nachweis. Lediglich ein Teil dieser Schäden kann mit dem *S1-Nukleasetest* nachgewiesen werden. Hierfür sind die Zellen nach intensiver Lysis mit der S1-Endonuklease zu inkubieren, welches die DNA dort einschneidet, wo gehäufte Basenschäden zu einer partiellen Denaturierung der DNA führen. Aus der Zahl der zusätzlichen Doppelstrangbrüche kann dann die Zahl der sog. S1-Stellen bestimmt werden.

3.1.4 Reparaturmechanismen

Basenschäden und Einzelstrangbrüche

Strahleninduzierte einfache DNA-Schäden wie Einzelstrangbrüche, Basenschäden sowie der Verlust einzelner Basen (AP-Stellen) werden über die *Basenexzisionsreparatur* erkannt und repariert. Die einzelnen Schritte dieses Prozesses konnten für Bakterien und Hefezellen bereits charakterisiert und die daran beteiligten Proteine sequenziert werden (Wallace 1994). Für Säugerzellen konnten allerdings noch nicht alle beteiligten Komponenten identifiziert werden.

Der Ablauf der Basenexzisionsreparatur ist in Abb. 3.1 schematisch dargestellt. Die geschädigte Base wird zunächst durch eine Glykosylase durch Spaltung der N-glykosidischen Bindung vom Zucker abgetrennt, sodass eine abasische Stelle entsteht. Solche AP-Stellen werden in großer Anzahl auch direkt durch die Bestrahlung erzeugt. Anschließend wird die Zuckerphosphatkette durch eine AP-Endonuklease auf der 5'-Seite oder durch eine AP-Lyase auf der 3'-Seite eingeschnitten, der verbleibende Zuckerrest wird durch die 5'- oder 3'-Phosphodiesterase oder durch die AP-Endonuklease entfernt. Diese Lücke von nur einem Nukleotid wird häufig durch eine 5′-3′-Exonuklease erweitert. Die nachfolgende Reparatursynthese wird je nach Größe der Lücke durch unterschiedliche Enzyme geleistet. Ist nur ein Nukleotid einzusetzen, erfolgt die Synthese durch die DNA-Polymerase β, bei größeren Lücken (3–4 Nukleotide) jedoch durch die DNA-Polymerasen δ und ε. Den Abschluss der Reparatur bildet die Verknüpfung des neu synthetisierten Teilstückes mit dem alten DNA-Strang, die durch eine Ligase durchgeführt wird. Einzelstrangbrüche werden je nach Ende durch eine AP-Endonuklease oder durch eine Phosphodiesterase entdeckt und dann entsprechend Abb. 3.1 weiter prozessiert. Durch die Basenexzisionsreparatur wird die geschädigte DNA-Sequenz in der Regel vollständig wiederhergestellt.

Doppelstrangbrüche
Die Reparatur von Doppelstrangbrüchen kann in Säugerzellen über drei verschiedene Mechanismen erfolgen: die *nichthomologe Rekombination* (auch als nichthomologes endjoining – NHEJ – bezeichnet), die *homologe Rekombination* sowie das „singlestrand-annealing" (Lin et al. 1999). Diese Mechanismen unterscheiden sich hinsichtlich der daran beteiligten Proteine, der benötigten Homologien sowie des Anteils verlorengehender genetischer Informationen.

■ **Nichthomologe Rekombination**
Die nichthomologe Rekombination ist ein Reparaturmechanismus, bei dem die Enden des Doppelstrangbruches mit Hilfe verschiedener Proteine direkt miteinander verknüpft werden (Abb. 3.2). Hierbei werden keine oder lediglich Mikrohomologien von 1–2 Nukleotiden benötigt. Bei diesem Prozess spielt der DNA-PK-Proteinkomplex eine zentrale Rolle (Abb. 3.2 II). Dieser Komplex besteht aus drei Proteinen, den beiden DNA-bindenden Untereinheiten Ku70 und Ku80 sowie der katalytischen Kinase-Untereinheit DNA-PKcs. Es wird vermutet, dass dieser relativ große Proteinkomplex einerseits die DNA-Enden vor Degradation schützt und andererseits eine Alignment-Funktion ausübt, indem er die DNA-Enden dicht beieinander hält und eine Verknüpfung dadurch erst ermöglicht. Die Kinasefunktion wird erst nach DNA-Bindung aktiviert. Sie dient vermutlich der Aktivierung von Transkriptionsfaktoren und anderen Proteinen, um weitere Reparaturproteine zu aktivieren. Um die DNA-Doppelstrangbruchenden in eine ligierbare Struktur zu überführen, müssen diese zunächst exonukleolytisch bereinigt werden. Hierfür wird der Komplex bestehend aus den Proteinen Mre11, Rad50 und p95 diskutiert (Abb. 3.2 III). Die letzte Verknüpfungsreaktion wird von der Ligase IV durchgeführt, die mit dem XRCC4-Protein komplexiert vorliegt und von diesem aktiviert und stabilisiert wird (Abb. 3.2 IV). Da bei der Bereinigung der DNA-Enden einige Nukleotide verloren gehen können, ist der Mechanismus der nichthomologen Rekombination nicht völlig fehlerfrei.

■ **Homologe Rekombination**
Bei der homologen Rekombination wird ein mit der geschädigten Stelle exakt übereinstimmender Abschnitt des Genoms als Matrize herangezogen. Dies ist in den meisten Fällen das Schwesterchromatid, welches nach der DNA-Replikation als Homolog, also als identische Kopie vorliegt. Als zweite Möglichkeit bietet sich der bei einem diploiden Chromosomensatz weitgehend homologe Abschnitt des zweiten Chromosoms an. Eine dritte Möglichkeit wären bei entsprechender Lage des Doppelstrangbruches die vielen repetitiven Sequenzen auf demselben Chromosom. Die homologe Rekombination ist aus bakteriellen Systemen sehr gut bekannt. Aufgrund der hohen evolutionären Konservierung gibt es eine große Übereinstimmung im Ablauf dieses Prozesses für Bakterien, Hefen und Insekten bis zu Säugetieren und Menschen. An der homologen Rekombination sind v. a. die Proteine der sog. Rad52-Epistasisgruppe beteiligt, zu der die Proteine Rad51, Rad52, Rad54, Rad55, Rad57 zählen.

Im ersten Schritt der homologen Rekombination lagern sich der DNA-Abschnitt mit dem Doppelstrangbruch und die homologe Sequenz der intakten DNA aneinander an (Abb. 3.2 I). Dabei richten sie sich in paralleler, invers routierter Form aus, sodass sie miteinander in Austausch treten können. Ein kurzer Bereich der intakten Doppelhelix wird entwunden und die beiden DNA-Stränge durch Interposition eines Proteins soweit voneinander entfernt, dass ein kurzes einzelsträngiges Ende der geschädigten DNA eingeführt werden kann und dann Basenpaarungen eingeht (Abb. 3.2 II). Die anderen freien Enden der gebrochenen DNA werden partiell durch Exonukleasen abgebaut. Öffnet sich die intakte Doppelhelix weiter, können nacheinander auch die anderen freien einzelsträngigen Sequenzen in den geöffneten Bereich einwandern und sich mit ihren homologen Abschnitten (>200 Bp) paaren (Abb. 3.2 III). Es wird eine Heteroduplex ausgebildet, die Bereiche aus beiden parentalen DNA-Helices enthält. Die beiden gepaarten 3′OH Enden dienen als Startpunkte für die Auffüllsynthese der einzelsträngigen Lücken (Abb. 3.2 III). Ist die Polymerisation bis zum letzten Nukleotid vorangeschritten, werden die beiden verbleibenden Lücken durch Ligation der Zuckerphosphatketten geschlossen (Abb. 3.2 IV). Diese Struktur wird wieder aufgelöst, indem Inzisionen im Bereich der Kreuzungsstellen erfolgen.

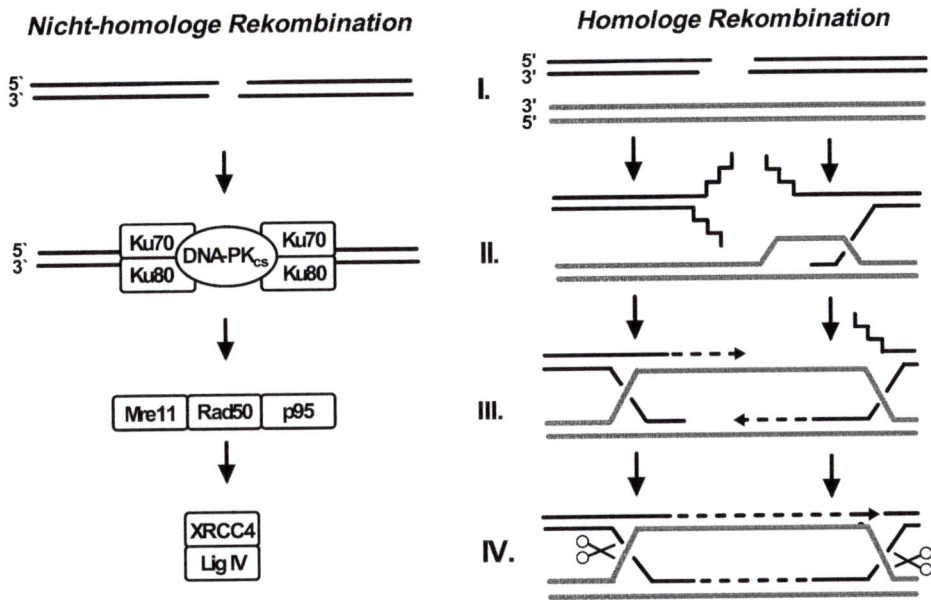

Abb. 3.2. Ablauf der nichthomologen und der homologen Rekombination bei der Reparatur strahleninduzierter Doppelstrangbrüche

Die homologe Rekombination stellt einen exakten Reparaturmechanismus dar, bei dem die geschädigte DNA-Sequenz in der Regel vollständig und intakt wiederhergestellt wird.

■ Single strand annealing

In den letzten Jahren konnte gezeigt werden, dass Säugerzellen auch über die Möglichkeit verfügen, einen Doppelstrangbruch unter Zuhilfenahme von kürzeren Homologien (wahrscheinlich v.a. kurze repetitive Sequenzen) und unter Verlust größerer Sequenzabschnitte zu reparieren. Diese Art der Reparatur wurde v.a. für Doppelstrangbrüche beobachtet, die durch Restriktionsenzyme gesetzt wurden. Unklar ist bisher, ob über diesen Prozess auch strahleninduzierte Doppelstrangbrüche repariert werden können, deren Endstrukturen in der Regel wesentlich komplexer sind. Im Unterschied zur homologen Rekombination erfordert dieser Reparaturweg keine homologe DNA-Duplex als Matrize. Die Enden des Doppelstrangbruches werden zunächst exonukleolytisch angegriffen, wobei v. a. 3'-überhängende Enden abgebaut werden. Die dadurch hervorgerufenen einzelsträngigen DNA-Bereiche gleiten anschließend mit Hilfe von Proteinen (v.a. Rad52) so lange aneinander vorbei, bis eine Homologie von 60–90 Nukleotiden auftritt, an der die Basenpaarung über Wasserstoffbrückenbildung stattfinden kann. An dieser Position bildet sich dann ein doppelsträngiger DNA-Abschnitt aus. Die überhängenden, nicht gebundenen Einzelstrangenden werden danach u.a. durch die Proteine Rad1 und Rad10 abgespalten. Von den 3'-OH-Enden der primären Basenpaarung ausgehend können Polymerasen und anschließend Ligasen die einzelsträngigen Lücken der DNA schließen. Die Homologien können statt über exonukleolytischen Abbau auch über Schleifenbildungen in der DNA gefunden werden. In solchen Fällen erfolgt der Abbau der dazwischenliegenden Sequenzen erst im zweiten Schritt. Beim Single-strand annealing kann es, je nachdem wann die Homologie gefunden wird, zu erheblichen Verlusten an genetischem Material kommen. Diese Verluste können bis zu mehrere tausend Basenpaare betragen. Der Verlust dieser Sequenzen ist bei höheren Vertebraten in der Regel nur deshalb ohne Konsequenz, weil der weitaus größte Anteil (90–95%) der DNA nicht kodierend ist, d.h. keine Information für die Proteinsynthese enthält.

■ Bedeutung der Doppelstrangbruchreparaturmechanismen

Für Prokaryonten wie auch für niedrige Eukaryonten wie Hefezellen ist die homologe Rekombination der dominante Reparaturweg. Nur ein sehr kleiner Anteil (< 5%) der Doppelstrangbrüche wird über die nichthomologe Rekombination repariert. In Säugerzellen sind beide Prozesse von Bedeutung, allerdings variiert der Anteil je nach Zellzyklusphase. Die homologe Rekombination hat vermutlich in der S- und G_2-Phase eine größere Bedeutung, während die nicht homologe Rekombination in ruhenden Zellen und in der G_1-Phase der dominante Prozess zu sein scheint.

3.1.5
Reparaturkinetik

Basenschäden und Einzelstrangbrüche

Für alle strahleninduzierten Einzelstrangschäden wird in Säugerzellen eine sehr effektive Reparatur gefunden (Abb. 3.3). Für die Reparaturkinetik der Basenschäden wird in der Regel eine exponentielle Abnahme mit einer Halbwertszeit (HWZ) von 20–40 min beschrieben. Einige wenige Versuche mit sehr langen Reparaturzeiten (t > 4 h) zeigen, dass möglicherweise neben dieser schnellen noch eine langsame Komponente mit einer HWZ von 200 min existiert. Die biologische Natur der beiden Reparaturkomponenten konnte bisher noch nicht aufgeklärt werden. Die wenigen bisher vorliegenden Daten deuten an, dass die Reparatur der Basenschäden 10–12 h nach Bestrahlung abgeschlossen ist, wobei 3–8 % der Schäden unrepariert verbleiben. Ob diese Schäden später repariert oder toleriert werden, ist nicht bekannt.

Für strahleninduzierte Einzelstrangbrüche wird eine dreiphasige Reparaturkinetik gemessen (Abb. 3.3). Für die erste, schnelle Phase dieser Kinetik wird eine HWZ von 2–4 min gefunden, für die zweite eine von 20–30 min und für die dritte eine HWZ von 150–250 min. Die erste Phase beschreibt die Reparatur der *primären* Einzelstrangbrüche, die unmittelbar durch die Bestrahlung erzeugt werden. Die zweite Phase wird den *sekundären* Einzelstrangbrüchen zugeordnet, die erst bei der Reparatur von Basenschäden entstehen, wenn – wie oben dargestellt – die Zuckerphosphatkette durch eine AP-Endonuklease oder AP-Lyase eingeschnitten wird. Die Zahl der sekundären Einzelstrangbrüche nimmt unmittelbar nach der Bestrahlung schnell zu, was aber durch die gleichzeitige rasche Abnahme der primären Einzelstrangbrüche in der Regel überdeckt wird. Die Natur der Schäden, deren Reparatur durch die dritte, langsame Phase beschrieben wird, ist nur zum Teil bekannt. Etwa 10–20 % dieser Schäden stellen langsam reparierte Doppelstrangbrüche dar, die beim Nachweis von Einzelstrangbrüchen stets miterfasst werden. Die restlichen Schäden sind vermutlich sekundäre Einzelstrangbrüche, die bei Reparatur der langsam reparierten Basenschäden entstanden sind.

Die Reparatur der Einzelstrangbrüche ist 10–12 h nach der Bestrahlung abgeschlossen, wobei in der Regel mehr als 99 % aller Brüche repariert werden. Der Nachweis von nicht-reparierten Brüchen ist erst für Dosen > 30 Gy möglich, sodass nicht auszuschließen ist, dass viele dieser Brüche erst in Folge der Degradierung einzelner absterbender Zellen entstehen.

Doppelstrangbrüche

Doppelstrangbrüche werden in Säugerzellen sehr rasch und effektiv repariert. Die Reparaturkinetik der Doppelstrangbrüche zeigt in der Regel einen biphasischen Verlauf mit einer schnellen und einer langsamen exponentiellen Komponente (Abb. 3.4). Die HWZ variiert zwischen 6 und 12 min für die schnelle und zwischen 90 und 200 min für die langsame Komponente. In normalen humanen Hautfibroblasten werden unabhängig von der Dosis etwa 70–80 % der Doppelstrangbrüche mit der schnellen und 20–30 % mit der langsamen Kinetik repariert. In Fibroblasten mit einem Defekt im ATM-Gen, mit dem eine extrem hohe Strahlenempfindlichkeit einhergeht, wird nahezu die gleiche Kinetik gemessen (Abb. 3.4, ●). Die deutlichste Abweichung in der Reparatur wurde bisher für Fibroblasten mit einem Defekt in der Ligase IV gefunden (Abb. 3.4, ■).

Die Reparatur der Doppelstrangbrüche ist 10–12 h nach der Bestrahlung abgeschlossen, wobei in normalen humanen Fibroblasten bis zu 98 % der Brüche repariert werden (s. Abb. 3.4). Die Zahl der nichtreparierten Doppelstrangbrüche nimmt linear-quadratisch mit der Dosis zu. Dabei korreliert die Zahl der nicht-reparierten Doppelstrangbrüche mit der entsprechenden zellulären Strahlenempfindlichkeit. Für AT-Fibroblasten sowie anderen Reparatur-defekten Linien wird ein deutlich höherer Anteil an nicht-reparierten Doppelstrangbrüchen gemessen (Abb. 3.4).

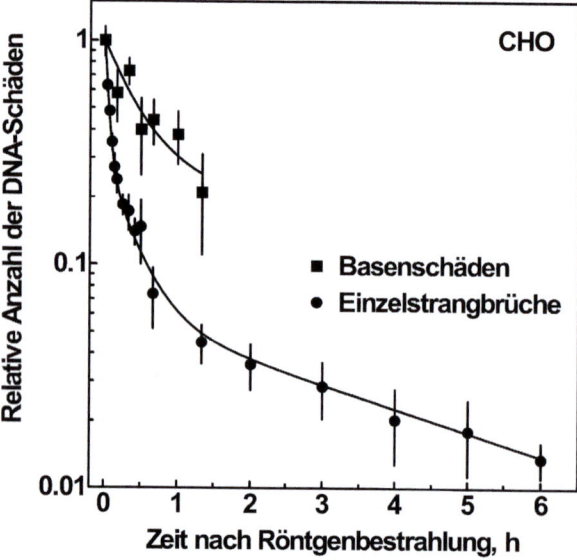

Abb. 3.3. Reparaturkinetik strahleninduzierter Einzelstrangschäden in CHO-Zellen nach Röntgenbestrahlung. (■) Basenschäden; Nachweis mittels M. luteus-Assay; (●) Einzelstrangbrüche; Nachweis mittels alkalischer Entwindungstechnik. Zellen wurden bei 0 °C mit 45 bzw. 9 Gy bestrahlt und anschließend bei 37 °C inkubiert. Daten aus Dikomey u. Franzke (1986) sowie Föhe u. Dikomey (1994)

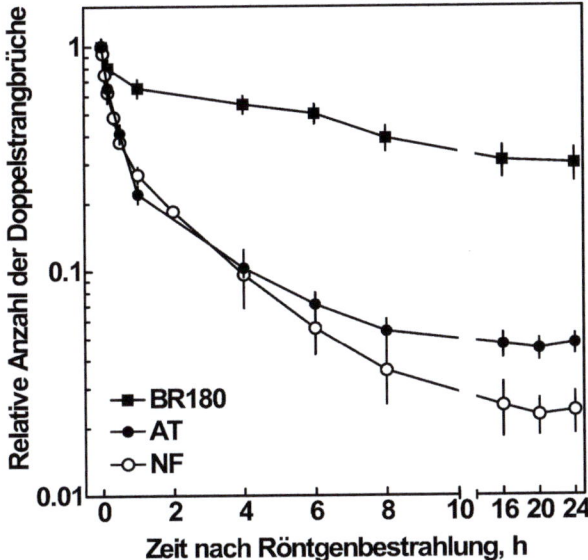

Abb. 3.4. Reparaturkinetik strahleninduzierter Doppelstrangbrüche in humanen Fibroblasten nach Röntgenbestrahlung. Zellen wurden bei 0 °C mit 40 Gy bestrahlt und anschließend bei 37 °C inkubiert. Normale humane Fibroblasten (*NF*); humane Fibroblasten mit einem Defekt im ATM-Gen (*AT*); BR180, humane Fibroblasten mit einem Defekt in der Ligase IV. Nachweis der Doppelstrangbrüche mittels der Konstantfeld-Gelelektrophorese. Daten aus Dikomey u. Brammer (2000) sowie Kasten et al. (2001)

Adaptive response

Durch eine vorangehende Bestrahlung mit einer sehr geringen Dosis von 0,1–0,5 Gy kann die Wirkung einer zweiten Bestrahlung deutlich gemindert werden (Joiner 1994). Dieser Adaptive response wurde zunächst für die Zellinaktivierung beobachtet. Bei einer vorangehenden Bestrahlung mit 0,2 Gy und einer anschließenden Inkubation für mindestens 6 h wird die Wirkung einer zweiten Bestrahlung mit 0,5 Gy auf das Zellüberleben nahezu halbiert. Ohne Vorbestrahlung wird die Überlebensrate z. B. in V79-Zellen auf 87 %, mit Vorbehandlung aber nur auf 93 % reduziert. Diese Schutzfunktion, die v. a. für Tumorzellen gefunden wurde, wird auf eine durch die vorangehende Bestrahlung induzierte verstärkte Expression bestimmter Reparaturgene zurückgeführt. Solch eine Induktion wurde v. a. für die an der Basenexzisionsreparatur beteiligten Gene gemessen, während bisher für die an der homologen und nichthomologen Rekombination beteiligten Enzyme kein entsprechender Effekt beobachtet wurde. Damit kongruiert die Beobachtung, dass strahleninduzierte Basenschäden, die über die Basenexzisionsreparatur entfernt werden, nach einer vorangehenden Bestrahlung mit 0,5 Gy eine signifikant beschleunigte Reparatur zeigen (Le et al. 1998).

Genspezifische Reparatur

Die Reparatur vieler DNA-Schäden ist nicht für das ganze Genom gleich, sondern es existiert eine deutliche Hierarchie. So werden bestimmte strahleninduzierte Basenschäden auf der aktiv transkribierten DNA bis zu 4-mal schneller repariert als auf der nicht-aktiven DNA (Leadon u. Cooper 1993). Dieser Unterschied ist auf eine bevorzugte (*präferentielle*) Reparatur des transkribierten DNA-Stranges zurückzuführen. Der nichttranskribierte Strang wird hingegen mit der gleichen Geschwindigkeit repariert wie beide Stränge einer nichtaktiven DNA. Ursache für diese präferentielle Reparatur ist die Kopplung zwischen Reparatur und Transkription. Diese Kopplung ergibt sich allerdings allein für solche Einzelstrangschäden, die eine Blockierung der Transkription bewirken. Der Block hat eine Aktivierung von Faktoren zur Folge, die zunächst den RNA-Polymerasekomplex vom Schaden ablösen und dann eine sofortige Reparatur des Schadens einleiten. Schäden auf dem nichttranskribierten Strang werden in der Regel später entdeckt und deshalb deutlich langsamer repariert. Nur bei DNA-Schäden, die aufgrund einer extremen Deformation der DNA [wie z. B. das (6–4)-Photoprodukt nach UV-Bestrahlung] ohnehin sehr rasch entdeckt werden, führt die Kopplung von Reparatur und Transkription zu keiner weiteren Beschleunigung. Obwohl der Anteil der transkribierten DNA an der gesamten DNA nur etwa 1 % ausmacht, ist die präferentielle Reparatur für die Zelle von großem Vorteil, da auf diese Weise garantiert wird, dass die Transkription essentieller Gene nur kurzzeitig unterbrochen wird.

Für Doppelstrangbrüche wurde bisher nur für ein amplifiziertes *c-myc*-Gen eine im Vergleich zum gesamten Genom beschleunigte Reparatur gefunden (Sak u. Stuschke 1998). Es ist aber anzunehmen, dass Doppelstrangbrüche in aktiver DNA generell effektiver repariert werden als in nicht-aktiver DNA, wie aus dem Verteilungsmuster der aus nicht und falsch reparierten Doppelstrangbrüchen resultierenden Chromosomenaberrationen geschlossen werden kann.

3.1.6
Reparaturgenauigkeit

Die Reparatur eines Doppelstrangbruches ist nicht in jedem Falle fehlerfrei. So kommt es im Mittel bei jedem 40. Doppelstrangbruch zu einer Verknüpfung von falschen Bruchenden, was zur Entstehung von Chromosomenaberrationen wie dizentrischen Chromosomen und symmetrischen Translokationen führt. Die Reparatur kann auch mit einer Deletion von DNA-Bereichen einhergehen. Dies tritt insbesondere bei der nichthomologen Rekombination auf.

Die Genauigkeit der Reparatur kann für bestimmte DNA-Fragmente mittels einer Southern-blot-Technik bestimmt werden (Löbrich et al. 1995). Dabei wird überprüft, ob ein bestimmtes Fragment nach Reparatur die gleiche Größe hat wie ohne Bestrahlung. Es zeigte sich, dass insbesondere bei der Reparatur der langsam, nicht aber der schnell reparierten Doppelstrangbrüche große Deletionen von mehr als 1000 kBp entstehen. Die Anzahl dieser Deletionen nimmt linear-quadratisch mit der Dosis zu.

Ein noch feineres Maß für die Genauigkeit der Reparatur („repair fidelity") bietet der Plasmidrekonstruktionsassay (Thacker 1986). Bei diesem Test werden Plasmide, in die mittels Restriktionsenzym ein Doppelstrangbruch gesetzt wurde, in humane Zellen transfiziert. In einem selektiven Medium wird dann getestet, ob die Zellen das Plasmid fehlerfrei repariert haben. Mittels dieser Technik wurde entdeckt, dass AT-Zellen sowie verschiedene Tumorzelllinien eine deutlich verminderte Reparaturgenauigkeit haben. Bisher kann mit diesem Test allerdings nur die Reparaturgenauigkeit enzymatisch erzeugter, nicht aber die der strahleninduzierten Doppelstrangbrüche überprüft werden.

3.1.7
Genetische Defekte

Strahlenempfindliche Mutanten
In den letzten Jahren konnte eine große Anzahl an Säugermutanten etabliert werden, die empfindlich gegenüber ionisierender Strahlung sind. In der Regel stammen diese Mutanten von immortalisierten Nagerzellen ab. Kreuzhybridisierungen zeigten bislang 8 Komplementationsgruppen XRCC1-XRCC8 (XRCC: „X-ray repair cross complementing"), die jeweils in unterschiedlichen Genen defekt sind.

Für das Produkt des XRCC1-Gens konnte eine direkte Beteiligung an der Basenexzisionsreparatur nachgewiesen werden. Anhand von EM9-Zellen, die in diesem Gen mutiert sind, konnte gezeigt werden, dass ein Defekt des XRCC1-Gens zu einer verminderten Aktivität der DNA-Ligase III führt, die für den abschließenden Ligationsschritt verantwortlich ist (s. auch Abb. 3.1). Mutationen im XRCC2- und XRCC3-Gen machen Zellen sehr empfindlich gegenüber DNA-Quervernetzungen, jedoch nur mäßig empfindlich gegenüber ionisierenden Strahlen. Entsprechende Mutanten zeigen eine verminderte Einzelstrang- und Doppelstrangbruchreparatur und eine erhöhte genomische Instabilität. Man hat inzwischen zeigen können, dass sowohl das XRCC2-Protein als auch das XRCC3-Protein Rad51-Homologe darstellen. Die Gene XRCC4 bis XRCC7 sind an der Reparatur der Doppelstrangbrüche beteiligt. Entsprechende Mutanten sind extrem strahlenempfindlich und zeigen einen Defekt in der Doppelstrangbruchreparatur. Das XRCC4-Gen kodiert das XRCC4-Protein, welches an der nichthomologen Rekombination beteiligt ist und die Ligase IV aktiviert und stabilisiert. Die Produkte der Gene XRCC5, 6 und 7 kodieren die an der nichthomologen Rekombination beteiligten Proteine Ku80, Ku70 und DNA-PKcs (s. Abschn. 3.1.4). Zellen mit einer Mutation in diesen Genen haben zudem einen Defekt in der V(D)J-Rekombination. Bei diesem Prozess, der physiologischerweise nur in Prä-B- und T-Lymphoblasten vorkommt, werden Schnitte im Immunglobulin- und T-Zell-Rezeptor-Gen und eine nichthomologe Wiederverbindung ausgeführt, wodurch die große genetische Vielfalt an Immunantworten erreicht wird. Zellen mit einem Defekt im XRCC8-Gen sind zwar extrem strahlenempfindlich, zeigen aber weder in der Einzel- noch in der Doppelstrangbruchreparatur einen nachweisbaren Defekt. Es wird vermutet, dass es sich bei diesem Gen um ein ATM-Homolog handelt, welches an der Zellzyklusregulation beteiligt ist.

Erberkrankungen
Es gibt verschiedene erbliche Erkrankungen, mit denen eine veränderte Strahlenempfindlichkeit einhergeht.

■ Ataxia teleangiectatica (AT)
Menschen mit dieser Erkrankung zeigen eine extreme Strahlenempfindlichkeit mit schwersten Nebenwirkungen schon nach kleinen Dosen. Die AT-Zellen sind radiosensitiver als jede andere bisher bekannte Säugerzelllinie. Das ATM-Gen wirkt über die Regulierung des Zellzyklus vermutlich indirekt auf die Reparatur ein. AT-Homozygote zeigen keine Abweichung in der Kinetik der Reparatur, wohl aber in der Kapazität und Genauigkeit.

■ Nijmegen-breakage-Syndrom (NBS)
Patienten mit Nijmegen-breakage-Syndrom wurden aufgrund der klinischen Ähnlichkeiten lange Zeit als Patienten mit einer AT-Variante eingestuft. Mittlerweile ist bekannt, dass es sich hierbei um einen AT-unabhängigen genetischen Defekt handelt, bei dem das NBS1-Gen mutiert ist. Dieses Gen kodiert das p95-Protein, welches gemeinsam mit den Proteinen Rad50 und Mre11 an der nichthomologen Rekombination beteiligt ist. NBS-Patienten fehlt dieses Protein völlig. Die Strahlenempfindlichkeit von NBS-Zellen ist nicht ganz so stark ausgeprägt wie die von AT-Zellen.

■ Fanconi-Anämie (FA)
Zellen mit diesem Defekt zeigen nur eine gering erhöhte Strahlenempfindlichkeit. Ursache hierfür könnte eine auf einem Defekt in den Genen XRCC2 und XRCC3 beruhende verminderte Basenexzisionsreparatur sein.

■ Cockayne-Syndrom (CS)
Zellen von Patienten mit dieser sehr seltenen Erberkrankung sind strahlenempfindlich und zeigen einen Defekt in der präferentiellen Reparatur bei einer ansonsten normalen Basenexzisionsreparatur. Bei Zellen der Komplementationsgruppe CS-B findet gar keine, bei denen der CS-A nur eine verminderte präferentielle Reparatur statt.

■ Xeroderma pigmentosum (XP)
Zellen mit diesem Defekt zeigen bis auf die Komplementationsgruppe G keine erhöhte Empfindlichkeit gegenüber ionisierenden Strahlen. Die erhöhte Strahlenempfindlichkeit der XP-G-Zellen beruht wie für CS-B-Zellen auf einem Defekt in der präferentiellen Reparatur von Einzelstrangschäden.

■ Hereditäres nonpolypöses kolorektales Karzinom (HNPCC)
Dieser Reparaturdefekt geht nicht mit einer erhöhten Strahlensensitivität einher. Das HNPCC-Syndrom ist für die Entstehung von 3–6% der Kolonkarzinome und damit für 2- bis 3-mal mehr Fälle als die familiäre adenomatöse Polyposis (FAP) verantwortlich. Dieser Defekt führt zu einem Fehler bei der Korrektur von Basenfehlpaarungen, wie sie bei der normalen DNA-Replikation auftreten. Es entstehen Mutationen, die eine Instabilität des Genoms verursachen und auf diese Weise zur Entstehung eines Karzinoms führen.

■ LiFraumeni (LF)
Zellen mit diesem Defekt zeigen eine verminderte Strahlenempfindlichkeit. Bei 60% der LF-Patienten wurde eine Keimbahnmutation des $p53$-Gens entdeckt, die sich in der Regel negativ dominant auswirkt. Abweichungen in der DNA-Reparatur konnten bisher nicht festgestellt werden.

3.1.8 Modifikation der Reparatur

Die Reparatur der strahleninduzierten Basenschäden und Einzelstrangbrüche sowie die der Doppelstrangbrüche wird durch endo- als auch exogene Faktoren beeinflusst. Diese Faktoren können sowohl eine Beschleunigung als auch eine Verlangsamung der Reparatur zur Folge haben.

Zellzyklus
Die Erzeugung von DNA-Schäden durch ionisierende Strahlen zeigt keine Abhängigkeit vom Zellzyklus, weder für Einzel- noch für Doppelstrangschäden. Für die Reparatur wird dagegen zumindest für Einzelstrangbrüche und Basenschäden eine in der S-Phase deutlich schnellere Reparatur gefunden als in der G_1- oder G_2-Phase. Die Reparatur von Doppelstrangbrüchen zeigt dagegen keine Zellzyklusabhängigkeit.

Gewebe
In Zellen aus ganz unterschiedlichen Geweben wurden für Einzelstrangschäden nahezu identische Reparaturkinetiken gefunden. Lediglich für ausdifferenzierte Zellen wie Lymphozyten oder Zellen des Kleinhirns wird eine verlangsamte Reparatur gemessen. Tumorzellen zeigen *in-vitro* nahezu die gleiche Reparaturkinetik wie die entsprechenden Normalzellen. Mitunter wird für Tumorzellen sogar eine geringfügig beschleunigte Reparatur gefunden.

Dosis, Dosisleistung und fraktionierte Bestrahlung
Nach Röntgenbestrahlung ist die Reparaturkinetik der DNA-Schäden weitgehend unabhängig von der Dosis. Für Einzelstrangbrüche wird erst nach Dosen von mehr als 30 Gy eine geringe initiale Verlangsamung in der Kinetik gemessen, die auf eine Sättigung der Reparatur hinweist. Aber selbst nach einer Einzelbestrahlung mit einer Röntgendosis von 60 Gy werden in normalen menschlichen Fibroblasten immer noch mehr als 99% aller Einzelstrangbrüche repariert. Für die Reparatur von Doppelstrangbrüchen wurden bis zu einer Röntgendosis von 60 Gy keine signifikanten Änderungen in der Reparaturkinetik gefunden.

Eine Reduzierung der Dosisleistung hat keine Auswirkung auf die Reparaturkinetik der DNA-Schäden, wohl aber auf die Anzahl der nicht-reparierten DNA-Schäden. Diese Reduktion korrespondiert mit der entsprechenden Abnahme in der zellulären Strahlenempfindlichkeit. Die Fraktionierung einer Bestrahlung führt ebenfalls zu einer Abnahme der Anzahl nichtreparierter Strangbrüche, wobei diese Abnahme um so größer ist, je länger das Zeitintervall zwischen den Bestrahlungen ist.

Strahlenart
Die Qualität der Strahlung hat einen großen Einfluss sowohl auf die Erzeugung als auch auf die Reparatur der DNA-Schäden. Mit zunehmendem linearen Energietransfer (LET) der Strahlung wird für Einzelstrangbrüche eine Abnahme in der Zahl der pro Dosiseinheit erzeugten Schäden gefunden (relativer biologischer Effekt, RBE < 1). Für Doppelstrangbrüche misst man hingegen bis zu einem LET von 50 KeV/μm zunächst einen Anstieg um maximal den

Faktor 3 und erst bei höherem LET eine Abnahme (Taucher-Scholz et al. 1995). Mit zunehmendem LET entstehen zudem immer mehr gehäufte Läsionen. Diese zunehmende Komplexität der Schäden erklärt auch, warum nach Bestrahlung mit hohem LET die Reparatur der DNA-Schäden deutlich verlangsamt ist und die Anzahl der nicht reparierten Doppelstrangbrüche zunimmt. Die lokale Fragmentierung macht es dem Reparaturapparat unmöglich, wieder ein intaktes Genom herzustellen. Über einen großen LET-Bereich korreliert der Anstieg in der Anzahl der nicht-reparierbaren Doppelstrangbrüche mit der entsprechenden Zunahme der Strahlenempfindlichkeit.

Sauerstoff

Die Sauerstoffkonzentration während der Bestrahlung hat ebenfalls einen großen Einfluss auf die Zahl der erzeugten Einzel- und Doppelstrangbrüche (Frankenberg-Schwager 1989). Unter extremer Hypoxie werden um den Faktor 3–4 weniger Einzel- und Doppelstrangbrüche erzeugt als unter aeroben Bedingungen. Für Basenschäden wird nur ein Reduktionsfaktor von 1,5–2 gefunden. Allerdings beobachtet man für Basenschäden unter Hypoxie eine Veränderung im Schadensspektrum. Insbesondere werden unter Hypoxie vermehrt solche Basenschäden erzeugt, die nicht mehr über die Basenexzisions- sondern über die Nukleotidexzisonsreparatur beseitigt werden.

Die Reparatur von Einzel- und Doppelstrangbrüchen sowie auch von Basenschäden ist unter hypoxischen Bedingungen leicht gehemmt. Eine Ursache hierfür könnte ein verminderter ATP-Pool sein. Vorstellbar ist aber auch eine Abnahme in der Reparaturgenauigkeit.

3.2
Chromosomenaberrationen

M. BAUCHINGER

3.2.1
Historische Entwicklung der Strahlenzytogenetik

Bei der Absorption ionisierender Strahlung im Körpergewebe kommt es entlang der Bahnspuren energiereicher, geladener Teilchen zu Wechselwirkungen mit biologischen Molekülen der Zellen. Die hierbei übertragene Strahlenergie kann direkt durch Anregung und Ionisation (primäre Strahlenwirkung, s. auch Abschn. 1.1.1) oder indirekt, über die Bildung reaktiver, freier Radikale zu Veränderungen der Struktur und Funktion dieser Moleküle führen. Sind hierbei die Molekülverbände der DNA bzw. des Nukleoproteins betroffen, können Chromosomenaberrationen entstehen.

Die Untersuchung von Chromosomenaberrationen hat eine lange Tradition in der strahlenbiologischen Forschung und war zunächst vorwiegend auf pflanzliche Objekte beschränkt. Hierbei standen mechanistische Aspekte der Aberrationsentstehung im Vordergrund. Schon Ende der 30er-Jahre führten Bestrahlungsexperimente von Sax (1938, 1940) an Mikrosporen von Tradescantia zur Formulierung der Bruch-Reunions-Theorie („breakage and reunion" oder „breakage first theory"). Ein erstes mathematisches Konzept zur Interpretation von Dosis-Wirkungs-Beziehungen, von Abhängigkeiten der Aberrationsraten von der Dosisleistung, dem linearen Energietransfer (LET), der Temperatur oder der Sauerstoffkonzentration wurde von Lea (1946) vorgelegt. V. a. die Entwicklung einer Methode zur Kurzzeitkultur von Blutlymphozyten durch Moorhead et al. (1960) eröffnete die Möglichkeit diese grundlegenden, in Pflanzenzellen erhobenen experimentellen Befunde, auch in menschlichen Zellen zu überprüfen. Bereits 2 Jahre später zeigten Bender u. Gooch (1962), dass Chromosomenaberrationen in Blutlymphozyten auch als empfindliche quantitative biologische Indikatoren für die Bewertung von Strahlenexpositionen geeignet waren. Chromosomenuntersuchungen bei 3 Strahlenopfern des Kritikalitätsunfalls in Hanford, USA, führten zu ersten Dosisrekonstruktionen und waren der Ausgangspunkt für die Etablierung eines als „biologische Dosimetrie" bezeichneten Arbeitsfeldes. Ständige Fort- und Neuentwicklungen, wie Chromosomenbänderung, Harlekinfärbung, Fluoreszenz-in-situ-Hybridisierungs(FISH)-Techniken (Pinkel et al. 1986) haben, in Verbindung mit neuen Erkenntnissen aus der Mikrodosimetrie und Bahnspuranalyse, zu umfangreichen Befunderhebungen über strahleninduzierte Chromosomenaberrationen geführt, die einerseits ein besseres Verständnis der biologischen Strahlenwirkung auf zellulärer Ebene und andererseits die Quantifizierung und Bewertung individueller Strahlenexpositionen des Menschen ermöglichten. Beispiele hierzu werden im vorliegenden Beitrag vorgestellt.

3.2.2
Methodik der Chromosomenanalyse

Prinzipiell sind alle proliferierenden Zellsysteme für Chromosomenanalysen geeignet. Wegen der einfachen Probengewinnung sind jedoch T-Lymphozyten des peripheren Blutes das bevorzugte Untersuchungsobjekt. Sie befinden sich in der G0-Phase des Zellzyklus und werden unter standardisierten

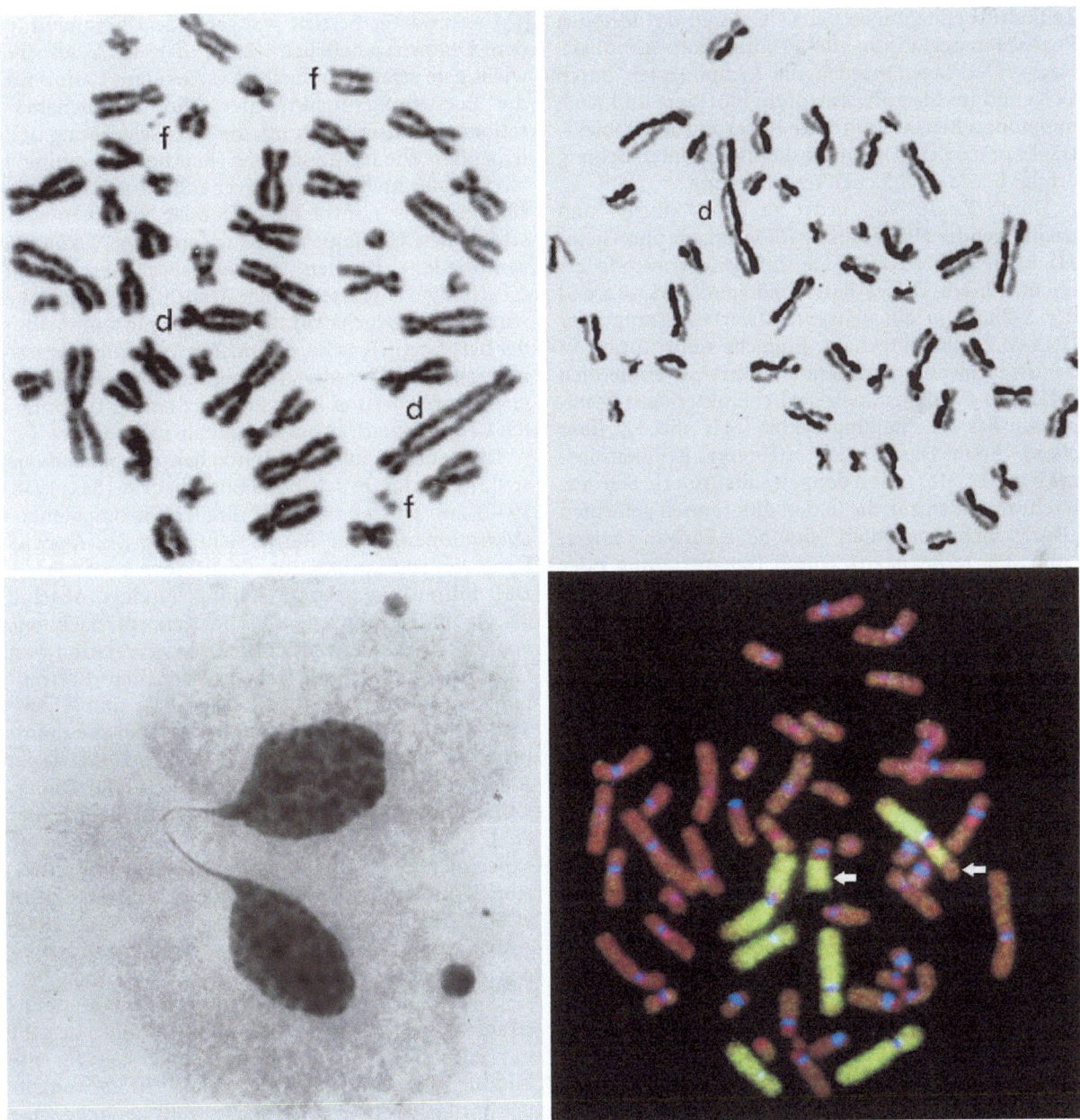

Abb. 3.5. Metaphasepräparationen menschlicher peripherer Lymphozyten nach FPG-Färbung (*oben links*) im 1. Zellteilungszyklus (M1) mit Aberrationen vom Chromosomentyp (2 dizentrische Chromosomen, *d*; mehrere azentrische Fragmente, *f*; (*oben rechts*) im zweiten Zellteilungszyklus (M2, Harlekinchromosomen). Nur 50% der Zellen mit dizentrischen Chromosomen überleben die 1. Zellteilung. (*unten links*) Die durch ein dizentrisches Chromosom verursachte Brücke zwischen den beiden Tochterkernen verhindert eine reguläre Zellteilung. Aus den im Zytoplasma verbliebenen azentrischen Fragmenten sind Kleinkerne entstanden. (*unten rechts*) Metaphasepräparation nach FISH-painting der Chromosomen 1, 4 und 12 (*grün*) mit gleichzeitiger Hybridisierung einer Panzentromersonde und Gegenfärbung mit Propidiumiodid (*rot*). Die durch Pfeile gekennzeichneten Farbsprünge (*grün/rot*) kennzeichnen eine reziproke Translokation mit Beteiligung von Chromosom 1

Zellkulturbedingungen bei 37 °C durch das Mitogen Phytohaemagglutinin zur Proliferation stimuliert. Nach ca. 2 Tagen werden die Lymphozyten durch Colcemid im Metaphasestadium blockiert und nach hypotoner Behandlung und Fixierung auf Objektträger präpariert. Die mikroskopische Untersuchung erfolgt bei ca. 1500facher Vergrößerung.

Durch Zusatz von BrdU zu den Kulturen und nachfolgender FPG-Färbung (Fluoreszenz plus Giemsa) kann eine zuverlässige Zellzykluskontrolle erreicht werden. Dieses Basenanalogon wird während der S-Phase in die neusynthetisierten Stränge der DNA-Moleküle eingebaut. Einfache Substitution in beiden Schwesterchromatiden führt zu einheitlich gefärbten Chromosomen und charakterisiert Metaphasen des 1. Zellteilungszyklus (M1; Abb. 3.5, *links oben*). Beim Durchlaufen mehrerer Replikationszyklen (M2, M3) treten doppelt substituierte Schwesterchromatiden auf, die in den differentiell gefärbten „Harlekinchromosomen" eine helle Färbung zeigen (Abb. 3.5, *rechts oben*). Durch Denaturierung oder Trypsinbehandlung können nach Giemsafärbung spezifische Bandenmuster auf den Chromosomen erzeugt werden, die eine präzise Bruchpunktlokalisation ermöglichen. Durch Fluoreszenz-in-situ-Hybridisierung (FISH) mittels chromosomenspezifischer DNA-Sonden können einzelne Zielchromosomen oder Chromosomenkombinationen in einer oder in verschiedenen Farben dargestellt werden („chromosome painting"). Bei Verwendung einer geeigneten Gegenfärbung für Chromosomen, die nicht mit den Paintingsonden hybridisieren, können strukturelle Rearrangierungen der Zielchromosomen an zwei- oder mehrfarbigen Fluoreszenzmustern erkannt werden (Abb. 3.5, *rechts unten*). In Kombination mit einer α-Satelliten DNA-Sonde ist die sichere Identifizierung aller Zentromere möglich. Für die Klassifizierung der Chromosomenaberrationen wurden spezielle Nomenklatursysteme wie S&S (Savage u. Simpson 1994) und PAINT (Tucker et al. 1995) entwickelt.

3.2.3
Aberrationsentstehung

Abhängig von der Zellzyklusphase, in der eine Bestrahlung erfolgt, sind bei Auswertung in der 1. Zellteilung zwei Grundformen struktureller Chromosomenaberrationen zu erwarten: Aberrationen vom Chromosomentyp entstehen nach Schädigung unreplizierter Chromosomen, wie sie in der G1- oder G0-Phase (letztere typisch für zirkulierende Lymphozyten) des Zellzyklus vorliegen. Aberrationen vom Chromatidtyp entstehen nach der DNA-Synthese in der G2-Phase.

Gegenwärtig besteht weitgehende Übereinkunft, den Doppelstrangbruch (DSB) der DNA als die wichtigste strahleninduzierte molekulare Läsion für die Entstehung struktureller Chromosomenaberrationen anzusehen. Durch die Wechselwirkung und irreguläre Wiedervereinigung (Reunion, „rejoining") zweier oder mehrerer reaktiver DSB innerhalb eines Chromosoms („intrachange") oder zwischen verschiedenen Chromosomen („interchange") können verschiedene Formen von Austauschaberrationen („exchanges") entstehen. Bei Restitution der Brüche wird die Vorbruchstruktur der Chromosomen wieder hergestellt. Brüche, die nicht in Reunionsprozesse miteinbezogen werden, sollten, unter der Annahme einer Stabilisierung ihrer Enden, zu einer bestimmten Gruppe azentrischer Fragmente führen.

Dies entspricht im Wesentlichen den Grundvorstellungen der Bruch-Reunions-Theorie (Sax 1938, 1940) zur Entstehung struktureller Chromosomenaberrationen. Unter Berücksichtigung der Auswirkung von sog. „proximity effects" (eng benachbarte DSB führen bevorzugt Rejoining durch; s. Abschn. 3.2.4), findet dieses klassische Konzept nach wie vor die meiste Anwendung zur Interpretation von Chromosomenbefunden aus zahlreichen Bestrahlungsexperimenten mit Niedrig-LET- und Hoch-LET-Strahlung. Neuere Erkenntnisse über die räumliche Anordnung von Chromosomen und deren Arme innerhalb definierter Territorien oder Domänen des Interphasekerns (Übersicht z. B. bei Cremer et al. 1993), die Anwendung der FISH-Technik sowie experimentelle Befunde mit ultraweichen Kohlenstoff-K-Röntgenstrahlen (Thacker et al. 1986; Griffin et al. 1998) haben jedoch dazu geführt, auch alternative Hypothesen zur Aberrationsentstehung wieder neu zu diskutieren.

Da die Energiedeposition ultraweicher Röntgenstrahlen in Bahnspuren von < 7 nm erfolgt, besteht nur eine sehr geringe Wahrscheinlichkeit für die Bildung zweier DSB in verschiedenen Chromosomenterritorien. Trotzdem werden sowohl einfache (nur 2 Brüche erforderlich) als auch komplexe Austauschaberrationen (> 2 Brüche in wenigstens 2 Chromosomen) wirksamer als durch harte Röntgenstrahlen erzeugt. Mittels FISH-painting konnte gezeigt werden, dass auch nach locker ionisierenden Strahlen viele der mit konventionellen Färbetechniken als einfache 2-Bruch Austauschaberrationen klassifizierten Formen tatsächlich auf komplexe Entstehungsvorgänge zurückzuführen sind. Während für die einfachen Formen eine lineare Dosis-Wirkungs-Beziehung vorlag, war sie für komplexe Formen quadratisch.

Da diese Befunde nicht ohne weiteres mit den Voraussagen der Bruch-Reunions-Theorie in Einklang zu bringen waren, nach der 2 freie Enden eines DSB unabhängig voneinander ein „misrejoining" durchführen, wurden Versuche einer Interpretation mit Hilfe der sog. Austauschtheorie (Revell 1955) oder der molekularen Theorie (Chadwick u. Leenhouts 1981) unternommen. Nach Revells Modell sind primär keine freien Bruchenden der Chromosomen für eine Wechselwirkung verfügbar, sondern nicht näher definierte lokale Instabilisierungen (hierfür könnten durchaus auch DSB in Frage kommen). Falls diese nahe genug zusammenliegen oder durch Schleifenbildung des Chromatinfadens im Interphasekern („Revell loop") zusammengebracht werden, können sie jeweils paarweise in einen reversiblen Zustand der sog. Austauscheinleitung eintreten. Eine in der Metaphase beobachtete Aberration würde dann erst aus einem reziproken Stückaustausch resultieren. Nach dem zweiten Konzept ist für die Entstehung einer einfachen Austauschaberration lediglich ein einzelner strahleninduzierter DSB erforderlich, der mit einem innerhalb eines ungeschädigten Chromosoms durch enzymatische reziproke Rekombinationsreparatur erzeugten DSB in Wechselwirkung tritt. Neuere Monte-Carlo-Modellrechnungen ergaben jedoch, dass die Voraussagen der klassischen Theorie zur Entstehung strahleninduzierter Chromosomenaberrationen, insbesondere durch die mit FISH-painting erhobenen Befunde weitgehend bestätigt werden (Sachs et al. 1999).

3.2.4
Proximity effects

Die Erzeugung verschiedener Formen strahleninduzierter Austauschaberrationen wird durch die räumliche Nähe reaktiver DSB beeinflusst. Entsprechend der definierten Anordnung von Chromosomen in G0/G1 des Interphasekerns ist demnach für DSB, die innerhalb eines Chromosomenterritoriums induziert wurden, die Wahrscheinlichkeit für Wechselwirkungen untereinander größer als für Wechselwirkungen zwischen weiter entfernten DSB in anderen Territorien. Durch den Einfluss solcher Proximity effects werden demnach relativ mehr intrachromosomale (z. B. Ringchromosomen) als interchromosomale Austauschaberrationen (z. B. dizentrische Chromosomen; s. Abb. 3.5, *links oben*) erzeugt, als man dies bei rein zufälligem Rejoining erwarten würde (Sachs et al. 1997). Eine analoge Erklärung gilt für die Ausbildung sog. „intra-arm-" und „inter-arm-intrachanges", wenn man hierzu Wechselwirkungen von DSB innerhalb bzw. zwischen Armdomänen betrachtet. Da aufgrund der unterschiedlichen Muster der Energiedeposition, durch Hoch-LET-Strahlung gebildete DSB relativ näher beieinander liegen als solche, die durch Niedrig-LET-Strahlung erzeugt wurden, können aus der Analyse der relativen Häufigkeiten dieser verschiedenen Aberrationstypen („yield

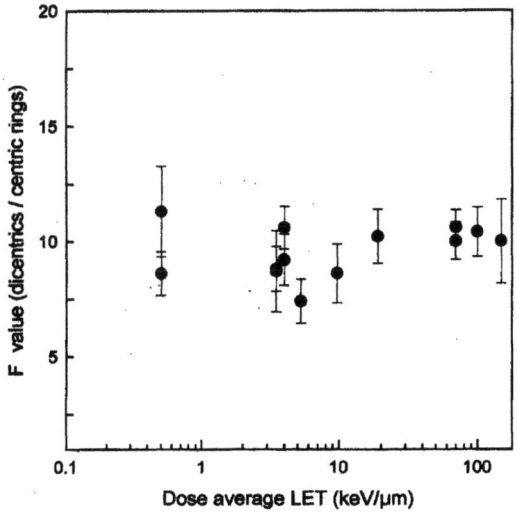
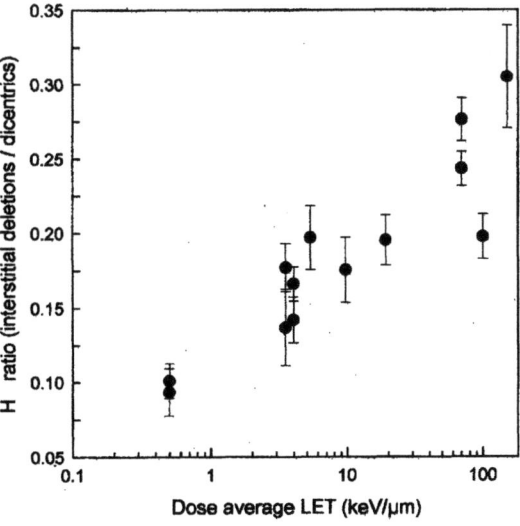

Abb. 3.6. LET-Abhängigkeit für das Verhältnis von inter- zu intrachromosomalen Austauschaberrationen (*links*, dizentrische Chromosomen/Ringchromosomen = F-Wert) sowie für das Verhältnis von intra-arm-intrachanges zu interchanges (*rechts*, interstitielle Deletionen/dizentrische Chromosomen = H-Wert) für verschiedene Photonen- Protonen- und Neutronenstrahlen sowie α-Partikel. (Aus Bauchinger u. Schmid 1998)

ratios") Hinweise auf die Strahlenqualität gewonnen werden. Nach einem von Brenner und Sachs (1994) entwickeltem Konzept sollte demnach das als F-Wert bezeichnete Verhältnis von dizentrische Chromosomen zu Ringchromosomen für Niedrig-LET-Strahlung (Röntgen, γ) > 10 und signifikant < 10 für Hoch-LET-Strahlung sein und sich somit als „chromosomaler Fingerabdruck" für eine Exposition durch dicht ionisierende α-Partikel und Neutronen eignen. Befunde aus eigenen Datensätzen (Bauchinger u. Schmid 1998) mit ca. 100 000 Lymphozytenmetaphasen aus In-vitro-Experimenten mit Strahlenqualitäten in einem LET-Bereich von 0,5–150 keV/μm ergaben jedoch keinen Hinweis auf eine LET-Abhängigkeit des F-Wertes (Abb. 3.6, *links*). Andererseits zeichnete sich für das Verhältnis H von interstitiellen Ringen („intra arm intrachanges") zu dizentrischen Chromosomen („interchanges"), in dem sich die Auswirkung größter und geringster Proximity effects widerspiegelt, eine klare LET-Abhängigkeit ab (Abb. 3.6, *rechts*). Da es sich bei diesen mit konventionellen Färbetechniken erfassten Aberrationen um unstabile Formen handelt, die bei Zellproliferation eliminiert werden, müssen jetzt mittels FISH-painting entsprechende Daten für deren stabile Äquivalente (parazentrische Inversionen bzw. Translokationen) erhoben werden, wenn diese als retrospektive Biomarker für Hoch-LET-Strahlung eingesetzt werden sollen.

3.2.5
Dosis-Wirkungs-Beziehung

Die Interpretation von Dosis-Wirkungs-Beziehungen strahleninduzierter Austauschaberrationen (dizentrische Chromosomen, reziproke Translokationen) basiert auf Modellen, in denen die grundlegenden Mechanismen der Aberrationsentstehung sowie der biophysikalischen Prozesse der Energiedeposition berücksichtigt sind. Erfolgt die Chromosomenanalyse ausschließlich in Metaphasen des 1. Zellteilungszyklus nach akuter Bestrahlung, resultieren im Allgemeinen für Niedrig-LET-Strahlung linear-quadratische Beziehungen der Form $Y = c + \alpha D + \beta D^2$, wobei Y die Aberrationshäufigkeit pro Zelle, c deren Spontanrate, α und β die Koeffizienten der Aberrationsinduktion und D die in den Zellen absorbierte Strahlendosis bedeuten. Für Dosen von > 8 Gy oder Aberrationsraten von 5 dizentrischen Chromosomen pro Zelle kommt es zu einer Sättigung der Kurven. Ein als „distortion" bezeichneter Effekt, durch den, v.a. bei hohen Dosen, einfache 2-Bruch Aberrationen in komplexe Formen umgewandelt werden, kann ebenfalls zur Abweichung von einem quadratischen Verlauf der Dosis-Wirkungs-Kurven führen. Für Hoch-LET-Strahlung resultieren in der Regel lineare Kurven der Form $Y = c + \alpha D$. Typische Dosis-Wirkungs-Kurven für die Erzeugung von dizentrischen Chromosomen durch verschiedene Strahlenqualitäten zeigt Abb. 3.7. Die entsprechenden Koeffizienten finden sich in Tabelle 3.1.

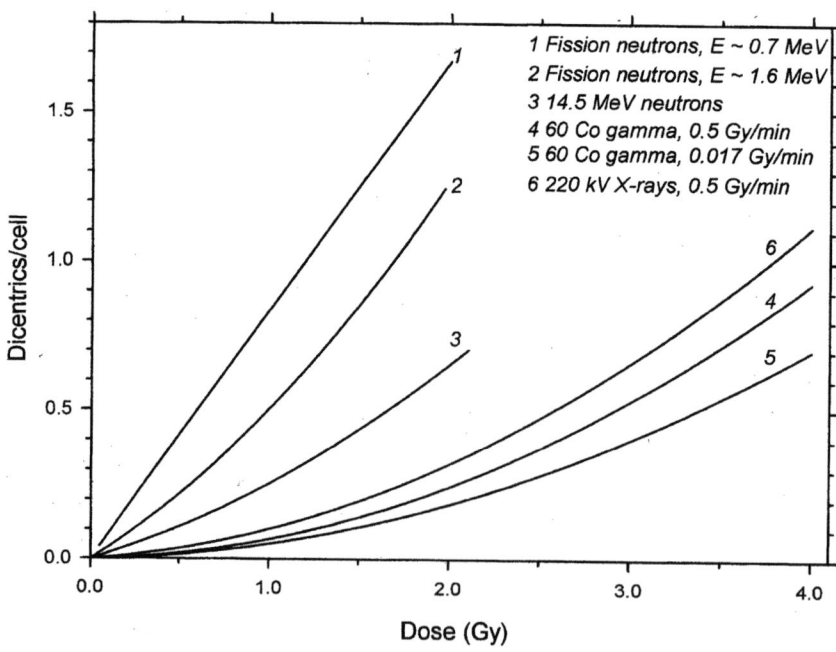

Abb. 3.7. Dosis-Wirkungs-Beziehung für die Induktion dizentrischer Chromosomen in peripheren Lymphozyten durch verschiedene Strahlenqualitäten (0,7 MeV Spaltneutronen nach Lloyd et al. 1976)

Tabelle 3.1. Koeffizienten α und $\beta \pm$ S.E. für die linear-quadratische Dosis-Wirkungs-Beziehung $Y = \alpha D + \beta D^2$ der Induktion dizentrischer Chromosomen und reziproker Translokationen durch verschiedene Strahlenqualitäten

Strahlenqualität	$\alpha \pm$ S.E. [Gy^{-1}]	$\beta \pm$ S.E. [Gy^{-2}]
Dizentrische Chromosomen (konventionelle Analyse)		
^{137}Cs γ (0,5 Gy min^{-1})	0,015 ± 0,005	0,047 ± 0,003
^{60}Co γ (0,017 Gy min^{-1})	0,009 ± 0,004	0,042 ± 0,003
^{60}Co γ (0,5 Gy min^{-1})	0,011 ± 0,004	0,056 ± 0,003
220 kV Röntgen (0,5 Gy min^{-1})	0,040 ± 0,003	0,060 ± 0,002
14.5 MeV Neutronen	0,179 ± 0,015	0,074 ± 0,014
Spaltneutronen (Ema, x = 1,6 MeV)		
Spaltneutronen (Emacr, x		
Reziproke Translokationen (FISH-Einfarben-painting, Chromosomen 1, 4, 12)[b]		
^{137}Cs γ (0,5 Gy min^{-1})	0,019 ± 0,006	0,042 ± 0,004
220 kV Röntgen (0,5 Gy min^{-1})	0,030 ± 0,015	0,089 ± 0,009

[a] Nach Lloyd et al. 1976;
[b] Koeffizienten nach der Formel $F_G = F_p/2,05 f_p (1-f_p)$ für das Gesamtgenom berechnet (F_G, Translokationsrate im Gesamtgenom, F_p Translokationrate in den Zielchromosomen, f_p DNA Gehalt der Zielchromosomen).

Die unterschiedliche biologische Wirkung ergibt sich eindeutig aus dem Verhältnis der α-Koeffizienten zweier Strahlenarten (begrenzende relative biologische Wirksamkeit, RBW). Hoch-LET-Strahlung ist demnach wirksamer als Niedrig-LET-Strahlung. Basierend auf den Annahmen der Bruch-Reunions-Theorie entspricht das Verhältnis der Koeffizienten α/β derjenigen Dosis, bei der lineare und quadratische Komponenten zu gleichen Teilen zur Bildung von Austauschaberrationen beitragen. Der relative Beitrag von αD nimmt mit zunehmendem LET zu. Für das Beispiel eines dizentrischen Chromosoms charakterisiert αD den Schaden, der durch Wechselwirkung zweier Brüche, die innerhalb einer Bahnspur erzeugt wurden (Intra-track-Wirkung), entstand. βD^2 charakterisiert dizentrische Chromosomen, die durch Wechselwirkung zweier Brüche in voneinander unabhängigen Bahnspuren resultieren (Inter-track-Wirkung). Da Brüche innerhalb einer Bahnspur relativ näher zueinander liegen als solche in verschiedenen Bahnspuren, wirken sich Proximity effects (s. Abschn. 3.2.4) in erster Linie auf die lineare Komponente aus. Auch mit zunehmendem LET nimmt deren relativer Beitrag zur Erzeugung von Austauschaberrationen zu. Ebenso dominiert αD bei sehr kleinen Dosen von Niedrig-LET-Strahlung. Eine Verminderung der Dosisleistung oder Dosisfraktionierung hat keinen Einfluss auf die Aberrationsraten. Erst bei höheren Dosen (> 0,5 Gy), bei denen bevorzugt Inter-track-Wirkung auftritt wird ein Dosisleistungseffekt erkennbar. Da die Zeit für eine erfolgreiche Wechselwirkung zweier reaktiver DSB etwa 2 h beträgt, führt eine Verminderung der Dosisleistung zu geringeren Raten von Austauschaberrationen und zu einer Reduzierung der zeitabhängigen quadratischen Komponente.

3.2.6 Biologische Dosimetrie

Chromosomenaberrationen in Blutlymphozyten sind die empfindlichsten biologischen Indikatoren für die Quantifizierung von Strahlenexpositionen. Als Ergänzung zur physikalischen Dosimetrie kann eine biologische Dosisabschätzung (biologische Dosimetrie, Chromosomendosimetrie) zur Abklärung vermuteter oder tatsächlicher Strahlenexpositionen erfolgen. Für die Langzeitbeobachtungen verschiedener Kohorten von Atombombenüberlebenden aus Hiroshima und Nagasaki (Awa et al. 1978; Awa 1990) wurde die Methode in großem Umfang eingesetzt. Nach den großen Strahlenunfällen von Tschernobyl, Weißrussland (IAEA 1986) und Goiania, Brasilien (Ramalho et al. 1988) sowie bei zahlreichen kleineren Ereignissen dienten Chromosomenanalysen dazu, eine erste Auswahl von Strahlenopfern z.B. für die Durchführung einer Knochenmarktransplantation oder für andere medizinische Maßnahmen vorzunehmen.

In seiner konventionellen Form beruht das Verfahren hauptsächlich auf der Erfassung dizentrischer Chromosomen (Übersichten z.B. bei Bender et al. 1988; Bauchinger 1995a, b; Lloyd 1997; Edwards 1997). Die Spontanfrequenz dieses Aberrationstyps ist gering. Mittelwerte aus größeren Kontrollstudien liegen bei 0,4–1,6 pro 1000 Metaphasen. Die Induktion von vergleichbaren Aberrationsraten in Lymphozyten nach In-vivo- und In-vitro-Bestrahlung ist für Ganzkörperexpositionen in Tierversuchen und nach strahlentherapeutischen Maßnahmen bei Krebspatienten nachgewiesen. Die Dosisabschätzung erfolgt mittels experimentell erstellter Kalibrierkurven (Abb. 3.7, Tabelle 3.1). Bei weitgehend homogenen akuten

Expositionen können für Niedrig-LET-Strahlung individuelle äquivalente Ganzkörperdosen von ca. 100 mGy zuverlässig bestimmt werden.

Da das Überleben proliferierender Zellen mit dizentrischen Chromosomen besonders durch die Ausbildung von Anaphasebrücken bestimmt wird (Abb. 3.5, *links unten*), gehen ca. 50% dieser Aberrationen bereits im 1. Zellteilungszyklus verloren (unstabile Aberrationen). Um eine hohe Genauigkeit der Methode zu gewährleisten, ist somit für eine korrekte Erfassung initialer Aberrationsfrequenzen bei In-vitro- und In-vivo-Untersuchungen eine zellzykluskontrollierte Chromosomenanalyse in M1 erforderlich (s. Abschn. 3.2.2).

Die Quantifizierung von inhomogenen oder Teilkörperexpositionen ist generell schwierig, da die Blutproben sowohl bestrahlte als auch unbestrahlte T-Lymphozyten enthalten. Die Aberrationsraten werden somit durch den Grad der Durchmischung von geschädigten und ungeschädigten Zellen bestimmt. Zusätzliche Probleme entstehen durch Schwankungen der lokalen Dosis, die bei unterschiedlicher Absorption der Strahlung in Weichteilen und Knochen auftreten, sowie durch die ungleichmäßige Verteilung der Lymphozyten auf das periphere Blut und verschiedene Körpergewebe. Bei größeren akuten Teilkörperbestrahlungen können mit Hilfe mathematisch-statistischer Analysen der Chromosomenbefunde Anhaltspunkte über den prozentualen Anteil der bestrahlten Lymphozyten und deren mittlere Dosis gewonnen werden.

In einem ersten Verfahren wird hierzu eine Analyse der interzellulären Verteilung der dizentrischen Chromosomen in allen ausgewerteten Zellen durchgeführt. Da bei einheitlicher Exposition der Lymphozyten durch Niedrig-LET-Strahlung eine Poissonverteilung (Varianz = Mittelwert) zu erwarten ist, kann bei einer signifikanten Abweichung in Form einer Überdispersion (Varianz > Mittelwert) auf das Vorliegen einer Teilkörperbestrahlung geschlossen werden. Für Hoch-LET-Strahlung ist keine Aussage möglich, da hier generell Überdispersion beobachtet wird. Bei einem weiteren Verfahren werden ausschließlich Zellen mit unstabilen Aberrationen (dizentrische und Ringchromosomen, azentrische Fragmente) berücksichtigt. Bei Auswertung im 1. Zellteilungszyklus kann man davon ausgehen, dass sie aus der bestrahlten Zellfraktion stammen und noch den initialen Chromosomenschaden enthalten. Eine Vermischung mit unbestrahlten Zellen oder Dosisinhomogenität hat somit keinen Einfluss auf die Aberrationsraten. Der Erwartungswert für die Häufigkeit dizentrischer Chromosomen in unstabilen M1 Zellen ist dosisabhängig, sodass wieder eine mittlere Dosis für den Anteil bestrahlter Lymphozyten errechnet werden kann.

Für Dosisabschätzungen länger zurückliegender Strahlenexpositionen ist eine konventionelle Analyse dizentrischer Chromosomen nur bedingt geeignet. Da periphere Lymphozyten nur eine begrenzte Lebenszeit haben (für kurz- und langlebige Formen werden Mittelwerte zwischen 0,4 und 10 Jahren angegeben), werden diese unstabilen Aberrationen aus dem zirkulierenden Blut eliminiert. Mit zunehmendem Abstand zum Zeitpunkt der Bestrahlung werden somit immer geringere Raten dizentrischer Chromosomen beobachtet, die zwar einen Hinweis auf das Vorliegen einer Strahlenexposition geben können, jedoch keine sicheren Dosisrekonstruktionen erlauben.

Günstigere Voraussetzungen für eine retrospektive biologische Dosimetrie bietet die Erfassung sog. stabiler Aberrationen, wie z. B. reziproker Translokationen mittels FISH-painting (Abb. 3.7; Bauchinger 1998c). Da für sie bei der Zellproliferation kein Selektionsnachteil besteht, sollte ihre Rate durch ständige klonale Neubildung, z.B. im Knochenmark, und Ausschüttung in das periphere Blut weitgehend unverändert bleiben. Prinzipiell verlaufen diese Dosisrekonstruktionen auf gleiche Weise wie bei der konventionellen Analyse dizentrischer Chromosomen unter Verwendung entsprechender In-vitro-Kalibrierkurven (Tabelle 3.1). Da jedoch nur Teilgenomanalysen (je nach Größe der Zielchromosomen, ca. 20–25% des Gesamt-DNA-Gehalts) möglich sind und zudem im Vergleich zu dizentrischen Chromosomen weit größere interindividuelle Schwankungen der spontanen Translokationsraten auftreten, müssen sehr hohe Zellzahlen ausgewertet werden. Ohne Kenntnis eines individuellen Kontrollwerts sind daher bei einer Routineanwendung akute Expositionen erst ab ca. 300 mSv rekonstruierbar. Bezüglich der zeitlichen Stabilität strahleninduzierter Translokationsraten liegen bisher widersprüchliche Befunde vor. Einerseits könnte aus Studien mit kleineren Fallzahlen tatsächlich auf eine lebenslange Persistenz von Translokationen geschlossen werden, andererseits ergaben größere Studien mit Expositionen, die mehrere Jahrzehnte zurücklagen (z.B. hochexponierte Arbeiter aus den Nuklearanlagen in Mayak, Russland), eindeutige Hinweise für eine zeitliche Abnahme auch dieser als stabil angesehenen Aberrationen (Bauchinger 1998c). Erst weitere Untersuchungen können hier Aufschluss darüber geben, für welche Zeiträume nach einer Strahlenexposition eine zuverlässige retrospektive Dosisrekonstruktion durch Translokationsanalysen möglich ist.

3.3
Zelluläre Strahlenwirkungen

H. P. RODEMANN, K. DITTMANN

3.3.1
Einleitung

Die Erfassung der Wirkung von Strahlung auf zellulärer Ebene ist eine wesentliche, generelle Voraussetzung für die Beschreibung der biologischen Straleneffekte. Neben den klassischen Erkenntnissen über die mutationsauslösende Wirkung von energiereicher Strahlung, die einerseits eine Transformation auf zellulärer Ebene nach sich ziehen oder andererseits zum klonogenen Zelltod, d. h. zum Verlust der Teilungsfähigkeit führen, haben v. a. die Erkenntnisse der molekularen Strahlenbiologie der letzten Jahre entscheidende Hinweise darüber erbracht, dass neben DNA-Schäden auch relevante Veränderungen der Signaltransduktion durch energiereiche Strahlung verursacht werden können. Die zelluläre Strahlenbiologie hat wesentlich zum Verständnis der Wirkung ionisierender Strahlung auf das Normalgewebe und Tumorgewebe beim Menschen beigetragen. Darüber hinaus sind verschiedene Methoden und Erkenntnisse, die heute zum allgemeinen Rüstzeug der Zellbiologie gehören, aus der strahlenbiologischen Forschung der 50er-, 60er- und 70er-Jahre entstanden. Die Erforschung der Strahlenwirkung auf zellulärer und insbesondere subzellulärer, also molekularer Ebene ist ein sehr dynamisches und außerordentlich komplexes wissenschaftliches Feld. In den folgenden Abschnitten sollen einige wesentliche Aspekte der zellulären Strahlenbiologie unter Einbeziehung neuerer molekularbiologischer Erkenntnisse erläutert werden.

3.3.2
Dosis-Wirkungs-Kurven

Die Zellkulturtechnik erlaubt die Kultivierung von Zellen aus den verschiedenen Geweben eines eukaryontischen Organismus. In Abhängigkeit von dem Gewebetyp können die in der In-vitro-Kultur etablierten Zellpopulationen für spezifische Zeiten in der Zellkultur gehalten werden. Zellen aus irreversibel nicht-teilungsfähigen Geweben, wie z. B. Herzmuskelzellen, Neuronen oder Hepatozyten, lassen sich dementsprechend zwar nicht durch Teilung vermehren, sie können aber bei adäquater Nährstoffversorgung für längere Zeit in der Zellkultur als sog. postmitotische Kultur gehalten werden. Im Gegensatz dazu können sich Zellen aus Erneuerungsgeweben, d. h. aus Geweben mit relativ hohen Anteilen tei-

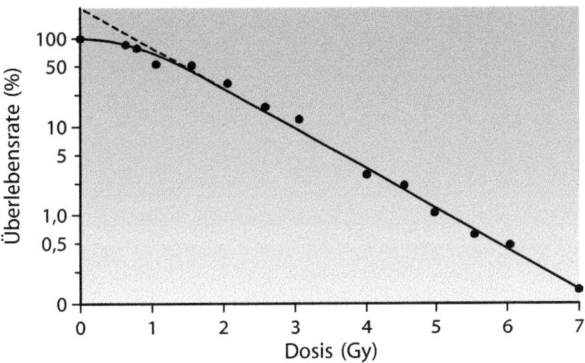

Abb. 3.8. Dosis-Wirkungs-Kurven nach Bestrahlung von HeLa-Zellen (menschlichen Zervixkarzinomzellen) mit Röntgenstrahlung im Bereich von 0–7 Gy Einzeldosis. (Puck u. Marcus 1956)

lungsfähiger Zellen, in der In-vitro-Kultur unter den entsprechenden Kulturbedingungen gut vermehren. Carrel ist es 1912 erstmals gelungen, Zellen außerhalb eines Organismus in einer In-vitro-Kultur zu halten. Die Fortschritte in der Zellkultur führten dann in den 50er-Jahren zur Entwicklung des so genannten Koloniebildungstestes durch Puck u. Marcus (1956). Damit wurde eine wesentliche Voraussetzung dafür geschaffen, in experimentellen Systemen unter standardisierten Zellkulturbedingungen Dosis-Wirkungs-Beziehungen für das Überleben von Säugerzellen zu erhalten.

Bei dem Koloniebildungstest werden Zellpopulationen in vitro mit unterschiedlichen Dosen bestrahlt. Anschließend wird die Koloniebildungsrate der bestrahlten Zellen in einer Zellkultur bestimmt. Als klonogen werden solche Zellen bezeichnet, die das Potential besitzen, mehrere Zellteilungen zu durchlaufen und dabei Kolonien von mindestens 50 Tochterzellen zu bilden; d. h. es müssen noch mindestens 5–6 Teilungen möglich sein. Nach entsprechender Inkubationszeit werden die gebildeten Kolonien fixiert und für die Auszählung mit einem Farbstoff angefärbt. Unter dem Mikroskop werden diejenigen Kolonien ausgezählt, die mehr als 50 Zellen beinhalten. Aus dem Quotienten der Koloniezahlen mit und ohne Bestrahlung ergibt sich die Überlebensfraktion. Abbildung 3.8 zeigt eine Überlebenskurve, wie sie erstmals von Puck u. Marcus 1956 für HeLa-Tumorzellen beschrieben wurde. Generell wird bei solchen Überlebenskurven aus Gründen der besseren Auswertbarkeit die Überlebensrate logarithmisch und die Dosis linear aufgetragen. Üblicherweise findet sich im Anfangsteil der Kurve, d. h. bei kleinen Strahlendosen, eine Schulter. Man bezeichnet deshalb eine solche Kurve auch als Schulterkurve. Diesen Kurventyp findet man generell nach der Bestrahlung von Säugerzellen mit dünn ionisierenden Strahlen.

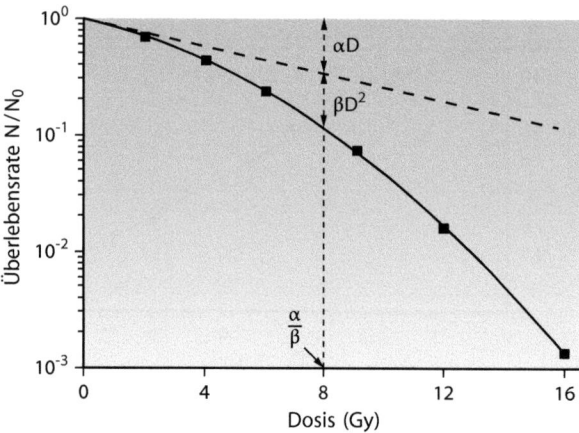

Abb. 3.9. Mathematische Beschreibung der Zellinaktivierung nach dem linear-quadratischen Modell gemäß der Gleichung $\ln S = -\alpha D - \beta D^2$

Zur mathematischen Bedeutung von Dosis-Wirkungs-Kurven hat sich in den letzten Jahren, insbesondere im Bereich der experimentellen radioonkologischen Forschung, das sog. linear-quadratische Modell (LQ-Modell) durchgesetzt. Danach lässt sich die Überlebenskurve durch die Gleichung $\ln S = \alpha D - \beta D^2$ beschreiben. Hierbei ist D die applizierte Dosis, α und β sind Proportionalitätskonstanten (Abb. 3.9). Die lineare Komponente dieser Gleichung $-\alpha D$ beschreibt die Anfangsneigung der Dosis-Wirkungs-Kurve, während die quadratische Komponente $-\beta D$ die Krümmung der Kurve definiert. Obwohl die molekularen Mechanismen, die diesen beiden Komponenten α und β zugrunde liegen, noch nicht definitiv aufgeklärt sind, gibt es zum Ursprung beider Komponenten eine für das Verständnis der Strahlenreaktionen hilfreiche Arbeitshypothese: Man geht davon aus, dass zwei Schadenstypen existieren, die durch die Komponenten α und β definiert werden. Der Schadenstyp 1, der durch die lineare Komponente $-\alpha D$ charakterisiert ist, wird durch DNA-Schäden verursacht, die infolge von Einspurereignissen entstanden sind. Falls diese Schäden nicht bzw. falsch repariert werden, kann es z. B. über die Bildung eines dizentrischen Chromosoms zum Zelltod kommen. Die Wahrscheinlichkeit von Einspurereignissen steigt linear mit der Dosis an (αD), d.h. der Logarithmus des Zellüberlebens nimmt dementsprechend linear mit der Dosis ab ($-\alpha D$).

Der Schadenstyp 2 wird über die quadratische Komponente $-\beta D^2$ definiert. Verursacht wird er durch zwei räumlich getrennte Läsionen, die im Gegensatz zum Schadenstyp 1 unabhängig voneinander durch zwei Sekundärteilchenspuren entstanden sind. Jede der beiden Läsionen (wahrscheinlich Doppelstrangbrüche) für sich alleine ist nicht letal; man spricht dann von einem subletalen Schaden.

Nur wenn beide subletalen Schäden miteinander wechselwirken, kann es zum Zelltod kommen. Die Wahrscheinlichkeit des Auftretens subletaler Schäden steigt linear mit der Dosis an. Folglich nimmt die Wahrscheinlichkeit einer Wechselwirkung zweier subletalen Strahlenschäden proportional zum Quadrat der Dosis (βD^2) zu, d.h. der Logarithmus des Zellüberlebens nimmt mit dem Quadrat der Dosis ab ($-\beta D^2$).

Welche detaillierten molekularbiologischen Reaktionsweisen der Zelle dem Verlauf der linear-quadratischen Dosis-Wirkungs-Kurve im Einzelnen zugrunde liegen, ist derzeit Gegenstand intensiver Forschungsaktivitäten. Die bisherigen Ergebnisse deuten darauf hin, dass zumindest strahlenbedingte DNA-Doppelstrangbrüche als alleinige Ereignisse die Zellabtötung nicht generell erklären können.

Vergleicht man den Verlauf der Dosis-Wirkungs-Kurve verschiedener menschlicher Normalgewebszellen unter gleichartigen Bedingungen, fällt auf, dass für ein- und denselben Zelltyp, der aus verschiedenen Individuen isoliert werden kann, sehr unterschiedliche Kurvenverläufe existieren. Dies bedeutet, dass eine genetische Steuerung der Strahlensensitivität gegeben sein muss. Man spricht in diesem Falle auch von intrinsischer Strahlenempfindlichkeit, die auf genetischer Basis die Empfindlichkeit von Zellen gegenüber ionisierender Strahlung determiniert. Unter dem Aspekt der Identifizierung von Komponenten, die die intrinsische Strahlensensitivität bestimmen, ist v. a. bei dem Vergleich der Dosis-Wirkungs-Kurven von verschiedenen Zellpopulationen eines Zelltyps die Erkennung von besonders strahlensensitiven Populationen entscheidend. Zellpopulationen mit sehr ungewöhnlicher Strahlenreaktion sind von entscheidender Bedeutung für die Analyse der genetischen Kontrolle der Strahlensensitivität. So konnten sehr viele neue Erkenntnisse durch die Untersuchung an Zellpopulationen mit Mutationen in bestimmten Regelprozessen, die die Strahlensensitivität kontrollieren, gewonnen werden. Darüber hinaus haben Zellkulturen von Patienten mit abnormaler Strahlenreaktion eine große Bedeutung für die Aufklärung der mechanistischen Prozesse der intrinsischen Strahlensensitivität. In den letzten Jahren konnte eine große Zahl von Mutationen, die Radiosensitivität bedingen, in Zellkulturversuchen entdeckt werden, insbesondere in Zellpopulationen von Nagerzellsystemen. Diese wurden phänotypisch sehr gut charakterisiert und haben wesentlich zum Verständnis der genetischen Veränderungen in diesen Zellen geführt.

Zu den am besten charakterisierten Mutationen gehören die so genannten XRS-Mutationen (X: Röntgenstrahlung, RS: „radiation sensitivity"), die von der Arbeitsgruppe um Jeggo (1985) beschrieben wurden.

Zellen mit der XRS-Mutation sind äußerst sensitiv gegenüber ionisierender Strahlung. Die hohe Strahlensensitivität dieser Zellen konnte in Beziehung gesetzt werden zu der stark reduzierten Fähigkeit der Zellen, eine spezifische Reparatur des Doppelstrangbruches, die sog. Rejoiningreparatur durchzuführen. Leider sind jedoch noch nicht alle Mutationen, die zur Strahlensensitivität führen können, in ihren molekularen Mechanismen in gleicher Weise gut verstanden. Dies liegt u. a. daran, dass die spezifischen genetischen Defekte und ihre Folgen in der zellulären Reaktionskette noch nicht genau definiert werden konnten.

Normalgewebsreaktionen, die im Zuge strahlentherapeutischer Maßnahmen auftreten können, stellen nicht nur ein äußerst schwieriges praktisches Problem für den Strahlentherapeuten dar, sondern können insbesondere für die Analyse der genetischen Grundlage der individuellen Strahlensensitivität von wesentlicher Bedeutung sein. Bei verschiedenen Patienten, deren Normalgewebe eine sehr starke Strahlenreaktion zeigte, konnte ein direkter genetischer Bezug zu bestimmten Krankheiten hergestellt werden.

3.3.3
Zellzykluseffekte

Aus Untersuchungen in den frühen 50er-Jahren von Howard u. Pelc (1953) ist bekannt, dass Zellen, die in Teilungsaktivität sind, einem Generationszyklus unterliegen, der unterschiedliche Phasen aufweist (Abb. 3.10). Sowohl in normalen als auch in Tumorgeweben können ruhende, d.h. sich nicht teilende Zellen, und proliferierende Zellen nebeneinander gefunden werden. In normalen Geweben gehören die differenzierten Funktionszellen, z.B. die Muskelzellen oder die Neurone, zu den ruhenden Zellen. In potentiell teilungsfähigen Geweben können ruhende

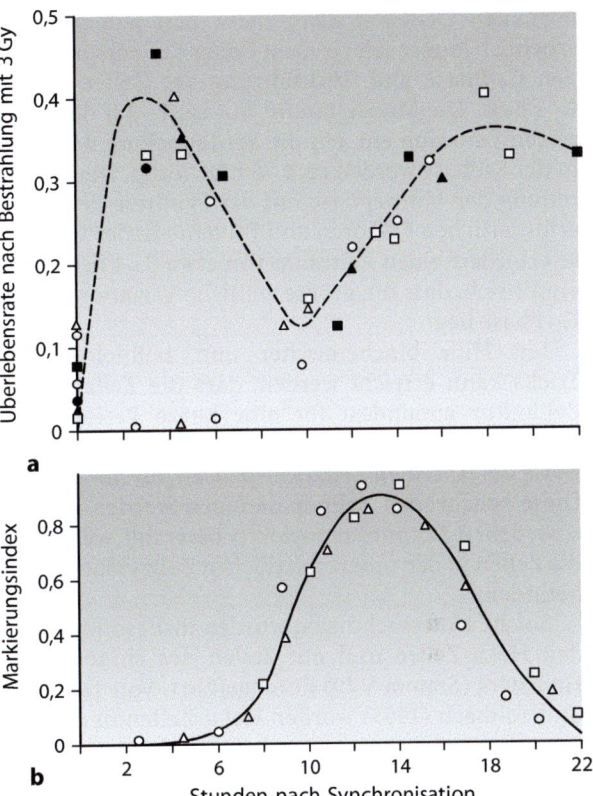

Abb. 3.11 a, b. Strahlensensitivität von synchronisierten Zellpopulationen. a Darstellung der Überlebensrate synchronisierter HeLa-Zellen nach Bestrahlung mit 3 Gy Röntgenstrahlen zu verschiedenen Zeiten nach der Synchronisation in der Mitose (t = 0). b ^{3}H-Thymidin-Markierungsindex der synchronisierten HeLa-Zellen zu verschiedenen Zeiten nach der Synchronisation der Mitose, wodurch der Zeitpunkt der S-Phase veranschaulicht wird

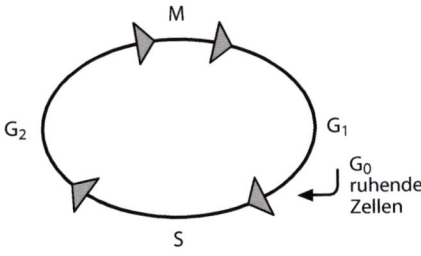

Abb. 3.10. Graphische Darstellung der Zellzyklusphasen von proliferierenden Zellen: M = Mitosephase; G_1 = Gap 1 bzw. G_0. S = DNA-Synthesephase; G_2 = Gap 2, in dieser Phase wird die Zelle für die darauf folgende Mitose vorbereitet (z.B. Proteinsynthese zum Aufbau des Spindelapparates)

Zellen z. B. durch die Zugabe von Wachstumsfaktoren aus dieser Ruhephase in den Zellzyklus wieder eingeführt werden. Nach Beendigung der Mitose treten die Zellen in die sog. G_1-Phase des nächsten Zellzyklus über oder sie begeben sich in die sog. Ruhephase oder G_0-Phase (Abb. 3.11). In der G_0-Phase sind die Zellen in ihrer biochemischen Leistungsfähigkeit jedoch voll aktiv und produzieren die Faktoren und funktionellen Moleküle, die für die Funktionen des Gewebes erforderlich sind. In der G_1-Phase wird u. a. die Synthese der DNA vorbereitet. Im Laufe der S-Phase wird der DNA-Gehalt des Zellkerns über die semikonservative DNA-Replikation verdoppelt. In der G_2-Phase werden insbesondere die Moleküle synthetisiert, die für die korrekte Durchführung der Mitose erforderlich sind (z. B. Spindelapparat).

Die Länge des gesamten Zellzyklus mit der G_1-Phase, S-Phase, G_2-Phase und der nächsten M-Phase dauert je nach Säugerzelle etwa 10–40 h. In manchen normalen Geweben kann diese Zeit jedoch noch erheblich länger sein, je nach Dauer der entsprechenden G_0-Phase und Rückführung der Zellen in die G_1-Phase. Die Mitose nimmt mit ca. 1–3 h den kürzesten Zeitraum ein. Für die Verdoppelung der DNA in der S-Phase werden ca. 6–8 h benötigt. Die Vorbereitung der Mitosephase mit der Synthese der dafür erforderlichen Faktoren und Proteine in der G_2-Phase erfordert einen Zeitraum von etwa 3–4 h. Daraus ergibt sich, dass die größte zeitliche Variation in der G_1-Phase liegt.

Mit Hilfe biochemischer und zellbiologischer Tricks kann erreicht werden, dass die Zellen einer Zellkultur zumindest für eine kurze Periode (im Allgemeinen max. 1–3 Zellzyklen) annähernd gleichzeitig die einzelnen Zellzyklusphasen durchwandern. Diese synchronen Zellpopulationen werden zu verschiedenen Zeitpunkten selektiv bestrahlt, wenn sich die Zellen in den unterschiedlichen Zellzyklusphasen befinden.

Solche Untersuchungen wurden insbesondere mit den HeLa-Zellen und mit Zellen des chinesischen Hamsters (Stamm V79) durchgeführt. Von Terasima und Tolmach (1963) wurden HeLa-Zellen in der Mitosephase synchronisiert und zu verschiedenen Zeitpunkten danach mit einer Einzeldosis von 3 Gy bestrahlt. Danach wurden die Zellen ausplattiert und die Überlebensrate der Zellpopulation mit dem Koloniebildungstest gemessen. Wie aus den Abb. 3.11 und Abb. 3.12 zu ersehen ist, weisen die Zellen in Abhängigkeit vom Bestrahlungszeitpunkt nach der Mitose bzw. der Synchronisation eine sehr unterschiedliche Strahlensensitivität auf. In Abb. 3.11 ist neben der Überlebensrate auch der Einbau des radioaktiv markierten Thymidins in die zelluläre DNA in Abhängigkeit von der Zeit nach der Synchronisation dargestellt. Der Vergleich beider Kurven zeigt, dass die Überlebensrate derjenigen Zellen besonders niedrig ist, die in der Mitosephase bzw. während der frühen S-Phase bestrahlt worden sind. Im Gegensatz dazu konnte bei den Zellen, die in der frühen G_1-Phase und in der späten S-Phase bestrahlt wurden, eine erhöhte Strahlenresistenz beobachtet werden. Vergleicht man die Zellzyklusphasen mit den extremen Strahlenreaktionen, so ergibt sich etwa ein Faktor 2 für die Modifizierung der Strahlendosis im Verlauf des Generationszyklus (Abb. 3.12).

Auch von Sinclair et al. (1968) wurde bei der Untersuchung der Strahlenempfindlichkeit von Zellen des chinesischen Hamsters (Zellstamm V79) in Abhängigkeit von der Zellzyklusphase eine erhöhte Resistenz der S-Phase-Zellen festgestellt. Im Unterschied zu HeLa-Zellen war die Strahlenempfindlichkeit der V79-Zellen jedoch in der G_1-Phase größer als in der frühen S-Phase (Abb. 3.12). Aus diesen Unter-

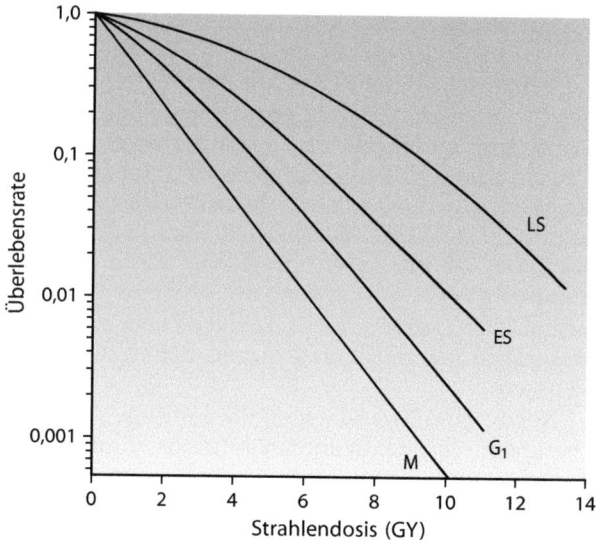

Abb. 3.12. Dosis-Wirkungs-Kurve für synchronisierte V97-Zellen nach Röntgenbestrahlung in der Mitose (M), G_1-Phase (G_1), frühen S-Phase (ES) und späten S-Phase (LS). (Nach Sinclair 1968)

suchungen ist abzuleiten, dass bei den Dosis-Wirkungs-Kurven nicht nur eine Änderung der Kurvenneigung während der verschiedenen Zellzyklusphasen auftrat, sondern v. a. die Größe der Schulter variierte. Nach Bestrahlung von synchronisierten Zellen während der Mitosephase wurde sogar eine rein exponentielle Dosiseffektkurve ohne Schulter beobachtet.

Diese Basisergebnisse wurden von Hahn u. Bagshaw (1966) durch die Beobachtung erweitert, dass Zellen des chinesischen Hamsters eine Zunahme der Strahlenresistenz in der G_1-Phase zeigen, wenn diese Zellzyklusphase durch verschiedene Bedingungen verlängert wird. Besondere Schwierigkeiten bereitete es, die Strahlensensitivität von Zellen in der G_2-Phase zu ermitteln. Dies liegt in der Tatsache begründet, dass G_2-Phase-Zellen nur sehr schwer von den Zellen der späten S-Phase zu trennen sind. Altman et al. (1970) und Trott (1972) konnten jedoch darstellen, dass Zellen in der G_2-Phase im Allgemeinen sehr strahlenempfindlich sind. Obwohl man bei der Betrachtung der Strahlenempfindlichkeit von Zellen in den verschiedenen Zellzyklusphasen zum Teil zellspezifische Unterschiede erkennen kann, scheinen in der Regel für die Strahlenempfindlichkeit proliferierender Säugerzellen in Abhängigkeit von der Zellzyklusphase folgende Grundsätze zu gelten:

1 In der Mitosephase sind Zellen am strahlenempfindlichsten.

2. Die Strahlenresistenz ist in der späten S-Phase am höchsten.
3. Bei langer G_1-Phase sind die Zellen im frühen Teil der G_1-Phase strahlenresistent, während sie gegen Ende der G_1-Phase strahlensensitiver werden.
4. In der G_2-Phase sind die Zellen ebenso strahlenempfindlich wie in der Mitosephase.

3.3.4 Mechanismen der Zellzykluskontrolle

Die Strahlenempfindlichkeit von Zellen variiert nicht nur in Abhängigkeit von dem Zellzyklus, eine Bestrahlung kann auch die Progression von Zellen durch den Zellzyklus sehr stark beeinflussen. Jede Zelle verfügt über ein sehr hoch spezialisiertes Zellzykluskontrollsystem, das durch spezifische Gene und deren Protein-Genprodukte positiv und negativ reguliert wird (Abb. 3.13). Hierbei sind v. a. drei Klassen von Proteinen von Wichtigkeit:

1. die sog. Cyclin-Proteine (z. B. Cyclin A, B, C, D, E),
2. die cyclinabhängigen Proteinkinasen (z. B. CDK1, CDK2, CDK4, CDK6) und
3. die cyclinabhängigen Proteinkinasen-Inhibitorproteine (z. B. p21, p27, p16).

Aus dem Zusammenspiel dieser Proteine resultiert die Feinregulation bei dem Übergang von Zellen aus einer Zellzyklusphase in die nächste. Im Zuge des Zellzyklus kommt es zu einem ständigen Wechsel des Anstiegs und Abfalls des intrazellulären Gehaltes an Cyclin-Proteinen, wodurch die Aktivität der cyclinabhängigen Proteinkinasen reguliert wird (Weinstein 1966). Durch Bindung der cyclinabhängigen Kinasen an Cyclin-Moleküle werden sie in die Lage versetzt, andere Proteine, die für den direkten Übergang von einer Zellzyklusphase in die nächste erforderlich sind, zu phosphorylieren. So stellt bei dem Übergang von der G_1- in die S-Phase das Retinoblastomgen Rb, welches ursprünglich als Tumorsuppressorgen entdeckt wurde, ein wichtiges Zielmolekül für die G_1-Cycline bzw. deren Cyclinkinase-Proteine CDK4/CDK2 dar (Weinberg 1995). Durch die Aktivität der cyclinabhängigen Proteinkinase 4 bzw. 2 wird das Rb-Protein phosphoryliert und kann so

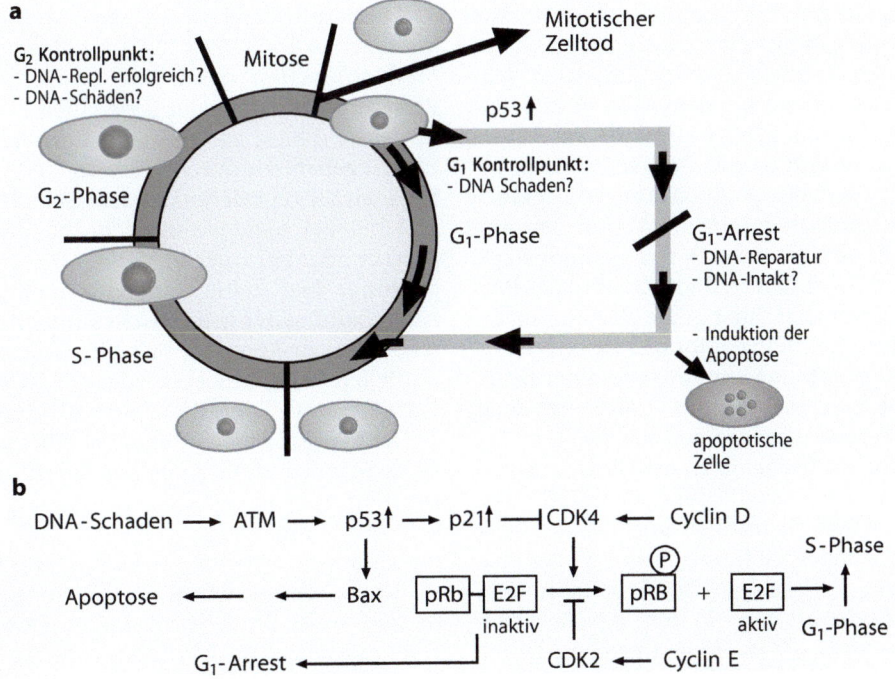

Abb. 3.13 a, b. Zellzyklusphasen und Regulation des Durchlaufens des Zellzyklus von Zellen nach Strahlenexposition. **a** Verschiedene Prozesse, die für den korrekten Durchlauf der Zelle durch den Zellzyklus erforderlich sind und die Mechanismen, die nach Strahlenexposition in Gang gesetzt werden. **b** Die wichtigsten molekularen Komponenten der Zellzyklusregulation über das feinregulierte Netzwerk von verschiedenen positiven und negativen Kontrollfaktoren

den für den Eintritt in die S-Phase erforderlichen Transkriptionsfaktor E2F in seiner aktiven Form freigeben.

Um die Zellproliferation, d.h. den Übergang von Zellen aus der G_1-Phase in die S-Phase, zu blockieren, muss es zu einer Inhibition des positiven Kontrollmechanismus kommen. Die hierzu erforderliche Regulation wird durch spezifische Inhibitorproteine, die die Aktivität der cyclinabhängigen Proteinkinasen blockieren können, vermittelt. Ein typisches Beispiel für ein Cyclinkinase-Inhibitorprotein ist das p21-Protein (Smith u. Fornace 1996). Die Bindung von p21 an die cyclinabhängigen Proteinkinasen CDK4 und CDK2 führt zu einer Inaktivierung der Kinasenaktivität dieser Proteine. Dadurch kann die für den Übergang aus der G_1- in die S-Phase erforderliche Phosphorylierung des Rb-Proteins nicht erfolgen. Dies hat die Arretierung der Zelle in der G_1-Phase zur Konsequenz. Dieses molekulare Wechselspiel von positiven und negativen Kontrollproteinen des Zellzyklus führt zu der nach Bestrahlung beobachtbaren Verzögerung bzw. Arretierung von Zellen in bestimmten Phasen des Zellzyklus. Die zwei wichtigsten Arretierungsprozesse, die nach Bestrahlung von Zellen und einem entsprechenden DNA-Schaden auftreten können, erfolgen in den beiden Zellzyklus-Kontrollpunkten und zwar am G_1/S- und G_2/M-Übergang.

Werden Zellen in der G_1-Phase bestrahlt, so arretieren die Zellen in der G_1-Phase für eine bestimmte Zeit und der Übergang in die S-Phase ist blockiert. Der G_1-Phase-Arrest nach Bestrahlung wird sehr wahrscheinlich ausgehend von dem ATM-Protein initiiert. Das ATM-Protein gehört ebenfalls zur Klasse der Proteinkinasen und ist das Protein, welches bei der genetischen Krankheit Ataxia teleangiectatica (AT) durch Genmutation seine Funktion verloren hat. Das ATM-Protein wird durch strahleninduzierte Schäden in der DNA aktiviert. Dadurch wird das Protein in die Lage versetzt, über seine Proteinkinasefunktion den Transkriptionsfaktor p53 zu aktivieren, ca. 1–2 h nach Bestrahlung kommt es zu einer Erhöhung des Gehaltes an aktivem p53-Protein mit einer gesteigerten Expressionsdauer von bis zu 72 h. Aktives p53-Protein ist über seine Transkriptionsfaktorfunktion in der Lage, verschiedene nachgeschaltete Gene zur Expression zu bringen und damit aktive Genprodukte entstehen zu lassen. Eines dieser p53-Zielgene ist der cyclinabhängige Proteinkinasen-Inhibitor p21. Dieser ist dann in der Lage, den Zellzyklusarrest in der G_1-Phase zu verursachen. Durch die dadurch bedingte fehlende Phosphorylierung des Rb-Proteins und den nicht in aktiver Form bereitstehenden E2F-Transkriptionsfaktor können die Gene, die für die S-Phase erforderlich sind, nicht zur Transkription gebracht werden. Die Zelle bleibt somit in der G_1-Phase arretiert und kann im Zuge dieses G_1-Arrestes die durch die Strahlung entstandenen DNA-Schäden reparieren (Levine 1995, 1997), ehe sie in die S-Phase eintritt.

Interessanterweise kann dieselbe Zellzykluskontrollmaschinerie neben der Induktion des G_1-Arrestes auch die Regulation des strahleninduzierten, programmierten Zelltodes, der sog. Apoptose, einleiten. In diesem Zusammenhang kann die Apoptose als ultimativer zellulärer Protektionsmechanismus gegen die Akkumulation von strahleninduzierten DNA-Schäden gesehen werden. Würde beispielsweise eine Zelle bei nicht korrekter Reparatur der DNA-Schäden in den Zellzyklus und damit in die Zellproliferation zurückkehren können, käme es zu einer massiven Bedrohung der Integrität des Genoms. Die Einleitung der Apoptose setzt voraus, dass nach erfolgter DNA-Schadensreparatur eine Überprüfung der reparierten DNA-Sequenzen erfolgt. Im Falle einer nicht erfolgreich durchgeführten Reparatur muss ein Mechanismus in Gang gesetzt werden, der die Zelle in die Apoptose bringt. Eine wesentliche Voraussetzung für die Einleitung der Apoptose ist wiederum die Aktivität des Transkriptionsfaktors p53. Aktives p53 kann zur Aktivierung des sog. bax-Genes führen. Das Proteinprodukt des bax-Genes ist seinerseits in der Lage, nachgeschaltete Zielgene zu aktivieren, die für die Einleitung des Apoptoseprozesses erforderlich sind (Morgan u. Kastan 1997).

Durch die oben besprochenen Mechanismen wird die zentrale Rolle des p53-Moleküls in der zellulären Strahlenreaktion deutlich. Demnach ist das p53-Protein zum einen in der Lage, einen Zellzyklusarrest in der G_1-Phase zu initiieren und damit der Zelle Zeit zu geben, die durch Strahlung induzierten DNA-Schäden zu reparieren. Andererseits kann das p53-Molekül bei nicht erfolgreich abgeschlossener Reparatur oder bei einer so starken DNA-Schadensausprägung, dass keine Reparatur mehr möglich ist, zur Erhaltung der genomischen Integrität die betroffene Zelle zur Apoptose bringen. Aufgrund dieser essentiellen Funktionen wird das p53-Molekül auch als *Wächter des Genoms* bezeichnet (Levine 1995, 1997).

Die Fähigkeit von Zellen, nach nicht repariertem DNA-Schaden in die Apoptose überführt zu werden, ist allerdings von Zelltyp zu Zelltyp sehr unterschiedlich stark ausgeprägt. Während Zellen des hämatopoetischen Systems nach Bestrahlung eine sehr starke Apoptoseinduktion erfahren können, zeigen beispielsweise Bindegewebszellen (Fibroblasten) nur eine minimale strahleninduzierte Apoptose (Dittmann et al. 1995). Die klonogene Inaktivierung von Zellen mit geringer Apoptoseneigung erfolgt in der Regel durch den Mechanismus des sog. Mitosetodes. Trotz vorhandener und nicht erfolgreich reparierter DNA-Schäden können diese Zellen aus dem G_1-

Arrest entlassen werden und über die S- und G_2-Phase die nächste Mitose erreichen. Sie sind in der Lage, diese Mitose und möglicherweise noch weitere Mitosen zu durchlaufen, bevor die DNA-Schäden und die dadurch bedingten Chromosomenschäden dazu führen, dass die Zellen eine reguläre Teilung nicht mehr vollenden können und der Mitosetod eintritt.

Eine weitere Form strahleninduzierter Zellzykluseffekte ist die insbesondere für Fibroblasten beschriebene durch Strahlung induzierte Differenzierung. Hierbei entstehen aus zunächst klonogenen Zellen entweder ohne weitere Teilung oder nach nur wenigen Teilungen terminal differenzierte Funktionszellen, die keine Kolonien mehr bilden können. Strahleninduzierte Differenzierungsprozesse, die in Fibroblasten ablaufen, spielen sehr wahrscheinlich bei der Entstehung radiogener Fibrosen eine mitentscheidende Rolle (Rodemann u. Bamberg 1995).

Im Gegensatz zu dem oben beschriebenen G_1/S-Kontrollpunkt ist über den G_2/M-Kontrollpunkt wesentlich weniger bekannt, obwohl viele Zellen nach ionisierender Bestrahlung einen G_2-Arrest zeigen. Dadurch kann die Zelle vor Eintritt in die Mitosephase evtl. vorhandene DNA-Schäden reparieren. Diese Interpretation wird v. a. auch durch die Tatsache unterstützt, dass Zellen, die eine defekte G_2-Arrest-Regulation aufweisen, sehr strahlenempfindlich reagieren (Bernhard et al. 1995). In Säugerzellen wird der durch DNA-Schaden induzierte G_2-Arrest durch die Inhibition der cyclinabhängigen Kinase 1 verursacht. Diese Kinase ist in ihrer aktiven phosphorylierten Form für den Übergang der Zelle aus der G_2- in die Mitosephase verantwortlich. Die detaillierte Regulation des G_2-Arrestes und das dafür notwendige Zusammenspiel von verschiedenen Proteinmolekülen ist im Detail noch nicht aufgeklärt. Insbesondere die Rolle von p53 in der Kontrolle des G_2-Arrestes bedarf noch eingehender Untersuchungen.

3.3.5
Dosisleistung und Dosisfraktionierung

Die Dosisleistung und ihr Einfluss auf die Überlebensfähigkeit von Zellen spielt insbesondere in der Strahlentherapie und der dabei angestrebten, differentiellen Strahlenwirkung in Tumor- und Normalgewebe eine entscheidende Rolle (Herrmann u. Baumann 1997). Unterschiedliche Zellen haben eine unterschiedlich ausgeprägte Fähigkeit, sich von den subletalen Strahlenschäden zu erholen. Die Erholungsfähigkeit ist umso stärker ausgeprägt, je breiter die Schulter der Dosis-Wirkungs-Kurve ist. Diese Beziehung ist unter dem Aspekt der Fraktionierung der Gesamtdosis in der Strahlentherapie von besonderer Bedeutung. Wie in Abb. 3.14 dargestellt, zeigen dementsprechend Zellen mit einem breiten Schulterbereich der Dosis-Wirkungs-Kurve einen sehr stark ausgeprägten, Zellen mit minimalem Schulterbereich einen geringen Fraktionierungseffekt.

Für die Erholungsfähigkeit ist insbesondere die Zeit, die die Zellen benötigen, um sich durch DNA-Reparatur von den subletalen Strahlenschäden zu erholen, von wesentlicher Bedeutung. In vitro ist die DNA-Reparatur nach 6 h weitestgehend abgeschlossen. Eine Bestimmung der in vivo benötigten Reparaturzeit ist experimentell äußerst schwer zugänglich.

Die Erholung der Zellen von subletalen Strahlenschäden findet nicht nur bei Fraktionierung der Bestrahlungsdosis im therapeutischen Sinne statt, sondern auch bei Bestrahlung mit niedriger Dosisleistung (geringe Dosis pro Zeiteinheit). Bei der Bestimmung von Dosis-Wirkungs-Kurven werden üblicherweise Strahlendosen mit hoher Dosisleistung verwendet, wie sie beispielsweise auch in der Klinik eingesetzt werden (> 1 Gy/min). Eine Bestrahlung von Zellen mit geringer Dosisleistung (z.B. 0,01 Gy/min) erfordert bei gleicher Gesamtdosis (z.B. 2 Gy) einen

Abb. 3.14 a, b.
Fraktionierungseffekt bei Zellen mit unterschiedlicher Strahlensensitivität. a Zellen mit breitem Schulterbereich der Dosis-Wirkungs-Kurve. b Zellen mit minimalem Schulterbereich der Dosis-Wirkungs-Kurve (nach Herrmann u. Baumann 1997). Die Pfeile veranschaulichen die Bestrahlungsfraktionen mit identischer Dosis

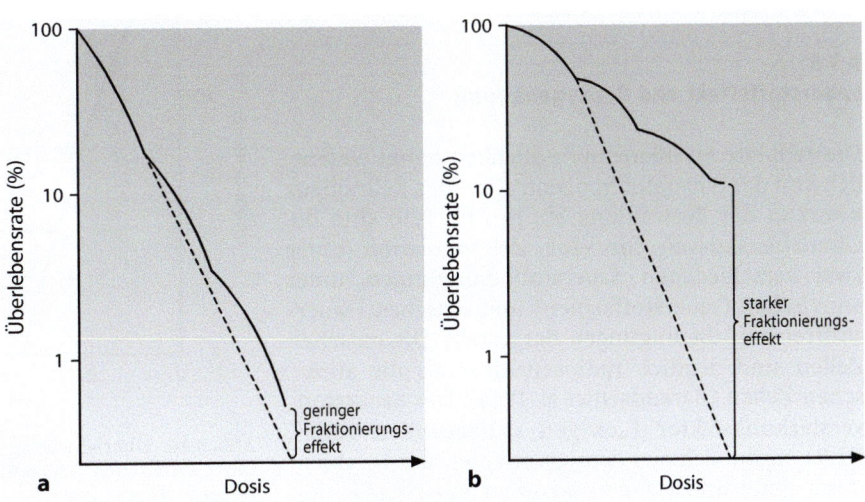

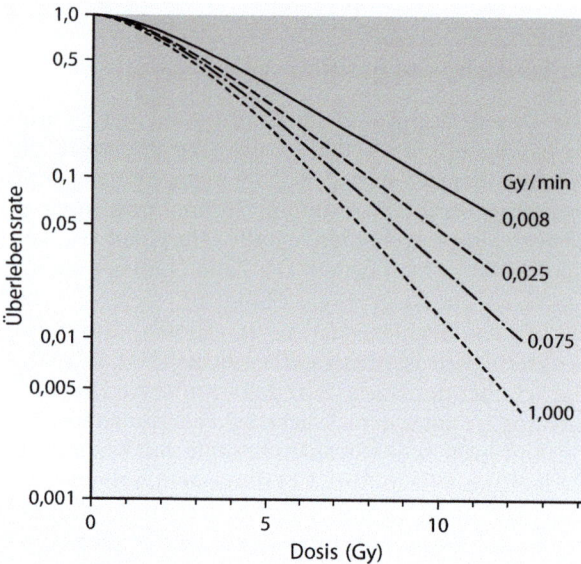

Abb. 3.15. Dosis-Wirkungs-Kurven für Zellkulturen nach Bestrahlung mit Röntgenstrahlen unterschiedlicher Dosisleistung (Gy/min). (Nach Trott u. Lengfelder 1986)

entsprechend längeren Zeitraum (in dem Beispiel 200 min = 3,3 h). In diesem Fall haben die Zellen die Möglichkeit, einen Teil der neu entstandenen, subletalen DNA-Schäden noch während der Bestrahlungsdauer sofort zu reparieren. Dies bedeutet, dass die Zelle hierbei nicht durch akkumulierte subletale Strahlenschäden, sondern ausschließlich im Sinne der linearen Komponente des LQ-Modells durch Einteilchenereignisse abgetötet wird. Die resultierende Überlebenskurve ist dementsprechend flacher als bei Bestrahlung mit großer Dosisleistung und weist keinen Schulterbereich auf. Wie aus Abb. 3.15 zu erkennen ist, sind die deutlichsten Effekte hinsichtlich des Zellüberlebens bei einer Änderung der Dosisleistung im Bereich zwischen 0,008 und 1 Gy/min zu beobachten.

3.3.6
Sauerstoffeffekt und Reoxygenierung

Die zelluläre Strahlenempfindlichkeit hängt wesentlich von der Sauerstoffkonzentration des Zellmilieus während der Bestrahlung ab. In Abb. 3.16 sind die Überlebenskurven für eine Zellpopulation unter zwei verschiedenen Sauerstoffbedingungen, unter anoxischen (sauerstoffarmen) und oxischen (sauerstoffreichen) Bedingungen dargestellt. Die oxischen Zellen sind deutlich radiosensitiver als die anoxischen Zellen (Barendsen et al. 1966). Der Sauerstoffverstärkungsfaktor („oxygen enhancement ratio", OER) ergibt sich aus dem Quotienten der Strahlendosis unter anoxischen und unter oxischen Bedingungen, die jeweils zur gleichen Überlebensrate (z. B. 10 oder 1 %) führten. Typische Werte für den OER liegen bei durchschnittlich 3 mit einer Variationsbreite zwischen 2,5 und 3,5 je nach Zelltyp. Dementsprechend sind anoxische Zellen etwa um den Faktor 3 strahlenunempfindlicher als gut mit Sauerstoff versorgte oxische Zellen.

Zum Verständnis der molekularen, d.h. physikalisch-chemischen Mechanismen des Sauerstoffeffektes ist zu bemerken, dass auch trocken bestrahlte Präparate von Makromolekülen wie Proteine oder Nukleinsäuren einen Sauerstoffeffekt zeigen. Dieser liegt aber maximal bei OER = 2. In wässrigen Lösungen von Makromolekülen tritt im Allgemeinen keine Sensibilisierung durch Sauerstoff auf. Da die Strahlenwirkung in Zellen sich zu etwa gleichen Teilen aus direkter und indirekter Wirkung zusammensetzt, ist zur Erklärung des in den Zellen wesentlich höheren Sauerstoffeffektes folgendes anzuführen: Die ersten Schritte, die bei der Schädigung eines Makromoleküls (MH) auftreten, sind die Ionisationen des Moleküls oder die Abspaltung eines H-Atoms gemäß

$$MH \rightarrow M^\bullet + H^\bullet \qquad (1)$$

$$MH \rightarrow MH^+ + e^- \qquad (2)$$

Diese Reaktionen sind zum Teil im Wesentlichen umkehrbar, d.h. mit gewisser Wahrscheinlichkeit reagiert ein H-Atom oder ein freies Elektron mit einem Makroradikal $M^\bullet$ oder M^+ unter Ausbildung des ursprünglichen Zustandes des Moleküls MH. Der molekulare Sauerstoff hat eine hohe Affinität zu Radikalen und reagiert mit ihnen zu Peroxyradikalen entsprechend der Gleichung

$$M^\bullet + O_2 \rightarrow MO_2^\bullet \qquad (3)$$

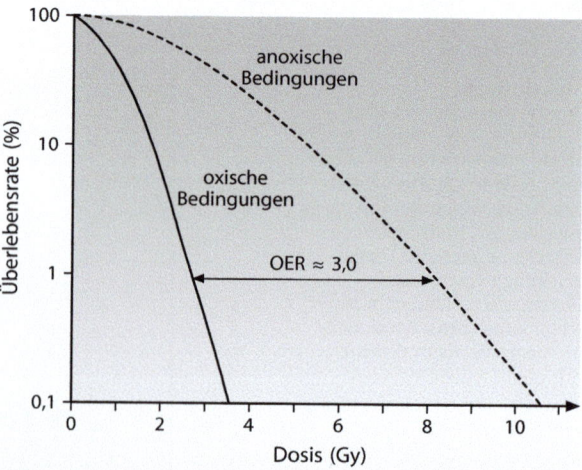

Abb. 3.16. Überlebensrate von menschlichen Nierenzellen unter anoxischen (sauerstoffarmen) und oxischen (sauerstoffreichen) Bedingungen

Dadurch wird die Restitution gemäß einer Umkehrung der Gleichungen 1 und 2 verhindert, das Molekül wird somit irreversibel geschädigt. Dieser Prozeß beschreibt im Wesentlichen den Mechanismus bei der Bestrahlung von Molekülen im Trockenen und liefert eine Erklärung für die dort gefundenen OER-Werte, die bei ca. 2 liegen. In der Zelle liegen natürlich vorkommende Schutzsubstanzen vor, die SH-Gruppen enthalten und dementsprechend wesentlich in die Radikalchemie des intrazellulären Raumes eingreifen können. Dadurch ist es möglich, dass die Restitution eines geschädigten Makromoleküls noch zusätzlich durch die Reaktion mit einem Schutzmolekül erfolgen kann. Dabei wird ein Wasserstoffatom auf das Makroradikal übertragen gemäß der Gleichung

$$M^{\bullet} + RSH \rightarrow MH + RS^{\bullet} \qquad (4)$$

Durch diesen Mechanismus erhöht sich der Anteil der ungeschädigten Moleküle und zwar über das Niveau der im Trockenen möglichen Restitution hinaus; dies erklärt die in Zellen zu beobachtenden OER-Werte von 2,5–3,5.

Abbildung 3.17 zeigt die Abhängigkeit des Sauerstoffverstärkungsfaktors OER vom Sauerstoffpartialdruck (nach Hall 1994). Unter anoxischen Bedingungen ist der Sauerstoffverstärkungsfaktor OER definitionsgemäß gleich 1. Mit zunehmender Sauerstoffkonzentration steigt der OER an und nähert sich exponentiell der maximalen Sensibilisierung an. Der halbe Maximalwert liegt bei einer Sauerstoffkonzentration von 0,5 %. Unter der Sauerstoffkonzentration der normalen Atemluft (21 %) ist die maximale Sensibilisierung der Zellkulturen bereits erreicht, sodass unter reinem Sauerstoff keine nennenswerte zusätzliche Sensibilisierung auftritt. Der Sauerstoffeffekt spielt eine wesentliche Rolle bei der Strahlentherapie von Tumorzellen, da v. a. in größeren Tumoren Bereiche auftreten können, in denen der Sauerstoffpartialdruck stark absinkt. Dies ist in wachsenden Tumoren durch den zunehmenden Diffusionsweg des Sauerstoffs von den Kapillaren zu den einzelnen Zellen des Tumors zu erklären. In schnell wachsenden Tumoren ist zu erwarten, dass die Vaskularisierung mit dem Wachstum nicht Schritt hält und somit die Sauerstoffversorgung unzureichend ist. Die dadurch bedingten hypoxischen Zellen werden in nahezu allen Tumoren aller Entitäten gefunden. Der relative Anteil dieser hypoxischen Zellen könnte in den unterschiedlichen Tumoren zwischen 12 und 20 % liegen. Eine tumorentitätsspezifische Quantifizierung der hypoxischen Zellen ist allerdings bislang noch nicht gelungen. Es konnte jedoch wiederholt beobachtet werden, dass Sauerstoffversorgung und Gefäßdichte in Tumoren geringer sind als in Normalgeweben.

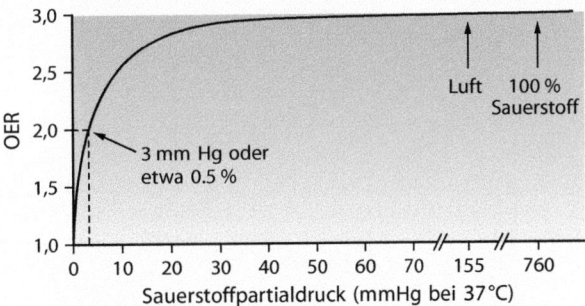

Abb. 3.17. Abhängigkeit des Sauerstoffverstärkungsfaktors OER von Sauerstoffkonzentration bzw. Sauerstoffpartialdruck. Eine halbmaximale Sensibilisierung der bestrahlten Zellen wird bereits bei einem Sauerstoffpartialdruck von 3 mmHg oder 0,5 % Sauerstoffkonzentration erreicht. Luft mit einer Sauerstoffkonzentration von ca. 21 % und reiner Sauerstoff (100 %) zeigen maximale Sensibilisierungseffekte

V. a. ist die Vaskularisation in Tumoren wesentlich unregelmäßiger als die in Normalgeweben. Dies hat erhebliche Rückwirkungen auf das Mikromilieu, d. h. den pH-Wert, die Versorgung mit Sauerstoff und Nährstoffen und damit auf die Zellproliferation in Tumoren. Ein endgültiger definitiver Nachweis über die Bedeutung der hypoxischen Zellen für die klinische Tumortherapie ist jedoch bislang noch nicht gelungen.

3.3.7 Hoch-LET-Strahlung

Die verschiedenen Arten ionisierender Strahlen unterscheiden sich aufgrund des spezifischen linearen Energietransfers (LET). Zur quantitativen Beschreibung der unterschiedlichen biologischen Wirksamkeit dieser verschiedenen Strahlenarten dient der Begriff der relativen biologischen Wirksamkeit (RBW). Die RBW einer Strahlung ist definiert als das Verhältnis derjenigen Dosen der zu vergleichenden Strahlungen, die unter gleichen Versuchsbedingungen das gleiche Ausmaß an biologischer Wirkung hervorbringen. Als Vergleichsstrahlung wird dabei meistens die γ-Strahlung des Kobalt[60] genutzt. RBW ist damit definiert als der Quotient der Dosis der γ-Strahlung dividiert durch die Dosis der zu untersuchenden Strahlung. In Abb. 3.18 ist eine Schar von Dosis-Wirkungs-Kurven für menschliche Nierenzellen gezeigt, die nach Bestrahlung mit unterschiedlicher Ionisationsdichte, also unterschiedlichem LET erhalten wurden (Barendsen 1968). Aus dieser Abbildung lassen sich folgende Gesetzmäßigkeiten ableiten: Die Dosiseffektkurve für die dünn ionisierenden Röntgenstrahlen verläuft am flachsten. Diese Dosis-Wirkungs-Kurve zeigt außerdem eine stark ausgeprägte Schul-

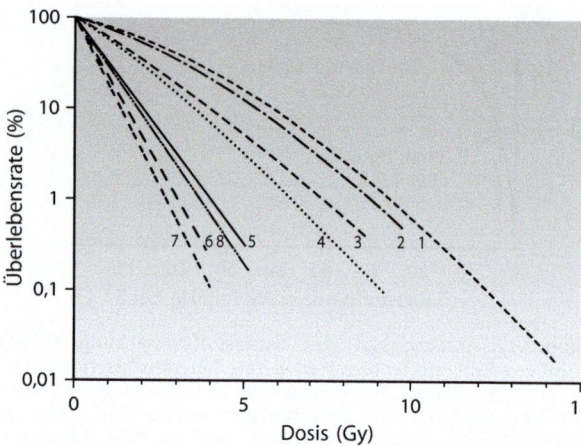

Abb. 3.18. Inaktivierungskurven menschlicher Nierenzellen nach Bestrahlung mit verschiedenen Strahlenqualitäten bzw. Strahlen verschiedener LET-Werte. (1) 250 kV-Röntgenstrahlen 2,5 keV/μm, (2) 14,9 MeV-Deuteronen 5,6 keV/μm, (3) 3,0 MeV-Deuteronen 20 keV/μm, (4) 26 MeV-α-Teilchen 25 keV/μm, (5) 8,3 MeV-α-Teilchen 61 keV/μm, (6) 5,1 MeV-α-Teilchen 88 keV/μm, (7) 4,0 MeV-α-Teilchen 110 keV/μm, (8) 2,5 MeV-α-Teilchen 165 keV/μm

terregion. Mit zunehmendem LET werden die Kurven steiler, wobei gleichzeitig die Schulter kleiner wird und schließlich ganz verschwindet.

3.4
Gewebliche Strahlenwirkungen

K. R. Trott, T. Herrmann

3.4.1
Einleitung

Manche gewebliche Strahlenfolgen einer Strahlentherapie treten bereits während der Behandlung oder in den ersten Wochen nach Abschluss der Bestrahlung auf. Sie werden akute (oder frühe) Strahlenfolgen genannt. Ihnen werden solche Strahlenfolgen gegenübergestellt, die später, d.h. Monate und Jahre nach der Behandlung auftreten: chronische oder späte Strahlenfolgen. Die chronischen Strahlenfolgen werden – ebenfalls aufgrund des zeitlichen Verlaufs – weiter unterteilt in subakute und chronische Strahlenfolgen. Akute, subakute und chronische Strahlenfolgen unterscheiden sich nicht nur in der Zeit ihres Auftretens, sondern auch v.a. in ihrer Pathogenese (Rubin u. Casarett 1968). Akute Strahlenfolgen treten in der Regel in rasch proliferierenden Geweben oder Gewebebestandteilen auf. Die Symptomatik beruht auf einer Verminderung der Zahl parenchymatöser Zellen (*Hypoplasie*) durch die strahleninduzierte Hemmung der Zellproduktion. Sie ist meist von sekundären Entzündungen begleitet und heilt durch nachfolgende Proliferation überlebender parenchymatöser Stammzellen wieder ab. Während die Pathogenese akuter Strahlenfolgen durch einen relativ einheitlichen Mechanismus gekennzeichnet ist, ist die Pathogenese subakuter und chronischer Strahlenfolgen weitaus variabler. In der Regel spielen sich die entscheidenden pathologischen Vorgänge am Gefäßbindegewebe ab, eines der Leitsymptome ist die *Atrophie*.

In der strahlenbiologischen Literatur wird häufig zwischen früh und spät reagierenden Normalgeweben unterschieden. Aber praktisch jedes Organ entwickelt sowohl akute Strahlenwirkungen, die wieder abklingen, und im weiteren Verlauf chronische Strahlenfolgen, die oft progredient sind. Beide Formen der Strahlenreaktion in einem Gewebe sind in der Regel bezüglich ihrer Pathogenese voneinander unabhängig. Nur in besonderen Fällen kann es in einem Gewebe zu einer Interaktion zwischen einer exzessiven, nicht heilenden akuten Strahlenwirkung mit der sich allmählich entwickelnden chronischen Strahlenfolge kommen, die zu einem besonderen Typ von späten Normalgewebsschädigungen führt, der als „consequential late damage" (konsekutiver Strahlenspätschaden) bezeichnet wird (Peters et al. 1988).

Die verschiedenen Wirkungen der Strahlentherapie maligner Geschwülste beruhen auf unterschiedlichen zellulären Wirkungsmechanismen. Während für die kurative Strahlenwirkung auf den bösartigen Tumor ausschließlich die irreversible Inaktivierung aller Tumorstammzellen verantwortlich ist, beruht die Parenchymhypoplasie, die zu den akuten Strahlenfolgen führt, vornehmlich auf Störungen der Proliferation von Transitzellen der Wechselgewebe, während die Überlebensrate der parenchymatösen Stammzellen v.a. die Dauer der Hypoplasie beeinflusst. Die Mechanismen der chronischen Strahlenfolgen sind dagegen bis heute nur unvollständig geklärt. So spielen sicher Störungen der *Zellfunktion* eine größere Rolle als Störungen der *Zellproliferation*, während sich für eine pathogenetische Rolle der Inaktivierung von Stammzellen kaum Anhaltspunkte finden.

3.4.2
Allgemeine Pathogenese akuter Strahlenfolgen

Das zelluläre Kardinalsymptom akuter Strahlenfolgen in Normalgeweben ist die Hypoplasie. Die klinischen Befunde und Symptome sind direkte Folge der Verminderung der Zahl funktionsfähiger Parenchymzellen, wie z.B. das erhöhte Risiko einer septischen Infektion nach Ganzkörperbestrahlung die Folge einer Granulozytopenie ist.

Die Grundlage zum Verständnis der zellulären Pathogenese ist die zellkinetische Organisation des Zellumsatzes in Wechselgeweben (Potten u. Hendry 1983). Gewebe wie das blutbildende Organ, Haut und Schleimhäute sind durch ein Gleichgewicht von Zellvermehrung und Zelluntergang differenzierter Zellen gekennzeichnet. Jegliche Zellvermehrung basiert letztendlich auf Stammzellen, undifferenzierten, langsam proliferierenden Zellen, die ihre eigene Zahl von der Geburt bis zum Tod des Individuums aufrechterhalten, sodass im langfristigen Durchschnitt aus jeder Stammzellteilung wieder eine Stammzelle entsteht und eine sog. Transitzelle, die den Weg in die Differenzierung geht. Diese Transitzellen vollführen zunächst mit meist sehr kurzen Generationszeiten mehrere Zellteilungen (3 → 10), bevor sie in die terminale Differenzierung übergehen. Die ausdifferenzierten, postmitotischen Funktionszellen haben eine programmiert begrenzte Lebensdauer und sterben danach ab. Die gesamte Transitzeit von der Stammzelle bis zum Tod der Funktionszelle variiert bei den verschiedenen Zellsystemen zwischen wenigen Tagen (z. B. Dünndarmschleimhaut) und vielen Monaten (z. B. Erythropoese). Diese Gesamtumsatzzeit beeinflusst den Zeitpunkt der Manifestation akuter Strahlenfolgen. Die größten Unterschiede bestehen in der Lebensdauer der reifen, postmitotischen Zellen. Ihre Abnahme unter einen kritischen Wert, bedingt durch den fehlenden Zellnachschub aus den proliferativen Kompartimenten, ist die zelluläre Ursache der klinischen Symptome akuter Strahlenfolgen.

Strahlendosen im Rahmen der Strahlentherapie haben keine Auswirkungen auf Lebensdauer und Funktionstüchtigkeit postmitotischer, reifer Zellen (mit wenigen Ausnahmen wie Lymphozyten, Drüsenzellen der Speicheldrüsen u. a.). Dagegen wird die Zahl parenchymatöser Stammzellen, einer schulterförmigen Dosis-Wirkungs-Kurve folgend, genau so vermindert wie die Zahl koloniebildender Zellen *in vitro*. Die direkte Ursache der bestrahlungsbedingten Hypoplasie ist jedoch die Proliferationsstörung der Transitzellen: Mit zunehmender Dosis wird die Zahl der von unreifen Transitzellen und inaktivierten Stammzellen noch durchführbaren Zellteilungen progressiv vermindert, sodass die Verstärkerfunktion der Transitzellproliferation dosisabhängig vermindert wird. Da die Elimination alter Funktionszellen normal weiterläuft, wird schließlich der Nachschubmangel manifest. Die Hypoplasie nimmt so lange zu, bis durch Proliferation überlebender Stammzellen deren Zahl wieder aufgefüllt ist und neue Transitzellen zur Vermehrung und Reifung zur Verfügung stehen.

Diese Prozesse von Stammzellproliferation und Transitzellproliferation (sowohl die Zahl der möglichen Teilungen als auch die Generationszeiten) unterliegen der physiologischen Regulation des Zellumsatzes durch Zytokine und Wachstumsfaktoren, die auch die Gewebsantwort auf bestrahlungsbedingte Störungen maßgeblich beeinflussen. Regulationsvorgänge aller Art spielen eine ebenso große Rolle für die Entwicklung und Abheilung der Symptomatik wie die Kinetik des Zellumsatzes im Gewebe während des normalen Gleichgewichtszustandes und die direkten Straheneffekte auf die reproduktive Integrität von Stammzellen.

Das klinische Kardinalsymptom aller akuten Strahlenfolgen ist die Entzündung. Diese kann nicht allein durch Störungen der Gewebsfunktion infolge der zellulären *Hypoplasie* oder durch Freisetzung von Substanzen bei der Desintegration abgetöteter parenchymatöser Zellen erklärt werden. Vielmehr wird bereits wenige Stunden bis Tage nach Bestrahlung in verschiedenen mesenchymalen Zellen (v. a. in Endothelzellen und in Zellen der Gefäßmedia) und in Makrophagen die Expression proinflammatorischer Zytokine wie IL-1α und TNF-α induziert und die Aktivität der induzierbaren NOS (Stickoxydsynthetase) und die Prostaglandinsynthese erhöht. Darüber hinaus werden auch in Parenchymzellen, z. B. den Keratinozyten der Epidermis, innerhalb weniger Stunden Zytokine, sowie EGF-Rezeptor oder Zelladhäsionsmoleküle vermehrt exprimiert. Es besteht jedoch weder Klarheit über die primären Signale und Signalketten, die zu diesen Zytokinreaktionen führen, noch ist deren Rolle für die Pathophysiologie der akuten Strahlenfolgen in den verschiedenen Geweben derzeit überblickbar (Fuks u. Weichselbaum 1995).

Ionisierende Strahlen haben zudem einen direkten Effekt auf die Expression spezifischer Gene. Eine Strahlendosis von < 2 Gy initiiert in Zellkulturen bereits innerhalb einer Stunde eine Fülle von akuten molekularen Stressreaktionen, wie die Aktivierung der Protoonkogene c-*fos*, c-*jun*, c-*myc* und c-Ha-*ras*. Der Beitrag dieser relativ unspezifischen Stressreaktionen auf die Entwicklung akuter und chronischer Strahlenfolgen ist bisher nicht geklärt.

3.4.3
Allgemeine Pathogenese chronischer Strahlenfolgen

Ein Kardinalsymptom chronischer Strahlenfolgen sind Teleangiektasien und Atrophie. Teleangiektasien sind massiv dilatierte Kapillaren, die in allen mit hohen Dosen bestrahlten Organen nach längerer Latenzzeit auftreten. In der Haut ist ihre Progredienz über viele Jahre hin gut zu verfolgen und ein charakteristisches Zeichen einer vorangegangenen Strahlenbehandlung. Die Pathogenese der Teleangiektasien ist weithin ungeklärt, ihnen liegt wohl ebenso wie der Kapillarrarefizierung, mit der sie stets verbunden sind, eine Schädigung der Kapillarendothelzellen zugrunde. Bis auf gelegentliche kosmetische Probleme sind Teleangiektasien der Dermis ohne klinische Bedeutung und nur Indikator einer sich v. a. als Atrophie manifestierenden, chronischen Strahlenfolge. Sie eignen sich aber gut als quantifizierbares Maß für die Darstellung von Dosis-Wirkungs-Kurven und Fraktionierungseffekten. In der Darmschleimhaut oder im Gehirn dagegen können kapilläre Blutungen aus Teleangiektasien zu beträchtlicher Morbidität führen.

Die wichtigste chronische Strahlenfolge am Gefäßsystem ist eine progrediente Verminderung der Kapillardichte mit der Folge einer zunehmenden Parenchymatrophie. Die strukturellen und funktionellen Folgen der Atrophie sind in den verschiedenen Organen unterschiedlich, der Mechanismus des Untergangs von Kapillaren dürfte dagegen organunspezifisch sein, ist aber nahezu pathognomonisch für eine Bestrahlungsfolge. Ursache ist eine spezifische Strahlenschädigung der Kapillarendothelzellen, die zu Störungen der Endothelzellfunktion führt, welche dann wiederum den Untergang ganzer Kapillaren bewirken. Charakteristisch und bis heute ungeklärt ist der Befund, dass die funktionellen Endothelzellschäden und die davon abhängigen Parenchymdefekte eine diskrete, herdförmige Verteilung zeigen, auch wenn alle Endothelzellen gleich und unabhängig voneinander von der Strahlung betroffen sind (Schultz-Hector 1992).

Neben der fokalen Ausdünnung des Kapillarnetzes mit der Folge der Atrophie wurden als weitere chronische Strahlenfolge progrediente Schädigungen in Arteriolen beschrieben, die v. a. als Mediasklerose imponieren und die ebenfalls zur Minderversorgung des abhängigen Gewebes führen. In großen Gefäßen, wie z. B. der A. carotis nach Strahlentherapie von Kopf-Hals-Tumoren besteht nach Latenzzeiten von vielen Jahren eine erhöhte Atheroseneigung, die zu klinisch relevanten Stenosen auch bei jüngeren Patienten führen kann. Es ist ungeklärt, ob die chronischen Strahlenfolgen in strukturierten Gefäßen wie Arteriolen und Arterien auf dem gleichen Mechanismus der primären Endothelzellschädigung beruhen wie die Kapillaruntergänge, oder ob darüber hinaus progrediente Störungen der Mediazellen verantwortlich sind (Schultz-Hector et al. 1995).

Ein weiteres Kardinalsymptom chronischer Strahlenfolgen ist die Fibrose. Neben reparativen Fibrosen, d. h. der unspezifischen Vernarbung von Gewebsdefekten, z. B. von Strahlenulzera, treten nach Strahlenbehandlung in verschiedenen Organen (z. B. der Lunge) auch primäre, produktive Fibrosen auf. Zwar wurde in bestrahlten Fibroblasten eine Zunahme der Differenzierungsneigung beobachtet, doch ist fraglich, ob dieser zelluläre Akuteffekt allein auch für die über Jahre progredienten Fibrosierungen bestrahlter Gewebe verantwortlich ist. Dagegen ist die Bedeutung des fibrosefördernden Zytokins TGF-β gesichert. Schon innerhalb weniger Tage nach Bestrahlung lässt sich in verschiedenen Zellen bestrahlter Gewebe eine erhöhte Expression sowohl von m-RNA als auch des Proteins selbst nachweisen, die teilweise in Geweben nach genügend hoher Strahlendosis über sehr lange Zeit hinweg bestehen bleibt (Rodemann u. Bamberg 1995). Durch Vergleich der TGF-β-Expression in Mäusestämmen, die auf eine Thoraxbestrahlung mit unterschiedlichem Ausmaß einer Lungenfibrose reagieren, konnte die enge kausale Beziehung zwischen strahleninduzierter TGF-β-Expression und Fibrose bewiesen werden, die wiederum durch definierte Gene bestimmt wird. Darüber hinaus dürften chronisch entzündliche Prozesse, die durch proinflammatorische Zytokine aufrecht erhalten werden, eine wichtige Rolle spielen.

3.4.4
Fraktionierungseffekt und Zeitfaktor, Wiederbestrahlungstoleranz

Akute und chronische Strahlenfolgen hängen neben der Dosis auch entscheidend von der Dosisfraktionierung und der zeitlichen Dosisverteilung ab, wobei generell festgestellt werden kann, dass der Schweregrad akuter Strahlenfolgen v. a. durch eine Verlängerung der Behandlungsdauer reduziert werden kann, während chronische Strahlenfolgen v. a. durch eine Reduktion der Dosis pro Fraktion abgemildert werden können. Für die mathematische Bewertung des Einflusses der Fraktionsdosis steht mit dem linearquadratischen Modell ein geeignetes Instrument zur Verfügung, wobei für akute Strahlenfolgen generell ein α/β-Wert von 10 Gy und für chronische Strahlenfolgen ein α/β-Wert von 3 Gy angesetzt wird, wenn nicht im Einzelfall organspezifische Werte vorgezogen werden (Fowler 1989). Für die mathematische Berücksichtigung des Zeitfaktors liegen weder für akute Strahlenfolgen noch für chronische Strahlenfolgen verlässliche Daten vor. Aus diesem Grund empfiehlt sich äußerste Vorsicht, wenn größere Abweichungen der Gesamtbehandlungszeit von der in der klinischen Praxis üblichen Zeit von 4–6 Wochen bei einer Wochendosis von 8–10 Gy geplant sind. Auch für chronische Strahlenfolgen gibt es Hinweise, dass eine Verkürzung der Gesamtbehandlungszeit eine Erhöhung der Rate chronischer Strahlenfolgen bewirken kann. Ebenso reduziert eine Verlängerung der Behandlungszeit nicht grundsätzlich die Rate akuter Strahlenfolgen (Trott u. Kummermehr 1993).

Die Behandlung eines eventuellen Rezidivs nach primär kurativer Strahlentherapie stellt ein schwieriges Problem dar, da selbst nach sehr langer Zeit nicht mit einer vollständigen Erholung aller Normalgewebe gerechnet werden kann. Akute Strahlenfolgen sind zwar bei einer Rezidivbestrahlung in der Regel nicht erhöht, doch besteht beträchtliche Unsicherheit über das Ausmaß der zu befürchtenden Reduktion der chronischen Strahlentoleranz des vorbestrahlten Gewebes. Aus der Dynamik der Schadensprogression v. a. nach höheren Dosen ergibt sich, dass ggf. sogar mit einer über Jahre zunehmenden Einschränkung der Wiederbestrahlungstoleranz gerechnet werden muss.

3.4.5
Spezielle Pathogenese, Pathologie und Strahlenbiologie der Strahlenfolgen

Im Folgenden werden an ausgewählten Beispielen die strahlenbiologischen und klinischen Aspekte der Strahlenwirkungen an spezifischen Geweben dargestellt. Für eine systematische Darstellung an allen relevanten Organen wird auf die entsprechenden Standardwerke verwiesen (z. B. Dunst u. Sauer 1995; Herrmann u. Baumann 1997; Plowman et al. 1991; Rubin u. Casarett 1968; Scherer et al. 1991).

Knochenmark
Das strahlenempfindlichste lebenswichtige Organ des Menschen ist das Knochenmark. Nach einer Ganzkörperbestrahlung nimmt dosisabhängig die Konzentration von Granulozyten und Thrombozyten im Blut im Verlauf von 2 Wochen ab, ein erstes Minimum ist nach ca. 12 Tagen erreicht. Nach Dosen unter 8 Gy wird es von einer vorübergehenden Regenerationsphase abgelöst, bis nach 3 bis 4 Wochen ein zweites, meist länger dauerndes Minimum der Granulozytenzahl das höchste Risiko lebensbedrohlicher septischer Infektionen mit sich bringt. Die endgültige Regeneration erfolgt im Verlauf mehrerer Wochen und Monate aus überlebenden Knochenmarksstammzellen (Nothdurft 1991).

Am Beispiel der Wirkung einer Ganzkörperbestrahlung wurde das allgemeine pathogenetische Konzept der akuten Strahlenwirkungen auf Wechselgewebe entwickelt. Die Grundlage ist die mit der Strahlendosis exponentiell abnehmende Zahl von Stammzellen und die Verminderung der für Progenitor-/Transitzellen möglichen Amplifikationsteilungen (wobei im normalen Knochenmark zwischen Progenitorzelle und Myeloblast 10 Amplifikationsteilungen liegen) bei unveränderter Differenzierung und Lebensdauer postmitotischer Zellen. Gerade am Beispiel des Knochenmarks wurde aber auch gezeigt, dass eine Fülle von Wachstumsfaktoren in diese Prozesse eingreifen und dadurch den Ablauf der Strahlenreaktion wesentlich modifizieren können. Dies spielt bei der Teilkörperbestrahlung wahrscheinlich eine noch größere Rolle als bei der Ganzkörperbestrahlung.

Der Ablauf der akuten Strahlenreaktion des hämatopoetischen Organs wird wesentlich modifiziert, wenn (wie in der typischen lokal eng begrenzten Strahlentherapie von Karzinomen) nur kleine Anteile des blutbildenden Knochenmarks bestrahlt werden. Signifikante Veränderungen im Blutbild und der physiologischen Regulation der Hämatopoese treten erst dann auf, wenn mehr als 10–15 % des hämatopoetischen Knochenmarks im Bestrahlungsfeld liegen, was bei verschiedenen Großfeldtechniken, v. a. bei der Strahlentherapie von Lymphomen, regelmäßig der Fall ist. So liegen beim Erwachsenen bei der Total-Nodal-Bestrahlung 50–75 % des aktiven Knochenmarks im bestrahlten Volumen, bei der Mantelfeldbestrahlung 20–30 % und bei der Bestrahlung der abdominalen Lymphknoten 30–40 %.

Zum Abschluss einer Bestrahlung von etwa einem Viertel des aktiven Knochenmarks mit 40 Gy (was einer typischen Großfeldtherapie bei Lymphomen entspricht), sind Thrombozyten- und Granulozytenkonzentration auf etwa die Hälfte des Ausgangswertes abgesunken. Lebensbedrohliche Granulozytopenien können auftreten, wenn das bestrahlte Volumen initial wesentlich höher ist oder z.B. nach dem oberen Mantelfeld die Bestrahlung der abdominellen Felder unmittelbar anschließt. Vier Wochen Pause zwischen beiden Bestrahlungen genügen aber, um ein weiteres Absinken der Granulozytenzahl zu vermeiden. Die vollständige Regeneration nach Bestrahlung der Hälfte des hämatopoetischen Knochenmarks erfordert mehrere Monate. Durch vorangegangene oder simultane Chemotherapie kann die Depression der Hämatopoese und die Verzögerung der Regeneration wesentlich verstärkt werden.

Wenn mehr als 15 % des hämatopoetischen Knochenmarks bestrahlt werden, kommt es im nicht bestrahlten Knochenmark, wie z. B. dem in Rippen, Beckenschaufel oder Wirbelkörpern, zur Stimulation der Hämatopoese, zur erhöhten Proliferation der Progenitorzellen und zur Erhöhung der Zahl zirkulierender Knochenmarksstammzellen (Nothdurft 1991). Eine lokale Regeneration der Hämatopoese kann nur erfolgen, wenn die Strahlendosis < 30 Gy betragen hat, nach höheren Dosen wird das bestrahlte Knochenmark auf lange Zeit oder auf Dauer in Faser- und Fettmark umgewandelt.

Langfristig erholt sich das Knochenmark auch nach Bestrahlung großer Anteile des aktiven Marks durch diese verschiedenen Kompensationsmechanismen so weit, dass zwar keine *Symptome* verminderter Hämatopoese auftreten, es muss jedoch mit einer langfristigen Einschränkung der *Knochenmarksreserve* gerechnet werden, die z. B. die Toleranz gegenüber einer später erforderlichen Chemotherapie stark beeinträchtigen kann. Die verminderte Knochenmarksreserve ist Folge sowohl der Limitierung des verfügbaren Knochenmarksstromas als auch einer funktionellen Insuffizienz überlebender Knochenmarksstammzellen.

Eine klinisch bedeutsame Abnahme der Granulozytenzahl wird heute v. a. mit der Gabe von Wachstumsfaktoren (v. a. G-CSF) behandelt. Substitutionstherapien sind in der Regel nicht erforderlich.

Immunsystem
Auch viele Jahre nach einer Ganzkörperbestrahlung sind noch Störungen der Immunfunktionen nachzuweisen. So war z. B. bei den mit > 1 Gy bestrahlten Überlebenden der Atombombenabwürfe von Hiroshima und Nagasaki auch 40 Jahre später noch die Zahl und die Stimulierbarkeit von T-Lymphozyten signifikant erniedrigt und die Zahl der B-Lymphozyten erhöht.

Aber auch die Strahlentherapie eng umgrenzter Körperbereiche, wie sie in der Behandlung von Malignomen die Regel ist, kann zu lang andauernden Störungen der Immunreaktionen führen, so v. a. bei Patientinnen mit Mammakarzinom, bei denen eine Verminderung der Zahl von T- Lymphozyten noch Jahre nach Abschluss der Behandlung nachzuweisen ist. Auch andere funktionelle Immunstörungen nach Strahlentherapie betreffen in der Regel die T-Zellen (Grosse-Wilde u. Schäfer 1991). Viel wurde über die klinischen Konsequenzen dieser strahlentherapieinduzierten Immunstörungen spekuliert, so z. B. über die Möglichkeit einer dadurch gegebenen Förderung einer Fernmetastasierung. Keine der dokumentierten Studien hat jedoch bisher eine Korrelation zwischen Veränderungen von Immunparametern nach Strahlentherapie und Häufigkeit von Rezidiven oder Fernmetastasierung bewiesen.

Haut
Akute und chronische Strahlenfolgen an der Haut werden häufiger beobachtet als an anderen Organen. Während einer Strahlenbehandlung reagiert die Haut mit einer regelhaften Abfolge von Reaktionen, die in der dritten Woche mit einer beginnenden Epilation und zunehmender Hauttrockenheit einsetzt, gefolgt von progressiver Rötung (Erythem) und anderen Zeichen einer dermalen Entzündungsreaktion. Ab der 4. Woche einer konventionell fraktionierten Strahlenbehandlung wird meist eine trockene Schuppung (desquamative Radiodermatitis) beobachtet. Eine exsudative Radiodermatitis ist heute jedoch eher selten und tritt meist in Bezirken zusätzlicher mechanischer Belastung, z. B. in intertriginösen Regionen auf. Die Regeneration beginnt etwa eine Woche nach Abschluss der Behandlung und ist etwa 3 Wochen später komplett. Während sich die Schweißdrüsen in der Regel vollständig erholen, bleiben die Talgdrüsen anhaltend geschädigt, sodass sich die bestrahlte Haut auf Dauer trocken anfühlt und eine erhöhte Empfindlichkeit aufweist. Nach Gesamtdosen unter 50 Gy kann auch mit dem erneuten Wachsen der Haare gerechnet werden. Eine Hyperpigmentierung kann oft in den ersten Monaten nach Bestrahlungsende beobachtet werden. Diese blasst jedoch meist wieder ab, während bei dunkelhäutigen Menschen ein Pigmentverlust (*Vitiligo*) auftreten kann. Als typische Langzeitveränderung an der Haut nach Strahlentherapie kann eine mäßige Atrophie und Trockenheit mit vereinzelten Teleangiektasien gelten (Trott u. Kummermehr 1991).

Ulzerationen der Haut, d. h. Nekrosen bis in die Dermis können entweder als übermäßige akute Reaktion, als „consequential late damage" oder auch sekundär als Folge einer Traumatisierung einer atrophischen Haut auftreten. Neben hohen Strahlendosen sind in der Regel zusätzliche Traumen, wie exzessive UV-Bestrahlung, mechanische oder chemische Noxen, aber auch ungeeignete chirurgische Interventionen kausal beteiligt.

Durch die mit der Hochvolttherapie einhergehende Verschiebung des Dosismaximums von der Haut in die Unterhaut werden chronische Veränderungen heute v. a. in der Subkutis beobachtet. Die sog. subkutane Fibrose ist primär eine Atrophie des lockeren subkutanen Fettbindegewebes, die häufig als schmerzhafte, teigig ödematöse Schwellung 2–3 Monate nach Ende der Bestrahlung beginnt und sich später sekundär fibrotisch organisiert (Trott u. Kummermehr 1991).

Das regelhaft unter der Strahlentherapie auftretende Erythem ist die entzündliche Reaktion der Dermis auf die zunehmende Hypoplasie der Epidermis. Ein ausgeprägtes Erythem tritt auf, wenn die Zelldichte der Epidermis auf etwa 50 % des Normalwertes gesunken ist

In der chronischen Phase ist die Zahl der Zellschichten in der Epidermis reduziert und die Papillen sind abgeflacht. Neben dieser Atrophie liegen auch hypertrophische Epidermisbereiche vor. Die Haarfollikel sind verschwunden, die Talgdrüsen sind atrophisch, während die Schweißdrüsen normal erscheinen. Im histologischen Bild fallen v. a. die Teleangiektasien der oberen Dermis und eine zunehmende Vergrößerung und Ödematisierung der dermalen Kollagenfasern auf. Das histologische Bild der subkutanen Fibrose unterscheidet sich nicht von dem einer Vernarbung nach anderen Traumata. Die wesentliche Ursache der chronischen Strahlenfolgen der

Haut ist eine progrediente Schädigung des dermalen und subkutanen Gefäßsystems, v. a. der Kapillaren.

Eine simultane oder sequentielle Chemotherapie kann akute Reaktionen wie auch insbesondere konsekutive Strahlenspätschäden der Haut verstärken. Für einen Einfluss auf chronische Strahlenfolgen liegen keine verlässlichen Daten vor.

Darm

Akute Reaktionen des Darms treten bei der Mehrzahl der Patienten auf, die wegen eines Tumors im Abdomen bestrahlt werden. Das Hauptsymptom akuter Strahlenfolgen des Darms ist Durchfall. Dieser beginnt meist in der 2. oder 3. Bestrahlungswoche, wenn größere Anteile des Dünndarms im Feld liegen. Während der akuten Strahlenreaktion ist die Darmpassage beschleunigt, die Resorption von Kohlehydraten und – in geringerem Ausmaß – die von Aminosäuren und Fettsäuren ist gestört. Die akuten Reaktionen des Darms gehen in der Regel innerhalb von 1 bis 2 Wochen nach Abschluss der Strahlenbehandlung zurück.

Chronische Strahlenfolgen am *Dünndarm* beginnen nicht selten mit einem Wiedereinsetzen von Durchfall Monate nach Sistieren der Symptomatik der akuten Phase. Schwere Strahlenfolgen am Dünndarm können plötzlich unter dem Bild eines „akuten Abdomens" auftreten, in der Regel nehmen die oft sehr unspezifischen Beschwerden jedoch langsam zu, wobei das Hauptsymptom Obstipation und Bauchschmerzen sind. Die Diagnose, die am häufigsten zum chirurgischen Eingreifen zwingt, ist ein Obstruktionsileus. Das beschwerdefreie Intervall zwischen Bestrahlung und dem Auftreten solcher schwerer Strahlenfolgen am Darm liegt in der Regel unter 2 Jahren (Smalley u. Evans 1991).

Die klinischen Symptome der chronischen Strahlenfolgen am *Dickdarm* bestehen meist in Blähungen und lokalen Schmerzen. Beim Kontrasteinlauf fällt in der Regel eine eng umschriebene Wandstarre und Stenose auf.

Bei Bestrahlung des *Rektums* treten die akuten Symptome einer Proktitis, Schmerzen beim Stuhlgang und Sphinkterkrämpfe, meist erst gegen Ende der Strahlenbehandlung auf. Das Hauptsymptom der chronischen Strahlenfolgen am Rektum sind Darmblutungen, die in der Regel 6–12 Monate nach der Bestrahlung erstmals beobachtet werden, daneben Krämpfe und Schleimauflagerungen. Bei der Rektoskopie fällt eine entzündete, atrophische Schleimhaut mit leicht blutenden Teleangiektasien auf.

Angaben über die Häufigkeit chronischer Strahlenfolgen am Darm hängen entscheidend von den Diagnosekriterien ab und können für die gleiche Behandlung zwischen 1 und 20% variieren. Am besten ist die Dosisabhängigkeit der chronischen Proktitis dokumentiert, die rektoskopisch diagnostiziert und bewertet wird. Keine Proktitis wurde bei Dosen um 40 Gy beobachtet, nach 60 Gy tritt sie bei etwa 20% der Patienten auf. Daten über die Häufigkeit chronischer Strahlenfolgen an intraperitoneal gelegenen Darmabschnitten sind weniger gut dokumentiert. Neben Strahlendosis und Fraktionierung ist eine vorausgegangene Laparotomie der wichtigste Risikofaktor (Trott u. Herrmann 1991).

Schleimhautbiopsien während der Strahlentherapie abdomineller Tumoren haben gezeigt, dass bereits wenige Stunden nach Bestrahlung in den proliferierenden Zonen der Schleimhautkrypten Zelluntergänge zu sehen sind. Mit fortschreitender Strahlenbehandlung nehmen Zahl und Größe der Krypten immer mehr ab, bis sich nach etwa 40 Gy in der Regel ein neues Gleichgewicht einstellt, das bis zum Ende der Therapie erhalten bleibt. Das klinische Symptom Durchfall ist also nicht Folge einer Schleimhautdenudation (wie der Durchfall des letal verlaufenden akuten gastrointestinalen Strahlensyndroms), sondern tritt bei hypoplastischer, aber intakter Schleimhaut auf. Durch die verminderte Darmoberfläche kommt es jedoch zu Resorptionsstörungen, wobei wahrscheinlich Störungen der Reabsorption von Gallensäuren im Ileum von besonderer Bedeutung sind.

Das histopathologische Bild der chronischen Strahlenreaktion des Darms hängt in erster Linie vom Intervall zwischen Bestrahlung und Manifestation ab. Bei kurzen Intervallen herrschen Ödem, fibrinöse Peritonitis und andere chronische Entzündungszeichen vor, später eher fibrotische und hyaline Veränderungen. Die Schleimhaut erscheint dann variabel, wechselnd zwischen hyperplastischen und atrophischen Bereichen mit gelegentlichen Ulzerationen, die von akuter Entzündungsreaktion der Lamina propria begleitet sind (Trott u. Herrmann 1991).

Sowohl die Häufigkeit akuter wie auch die chronischer Strahlenfolgen des Darms hängt entscheidend von der Fraktionierung ab. Dabei spielt für die akuten Strahlenfolgen die Behandlungsdauer die größere Rolle, während für die chronischen Strahlenfolgen in erster Linie die Höhe der Fraktionsdosis wichtig ist. Klinische Daten über den Einfluss der Fraktionsdosis auf die akuten Strahlenfolgen am Darm liegen nicht vor, experimentelle Daten zeigen α/β-Werte von > 10 Gy. Die Repopulierungsleistung der Dünndarmschleimhaut ist sehr hoch, was sich daran zeigt, dass Zahl und Größe der Krypten nach Erreichen einer Dosis von ca. 40 Gy einen Gleichgewichtszustand erreichen, d.h. dass gegen Ende der Strahlenbehandlung die stimulierte Repopulierung bis zu 10 Gy pro Woche zu kompensieren vermag.

Klinische und experimentelle Daten belegen, dass für die chronischen Strahlenfolgen am Darm die Höhe der Fraktionsdosis von sehr großer Bedeutung ist. Die Rate schwerer Nebenwirkungen nahm signifikant zu, wenn von einer täglichen Bestrahlung mit 2 Gy auf eine einmal wöchentliche Bestrahlung mit 6 Gy gewechselt wurde, obwohl die akuten Reaktionen identisch waren. Der α/β-Wert liegt bei 3–5 Gy. Da gerade im Darm konsekutive Strahlenspätschäden als Folge einer exzessiven akuten Reaktion von besonderer Bedeutung sind, muss auch damit gerechnet werden, dass bei starker Verkürzung der Gesamtbehandlungszeit die Rate später Strahlenfolgen ansteigt, wie das experimentell mehrfach demonstriert worden ist.

Die simultane Chemotherapie v. a. mit Fluoruracil kann die Häufigkeit akuter Strahlenfolgen verstärken, es gibt aber auch Hinweise darauf, dass bei sequentieller Gabe das Risiko chronischer Strahlenfolgen etwas erhöht werden könnte.

Auge

Das Auge besteht aus verschiedenen Strukturen unterschiedlicher Strahlenempfindlichkeit, von der Linse, die zu den strahlenempfindlichsten Organen des Körpers gehört, bis zur extrem strahlenresistenten Sklera. Die klinischen Manifestationen der Folgen einer Strahlentherapie mit Zielvolumen in oder in der Nähe von okulären Strukturen sind daher sehr variabel, nicht zuletzt weil bei der Strahlentherapie in diesem Bereich in den meisten Fällen große Dosisinhomogenitäten innerhalb des Organs Auge angestrebt werden.

Die Linse ist die strahlenempfindlichste Struktur im Auge (Harnett u. Hungerford 1991). Die Strahlenkatarakt ist im Gegensatz zur Alterskatarakt dadurch gekennzeichnet, dass sie im hinteren Linsenpol beginnt. Dies ist allerdings nicht pathognomonisch für eine Radiogenese, da auch Katarakte anderer Ursache, wie z. B. nach Langzeittherapie mit Kortikosteroiden, ihren Ausgangspunkt im hinteren Linsenpol nehmen. Die Toleranzdosis für ophthalmologisch erkennbare Linsentrübungen liegt bei 8 Gy. Mit zunehmender Dosis nimmt der Schweregrad der Linsentrübung bis zum völligen Visusverlust zu, was bei etwa 25 Gy erwartet werden muss. Die besten Daten zur Bewertung von Dosiszeitfaktoren der Linsentrübung stammen aus der Nachbeobachtung von Kindern nach Ganzkörperbestrahlung. Nach 10 Gy Einzeldosis entwickelten 75 % der überlebenden Kinder nach 5 Jahren eine Linsentrübung. Wenn die Dosisleistung von 0,2 auf 0,05 Gy/min gesenkt wurde, sank die Rate auf 20 %, desgleichen wenn eine Dosis von 12 Gy in 6 Fraktionen gegeben wurde. Aus diesen Daten lässt sich ein relativ niedriger α/β-Wert für die Linse abschätzen.

Als Ursache der Linsentrübung wird eine Proliferationsstörung in der germinativen Zone des Linsenepithels am vorderen Rand des Linsenäquators angesehen. Die geschädigten Zellen wandern dann zum hinteren Linsenpol, wo sie absterben. Wie sie dabei eine Linsentrübung verursachen, ist weitgehend ungeklärt.

Die meisten durch Strahlentherapie ausgelösten Linsentrübungen führen nicht zu einer behandlungsbedürftigen Visuseinschränkung. Wenn die Katarakt entfernt werden muss, ist wegen der begleitenden Schädigung der Tränendrüsen das Tragen von Kontaktlinsen in der Regel nicht möglich, sodass eine Linsenimplantation die Therapie der Wahl ist.

Gonaden

Die zahlenmäßige Entwicklung aller Eizellen der Frau ist bereits zur Geburt abgeschlossen. In der generativen Phase reifen etwa 400 Eizellen aus. Ein Erneuerungssystem existiert nicht. Die Frage der strahlenbedingten Sterilität wird also dadurch bestimmt, wie viele Primordialfollikel die Bestrahlung überleben. Das begründet auch die negative Korrelation zwischen Alter der Patientin zum Zeitpunkt der Bestrahlung und der Kastrationsdosis, sodass die Angaben von Toleranzdosen für die Ovarien immer mit einer Altersangabe verbunden sein müssen. Die klinische Folge einer Bestrahlung der Ovarien ist das temporäre oder permanente Ausbleiben der Menstruationsblutung verbunden mit den entsprechenden hormonellen Störungen. Nach Bestrahlung des Ovars zwischen 15 und 40 Jahren mit ca. 5 Gy, z. B. im Rahmen einer Therapie des M. Hodgkin, muss mit 25 % temporärer und 75 % permanenter Amenorrhoe gerechnet werden. Bei älteren Frauen genügen bereits Dosen um 2,5 Gy, um eine permanente Amenorrhoe auszulösen (Riepl u. Reitz 1995).

Die Produktion reifer Spermien erfolgt etwa vom 10. Lebensjahr des Mannes bis zum Tod. Stammzellen dieses sehr effektiven Wechselgewebes sind Spermatogonien, die in den einzelnen Reifungsstufen sehr unterschiedliche Strahlenempfindlichkeit aufweisen. Am empfindlichsten sind die in der Reifung befindlichen Spermatogonien, die bereits nach 1 Gy auf wenige Prozent reduziert werden. Aufgrund der komplexen Organisation von Spermatogonien unterschiedlicher Reifung und Strahlenempfindlichkeit kommt es dazu, dass eine fraktionierte Bestrahlung für die Spermiogenese toxischer ist als eine Einzeitbestrahlung (paradoxer Fraktionierungseffekt). Gesamtdosen von >1,5 Gy führen zu irreversibler Azoospermie. Nach Dosen um 1 Gy kann jedoch noch nach mehreren Jahren mit einer Restitution der Spermiogenese gerechnet werden, wobei in einzelne Berichten noch Erholung auch nach höheren Dosen geschildert wird. Für die praktische Beurteilung der Reversibilität der Spermienproduktion kann der Zeitraum von 3 Jahren nach Bestrahlung dienen. Besteht dann noch eine Azoospermie, dann ist eine Erholung nicht zu erwarten (Riepl u. Reitz 1995).

Letztendliche Ursache der Azoospermie ist die Abtötung der unreifen Spermatogonien des Stammzellkompartiments. Da die hormonproduzierenden Zellen nicht proliferieren und nicht von den Spermatogonien abhängen, ist die Azoospermie nicht mit hormonellen Defektzuständen verbunden.

Strahlen- und Chemotherapie addieren sich bei der Schädigung der Spermatogenese. Eine Erholung scheint nach alleiniger Chemotherapie schneller einzutreten als nach alleiniger Strahlenbehandlung oder Kombination beider Modalitäten.

3.5 Strahlenkarzinogenese

H. Jung, C. Streffer

3.5.1 Einleitung

Wenn von „Strahlenrisiko" im Bereich kleiner Strahlendosen ohne weitere Spezifizierung die Rede ist, geht es fast ausschließlich um die Induktion strahlenbedingter Krebserkrankungen. Die genetischen Risiken (vgl. Abschn. 3.6) werden deutlich geringer eingeschätzt. Im Folgenden soll anhand der derzeit gültigen wissenschaftlichen Erkenntnisse aufgezeigt werden, wie Abschätzungen des Risikos durch strahleninduzierte Krebserkrankungen vorgenommen werden, auf welchen Daten sie beruhen und wie ihre Grenzen zu sehen sind.

Für eine ausführliche Darlegung dieser Strahlenrisiken gibt es mehrere Gründe. Zum einen sind für den Radiologen profunde Kenntnisse über das Strahlenrisiko unabdingbar, da bei jeder Maßnahme, die mit einer Strahlenexposition verbunden ist, Nutzen und Risiko gegeneinander abzuwägen sind. Zum anderen wird jeder Radiologe häufig mit Fragen besorgter Patienten hinsichtlich ihrer Gefährdung durch eine Röntgenuntersuchung konfrontiert. Hierbei kommt es nicht nur darauf an, die Größe des Risikos zu kennen, vielmehr muss diese Kenntnis dem Patienten in verständlicher Form vermittelt werden. Je profunder die Kenntnisse der Zusammenhänge sind, um so kompetenter kann der Radiologe beiden Gesichtspunkten Rechnung tragen.

3.5.2 Mechanismen der strahlenbedingten Krebsentstehung

Es ist seit vielen Jahren bekannt, dass die Krebsentstehung etwas mit Mutationen und folglich mit Veränderungen der DNA zu tun hat. Veränderungen der DNA können sowohl spontan entstehen als auch in vielfältiger Weise durch ionisierende Strahlen verursacht werden. Sehr wirkungsvolle Reparaturprozesse eliminieren einen erheblichen Teil dieser Schäden. Dieses geschieht jedoch nicht vollständig, sodass mit steigender Strahlendosis eine zunehmende Zahl dieser Veränderungen in einzelnen Zellen verbleiben und zu Mutationen führen. Es können auf diese Weise einzelne maligne transformierte Zellen gebildet werden, die über proliferative Prozesse zu einem Klon maligner Zellen und schließlich zu einem Tumor führen. Dieser Vorgang wird als monoklonales Wachstum bezeichnet (Nowell 1976).

Knudson (1971) hat für die Entstehung von Retinoblastomen die Zweischritt-Theorie vorgeschlagen, die besagt, dass ein Krebs nur dann entsteht, wenn in einer Zelle beide homologe Allele eines Gens mutiert sind. Aufgrund molekulargenetischer Untersuchungen wissen wir heute, dass für die Krebsentstehung im Allgemeinen mehr als zwei Mutationsschritte erforderlich sind. Dieser Mehrschrittprozess wurde besonders klar für kolorektale Tumoren nachgewiesen, an deren Entstehung mindestens 7 aufeinanderfolgende genetische Ereignisse beteiligt sind (Kinzler u. Vogelstein 1996). Die beiden ersten Ereignisse in der Mutationskaskade (Abb. 3.19) dürften Gene betreffen, die an der Reparatur von DNA-Schäden beteiligt und somit für die Aufrechterhaltung der Integrität des Genoms wesentlich sind („caretaker genes").

Eine Mutation des zweiten Allels eines Caretaker-Gens dürfte zu einer Verschlechterung der Reparatur von DNA-Schäden und damit zu genetischer Instabilität führen. Diese zieht eine erhöhte Mutationsrate aller Gene nach sich, einschließlich der Gene, die direkt das Wachstum von Zellen regulieren („gatekeeper genes"; Kinzler u. Vogelstein 1997). Nach einer weiteren Mutation im homologen Gatekeeper-Gen kann die betroffene Zelle einen Wachstumsvorteil gegenüber anderen Zellen erlangen, es entsteht ein hyperproliferatives Epithel, das in ein frühes Adenom mündet. Es folgen weitere Mutationen in Onkogenen (z. B. *K-RAS*) und Tumorsuppressorgenen (z. B. *P53*), die zu einer weiter gesteigerten Zellproliferation (Promotion) und Ausprägung der Malignität führen sowie in einen invasiven und metastasierenden Krebs münden (Progression, Abb. 3.19). Prozesse, die die Zellproliferation stimulieren, können die Rate an Krebserkrankungen (auch nach Bestrahlung) erhöhen und die Latenzzeit verkürzen. Dieses gilt in besonderem Maße für endokrin beeinflusste Tumoren, z. B. der weiblichen Brust und der Schilddrüse.

Diese Vorgänge sind v. a. bei Patienten mit einer genetischen Prädisposition (familiäre adenomatöse Polyposis coli) untersucht worden. Bei diesen Patienten liegt eine ererbte Mutation im *APC-Gen* (Gate-

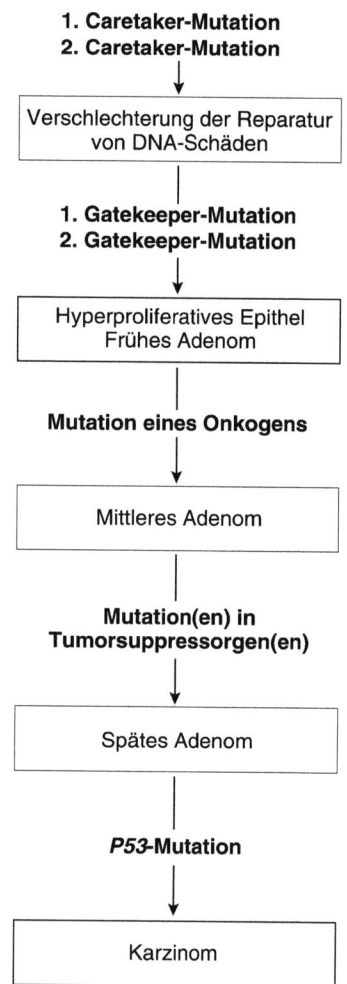

Abb. 3.19. Sequentielle Mutationen bei der Entwicklung kolorektaler Tumoren. (Nach Fearon u. Vogelstein 1990 sowie Kinzler u. Vogelstein 1996; 1997)

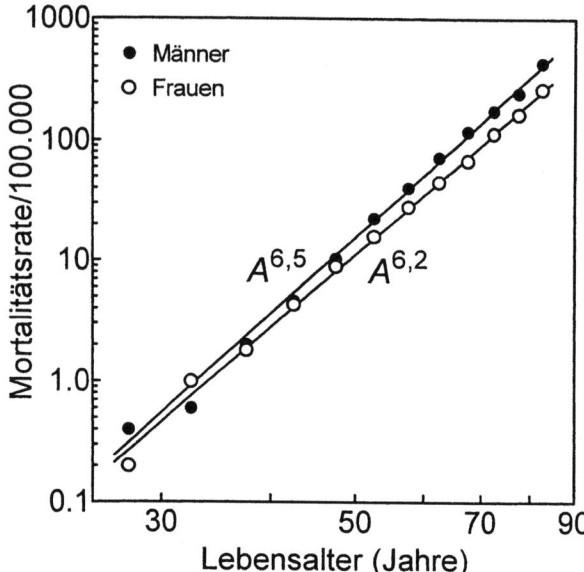

Abb. 3.20. Mortalitätsraten pro 100000 Personen durch kolorektale Karzinome in Deutschland (West) im Jahr 1995 (Daten aus Becker u. Wahrendorf 1998). In doppelt-logarithmischer Auftragung ergeben sich Geraden, deren Steigung besagt, dass die Mortalitätsrate mit der 6. bis 7. Potenz des Lebensalters (A) zunimmt. Die Daten wurden an die Gleichung Rate = $k \times A^m$ (k und m sind Konstanten) angepasst, wobei mit dem Reziproken der Rate gewichtet wurde

keeper) auf dem Chromosom 5 vor. Somit liegt in der befruchteten Eizelle und postnatal in jeder Körperzelle des betroffenen Individuums bereits eine Gatekeeper-Mutation vor. Bei einer weiteren Mutation in dem homologen *APC-Gen* – was angesichts der starken Proliferation während der pränatalen Entwicklung relativ wahrscheinlich ist – befinden sich bereits im Neugeborenen viele Körperzellen in einem hyperproliferativen Zustand. Als Folge davon ist bei Trägern einer APC-Mutation das Risiko, an einem kolorektalen Tumor zu erkranken, gegenüber der Normalbevölkerung etwa 1000fach erhöht (Kinzler u. Vogelstein 1997). Auch beim Retinoblastom liegt eine Keimbahnmutation eines Gatekeeper-Gens vor und eine ähnlich große Risikoerhöhung wie bei den kolorektalen Tumoren. Im Gegensatz dazu scheinen Xeroderma pigmentosum, Ataxia teleangiectatica oder eine genetische Prädisposition für Brustkrebs (*BRCA1* und *BRCA2*) durch eine Keimbahnmutation eines Caretaker-Gens verursacht zu werden; in diesen Fällen ist das Krebsrisiko 5- bis 50fach gegenüber der Normalbevölkerung erhöht (s. auch Abschn. 3.1.7).

Obwohl die Kenntnisse über die zellulären und molekularen Grundlagen der Karzinogenese in beachtlichem Maße zugenommen haben, sind immer noch viele Fragen, wie z. B. die Sequenz der Mutationsschritte und ihre Frequenz in individuellen Zellen, offen. Offensichtlich ist die Induktion einer genomischen Instabilität z. B. durch ionisierende Strahlen in diesem Zusammenhang von erheblicher Bedeutung (Little 2000; Streffer 1997). Dies weist darauf hin, dass die kanzerogene Wirkung ionisierender Strahlen wohl überwiegend auf einer Induktion von „Startmutationen" in Caretaker-Genen beruhen könnte.

Ein deutlicher Hinweis, dass an der Entstehung von Tumoren mehrere mutagene Ereignisse beteiligt sind, lässt sich aus der Zunahme der Krebshäufigkeit mit dem Lebensalter ableiten. In Abb. 3.20 sind die altersbezogenen Mortalitätsraten durch kolorektale Karzinome in doppelt logarithmischer Auftragung dargestellt. Für Männer ergibt sich eine Gerade mit einer Steigung von 6,5, für Frauen eine Steigung von 6,2; d.h. die Wahrscheinlichkeit für kolorektale Karzinome nimmt mit der 6. bis 7. Potenz des Lebensalters zu. Wenn 6–8 unabhängige Ereignisse für die

Tumorentstehung erforderlich sind, die jeweils proportional zur Zeit auftreten, passen Molekularbiologie und Epidemiologie der kolorektalen Karzinome recht gut zusammen.

3.5.3 Stochastische Strahlenrisiken

Entscheidend für die Gesundheitsgefährdung im Bereich niedriger Strahlendosen und somit auch für die Abschätzung der Risiken der Röntgendiagnostik sind die sog. *stochastischen Strahlenschäden*. Sie beruhen, wie bereits besprochen, auf der Transformation und Mutation der betroffenen Zellen und führen zu neoplastischen Veränderungen und zu Erbkrankheiten. Bei diesen Schäden ist nicht die Schwere des Schadens von der Dosis abhängig, sondern die Eintrittswahrscheinlichkeit des Schadens nimmt mit der Dosis zu. Mit anderen Worten: Eine Erhöhung der Dosis führt nicht zu dramatischeren Mutationen oder bösartigeren Tumoren, sondern diese Veränderungen treten mit größerer Häufigkeit auf. Man nimmt an, dass die Zunahme proportional zur Dosis und ohne Schwellenwert erfolgt. Vieles spricht für diese Annahme, streng bewiesen ist sie allerdings nicht; doch stellt sie die Grundphilosophie des gesamten Strahlenschutzes dar.

Ein ganz wichtiger Befund ist nun, dass durch Bestrahlung dieselben Typen von Krebs hervorgerufen werden, die auch spontan auftreten. Da es also keine strahlenspezifischen Krebserkrankungen gibt, ist es bei einer Einzelperson nicht möglich, einen kausalen Zusammenhang zwischen einer vorausgegangenen Strahlenexposition und einer klinisch manifesten Krebserkrankung im strengen Sinne nachzuweisen, weil ein durch Strahlung verursachtes Karzinom bisher weder zell- oder molekularbiologisch noch klinisch von denjenigen zu unterscheiden ist, die durch andere natürliche oder zivilisatorische Einflüsse hervorgerufen werden.

Deshalb kann eine quantitative Aussage über das Strahlenkrebsrisiko immer nur für ein großes Kollektiv bestrahlter Personen getroffen werden, und zwar nur dann, wenn durch den alleinigen Einfluss der Bestrahlung in dieser Gruppe eine statistisch signifikante Erhöhung gegenüber der spontanen Krebsrate auftritt. Die Kenntnisse über das Strahlenkrebsrisiko beim Menschen stammen aus langjährigen Beobachtungen großer Patientengruppen nach medizinischer Strahlenanwendung und insbesondere der Überlebenden der Atombombenexplosionen von Hiroshima und Nagasaki.

3.5.4 Quantifizierung des Krebsrisikos

Klinische Beobachtungen

In einer epidemiologischen Studie wurden Untersuchungen an 2573 Frauen durchgeführt, die in den Jahren 1925 bis 1954 in einigen Sanatorien des US-Bundesstaates Massachusetts wegen Lungentuberkulose mit der Anlage eines Pneumothorax behandelt wurden (Boice et al. 1991). Hierbei wurde fast jede Woche der Brustraum mit Luft gefüllt, um die erkrankte Lunge ruhig zu stellen, wobei der Grad der Füllung unter Durchleuchtung kontrolliert wurde. Im Verlauf der 2–3 Jahre dauernden Behandlung waren diese Frauen bis zu 400-mal durchleuchtet worden.

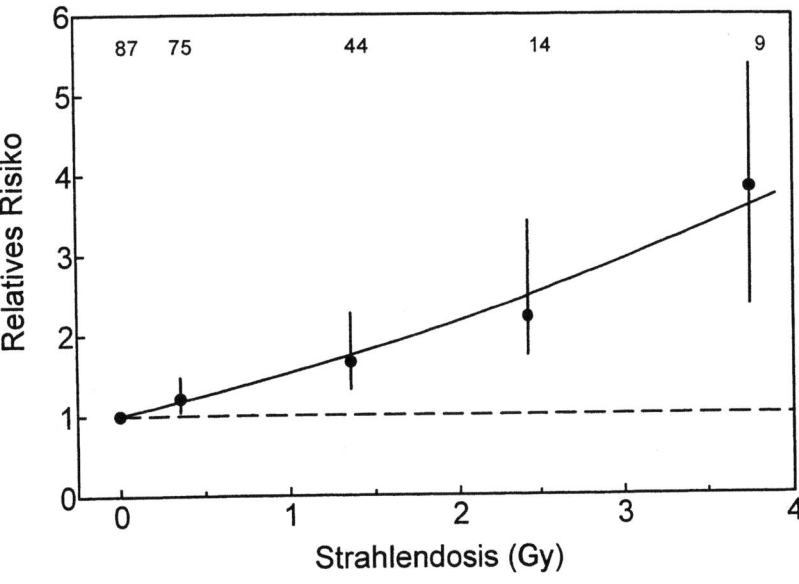

Abb. 3.21. Dosis-Wirkungs-Kurve für das Auftreten (Inzidenz) strahleninduzierter Mammakarzinome bei Tuberkulosepatientinnen nach häufigem Durchleuchten. Aufgetragen ist das relative Risiko über der Strahlendosis der Brust. Die Fehlerbalken geben die 95%-Konfidenzintervalle der Kurvenanpassung wieder. Die Zahlen am oberen Bildrand geben die Anzahl der insgesamt aufgetretenen Mammakarzinome wieder. (Nach Boice et al. 1991)

Der Durchschnitt lag bei 88 Durchleuchtungen, was einer mittleren Strahlendosis der Brust von 790 mGy entsprach. Im Verlauf der Beobachtungszeit von 1970 bis 1985 erkrankten in dieser Gruppe 142 Frauen, deren Strahlendosis ermittelt werden konnte, an Brustkrebs (Abb. 3.21). Unter der weiblichen Bevölkerung von Massachusetts mit ähnlicher Alterszusammensetzung wären etwa 110 Fälle zu erwarten gewesen. Als Kontrollgruppe dienten 2369 Frauen, die ebenfalls an Tuberkulose erkrankt waren und in denselben Sanatorien behandelt wurden wie die strahlenexponierten Patientinnen. Unter den Frauen der Kontrollgruppe, die nie oder sehr selten durchleuchtet worden waren, erkrankten 87 an Brustkrebs (Abb. 3.21, relatives Risiko 1).

Wie Abb. 3.21 zeigt, steigt das relative Strahlenrisiko etwa proportional mit der Dosis an. Bei einer Dosis von 1 Gy beträgt das relative Risiko 1,61. Dies bedeutet, dass für diese relativ jungen Frauen, von denen die meisten (75%) bei der ersten Strahlenexposition jünger als 30 Jahre waren, das Risiko an Brustkrebs zu erkranken, durch eine Dosis von 1 Gy um 61% erhöht worden ist.

Die Hiroshima-Nagasaki-Studie
Die japanische Studie ist die weltweit größte und am sorgfältigsten durchgeführte epidemiologische Studie zur Quantifizierung des Strahlenkrebsrisikos. Die vorletzte Auswertung, auf der die Risikoabschätzungen von UNSCEAR (United Nations Scientific Committee on the Effects of Atomic Radiation), BEIR (Committee on Biological Effects of Ionising Radiations of the National Research Council, USA) und ICRP (International Commission on Radiological Protection) basieren, umfasst den Beobachtungszeitraum von 1950–1985 (UNSCEAR 1988; BEIR 1990; IRCP 1991; Shimizu et al. 1990). Insgesamt wurden für fast 76000 Personen die individuellen Dosiswerte ermittelt. Die meisten der bestrahlten Personen, etwa 55000, erhielten eine Dosis unterhalb von 0,1 Sv. Bei 17000 Personen lag die Dosis zwischen 0,1 Sv und 1 Sv, bei 2800 zwischen 1 Sv und 4 Sv und bei 251 bei mehr als 4 Sv, was etwa der 50%-Letaldosis entspricht. Von den 76000 Personen verstarben im Beobachtungszeitraum insgesamt 5734 an Krebs (ohne Leukämie). Da in einer ähnlich zusammengesetzten unbestrahlten Bevölkerungsgruppe 5474 Todesfälle durch Krebs zu erwarten waren, sind 260 Fälle auf die Bestrahlung zurückzuführen. Insgesamt 202 Personen verstarben an Leukämie; davon sind 80 Fälle auf die Bestrahlung zurückzuführen (Tabelle 3.2).

Diese Zahlen sind hier so detailliert aufgeführt, um deutlich zu machen, wie das Strahlenkrebsrisiko ermittelt wird, nämlich aus der Differenz der tatsächlich beobachteten und der statistisch bei einer vergleichbaren Population zu erwartenden Häufigkeit. Weiter geht aus diesen Daten hervor, dass bei Differenzierung nach Geschlecht, verschiedenen Tumorentitäten sowie unterschiedlichen Alters- und Dosisgruppen die absolute Anzahl der zusätzlichen Krebsfälle pro Gruppe relativ klein ist. Dies bedingt eine gewisse Unsicherheit der daraus abgeleiteten Risikoangaben.

Die Angaben zum Strahlenrisiko beziehen sich hier auf Todesfälle durch Krebserkrankungen, d.h. auf die *Mortalität*. Die Untersuchungen an den japa-

Tabelle 3.2. Quantifizierung des Strahlenkrebsrisikos: Die bis 1985 in Hiroshima und Nagasaki ermittelten Risiken werden durch Modellrechnungen in die Zukunft projiziert, um das Lebenszeitrisiko durch strahleninduzierte Krebstodesfälle abzuschätzen. (Aus Jung 1998)

Hiroshima-Nagasaki-Studie (Auswertung 1950–1985)		Projektion der Risiken in die Zukunft (nach IRCP 1991)	
Personen/Fälle		Personen/Fälle	
Personen insgesamt	75991		
Strahlendosis [Sv]			
0,1–1	17000		
1–4	2800		
>4	251		
		Weitere strahlenbedingte Tumoren	
		ab 1985	Gesamt
Todesursache Krebs	5734		
Davon durch Strahlung	ca. 260	460	720
Todesursache Leukämie	202		
Davon durch Strahlung	ca. 80	–	80
		Tumoren insgesamt	800

nischen Atombomben-Überlebenden sind auch hinsichtlich der Erkrankungshäufigkeit durch Krebs (*Morbidität, Inzidenz*) ausgewertet worden (Preston et al. 1994; Thompson et al. 1994). Da die Dosisgrenzwerte der Röntgenverordnung jedoch in erster Linie auf den Risikowerten aus den japanischen Mortalitätsdaten basieren, soll hier ausschließlich das Mortalitätsrisiko betrachtet werden.

Zeitlicher Verlauf der Tumorentstehung

Der zeitliche Verlauf des Auftretens von Leukämien und anderen, soliden Tumoren nach Bestrahlung ist unterschiedlich (Abb. 3.22). Die Leukämien treten bereits nach einer Latenzzeit von etwa 2 Jahren erstmals auf. Die Häufigkeit erreicht etwa 5–15 Jahre nach Exposition ein Maximum, verringert sich anschließend wieder und ist seit 1970 statistisch nicht mehr von Null verschieden. Die Mittelwerte der Latenzzeiten liegen für Erwachsene bei etwa 15 Jahren und für Kinder bei etwa 10 Jahren.

Für die soliden Tumoren war nach früheren Studien eine mittlere Latenzzeit von etwa 25 Jahren angegeben. Insofern war zu erwarten, dass die Krebshäufigkeit in der exponierten japanischen Bevölkerung spätestens nach 1975 wieder abnehmen würde. Diese Erwartung hat sich nicht bestätigt. Wie Abb. 3.22 zeigt, nimmt auch 30–45 Jahre nach Exposition die Anzahl der Tumoren weiterhin zu. Dieser Trend setzte sich auch für den Zeitraum 1986 bis 1990 fort, wie eine neuere Arbeit belegt (Pierce et al. 1996). Diese Zunahme entspricht weitgehend dem altersabhängigen Anstieg der Tumorhäufigkeit ohne Bestrahlung. Im Sinne des beschriebenen Mehrstufenmodells der Karzinogenese scheint Strahlung demnach im Wesentlichen ein initiierendes Agens zu sein, während Promotion und Progression durch andere, stark altersabhängige Faktoren bestimmt werden. Allerdings ist eine promovierende Wirkung ionisierender Strahlen nicht völlig auszuschließen. Dies bedeutet, dass die durch Bestrahlung zusätzlich induzierten Tumoren mit einer Häufigkeit auftreten, die proportional zur Normalrate der jeweiligen Tumoren ist.

Ermittlung des Lebenszeitrisikos

Aufgrund dieser Daten mussten die *Modelle* zur Berechnung des Risikos revidiert werden (UNSCEAR 1988; BEIR 1990). Heute wird die Häufigkeit der Leukämien als absolutes Risiko berechnet, während die Häufigkeit der soliden Tumoren mit dem relativen Risikomodell ermittelt wird. Dies ist in Abb. 3.23 veranschaulicht.

Die durchgezogenen Linien in Abb. 3.23 geben die Spontanraten der Leukämie und der übrigen Tumoren in der deutschen männlichen Bevölkerung wieder. Sie zeigen, dass Leukämien zwar der häufigste

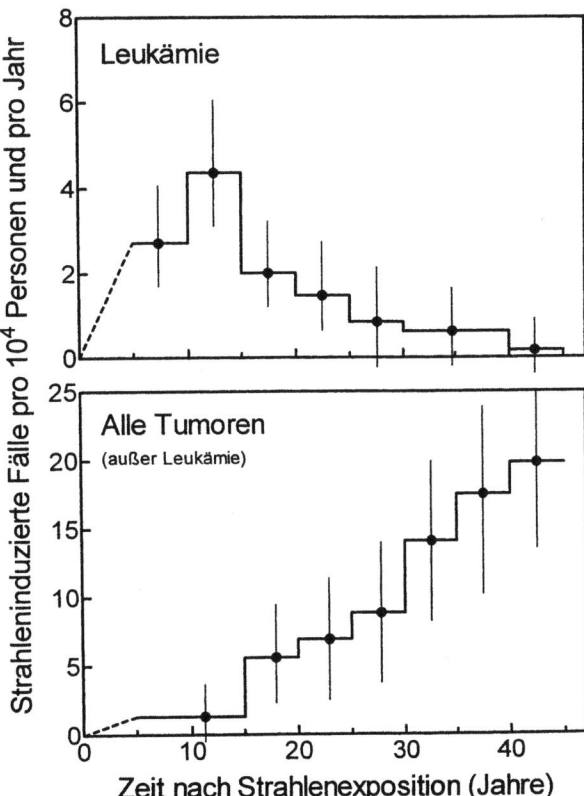

Abb. 3.22. Zeitliche Änderung der zusätzlichen Krebsrate (Mortalität) bei den Überlebenden nach dem Atombombenabwurf. Erfasst sind alle Personen mit einer Organdosis zwischen 0,2 und 4,0 Sv (ca. 11 000 Personen zu Beginn der Studie). Die Fehlerbalken geben den statistischen 90%-Vertrauensbereich wieder. (Nach Daten von Shimizu et al. 1990, ausgewertet von Jacobi 1991, und nach Daten von Pierce et al. 1996)

Krebs im Kindesalter sind; jedoch weisen Leukämien, ebenso wie die anderen Tumoren, im höheren Lebensalter eine starke Zunahme auf. Wenn zu einem bestimmten Zeitpunkt, beispielsweise im Alter von 30 Jahren, eine Strahlenexposition erfolgt, nimmt in den folgenden Jahren die Häufigkeit für Leukämie zunächst zu und klingt dann wieder ab. Durch eine bestimmte Dosis (z. B. 0,2 Sv) wird eine bestimmte *Anzahl* von Leukämien induziert, die doppelte Dosis ruft dann etwa die doppelte Anzahl von Leukämien hervor. Bei den soliden Tumoren wird durch eine Bestrahlung (z. B. mit 1 Sv) die gesamte Kurve für die Altersabhängigkeit des jeweiligen Tumors um einen bestimmten *Prozentsatz* erhöht, eine Verdoppelung der Dosis führt zur Verdoppelung dieses Prozentsatzes. Durch diese Art der Berechnung werden auch solche Risiken erfasst, die erst in späteren Jahren auftreten.

Das neue Auswertungsmodell der Internationalen Strahlenschutzkommission (Modell des relativen Risikos; ICRP 1991) geht davon aus, dass in Japan

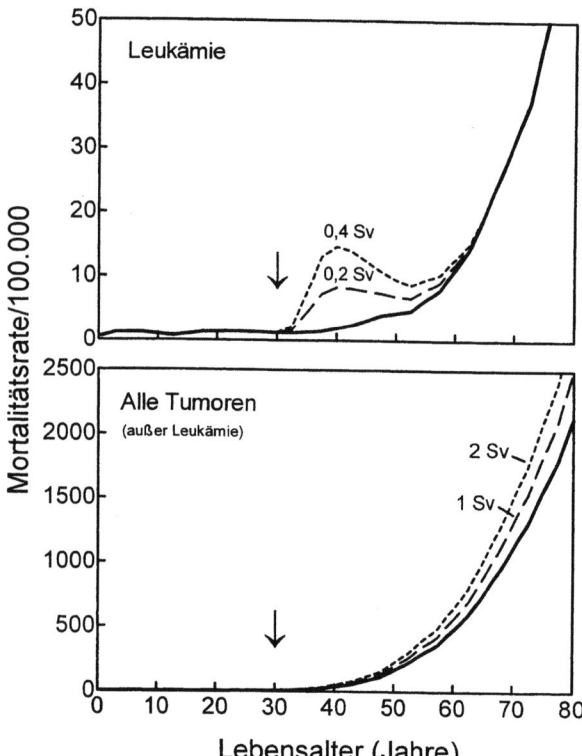

Abb. 3.23. Schematische Darstellung der Krebsmortalität nach dem Modell des absoluten Risikos (Leukämie) und des relativen Risikos (alle Tumoren außer Leukämie). Die durchgezogenen Kurven entsprechend der altersspezifischen Krebsmortalität der männlichen Bevölkerung Deutschlands im Jahr 1995 (Daten aus Becker u. Wahrendorf 1998). Der Pfeil bezeichnet den Zeitpunkt der Strahlenexposition. Die Erhöhung der Krebsmortalität durch die angegebenen Strahlendosen entspricht ungefähr den derzeitigen Risikoabschätzungen

Dosisabhängigkeit des Strahlenrisikos

Abbildung 3.24 zeigt die Dosis-Wirkungs-Kurven für das Auftreten strahleninduzierter Krebse (UNSCEAR 1993). Sowohl für Leukämie als auch für die übrigen Tumoren zeigen die Messwerte bis zu einer Dosis von 2,0–2,5 Gy eine Zunahme mit der Dosis und erreichen dann ein Plateau. Dies hängt damit zusammen, dass die zu Krebs führenden Mutationen zwar dosisabhängig induziert werden; gleichzeitig werden jedoch mit zunehmender Dosis Zellen abgetötet, und zwar auch transformierte, sodass im Bereich hoher Strahlendosen das Risiko wieder abnimmt.

Abbildung 3.24 zeigt das zusätzliche relative Risiko („excess relative risk", ERR) als Funktion der Strahlendosis; für die Leukämien ist die Knochenmarkdosis angegeben, für die übrigen Tumoren dient die Kolondosis als Repräsentativwert für den Ganzkörper. Das relative Risiko (RR) gibt den Faktor an, um den die Spontanrate der jeweiligen Tumoren durch die Strahlenexposition erhöht wird (vgl. Abb. 3.21). Das zusätzliche, d.h. das auf Strahleneinwirkung zurückzuführende relative Risiko beträgt ERR = RR − 1. Beispielsweise ruft eine Dosis von 1 Sv etwa 5-mal mehr Leukämiefälle hervor als spontan auftreten. Bei den übrigen Tumoren liegt das zusätzliche relative Risiko für 1 Sv bei ca. 0,35. Dies bedeutet eine Erhöhung des gesamten Krebsrisikos um etwa ein Drittel. Bei einer Krebstodesrate von etwa 25% könnte hieraus als grobe Abschätzung ein Lebenszeitrisiko von 8% Sv^{-1} abgeleitet werden. Allerdings können diese Risikozahlen nicht direkt verwendet werden, da sie für die exponierte japanische Population gelten. Um das Lebenszeitkrebsrisiko aus den Daten zu berechnen, sind eine Reihe von modellmäßigen Annahmen erforderlich. Zum einen müssen die Daten auf die gesamte Lebenszeit projiziert werden (vgl. Tabelle 3.2; es leben noch etwa 50% der exponierten Personen), zum anderen müssen die Daten aus dem Bereich mittlerer und hoher Strahlendosen in den Bereich niedriger Strahlendosen extrapoliert werden. Und schließlich müssen die Risiken von der japanischen auf die deutsche Bevölkerung extrapoliert werden, da die Spontanhäufigkeit einzelner Tumorentitäten in beiden Populationen unterschiedlich ist.

Obwohl in Abb. 3.24 die Daten für beide Geschlechter und alle Altersgruppen zusammengefasst sind, sind die Fehlerbalken relativ groß. Die Zahlenwerte sind erst für Strahlendosen oberhalb von 200 mSv statistisch vom Nullwert verschieden. Auch bei allen anderen Studien ergaben sich unterhalb von 200 mSv keine statistisch signifikanten Werte, wenn Populationen aller Altersgruppen oder nur Erwachsene untersucht wurden. Dies zeigt die zentrale Problematik des Strahlenschutzes im Bereich kleiner Strahlendosen. Die meisten röntgendiagnostischen Maßnahmen sind mit einer Dosis von einigen mSv verbunden. Deren

in den folgenden Jahrzehnten weitere 460 strahleninduzierte solide Tumoren auftreten werden, aber keine weiteren Leukämien (Tabelle 3.2, *rechte Seite*). Dies hat zweierlei Konsequenzen: Zum einen wird dadurch die Gesamtzahl der zu erwartenden Tumoren und folglich das Strahlenkrebsrisiko etwa 3-mal höher als die früheren Risikowerte. Diese Erhöhung beruht also auf Tumoren, die bis Ende 1985 noch nicht beobachtet wurden, sondern aufgrund der neuen Berechnungsmodelle in den nächsten Jahren und Jahrzehnten noch erwartet werden. Zum anderen liegt nun die mittlere Latenzzeit der strahleninduzierten soliden Tumoren nicht mehr bei 25, sondern bei über 40 Jahren. Damit ergibt sich für alle Tumoren zusammengenommen (einschließlich Leukämie insgesamt etwa 800 Fälle) ein 10-mal höheres Lebenszeitrisiko als für Leukämie allein (etwa 80 Fälle).

3.5 Strahlenkarzinogenese

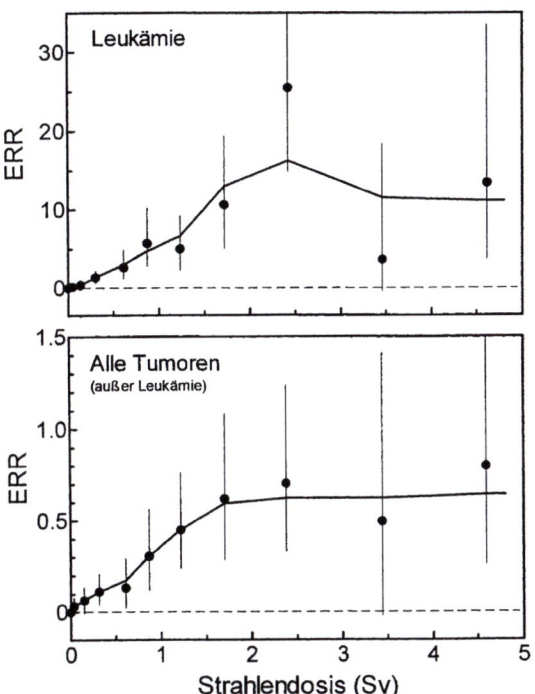

Abb. 3.24. Dosis-Wirkungs-Kurve für strahleninduzierte Krebserkrankungen. Aufgetragen ist die Erhöhung des relativen Risikos (EER) für Mortalität durch strahleninduzierte Krebserkrankungen als Funktion der Strahlendosis. Fehlerbalken geben 95%-Konfidenzintervalle an. Die Strahlendosis bezeichnet die mittlere Knochenmarksdosis (*oben*) bzw. die mittlere Kolondosis (*unten*). (Nach UNSCEAR 1994)

Beitrag zum Risiko kann nur aufgrund der Annahme berechnet werden, dass die Dosis-Wirkungs-Kurve linear verläuft und kein Schwellenwert existiert.

Risikokoeffizienten

Überwiegend auf der Basis der vorher beschriebenen Daten hat die Internationale Strahlenschutzkommission eine Neueinschätzung des Strahlenkrebsrisikos vorgenommen (ICRP 1991). Die Resultate sind in Tabelle 3.3 zusammengestellt.

Hierbei wird im niedrigen Dosisbereich von einer linearen Dosisabhängigkeit ausgegangen. Um die nach höheren Strahlendosen und hohen Dosisleistungen beobachteten Risiken auf den für den praktischen Strahlenschutz relevanten Dosisbereich (bei niedrigem LET!) zu extrapolieren, wurde die Größe DDREF („dose and dose rate effectiveness factor") eingeführt. Für Dosen unterhalb von 0,2 Sv und für Dosisleistungen unterhalb von 0,1 Sv pro Stunde wurde für locker ionisierende Strahlen ein Wert von DDREF = 2 festgesetzt. Folglich gelten die in Tabelle 3.3 angegebenen Risikokoeffizienten nur für Strahlung mit niedrigem LET und im Bereich kleiner Dosen oder kleiner Dosisleistung. Unter anderen Bedingungen sind die Risikokoeffizienten zu verdoppeln.

Tabelle 3.3. Zusätzliches Lebenszeitkrebsrisiko (Mortalität) durch ionisierende Strahlen bei Ganzkörperexposition mit niedriger Einzeldosis (ICRP 1991)

Gewebe	Risikokoeffizient [% Sv^{-1}]
Rotes Knochenmark	0,5
Lunge	0,85
Dickdarm	0,85
Magen	0,7[a]
Brust	0,6[a]
Oesophagus	0,3
Blase	0,3
Leber	0,15
Ovar	0,1
Schilddrüse	0,08
Knochenoberfläche	0,05
Haut	0,02
Restkörper	0,5
Insgesamt	5,0

[a] Originalwerte nach IRCP: Magen 1,1% Sv^{-1}, Brust 0,2% Sv^{-1}; mod. nach Jung (1991).

Unter den genannten Voraussetzungen beträgt das individuelle Lebenszeit-Krebsmortalitätsrisiko durch ionisierende Strahlen 5% pro Sv. Das Leukämierisiko (nach Bestrahlung des roten Knochenmarks) beträgt 0,5% Sv^{-1}, also ein Zehntel des gesamten Krebsrisikos. Außerdem wird deutlich, dass die verschiedenen Organe höchst unterschiedliche Risikokoeffizienten aufweisen.

Nach Meinung der Autoren führen diese Anfang 1991 von der ICRP veröffentlichten Zahlen für die deutsche Bevölkerung zu einer deutlichen Unterschätzung des Brustkrebsrisikos und zu einer ähnlich hohen Überschätzung des Magenkrebsrisikos. Dies hängt damit zusammen, dass in Japan Magenkrebs wesentlich häufiger und Brustkrebs seltener vorkommt als in Mitteleuropa, sodass sich bei der Anwendung des relativen Berechnungsmodells abweichende Risikowerte ergeben. Deshalb sind die Zahlenwerte der Tabelle 3.3 für diese Organe korrigiert (Jung 1991).

Altersabhängigkeit des Strahlenkrebsrisikos

Die in Tabelle 3.3 aufgeführten Risikokoeffizienten sind Mittelwerte, die beide Geschlechter und alle Altersgruppen umfassen. Um das individuelle Strahlenkrebsrisiko eines exponierten Patienten zu ermitteln, ist daher zu berücksichtigen, dass eine Strahlenexposition im jüngeren Lebensalter für viele Krebsentitäten mit einem höheren Risiko verbunden ist, und dass das Risiko mit zunehmendem Lebensalter abnimmt. Allerdings ist die Altersabhängigkeit des Risikos für manche Tumoren nicht oder nur ungenau bekannt.

Dieses lässt sich an folgender Überlegung leicht verdeutlichen. In der strahlenexponierten japanischen Bevölkerung sind bis Ende 1985 insgesamt

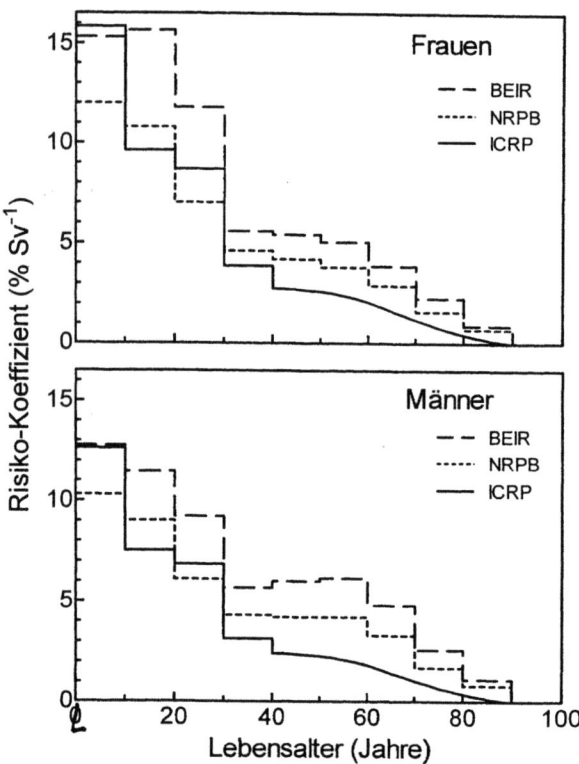

Abb. 3.25. Koeffizienten für das Lebenszeitrisiko für Mortalität durch strahleninduzierte Krebserkrankungen (einschließlich Leukämie) bei Exposition in verschiedenem Lebensalter. Die Stufen in den Kurven resultieren aus der Zusammenfassung der Daten für 10-Jahres-Intervalle. Aufgetragen sind die von verschiedenen Kommissionen (BEIR, IRCP und NRPB) empfohlenen Risikokoeffizienten

260 Todesfälle durch solide Tumoren aufgetreten (vgl. Tabelle 3.2). Wenn diese Zahl auf beide Geschlechter, 11 Tumorentitäten und 8 Lebensdekaden aufgeteilt wird, ergeben sich im Mittel 1,5 Tumoren pro Dekade. Dies zeigt, dass es trotz des großen Umfangs der japanischen Studie nicht möglich ist, für jede Tumorentität eine Altersabhängigkeit des Risikos anzugeben.

Werden alle Krebsarten gemeinsam betrachtet und lediglich nach Männern und Frauen sowie nach Lebensalter bei Bestrahlung differenziert, ergeben sich die in Abb. 3.25 dargestellten Kurven. Für deren Berechnung müssen Modelle verwendet werden, die eine Reihe von sehr speziellen Annahmen enthalten. In dem Modell vom ICRP (Abb. 3.25) ist das Risiko im ersten Lebensjahrzehnt etwas höher als in dem Modell von NRPB, während für die 50-Jährigen das ICRP-Modell ein niedrigeres Risiko liefert als die Modelle von NRPB und BEIR. Da alle Berechnungen auf denselben Originaldaten beruhen, zeigen die Abweichungen auf, wie stark die Annahmen des jeweiligen Modells die Resultate beeinflussen. Der Mittelwert des ICRP-Modells liegt für Männer bei 4,8 % Sv^{-1} und für Frauen bei 5,6 % Sv^{-1}, der Mittelwert für beide Geschlechter beträgt 5,2 % Sv^{-1} und stimmt damit gut überein mit dem Gesamtrisiko von 5 % Sv^{-1} der Tabelle 3.3 und mit dem NRPB-Modell, das ein Gesamtrisiko von 5,9 % Sv^{-1} liefert.

Die BEIR-Kommission des US National Research Council benutzte ein modifiziertes multiplikatives Projektionsmodell, das auch eine Abnahme der Sterbewahrscheinlichkeit durch Krebs mit der Zeit zulässt. Für verschiedene Krebsarten wurden unterschiedliche Parameter verwendet, sodass die Form der Abnahme den verfügbaren Daten angepasst werden konnte. Mit diesem Verfahren konnte die Altersabhängigkeit für einige relativ häufige Krebsarten separat berechnet werden, und zwar für Leukämie, Tumoren des Atem- und Verdauungstrakts sowie der weiblichen Brust. Alle übrigen Tumoren wurden gemeinsam ausgewertet (Tabelle 3.4).

Das gesamte Krebsrisiko ist etwas höher als nach ICRP oder NRPB, da kein DDREF berücksichtigt wurde: es beträgt für Männer 7,7 % Sv^{-1} und für Frauen 8,1 % Sv^{-1}. Im Gegensatz zu den Mittelungen über alle Tumorentitäten der Abb. 3.25 zeigt Tabelle 3.4, dass die Altersabhängigkeit der Leukämie nach diesen Auswertungen relativ gering ist, insbesondere für Kinder und Jugendliche ergibt sich kein höheres Risiko als für die 50- bis 70-Jährigen. Die Altersabhängigkeit für Lungenkrebs zeigt für die mittleren Lebensjahrzehnte einen höheren Wert als für die früheren Lebensalter. Eine besonders starke Abhängigkeit ergibt sich für Brustkrebs, wobei das höchste Risiko im zweiten Lebensjahrzehnt besteht. Offensichtlich ist die sich entwickelnde weibliche Brust extrem strahlenempfindlich, während für Frauen über 60 Jahre ein Brustkrebsrisiko durch Bestrahlung nicht nachzuweisen ist. Allerdings gibt es Kritik an den hier benutzten Rechenmodellen. Auch für Schilddrüsenkrebs ist eine sehr starke Altersabhängigkeit beobachtet worden. Kinder sind besonders strahlenempfindlich. Da die Zahl der Todesfälle durch Schilddrüsenkrebs sehr gering ist, ist dieser Effekt nur für die Erkrankungsrate beschrieben worden (Ron et al. 1995).

Für *vereinfachte Risikoabschätzungen* wird folgendes empfohlen: Für Kinder und junge Personen (bis einschließlich 20 Jahre) werden die Risikokoeffizienten von Tabelle 3.3 um den Faktor 3 erhöht; für Personen zwischen 21 und 65 Jahren gelten die in Tabelle 3.3 aufgeführten Risikowerte; und für Personen, die zum Zeitpunkt der Exposition das 65. Lebensjahr überschritten haben, sind die Risikowerte um den Faktor 0,2 zu verringern (d.h. durch 5 zu teilen). Die starke Abnahme des Strahlenrisikos mit dem Lebensalter hängt u.a. damit zusammen, dass eine zunehmende Anzahl der strahleninduzierten Tumoren

Tabelle 3.4. Altersabhängigkeit des Krebsrisikos durch ionisierende Strahlen (Mortalität) für verschiedene Organe nach Ganzkörperexposition mit niedriger Einzeldosis. (Aus BEIR 1990)

Männer: Risikokoeffizient [% Sv^{-1}]					
Alter bei Exposition (Jahre)	Gesamt	Leukämie	Atemtrakt	Verdauungstrakt	Andere
5	12,76	1,11	0,17	3,61	7,87
15	11,44	1,09	0,54	3,69	6,12
25	9,21	0,36	1,24	3,89	3,72
35	5,66	0,62	2,43	0,28	2,33
45	6,00	1,08	3,53	0,22	1,17
55	6,16	1,66	3,93	0,15	0,42
65	4,81	1,91	2,72	0,11	0,07
75	2,58	1,65	0,90	0,05	–
85	1,10	0,96	0,17	–	–
Mittelwert	7,70	1,10	1,90	1,70	3,00

Frauen: Risikokoeffizient [% Sv^{-1}]						
Alter bei Exposition (Jahre)	Gesamt	Leukämie	Atemtrakt	Verdauungstrakt	Brust	Andere
5	15,32	0,75	0,48	6,55	1,29	6,25
15	15,66	0,72	0,70	6,53	2,95	4,76
25	11,78	0,29	1,25	6,79	0,52	2,93
35	5,57	0,46	2,08	0,73	0,43	1,87
45	5,41	0,73	2,77	0,71	0,20	1,00
55	5,05	1,17	2,73	0,64	0,06	0,45
65	3,86	1,46	1,72	0,52	–	0,16
75	2,27	1,27	0,72	0,26	–	0,03
85	0,90	0,73	0,15	0,04	–	–
Mittelwert	8,10	0,80	1,50	2,90	0,70	2,20

wegen ihrer langen Latenzzeiten nicht mehr innerhalb der Lebenszeit der exponierten Personen klinisch manifest werden und die Zellproliferation in den Geweben älterer Menschen geringer ist als bei jüngeren Personen. Aus diesem Grund ist an die Indikation zur Strahlenexposition jüngerer Patienten ein wesentlich strengerer Maßstab anzulegen als bei Patienten im fortgeschrittenen Lebensalter. Bei Untersuchungsverfahren mit höheren Strahlenexpositionen können detailliertere Risikoabschätzungen unter Berücksichtigung weiterer individueller Bedingungen vorgenommen werden (Streffer u. Müller 1995).

3.5.5
Allgemeine Betrachtungen zum Strahlenrisiko

Mit den in Tabelle 3.3 angegebenen Werten können relativ leicht – allerdings nur in grob orientierender Weise – Strahlenrisiken abgeschätzt werden, wenn die entsprechenden Strahlendosen bekannt sind. Wegen der Linearität der Dosis-Wirkungs-Kurve kann das Risiko einer Ganzkörper- oder Teilkörperexposition durch einfache Multiplikation von Risikokoeffizient mit der betreffenden Strahlendosis ermittelt werden. Im Folgenden werden hierzu einige Beispiele besprochen.

Risiken der natürlichen Strahlenexposition

Tabelle 3.5 zeigt eine Zusammenstellung der Strahlenexposition der Bevölkerung der Bundesrepublik Deutschland durch natürliche und zivilisatorische Quellen (BMU 1999). Durch die kosmische und terrestrische Strahlung sowie durch den Zerfall natürlich radioaktiver Stoffe im Körper erhält jeder Mensch eine annähernd homogene Ganzkörperbestrahlung von 1 mSv pro Jahr. Durch die Inhalation von Radon, einem natürlich vorkommenden radioaktiven Edelgas, und seiner radioaktiven Folgeprodukte wird das Bronchialepithel mit 15–20 mSv pro Jahr belastet, was hinsichtlich der stochastischen Strahlenrisiken einer Ganzkörperbestrahlung mit ca. 1,4 mSv entspricht („effektive Dosis"). Damit resultiert für die effektive Dosis ein Gesamtbetrag von etwa 2,4 mSv. Das kanzerogene Kollektivrisiko für 80 Mio. Bundesbürger ergibt sich dann durch Multiplikation von Risikokoeffizient, Dosis und Personenzahl, also 5×10^{-2} Sv^{-1} × $2,4 \times 10^{-3}$ Sv × 80×10^6; das sind rechnerisch etwa 9600 Krebstote durch die natürliche Strahlenexposition. Da etwa 220000 Bundesbürger jährlich an den Folgen eines Krebsleidens versterben, könnte ein Anteil von etwa 3–4% auf die natürliche Strahlenexposition zurückzuführen sein. Etwa die Hälfte dieses Risikos geht auf das Radon zurück, welches ausschließlich Lungenkrebs hervorruft. Der

Tabelle 3.5. Strahlenexposition der Bevölkerung der Bundesrepublik Deutschland im Jahre 1998 (Aus BMU 1999)

Quelle	Effektive Dosis [mSv]
Kosmische Strahlung	ca. 0,3
Terrestrische Strahlung	ca. 0,4
Inkorporierte natürlich radioaktive Stoffe	ca. 0,3
Inhalation von Radon in Wohnungen	ca. 1,4
Summe der natürlichen Strahlenexposition	ca. 2,4
Anwendung radioaktiver Stoffe und ionisierender Strahlen in der Medizin	ca. 1,5
Anwendung radioaktiver Stoffe und ionisierender Strahlen in Forschung, Technik und Haushalt	< 0,01
Berufliche Strahlenexposition	< 0,01
Fall-out von Kernwaffenversuchen	< 0,01
Kerntechnische Anlagen	< 0,01
Unfall im Kernkraftwerk Tschernobyl	< 0,02
Summe der zivilisatorischen Strahlenexposition	ca. 1,6
Gesamte Strahlenexposition	ca. 4,0

Dosisbeitrag des Radons und seiner Folgeprodukte könnte somit für 5–10% aller auftretenden Lungenkarzinome verantwortlich sein.

Risiken der Röntgendiagnostik

Zur Bewertung der Strahlenexpositionen in der Medizin in Deutschland kann Tabelle 3.5 der Dosiswert von 1,5 mSv entnommen werden, dies ist ein Mittelwert pro Kopf für die Gesamtbevölkerung der Bundesrepublik. Etwa 90% dieser Dosis stammt von der Röntgendiagnostik. Nur 6% rühren von der Strahlentherapie und 4% von der Nuklearmedizin her, weil bei beiden letzteren die Fallzahlen viel geringer sind als bei der Röntgendiagnostik. Da die Hälfte aller geröntgten Patienten älter als 65 Jahre sind, wirkt sich wegen der langen Latenzzeit der strahleninduzierten Tumoren nur die Hälfte der genannten Dosis auf das Risiko aus. Bei einer jährlichen wirksamen Dosis von 0,75 mSv, einem Risikokoeffizienten von 5% Sv^{-1} und 80×10^6 Personen kann unter den gemachten Annahmen davon ausgegangen werden, dass mit der Anwendung ionisierender Strahlen in der Medizin ein Risiko verbunden ist, das in der Größenordnung von etwa 3000 tödlich verlaufenden Krebserkrankungen pro Jahr in der Bundesrepublik Deutschland liegt. Bei ca. 1700 Fällen ($3000 \times 460/800$) liegen mehr als 40 Jahre zwischen Strahlenexposition und dem Eintreten des Todes (vgl. Tabelle 3.2). Die medizinische Strahlenanwendung ist danach für weniger als 1,5% aller Krebsfälle als Ursache anzusehen. Die Richtigkeit dieser Berechnung wird sich aber niemals direkt nachprüfen lassen, denn dieser Anteil ist wegen seiner relativ geringen Höhe durch keine epidemiologische Erhebung quantitativ zu erfassen. Hinzu kommen die vielen Unsicherheiten, die sich v. a. aus dem Alter der Patienten, der Dosishöhe und der Exposition von häufig geringen Volumina der verschiedenen Organe ergeben.

Wissenschaftlich gesehen ist die Abschätzung dieses kollektiven Risikos wenig sinnvoll (Jung 1995; Streffer u. Müller 1995). Es handelt sich um eine reine Berechnung, die wie ausgeführt vielfältige Einschränkungen und Unsicherheiten enthält. Dennoch sollte man sich im täglichen Umgang mit der Strahlung so verhalten, als wären die berechneten 3000 „Strahlentoten" nachweisbare Realität. Für jede Strahlenexposition gilt deshalb das Minimierungsgebot, welches fordert, jede notwendige Untersuchung so dosissparend wie möglich durchzuführen und auf nicht zwingend notwendige Expositionen zu verzichten.

Möglichkeiten der Dosiseinsparungen

Im internationalen Vergleich liegt Deutschland hinsichtlich der *Häufigkeit der Röntgenuntersuchungen* (ohne Zahnmedizin) auf Platz zwei (UNSCEAR 1993). Je 1000 Einwohner und pro Jahr werden in Belgien 1290 Röntgenuntersuchungen durchgeführt und in Deutschland 1240, es folgen Japan mit 1160, Kanada mit 1050, die Schweiz mit 1040, Frankreich mit 990 und die USA mit 800 Röntgenuntersuchungen. Deutlich niedriger liegen die Niederlande mit 530, Schweden mit 520 und Großbritannien mit 460 Untersuchungen. Dabei ist der medizinische Standard in den letztgenannten Ländern nicht unbedingt schlechter als hierzulande. Diese Zahlen sollen deutlich machen, dass mit einer geringeren Untersuchungsfrequenz ein durchaus akzeptabler Grad medizinischer Versorgung erreicht werden kann. Hier sind Ansatzpunkte für eine weitere Verringerung der Strahlenexposition gegeben.

Aber auch bei jeder einzelnen Untersuchung sollte der Aspekt möglicher Dosiseinsparungen beachtet werden. Das Ziel ist, die diagnostisch wichtige Information mit einer vertretbar niedrigen Strahlendosis zu erhalten. Hier sei auf die *Leitlinien zur Qualitätssicherung der Bundesärztekammer* in der Röntgendiagnostik verwiesen (Bundesärztekammer 1995). In Verbindung mit einer kritischen Indikation und einer fachkundigen Beurteilung bilden die Prinzipien der Leitlinien einen wesentlichen Bestandteil der Qualitätssicherung und des Strahlenschutzes.

Die Untersuchungen zur Qualitätssicherung haben ergeben, dass die Strahlenexposition bei denselben Untersuchungsverfahren in einzelnen durchführenden Institutionen sehr unterschiedlich ist. Deshalb werden in neuerer Zeit von verschiedenen Gremien

Tabelle 3.6. Beispiele der Referenzdosen (Eintrittsdosis pro Aufnahme) für die Röntgendiagnostik, Qualitätskriterien-Referenzdosis. (Aus EUR 1996)

Röntgenaufnahme[a]	Eintrittsdosis [mGy]
Thorax (p.a.)	0,3
Thorax (lat.)	1,5
LWS (a.p.)	10
LWS (lat.)	30
Brust (kraniokaudal), mit Raster	10
Brust (lat.), mit Raster	10
Becken (a.p.)	10
Schädel (p.a.)	5
Schädel (lat.)	3
Urographie, vor Kontrastmittel	10
Urographie, nach Kontrastmittel	10

Röntgenaufnahme[b]	Eintrittsdosis [mGy]
Thorax (p.a.)	0,1
Thorax (a.p.) (für nicht kooperative Patienten)	0,1
Thorax (lat.)	0,2
Thorax (a.p.) (Neugeborenes)	0,08
Schädel (p.a./a.p.)	1,5
Schädel (lat.)	1,0
Becken (a.p.)	0,9
Becken (a.p.) (Kleinkind)	0,2
Abdomen (a.p./p.a.) (mit vertikalem/ horizontalem Strahl)	1,0

[a] Für Erwachsene.
[b] Für einen 5 Jahre alten „Standardpatienten".

Referenzdosen festgelegt. In Tabelle 3.6 sind einige der Referenzdosen der Europäischen Union angegeben (EUR 1996).

3.5.6
Risiken einzelner radiologischer Untersuchungsverfahren

Für den einzelnen Patienten ist sein individuelles Strahlenrisiko entscheidend und nicht dessen Hochrechnung auf die Bewohner der Bundesrepublik oder auf die Weltbevölkerung. Als Beispiel soll das mit einer Basisuntersuchung der Lunge (2 Aufnahmen) verbundene Krebsrisiko abgeschätzt werden. Hierfür gibt es zwei Vorgehensweisen. Um das Strahlenrisiko für Lungenkrebs zu ermitteln, benötigt man die Strahlendosis der Lunge. Die Lungendosis beträgt etwa 0,3 mGy (Tabelle 3.7).

Die Dosisangaben in Tabelle 3.7 sind als orientierende Durchschnittswerte anzusehen. Feldstudien haben gezeigt, dass in verschiedenen Kliniken der Dosisbedarf für dieselbe Untersuchung um ein Vielfaches unterschiedlich sein kann. Das Risiko ergibt sich aus der Multiplikation der Dosis von 0,3 mGy = 0,3 mSv mit dem organbezogenen Risikokoeffizienten von 0,85% Sv^{-1} aus Tabelle 3.3. Das Produkt ergibt ein Mortalitätsrisiko durch Lungenkrebs von 0,00025% bzw. $2,5 \times 10^{-6}$ oder 1:400000.

Tabelle 3.7. Zusammenstellung der Strahlendosen, die bei einigen Untersuchungsarten in der Röntgendiagnostik auftreten. (Nach Ewen et al. 1988 sowie Thurn u. Bücheler 1992)

Untersuchungsart	Organ	Organdosis [mSv]	Effektive Dosis [mSv]
Röntgenaufnahmen			
Schädel	rKM[a]	4	0,2
Rippen	Weibliche Brust	7	3
Thorax	Lunge, weibliche Brust	0,3	0,2
Nieren, Gallenblase	Lunge	0,2	0,1
Magen	rKM	0,3	0,2
HWS	Schilddrüse	4,5	2
BWS	weibliche Brust	14	5
LWS	rKM	1	0,4
Becken	rKM	0,3	0,1
Schichtverfahren, Thorax	Weibliche Brust, Lunge	5	4
Mammographie[b]	Weibliche Brust	4	2,5
Konventionelle Angiographien (MW)	rKM	40	30
DSA Herz	Lunge	20	10
DSA Nieren	rKM	30	10
DSA Thorax	Schilddrüse	4	1
CT Schädel	rKM	5	2
CT Thorax	Weibliche Brust, Lunge	20	10
CT Abdomen	rKM	10	7
Durchleuchtung MDP	rKM	17	6
Durchleuchtung KE	rKM	3	3
Schrittmacherimplantation	Lunge, rKM	bis 150	bis 100

[a] rKM = rotes Knochenmark.
[b] 3 Aufnahmen, Film-Folien-System mit Raster.

Der zweite Fall, der in der Praxis häufiger vorkommt, ist der, dass man das gesamte Krebsrisiko ermitteln will. Da bei einer Thoraxaufnahme nicht nur die Lunge, sondern eine Reihe weiterer Organe der Strahlung ausgesetzt sind, könnte man für jedes Organ die mittlere Strahlendosis ermitteln, diese mit dem zugehörigen Risikokoeffizienten multiplizieren und dann alle erhaltenen Werte summieren. Wesentlich einfacher ist es, die effektive Dosis zu verwenden, die für 2 Thoraxaufnahmen bei 0,2 mSv liegt (Tabelle 3.7, *letzte Spalte*). Dieser Wert besagt, dass die inhomogene Dosisverteilung in verschiedenen Organen bei einer Lungenuntersuchung vom Risiko her einer homogenen Ganzkörperbestrahlung mit etwa 0,2 mSv entspricht. Folglich ist dieser Dosiswert mit dem Koeffizienten für das gesamte Krebsrisiko (5 % Sv^{-1}, s. Tabelle 3.3) zu multiplizieren, woraus sich ein Risiko für alle Tumoren von 0,001 % oder 10^{-5} oder 1 : 100 000 ergibt.

Tabelle 3.7 zeigt eine Zusammenstellung der mit verschiedenen röntgendiagnostischen Verfahren verbundenen Organ- und Effektivdosen. Mit diesen Dosiswerten können Risiken in derselben Weise ermittelt werden, wie dies oben für die Lungenuntersuchung gezeigt wurde. Risiko bezeichnet hier die Wahrscheinlichkeit, dass eine strahlenexponierte Person irgendwann im Leben an einer strahleninduzierten Krebskrankheit stirbt. Im individuellen Fall müssen Alter und andere Faktoren (s. oben) berücksichtigt werden.

3.5.7
Risikokommunikation

Das große Problem bei der Kommunikation über Strahlenrisiken besteht darin, dass Risiken stets Wahrscheinlichkeiten bedeuten. Auf die Frage eines Patienten „Bin ich gefährdet?" kann niemand eine eindeutige Antwort geben. Man kann ihm immer nur eine Wahrscheinlichkeit nennen, womit er sich nicht selten allein gelassen fühlt.

Vielleicht kann ein Vergleich mit dem allgemeinen Krebsrisiko das Risiko einer Lungenuntersuchung veranschaulichen. Heute stirbt in Deutschland etwa jeder Vierte an einer Krebserkrankung. Dies bedeutet ein Risiko von 25 %. Durch eine Röntgenuntersuchung der Lunge (Risiko 0,001 %) erhöht sich somit das Risiko des strahlenexponierten Patienten, im Verlauf des Lebens an Krebs zu sterben, rechnerisch von 25 % auf 25,001 %. Dies ist eine minimale Zunahme des Risikos, insbesondere wenn man bedenkt, dass es dem einzelnen an die Hand gegeben ist, durch eine entsprechende Lebensweise sein Krebsrisiko auf 20 % zu verringern oder auf 30 % zu erhöhen.

Je höher das Strahlenrisiko einer Untersuchung ist, um so sorgfältiger und strenger muss die Indikation gestellt werden. Der Arzt muss sich im klaren darüber sein, welche diagnostische Fragestellung präzise beantwortet werden soll. Dies gilt in besonderem Maße für CT-Untersuchungen, die mit relativ hohen Strahlendosen verbunden sind. Hier muss man sich vergegenwärtigen, dass jede einzelne Schicht etwa denselben Dosisbedarf hat wie eine konventionelle Aufnahme. Außerdem ist bei jeder Untersuchung zu fragen, welchen Nutzen der strahlenexponierte Patient aus der Untersuchung zieht. Denn ohne einen Nutzen ist jedes Risiko – und sei es noch so klein – inakzeptabel. Leider kann der Nutzen weniger gut in Zahlen ausgedrückt werden als das Risiko. Außerdem ist auch sowohl das Risiko für den Patienten durch die Erkrankung als auch das Risiko durch das Unterlassen einer Untersuchung in die Überlegung mit einzubeziehen. Bei einem schwer Kranken beispielsweise, der ein 50 %iges Risiko hat, die nächsten 10 Jahre nicht zu überleben, hat ein zusätzliches Strahlenkrebsrisiko von etwa 0,1 % (beispielsweise durch eine CT des Abdomens), das sich vielleicht in 40 Jahren manifestiert, eine wesentlich geringere Bedeutung als bei einem jungen gesunden Menschen.

3.5.8
Genetische Prädisposition

Klinische Erfahrungen in der Strahlentherapie haben wiederholt gezeigt, dass die individuelle Strahlenempfindlichkeit in unserer Bevölkerung außerordentlich unterschiedlich ist (Streffer 1997). Es gibt Patienten mit einer Hypersensitivität gegenüber ionisierenden Strahlen, die bei einer allgemein tolerierten Strahlentherapie schwere akute Strahlenschäden erleiden. Bei diesen Patienten liegen häufig genetische Prädispositionen vor, die die Ursache für die Hypersensitivität sind. Zell- und molekularbiologische Untersuchungen haben ergeben, dass eine Einschränkung der DNA-Reparatur und Veränderungen in der Regulation des Zellzyklus die Ursache für die erhöhte Strahlenempfindlichkeit sind. So konnten verschiedene Syndrome mit einer genetischen Prädisposition definiert werden, z.B. Ataxia teleangiectatica, Fanconi-Anämie, Li-Fraumeni-Syndrom, Nijmegen-breakage-Syndrom, Retinoblastom und andere. Im Allgemeinen handelt es sich um rezessiv vererbbare Erkrankungen, die nur bei homozygoten Erbträgern auftreten. Die Häufigkeit ist daher gering, sie liegt im Bereich von 1 : 40 000 – 1 : 100 000 (ICRP 1998).

Zell- und molekularbiologische Studien haben allerdings ergeben, dass auch bei den heterozygoten Erbträgern eine erhöhte Strahlenempfindlichkeit besteht, auch wenn diese nicht so hoch ist wie bei den homozygoten. Heterozygote Erbträger treten wesentlich häufiger, im Bereich von 0,5–5%, in unserer Bevölkerung auf. Während die homozygoten Erbträger sehr häufig bereits durch ihren Phänotyp, z. B. wegen geistiger Retardierung oder anderer entwicklungsbiologische Schäden erkannt werden können, trifft dieses für die heterozygoten Erbträger nicht zu. Eine eindeutige Diagnostik ist nur mit Hilfe von molekular- und zellbiologischen Techniken möglich. Besonders gut sind diese Zusammenhänge bei Ataxia teleangiectatica untersucht worden. Bei dieser genetischen Prädisposition für eine erhöhte Strahlenempfindlichkeit liegt eine Mutation im AT-Gen auf dem Chromosom 11 vor (vgl. ICRP 1998).

Untersuchungen an Mäusen haben eindeutig gezeigt, dass durch genetische Veränderungen die Krebsrate nach Bestrahlung in erheblichem Maße erhöht werden kann, was insbesondere bei den Mäusen festgestellt wurde, bei denen ein Knock-out des Tumorsuppressorgens *p53* stattgefunden hat. Bei Mäusen, bei denen eines der p53-Gene durch Mutation funktionslos geworden ist (heterozygote Erbträger), wird bereits ohne Strahlenexposition eine erhöhte Tumorrate beobachtet. Eine Bestrahlung dieser Tiere führt zu einer starken Erhöhung der Krebsrate mit einer Latenzzeit, die gegenüber den Wildtyp-Tieren in erheblichem Maße verkürzt ist (Kemp et al. 1994). Diese Daten ergeben also, dass Mutationen in Tumorsuppressorgenen auch hinsichtlich der Krebsverursachung die Strahlenempfindlichkeit beträchtlich erhöhen. Eine offene Frage ist, ob auch beim Menschen im niedrigen und mittleren Dosisbereich eine erhöhte Strahlenempfindlichkeit hinsichtlich der Krebsverursachung auftritt, wenn entsprechende genetische Prädispositionen vorliegen. Hinweise, die dafür sprechen, haben Studien mit Kindern ergeben, bei denen Zweittumoren nach einer Strahlentherapie der Primärtumoren untersucht wurden: So wurde nach der Strahlentherapie von Retinoblastomen gefunden, dass die Rate an Zweittumoren in erheblichem Maße anstieg, wenn bei diesen Kindern eine genetische Prädisposition (z. B. für Retinoblastome) vorlag. Zweittumoren waren v. a. Osteosarkome und Weichteilsarkome im Bereich der bestrahlten Gewebe (Eng et al. 1993).

Umfangreiche Daten zu dieser Problematik sind von der Internationalen Strahlenschutzkommission zusammengestellt worden (IRCP 1998): Sie kommt zu dem Ergebnis, dass eine Erhöhung der Strahlenempfindlichkeit in seltenen Fällen bis zum Faktor 5 auftreten kann. Für die individuelle Risikoabschätzung in der Diagnostik sollte ein Verdacht auf eine derartige genetische Prädisposition berücksichtigt werden, insbesondere wenn höhere Strahlendosen (z. B. sehr häufige Untersuchungen mit höheren Expositionen, interventionelle Radiologie) zu erwarten sind. Zu diesen Problembereichen sind allerdings noch viele Fragen offen; offensichtlich ist heute erst ein kleiner Teil der Gene, die eine erhöhte Strahlenempfindlichkeit bedingen, bekannt. Diese Fragen werden jedoch bei zukünftigen Risikoabschätzungen und Bewertungen zunehmendes Interesse finden.

3.5.9
Resümee

Jede Strahlenexposition ist mit einem abschätzbaren Risiko verbunden. Deshalb verbietet die Strahlenschutzgesetzgebung jede unnötige Strahlenexposition. Ist eine Strahlenanwendung erforderlich, muss die Strahlendosis so gering wie möglich gehalten werden. Der beste Strahlenschutz besteht darin, eine nicht notwendige Röntgenuntersuchung zu unterlassen. Das größte Risiko geht man allerdings in vielen Fällen dann ein, wenn eine notwendige Untersuchung unterbleibt. Und die alltägliche Mühe des Radiologen besteht darin, das eine vom anderen zu unterscheiden. Der Patient sollte über den diagnostischen Wert einer vorgesehenen Untersuchung und das damit verbundene Risiko in möglichst verständlicher – und möglichst verständnisvoller – Form aufgeklärt werden. Es ist wenig hilfreich, das Strahlenrisiko zu bagatellisieren oder es medienwirksam zu übertreiben. Vielmehr geht es um eine ausgewogene, auf wissenschaftlichen Fakten basierende Einschätzung des Strahlenrisikos, wobei zu hoffen ist, dass dadurch bei vielen Patienten Ängste nicht nur abgebaut werden, sondern vielleicht gar nicht erst entstehen.

3.6
Strahlengenetik

G. STEPHAN

3.6.1
Einleitung

Die Anwendung der 1895 entdeckten Röntgenstrahlen insbesondere in der Medizin hat der Menschheit großen Nutzen gebracht. Doch bald nach ihrer Entdeckung wurde auch die schädliche Wirkung der Röntgenstrahlen bekannt. Aus diesem Grunde hat die Deutsche Röntgengesellschaft bereits 1913 erste Vorschriften zum Schutz des Patienten und des Arztes entwickelt, um gesundheitliche Gefahren ionisierender Strahlung abzuwenden. Die Induktion von Erbänderungen – Mutationen – durch Röntgenstrahlen ist seit den klassischen Untersuchungen von Muller an der Fruchtfliege Drosophila im Jahre 1927 be-

Tabelle 3.8. Geschätzte Häufigkeit vererbbarer Krankheiten (Aus Carter 1977)

Mutation	Vererbbare Krankheit	Häufigkeit pro 10000 Geburten
Autosomal-dominant	Neurofibromatosis	4
	Chorea Huntington	5
Autosomal-rezessiv	Phenylketonurie	1
	Sichelzellenanämie	1
X-Chromosom-gebunden, rezessiv	Hämophilie	1
	Muskeldystrophie	2

kannt. In den folgenden Jahrzehnten konnte mit verschiedenen Strahlenqualitäten an allen daraufhin untersuchten Lebewesen einschließlich des Menschen die mutagene Wirkung von Strahlen bestätigt werden. Mutationen werden nach Art und Ort der Veränderung des genetischen Materials unterteilt. Eine Unterscheidung nach Art der Veränderungen führt zu den beiden Gruppen der numerischen und strukturellen Chromosomenmutationen einerseits und der Genmutation andererseits. Als Ort der Veränderungen kommen Zellen innerhalb und außerhalb der Keimbahn in Frage. Im ersten Fall werden die Veränderungen als Keimzell-Mutation, im zweiten Fall als somatische Mutation bezeichnet. Im Hinblick auf den Strahlenschutz sind Veränderungen am genetischen Material in den Keimzellen von Bedeutung. Bis in die 50er-Jahre waren die Strahlengenetiker im Wesentlichen an Faktoren interessiert, die die pro Dosiseinheit induzierte Mutationsrate beeinflussen. Mit der Quantifizierung des strahlengenetischen Risikos des Menschen wurde etwa Mitte der 50er-Jahre begonnen, diese Arbeiten werden seitdem intensiv weitergeführt.

Die Kenntnisse über die molekularen Aspekte der natürlich vorkommenden genetischen Leiden und deren Entstehungsmechanismen sind in den letzten Jahren sehr stark angewachsen, insbesondere seit der Initiierung des Human Genome Project im Jahre 1990. McKusicks Kompendium enthielt 1994 insgesamt 6678 phänotypisch beschriebene genetisch bedingte Krankheiten, die den Mendelschen Regeln folgen, die Online-Version enthielt im Januar 1999 bereits 10129 Eintragungen. Die neu gewonnenen Daten gaben Anlass, die geschätzte Häufigkeit entsprechender genetisch bedingter Leiden (Tabelle 3.8) nach oben zu korrigieren. Die Zukunft wird zeigen, welchen Einfluss die Ergebnisse der molekularbiologischen Forschung auf die Beurteilung des strahlengenetischen Risikos haben werden.

3.6.2
Spontane und strahleninduzierte Mutationen

Spontane Mutationen

Ganz allgemein können alle Fehler, die in den verschiedenen Stadien des Replikationsprozesses einer Zelle ohne erkennbare äußere Einflüsse auftreten, als spontane Mutationen bezeichnet werden. So gibt es Fehler bei der Replikation des genetischen Materials, also in der DNA selbst. Weiter gibt es Fehler, die in der Verteilung während der Zellteilung auftreten, sodass der Chromosomengehalt der Tochterkerne unterschiedlich ist, und schließlich können Fehler durch falsches Verheilen von vorausgegangenen Chromosomenbrüchen entstehen. Es liegt nun in der Natur der genetischen Prozesse, dass viele dieser Fehler ebenso wie das nicht mutierte Material fortgepflanzt werden. Allerdings mag die Weitergabe einer bestimmten Mutation unmöglich sein, wenn sie in ihrer Wirkung die Grundprozesse des Lebens betrifft. So kann eine Mutation bereits in den Gonaden der Eltern während der Keimzellreifung manifest werden (germinale Selektion) oder in späteren Phasen der menschlichen Entwicklung eliminiert werden: 2–3 % der Spermien von gesunden Männern zeigen Aneuploidie (Abweichen von der normalen Chromosomenzahl 46, jedoch kein Vielfaches des haploiden Chromosomensatzes) und 4–8 % besitzen strukturelle Chromosomenveränderungen (Martin et al. 1983; Brandiff et al. 1988). Für Oozyten wird die Aneuploidie-Häufigkeit auf 18–19 % geschätzt (Martin et al. 1991), aber nur bei etwa 0,9 % Geburten ist eine Chromosomenabnormalität nachzuweisen (Jacobs et al. 1992). Nach Nielsen et al. (1986) zeigen 0,3 % der Neugeborenen eine strukturelle Chromosomenveränderung, 0,3 % Abnormalitäten bei den Geschlechtschromosomen und 0,2 % haben eine autosomale Trisomie. Es besteht hier also eine große Diskrepanz zwischen der Häufigkeit von Chromosomenmutationen in Keimzellen und der Mutationshäufigkeit bei Neugeborenen. Einer der Gründe dafür ist, dass Chromosomenveränderungen, insbesondere numerische, in hohem Maße zu Frühaborten führen: etwa 15 % der Konzeptionen, von denen etwa die Hälfte eine Chromosomenanomalie aufweist. Dieser Diskrepanz in der Mutationshäufigkeit zwischen Keimzellen und Neugeborenen wird durch die sog. Mutationskomponente (Abschn. 3.6.3) bei Risikoabschätzungen Rechnung getragen.

Mutationen, die sich erst nach und nach in einer Generationskette manifestieren können, werden in der Population akkumulieren. Man spricht von der Mutationsbelastung einer Population. Zwischen der spontanen Mutationshäufigkeit und der Selektion stellt sich ein Gleichgewicht ein. Die Störung dieses Gleichgewichtes bedingt eine Gefährdung der menschlichen Erbanlagen. Bei der Abschätzung des Risikos für die Population wird von einer direkten Beziehung zwischen Mutationsbelastung und der Häufigkeit genetisch bedingter Krankheiten ausgegangen. Die Exposition der Bevölkerung mit mutagenen Agenzien bzw. das damit verbundene Risiko stellt primär ein gesellschaftliches Problem dar, an dem das betroffene Individuum oft schwer zu tragen hat.

Die Fortschritte in der molekularen humangenetischen Forschung haben dazu geführt, dass die Häufigkeit vererbbarer Krankheiten, die den Mendelschen Regeln folgen, heute nicht mehr auf 1,25%, sondern auf 2,4% geschätzt werden. Der Anteil der Krankheiten, die auf autosomal-dominanten Mutationen beruhen, wird mit 1,5% angegeben, 0,75% sind durch autosomal-rezessive Mutationen und 0,15% durch X-gebundene Mutationen verursacht (Sankaranarayanan 1998). In Tabelle 3.8 sind einige Beispiele für vererbbare Krankheiten angeführt, die den Mendelschen Regeln folgen.

Induzierte Mutationen

Ionisierende Strahlen können alle Arten von Mutationen auslösen: Strukturelle und numerische Chromosomenaberrationen sowie Genmutationen. Bisher sind keine strahleninduzierten Mutationen nachgewiesen worden, die nicht auch spontan auftreten, d. h. durch ionisierende Strahlung wird nicht etwas prinzipiell Neues geschaffen, sondern die Veränderungen werden zusätzlich zu den spontanen Mutationen induziert.

Bei Bestrahlung der männlichen Gonaden werden Keimzellen in unterschiedlichen Entwicklungsstadien exponiert, und zwar alle Zellstadien von der Reifungsteilung bis zum reifen Spermium. Diese sind gegenüber ionisierender Strahlung unterschiedlich empfindlich. Wie im Mäuseexperiment gezeigt werden konnte, besitzen die ausdifferenzierten Stadien eine etwa doppelt so hohe Mutationsempfindlichkeit wie die Spermatogonien (Russell 1965). Die Gründe sind darin zu suchen, dass zum einen die reifen Stadien nur über eine reduzierte Reparaturkapazität verfügen, und zum anderen die Reifungsteilungen ein wirksames „Sieb" darstellen, in dem viele, wenn nicht sogar die meisten der vorher induzierten Chromosomenaberrationen „hängen bleiben". Sie können sich also nicht zu reifen Spermien entwickeln und kommen nicht zur Befruchtung. Wegen der kurzen Verweildauer der postspermatogonialen Stadien in der Keimbahn ist für die Beurteilung des populationsgenetischen Risikos die Mutationshäufigkeit der Spermatogonien entscheidend. Für den Einzelnen folgt aber als praktische Konsequenz, dass reproduktive Aktivität nach einer Strahlenexposition so lange zurückgestellt werden sollte, bis Spermien

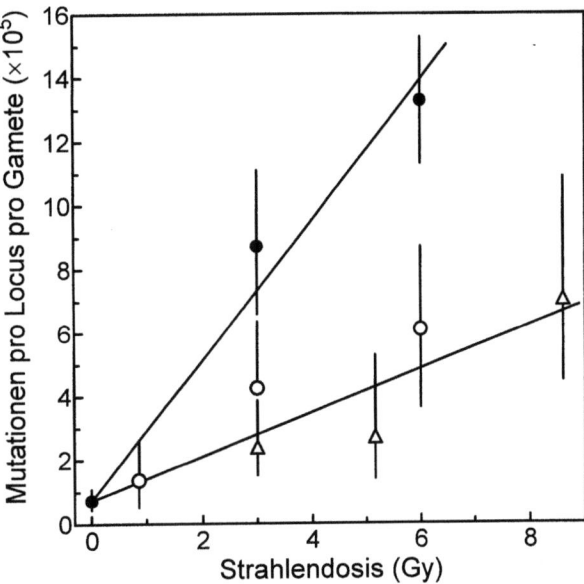

Abb. 3.26. Strahleninduzierte Mutationen in Spermatogonien der Maus. In den Experimenten wurden unterschiedliche Dosisleistungen verwendet: 0,01 mGy/min (*offene Kreise*), 0,09 mGy/min (*Dreiecke*) und 0,9 Gy/min (*geschlossene Kreise*). (Aus Russell 1965)

vorliegen, die aus den weniger mutationsempfindlichen Spermatogonien gebildet wurden. In Experimenten mit weiblichen Mäusen konnte gezeigt werden, dass 6 Wochen nach der Exposition keine Mutanten bei den Nachkommen der bestrahlten Mütter zu beobachten waren (Russell 1977). Aus diesen Beobachtungen wird ganz allgemein die Empfehlung abgeleitet, dass nach einer Strahlenexposition der Keimzellen mit einer geplanten Schwangerschaft etwa ein halbes Jahr gewartet werden sollte.

Wie im Tierexperiment gezeigt werden konnte, besteht zwischen der Dosis und der Mutationshäufigkeit eine lineare Beziehung (Abb. 3.26). Bei Risikoabschätzungen wird von einer Proportionalität zwischen Dosis und Mutationsrate ausgegangen, die beinhaltet, dass auch sehr kleine Strahlendosen, wie sie z. B. bei röntgendiagnostischen Maßnahmen vorkommen, genetisch wirksam sind. Die Abbildung verdeutlicht weiterhin, dass eine akute Bestrahlung, d. h. die Applikation einer Dosis innerhalb kurzer Zeit, etwa 3-mal wirksamer ist als eine über längere Zeit hin verteilte chronische Bestrahlung mit der gleichen Dosis, d. h. bei niedriger Dosisleistung. In den dargestellten experimentellen Ergebnissen war z. B. die Dosis von 3 Gy einmal in einer Zeit von 3,3 min verabreicht worden (*obere Kurve*), während in den anderen Experimenten für die gleiche Dosis eine Zeit von 3,3 bzw. 29,8 Wochen erforderlich war. Für Risikobetrachtungen wurde aus diesen Ergebnissen gefolgert, dass bei akuter Strahlenexposition der

Keimzellen des Menschen das genetische Risiko um den Faktor 3 größer ist als bei chronischer Strahlenexposition. In weiteren Experimenten konnte gezeigt werden, dass Spaltneutronen bei gleicher Dosis etwa 20-mal mehr Mutationen induzieren als Röntgenstrahlen (Russell 1965). Die allgemeine Folgerung aus diesen Ergebnissen für den Menschen ist, dass dicht ionisierende Strahlung (Neutronen, α-Teilchen) in Bezug auf Mutationsauslösung 20-mal effektiver sind als locker ionisierende Strahlung (Röntgen- oder γ-Strahlung). Der unterschiedlichen biologischen Wirkung verschiedener Strahlenqualitäten wird bei der Risikoabschätzung durch sog. Wichtungsfaktoren Rechnung getragen.

Genetische Effekte beim Menschen können nur mittels epidemiologischer Studien erfasst werden. Im Hinblick auf die Beurteilung des Risikos besteht die Hauptschwierigkeit darin, dass es nur sehr wenige einigermaßen zuverlässige epidemiologische Daten über die Häufigkeit von durch Mutationen bedingten Krankheiten gibt.

Die einheitlichsten und wichtigsten Datensätze für die Beurteilung des genetischen Risikos wurden an den Überlebenden der Atombombenabwürfe über Hiroshima und Nagasaki bzw. deren Nachkommen erhoben. Rund 76 000 Schwangerschaften strahlenexponierter Personen wurden registriert, die Gesundheitsparameter der Nachkommen werden noch immer sorgfältig aufgezeichnet. Zunächst wurden als Indikatoren die Häufigkeit von Fehlgeburten und Missbildungen gewählt, heute werden die Nachkommen mit modernen molekularbiologischen Methoden bezüglich Mutationen untersucht. Bisher wurde allerdings kein signifikanter Effekt beobachtet. Es wurde die Frage gestellt, ob bei den Nachkommen bestrahlter Eltern die Krebshäufigkeit erhöht ist (Tabelle 3.9). Bei Kindern, deren Vater oder Mutter oder beide Eltern eine Dosis von > 0,01 Sv erhalten hatten (durchschnittliche Gonadendosis 0,43 Sv), traten bis zum Alter von 20 Jahren 1,4 Krebsfälle pro 1000 Lebendgeburten auf, in der Kontrollgruppe waren es 1,2 (Yoshimoto et al. 1990). Auch in Bezug auf diesen biologischen Endpunkt ist kein Zusammenhang mit der Strahlenexposition zu erkennen.

3.6.3 Risikobetrachtung

Die seit etwa Mitte der 50er-Jahre intensiv geführten Bemühungen, das strahlengenetische Risiko abzuschätzen, haben zu folgender allgemeinen Beziehung zwischen Strahlendosis und genetischem Risiko geführt: Risiko = $P \times D/V_D \times M_K$, wobei P die spontane Häufigkeit des betrachteten genetischen Effektes ist, D die Dosis einer exponierten Population/Person, V_D die Verdopplungsdosis und M_K die Mutationskomponente des betrachteten genetischen Effektes.

Unter der V_D versteht man die Dosis, die ebenso viele Mutationen induziert wie spontan auftreten. In einer mit einer Dosis V_D exponierten Population sind also nach der Bestrahlung doppelt so viele Mutationen zu beobachten wie vorher. Der reziproke Wert der V_D ist das relative Mutationsrisiko. Weil das Risiko proportional zu $1/V_D$ ist, bedeutet eine kleine V_D ein hohes relatives Risiko und eine hohe V_D eine niedriges. Auf der Basis der Ergebnisse von Hiroshima und Nagasaki haben Neel et al. (1990) eine Verdopplungsdosis für den Menschen berechnet. Sie sind von den Daten für 8 verschiedene genetische Indikatoren ausgegangen, für die jedoch kein signifikanter Unterschied zu Kontrollen bestand. Sie nahmen an, dass ein Teil der beobachteten Mutationen strahleninduziert war und haben die Ergebnisse ohne weitere Interpretation für ihre Berechnungen herangezogen. Als Verdopplungsdosis für akute Strahlenexpositionen ergab sich 1,7–2,2 Sv und für chronische Strahlenexpositionen 3,4–4,5 Sv. Die Autoren folgerten aus diesen Schätzungen, dass der Mensch weniger mutationsempfindlich ist als bisher angenommen worden war. Denn wenn die V_D für chronische Strahlenexposition aus dem Vergleich der spontanen Mutationsrate des Menschen mit der im Mäuseexperiment pro Dosiseinheit induzierten Mutationsrate ermittelt wurde, ergab sich ein Wert von etwa 1 Sv (BEIR 1972; UNSCEAR 1977). Letztgenannter Wert wurde häufig kritisiert (Sankaranarayanan 1993), doch nach Vorliegen weiterer Ergebnisse wird er heute V_D für Risikoschätzungen verwendet (Sankaranarayanan 1998). Das Konzept der Verdopplungsdosis geht also von der Annahme aus, dass

Tabelle 3.9. Krebshäufigkeit bei Nachkommen von Überlebenden der Atombombenexplosionen in Hiroshima und Nagasaki (Aus Yoshimoto et al. 1990)

Untersuchte Gruppe Krebsfälle/1000 Kinder	Dosis [Sv]	Zahl der Kinder	Krebsfälle	≤ 20 Jahre
Kinder, ein oder beide Elternteile exponiert	≥ 0,1 (mittlere Gonadendosis 0,43)	31 450	43	1,4
Kinder nicht exponierter Eltern	–	41 066	49	1,2

Mensch und Maus die gleiche Mutationsempfindlichkeit besitzen.

M_K stellt die Beziehung zwischen der Mutationshäufigkeit und dem beobachtbaren genetischen Effekt dar. Die Mutationskomponente für Erbkrankheiten, die den Mendelschen Regeln folgen, konnte durch populationsgenetische Verfahren ermittelt werden, weil es eine direkte Beziehung zwischen Mutation und Krankheit gibt. Entsprechende algebraische Berechnungen sind in der Literatur beschrieben (Chakraborty et al. 1998). Für die Kalkulation von M_K für multifaktorielle Krankheiten wurden in den letzten Jahren Ansätze entwickelt. Für Risikoabschätzungen wird die M_K mit 0,15 angenommen, wenn es um die Beurteilung von autosomal-dominant und X-chromosomal-rezessiv vererbbaren Krankheiten geht, die sich in der 1. Generation nach Auftreten der Mutation manifestieren; M_K wird mit 1 veranschlagt, wenn das Risiko für das populationsgenetische Gleichgewicht, das mehrere Generationen nach der Exposition erreicht wird, zu beurteilen ist.

3.6.4
Risiken verschiedener Untersuchungsverfahren

Im Folgenden wird das genetische Risiko, das mit einer röntgendiagnostischen Maßnahme verbunden ist, für einen Einzelfall abgeschätzt, sowie das Risiko für die Bevölkerung, das aus der gesamten röntgendiagnostischen Strahlenbelastung resultiert. Das Risiko kann zwar mit der mathematischen Gleichung auf Stellen hinter dem Komma berechnet werden, es sei jedoch darauf hingewiesen, dass die berechnete Zahl von der Zuverlässigkeit der in die Gleichung eingegebenen Werten abhängig ist.

Von allen häufig vorgenommenen diagnostischen Maßnahmen (mehr als 2%) verursacht die Computertomographie (CT) die höchste Strahlenexposition. Aus diesem Grunde sei das genetische Risiko einer Frau abgeschätzt, bei der eine abdominale CT durchgeführt wird. Die resultierende Ovariendosis kann im Extremfall bis zu 50 mSv betragen. Das spontane genetische Risiko kann nach obigen Ausführungen mit rund 2% angenommen werden (1,5% autosomal-dominant, 0,15% X-Chromosom gebunden). Werden diese Daten mit der Verdopplungsdosis (1 Sv) und der Mutationskomponente (0,15) in die angegebene Gleichung eingesetzt, ergibt sich ein strahlenbedingtes Risiko von rund 0,02%.

Für die Beurteilung des genetischen Risikos im Zusammenhang mit röntgendiagnostischen Maßnahmen muss von der mittleren Belastung der Keimdrüsen der Bevölkerung ausgegangen werden. Die mittlere Strahlenexposition pro Kopf der deutschen Bevölkerung aus röntgendiagnostischen Maßnahmen wird mit 1,5–2 mSv effektiver Dosis pro Jahr angenommen. Die Keimdrüsendosis liegt deutlich niedriger als dieser Wert, weil Röntgenuntersuchungen am Patienten im fortpflanzungsfähigen Alter nur ein Viertel aller Röntgenuntersuchungen ausmachen und z.B. Kopf- oder Lungenuntersuchungen keine oder nur sehr geringe Keimdrüsendosen verursachen. Geht man für die Risikoabschätzung von 0,5 mSv pro Jahr aus und nimmt an, dass Personen im Alter bis zu 30 Jahren ihre Kinder bekommen haben, folgt eine Gesamtdosis von 15 mSv. Wird dieser Wert mit der Mutationskomponenten von 1 in die Gleichung eingesetzt, ergibt sich ein Risiko von 0,03%. Dieser berechnete Anteil von genetisch bedingten Krankheiten verteilt sich allerdings über mehrere Generationen.

Von der Internationalen Strahlenschutzkommission (ICRP 1991) wird die Wahrscheinlichkeit für das Auftreten schwerer genetischer Schäden in allen zukünftigen Generationen mit 1% Sv^{-1} angegeben. Das Risiko für die erste und zweite Generation wird mit jeweils 0,15% Sv^{-1} veranschlagt, die restlichen 0,7% Sv^{-1} betreffen die dritte und alle späteren Generationen. Das Risiko, dass eine Person, deren Gonaden mit 50 mSv exponiert worden sind, Kinder oder Enkel mit strahleninduzierten genetischen Defekten bekommt, beträgt somit 0,15% Sv^{-1} × 0,05 Sv = 0,008%. Das gesamte genetische Risiko aus einer jährlichen Gonadendosis von 0,5 mSv über 30 Jahre ergibt sich zu 1% Sv^{-1} × 0,015 Sv = 0,015%. Diese etwas anders dargestellte Berechnungsweise der Risiken basiert auf den gleichen Überlegungen wie sie weiter oben angeführt wurden. Dass das abgeschätzte Risiko nur etwa halb so groß ist wie die zuvor genannten Risikowerte, ist auf die jeweils verwendete spontane Häufigkeit von genetischen Effekten zurückzuführen.

Die Abschätzung des genetischen Risikos resultierend aus röntgendiagnostischen Maßnahmen für die Einzelperson und die Gesellschaft zeigt, dass es zwar gering ist, aber doch ein zusätzliches Risiko bedeutet. Deshalb ist jede unnötige Strahlenexposition der Keimdrüsen zu vermeiden bzw. so gering wie möglich zu halten.

3.7
Strahlenwirkung auf Embryo und Fetus

C. STREFFER

3.7.1
Einleitung

Bereits wenige Jahre nach der Entdeckung der Röntgenstrahlen und der Radioaktivität wurde beobachtet, dass biologische Systeme mit hoher Zellproliferation sehr strahlenempfindlich sind. Strahleninduzierte

Missbildungen wurden zum ersten Mal von v. Hippel u. Pagenstecher (1907) beim Kaninchen beschrieben und v. Klot (1911) machte bereits Beobachtungen über den Schwangerschaftsabbruch beim Menschen. Flaskamp (1930) berichtete über Schäden bei menschlichen Embryonen und Feten nach Strahlentherapie bei schwangeren Frauen. Auch in den folgenden Jahrzehnten ist der erhöhten Strahlenempfindlichkeit während der pränatalen Entwicklung eine starke Aufmerksamkeit gewidmet worden. Dieses gilt sowohl in wissenschaftlicher als auch in administrativer Hinsicht bei den Regulierungen im Strahlenschutz. So empfiehlt die Internationale Strahlenschutzkommission (ICRP 1977, 1991) keine Dosisgrenzwerte für den Patienten bei medizinischen Strahlenexpositionen, da ein unmittelbares individuelles Interesse für den Nutzen des Patienten durch die medizinische Strahlenexposition besteht. Ausgenommen ist eine Strahlenexposition während der Schwangerschaft, die – so wird ausdrücklich betont – nur dann erfolgen soll, wenn eine strenge klinische Indikation dafür besteht.

Die strengeren Regeln des Strahlenschutzes und der Dosislimitierung während der Schwangerschaft machen deutlich, dass der sich entwickelnde Embryo bzw. Fetus besonders strahlenempfindlich ist. Folgende somatische Wirkungen nach pränataler Strahlenexposition müssen diskutiert werden:

- Tod des Embryos/Feten,
- Induktion von Missbildungen,
- Eintreten einer Wachstumshemmung,
- Eintreten funktioneller Störungen und die
- Induktion maligner Neoplasien (Krebs).

Das Auftreten dieser Effekte hängt sowohl hinsichtlich der qualitativen Ausprägung als auch des quantitativen Ausmaßes entscheidend vom Entwicklungsstadium ab, zu dem die Strahlenexposition stattfindet. Hierfür ist es wichtig, aufgrund der entwicklungsbiologischen Prozesse drei Perioden voneinander zu unterscheiden:

- die Präimplantationsperiode
  (etwa bis zum 10. Tag der Schwangerschaft),
- die Hauptorganbildungsperiode
  (nahezu bis zum Ende des 2. Schwangerschaftsmonats) und
- die Fetalperiode
  (bis zum Ende der Schwangerschaft).

3.7.2
Tod des Embryos/Feten

Bei Strahleneinwirkungen während der Präimplantationsperiode wird allgemein davon ausgegangen, dass ionisierende Strahlen nur den Tod des Embryos bewirken können. An Präimplantationsembryonen der Maus sind nach Strahlendosen von 0,1 Gy und höher (Röntgenstrahlen) in besonders empfindlichen Phasen Veränderungen der Zellproliferation und bei höheren Dosen zunehmend degenerative Prozesse beobachtet worden, die zum Absterben des Embryos führen (Streffer u. Molls 1987). Die sehr hohe Strahlenempfindlichkeit wurde v. a. kurze Zeit nach der Konzeption im Stadium der Zygote gefunden. Im Laufe der weiteren Entwicklung nimmt die Strahlenempfindlichkeit des Präimplantationsembryos ab. Für alle Stadien von der Zygote bis zur Blastozyste kann eine LD50 von etwa 1 Gy angenommen werden. Der Tod des Embryos tritt in vielen Fällen bereits vor der Implantation in den Uterus ein. Dieses scheint v. a. im niedrigen Dosisbereich der Fall zu sein, während im höheren Dosisbereich der postimplantive Tod überwiegen kann (Michel et al. 1979; Pampfer u. Streffer 1988; Friedberg et al. 1998).

Bis vor wenigen Jahren sind keine Missbildungen nach Strahlenexpositionen während der Präimplantationsperiode bei Nagetieren beobachtet worden. Daher ist allgemein eine „Alles-oder-nichts-Regel" formuliert worden: Entweder sind die Embryonen in der Lage, sich vollständig von dem Strahlenschaden zu erholen, oder sie sterben ab. Diese Befunde sind offensichtlich auf die Pluripotenz bzw. Omnipotenz der Blastomeren zurückzuführen, sodass einzelne absterbende Zellen des Präimplantationsembryos insbesondere in den fortgeschritteneren Stadien ersetzt werden können. In neuerer Zeit sind jedoch Beobachtungen gemacht worden, dass bei genetischen Prädispositionen auch Strahlenexpositionen während der Präimplantationsperiode Missbildungen verursachen können (Pampfer u. Streffer 1988). Auf diese Befunde wird später eingegangen.

Daten über die Strahlenempfindlichkeit während dieser frühen Embryonalstadien beim Menschen liegen nicht vor, da in dieser frühen Periode eine Schwangerschaft nicht erkannt wird und bei einer Schädigung des Embryos mit Todesfolge eine normal erscheinende Blutung mit Abstoßung des Embryos eintritt. Es muss daher eine Extrapolation von den Tierexperimenten (vorwiegend Maus) zum Menschen vorgenommen werden, die in diesen Stadien besonders gut möglich ist, da die entwicklungsbiologischen Prozesse und damit auch die zeitlichen Abläufe bei der Maus und beim Menschen in dieser Periode sehr ähnlich sind.

Während späterer Entwicklungsstadien (Organbildungsperiode und Fetogenese) sind wesentlich höhere Strahlendosen notwendig, bevor der Tod des Embryos bzw. Feten eintritt. Russell (1954) beobachtete eine reduzierte Wurfgröße nach einer Bestrahlung mit Dosen größer als 1,25 Gy während der Organogenese. Bei Untersuchungen zur Letalität nach Bestrahlungen während der Organogenese werden häufig Schwellendosen beschrieben, bevor es zur signifikanten Abnahme der Überlebensrate kommt (Konermann 1987; Mole 1992). Die Höhe dieser Schwellendosis nimmt mit fortschreitender Entwicklung zu. Offensichtlich kann die Strahlenempfindlichkeit auch aufgrund einer genetischen Variabilität sehr unterschiedlich sein. So fanden Uma Devi et al. (1994) bereits nach Bestrahlung mit 0,5 Gy während der späten Organogenese eine Abnahme der Überlebensrate. Strahlenexpositionen während der Hauptorganbildungsperiode haben überwiegend die Ausprägung von Missbildungen zur Folge.

3.7.3 Induktion von Missbildungen (Organbildungsperiode)

Vielfältige tierexperimentelle Untersuchungen haben gezeigt, dass Strahlendosen im Bereich von 100 mGy und höher (locker ionisierende Strahlen) teratogene Wirkungen verursachen. Die Entwicklung des Zentralnervensystems ist besonders strahlenempfindlich, auch wegen der langen Entwicklungszeit dieses Systems. Bei Mäusen sind Mikrozephalien, Exenzephalien und Hydrozephalien nach Einzeldosen von 0,2 Gy, bei der Ratte ab 0,5 Gy, bei Hunden ab 0,9 Gy beschrieben worden (UNSCEAR 1986). Es sind Dosis-Wirkungs-Beziehungen für diese Effekte an Nagetieren berichtet worden (Konermann 1987). Es wurden im Allgemeinen Kurven mit sigmoider Form oder einer Schulter gefunden, in allen Fällen traten Schwellendosen auf. Allerdings sind auch im Dosisbereich von 50–250 mSv bereits Missbildungen bei Mäusen festgestellt worden. Ein Maximum der Häufigkeit von Missbildungen wird bei Mäusen nach Bestrahlungen an den Tagen 10–11 p.c. (post conceptionem) beobachtet (Dekaban 1969).

Untersuchungen an den Überlebenden der Atombombenexplosionen von Hiroshima und Nagasaki ergaben, dass nach Strahlendosen von etwa 0,3–0,5 Gy und höher vermehrt Mikrozephalien bei den Kindern beobachtet wurden, die in der Hauptorganbildungsperiode die Strahlenexposition erhielten (Blot u. Miller 1973). In der Regel wurden also beim Menschen teratogene Effekte erst nach höheren Strahlendosen als bei den Nagetieren beobachtet. Nach Bestrahlungen während der Hauptorganbildungsperiode wurden bei den Kindern der Atombombenopfer in Hiroshima und Nagasaki auch Entwicklungsstörungen der Augen gefunden. In tierexperimentellen Untersuchungen sind insbesondere Veränderungen des Skelettsystems beobachtet worden. Es hat sich gezeigt, dass die empfindlichsten Perioden für einzelne Organe und Organsysteme in den Perioden liegen, in denen die Anlagenentwick-

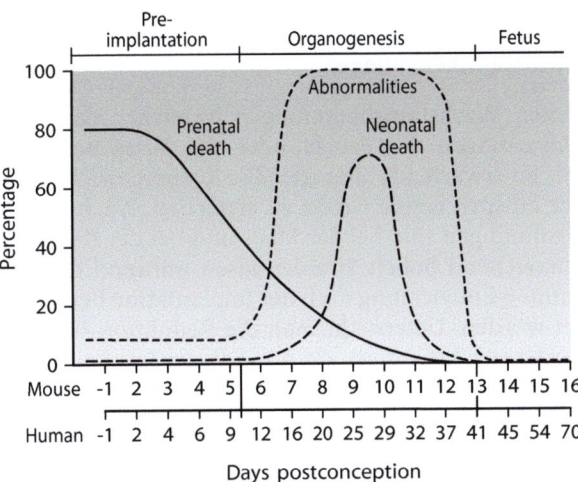

Abb. 3.27. Schematische Darstellung der Strahleneffekte während der verschiedenen entwicklungsbiologischen Phasen der pränatalen Säugerentwicklung. Es sind die Tage nach Konzeption (*p.c.*) für die Maus und vergleichend für den Menschen angegeben. (Nach Hall 1995)

lung stattfindet. Dieses gilt v.a. für die Untersuchungen an Nagetieren, ist aber auch beim Menschen kasuistisch gezeigt worden. Nach Beendigung der Hauptorganbildungsperiode oder allgemein der Organogenese werden durch ionisierende Strahlen makroskopisch-anatomische Missbildungen nicht mehr induziert. Diese Daten sind häufig in einem Schema, wie es in Abb. 3.27 dargestellt ist, wiedergegeben worden (Fritz-Niggli 1991; Hall 1993).

Bestrahlungen mit geringen Dosisleistungen führen zu einer starken Abnahme des Strahleneffektes bei Missbildungen im Vergleich zu einer akuten Bestrahlung mit hoher Dosisleistung (Konermann 1987). Neben den Effekten der DNA-Reparatur und intrazellulären Erholungsvorgängen kommt bei der pränatalen Entwicklung hinzu, dass der Embryo bzw. Fetus dann während sehr unterschiedlicher Entwicklungsstadien exponiert wird. Mögliche Strahleneffekte werden daher auch durch diese Bedingungen vermindert.

Aufgrund der Untersuchungen an Mäusen wird heute allgemein davon ausgegangen, dass die Verdopplungsdosis (s. auch Abschn. 3.6.3) für die Missbildungsrate nach Expositionen während der Hauptorganbildungsperiode in einem Bereich von 0,2 Gy (locker ionisierende Strahlen) liegt. Diese Verdopplungsdosis wird auch für den Menschen angenommen, obwohl die Untersuchungen an den Überlebenden in Hiroshima und Nagasaki und die klinischen Erfahrungen darauf hindeuten, dass die Verdopplungsdosis für die Induktion von Missbildungen beim Menschen höher liegt. Diese Verdopplungsdosis von 0,2 Gy wird als eine strahlenbiologische Indikation zum Schwangerschaftsabbruch gesehen.

3.7.4
Wachstumshemmungen

Unter Wachstumshemmungen versteht man das Unvermögen der Frucht oder des Neugeborenen, das zu erwartende altersgemäße Körpergewicht bzw. die entsprechende Größe zu erreichen. Wachstumshemmungen sind bei der Maus und bei der Ratte bei ausreichend hohen Strahlendosen während der gesamten Entwicklung nach der Implantation beobachtet worden. Untersucht man die Reduktion der Geburtsgewichte, so ist sie am ausgeprägtesten nach einer Bestrahlung in der Hauptorganbildungsperiode. Derartige Gewichtsreduktionen blieben während der gesamten Lebenszeit bestehen, unterliegen jedoch periodischen Schwankungen (Strahlenschutzkommission 1984). An Kindern sind die Hemmungen des Hirn- und Schädelwachstums nach pränataler Strahlenexposition gegenüber den Wachstumshemmungen anderer Organe besonders stark ausgeprägt (Brent 1980). Dieser Effekt ist offensichtlich darauf zurückzuführen, dass die Entwicklungsdauer und die Gestaltungskomplexität des menschlichen Zentralnervensystems während der pränatalen Entwicklung besonders ausgeprägt ist; auch eine gewisse Kompensationsschwäche des Zentralnervensystems kommt hier zum Ausdruck.

Untersuchungen der japanischen Kinder, die vor der 18. Schwangerschaftswoche durch die Atombombenexplosionen exponiert wurden, haben ergeben, dass Strahlendosen höher als 0,2 Gy (in Hiroshima) und höher als 1,4 Gy (in Nagasaki) zu einer Hemmung des Schädelwachstums geführt haben. Insbesondere Kopfumfang und Körpergröße dieser Kinder wurden untersucht (Strahlenschutzkommission 1984). Bei Organen, die noch über den Geburtszeitpunkt hinaus eine funktionelle Reifung erfahren, finden Störungen dieser Reifungsprozesse nach einer pränatalen Bestrahlung während der Hauptorganbildungsperiode statt. Dieses gilt wiederum v. a. für die postnatale Entwicklung des Hirns, ist aber auch für die Reifung der Leber und der Geschlechtsorgane beobachtet worden (Konermann 1976; 1977).

Eingehende Untersuchungen von Konermann (1987) haben ergeben, dass bei einer fraktionierten Bestrahlung die Wachstums- und Reifungsstörungen des neonatalen Hirns bei der Maus sehr viel geringer sind als bei einer einmaligen Bestrahlung mit gleicher Gesamtdosis. Eine Gewichtsminderung des neonatalen Hirns nach 5-maliger Bestrahlung an 5 aufeinanderfolgenden Tagen mit 0,2 Gy während der Organbildungsperiode wird durch kompensatorische Zellvermehrungen bis zur 3. Woche nach der Geburt vollständig beseitigt. Allerdings beobachtete Konermann, dass dieselbe fraktionierte Bestrahlung während der frühen Fetogenese nicht zu einer Kompensierung in der nachgeburtlichen Entwicklungsperiode führt.

Aufgrund der Untersuchungen der Missbildungsraten bei Nagetieren in Abhängigkeit von der Dosis muss davon ausgegangen werden, dass die Dosis-Wirkungs-Beziehung für die Entwicklung von Missbildungen und auch Wachstumsstörungen eine Schwellendosis haben, also den nichtstochastischen bzw. deterministischen Effekten zuzuordnen ist (ICRP 1977; 1991; Streffer 1991).

3.7.5
Funktionelle Störungen

Hier stehen v. a. Veränderungen der Entwicklung des Zentralnervensystems im Vordergrund. Bei Nagetieren sind strahlenbedingte Veränderungen bereits nach Expositionen während der Hauptorganbildungsperiode beobachtet worden. Besonders ausgeprägt sind diese Effekte jedoch bei Strahlenexpositionen, die während der frühen Fetalperiode stattfinden (Strahlenschutzkommission 1984; UNSCEAR 1986; 1993). Klinische Erfahrungen nach tumortherapeutischen Bestrahlungen während einer bestehenden Schwangerschaft haben in einzelnen Fällen geistige Entwicklungsstörungen gezeigt (Strahlenschutzkommission 1984). Die deutlichsten Effekte sind jedoch bei den Überlebenden in Hiroshima und Nagasaki beobachtet worden (UNSCEAR 1993).

Bei Kindern, die während der frühen Fetogenese eine Strahlenexposition durch die Atombombenexplosionen erhielten, wurden schwere geistige Retardierungen beobachtet. Unter den 1566 Kindern, für die die pränatalen Strahlendosen abgeschätzt werden konnten (bei etwa 2/3 der Fälle lag die Strahlendosis bei < 50 mGy), waren 30 mit schweren geistigen Retardierungen. Fünf dieser Kinder wurden ausgeschlossen, da ihre Retardierung auf ein nicht strahlenbedingtes Down-Syndrom oder eine Enzephalitis zurückzuführen war. Es zeigt sich, dass das höchste Risiko für diese Strahleneffekte bei den Kindern bestand, die die Strahlenexposition in der 8.–15. Woche ihrer pränatalen Entwicklung (p.c.) erhalten hatten (Tabelle 3.10). Eine Periode geringerer Strahlenempfindlichkeit besteht in der 16.–25. Woche p.c. In der pränatalen Entwicklung vor und nach diesen Perioden wurde kein signifikant erhöhtes Risiko für die geistige Entwicklung beobachtet (Otake et al. 1996).

Die Periode des höchsten Strahlenrisikos fällt zusammen mit der höchsten Zellproliferation für die Bildung der kortikalen Neurone und der Wanderung der unreifen Neurone aus den Proliferationszonen zum zerebralen Kortex. 75 % (9 von 12) der Feten, die in der 8.–15. Entwicklungswoche eine Strahlendosis

Tabelle 3.10. Japanische Atombomben – In-utero-Kohorte und Fälle geistiger Retardierung (in Klammern) in Abhängigkeit vom Entwicklungsalter (Wochen p.c.) und von der Strahlendosis (DS86). (Aus Otake et al. 1996)

Dosisbereich [cGy]	Mittlere Dosis [cGy]	Zahl der Personen (n)	0–7	8–15	16–25	> 26
			Wochen p.c.			
0	0	1069	205 (1)	255 (2)	309 (1)	300 (3)
1–9	5	212	42	42 (2)	60	64
10–49	23	215	33	61 (1)	59	62
50–99	65	43	6	16 (3)	16	5
> 100	138	26	2	12 (9)	8 (3)	4
Gesamt	–	1565	288 (1)	390 (17)	452 (4)	434 (3)

von mehr als 1 Gy erhalten hatten, entwickelten eine sehr starke geistige Retardierung. Intelligenztests von Kindern, die in Hiroshima und Nagasaki pränatal exponiert worden waren, ergaben analoge Ergebnisse. Damit steht fest, dass für die geistige Entwicklung eine hohe Strahlenempfindlichkeit im 3.–4. Schwangerschaftsmonat (8.–15. Woche p.c.) besteht. Aus den beobachteten Daten und der daraus folgenden Dosis-Wirkungs-Beziehung ergibt sich, dass nach einer Strahlendosis von 1 Gy (Uterus der Mutter) etwa 40 % der so exponierten Feten (8.–15. Woche p.c.) so stark geschädigt sind, dass schwere geistige Retardierungen auftreten (Tabelle 3.10).

Von besonderer Bedeutung ist, ob die Dosis-Wirkungs-Beziehung für diesen Effekt mit oder ohne Schwellendosis verläuft. Diese Diskussion hat zu unterschiedlichen Ergebnissen geführt und ist bis heute nicht abgeschlossen (ICRP 1991; UNSCEAR 1986; 1993). Bezieht man alle Kinder mit einer schweren geistigen Retardierung in die Analyse der Dosis-Wirkungs-Beziehung bei einer Exposition in der 8.–15. Entwicklungswoche ein, so erhält man eine Schwellendosis von 0,55 Gy mit 95 % Vertrauensbereiche von 0,31–0,61, bei denen auch eine Dosis-Wirkungs-Beziehung ohne Schwellendosis nicht ausgeschlossen werden kann (Tabelle 3.10). Berücksichtigt man dagegen die vorher genannten 5 Fälle nicht, so erhält man eine Dosis-Wirkungs-Kurve mit einer Schwellendosis. Drei der Kinder mit schwerer geistiger Retardierung hatten eine Trisomie auf dem Chromosom 21 (Down-Syndrom), 2 dieser Kinder waren im Zeitraum 8.–15. Woche p.c. mit 0,29 und 0,56 Gy exponiert worden. Bei diesen Kindern ist bereits durch die genetische Erkrankung eine schwere geistige Retardierung zu erwarten. Da dieser genetische Defekt nicht durch ionisierende Strahlen hervorgerufen worden sein kann (die Konzeption hatte einige Wochen vor der Strahlenexposition stattgefunden), müssen diese Kinder wohl bei der Analyse der Dosis-Wirkungs-Beziehung aus der Gruppe der erkrankten Kinder herausgenommen werden. Unter diesen Bedingungen erhält man eine Schwellendosis von etwa 0,4 Gy mit den Vertrauensbereichen von 0,23–0,61. Damit kann eine Dosis-Wirkungs-Beziehung ohne Schwellendosis ausgeschlossen werden (Otake et al. 1987; UNSCEAR 1993; Otake et al. 1996; Otake u. Schull 1998). Auch die Überlegungen zum entwicklungsbiologischen Mechanismus lassen eine Dosis-Wirkungs-Beziehung ohne Schwellendosis als sehr unwahrscheinlich erscheinen. Infolgedessen erscheint es richtig, für Risikoabschätzungen auf der Basis dieser Daten eine Schwellendosis im Bereich von etwa 0,2–0,4 Gy anzunehmen, obwohl die bisherigen Daten keine endgültige Sicherheit erbringen.

3.7.6
Maligne Neoplasien

Untersuchungen zur karzinogenen Wirkung ionisierender Strahlen während der pränatalen Entwicklung sind besonders wichtig, da die Möglichkeit besteht, dass der sich entwickelnde Embryo bzw. Fetus strahlenempfindlicher als Erwachsene oder Kinder ist. Die „Oxford Survey Study of Childhood Cancers" war die erste große umfassende Studie, die eine Assoziation zwischen Krebs in der Kindheit und röntgendiagnostischen Maßnahmen während der Schwangerschaft (im Wesentlichen Pelvimetrien, radiologische Ausmessungen des Beckens) beschrieb (UNSCEAR 1986). Es wurde ein relatives Risiko für eine Krebserkrankung während der ersten 14 Lebensjahre von ungefähr 1,4 angegeben für die Kinder, die eine fetale Strahlenexposition erhalten hatten. Da nur sehr unzureichende Informationen über die Höhe der Strahlendosen bei diesen Untersuchungen zur Verfügung stehen, ist eine genauere Abschätzung des Risikos pro Dosiseinheit nicht möglich. Retrospektive Ermittlungen haben ergeben, dass möglicherweise die Dosis pro Film bei diesen Kindern im Bereich von nahezu 10 mGy gelegen hat.

Eine Reihe weiterer Untersuchungen hat zu sehr unterschiedlichen Ergebnissen geführt (UNSCEAR 1994). Insbesondere ist immer wieder darauf hingewiesen worden, dass bei den Überlebenden in Hiroshima und Nagasaki, die eine pränatale Bestrahlung erhalten haben, keine signifikanten Erhöhungen der Leukämie- und Krebsmortalität zu beobachten sind. Allerdings ist diese Personengruppe nicht groß. In späteren Studien wurde von einem signifikanten Anstieg der Krebsrate bei 1630 pränatal exponierten Überlebenden der Atembombenexplosion bis zum Jahre 1984 (Yoshimoto et al. 1988; Delongchamp et al. 1997) berichtet. In einer weiteren Untersuchungsperiode von 1985 bis 1989 wurden jedoch keine weiteren Krebsfälle beobachtet. Aus dieser Studie ergibt sich, dass das relative Risiko pro Gy (Sv) mit 1,9 zwar hoch ist, aber nicht länger statistisch signifikant über dem Kontrollwert liegt (95 % Vertrauensbereich: minus 0,12 – 3,81). Die kleine Zahl der Krebstodesfälle (24 Fälle) und der begrenzte Zeitraum während des Erwachsenenlebens führen zu diesen Unsicherheiten der Ergebnisse. Allerdings sind diese letzteren Daten bisher nicht eingehend publiziert worden. Delongchamps et al. (1997) untersuchten die Krebstodesfälle bei 807 Personen, die in Hiroshima und Nagasaki eine Strahlendosis in utero von 10 mGy und höher erhalten hatten. Sie beobachteten 10 solcher Fälle. Daraus ergab sich ein signifikant erhöhtes relatives Risiko von 3,1 pro Sv mit den 90 % Vertrauensbereichen von 1,2 – 7,0. Die Zunahme wurde bei Frauen besonders bei Tumoren des Gastrointestinaltraktes und weiblicher Organe gefunden.

Legt man bei den Studien der „Oxford Survey Study of Childhoold Cancer" eine Dosis vom 10 mSv (mGy) pro Röntgenaufnahme zugrunde, so ergibt sich ein relatives Risiko pro Sv (Gy) für die verschiedenen Studien von etwa 1,4 für Leukämien und 1,4 für andere Krebsarten. Dieser hohe Wert für das relative Risiko steht im Gegensatz zu den anderen Studien. Dennoch kommen Doll und Wakeford (1997) zu dem Ergebnis, dass eine Strahlendosis von 10 mGy das Krebsrisiko beim Embryo bzw. Fetus erhöht. Boice u. Miller (1999) kommen in ihrer Analyse zu dem Ergebnis, dass die Erhöhung des Risikos durch derartig niedrige Strahlendosen nicht überzeugend sei. Eine deutliche Assoziation zwischen Strahlenexposition und Zahl der Krebstodesfälle ergibt sich allerdings aus den vergleichenden Untersuchungen der „Oxford Survey Study of Childhood Cancers" bei Einzel- und Zwillingsgeburten (Mole 1974). Hier ist gezeigt worden, dass für beide Gruppen etwa dieselben relativen Risiken pro Individuum resultieren, obwohl der Anteil von Kindern, die während der pränatalen Entwicklung röntgendiagnostisch untersucht worden sind, bei den Zwillingen wesentlich höher ist als bei den Einzelgeburten (Tabelle 3.11). Doll u. Wakeford (1997) nehmen aufgrund der neueren Analysen der Studien ein zusätzliches absolutes Risiko für die Krebsmortalität während der ersten 14 Lebensjahre in Höhe von 6×10^{-2} Sv^{-1} an.

Tabelle 3.11. Maligne Neoplasien bei Kindern nach pränataler Röntgendiagnostik. (Aus Oxford Survey Study of Childhood Cancers; Mole 1974)

Inzidenz/100000 Kinder			
	Einzelgeburten	Zwillinge	
		Dizygot	Monozygot
Nichtexponierte			
Krebs	27	21	11
Leukämie	23	16	–
Röntgendiagnostik			
Krebs	39	31	29
Leukämie	35	25	29

Untersuchungen nach In-utero-Expositionen haben also einen weiten Bereich von Risikoabschätzungen ergeben. Auf der Basis biologischer Überlegungen besteht kein Grund anzunehmen, dass bei Feten durch ionisierende Strahlen kein Krebs erzeugt werden kann. Daher muss ein erhöhtes Risiko nach Strahlenexpositionen erwartet werden. Jedoch ist auf der Basis der gegenwärtigen Daten eine exakte Quantifizierung des Effektes unsicher (UNSCEAR 1994; Boice u. Miller 1999).

Induktion von Missbildungen nach Strahlenexpositionen während der Präimplanationsperiode

Aufgrund der vielfältigen tierexperimentellen Untersuchungen ist bis vor wenigen Jahren angenommen worden, dass eine Bestrahlung während der Präimplantationsperiode keine Missbildungen induziert. Diese Angaben finden sich in allen strahlenbiologischen Lehrbüchern (Fritz-Niggli 1991; Hall 1994). Allerdings ist in neuerer Zeit an Mäusestämmen mit einer hohen genetischen Prädisposition für spezifische Missbildungen (z. B. Gastroschisis, Hernie der Bauchdecke) gezeigt worden, dass die Rate dieser Abnormalitäten durch eine Bestrahlung oder durch Expositionen mit alkylierenden Substanzen auch während der Präimplantationsperiode erhöht werden kann (Generoso et al. 1987; Pampfer u. Streffer 1988). Bei einem Mäusestamm (Heiligenberger) mit einer spontanen Rate von Gastroschisis in Höhe von 1 – 3 % wurde nach Bestrahlung mit 0,25 – 2,00 Gy eine signifikante Zunahme der Gastroschisisrate beobachtet, wenn die Bestrahlung wenige Stunden nach der Konzeption stattfand (Abb. 3.28).

Bei diesen Bestrahlungen im Einzelstadium wurde eine Dosis-Wirkungs-Beziehung ohne Schwellendosis ermittelt. Nach Bestrahlung während der späteren Stadien in der Präimplantationsperiode (Mehrzeller- bzw. Morulastadium) wurden ebenfalls vermehrt Gastroschisen beobachtet, allerdings war die Strahlen-

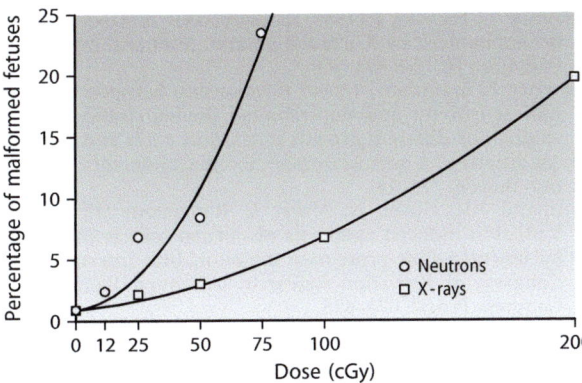

Abb. 3.28. Feten mit einer Gastroschisis (angegeben in Prozent der Gesamtzahl an Feten) nach Neutronen (*geschlossener Punkt*) und Röntgen (*offener Kreis*) Bestrahlung im Stadium der Zygote (1 h p.c.). Die Untersuchungen wurden an dem Heiligenberger Mäusestamm durchgeführt. (Nach Pampfer u. Streffer 1988)

empfindlichkeit geringer, und es trat eine Schwellendosis in der Dosis-Wirkungs-Beziehung auf (Müller u. Streffer 1990).

Weitere vergleichende Untersuchungen mit einem zweiten Mäusestamm (C57 Bl) ergaben, dass bei diesem Mäusestamm, der eine geringe Rate an spontanen Missbildungen hat, nach Bestrahlung während der Präimplantationsperiode keine zusätzlichen Missbildungen verursacht werden konnten. Bei diesem Mäusestamm war eine Induktion von Missbildungen erst durch Strahlenexpositionen während der Hauptorganbildungsperiode möglich, wie dies allgemein in der Literatur beschrieben wird (Strahlenschutzkommission 1984). Kreuzt man den strahlenempfindlichen Heiligenberger Mäusestamm mit dem C57-Bl-Stamm, so zeigt sich, dass der Straheneffekt auf die Missbildungsrate während der Präimplantationsperiode unterdrückt werden kann.

Diese Untersuchungen machen deutlich, dass bei dem strahlenempfindlichen Stamm offensichtlich eine genetische Prädisposition besteht, die durch die ionisierende Strahlung verstärkt ausgeprägt wird. Genetische Untersuchungen ergaben, dass offensichtlich 2–3 Gene an der Ausprägung dieser Missbildung beteiligt sind und dass eines dieser Gene auf dem Chromosom 7 lokalisiert ist (Hillebrandt et al. 1998). Damit ergibt sich, dass Missbildungen durch eine Bestrahlung während der Präimplantationsperiode nur in Ausnahmefällen, nämlich beim Vorliegen einer genetischen Prädisposition, ausgelöst werden können. Im Allgemeinen gilt für diese Entwicklungsphase weiterhin die Regel, dass nach Bestrahlung entweder der Tod des Embryos eintritt oder eine normale Entwicklung folgt. Es wurde ferner beobachtet, dass eine Bestrahlung der Zygote wenige Stunden nach der Konzeption (Einzelstadium) zu einer genomischen Instabilität in den Fibroblasten führt, die von den Mäusefeten kurze Zeit vor der Geburt entnommen wurden (Pampfer u. Streffer 1989).

Diese Untersuchungen sind für die Bewertung von Strahlenrisiken insgesamt von außerordentlicher Bedeutung, da auch bei der Krebsentstehung solche Tumore besonders stark vermehrt werden, die in der Bevölkerung bereits spontan mit einer hohen Rate auftreten. Die Daten zeigen, dass offensichtlich im Genom einiger Mäusestämme Schwachstellen vorhanden sind, die durch ionisierende Strahlung verstärkt werden und dann zu einem vermehrten Auftreten von Abnormalitäten bzw. Erkrankungen führen. Da es sich hierbei um allgemein auftretende Phänomene handelt, können derartige Mechanismen auch für die Entwicklung von Strahlenschäden beim Menschen angenommen werden. Auch die Entwicklung einer genomischen Instabilität deutet darauf hin, dass die strahlenbedingten Veränderungen durch entsprechende Prozesse im Genom, die durch ionisierende Strahlen verstärkt induziert werden, hervorgerufen werden. Diese Daten geben ferner Hinweise darauf, dass in unserer Bevölkerung eine erhebliche individuelle Variabilität bezüglich der Strahlenempfindlichkeit und wahrscheinlich auch bezüglich der Reaktion auf andere Noxen besteht. Derartige Befunde werden für Risikoabschätzungen in der Zukunft eine erhebliche Bedeutung haben.

Literatur

Altman KI, Gerber GB, Okada S (1970) Radiation biochemistry. Academic Press, New York

Awa AA, Sofuni T, Honda T et al. (1978) Relationship between the radiation dose and chromosome aberrations in atomic bomb survivors of Hiroshima and Nagasaki. J Radiat Res 1: 126–140

Awa AA (1990) Chromosome aberrations in A-bomb survivors, Hiroshima and Nagasaki. In: Obe G, Natarajan AT (eds) Chromosomal Aberrations, Basic and Applied Aspects. Springer, Berlin Heidelberg New York, pp 130–150

Barendsen GW (1968) Responses of cultured cells, tumours and normal tissues to radiations of different linear energy transfer. In: Ebert M, Howard A (eds) Current topics in radiation research, vol IV. North-Holland, Amsterdam, pp 293–356

Barendsen GW, Koot CJ, Kersen GR van, Bewley DK, Field SB, Parnell CJ (1966) The effect of oxygen on impairment of the proliferative capacity of human cells in culture by ionizing radiations of different LET. Int J Radiat Biol 10: 317–327

Bauchinger M (1995a) Cytogenetic research after accidental radiation exposure. Stem Cells 13 (suppl 1): 182–190

Bauchinger M (1995b) Quantification of low-level radiation exposures by conventional chromosome aberration analysis. Mutat Res 339: 177–189

Bauchinger M (1998c) Retrospective dose reconstruction of human radiation exposure by FISH/chromosome painting. Mutat Res 404: 89–96

Bauchinger M, Schmid E (1998) LET dependence of yield ratios of radiation-induced intra- and interchromosomal aberrations in human lymphocytes. Int J Radiat Biol 74: 17–25

Becker N, Wahrendorf J (1998) Krebsatlas der Bundesrepublik Deutschland 1981-1990. 3. Aufl. Springer, Berlin Heidelberg New York Tokyo

Beckmann DA, Solomon HM, Buck SJ Gorson RO, Mills RE, Brent L (1994) Effects of Dose and Dose Protraction on Embryotoxicity of 14.1 MeV Neutron Irradiation in Rats. Radiation Res 138: 337-242

BEIR (1972) The BEIR 1972 Report. Nat Acad Sci Washington, DC

BEIR (1990) Committee on the Biological Effects of Ionizing Radiations, National Research Council: Health Effects of Exposure to Low Levels of Ionizing Radiations (BEIR V). National Academy, Washington

Bender MA, Gooch PC (1962) Types and rates of X-ray-induced chromosome aberrations in human blood irradiated in vitro. Proc Natl Acad Sci (USA) 48: 522-532

Bender MA, Awa AA, Brooks AL et al. (1988) Current status of cytogenetic procedures to detect and quantify previous exposures to radiation. Mutat Res 196: 103-159

Bernhard EJ, Maity A, Muschel RJ, McKenna WG (1995) Effects of ionizing radiation on cell cycle progression. Radiation Environ Biophys 34: 79-83

Blot W-J, Miller RW (1973) Mental retardation following in utero exposure to the atomic bombs of Hiroshima and Nagasaki. Radiology 106: 617-620

Brent RL (1980) Radiation teratogenesis. Teratology 21: 281-298

BMU (1999) Bundesministerium für Umwelt, Naturschutz und Reaktorsicherheit: Umweltradioaktivität und Strahlenbelastung. Jahresbericht 1998. Bonn

Boice jr JD, Miller RW (1999) Childhood and Adult Cancer After Intrauterine Exposure to Ionizing Radiation. Teratology 59: 227-33

Boice JD, Preston D, Davis FG, Monson RR (1991) Frequent chest X-ray fluoroscopy and breast cancer incidence among tuberculosis patients in Massachusetts. Radiat Res 125: 214-222

Brandiff B, Gordon LA, Moore D, Carrano AV (1988) An analysis of structural aberrations in human sperm chromosomes. Cytogen Cell Genet 47:29-36

Brenner DJ, Sachs RK (1994) Chromosomal „fingerprint" of prior exposure to densely-ionizing radiation. Radiat Res 140: 134-142

Bundesärztekammer (1995) Leitlinien der Bundesärztekammer zur Qualitätssicherung in der Röntgendiagnostik. Qualitätskriterien röntgendiagnostischer Untersuchungen. Dt Ärztebl 92 B: 1691-1703

Carrel A (1912) On the permanent live of tissues outside of the organisms. J Exp Med 15: 516-528

Carter CO (1977) Monogenic disorders. J Med Gen 14: 316-320

Chadwick KH, Leenhouts (1981) The Molecular Theory of Radiation Biology. Springer, Berlin Heidelberg New York Tokyo

Chakraborty R, Yasuda N, Denniston C, Sankaranarayanan K (1998) Ionizing radiation and genetic risks VII. The concept of mutation component and its use in risk estimation for Mendelian diseases. Mutat Res 400: 541-552

Cremer T, Kurz A, Zirbel R et al. (1993) Role of chromosome territories in functional compartmentalization of the cell nucleus. Cold Spring Harbor Symposion on Quantitative Biology 58: 777-792

Dekaban AS (1969) Differential vulnerability to irradiation of various cerebral structures during prenatal development. In: Radiation biology of the fetal and juvenile mammal. USAEC Division of Technical Information Oak Ridge, pp 769-777

Delongchamp RR, Mabuchi K, Yoshimoto Y, Preston L (1997) Cancer Mortality among Atomic Bomb Survivors Exposed In Utero or as Young Children, October 1950 - May 1992. Radiation Research 147: 385-395

Dikomey E, Franzke J (1986) Three classes of DNA strand breaks induced by X-irradiation and internal β-rays. Int J Radiation Biol 50: 893-908

Dikomey E, Brammer I (2000) Relationship between cellular radiosensitivity and non-repaired double-strand breaks studied for different growth states, dose rates and plating conditions in a normal human fibroblast line. Int J Radiation Biol 76: 773-781

Dittmann KH, Güven N, Mayer C, Rodemann HP (1995) Radiation-induced apoptosis of normal cells is inhibited by Bowman-Birk proteinase inhibitor. 10th International Congress of Radiation Research, Würzburg, Radiat Res, Congress Proc 2: 673-675

Doll R, Wakeford R (1997) Risk of childhood cancer from fetal irradiation. Br J Radiol 70: 130-139

Dunst J, Sauer R (1995) Late Sequelae in Oncology. Springer, Berlin Heidelberg New York Tokyo

Edwards AA (1997) The use of chromosomal aberrations in human lymphocytes for biological dosimetry. Radiat Res 148: 39-44

Eng C, Li FP, Abrahamson DH et al. (1993) Mortality from second tumors among long-term survivors of retinoblastoma. J Natl Cancer Inst. 85: 1121-1128

EUR (1996) Guidance on Diagnostic Reference Levels (DRLs) for Medical Exposures. European Commission, Brussels

Ewen K, Fiebach BJO, Lauber-Altmann I (1988) Zur Durchführung der Belehrung nach Paragraph 36 Röntgenverordnung, 2. Aufl. Thieme, Stuttgart New York

Fearon ER, Vogelstein B (1990) A genetic model for colorectal tumorigenesis. Cell 61: 759-767

Flaskamp W (1930) Über Röntgenschäden und Schäden durch radioaktive Substanzen. Ihre Symptome, Ursachen, Vermeidung und Behandlung. Urban und Schwarzenberg, Berlin Wien

Föhe C, Dikomey E (1994) Induction and repair of X-ray-induced DNA base damage studied in CHO cells using the M. luteus extract. Int J Radiation Biol 66: 697-704

Fowler JF (1989) The linear-quadratic formula and progress in fractionated radiotherapy - a review. Br J Radiol 62: 679-694

Frankenberg-Schwager M (1989) Review of repair kinetics for DNA damage induced in eukaryotic cells in vitro by ionizing radiation. Radiother Oncol 14: 307-320

Friedberg W, Faulkner DN, Neas BR, Darden jr EB, Parker DE, Hanneman GD (1998) Prenatal survival of mouse embryos irradiated in utero with fission neutrons or 250 kV x-rays during the two-cell stage of development. Int J Radiat Biol 73: 233-239

Friedberg EC, Walker GC, Siede W (1995) DNA Repair and Mutagenesis. ASM, Washington

Fritz-Niggli H (1991) Strahlengefährdung/Strahlenschutz, 3. Aufl. Huber, Bern Stuttgart Toronto

Fuks Z, Weichselbaum RR (1995) Radiation therapy. In: Mendelsohn J, Howley PM, Israel MA, Liotta LA (eds) Molecular basis of cancer. Saunders, Philadelphia

Generoso WN, Rutlegde JC, Cain KT, Hughes LA, Braden PW (1987) Exposure of female mice to ethylene oxide within hours after mating leads to fetal malformations and death. Mutation Res 176: 269-274

Griffin CS, Hill DG, Papworth KMS et al. (1998) Effectiveness of 0.28 keV Carbon ultrasoft X-rays at producing simple and complex exchanges in human fibroblasts in vitro detected using FISH. Int J Radiat Biol 73: 591-598

Grosse-Wilde H, Schäfer UW (1991) Lymphatic system. In: Scherer E., Streffer C, Trott KR (eds) Radiopathology of organs and tissues. Springer, Berlin Heidelberg New York Tokyo

Hahn GM, Bagshaw MA (1966) Serum concentration: effects on cycle and X-ray sensitivity of mammalian cells. Science 151: 459-461

Hall EJ (1994) Radiobiology for the Radiobiologist. Lippincott, Philadelphia

Harnett AN, Hungerford, JL (1991) Ocular morbidity in radiotherapy. In: Plowman PN, McElwain TJ, Meadows AT (eds) Complications of Cancer Management. Butterworth-Heinemann, Oxford

Herrmann T, Baumann MK (1997) (Hrsg) Klinische Strahlenbiologie - kurz und bündig. 3. Aufl. Fischer, Jena Stuttgart Lübeck Ulm

Hillebrandt S, Streffer C (1994) Protein patterns in tissues of fetuses with radiation-induced gastroschisis. Mutation Res 308: 11–22

Hillebrandt S, Streffer C, Montagutelli X, Balling R (1998) A locus for radiation-induced gastroschisis on mouse chromosome 7. Mammalian Genome 9: 995–997

Hippel von E, Pagenstecher H (1907) Über den Einfluß des Cholins und der Röntgenstrahlen auf den Ablauf der Gravidität. MMW 10: 452

Howard A, Pelc SR (1953) Synthesis of DNA in normal and irradiated cells and its relation to chromosome breakage. Heredity 6: 261–273

IAEA (1986) International Atomic Energy Agency. Summary Report on Post-Accident. Review Meeting on the Chernobyl Accident. Safety Series, no. 75-INSAG-1 IAEA

ICRP (1977) Recommendations of the International Commission on Radiological Protection. ICRP Publication 26; Pergamon, Oxford New York Frankfurt

ICRP (1991) 1990 Recommendations of the International Commission on Radiological Protection. ICRP Publication 60. Pergamon, Oxford (Deutsche Übersetzung: Empfehlungen der Internationalen Strahlenschutzkommission 1990. Fischer, Jena Stuttgart Lübeck Ulm 1993)

ICRP (1998) Genetic Susceptibility to Cancer. ICRP Publication 79. Pergamon, Oxford

Jacobi W (1991) Die neuen Empfehlungen der Internationalen Kommission für Strahlenschutz (ICRP). Nuklear Medizin 30: 212–219

Jacobs PA, Brown C, Gregson N, Joyce C, White H (1992) Estimates of the frequency of chromosome abnormalities detectable in unselected newborns using moderate levels of banding. J Med Genet 29: 103–108

Jeggo PA (1985) X-ray sensitive mutants of Chinese hamster ovary cell line: radiosensitivity of DNA synthesis. Mut Res 145: 171–176

Joiner MC (1994) Induced radioresistance: an overview and historical perspective. Int J Radiation Biol 65: 79–84

Jung H (1985) 2. Biologische Wirkung dicht ionisierender Teilchenstrahlen. In: Diethelm L, Heuck F, Olsson O, Strnad F, Vieten H, Zuppinger A (Hrsg) Handbuch der medizinischen Radiologie, Band XX. Strahlengefährdung und Strahlenschutz. Springer, Berlin Heidelberg New York Tokyo, S 41–68

Jung H (1991) Die Risiken der Röntgendiagnostik. Röntgenstrahlen 66: 46–53

Jung H (1995) Strahlenrisiko. Fortschr Röntgenstr 162: 91–98

Jung H (1998) Strahlenrisiken. In: Ewen K (Hrsg) Moderne Bildgebung. Thieme, Stuttgart New York, S 24–44

Kasten U, Tastan H, Dikomey E (submitted) Correlation between cellular radiosensitivity and non-repaired double-strand breaks studied for genetic defective human fibroblast lines. Int J Radiation Biol

Kemp CJ, Wheldon T, Balmain A (1994) p53-deficient mice are extremely susceptible to radiation-induced tumorigenesis. Nature Genet 8: 66–69

Kinzler KW, Vogelstein B (1996) Lessons from hereditary colorectal cancer. Cell 87: 159–170.

Kinzler KW, Vogelstein B (1997) Gatekeepers and caretakers. Nature 386: 761–763

Klot von (1911) Die Unterbrechung der Schwangerschaft durch Röntgenstrahlen. Med. Inaugural-Dissertation, Universität München

Knudson AG (1971) Mutation and cancer: statistical study of retinoblastoma. Proc Natl Acad Sci USA 68: 820–823

Konermann G (1976) Periodische Kompensationsreaktionen im Verlauf des postnatalen Wachstums von der Leber der Maus nach fraktionierter Röntgenbestrahlung während der Embryogenese. Strahlentherapie 152: 550–576

Konermann G (1977) Periodische Kompensationsreaktionen im Verlaufe des postnatalen Wachstums von dem Gehirn der Maus nach fraktionierter Röntgenbestrahlung während der Embryogenese. Strahlentherapie 153: 399–414

Konermann G (1987) Postimplantation defects in development following ionizing radiation. In: Lett JT (ed) Advances in radiation biology. Academic Press, San Diego New York Berkeley, pp 91–167

Le XC, Xing JZ, Lee J, Leadon SA, Weinfeld M (1998) Inducible repair of thymine glycol detected by an ultrasensitive assay for DNA damage. Science 280: 1066–1069

Lea DE (1946) Actions of Radiation on Living Cells. 1st edn. Cambridge University Press

Leadon SA, Cooper PK (1993) Preferential repair of ionizing radiation-induced damage in the transcribed strand of an active human gene is defective in Cockayne syndrome. Proc Natl Acad Sci 90: 10499–10503

Levine AJ (1995) The p53 tumour suppressor gene. Helix 2: 18–25

Levine AJ (1997) p53, the cellular gatekeeper for growth and division. Cell 88: 323–331

Lin Y, Lukacsovich T, Waldman AS (1999) Multiple pathways for repair of DNA-double-strand breaks in mammalian chromosomes. Mol Cell Biol 19: 8353–8360

Little JB (2000) Radiation carcinogenesis. Carcinogenesis 21: 397–404

Lloyd DC, Purrott RJ, Dolphin GW et al. (1976) Chromosome aberrations induced in human lymphocytes by neutron irradiation. Int J Radiat Biol 29: 169–182

Lloyd DC (1997) Chromosomal analysis to assess radiation dose. Stem Cell 15 [Suppl 2]: 195–201

Löbrich M, Rydberg B, Cooper PK (1995) Repair of X-ray-induced DNA double-strand breaks in specific NotI restriction fragments in human fibroblasts: joining of correct and incorrect ends. Proc Natl Acad Sci 92: 12050–12054

Martin RH, Balkan W, Burns K, Rademaker AW, Lin CC, Rudd NL (1983) The chromosome constitution of 1000 human spermatozoa. Human Genetics 63: 305–309

Martin RH, Ko E, Rademaker A (1991) Distribution of aneuploidy in human gametes: comparison between human sperm and oocytes. Am J Med Genet 39: 321–331

Michel C, Blattman H, Cordt-Riehle I, Fritz-Niggli H (1979) Low dose effects of x-rays and negative pions on the pronuclear zygote stage of mouse embryos. Radiat Environ Biophys 16: 299–302

Mole RH (1974) Antenatal irradiation and childhood cancer: causation or coincidence? Br J Cancer 30: 199–208

Mole RH (1992) Expectation of malformations after irradiation of the developing in human utero: The experimental basis for predictions. Adv Radiat Biol 15: 217–301

Morgan SE, Kastan MB (1997) p53 and ATM: cell cycle, cell death and cancer. Adv Cancer Res 71: 1–25

Moorhead PS, Nowell PC, Mellmann WJ et al. (1960) Chromosome preparations of leukocytes cultured from human peripheral blood. Exp Cell Res 20: 613–616

Müller W-U, Streffer C (1990) Lethal and teratogenic effects after exposure to X-rays at various times of early murine gestation. Teratology 42: 643–650

Neel JV, Schull WJ, Awa AA, Satho C, Kato H, Otake M, Yoshimoto Y (1990) The children of parents exposed to atomic bombs: estimates of the genetic doubling dose of radiation for humans. Am J Hum Genet 46: 1053–1072

Nielsen J, Wohlert M, Faaborg-Andersen J, Eriksen G, Hansen KB, Hvidman L, Krag-Olsen B, Moulvard I, Videbech P (1986) Chromosome examination of 20222 newborn children. Results from a 7.5 year study in Aarhus, Denmark. Bd Oas 22: 209–219

Nothdurft W (1991) Bone Marrow. In: Scherer E, Streffer C, Trott KR (eds) Radiopathology of Organs and Tissues. Springer, Berlin Heidelberg New York Tokyo

Nowell PC (1976) The clonal evolution of tumor cell populations. Science 194: 23–28

NRPB (1993) National Radiological Protection Board: Estimates of Late Radiation Risks to the UK Population. NRPB Document Vol 4, No 4. Chilton

Otake M, Yoshimaru H, Schull WJ (1987) Severe mental retardation among the prenatally exposed survivors of the atomic bombing of Hiroshima and Nagasaki. A comparison of T65DR and DS 86 dosimetry systems. R. E. R. F. TR

Otake M, Schull WJ, Lee S (1996) Threshold for radiation-related severe mental retardation in prenatally exposed A-bomb survivors: a re-analysis. Int J Radiat Biol 70: 755–763

Otake M, Schull WJ (1998) Review: Radiation-related brain damage and growth retardation among the prenatally exposed atomic bomb survivors. Int J Radiat Biol 74: 159–171

Pampfer S, Streffer C (1988) Prenatal death and malformations after irradiation of mouse zygotes with neutrons or X-rays. Teratology 37: 599–607

Pampfer S, Streffer C (1989) Increased chromosome aberration levels in cells from mouse fetuses after zygote X-irradiaton. Int J Radiat Biol 55: 85–92

Peters LJ, Ang KK, Thames HD (1988) Accelerated fractionation in the radiation treatment of head and neck cancers. Acta Oncol 27: 185–194

Plowman PN, McElwain TJ, Meadows AT (1991) Complications of cancer management. Butterworth-Heinemann, Oxford

Potten CS, Hendry JH (1983) Cytotoxic Insults to Tissues: Effects on Cell Lineages. Churchill-Livingstone, Edinburgh

Pierce DA, Shimizu Y, Preston DL, Vaeth M, Mabuchi K (1996) Studies of the mortality of atomic bomb survivors. Report 12, Part I. Cancer: 1950–1990. Radiat Res 146: 1–27

Pinkel D, Straume T, Gray JW (1986) Cytogenetic analysis using quantitative high-sensitivity, fluorescence hybridisation. Proc Natl Acad Sci (USA) 83: 2934–2938

Preston DL, Kusumi S, Tomonaga M et al. (1994) Cancer incidence in atomic bomb survivors. Part III: Leukemia, lymphoma and multiple myeloma, 1950–1987. Radiat Res 137: S 86–S 97

Puck TT, Marcus PJ (1956) Action of X-rays on mammalian cells. J Exp Med 103: 653–660

Ramalho AT, Nascimento RCH, Natarajan AT (1988) Dose assessment by cytogenetic analysis in the Goiania (Brazil) radiation accident. Radiat Protect Dosimetry 25: 97–100

Revell SH (1955) A new hypothesis for chromatid changes. In: Bacq ZM, Alexander P (eds) Proceedings of the Radiobiology Symposium Liège. Butterworth, London, pp 243–253

Riepl M, Reitz S (1995) Gonadal dysfunction after radiotherapy. In: Dunst J, Sauer, R (eds) Late sequelae in oncology. Springer, Berlin Heidelberg New York Tokyo

Rodemann HP, Bamberg M (1995) Cellular basis of radiation-induced fibrosis. Radiother Oncol 35: 83–90

Ron E, Lubin JH, Shore RE et al. (1995) Thyroid cancer after exposure to external radiation: a pooled analysis of seven studies. Radiat Res 141: 259–277

Rubin P, Casarett G (1968) Clinical radiation pathology. Saunders, Philadelphia

Russell LB (1954) The effects of radiation on mammalian prenatal development. In: Hollaender A (ed) Radiation biology. McGraw-Hill, New York, pp 861–918

Russell WL (1965) Studies in mammalian radiation genetics. Nucleonics 23: 53–56

Russell WL (1977) Mutation frequencies in female mice and the estimation of radiation hazards in women. Proc Natl Acad Sci (USA) 74: 3523–3527

Sachs RK, Chen AM, Brenner DJ (1997) Review: Proximity effects in the production of chromosome aberrations by ionizing radiation. Int J Radiat Biol 71: 1–19

Sachs RK, Chen AM, Simpson PJ, Hlatky LR et al. (1999) Clustering of radiation-produced breaks along chromosomes: modelling the effects on chromosome aberrations. Int J Radiat Biol 75: 657–672

Sak A, Stuschke M (1998) Repair of ionizing irradiation DNA double-strand breaks (dsb) at the c-myc locus in comparison to the overall genome. Int J Radiation Biol 73: 35–43

Sankaranarayanan K (1993) Ionizing radiation, genetic risk estimation and molecular biology: impact and inferences. Genet 9: 79–84

Sankaranarayanan K (1998) Ionizing radiation and genetic risks. Estimates of the frequencies of Mendelian deseases and spontaneous mutation rates in human populations. Mutat Res 411: 129–178

Savage JRK, Simpson PJ (1994) On the scoring of FISH- „painted" chromosome exchange aberrations. Mutat Res 307: 345–353

Sax K (1938) Chromosome aberrations induced by X-rays. Genetics 23: 494–516

Sax K (1940) An analysis of X-ray-induced chromosomal aberrations in Tradescantia. Genetics 25: 41–68

Scherer E, Streffer C, Trott KR (1991) Radiopathology of organs and tissues. Springer, Berlin Heidelberg New York Tokyo

Schultz-Hector S (1992) Radiation-induced heart disease: review of experimental data on dose response and pathogenesis. Int J Radiat Biol 61: 149–160

Schultz-Hector S, Kallfaß E, Sund M (1995) Strahlenfolgen an großen Gefäßen. Strahlenther Onkol 171: 427–436

Shimizu Y, Kato H, Schull WJ (1990) Studies of the mortality of A-bomb survivors. 9. Mortality, 1950–1985: Part 2. Cancer mortality based on the recently revised doses (DS86). Radiat Res 121: 120–141

Sinclair WK (1968) Cyclic X-ray responses in mammalian cells in vitro. Radiat Res 33: 620–643

Smalley RS, Evans MJG (1991) Radiation morbidity to the gastrointestinal tract and liver. In: Plowman PN, McElwain TJ, Meadows, AT (eds) Complications of cancer management. Butterworth-Heinemann, Oxford

Smith ML, Fornace AJ (1996) Mammalian DNA damage-inducible genes associated with growth arrest and apoptosis. Mut Res 340: 109–124

Strahlenschutzkommission (1984) Wirkungen nach pränataler Bestrahlung. Veröffentlichungen der Strahlenschutzkommission, Bd. 2. Fischer, Stuttgart New York

Streffer C (1991) Stochastische und nichtstochastische Strahlenwirkungen. Nuklearmedizin 30: 198–205

Streffer C (1997) Genetische Prädisposition und Strahlenempfindlichkeit bei normalen Geweben. Strahlenther Onkol 173: 462–468

Streffer C, Molls M (1987) Cultures of preimplantation mouse embryos: a model for radiobiological studies. In: Lett JT (ed) Advances in Radiation Biology. Academic Press, San Diego New York Berkeley, pp 169–213

Streffer C, Müller WU (1995) Bewertung des Strahlenrisikos durch die Röntgendiagnostik. In: Veröffentlichungen der Strahlenschutzkommission, Band 30. Fischer, Jena Stuttgart Lübeck Ulm

Taucher-Scholz G, Heilmann J, Schneider M, Kraft G (1995) Detection of heavy-ion-induced DNA double-strand breaks using static-field gel electrophoresis. Radiation Environ Biophys 34: 101–106

Terasima T, Tolmach LJ (1963) Variation in several responses of HeLa cells to X-irradiation during the division cycle. Biophys J 3: 11–13

Thacker J (1986) The use of recombinant DNA techniques to study radiation-induced damage, repair and genetic change in mammalian cells. Int J Radiation Biol 50: 1–30

Thacker J, Wilkinson RE, Goodhead DG (1986) The induction of chromosome exchange aberrations by carbon ultrasoft X-rays in V79 hamster cells. Int J Radiat Biol 49: 645–656

Thompson DE, Mabuchi K, Ron E et al. (1994) Cancer incidence in atomic bomb survivors. Part II: Solid tumors, 1958–1987. Radiat Res 137: S17–S67

Thurn P, Bücheler E (1992) Einführung in die radiologische Diagnostik, 9. Aufl. Thieme, Stuttgart New York, S 45

Trott KR (1972) Strahlenwirkung auf die Vermehrung von Säugetierzellen. In: Hug O, Zuppinger A (Hrsg) Strahlenbiologie, 3. Teil. Springer, Berlin Heidelberg New York Tokyo. Handbuch der medizinischen Radiologie, Bd. II/3, S 43–125

Trott KR, Lengfelder E (1986) Biologische Grundlagen der Strahlenwirkung und des Strahlenschutzes. In: Lissner J (Hrsg) Radiologie I. Enke, Stuttgart, S 64–83

Trott KR, Hermann T (1991) Radiation effects on abdominal organs. In: Scherer E, Streffer C, Trott KR (eds) Radiopathology of Organs and Tissues. Springer, Berlin Heidelberg New York Tokyo

Trott KR, Kummermehr J. Radiation effects in skin. In: Scherer E, Streffer C, Trott KR (eds) Radiopathology of organs and tissues. Springer, Berlin Heidelberg New York Tokyo

Trott KR, Kummermehr J (1993) The time factor and repopulation in tumors and normal tissues. Sem Radiat Oncol 3: 115–125

Tucker JD, Morgan WF, Awa AA et al. (1995) A proposed system for scoring structural aberrations detected by chromosome painting. Cytogenet Cell Genet 68: 211–221

Uma Devi, P, Baskar R, Hande MP (1994) Effect of exposure to low-dose Gamma radiation during late organogenesis in the mouse fetus. Radiat Res 138: 133–138

UNSCEAR, United Nations Scientific Committee on the Effects of Atomic Radiation (1977) The 1977 Report to the General Assembly with Annexes. United Nations, New York

UNSCEAR (1986) Genetic and somatic effects of ionizing radiation. United Nations Scientific Committee on the Effects of Atomic Radiation. United Nations, New York

UNSCEAR (1988) United Nations Scientific Committee on the Effects of Atomic Radiation: Sources, Effects and Risks of Ionizing Radiation. United Nations, New York

UNSCEAR (1993) United Nations Scientific Committee on the Effects of Atomic Radiation: Sources and Effects of Ionizing Radiation. United Nations, New York

UNSCEAR (1993) Sources and effects of ionizing radiation. United Nations Scientific Committee on the Effects of Atomic Radiation. United Nations, New York

UNSCEAR (1994) United Nations Scientific Committee on the Effects of Atomic Radiation: Epidemiological Studies of Radiation Carcinogenesis. United Nations, New York

Wallace SS (1994) DNA damage processed by excision repair: biological consequences. Int J Radiation Biol 66: 579–589

Weinberg RA (1995) The retinoblastoma protein and cell cycle control. Cell 81: 323–330

Weinstein IB (1996) Divided against itself. Helix 2: 20–27

Yoshimoto Y, Kato H, Schull WJ (1988) Risk of cancer among children exposed in utero to the bomb radiation. Lancet 2: 665–669

Yoshimoto Y, Neel JV, Schull WJ, Kato H, Soda M, Eto R, Mabuchi K (1990) Malignant tumors during the first 2 decades of life in the offspring of atomic bomb survivors. Am J Hum Genet 46: 1041–1052

Strahlenschutz

K. Ewen, W. Huhn, R. Schimmel und U. Wellner

4.1 Grundlagen
K. Ewen 263
4.1.1 Grundprinzipien im Strahlenschutz 263
4.1.2 Physikalische Messgrößen im Strahlenschutz und Strahlenschutzgrundsätze 263
4.1.3 Orts- und Personendosis 265
4.2 Praktischer Strahlenschutz für Patienten und Personal 266
4.2.1 Röntgendiagnostik
K. Ewen 266
4.2.2 Nuklearmedizin
R. Schimmel 272
4.3 Qualitätssicherung in der Röntgendiagnostik und Nuklearmedizin 281
4.3.1 Röntgendiagnostik
K. Ewen 281
4.3.2 Nuklearmedizin
U. Wellner 286
4.4 Nationale und internationale Schutzvorschriften und Normen 288
4.4.1 Europäische Richtlinien
K. Ewen, W. Huhn 288
4.4.2 Medizinproduktegesetz (MPG)
W. Huhn 289
4.4.3 Röntgenverordnung (RöV)
W. Huhn 292
4.4.4 Strahlenschutzverordnung (StrlSchV)
W. Huhn 296
Literatur 300

4.1 Grundlagen

K. Ewen

4.1.1 Grundprinzipien im Strahlenschutz

Alle hier zur Diskussion stehenden Strahlenarten fallen unter den Begriff „ionisierende Strahlung", wobei die in der medizinischen Diagnostik genutzten Röntgen- und γ-Strahlen in den hochenergetischen Bereich des elektromagnetischen Spektrums, also jenseits der optischen Strahlung einzuordnen sind. Einzelheiten zur Wechselwirkung von ionisierender Strahlung mit Materie sind in den Abschn. 1.1.1 und 1.1.2 dargestellt.

Die für eine bestimmte radiologische Untersuchung erforderliche Bildqualität (Bildkontrast, räumliches Auflösungsvermögen, Signal-Rausch-Verhältnis) verlangt ein Mindestmaß an Strahlendosis (Bildempfängerdosis, Systemdosis), dessen Größenordnung die Exposition des Patienten und indirekt auch diejenige des Personals festlegt.

Aufgabe des Strahlenschutzes ist es, diese Strahlenexposition durch administrative und physikalisch-technische Maßnahmen so gering wie möglich zu gestalten, ohne aber den diagnostischen Erfolg der radiologischen Untersuchung in Frage zu stellen („Minimierungs- bzw. Optimierungsgebot im Strahlenschutz"). Da bei der diagnostischen Anwendung ionisierender Strahlen negative biologische Wirkungen grundsätzlich nicht ausgeschlossen werden können, verlangt das atomrechtliche Basiskonzept in der Röntgen- und Strahlenschutzverordnung eine medizinisch begründbare Rechtfertigung für die Nutzung ausgerechnet dieser Strahlenart. Dabei erhebt sich die Frage, ob möglicherweise in einem konkreten Fall sogar ganz auf die Hilfe ionisierender Strahlung verzichtet und ein weniger invasives Medium (z. B. Ultraschall) eingesetzt werden könnte. Das im Atomrecht formulierte „Vermeidungsgebot" fordert den radiologisch tätigen Arzt dazu auf, Überlegungen zur möglichen Anwendung alternativer Untersuchungstechniken nicht außer Acht zu lassen.

Hat man sich in dem konkreten Fall für die Anwendung von Röntgen- bzw. γ-Strahlen entschieden, darf die Untersuchung nur mit einer Einrichtung geschehen, die in ein Qualitätsmanagementsystem integriert ist. Dieses muss mit Hilfe organisatorischer und technischer Maßnahmen dafür Sorge tragen, dass die für die betreffende Untersuchung erforderliche Bildqualität mit einer möglichst niedrigen Strahlenexposition für den Patienten erreicht wird (Qualitätssicherung, s. Abschn. 4.3).

4.1.2 Physikalische Messgrößen im Strahlenschutz und Strahlenschutzgrundsätze

Es gibt kein einfaches Verfahren, die physikalischen und biologischen Wirkungen der verschiedenen ionisierenden Strahlenarten zu messen und sie in Zahlen auszudrücken. Es reicht keineswegs aus, ein Maß für die „Stärke" einer Strahlenquelle zu definieren, die Art der Energieübertragung der von ihr freigesetzten Strahlung auf menschliches Gewebe aber zu ignorieren.

Die korrekte physikalische Größe (Messgröße) ist die „Quellstärke", die im Falle der radioaktiven Isotope als Aktivität und im Falle der Röntgenröhre als Quantenfluss, gegebenenfalls als Energiefluss (Einzelheiten s. weiter unten) bezeichnet wird. Es gibt im Strahlenschutz eine Reihe von „Grundsätzen", die man beim Umgang mit ionisierender Strahlung mental immer parat haben sollte. Zwei davon lassen sich im Zusammenhang mit dem Zerfallsgesetz (s. Abschn. 1.5.1) wie folgt formulieren:

> **Merke** **Grundsatz 1: Hantiere mit möglichst kleinen Aktivitäten.**

> **Merke** **Grundsatz 2: Nutze im diagnostischen Bereich Isotope mit möglichst kurzen Halbwertszeiten.**

Für die Beschreibung der „Emissionsstärke" einer Röntgenröhre existiert keine der Aktivität völlig analoge Größe. Der Grund ist, dass diesbezügliche Angaben von mindestens 4 technischen Parametern abhängig sind: Röhrenspannung (kV), Röhrenstromstärke (mA) sowie Filtermaterial und -dicke (oft in mm Al). Bei Kenntnis dieser Parameter führt ein Blick in entsprechende Tabellen oder Diagramme (z.B. DIN 6812 2002) direkt zu Dosiswerten, die – jeweils für eine bestimmte Röhrenspannung und Filterung – auf definierte Werte für die Emissionszeit, den Brennfleckabstand und die Röhrenstromstärke normiert sind („Dosisausbeute"). Demnach sollte – vor allem beim Durchleuchtungsbetrieb – folgendes beachtet werden:

> **Merke** **Grundsatz 3: Halte die Emissionszeit (Einschaltzeit) von Röntgenröhren möglichst klein.**

Für alle Strahlenquellen gilt, dass die Zahl der von ihnen emittierten Quanten oder Teilchen, die pro Zeiteinheit eine bestimmte Fläche passieren („Flussdichte"), mit dem Quadrat des Abstandes von der Quelle abnimmt. Daraus ergibt sich ein weiterer wichtiger Grundsatz im Strahlenschutz:

> **Merke** **Grundsatz 4: Wähle einen möglichst großen Abstand zur Strahlenquelle.**

Dieser in vielen Situationen technisch einfach zu realisierende Nutzen dieses Grundsatzes lässt sich mit Hilfe der schwächenden Wirkung von Photo- und Comptoneffekten in Kombination mit einem weiteren Grundsatz deutlich erhöhen:

> **Merke** **Grundsatz 5: Schirme die aktuell nicht genutzte Strahlung ab.**

Befindet sich eine unabgeschirmte Röntgen-, β- und γ-Strahlenquelle in der Nähe von Personen, muss mit Strahlenexpositionen gerechnet werden. „Strahlenexposition" ist ein physikalisch und biologisch komplexer Vorgang.

Er beginnt mit einer Freisetzung kinetischer Energien als Folge der Erzeugung schneller Photo- und Comptonelektronen („Sekundärelektronen") in einem betrachteten Gewebeelement (Masseelement). Diesem Effekt zugeordnet ist der Dosisbegriff *Kerma K* („kinetic energy released in material"). Die physikalische Struktur aller im Strahlenschutz relevanten Dosisbegriffe stellt sich als Quotient aus Energie und Masse dar. Dementsprechend ist die Einheit der Dosis generell Joule/kg. Speziell für die Kerma nennt man 1 Joule/kg = 1 Gray (Gy; weitere Einzelheiten s. Abschn. 1.1.1). Der Dosisbegriff, der die auf ein Masseelement Gewebe *übertragene* Sekundärelektronenenergie beschreibt, heißt *Gewebe-Energiedosis D*. Die Energiedosis hat dieselbe Einheit wie die Kerma (Gray), muss aber zahlenmäßig nicht mit ihr identisch sein („D ≤ K").

Nicht nur die in einem Gewebeelement insgesamt von Sekundärelektronen ausgelösten und durch den Begriff der Energiedosis beschriebenen Ionisationsereignisse bestimmen die biologische Wirkung, sondern auch die Zahl der Ionisationen pro Weglänge im betreffenden Material („Ionisationsdichte"). Ist bei *derselben* Energiedosis die Ionisationsdichte für eine bestimmte Strahlenart höher als für eine andere, dann muss für den ersteren Fall auch von einer größeren biologischen Wirkung ausgegangen werden. Die Energiedosis muss mit einem dimensionslosen Faktor („Qualitätsfaktor Q") multipliziert werden, der zur Ionisationsdichte der einzelnen Strahlenarten äquivalent ist. Daher wird dieser Dosisbegriff als *Äquivalentdosis H* bezeichnet und seine physikalische Einheit (Joule/kg) – abweichend von der Kerma und Energiedosis – mit Sievert (Sv) benannt:

$$H = Q \cdot D \qquad (1)$$

Die Qualitätsfaktoren für Röntgen- und γ-Strahlen sowie für Elektronen wurden auf den Wert 1 normiert. Für die α-Strahlung des radioaktiven Zerfalls ist Q = 20 und für Neutronen, die elektrisch neutrale Nukleonenkomponente, liegt Q je nach Energie zwischen den Werten 3 und 10. Die α-Strahlung besteht aus einem 2-fach geladenen, relativ schweren Teilchen.

Sie erzeugt deswegen hohe Ionisationsdichten und ist infolge dieser Eigenschaft sehr leicht abschirmbar. Aus diesem Grund ist sie bei äußerer Bestrahlung ungefährlich. Liegt jedoch infolge einer Inkorporation, z. B. durch Inhalation, eine innere Bestrahlung durch α-Strahlung vor, dann ist – bei derselben Energiedosis – die biologische Wirkung in der Lunge 20-mal höher als beispielsweise durch Röntgenbestrahlung bei einer Thoraxaufnahme („1 mGy Röntgenstrahlen entspricht 1 mSv, 1 mGy α-Strahlen entspricht 20 mSv!")

Die Inkorporation eines radioaktiven Isotops führt in der Regel zu einer Anreicherung der Aktivität in bestimmten Organen und Geweben (Beispiel: Jod in der Schilddrüse). Dieser Anreicherungseffekt erhöht in dem betroffenen Körperareal im Vergleich zu einer (theoretischen) Gleichverteilung die Äquivalentdosis, sodass früher für derartige Ereignisse ein dimensionsloser Faktor („Verteilungsfaktor" N) eingeführt wurde. Aus Gl. (2) wird damit

$$H = q \cdot N \cdot D \tag{2}$$

Das Produkt $q \cdot N$ (q = Bewertungsfaktor) entspricht dem Qualitätsfaktor Q. Für äußere Bestrahlung ist N = 1 und damit q = Q, für innere Bestrahlung ist N > 1.

Es bietet sich an dieser Stelle an, einen weiteren Grundsatz im Strahlenschutz zu formulieren:

Merke **Grundsatz 6: Vermeide unbedingt die Inkorporation (d. h. die Ingestion und Inhalation) radioaktiver Stoffe.**

Zusammenfassung: Für die äußere Bestrahlung durch Röntgen-, β- oder γ-Strahlen ist Q = (q = N) = 1, sodass hier die zahlenmäßigen Angaben von Energie- und Äquivalentdosis identisch sind (z. B. 1 mGy ≙ 1 mSv).

4.1.3
Orts- und Personendosis

Bei der strahlenschutztechnischen (dosismäßigen) Erfassung der diagnostisch genutzten Röntgen- und γ-Strahlen beginnen alle Vorgänge zur Generierung eines Messsignals erst mit der Erzeugung von Sekundärelektronen im Detektormaterial („indirekt ionisierende Strahlen"). Im weiteren Verlauf des Geschehens unterscheidet man hauptsächlich zwischen folgenden physikalischen Prozessen und entsprechend ausgelegten Detektorsystemen: Ionisationen (Ionisationskammer, Proportionalzählrohr, Geiger-Müller-Zählrohr), Erzeugung von Elektronen-Loch-Paaren (Halbleiterdetektor), Lichterzeugung [Szintillationsdetektor, Thermolumineszenzdosimeter (TLD), Glasdosimeter] und Filmschwärzung (Filmdosimeter). Durch Eichung bzw. Kalibrierung muss dafür gesorgt werden, dass die Messwertanzeige aller genannten Detektoren der Einheit der Äquivalentdosis (in Sv oder in kleineren Einheiten, z. B. mSv oder µSv) und/oder der Äquivalentdosis pro Zeiteinheit („Dosisleistung", z. B. in mSv/h oder µSv/h) entspricht. Neben der Bestimmung der Ortsdosis bzw. Ortsdosisleistung ist es eine weitere Messaufgabe im Strahlenschutz, Kontaminationen an Personen oder Gegenständen infolge offener, in der Regel flüssiger radioaktiver Stoffe festzustellen, wobei auch die Registrierung von β-Strahlen notwendig sein kann. Sogenannte Kontaminationsmonitore zeigen das Messergebnis in Bq, bezogen auf eine Flächeneinheit (z. B. pro cm^2), an; im einfachsten Fall ist es nur die flächenbezogene Angabe einer Impulszahl (s. Abschn. 4.2.2).

Es ist noch zu ergänzen, dass beruflich strahlenexponierte Personen, mit zusätzlichen tragbaren Dosimetern, denen meistens das Ionisationskammer- oder Zählrohrprinzip zugrunde liegt, selbst und jederzeit ihre Personendosis infolge einer äußeren Exposition feststellen können.

Die Überwachung der inneren und äußeren Exposition beruflich strahlenexponierter Personen fällt atomrechtlich unter die Rubrik „Ermittlung der Körperdosis". Die Feststellung der äußeren Exposition durch sog. amtliche Personendosismessstellen geschieht mit Personendosimetern („Personendosis"). Am Rumpf getragene Filmdosimeter oder TLD können nur ein grobes Maß für die Ganzkörperexposition sein, Fingerringdosimeter – oft auf TLD-Basis – sollen Hinweise auf die Exposition der Hände geben. Die Bestimmung innerer, also inkorporationsbedingter Expositionen ist messtechnisch wesentlich schwieriger. Die γ-Strahlung entsprechender Nuklide kann mit Hilfe sog. Ganzkörperzähler außerhalb des Körpers gemessen werden. Reine β-Strahler sind z. B. im Urin nachweisbar („Ausscheidungsmessungen").

Merke **Grundsatz 7: Wähle je nach Art der Strahlenquelle das richtige Messgerät.**

In welcher Beziehung stehen die Messwertanzeigen von Orts- oder Personendosimetern zu einer Aussage über das stochastische Strahlenrisiko für beruflich strahlenexponierte Personen?

Diejenige Dosisgröße, die stochastische Strahlenwirkungen beschreibt, heißt *effektive Dosis E* (s. auch Abschn. 1.1.1). Als Äquivalentdosis wird sie in der Einheit Sv angegeben. Sie ist definiert als die Summe der Produkte aus Gewebe-Wichtungsfaktoren w_T, die das genetisch- und krebsbedingte relative Mortalitätsrisiko bei Bestrahlung der Organe T angeben, und den entsprechenden Organ- bzw. Körperdosen H_T:

$$E = \sum_T w_T \cdot H_T \quad \text{mit} \quad \sum w_T = 1 \tag{3}$$

Mit Methoden der routinemäßigen Orts- und Personendosimetrie kann eine derartig komplexe Dosisgröße nicht erfasst werden. Man hat daher messtechnisch leicht zugängliche und die effektive Dosis in tolerierbarer Näherung repräsentierende Ersatzdosisgrößen eingeführt. Eine dieser neuen Dosisgrößen für die Ortsdosimetrie durchdringender Strahlenarten – dazu gehören auch die diagnostisch genutzten Röntgen- und γ-Strahlen – wird *Umgebungsäquivalentdosis H* (10)* genannt. Sie ersetzt die Photonen-Äquivalentdosis, die ohne Anwesenheit eines Absorbers („frei Luft") gemessen wird und daher die in ausgedehnten Organen und Geweben durch Streustrahlung modifizierten Strahlenfelder ignoriert und somit keineswegs einen brauchbaren Wert für die effektive Dosis liefert. Dagegen ist ein Ortsdosimeter für die Messung von $H^*(10)$ so geeicht, als ob der Messort 10 mm unterhalb der Oberfläche einer gewebeäquivalenten Kugel mit 30 cm Durchmesser liegen und die Geometrie des diese Kugelhemisphäre exponierenden Strahlenfeldes eine breite („aufgeweitete") und parallele („ausgerichtete") Struktur aufweisen würde. Die ICRU (ICRU 1985, 1988) geht davon aus, dass $H^*(10)$ für durchdringende Strahlenarten eine messtechnisch erfassbare, wenn auch nur konservative Aussage über die Höhe der effektiven Dosis liefern kann.

Es sind noch weitere neue Dosisgrößen in der Ortsdosimetrie festgelegt worden, so für die sog. weniger durchdringenden Strahlenarten (z. B. für β-Strahlung) und für Neutronen. Auch in der Personendosimetrie sind neue Dosisgrößen eingeführt worden, deren Auswirkungen auf den praktischen Strahlenschutz weniger gewichtig sind als in Ortsdosimetrie. Weiterführende Literaturangabe: PTB 1994.

4.2 Praktischer Strahlenschutz für Patienten und Personal

4.2.1 Röntgendiagnostik

K. EWEN

Einführung
Es besteht kein Zweifel, dass bei der diagnostischen Anwendung von Röntgenstrahlung i. a. der medizinische Nutzen die möglichen Nachteile, nämlich nicht ausschließbare negative strahlenbiologische Reaktionen, deutlich überwiegt (Jung 1998). Trotzdem muss man behutsam mit dem Medium Röntgenstrahlung umgehen, denn die Induktion stochastischer Strahlenschäden verläuft offensichtlich ohne die Existenz einer Schwellendosis, unterhalb derer das Strahlenrisiko gleich Null wäre (s. Kap. 3). Für das Personal einer Röntgenabteilung kann die Möglichkeit einer beruflich bedingten Strahlenexposition nicht ausgeschlossen werden, weil Ärzte und Assistenzpersonal während gewisser Untersuchungen, vor allem bei Durchleuchtungen mit Hilfe von Kontrastmitteln, zum Zwecke instrumenteller Applikationen und zur Durchführung von Interventionen im Röntgenraum anwesend sein müssen („beruflich strahlenexponierte Personen"). Deren Körperdosiswerte sind, von gelegentlichen, oft durch Unvorsichtigkeit bedingten Nutzstrahlexpositionen der Hände abgesehen, im Wesentlichen durch Streustrahlenquellen bestimmt. Den größten Beitrag der hauptsächlich durch Comptonstreuungen bedingten Expositionen des Personals liefert das durchstrahlte Körpervolumen des Patienten. In diesem Zusammenhang gelten zwei physikalisch leicht erklärbare, aber strahlenhygienisch wichtige Regeln:

- Die durch Streustrahlung bedingte Ortsdosisleistung in der Umgebung des Patienten wächst mit der Dosisleistung in der Nutzstrahlung.
- Die durch Streustrahlung bedingte Ortsdosisleistung in der Umgebung des Patienten wächst mit dem nutzstrahlenexponierten Volumen und damit auch mit der eingestellten Feldgröße.

Aus diesen beiden Regeln folgt eine dritte, den Strahlenschutz in der Röntgendiagnostik ganz allgemein umfassende Grundregel:

- Nahezu alle Maßnahmen zur Reduzierung der Patientendosis führen auch zu einer Verminderung der Strahlenexposition des Personals.

Die Implementierung gerätetechnischer, abschirmungsbedingter und rechtlich-organisatorischer Strahlenschutzmaßnahmen begünstigt also in miteinander verknüpfter Weise alle an der Röntgendiagnostik Beteiligten. Eine scharfe Trennung zwischen den Belangen des Patienten und denjenigen des Personals ist daher weder notwendig noch sinnvoll.

Die folgenden Ausführungen beschäftigen sich nur mit dem sog. praktischen Strahlenschutz, der die Aspekte der Gerätetechnik und der Abschirmungen beinhaltet. Die rechtlich-organisatorische Komponente wird in Abschn. 4.4.3 behandelt.

Orts- und personenbezogener Strahlenschutz
Der ortsbezogene Strahlenschutz ist durch Abschirmen und Abstandhalten geprägt. Bei dem Wort „Ab-

schirmung" denkt man zunächst an spezielle bauliche Maßnahmen für die Dimensionierung der Wände, Decken, Fußböden, Türen oder Fenster von Röntgenräumen. Aber auch der Schutz des Personals und der Patienten im Röntgenraum – dieser ist in der Regel identisch mit der Ausdehnung des Kontrollbereiches – basiert zum Teil auf der Schwächung von Röntgenstrahlen durch Abschirmungen. Wichtig sind folgende Komponenten bzw. Ausrüstungen:

- Außerhalb der Austrittsöffnung für die Nutzstrahlung: Abschirmung der Röntgenröhre durch das Schutzgehäuse, sodass nur noch eine geringe, im Rahmen des Konformitätsbewertungsverfahrens festgesetzte Restdosisleistung verbleibt („Gehäusedurchlassstrahlung").
- Abschirmungen gegen die hauptsächlich am Patienten entstehende Streustrahlung entweder durch am Untersuchungsgerät angebrachte schwächende Materialien aus Bleigummi oder Bleiglas („Schutzzonen") oder durch im Raum installierte Vorrichtungen aus entsprechenden Materialien („Dauereinrichtungen"; DIN IEC 601-1-3 1994).
- Personenbezogener Strahlenschutz für das Personal (z. B. Schürze, Handschuhe, Brille, Schilddrüsenschutz) und für die Patienten, vor allem in der Pädiatrie (z. B. Schürze, spezielle Abdeckungen; DIN 6813 1980 bzw. DIN EN 61331-3).

Die Abschwächung eines breiten primären Röntgenstrahlenbündels für eine (nicht näher spezifizierte) Äquivalentdosisleistung $\dot{H}_1$ in 1 m Entfernung vom Brennfleck durch eine Materialschicht der Dicke x auf die Äquivalentdosisleistung $\dot{H}_a$ an einem Ort in der Entfernung a (in m) vom Brennfleck geschieht innerhalb des Materials gemäß der statistisch verteilt auftretenden Photo- und Comptoneffekte nach einer e-Funktion, überlagert von der abstandsbedingten Schwächung nach einer Potenzfunktion mit dem negativen Exponenten 2:

$$\dot{H}_1 = a^{-2} \cdot B \cdot \dot{H}_a \cdot e^{-\mu x} \tag{4}$$

Der sog. Aufbaufaktor B (> 1) trägt der Tatsache Rechnung, dass für (reale) breite Strahlenbündel vor allem in brennfleckzugewandten Schichten des Materials rückgestreute Quanten die örtliche Dosisleistung erhöhen.

Der Parameter μ heißt *linearer Schwächungskoeffizient*; seine physikalische Einheit entspricht der einer reziproken Länge. Sein Zahlenwert beschreibt die Fähigkeit eines Materials, mit einer bestimmten Schichtdicke eine ursprünglich relativ hohe Äquivalentdosisleistung auf einen niedrigeren Wert zu reduzieren (s. auch Abschn. 1.1.1).

Der lineare Schwächungskoeffizient wächst in Form einer Potenzfunktion höherer Ordnung mit Ordnungszahl und Dichte des Materials. Dagegen nimmt er für diagnostisch genutzte Röntgenstrahlen mit einer ähnlichen Funktion (also mit einem Exponenten > 2) in Abhängigkeit von der Quantenenergie ab. Blei ist aus diesem Grund ein effektives, wenig voluminöses Abschirmmaterial, Holz dagegen nicht. Deshalb müssen die meisten Holztüren von Röntgenräumen mit einer Bleifolie von typischerweise 0,25–2 mm versehen werden.

Bei der konkreten Konzeptionierung eines Röntgenraumes benutzt man nicht den physikalisch etwas schwierig zugänglichen linearen Schwächungskoeffizienten, sondern den mit ihm mathematisch zusammenhängenden *Schwächungsgrad S*, definiert als Quotient aus „unabgeschirmter" Äquivalentdosisleistung und „abgeschirmter" Äquivalentdosisleistung. Die Norm DIN 6812 enthält Tabellen und Diagramme, mit deren Hilfe für bestimmte Strahlenqualitäten (Röhrenspannung, Filterdicke und -material) die sich als notwendig ergebenden Schwächungsgrade in Bleidicken (sog. Bleigleichwerte) umgesetzt werden können. Mittels einer weiteren Tabelle in dieser Norm kann man dann die Bleigleichwerte in die Dicken anderer (praktikabler, preiswerterer) Materialien (z. B. Beton, Ziegel, Eisen) umrechnen.

■ **Beispiel 1.** Im Rahmen einer Sachverständigenprüfung nach RöV wurde am Schaltpult eines Röntgenaufnahmearbeitsplatzes eine Umgebungsäquivalentdosis $H^*(10) = 2\,\mu Sv$ pro Aufnahme bei 50 mAs und 100 kV gemessen. Die obere Definitionsgrenze für die effektive Dosis E beruflich strahlenexponierter Personen der Kategorie B beträgt nach der novellierten RöV 6 mSv/Jahr. Als Richtwert für die sog. Betriebsbelastung W gilt nach DIN 6812 (DIN 6812 2002): W = 24 000 mAs/Woche. Frage: Ist eine zusätzliche Abschirmung in Ziegel erforderlich?

- Äquivalentdosisleistung *vor* dieser möglichen Zusatzabschirmung: $\dot{H}_v$ = 2 µSv · 24 000 mAs/Woche · 50 Wochen/a/50 mAs = 48 mSv/Jahr,
- Äquivalentdosisleistung *hinter* dieser Abschirmung (Annahme: E $\triangleq$ H*(10)): $\dot{H}_h$ = 6 mSv/Jahr,
- S = 48 mSv/pro Jahr/6 mSv/Jahr = 8,
- Bleigleichwert nach DIN 6812 für 100 kV: 0,25 mm,
- Zusatzabschirmung in Ziegel nach DIN 6812: 40 mm.

■ **Beispiel 2.** Während einer Durchleuchtung beträgt die Umgebungsäquivalentdosisleistung im Röntgenraum am Standort des Arztes: $\dot{H}^*(10) = 20\,\mu Sv/h$ bei 2 mA und 100 kV. Als Richtwert für die Betriebsbelastung gilt nach DIN 6812 (DIN 6812, 2002): W = 1200 mA min/Woche. Wie hoch ist die Jahresdosis unter einer 0,35 mm Bleigummischürze, deren Schwächungsgrad für 100 kV einen Zahlenwert von S = 10 hat (DIN 6813 1980 bzw. DIN EN 61331-3).

- Äquivalentdosisleistung *vor* der Schürze:
  $\dot{H}_v$ = (20 µSv/h · 1200 mA min/Woche · 50 Wochen/a)/(60 min/h · 2 mA), $\dot{H}_v$ = 10 mSv/Jahr,
- Äquivalentdosisleistung *hinter* der Schürze:
  $\dot{H}_h = \dot{H}_v/S$ = 10 mSv/Jahr/10 = 1 mSv/Jahr.

Gerätebezogener Strahlenschutz

Der gerätetechnische Strahlenschutz befasst sich im Wesentlichen mit der durch Filterung beeinflussbaren Strahlqualität im Nutzstrahlungsbündel und mit dessen geometrischen Eigenschaften bezüglich Feldgröße und Fokus-Haut-Abstand.

Zur Filterung tragen alle Materialien bei, die sich in der Nutzstrahlung zwischen Brennfleck und Patient befinden. Da der lineare Schwächungskoeffizient in Form einer höheren Potenzfunktion mit der Quantenenergie abnimmt, wird überwiegend der niederenergetische Anteil des Bremsstrahlungsspektrums, der zwar wesentlich zur Strahlenexposition, aber kaum zum Bildaufbau beiträgt, aus dem Nutzstrahlungsbündel eliminiert („Aufhärtung"). Diese aus strahlenhygienischer Sicht günstige Situation muss mit wachsender Filterdicke mit einer zunehmenden Schwächung auch des bildgebenden Anteils des Bremsstrahlungsspektrums erkauft werden. Die Dosisleistung der Nutzstrahlung ist aber aus technischen Gründen nach oben limitiert, was bei der Festlegung von Vorschriften über Mindestfilterdicken berücksichtigt werden muss (DIN 6815 2002). Von Spezialuntersuchungen abgesehen (z. B. Mammographie), soll die Gesamtfilterung mindestens 2,5 mm Al-Äquivalent betragen. Für strahlenbiologisch kritische Anwendungen (Pädiatrie, Interventionen) sind Zusatzfilter von 0,1 mm Cu-Äquivalent vorgeschrieben (SV-RL 2002).

Die Größe des Nutzstrahlungsfeldes („Feldgröße") bestimmt über das von ihr vorgegebene durchstrahlte Körpervolumen sowohl die Höhe der Patientenexposition als auch über die Proportionalität zwischen diesem Volumen und der Zahl der atomaren Streuzentren das Strahlungsklima im gesamten Röntgenraum. Streustrahlung ist aber nicht nur aus strahlenhygienischen Gründen unerwünscht, sondern auch im Hinblick auf eine ausreichende Bildqualität. Das durch Streustrahlung bedingte Ansprechen eines bildgebenden Systems liefert kein bildaufbauendes Signal, sondern verringert nur den Bildkontrast.

Zum Thema „Feldgröße" ist folgende Grundregel zusammenzufassen:

> **Merke** ! Mit wachsender Feldgröße erhöhen sich die Strahlenexpositionen für Patient bzw. Personal und es verringert sich der Bildkontrast.

Das technische Regelwerk zur RöV fordert, dass diagnostische Röntgenstrahler mit Einrichtungen zur (in der Regel variabel einstellbaren) Begrenzung des Nutzstrahlenfeldes (Blenden, Tubusse) ausgerüstet und dass speziell bei Aufnahmeeinrichtungen die jeweiligen Feldgrößen vor Einschalten der Strahlung (oft mit Hilfe eines Lichtvisiers) erkennbar sein müssen (SV-RL 2002). Dabei dürfen Lage und Größe von Strahlen- und Lichtvisierfeld nur innerhalb bestimmter Toleranzen voneinander abweichen (SV-RL 2002). Bei kombinierten Aufnahme- und Durchleuchtungsgeräten muss der für den untersuchenden Arzt oft unübersichtliche Wechsel zwischen Durchleuchtungs- und Zielaufnahmeformaten mittels einer sog. automatischen Formateinblendung erfolgen (SV-RL 2002).

Weitere Einzelheiten zum gerätebezogenen Strahlenschutz können den entsprechenden Abschnitten der Richtlinie für Sachverständigenprüfungen nach RöV (SV-RL 2002) entnommen werden.

Schaltungsbezogener Strahlenschutz

Als schaltungsbezogener Strahlenschutz wird im weitesten Sinne der sicherheitstechnische Aspekt der einzelnen Betriebszustände einer Röntgendiagnostikeinrichtung und der Übergänge untereinander bezeichnet.

Folgende Betriebszustände bzw. Übergänge stehen zur Diskussion:

- Ein- und Ausschalten der Röntgenstrahlen bei Aufnahme-, Durchleuchtungs- und Kinobetrieb (Zustand 1),
- Wechsel zwischen den 3 oben genannten Betriebsarten (Zustand 2),
- Wechsel zwischen dem Betrieb verschiedener Röntgenstrahler oder Anwendungsgeräte, wie z. B. beim 2-Ebenen-Betrieb (Zustand 3),
- Ein- und Ausschalten spezieller Durchleuchtungsmodi, wie gepulste Durchleuchtung und Highlevel-Mode (Zustand 4; SV-RL 2002),
- Ein- und Ausschalten von Automatiken, wie der Belichtungsautomatik und der automatischen Dosisleistungsregelung (ADR; Zustand 5).

Von großer sicherheitstechnischer Bedeutung ist die *eindeutige* Erkennbarkeit der Betriebszustände und der Übergänge mittels optischer oder akustischer Signale z. B. durch (verschiedenfarbige) Lampen, eindeutige Stellungen von Schaltern oder unüberhörbare Tonsignale. „Worst case" in der Röntgendiagnostik ist die ungewollte, dann unbemerkt bleibende und lang andauernde Emission aus Röntgenstrahlern. Um diese möglichst sicher zu vermeiden, verlangt das technische Regelwerk für das als kritisch zu bezeichnende Zusammenwirken der Zustände 1 und 3 (Beispiel: Bei einem 1-Strahler-2-Ebenen-Arbeitsplatz wird der [ungewollt emittierende] Röntgenstrahler zwecks Wechsels von Ebene 1 in Ebene 2 manuell ausgekuppelt) eine zusätzliche Sicherheitseinrichtung in Form mechanischer oder elektrischer Verriegelungen zur Vermeidung bedenklicher Zustandskombinationen. Im Sinne des o. g. Beispiels ist vorgeschrieben, dass bei Vorhandensein eines Dauerkontaktschalters für die Einschaltung der Durchleuchtung ein Entfernen des Röntgenstrahlers aus seiner Halterung die Strahlenemission per Kontakt automatisch unterbricht. Im Übrigen muss jeder Durchleuchtungsarbeitsplatz dort, wo sich der durchleuchtende Arzt aufhält, mit einem Tastschalter zur Einschaltung der Durchleuchtung ausgerüstet sein (Fuß- oder Handschalter), sodass nur bei einer bewussten Betätigung des Schalters die Emission von Röntgenstrahlen ausgelöst wird. Zum Schutz von Patient und Personal ist außerdem eine optische oder akustische Signalgebung erforderlich, die den durchleuchtenden Arzt auf Durchleuchtungszeiten von mehr als 5 min aufmerksam machen soll. Weitere Einzelheiten sind der SV-RL 2002 zu entnehmen (SV-RL 2002).

Anwendungsbezogener Strahlenschutz
Beim anwendungsbezogenen Strahlenschutz geht man der sicherheitstechnischen Fragestellung nach, welche Strahlenschutzprobleme im Verlaufe bestimmter Untersuchungen mit Röntgenstrahlen grundsätzlich nicht auszuschließen sind, und mit welchen Maßnahmen, Gerätekomponenten oder technischem Zubehör ihnen begegnet werden kann.

Maßnahmen
In diesem Zusammenhang versteht man unter einer *Maßnahme* die Umsetzung einer atomrechtlichen Vorgabe. Im Rahmen des anwendungsbezogenen Strahlenschutzes überprüft ein behördlich bestimmter Sachverständiger sowohl die in Anlage IV der SV-RL festgelegten Parameter der nach RöV geforderten Abnahmeprüfung (s. Abschn. 4.3.1) als auch die Einhaltung der in der Anlage I des genannten Regelwerks zusammengestellten Mindestanforderungen. In der Anlage I (Stand: 2002) stellt man Mindestanforderungen an Röntgen*untersuchungen*, was als Konsequenz aus folgender Rechtssituation interpretiert werden muss: Ein Betreiber kann eine Röntgendiagnostikeinrichtung beliebiger technischer Konfiguration aufstellen, darf aber damit bestimmte Untersuchungen nur durchführen, wenn seine Einrichtung dafür die in der Anlage I (Stand: 2002) geforderten Mindestanforderungen erfüllt. Diese beziehen sich auf folgende Parameter: Röntgengeneratortyp, Brennfleck-Nennwert, Nennwert der kürzesten Schaltzeit, Systemdosis (Bildempfängerdosis, Nenndosis), Bildverstärker-Eingangsdosisleistung und visuelles Auflösungsvermögen. Die Anlage I (Stand: 2002) gilt sowohl für analoge als auch für digitale Bildempfänger; sie steht in Übereinstimmung mit den Leitlinien der Bundesärztekammer (Leitlinien 1992, 1995). Weitere Einzelheiten zur Anlage I können der SV-RL entnommen werden.

Gerätekomponenten
Gerätekomponenten im Zusammenhang mit dem anwendungsbezogenen Strahlenschutz betreffen vor allem die Einstellung der Betriebswerte ohne oder mit Nutzung von Automatiken [Belichtungsautomatik, automatische Dosisleistungsregelung (ADR)] und das Einhalten von Grenzwerten für die Systemdosis (Bildempfängerdosis) oder Systemdosisleistung (BV-Eingangsdosisleistung).

Wird eine Röntgenaufnahme „frei", d. h. ohne Belichtungsautomatik, bzw. eine Röntgendurchleuchtung in seltenen Ausnahmefällen ohne ADR durchgeführt, müssen eindeutige Voreinstellung und Erkennbarkeit der Betriebswerte (Röhrenspannung und mAs-Produkt für den Aufnahmebetrieb bzw. Röhrenspannung, Röhrenstromstärke und Durchleuchtungszeit für den Durchleuchtungsbetrieb) auch unter dem Gesichtspunkt der nach RöV geforderten Aufzeichnungspflicht gewährleistet sein. Eine grundlegende technische Voraussetzung für die „freie" Röntgenaufnahme ist die einwandfreie Funktion des Zeitschalters, hinsichtlich Reproduzierbarkeit und Genauigkeit der Schaltzeit.

Bei der Nutzung von Automatiken gelangen nicht alle geregelten Betriebswerte unbedingt zur Anzeige. Aus diesem Grund muss man sich durch regelmäßige Funktionsprüfungen von der korrekten Arbeitsweise der Automatiken überzeugen.

Die Belichtungsautomatik testet man durch Messung der Bildempfängerdosis („Abschaltdosis") hinter zwei unterschiedlichen Schwächungsschichten. Die Differenz zwischen den Messwerten der Abschaltdosis darf dabei nicht größer als 20 % sein (DIN 6815 2002). In analoger Weise erfolgt der Test der ADR: Indem man bei konstanten geometrischen Bedingungen unterschiedliche Schwächungsschichten hintereinander in das Nutzstrahlenbündel bringt, liest man – je nach Regelungsart – bei gleichzeitiger Messung der BV-Eingangsdosisleistung (in µGy/s) die sich einstellenden Werte für Röhrenspannung (kV) und/oder Röhrenstromstärke (mA) ab.

Der Test ist erfolgreich, wenn die kV- und mA-Werte der aus Herstellerangaben zu entnehmenden Kennlinie folgen und die Differenz zwischen den µGy/s-Werten nicht größer als 20 % ist (DIN 6815 2002).

In der Röntgendiagnostik setzt man bilderzeugende Systeme in analoger und digitaler Form ein, wobei die Digitaltechniken in naher Zukunft dominieren werden. Der analoge Aufnahmebetrieb wird durch das Film-Folien-System repräsentiert, während beim Durchleuchtungsbetrieb die Bildverstärker Fernsehkette als technische Grundlage sowohl für die analoge als auch (noch) für die digitale Variante anzusehen ist. Beim digitalen Aufnahmebetrieb kommen zur Zeit 3 Systeme in der klinischen Routine zum Einsatz:

- Speicherfolie (digitale Lumineszenzradiographie, DLR)
- Halbleiterdetektor
- CCD-Areale („charge coupled device")

Die Zukunft der digitalen Techniken wird möglicherweise von den Flachbilddetektoren aus amorphem Silizium dominiert, deren klinische Erprobung aber noch nicht ganz abgeschlossen ist.

Diejenige Dosis bzw. Dosisleistung, die bei analogen und digitalen bilderzeugenden Systemen einen zur Befundung ausreichenden Bildaufbau bewirkt, wird Systemdosis bzw. Systemdosisleistung oder auch Bildempfängerdosis K_B bzw. Bildempfängerdosisleistung $\dot{K}_B$ genannt. Verfolgt man die örtlichen Dosiswerte des Nutzstrahlungsbündels über seine gesamte Länge, d.h. vom Brennfleck bis zum Bildempfänger (für die Dosisleistung gelten analoge Überlegungen), dann entsteht eine für die Projektionsradiographie typische Charakteristik, die Dosischarakteristik. Sie wird an Hand des folgenden Beispiels erläutert, das auch die enge Beziehung zwischen der Bildempfängerdosis und der Patientenexposition demonstrieren soll: Die Betriebsparameter für das Beispiel lauten: 90 kV, 2,5 mm Al, 80 mAs, Feldgröße: 15×15 cm^2, Fokus-Haut-Abstand a = 1,15 m, Fokus-Bildempfänger-Abstand b = 1,7 m, Patientendicke p = 0,3 m Gewebeäquivalent. Es ergeben sich die folgenden Werte für die Parameter der Dosischarakteristik:

Dosisausbeute	K_O	= 9,8 mSv in 1 m Entfernung vom Brennfleck (DIN 6812 2002)
Einfalldosis	K_E	= 7,4 mSv in 1,15 m Entfernung vom Brennfleck
Oberflächendosis	K_O	= RF · K_E (RF = Rückstreufaktor bzw. Gewebe-Luft-Verhältnis für die Gewebetiefe Null, DGMP 1990)
	K_O	= 1,3 · 7,4 mSv = 9,6 mSv
Austrittsdosis	K_A	= S_p^{-1} · [a/(a + p)]^2 · K_O
	(S_p	= Patientenschwächungsfaktor, DGMP 1990)
	K_A	= 300^{-1} · 0,63 · 9,6 mSv = 20 μSv
Bildempfängerdosis	K_B	= S_s^{-1} · [(a + p)/(a + p + d)]^2 · K_A
	[S_s	= Schwächungsfaktor von Lagerungsplatte, Raster, Messkammer, Belichtungsautomatik (DIN 6815 1999),
	d	= Dicke dieser Schichten, hier: d = 0,25 m]
	K_B	= $2,5^{-1}$ · 0,73 · 20 μSv = 5,8 μSv
Summenformel:	K_B	= RF · S_p^{-1} · S_s^{-1} · b^{-2} · K_O mit b = a + p + d

Betrachtet man das durchstrahlte Patientenvolumen als homogenes Gewebe, d.h. ohne Differenzierung verschiedener strahlenbiologischer Strukturen, dann kann man die Differenz zwischen Oberflächendosis und der Austrittsdosis ($K_O - K_A$) als Maß für die Strahlenexposition des Patienten ansehen. Wegen $K_A \ll K_O$ begeht man keinen großen Fehler, wenn man unter dieser Voraussetzung in der Projektionsradiographie die Oberflächendosis K_O (Hautdosis auf der Strahleneintrittsseite) als repräsentativ für die Strahlenexposition des Patienten deklariert. Vollzieht man die Rechnung der Dosischarakteristik „rückwärts", d.h. vom Wert der Bildempfängerdosis K_B ausgehend, so ist leicht der lineare Zusammenhang zwischen K_B und K_O erkennbar. „Eine Halbierung der Bildempfängerdosis halbiert die Strahlenexposition des Patienten". In diesem Sinne ist die Festsetzung von Grenzwerten für die Bildempfängerdosis(leistung) z.B. in der Anlage I zur SV-RL ein wesentlicher Beitrag zum Strahlenschutz in der Röntgendiagnostik. Von wenigen Ausnahmen abgesehen, ist in der Anlage I zur SV-RL (Stand: 2002) für den analogen Aufnahmebetrieb (in Übereinstimmung mit den Leitlinien der Bundesärztekammer) die Empfindlichkeitsklasse SC = 400 vorgeschrieben, was einem Grenzwert für die Nenndosis von K_N = 5 μGy entspricht. Der Grenzwert für die Bildempfängerdosis digitaler Systeme beträgt ebenfalls K_B = 5 μGy.

In Fachkreisen ist die Diskussion über die geeignete Dosisgröße zur Beschreibung der Patientenexposition in der Röntgendiagnostik noch nicht abgeschlossen. Favorisiert sind die Einfalldosis, die in diesem Zusammenhang schon genannte Oberflächendosis, das Dosisflächenprodukt, die Bildempfängerdosis (Systemdosis) und die effektive Dosis. Alle genannten Dosisbegriffe erfüllen in verschiedener Hinsicht nicht die Anforderungen zur idealen Beschreibung einer Patientendosis. Die Defizite reichen von mangelnder strahlenbiologischer Relevanz bis hin zur schwierigen messtechnischen Erfassbarkeit. Bei Nutzung der effektiven Dosis zur Beschreibung der Patientenexposition muss außerdem berücksichtigt werden, dass die ICRP bei der zahlenmäßigen Festsetzung der Wichtungsfaktoren von der

Tabelle 4.1. Effektive Dosis und Kollektivdosis bei den wichtigsten Röntgenuntersuchungen. Mittlere Kollektivdosis in der BRD: E = 112 300 · 1000/85 Millionen = 1,3 mSv/a

lf. Nr.	Untersuchung	Effektive Dosis pro Untersuchung E_n (mSv)	Häufigkeit pro Jahr (· 1000) in der BRD N_n	Kollektivdosis in der BRD $E_n \cdot N_n$ (Pers. · Sv)
1	Thorax	0,3	17 847	5 354
2	Extremitäten	0,06	19 628	1 178
3	Wirbelsäule	1,2	9 617	11 540
4	Becken	1,05	2 879	3 023
5	Hüfte	0,54	3 403	1 848
6	Schädel	0,03	8 835	265
7	Abdomen	1,17	2 202	2 576
8	Oesophagus, Magen	8,27	986	8 154
9	Dünndarm	18,0	195	3 358
10	Dickdarm	18,5	308	5 684
11	ERCP	7,1	286	2 025
12	Harntrakt	4,85	1 992	9 667
13	Arteriographie	18,2	579	10 526
14	Phlebographie	1,64	465	764
15	Mammographie	0,5	4 041	2 021
16	CT	11,4	3 479	39 661
17	Zahnuntersuchung	1	16 532	165
18	Sonstige	3	2 287	4 479
	Gesamt			112 300

Altersverteilung und Lebenserwartung der „Normalbevölkerung" ausgegangen ist (ICRP 1991) und dass diese Angaben auf radiologisch zu untersuchende Patienten keineswegs übertragbar sind.

Trotz der genannten Bedenken, *absolute* Werte zur Patientenexposition auf der Basis der effektiven Dosis anzugeben, und trotz der Verwendung des wissenschaftlich umstrittenen Begriffs „Kollektivdosis" kann man zum Zwecke eines *Dosisvergleichs* zwischen verschiedenen Röntgenuntersuchungen diese Dosisbegriffe durchaus verwenden. In Tabelle 4.1 sind Zahlenwerte für effektive und Kollektivdosis für die wichtigsten Röntgenuntersuchungen in der Bundesrepublik Deutschland dargestellt (Angerstein 1995).

In Tabelle 4.1 fällt auf, dass die Computertomographie nahezu ein Drittel der Gesamtkollektivdosis der BRD ausmacht und dass an dieser nur 7 Untersuchungsarten (die laufenden Nummern 1, 3, 8, 10, 12, 13, 16) zu fast 80% beteiligt sind. Aus dieser Feststellung lassen sich mögliche Schwerpunkte für die Suche nach technischen Lösungen akuter Strahlenschutzprobleme in der Röntgendiagnostik ableiten; diesbezügliche Entwicklungen sind auf dem Gebiet der Computertomographie im Gange.

Auf der Basis der Höhe der Oberflächendosis (Hautdosis) kann man die Patientenexposition durch röntgendiagnostische Maßnahmen grob in 6 Gruppen einteilen:

Gruppe 1 Projektionsradiographie (Indirekttechnik, digitaler Bildempfänger): 2–10 mSv
Gruppe 2 Projektionsradiographie (analoge Direkttechnik): 4–20 mSv
Gruppe 3 Internistische Durchleuchtungsuntersuchungen: 30–300 mSv
Gruppe 4 Intraoperative Durchleuchtung: 30–600 mSv
Gruppe 5 Angiographien: 100–600 mSv
Gruppe 6 Interventionen (u.a. in der Kardiologie): 500 mSv bis zu mehreren Sv.

Wegen ihres speziellen Tiefendosisverlaufes ist eine Bewertung der Computertomographie bezüglich der Patientenexposition auf der Basis der Oberflächendosis nicht sinnvoll. Auf der Grundlage der effektiven Dosis gehört die Computertomographie (noch) zu den Hochdosistechniken.

Die novellierte RöV verlangt die Festlegung und Beachtung von diagnostischen Referenzwerten für die Patienten. Zum Zeitpunkt der Erstellung dieses Textes stand allerdings noch nicht fest, welche Dosisgröße mit welchem Zahlenwert korreliert werden soll.

Bezüglich der Strahlenexposition des röntgendiagnostischen Personals ist ebenfalls eine Grobeinteilung, hier auf der Grundlage der effektiven Dosis, möglich (Einhaltung der Strahlenschutzvorschriften vorausgesetzt):

Gruppe 1	Aufnahmebetrieb: ≤ 5 mSv/a, in der Regel sogar ≤1 mSv/pro Jahr
Gruppe 2	Internistischer Durchleuchtungsbetrieb: ≤ 6 mSv/pro Jahr
Gruppe 3	Angiographien und Durchleuchtungsbetrieb im OP: ≤10 mSv/pro Jahr
Gruppe 4	Interventionen: ≤ 20 mSv/pro Jahr

Technisches Zubehör

Zum *technischen Zubehör* im Zusammenhang mit dem anwendungsbezogenen Strahlenschutz gehört die Patientendosimetrie, d. h. die Erfassung von Messwerten zur Beschreibung der Patientenexposition während der Röntgenuntersuchung. Zwei Methoden stehen zur Auswahl (und nach Meinung der Fachleute auch in Konkurrenz):

- Messung bzw. Anzeige der Einfalldosis(leistung),
- Messung bzw. Anzeige des Dosisflächenproduktes.

Eine Angabe über den Wert der Einfalldosis(leistung) bzw. der Dosisausbeute muss in jedem Protokoll einer Abnahmeprüfung im Rahmen der Qualitätssicherung vorzufinden sein (QS-RL 2002).

Dosisflächenproduktanzeigen sind für die Angiographie (einschließlich DSA), interventionelle Radiologie und Kinderradiologie sowie mit einer Übergangsfrist für Durchleuchtungsuntersuchungen des Gastrointestinaltraktes vorgeschrieben (SV-RL 2002).

Die Messunsicherheit des Dosisflächenproduktes darf dabei höchstens ±25% betragen (DIN 6815 2002). Gemäß der Definition des Dosisflächenproduktes erfolgt die Überprüfung dieser DIN-Forderung durch Bestimmung der Abmessung des Nutzstrahlenfeldes und der Einfalldosis, bezogen auf denselben Abstand vom Brennfleck, und anschließenden Vergleich dieses Produktes mit der Anzeige am Display.

Chu et al. haben gezeigt, dass für die Durchleuchtung ein befriedigender Zusammenhang zwischen der effektiven Dosis des Patienten und dem Wert des Dosisflächenproduktes besteht (Chu et al. 1998). Der von Chu et al. ermittelte Umrechnungsfaktor beträgt 0.19 ± 0.01 mSv Gy^{-1} m^{-2}, eine weitere Näherung erhält man bei Berücksichtigung der Körperregion (Heron 1992; NRPB 1994).

4.2.2
Nuklearmedizin

R. SCHIMMEL

Patientenschutz

Da die Anwendung offener radioaktiver Stoffe am Menschen strahlenbiologische Nebenwirkungen haben kann, trägt der Nuklearmediziner bei der Entscheidung, ob eine nuklearmedizinische Untersuchung angezeigt ist, eine besondere Verantwortung. Vor allem bei der Untersuchung von Kindern und Schwangeren sind strenge Maßstäbe bei der Risiko-Nutzen-Analyse anzulegen.

Ziel einer diagnostischen Anwendung offener radioaktiver Stoffe muss sein, ein gutes Diagnoseergebnis bei gleichzeitig geringer Strahlenexposition des Patienten zu erzielen.

Um die Strahlenexposition der Patienten bei der Anwendung offener radioaktiver Stoffe zu diagnostischen Zwecken auf ein vertretbares Maß zu beschränken, sind vor allem Anforderungen an die zu verwendenden radioaktiven Stoffe zu stellen. Radionuklide sind dann für die Anwendung am Menschen besonders gut geeignet, wenn sie

- beim Kernumwandlungsprozess nur γ-Strahlung emittieren (Energiebereich: 100–200 keV),
- kurze Halbwertszeiten haben (max. einige Stunden),
- hohe Nuklidreinheit besitzen und
- ständig verfügbar sind.

Unter den auf dem Markt erhältlichen Radionukliden erfüllt Technetium-99m, das aus Molybdän-Technetium-Generatorsystemen gewonnen wird, die oben genannten Voraussetzungen am besten.

Tc-99m hat sich daher als Standardnuklid in der Nuklearmedizin durchgesetzt und kann unter Verwendung entsprechender Markierungskits für nahezu alle diagnostischen Fragestellungen verwendet werden.

Da für gleiche Untersuchungen Radiopharmaka mit unterschiedlichen Radionukliden angeboten werden, liegt es in der Verantwortung des Arztes das Radiopharmakon mit dem besten Dosis-Nutzen-Verhältnis auszuwählen. Eine Schilddrüsenuntersuchung mit 2 MBq J-131 beispielsweise führt zu einer Schilddrüsendosis von ca. 800 mGy; bei Verwendung von 100 MBq Tc-99m würde sich eine Schilddrüsendosis von nur ca. 16 mGy ergeben.

Neben der Auswahl des Radionuklids ist die Höhe der applizierten Aktivität für die Strahlenexposition des Patienten von entscheidender Bedeutung. Je geringer die applizierte Aktivität, desto geringer die Dosis. Die Aktivität kann um so niedriger gewählt werden, je höher die Empfindlichkeit des für die anschließende Untersuchung verwendeten Messgerätes (z. B. einer γ-Kamera) ist. Unzureichende Abschirmung z. B. des Heißlabors oder wartender applizierter Patienten kann zu einem erhöhten Strahlungsuntergrund am Messgerät führen und damit zu einer Minderung der Bildqualität. Nicht selten ist dann eine Erhöhung der zu applizierenden Aktivität zur Verbesserung der Bildqualität die Folge. Ein ausreichender Schutz des Messgerätes gegen Fremdeinstrahlung ist also unbedingt erforderlich.

Strahlenexposition des Personals

Die Anwendung offener radioaktiver Stoffe am Menschen bringt zwangsläufig eine Strahlenexposition des Personals mit sich. Prinzipiell unterscheidet man folgende zwei Möglichkeiten, durch die Personen einer Strahlenexposition ausgesetzt werden können:

- externe Strahlenexposition und
- interne Strahlenexposition.

Externe Strahlenexposition

Externe Strahlenexposition wird durch Strahlenquellen verursacht, die sich außerhalb des Körpers befinden. Dabei bezeichnet man als Ganzkörperexposition die Einwirkung ionisierender Strahlung auf den ganzen Körper und als Teilkörperexposition die Einwirkung auf einzelne Körperteile (z. B. auf Hände, Unterarme, Haut).

Die äußere Strahlenexposition ist um so geringer, je größer der Abstand zur Strahlenquelle, je besser die Strahlenquelle abgeschirmt, je kürzer die Aufenthaltszeit im Strahlenbereich und je geringer die Aktivität der Strahlenquelle ist (s. Abschn. 4.1).

Eine äußere Strahlenexposition entsteht auch, wenn der menschliche Körper oder die Kleidung mit radioaktiven Stoffen kontaminiert ist. In diesen Fällen endet die Strahleneinwirkung erst mit der Beseitigung der Kontamination.

Interne Strahlenexposition

Durch die Aufnahme radioaktiver Stoffe in den menschlichen Körper (Inkorporation) wird eine interne Strahlenexposition verursacht. Eine Aufnahme radioaktiver Stoffe erfolgt durch Inhalation oder Ingestion. Aber auch durch Hautkontaminationen oder durch offene Wunden kann es zu Inkorporationen kommen. Wegen des direkten Kontaktes zwischen dem inkorporierten radioaktiven Stoff und dem Körpergewebe ist die Strahlenexposition bei einer Inkorporation entsprechend hoch.

Eine interne Strahlenexposition kann vermieden bzw. herabgesetzt werden, wenn die Aufenthaltszeit im Einwirkungsbereich emittierender offener radioaktiver Stoffe möglichst kurz gehalten und Hautkontakt mit der radioaktiven Substanz vermieden wird.

Die interne Strahlenexposition dauert entweder bis zum Abklingen der Aktivität an oder bis zur völligen Ausscheidung der radioaktiven Stoffe aus dem Körper (Dekorporation).

> **Strahlenschutzgrundsätze beim Umgang mit offenen radioaktiven Stoffen**
> Personen, die beruflich Strahlung ausgesetzt sind, können durch ihr persönliches Verhalten beim Umgang mit offenen radioaktiven Stoffen durch Beachtung folgender grundlegender Verhaltensmaßregeln selbst großen Einfluss auf die Höhe ihrer eigenen Strahlenexposition nehmen:

> 1 Kontrollbereich grundsätzlich über die Personalschleuse betreten und verlassen
> 2 Im Kontrollbereich Schutzkleidung (z. B. Kittel) und Personendosimeter tragen
> 3 Beim Betreten und Verlassen des Kontrollbereiches Stabdosimeter (sofern erforderlich) ablesen und Messwerte protokollieren
> 4 Beim Verlassen des Kontrollbereiches Kontaminationsmessung durchführen, die Messergebnisse aufzeichnen, bei festgestellten Kontaminationen Strahlenschutzbeauftragten benachrichtigen
> 5 Kontaminierte Schutzkleidung möglichst schnell ablegen
> 6 Essen, Trinken, Rauchen und Schminken im Kontrollbereich wegen möglicher Inkorporation radioaktiver Stoffe unterlassen
> 7 Bei der Handhabung offener radioaktiver Stoffe Schutzhandschuhe tragen (evtl. doppelt)
> 8 Mit Schutzhandschuhen keine Gebrauchsgegenstände wie Telefone, PCs usw. bedienen
> 9 Aufenthalt im Heißlabor möglichst kurz gestalten
> 10 Bei der Verwendung von Tc-99m-Aerosolen zur Lungenventilationsuntersuchung Atemschutz (z. B. OP-Mundschutz) tragen
> 11 Aufenthaltszeit in der Nähe applizierter Patienten auf das unbedingt notwendige Minimum beschränken
> 12 Wann immer möglich, Abstand zu applizierten Patienten halten
> 13 Abschirmungen für Eluat-Fläschchen und aufgezogene Spritzen, Abstand verschaffende Greifwerkzeuge verwenden

Ermittlung der Strahlenexposition bei Zwischenfällen mit radioaktiven Stoffen

Bei Eintritt eines Unfalls oder Störfalls ist abzuschätzen, welche Körperdosiswerte die Betroffenen durch äußere oder innere Strahlenexposition erhalten haben können. Dazu müssen möglichst viele Daten über die Umstände der Bestrahlung zusammengestellt werden.

■ **Dosisabschätzung bei äußerer Strahlenexposition.** Die Abschätzung der äußeren Strahlenexposition erfolgt durch Multiplikation der Expositionszeit mit der ermittelten Ortsdosisleistung (Umgebungs-Äquivalentdosisleistung). Bei γ-Strahlung kann die Dosisleistung am Aufenthaltsort mit Hilfe des Abstandsquadratsgesetzes für Punktquellen errechnet werden.

$$\dot{H} = A \cdot \frac{\Gamma}{r^2} \qquad (5)$$

$\dot{H}$ = Ortsdosisleistung in μSv/h
A = Aktivität in GBq
Γ = Dosisleistungskonstante für γ-Strahlung in μSv/h, geteilt durch GBq/m²
r = Abstand zur Strahlenquelle in m.

■ **Abschätzung der Hautdosis bei Hautkontaminationen.** Bei einer Kontamination der Haut kann die Äquivalentdosis der betroffenen Hautstellen mit folgender Formel berechnet werden:

$$H_s = A_F \cdot T_{1/2} \cdot \frac{1}{\ln 2} \cdot 86400 \cdot \left(1 - e^{-\frac{\ln 2}{T_{1/2}} \cdot t}\right) \cdot \dot{h}_s \quad (6)$$

H_s = Äquivalentdosis der kontaminierten Haut in Sv
A_F = flächenbezogene Aktivität in Bq/cm²
$T_{1/2}$ = physikalische Halbwertszeit in Tagen (d)
t = Dauer der Kontamination in Tagen (d)
$\dot{h}_s$ = Äquivalentdosisleistungsfaktor in Sv/s, geteilt durch Bq/cm²
(Empfehlung der Strahlenschutzkommission 1990)

Der Faktor 86 400 ergibt sich aus der Umrechnung von Tagen in s (s/Tage).

Wird für eine Kontamination der Haut eine Verweildauer von einer Woche zugrunde gelegt, vereinfacht sich die oben genannte Formel für langlebige Nuklide (d.h. Halbwertszeit > 7 Tage) zu:

$$H_s = A_F \cdot 86400 \cdot 7 \cdot \dot{h}_s \quad (7)$$

■ **Abschätzung der Äquivalentdosis bei Inkorporation.** Die Abschätzung der bei außergewöhnlichen Ereignissen (z.B. bei Aktivitätsfreisetzung, Kontamination von Wunden) inkorporierten Aktivität radioaktiver Stoffe ist schwierig. Im Rahmen der alten StrlSchV ging man folgendermaßen vor: Ergibt eine konservative Abschätzung, dass die inkorporierte Aktivität ein Zehntel des Grenzwertes der Jahresaktivitätszufuhr über Luft überschreitet, ist eine „Inkorporationsüberwachung aus besonderem Anlass" erforderlich:

$$\frac{Z}{GJAZ} > 0{,}1 \quad (8)$$

Z = Aktivitätszufuhr in Bq
GJAZ = Grenzwert der Jahresaktivitätszufuhr nach Anlage IV, Tabelle IV 1 Spalte 5 StrlSchV in Bq (StrlSchV 2001)

Strahlenexposition der Umgebung
Im Gegensatz zur Anwendung von Röntgenstrahlung, bei der eine Strahlenexposition in der Regel auf Patienten und Personal beschränkt bleibt, hat die Verwendung offener radioaktiver Stoffe am Menschen auch Auswirkungen auf die Umgebung und das soziale Umfeld des Patienten. Durch die Applikation radioaktiver Stoffe werden Patienten zu „wandelnden Strahlenquellen". Die Strahlenexposition der Umgebung erfolgt einerseits durch Direktstrahlung, andererseits durch Kontamination von Luft, Wasser und Gegenständen. Bei der Anwendung offener radioaktiver Stoffe am Menschen ist deshalb dafür zu sorgen, dass die Dosisgrenzwerte der StrlSchV für die Umgebung bzw. andere Personen nicht überschritten werden.

■ **Strahlenexposition durch Direktstrahlung.** Patienten, die radioaktive Stoffe zu *therapeutischen* Zwecken erhalten haben, sind zum Schutz der Umwelt grundsätzlich mindestens 48 h stationär aufzunehmen. Die Patienten können erst dann entlassen werden, wenn sichergestellt ist, dass andere Personen keine höhere Dosis als 1 mSv pro Jahr erhalten können. So darf beispielsweise die J-131-Restaktivität eines Patienten während einer Radiojodtherapie am Tag der Entlassung 250 MBq nicht überschreiten, entsprechend einer Ortsdosisleistung von ca. 3,5 µSv/h in einem Abstand von 2 m vom Patienten. Um eine einheitliche Praxis bei der Beurteilung der Strahlenexposition der Umgebung zu gewährleisten, wurden seitens des Bundesministeriums für Umwelt in der „Richtlinie Strahlenschutz in der Medizin" (Richtlinie 2002) Kriterien festgelegt, nach denen Patienten, denen radioaktive Stoffe appliziert worden sind, aus dem Klinik- bzw. Praxisbereich nach Hause entlassen werden können. Bei Einhaltung der in der Richtlinie genannten Voraussetzungen ist im Allgemeinen davon auszugehen, dass die Grenzwerte der StrlSchV für die Umgebung der Patienten nicht überschritten werden. Allerdings hat der Patient selbst einige Strahlenschutzgrundregeln zu beachten. Ausnahmen von der Hospitalisierung für 48 h sind möglich: Nach intraartikulärer Behandlung mit β-Strahlern beispielsweise ist auch bei sofortiger Entlassung der Patienten so gut wie keine Strahlenexposition der Umgebung zu erwarten. Auch die *diagnostische* Anwendung offener radioaktiver Stoffe am Menschen erfordert in der Regel keine stationäre Aufnahme.

■ **Strahlenexposition durch Abgabe radioaktiver Stoffe mit Luft.** Luftkontaminationen können immer dann vorkommen, wenn gasförmige radioaktive Stoffe (z.B. Xe-133, Kr-81 m, gasförmige PET-Nuklide), Tc-99m-Aerosole oder Radionuklide mit hohem Dampfdruck (z.B. J-131) verwendet werden. Auch Patienten, denen J-131 zu therapeutischen Zwecken verabreicht worden ist, geben ca. 0,05 % der applizierten J-131-Aktivität mit der Atemluft ab.

■ **Strahlenexposition durch Abgabe radioaktiver Stoffe mit Wasser.** Die routinemäßige Abgabe radioaktiver Stoffe mit Wasser ist in der Nuklearmedizin hauptsächlich bei therapeutischen Maßnahmen problematisch. Die Patientenausscheidungen (z.B. bei der Schilddrüsentherapie mit J-131) enthalten zum Teil sehr hohe Konzentrationen an radioaktiven Stoffen. Aber auch bei der diagnostischen Anwendung offener radioaktiver Stoffe entstehen durch kontaminierte

Patientenausscheidungen bedingte Abwasserkontaminationen.

■ **Strahlenexposition durch Kontamination.** Die durch entlassene Patienten verursachten Kontaminationen von Gegenständen sind in der Regel äußerst gering. Eine dadurch bedingte Strahlenexposition anderer Personen ist daher meistens vernachlässigbar.

Strahlenschutzmessungen

■ **Ortsdosis(leistungs)messungen.** Ortsdosis- oder Ortsdosisleistungsmessungen sind notwendig, um die Wirksamkeit von Strahlenschutzmaßnahmen, wie Abschirmungen, Abstandsvorrichtungen usw. zu überprüfen.

■ **γ-Dosisleistung.** Zur Messung von γ-Dosisleistungen werden am häufigsten Handmessgeräte mit Geiger-Müller-Zählrohren eingesetzt, daneben aber auch Ionisationskammern, Proportionalzählrohre und Szintillationsdetektoren.

Als nicht direkt anzeigende Dosismessgeräte sind Thermolumineszenzdosimeter geeignet, mit denen die Einhaltung der Dosisgrenzwerte (Ortsdosen) für Areale außerhalb von Strahlenschutzbereichen nachgewiesen werden kann.

Bei aller Sorgfalt, die man bei Strahlenschutzmessungen walten lassen muss, darf man sich nicht der Illusion hingeben, Messungen durchführen zu können, die beispielsweise „auf 3 Stellen hinter dem Komma" mit der Wirklichkeit übereinstimmen. Das ist messtechnisch nicht möglich, uninteressant und – insbesondere in Bereichen niedriger Dosisleistungen – auch nicht notwendig. Anzeigefehler bei ordnungsgemäß durchgeführter Messung von bis zu ±30% sind tolerabel.

Dosis- und Dosisleistungsmessgeräte für γ-Strahlung, deren Verwendung (z.B. als Folge einer Auflage der Umgangsgenehmigung) gesetzlich vorgeschrieben ist, müssen geeicht sein, sie müssen regelmäßig gewartet und auf ihre Funktionstüchtigkeit geprüft werden.

■ **β-Dosisleistung.** Zur Messung von β-Dosisleistungen sind Messgeräte mit Detektoren zu verwenden, deren Strahleneintrittsfenster ein Flächengewicht von 7 mg/cm^2 hat. Messgeräte, die ausschließlich zur Messung von β-Dosisleistungen verwendet werden, müssen nicht geeicht sein.

■ **Fehlermöglichkeiten bei Dosisleistungsmessungen.** Der kapitalste Fehler ist die Auswahl eines den Anforderungen des Messzwecks nicht genügenden und für die zu messende Strahlenart und -energie nicht geeigneten Dosis- oder Dosisleistungsmessgerätes.

Daneben können aber auch Fehler entstehen, die physikalische Ursachen haben und die bei der Beurteilung der Messwerte berücksichtigt werden müssen: Energieabhängigkeit der Empfindlichkeit, Temperatur und Luftdruck sowie die Strahleneinfallsrichtung spielen für die Richtigkeit der Messung bzw. die Größenordnung des Messfehlers eine Rolle. Außerdem ist grundsätzlich jeder angezeigte Dosisleistungswert mit einer statistischen Unsicherheit behaftet.

■ **Kontaminationsmessungen.** Unter Kontamination versteht man die Verunreinigung von Flächen, Gegenständen oder Luft mit radioaktiven Stoffen. Unentdeckte Kontaminationen können zu Hautkontaminationen oder zu Inkorporationen führen. Ob ein Gegenstand mit radioaktiven Stoffen kontaminiert ist, kann mit bloßem Auge nicht festgestellt werden. Um zu kontrollieren, ob Kontaminationen vorhanden sind, werden verschiedene Methoden angewendet. Die verdächtigen Flächen oder Gegenstände können entweder mit geeigneten Messgeräten direkt gemessen oder mit Hilfe von Wischtesten geprüft werden.

■ **Kontaminationsmessgeräte.** Am schnellsten und einfachsten können Kontaminationsmessungen mit Kontaminationsmessgeräten durchgeführt werden. Charakteristisch an einem Kontaminationsmessgerät ist die großflächige Sonde von mindestens 100 cm^2 an der Geräteunterseite, die zum Nachweis der in der StrlSchV festgelegten niedrigen Grenzwerte für Oberflächenkontaminationen erforderlich ist. Um die unterschiedlichen Strahlenarten, die radioaktive Stoffe bei ihren Kernumwandlungsprozessen emittieren, mit der geforderten Empfindlichkeit nachweisen zu können, bedarf es verschiedener Sonden. Prinzipiell unterscheidet man 2 Sondentypen, die bei modernen Kontaminationsmessgeräten wechselweise verwendet werden können.

■ **Gasdurchflusssonden.** Gasdurchflusssonden besitzen eine sehr dünne Fensterfolie aus aluminiumbedampfter Kunststofffolie und können daher α- und β-Strahlung messen. Zur Messung von γ-Strahlung sind sie nicht geeignet. Wegen der dünnen Fensterfolie sind Gasdurchflusssonden nicht gasdicht herstellbar. Die Sonden müssen deshalb vor und evtl. zwischendurch während der Benutzung mit einem geeigneten Zählgas (hauptsächlich Propan- oder Butangas) gespült werden.

■ **Xenonsonden.** Xenonsonden sind mit Fensterfolien aus Titanblech mit einem Flächengewicht von ca. 5–15 mg/cm^2 ausgestattet. Durch die relativ massive Fensterfolie ist es möglich, die Sonde gasdicht zu gestalten. Als Zählgas verwendet man das Edelgas Xenon, ein Element mit einer relativ hohen Ordnungszahl. Die dicke Fensterfolie in Verbindung mit dem schweren Füllgas Xenon verleiht der Sonde ein hohes Flächengewicht. Dadurch erhöht sich das Ansprechvermögen der Sonde gegenüber γ-Strahlung. Xenonsonden sind geeignet, β- und weiche γ-Strahlung zu messen. α-Strahlung können die meisten Xenonsonden wegen des hohen Flächengewichts der Fensterfolie nicht nachweisen. Die Verwendung von Xenonsonden ist z. B. beim Umgang mit J-125 im RIA-Labor erforderlich, da J-125 ein reiner γ-Strahler ist.

■ **Funktionsprüfung an Kontaminationsmessgeräten.** Kontaminationsmessgeräte können in zwei Betriebsarten verwendet werden: Betriebsart „α", Betriebsart „$\beta + \gamma$" bzw. „$\alpha + \beta$". Die Wahl der Betriebsart ist von der Art der Sonde und der Art der zu messenden Strahlung abhängig. Bei Verwendung einer Gasdurchflusssonde wird in der Betriebsart „α" nur α-Strahlung, in der Betriebsart „$\alpha + \beta$" die α- und β-Strahlung gleichzeitig gemessen. Xenonsonden werden nur in der Betriebsart „$\beta + \gamma$" betrieben, sie können also β- und γ-Strahlung gleichzeitig nachweisen.

Bevor ein Kontaminationsmessgerät zur Messung benutzt werden kann, muss eine Funktionskontrolle durchgeführt werden. Zur Feststellung der Betriebsbereitschaft des Messgerätes ist zunächst der Nulleffekt zu messen. Der Nulleffekt beträgt bei Gasdurchflusssonden in der Betriebsart „$\alpha + \beta$" ca. 5 – 10 Impulse/s; in der Betriebsart „α" nur wenige Impulse/min. Bei Xenonsonden beträgt der Nulleffekt, bedingt durch das höhere Ansprechvermögen gegenüber der Umgebungsstrahlung, ca. 10 – 20 Impulse/s. Nachdem der Nulleffekt kontrolliert wurde, ist insbesondere bei Gasdurchflusssonden die Anzeige des Messgerätes mit einem Kalibrierstrahler zu prüfen. Dazu können die von den Geräteherstellern angebotenen Prüfpräparate verwendet werden. Gut geeignet sind aber auch Bruchstücke von alten „Uran-Fliesen", deren Verwendung genehmigungs- und anzeigefrei ist.

■ **Durchführung von Kontaminationsmessungen.** Ist das Gerät messbereit, so kann die Messung durchgeführt werden. Dabei sollte der Abstand zwischen der auf Kontaminationen zu prüfenden Fläche und dem Messgerät möglichst klein sein, insbesondere bei der Prüfung auf α-Kontamination. Berührungen der kontaminierten Fläche mit dem Messgerät sind jedoch tunlichst zu vermeiden, da damit auch das Messgerät kontaminiert werden könnte.

■ **Ermittlung der Flächenaktivität.** Der Messwert wird bei älteren Kontaminationsmessgeräten in „Impulse pro Sekunde" angezeigt. Anhand von Umrechnungstabellen, die vom Gerätehersteller geliefert wurden, ist die Nettoimpulsrate (Messimpulsrate minus Nulleffekt) in die Flächenaktivität (Bq/cm^2) umzurechnen. Da der Wirkungsgrad der Messgeräte energieabhängig ist, muss bei der Berechnung der Flächenaktivität das für die Kontamination verantwortliche Nuklid bekannt sein. Moderne Kontaminationsmessgeräte haben Mikroprozessoren, die die Umrechnung der Impulsrate (s^{-1}) in Flächenaktivität (Bq/cm^2) oder Aktivität (Bq) automatisch durchführen. Allerdings ist zu beachten, dass das entsprechende Nuklid am Messgerät vorgewählt sein muss.

■ **Wischprüfungen.** Kontaminationsmessgeräte lassen sich nur an Stellen verwenden, an denen der allgemeine Strahlenpegel niedrig ist. Eine hohe Umgebungsstrahlung (z. B. im Heißlabor) lässt eine Messung mit der erforderlichen Nachweisgrenze nicht mehr zu. In diesen Fällen können Kontaminationsprüfungen in Form von Wischtesten vorgenommen werden. Dazu werden bis zu 300 cm^2 von der zu prüfenden Fläche mit einem geeigneten Material abgewischt. Die Wischprobe ist anschließend an einem Ort niedriger Umgebungsstrahlung mit einen Kontaminationsmessgerät auszumessen, um die Oberflächenaktivität zu ermitteln. Bei der Kontaminationsprüfung mittels Wischtest ist zu beachten, dass nur lose Kontaminationen erfasst werden. Festhaftende Kontaminationen können durch Wischprüfung nicht nachgewiesen werden. Besondere Konsequenzen für den Strahlenschutz ergeben sich durch dieses Problem nicht, da festhaftende Kontaminationen im Kontrollbereich unter normalen Umständen nicht berücksichtigt werden. Bei der Freigabe von Material aus Kontrollbereichen ist jedoch die ausschließliche Durchführung einer Wischprüfung nicht ausreichend, denn in diesem Fall sind auch festhaftende Kontaminationen zu beachten.

■ **Beurteilung der Messergebnisse.** Die mit Kontaminationsmessgeräten ermittelten Messwerte sind nur dann ausreichend genau, wenn die kontaminierte Fläche mindestens so groß ist wie die Fensterfläche der Sonde. Ist die kontaminierte Fläche kleiner als die Fensterfläche, zeigt das Messgerät einen Wert an, der um einen Faktor X zu niedrig ist. Der Faktor X entspricht dem Verhältnis der Fensterfläche der Sonde zur Fläche der Kontamination. Die Messwertanzeige ist dann mit X zu multiplizieren. Für die Beurteilung der Ergebnisse von Wischprüfungen gilt eine analoge Regel: Der Messwert ist mit dem Faktor, der sich aus dem Verhältnis der Sondenfläche zur abgewischten Fläche ergibt, zu multiplizieren.

Abb. 4.1. Filmdosimeter, geöffnet

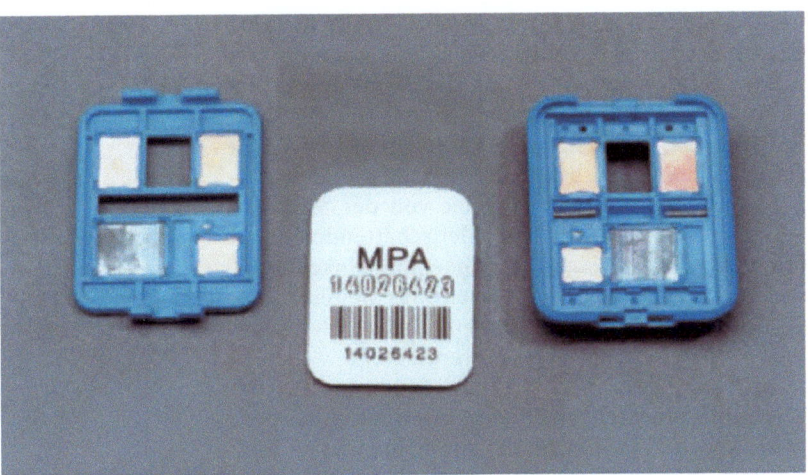

■ **Häufigkeit der Messungen.** Wie oft Kontaminationsmessungen durchzuführen sind, ist von der Art des Umgangs mit radioaktiven Stoffen abhängig. Mindestens einmal arbeitstäglich ist der Kontrollbereich auf Kontaminationen zu überprüfen. Aber auch während der Arbeit sollten Kontaminationsmessungen vorgenommen werden. Des Weiteren haben sich alle Personen beim Verlassen des Kontrollbereiches auf Kontaminationen, insbesondere der Hände und der Schuhe, zu prüfen.

■ **Ermittlung der Körperdosen.** Bei der Ermittlung der Körperdosis sind alle beruflich bedingten Strahlenexpositionen zu addieren, und zwar unter Berücksichtigung der durch Inkorporation radioaktiver Stoffe bedingten „internen Strahlenexposition", die bei der Ermittlung der Körperdosis zusätzlich zur externen Strahlenexposition zu berücksichtigen sind.

■ **Externe Strahlenexposition.** Bei externer Strahlenexposition erfolgt in der Regel die Ermittlung der Körperdosis durch Messung der Personendosis mit Dosimetern, die von der nach Landesrecht zuständigen Messstelle bereitgestellt werden. Zu diesem Zweck wurden verschiedene Dosimetertypen mit unterschiedlichen Eigenschaften entwickelt. Bei der Auswahl der Dosimeter ist zu berücksichtigen, dass für die Registrierung verschiedener Strahlenarten möglicherweise spezifische Dosimeter verwendet werden müssen.

Der Messbereich der meisten Personendosimeter erfasst den natürlichen Strahlungsuntergrund von ca. 1,5 mSv pro Jahr bis zu einem Vielfachen der mittleren Letaldosis, d.h. mehr als 12 Sv.

Filmdosimeter. Nahezu die gesamte amtliche Personendosisüberwachung geschieht mit Hilfe von Filmdosimetern (Abb. 4.1). Durch Bestrahlung mit Photonen (Röntgen- und γ-Strahlung) wird ein Film geschwärzt, wobei der Grad der Schwärzung ein Maß für die Dosis ist. Die Schwärzung ist jedoch von der Energie der Photonenstrahlung abhängig.

Deshalb ist die Kenntnis der Strahlenqualität für die Auswertung der Filmschwärzung und die Bestimmung der Dosis unerlässlich. Man erhält sie mit Hilfe verschieden stark absorbierender Metallfilter (Kupfer 0,05; 0,3; 1,2 mm). Filmdosimeter sind auch geeignet, β-Strahlung nachzuweisen. Die Bestimmung der β-Dosis ist jedoch nur in Ausnahmefällen möglich. Die untere Energieschwelle zum Nachweis von β-Strahlung beträgt ca. 300–400 keV.

β-Strahlung niedrigerer Energie und α-Strahlung sind wegen der Abschirmwirkung der lichtdichten Umhüllung der Filme nicht mehr messbar, sie haben allerdings bezüglich der biologischen Wirkung externer Strahlenexpositionen auch keine Bedeutung.

Gleitschattendosimeter. Der Kassettentyp der oben beschriebenen Filmdosimeter wird bald überholt sein, denn die Bauartzulassung für diese Kassetten ist abgelaufen. Ein neues Dosimeterkonzept, die

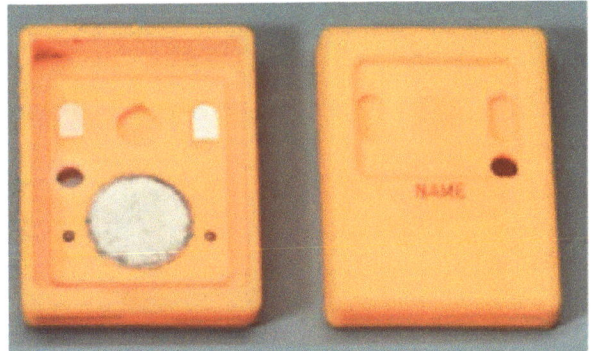

Abb. 4.2. Gleitschattendosimeter, geöffnet

Gleitschattenkassette, wurde entwickelt. Die Kassette des Gleitschattendosimeters weist einen grundsätzlich anderen Filteraufbau als die Filmkassette auf (Abb. 4.2). Damit ist es möglich, bei der Filmauswertung auf die Bestimmung der Photonenenergie zu verzichten. Die beim alten Filmdosimeter störende Abhängigkeit der Anzeige von der Strahleneinfallsrichtung wird beim Gleitschattendosimeter innerhalb des zulässigen Strahleneinfallwinkels kompensiert. Als Detektor wird allerdings weiterhin der Film verwendet. β-Dosen können mit dem Gleitschattendosimeter nicht gemessen werden.

Thermolumineszenzdosimeter. Thermolumineszenz (TL; Abb. 4.3) nennt man die Eigenschaft eines Kristalls, bei Erwärmung Licht auszusenden, wenn er vorher ionisierender Strahlung ausgesetzt wurde. Lithiumfluorid (LiF) und Calciumdifluorid (CaF_2) zählen zu den gebräuchlichsten TL-Materialien. Thermolumineszenzdosimeter (TLD) werden wegen ihrer kleinen Bauform hauptsächlich in Teilkörperdosimetern eingesetzt. Seit einigen Jahren werden auch TLD zur Personendosismessung von Neutronenstrahlung verwendet.

Teilkörperdosimeter. Bei Tätigkeiten mit radioaktiven Stoffen, die hohe Expositionen z. B. an den Händen erwarten lassen, kann die Messung von Organdosen erforderlich sein. Zu diesem Zweck werden Thermolumineszenzdosimeter in Miniaturform in sog. Fingerringdosimetern eingesetzt (Abb. 4.4).

β-Dosimeter. Die Messung der durch β-Strahlung verursachten Personendosis ist schwierig. Verwendet werden hauptsächlich Thermolumineszenzdosimeter unterschiedlicher Dicke, die in Sandwichbauweise übereinander gestapelt werden (Abb. 4.5). Die Auswertung der einzelnen Thermolumineszenzdosimeter ermöglicht neben der Ermittlung der β-Dosis auch die Bestimmung der β-Energie und damit der Tiefendosis in Gewebe.

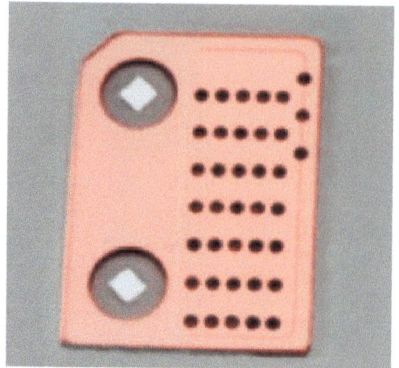

Abb. 4.3. Karte mit 2 TL-Dosimetern

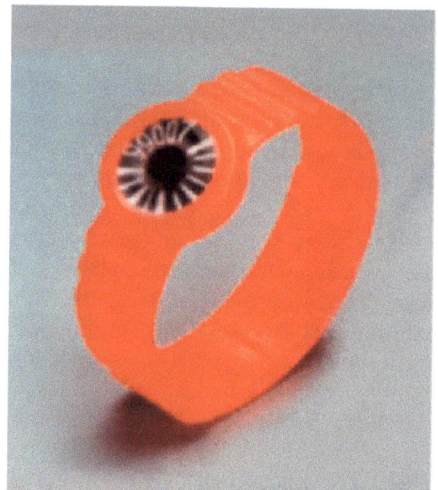

Abb. 4.4. Fingerring mit TL-Dosimeter

Stabdosimeter. Mit dem sog. Stabdosimeter kann die Personendosis jederzeit festgestellt werden. Es handelt sich hierbei um eine füllfederhalterähnliche Ionisationskammer mit einem Anzeigeinstrument. Stabdosimeter werden bei Tätigkeiten, bei denen Unfallgefahr (Möglichkeit der Überschreitung von

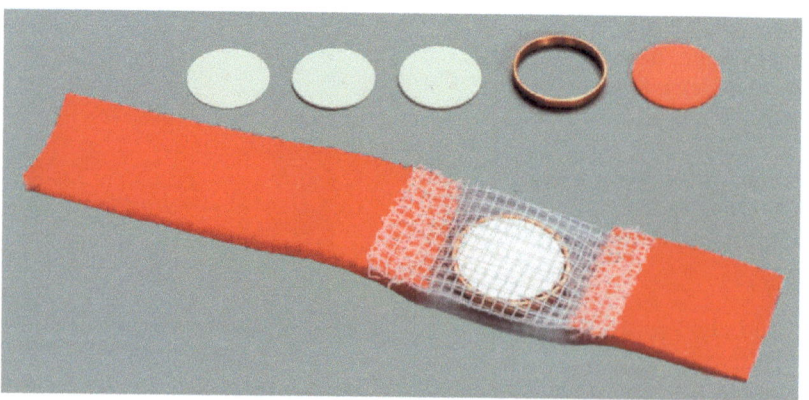

Abb. 4.5.
β-Dosimeter auf TL-Basis

Grenzwerten) besteht, von den Aufsichtsbehörden vorgeschrieben. Die Messwerte der Stabdosimeter sind arbeitstäglich mindestens zweimal abzulesen und zu protokollieren, die Aufzeichnungen sind mindestens 30 Jahre aufzubewahren.

Wenn sie aufgrund behördlicher Anordnung verwendet werden, müssen Stabdosimeter gemäß der Eichordnung (Eichordnung 1988) geeicht sein.

Tragevorschriften. Die Personendosimeter sind an einer als repräsentativ geltenden Stelle der Körperoberfläche zu tragen, in der Regel an der Vorderseite des Rumpfes.

Der Tragezeitraum für die amtlichen Personendosimeter und Teilkörperdosimeter ist ein Monat. Nach Ablauf des Tragezeitraums sind die Dosimeter unverzüglich bei der amtlichen Messstelle zur Auswertung einzureichen.

Maßnahmen bei vermuteter Dosis oberhalb der Grenzwerte. Besteht ein begründeter Verdacht, dass eine oder mehrere Personen unfallbedingte Strahlenexpositionen oberhalb der Grenzwerte nach StrlSchV (das gilt analog auch für den Diagnostikbereich nach RöV) erhalten haben, sind die Personendosimeter umgehend *per Einschreiben* zur Eilauswertung an die Messstelle zu übersenden.

■ **Bei interner Strahlenexposition.** Besteht die Gefahr einer Inkorporation radioaktiver Stoffe, kann es notwendig sein, die auf diese Weise erhaltene Körperdosis in regelmäßigen Abständen bei einer behördlich bestimmten Messstelle ermitteln zu lassen. Die Abstände zwischen den Messungen richten sich nach der effektiven Halbwertszeit. Die effektive Halbwertszeit ist eine Funktion der physikalischen und der biologischen Halbwertszeit. Letztere ist ein Zeitmaß für die Ausscheidung des radioaktiven Stoffes aus dem Körper.

Zur Ermittlung der Körperdosis ist die Kenntnis des inkorporierten Radionuklids und dessen Aktivität erforderlich. Die Messung der Körperaktivität erfolgt entweder direkt in einer Ganzkörpermessanlage oder indirekt durch Messung der Aktivität der Ausscheidungen.

Ganzkörpermessung. Inkorporierte Radionuklide, die bei der Kernumwandlung γ-Strahlung emittieren, können in Ganzkörpermessanlagen direkt gemessen werden. Dort wird mit Hilfe eines γ-Spektrometers das Nuklid identifiziert und dessen Aktivität bestimmt.

Ausscheidungsanalyse. Radioaktive Stoffe, die ausschließlich β- oder α-Strahlung emittieren, können wegen der intrakorporalen Absorption nicht in einer Ganzkörpermessanlage nachgewiesen werden. In diesen Fällen wird das inkorporierte Radionuklid und dessen Aktivität durch Messung der Aktivität in Urin oder Stuhl ermittelt.

Eigenüberwachung. Bei radioaktiven Stoffen mit effektiven Halbwertszeiten von weniger als 5 Tagen sind Inkorporationskontrollen in einer behördlich bestimmten Messstelle wegen der kurzen Messintervalle organisatorisch nicht mehr durchführbar. Für diese Fälle besteht die Möglichkeit einer Eigenüberwachung. Mit Hilfe kalibrierter Messgeräte (z. B. Kontaminationsmessgerät mit Xenonsonde) sind die strahlenexponierten Personen arbeitstäglich durch Messung individueller Körperaktivitäten (z. B. der Schilddrüse, der Nieren) auf Inkorporation radioaktiver Stoffe zu überwachen. Über Zeitpunkt und Ergebnis der Messungen ist Buch zu führen.

Errichtung von Kontrollbereichen für den Umgang mit offenen radioaktiven Stoffen
Allgemeine Ausstattung

Schon bei der Planung von Kontrollbereichen für den Umgang mit offenen radioaktiven Stoffen müssen die erforderlichen Strahlenschutzmaßnahmen berücksichtigt werden. So ist die räumliche Aufteilung so zu konzipieren, dass der Bereich einen geschlossenen Kontrollbereich bildet, der nicht als Durchgang zu anderen Bereichen dienen darf. Auch die Durchleitung eines Fluchtweges ist in der Regel nicht zulässig. Die Zugänge zum Kontrollbereich sind so zu gestalten, dass der Bereich durch Unbefugte nicht betreten werden kann (z. B. Türen mit Knauf außen und Klinke innen). Des Weiteren ist zu berücksichtigen, dass ein ausreichendes Raumangebot vorhanden sein muss. Insbesondere sollte Wert auf eine großzügige Personalschleuse am Eingang des Kontrollbereiches gelegt werden. Die Personalschleuse ist mit Kleiderhaken, Handwaschbecken mit Armhebelarmatur und einem Kontaminationsmonitor auszustatten.

An die Beschaffenheit der Oberflächen von Wänden und Fußböden werden besondere Ansprüche bezüglich der Dekontaminierbarkeit gestellt. Latexwandfarben und verschweißte Kunststofffußbodenbeläge erfüllen normalerweise die Anforderungen. Fliesen werden selbst in Sanitärbereichen von den Aufsichtsbehörden wegen der schlechten Dekontaminierbarkeit der Fugen in der Regel nicht geduldet. Diese Anforderungen gelten für alle Räume innerhalb des Kontrollbereiches einschließlich des Lagerraumes für radioaktive Abfälle (s. auch entsprechende DIN-Normen).

Baulicher Strahlenschutz

■ **Strahlenschutz außerhalb von Kontrollbereichen.** Die zu diagnostischen oder therapeutischen Zwecken verwendeten radioaktiven Stoffe sind in der Regel γ-Strahler. Eine vollständige Abschirmung von γ-Strahlung ist wegen ihres exponentiell verlaufenden Schwächungsverhaltens (s. Abschn. 1.1.1, 1.1.2 und 4.1) nicht möglich; die γ-Dosis kann aber je nach Abschirmaufwand auf einen tolerierbaren Wert reduziert werden. Der einzuhaltende Grenzwert und die damit verbundene Auslegung des baulichen Strahlenschutzes richtet sich danach, welche Bereiche an den Kontrollbereich angrenzen. Areale außerhalb von Strahlenschutzbereichen sind bei der Berechnung der erforderlichen Abschirmmaßnahmen besonders sensibel zu behandeln. Die Berücksichtigung von Aufenthaltsfaktoren (nur zeitlich begrenzter Aufenthalt) oder relativ kurzer Strahlzeiten ist nur in begründeten Ausnahmefällen möglich. Auch die in Normen vorgeschlagene Verwendung der Intergraldosis ist nur dann erlaubt, wenn man das zeitliche Zusammenwirken verschiedener Strahlenquellen an einem Ort ausschließen kann.

■ **Strahlenschutz innerhalb von Kontrollbereichen.** Innerhalb des Kontrollbereiches einer nuklearmedizinischen Abteilung können höhere Ortsdosisleistungswerte als außerhalb zugelassen werden. Allerdings ist zu beachten, dass die Patientenmessräume gegen Fremdeinstrahlung geschützt werden müssen. An der Messeinrichtung (z.B. an der γ-Kamera) darf durch Strahlenquellen außerhalb des Messraumes keine höhere Ortsdosisleistung als 0,02 µSv/h vorhanden sein. Man kann davon ausgehen, dass bei Einhaltung dieses Dosisleistungswertes auch ein ausreichender Personalschutz innerhalb des Kontrollbereiches gegeben ist.

Bei der Errichtung einer Therapiestation zur Behandlung von Schilddrüsenerkrankungen mit J-131 ist der bauliche Strahlenschutz so anzulegen, dass außerhalb der Patientenzimmer (z.B. auf Fluren oder an Schwesternarbeitsplätzen) bezüglich der Dosisleistung kein Kontrollbereich besteht. Die Dosisleistung sollte dort möglichst den Wert von 3 µSv/h nicht überschreiten, da bei der Bewertung der Strahlenexposition des Personals auch die Inkorporation zu berücksichtigen ist.

Technische Ausstattung

■ **Abwasseranlage.** Zur anlagentechnischen Ausstattung einer Radiojodtherapiestation gehört eine Abwasserauffang- und Abklinganlage. Die Planung und der Betrieb einer Abwasseranlage hat so zu erfolgen, dass der Grenzwert der StrlSchV für die Abgabe von J-131 mit Wasser nicht überschritten wird. Diese Aktivitätskonzentration ist bereits im Abklingbehälter bei der Ableitung einzuhalten, die Berücksichtigung des übrigen Krankenhausabwassers zur Verdünnung ist in der Regel nicht erlaubt. Im Detail werden die Auflagen durch die Genehmigungsbehörde festgelegt. An die Abwasserauffang- und Abklinganlage sind alle Abflüsse der Patientenzimmer (Toilette, Handwaschbecken, Dusche) und der technischen Einrichtungen der Entsorgungsräume (Steckbeckenspüle, Spül- und Waschmaschine für kontaminiertes Geschirr bzw. Wäsche) anzuschließen. Um das Tankvolumen einer Abwasseranlage in Grenzen zu halten empfiehlt sich die Installation von Wassersparrarmaturen.

Bei der diagnostischen Anwendung offener radioaktiver Stoffe ist die Errichtung einer Abwasserbehandlungsanlage in der Regel nicht erforderlich. Sofern jedoch eine Abwasserbehandlungsanlage im Krankenhaus installiert ist, sollte auch die Patiententoilette für applizierte Patienten der nuklearmedizinischen Diagnostikabteilung an diese angeschlossen werden.

■ **Lüftungsanlage.** In Jodtherapiestationen muss immer mit hohen Luftkontaminationen durch J-131 gerechnet werden. Daher sind alle innenliegenden Räume der Therapiestation, sowie der Tresorraum und alle Patientenzimmer für Karzinompatienten mechanisch zu entlüften. Dabei ist ein mindestens 5–8facher Raumluftwechsel/h einzuhalten. Die Abluft muss mittels Aktivkohlefilter über das Dach ableitet werden. Im Tresorraum ist die Einrichtung eines kleinen Abzuges, an den keine besonderen technischen Anforderungen gestellt werden, sinnvoll. Dort sollten die Gefäße geöffnet werden, in denen sich die Jod-131-Therapiekapseln befinden. Beim Öffnen der Gefäße entweicht vielfach ein kleines Wölkchen freien Jods, das nicht eingeatmet werden sollte. Der Abzug ist an die Lüftungsanlage anzuschließen.

Bei der diagnostischen Anwendung offener radioaktiver Stoffe ist der Einbau einer raumlufttechnischen Anlage immer dann erforderlich, wenn gasförmige radioaktive Stoffe oder Aerosole zur Anwendung kommen. Geeignete Rückhaltevorrichtungen können notwendig sein.

■ **Apparativer Strahlenschutz.** Beim Umgang mit radioaktiven Stoffen in nuklearmedizinischen Abteilungen leistet die Geschwindigkeit, mit der die notwendigen Handgriffe durchgeführt werden, einen wichtigen Beitrag zur Dosisminimierung des Personals (s. Abschn. 4.1). Geschwindigkeit birgt jedoch auch Unfallgefahren und kann alleine keinen ausreichenden Strahlenschutz gewährleisten. Die Verwendung von Strahlenschutzhilfsmitteln wie Spritzen- und Eluatabschirmungen, Greifwerkzeugen, Bleiburgen mit Bleiglasfenster, Strahlenschutztresore,

Generatorabschirmungen, abgeschirmte Abfallbehälter usw. ist zwingend notwendig. Insbesondere bei der Verwendung von Spritzenabschirmungen, deren Handhabung zugegebenermaßen gewöhnungsbedürftig ist, wird oft Nachlässigkeit beobachtet. Spritzenabschirmungen können die Strahlenexposition der Hände beim Applizieren auf ein Tausendstel der ursprünglichen Dosis reduzieren.

■ **Behandlung radioaktiver Abfälle.** Radioaktive Abfälle sind in dafür geeigneten Behältnissen am Entstehungsort zu sammeln und im Lagerraum für radioaktive Abfälle bis zur Ablieferung an die jeweilige Landessammelstelle für radioaktive Abfälle gesichert aufzubewahren.

Die atomrechtlichen Aufsichtsbehörden können Ausnahmen von der Ablieferungspflicht an die Landessammelstelle dann zulassen, wenn die in der StrlSchV festgelegten Freigabewerte nicht überschritten werden und bestimmte Bedingungen erfüllt sind.

Die Bedingungen können sein:

- die Lagerung muss über mindestens 10 Halbwertszeiten erfolgen,
- die spezifische Aktivität darf die in Anlage III Tabelle 1 festgelegten Freigabewerte nicht überschreiten,
- die spezifische Aktivität darf insgesamt nicht mehr als 100 Bq/g betragen,
- vor der Beseitigung müssen alle Kennzeichnungen gemäß § 68 StrlSchV entfernt oder unkenntlich gemacht werden,
- vor der Beseitigung ist mit einem Kontaminationsmessgerät mit Xenonsonde an der Oberfläche des Abfallgebindes eine Impulsratenmessung durchzuführen, die gemessene Impulsrate darf das 2fache des Nulleffektes nicht überschreiten,
- flüssige wässrige radioaktive Abfälle (z.B. J-125-haltige Abfälle aus dem RIA-Labor) dürfen erst dann in die öffentliche Kanalisation eingeleitet werden, wenn die Aktivitätskonzentration die Grenzwerte nach § 47 in Verbindung mit Anlage VII Tabelle 4 StrlSchV nicht überschreitet.

■ **Betrieb des Lagerraumes für radioaktive Abfälle.** Die Ausstattung des Lagerraumes für radioaktive Abfälle muss den gleichen Anforderungen genügen wie die nuklearmedizinische Abteilung selbst. Bezüglich der Raumlüftung ist in der Regel Fensterlüftung ausreichend, innenliegende Räume sind mechanisch zu entlüften.

Für eine übersichtliche Lagerung der Abklingabfälle ist die Verwendung lackierter Stahlblechregale empfehlenswert. Die Abfallgebinde sind mit dem Datum der Einlagerung bzw. der Beseitigung und Angaben zum radioaktiven Inhalt zu kennzeichnen. Dabei ist auf eine strenge Trennung von langlebigen und kurzlebigen radioaktiven Abfällen zu achten. Radioaktive Abfallflüssigkeiten sind in bruchsicheren Gefäßen oder Zweitgefäßen aufzubewahren.

Die Lagerung von J-125-Abfällen aus dem RIA-Labor erfordert wegen der notwendigen Lagerzeit von mindestens 600 Tagen eine großzügige Auslegung des Lagerraumes. Zu beachten ist, dass die im Lagerraum befindlichen Aktivitäten zur genehmigten Gesamtaktivität hinzuzurechnen sind. Im Falle des J-125 bedeutet dies, dass die genehmigte J-125-Gesamtaktivität mindestens das 5fache der durchschnittlichen monatlichen Verbrauchsaktivität betragen muss.

Mo-99/Tc-99m Generatoren können an den Hersteller oder Lieferanten zurückgegeben werden. Bei Übergabe an den Beförderer dürfen die Mo-99-Restaktivität des Generators 0,6 GBq und die Dosisleistung an der Außenseite der Verpackung 5 µSv/h nicht überschreiten, da sonst vom Ablieferer zusätzliche Vorschriften der Gefahrgutverordnung Straße/Eisenbahn (GGVSE 2001) zu beachten sind (z.B. Bestellung eines Gefahrgutbeauftragten).

4.3 Qualitätssicherung in der Röntgendiagnostik und Nuklearmedizin

4.3.1 Röntgendiagnostik

K. Ewen

Einleitung

Maßnahmen zur Qualitätssicherung (QS) in der Röntgendiagnostik sollen die Bildqualität optimieren, dieses Ziel aber nur unter der Nebenbedingung einer möglichst geringen Patientenexposition erreichen. Ein Bezugsstandard für diese Forderungen wird im Rahmen einer *Abnahmeprüfung* für jede Röntgendiagnostikeinrichtung in Form von Messergebnissen ermittelt und in einem Protokoll festgehalten. Einige dieser Werte sind repräsentativ für die optimale Einstellung der Anlage und daher bei der normalerweise monatlich durchzuführenden *Konstanzprüfung* zu verifizieren.

Die Röntgenverordnung (RöV) definiert die Abnahmeprüfung als „Prüfung der Röntgeneinrichtung einschließlich des Abbildungssystems, um festzustellen, dass bei der vorgesehenen Art der Untersuchung die erforderliche Bildqualität mit einer möglichst geringen Strahlenexposition erreicht wird."

Zur Durchführung der Abnahmeprüfung sind verschiedene Messgeräte und Hilfsmittel, u.a. ein spezieller Prüfkörper erforderlich, wobei das Verhältnis zwischen den Strukturen dieses Prüfkörpers und den Kenngrößen ihrer Abbildung nur im messtechnischen Sinne als „Bildqualität" („physikalische Bildqualität") definiert ist. Bei der Durchführung der Abnahmeprüfung werden an den einzelnen Komponenten der Röntgeneinrichtung Messungen vorgenommen, deren Ergebnisse vorgegebene Grenzwerte bzw. Toleranzen nicht überschreiten dürfen. Erfüllen die Messwerte aller einzelnen Prüfpositionen der Abnahmeprüfung das System aus Grenzwerten und Toleranzen, so ist sichergestellt, dass die betreffende Röntgeneinrichtung eine ihrem Anwendungszweck entsprechnde erforderliche Bildqualität liefert, und zwar mit einer dazu in angemessener Relation stehenden, möglichst geringen Patientendosis.

Eine wichtige Rolle spielt – soweit keine digitalen Bildempfänger genutzt werden – im Rahmen der Abnahmeprüfung die Überprüfung der Filmentwicklung und aller damit verbundenen Komponenten (z. B. Entwicklungsmaschine, Dunkelkammer, Film-Folien-Systeme).

Abgeschlossen wird die Abnahmeprüfung durch die Festlegung der Bezugswerte für die Konstanzprüfung, auf die sich alle weiteren Konstanzprüfungen beziehen und damit sicherstellen sollen, dass die zum Zeitpunkt der Abnahmeprüfung vorliegende Relation zwischen Bildqualität und zu ihrer Erzeugung notwendiger Dosis über die Folgezeiträume unverändert gewahrt bleibt.

Im Detail wird die gesamte Qualitätssicherung durch eine besondere Richtlinie (QS-RL 2002) und die Reihe DIN EN 61223-3-1 ff bzw. die Reihe 6868 (QS-RL 2002) geregelt. Diese Richtlinie geht auf die administrativen Aspekte der Qualitätssicherung näher ein, die Normen dagegen beschreiben die zu verwendenden Messmittel und Messtechniken und legen die Grenzwerte und einzuhaltenden Toleranzen fest.

Die Richtlinie legt fest, *was* im Sinne der RöV Anlass zur Durchführung von Abnahmeprüfungen sein kann und wie groß der jeweilige Umfang der Prüfung sein muss. Die RöV verlangt Abnahmeprüfungen vor Inbetriebnahme und nach jeder Änderung des Betriebes, welche die Bildqualität oder die Höhe der Strahlenexposition nachteilig beeinflussen kann.

Es ist Aufgabe der Normung festzulegen, *wie* die Abnahmeprüfung erfolgen soll und welche Grenzwerte bzw. Toleranzen dabei einzuhalten sind.

■ **Umfang der Abnahmeprüfung.** Der Umfang einer Abnahmeprüfung umfasst insgesamt 14 Prüfpositionen, die in der folgenden Tabelle aufgezählt sind (QS-RL 2002).

Nr.	Prüfposition
1	Genauigkeit der Röhrenspannungsanzeige
2	Dosisausbeute des Röntgenstrahlers
3	Genauigkeit der Schaltzzeitanzeige und kürzeste Schaltzeit
4	Abschaltdosis der Belichtungsautomatik (digital), Nenndosis (Dosis am Bildempfänger bei der optischen Nettodichte 1) (analog)
5	Bildempfängerdosis bei Indirekt-Aufnahmesystemen
6	Gesamtfilterwert
7	Genauigkeit der Anzeige des Dosisflächenproduktes
8	Gesamtschwächungsfaktor (Schwächung der Röntgenstrahlung zwischen Patient und Bildempfänger)
9	Feldgröße (Zentrierung und Einblendung)
10	BV-Eingangsdosisleistung bei Dosisleistungsregelung
11	visuelles Auflösungsvermögen
12	Mindestkontrast bei Durchleuchtung
13	Sicht- und Funktionsprüfungen
14	Bezugswerte für die Konstanzprüfung einschließlich der Filmverarbeitung

Der Umfang der Abnahmeprüfung entspricht im Prinzip für alle Röntgendiagnostikeinrichtungen dem oben aufgeführten Prüfkatalog. Man beginnt bei Röntgeneinrichtungen mit analogen Bildempfängern mit der Überprüfung der Filmverarbeitung nach DIN V 6868-55 (QS-RL 2002), um sicherzustellen, dass die Verarbeitungsbedingungen, die nach dem Stand der Technik und nach den Angaben des Filmherstellers zu erwartende Empfindlichkeit und Kontrastwiedergabe (LE und LK) garantieren, eingehalten werden. In diesem Zusammenhang ist nach der QS-RL auch eine stichprobenartige Sicht- und Funktionsprüfung des Kassettenbestandes erforderlich. Dazu gehört auch eine Überprüfung der Kassettenanpressung und der Gleichmäßigkeit des Verstärkungsfaktors für alle Kassetten nach einer in der ZVEI-Information Nr. 8 (ZVEI 1993) detailliert beschriebenen Methode. Diese Überprüfung entfällt für neue Kassetten, ist aber ansonsten seitens des Betreibers alle 5 Jahre vorzunehmen (für Mammographie-Kassetten jährlich).

Filmbetrachtungsgeräte müssen ebenfalls einer Abnahmeprüfung unterzogen werden. Überprüfungsparameter sind die Leuchtdichte, die Gleichmäßigkeit der Ausleuchtung und die Einblendung der Betrachtungsfläche. Die Toleranzen orientieren sich an DIN 6856-1 und -2 (DIN 6856 1995).

Im Folgenden soll die Durchführung der Abnahmeprüfung beschrieben werden. Zur Orientierung kann die oben angegebene Liste der Prüfpositionen dienen.

■ Durchführung der Abnahmeprüfung

Richtigkeit der Röhrenspannungsanzeige. Der Wert der Röhrenspannung und eventuell auch ihr zeitlicher Verlust beeinflussen sowohl die Strahlenqualität als auch die Dosis bzw. die Dosisleistung in der Nutzstrahlung. Aus diesem Grund dürfen am Schaltpult eingestellte und tatsächlich vorliegende kV-Werte nur innerhalb zulässiger Toleranzen (±10%) voneinander abweichen (QS-RL 2002).

Invasive Messmethoden (Einbau einer Mess-Strecke mit Oszillographenanzeige) sollten dem Hersteller vorbehalten sein. Röhrenspannungsmessgeräte auf nichtinvasiver Basis werden in den Nutzstrahlengang gebracht und zeigen den Spitzenwert der Röhrenspannung (kV_p) digital an.

Dosisausbeute. Die Dosisausbeute gibt Auskunft über die Leistungsfähigkeit der betreffenden Röntgenröhren bezüglich der Dosis bzw. Dosisleistung in der Nutzstrahlung.

Die physikalische Einheit der Dosisausbeute ist Gy/mAs.

Richtigkeit der Schaltzeit-Anzeige und kürzeste Schaltzeit. Neben der Röhrenspannung gehört in vielen Fällen auch die Schaltzeit zu denjenigen Betriebswerten, die vor Anfertigung einer Röntgenaufnahme vorgewählt und damit einem Ist- und Sollwertvergleich unterzogen werden müssen.

Fast noch wichtiger als die Überprüfung der Richtigkeit der Schaltzeit ist die Bestimmung der kürzestmöglichen Schaltzeit, deren Wert darüber entscheiden kann, ob beispielsweise an einer Aufnahmeeinrichtung der Einsatz von Film-Folien-Systemen mit einer Empfindlichkeitsklasse von mindestens SC = 400 möglich ist. In den Anlagen I „Mindestanforderungen" zur Richtlinie für Sachverständigenprüfungen (SV-RL 2002) werden bezüglich der kürzesten Schaltzeit Anforderungen gestellt, deren Nichteinhaltung dazu führen kann, dass die betreffende Röntgeneinrichtung nicht in Betrieb gehen darf.

Abschaltdosis. Die Abschaltdosis K_B gehört für digitale Bildempfänger mit zu den nach RöV aufzuzeichnenden Größen, aus denen ggf. die Körperdosen des Patienten ermittelt werden müssen. Sie entspricht dem Dosisbedarf des Bildempfängersystems beim Aufnahmebetrieb (z.B. digitaler Bildempfänger auf DLR-Basis) und ist normalerweise am Ort des Bildempfängers zu messen (QS-RL 2002). Das Erreichen dieses Dosiswertes K_B veranlasst die Belichtungsautomatik, den Aufnahmevorgang zu beenden, den Generator also „abzuschalten".

Nenndosis. Die Nenndosis K_N ist ein Begriff, der im Zusammenhang mit der Abnahmeprüfung nur für Film-Folien-Systeme von Bedeutung ist. Er ist identisch mit der am Film zum Erreichen der optischen Dichte 1 über Schleier erforderlichen Dosis – und zwar unabhängig von apparativen Randbedingungen.

Die Werte von K_N sind jeweils mit dem mit einem Faktor 1.6 multiplizierten Wert der Dosis K_S zu vergleichen.

$$K_S = 1000/S \; \mu Gy, \; S = \text{Empfindlichkeit} \qquad (9)$$

Filterwert. Der Wert der Gesamtfilterung wird in der Regel als Aluminium- oder Kupfergleichwert angegeben (mm Al oder mm Cu). Die Vorschriften über die Mindestfilterdicken sind in DIN 6815 (2002) zu finden.

Die Messung der Filterdicke ist schwierig. Deshalb wird man sich in der Regel auf die Angaben des Herstellers verlassen müssen.

Dosisflächenprodukt. Das Dosisflächenprodukt gibt in jeder zur Bildempfängerebene parallelen Ebene ein vom Brennfleckabstand unabhängiges Produkt aus der in dieser Ebene resultierenden Feldgröße A und der dort gemessenen Einfalldosis K_E an. Seine gebräuchliche physikalische Einheit ist $\mu Gy \; cm^2$. Das Dosisflächenprodukt gilt in der Röntgendiagnostik als ein leicht bestimmbares und hinreichend genaues Maß für die Strahlenexposition des Patienten.

Das Produkt der Messergebnisse von K_E und A ist mit dem am Dosisflächenprodukt-Messgerät angezeigten Wert zu vergleichen [Toleranz: ±25%, (DIN 6815 2002)].

An Angiographiearbeitsplätzen und ähnlich dimensionierten Durchleuchtungsarbeitsplätzen, sowie an Arbeitsplätzen, wo hauptsächlich Säuglinge und Kinder bis zu 12 Jahren untersucht werden, muss eine Dosisflächenproduktanzeige vorhanden sein (Anlage I zur SV-RL).

Geräteschwächungsfaktor. Der Geräteschwächungsfaktor m gibt an, wie groß das Verhältnis zwischen der Dosis (bzw. Dosisleistung) hinter dem Patienten (hier: hinter dem 25 mm-Al-Prüfkörper) und der Dosis (bzw. Dosisleistung) am Bildempfänger ist. Seine Größenordnung gestattet Hinweise auf zu hohe Dosisleistungsverluste auf dem Weg zwischen der Austrittsseite der Strahlung aus dem Patienten und dem Bildempfängereingang.

QS-Anforderungen: m ≤ 4,0 (mit Raster), m ≤ 2,0 (ohne Raster) (DIN 6815 2002).

Zentrierung und Einblendung. Hier steht die Überprüfung der Geometrie von Strahlen- und ggf. Lichtvisierfeld im Mittelpunkt.

Bei Aufnahmeeinrichtungen ist sicherzustellen, dass Lichtvisier- und Strahlenfeld innerhalb zulässiger Toleranzen übereinstimmen (SV-RL 2002).

Bei Durchleuchtungseinrichtungen soll die Formatautomatik die vorgewählten Feldgrößen für Zielaufnahmen innerhalb der zulässigen Toleranzen einstellen, das Blendensystem muss so arbeiten, dass bei Umschaltung auf Durchleuchtung das Strahlenfeld nicht größer als der tatsächlich auch auf dem Monitor sichtbaren Körperbereiche ist. Das gilt sowohl für die Ausnutzung des Vollfeldes als auch für die Anwendung von Vergrößerungstechniken (SV-RL 2002).

Bildverstärker-Eingangsdosisleistung. Ähnlich wie die Abschaltdosis bei Aufnahmeeinrichtungen gehört die BV-Eingangsdosisleistung bei Durchleuchtungseinrichtungen nach RöV zu denjenigen Angaben, die zur Ermittlung der Körperdosis von Patienten erforderlich sind.

Die Grenzwerte für die BV-Eingangsdosisleistung (SV-RL 2002) gelten – jeweils für das größte BV-Format – für alle Durchleuchtungseinrichtungen einschließlich chirurgischer Bildverstärker, nicht aber für Spezialanwendungstechniken wie DSA und die Verwendung von Zoomstufen.

Auflösungsvermögen. Im Rahmen der Abnahmeprüfung versteht man unter „Auflösung" die visuell bestimmte Ortsfrequenzgrenze in der Objektebene („visuelles Auflösungsvermögen"), meistens realisiert durch die (optische) Feststellung, welche Linienpaare eines Bleistrichrasters auf dem Film oder auf dem Monitor gerade noch getrennt erscheinen: Physikalische Einheit: Lp/mm, (Grenzwerte s. [SV-RL 2002]).

Kontrast. Auch der Kontrast, genauer der Bildkontrast, ist neben dem Auflösungsvermögen ein wichtiges Merkmal für die Bildqualität. Er beschreibt, wie der sog. Strahlenkontrast durch einen Bildempfänger wiedergegeben wird. Der Strahlenkontrast ist ein Maß für den Unterschied zweier Dosisleistungswerte hinter zwei benachbarten Elementen eines Objekts.

Die Abnahmeprüfung kümmert sich nur um Durchleuchtungseinrichtungen, wobei qualitativ nachgewiesen werden muss, dass ein 4%iger Strahlenkontrast auf dem Monitor einer Bildverstärker-Fernsehkette noch darstellbar ist (QS-RL 2002).

Bezugswerte für die Konstanzprüfung. Nach erfolgreich durchgeführter Abnahmeprüfung soll der Betreiber mit möglichst einfachen und nichtinvasiv arbeitenden Messmitteln die nach RöV geforderten Konstanzprüfungen durchführen. Zu diesem Zweck ist es erforderlich, dass im Rahmen der Abnahmeprüfung, also zu einem Zeitpunkt, zu dem die Röntgeneinrichtung zufriedenstellend arbeitet, mit den Messmitteln des Betreibers die erste Konstanzprüfung durchgeführt wird. Auf diese werden sich alle folgenden Konstanzprüfungen beziehen. Sie gilt – innerhalb zulässiger Toleranzen – als Maß, ob die Röntgeneinrichtung die durch die Abnahmeprüfung festgelegten Qualitätsmerkmale noch aufweist (DIN 6868-2 ff 1996 ff).

Filmverarbeitung. Die Optimierung der Filmverarbeitung gehört für die Nutzung von Film-Folien-Systemen zu den wichtigsten Zielen der Abnahmeprüfung. Viele Prüfergebnisse würden ihre absolute Gültigkeit verlieren, wenn nicht alle mit der Filmverarbeitung zusammenhängenden Parameter in einen normengerechten, reproduzierbaren Zustand gebracht worden wären [vgl. DIN V 6868-55 (QS-RL 2002)]:

- Überprüfung der Dunkelkammer
- sensitometrische Prüfung der Filmverarbeitung: Lichtempfindlichkeit LE, Lichtkontrast LK und
- Festlegung der Zielwerte für die späteren Konstanzprüfungen (optische Dichte des Schleiers, Index für die Empfindlichkeit und Index für den Kontrast).

■ **Abnahmeprüfungen an speziellen Röntgendiagnostikeinrichtungen.** Aufgrund besonderer Konstruktionsmerkmale und Bildempfängertechniken lassen sich einzelne Prüfpositionen oder auch das gesamte Prüfprogramm bei speziellen Röntgendiagnostikeinrichtungen und Subsystemen (z.B. Mammographiegeräte, DSA-Anlagen, Computertomographiegeräte, Bilddokumentationssysteme und Bildwiedergabegeräte) nicht in ein Standardschema einordnen.

Im Folgenden soll nur auf diejenigen Prüfpositionen eingegangen werden, deren Prüfumfang und QS-Anforderungen sich in relevanter Weise von den vorher beschriebenen unterscheiden.

Mammographiegeräte. An einem Mammographiegerät muss folgende, zum Teil physikalisch divergierende Forderung in möglichst optimaler Weise erfüllt werden: für die Befundung ausreichendes Auflösungsvermögen bei hinreichend kleiner Systemdosis.

Eine Realisierung dieser Bedingung ist nur über einen Kompromiss zwischen den Anforderungen an Auflösung und Systemdosis erreichbar: In der Anlage I (Stand: 2002) beträgt der Grenzwert für die Bildempfängerdosis K_N (analog) bzw. K_B (digital) 100 µGy. Der Nennwert der Brennfleckgröße muss ≤ 0,4 sein, das Auflösungsvermögen ≥ 10 Lp/mm (analog) bzw. 5 Lp/mm (digital).

DSA-Anlagen. Geräte dieser Art werden bezüglich der Abnahmeprüfung wie Aufnahme- und Durchleuchtungseinrichtungen behandet, bis auf folgende Ausnahmen bzw. zusätzliche Prüfpunkte (QS-RL 2002): BV-Eingangsdosis („Dosis je Bild"), Auflösungsvermögen (für subtrahiertes Bild oder Basisbild), Dynamikbereich, Kontrastempfindlichkeit, Logarithmierstufe und Artefakte.

Computertomographen. Ein Computertomograph (CT) stellt bezüglich der Bilderzeugung und der dazu erforderlichen Komponenten ein im Vergleich zu konventionellen Röntgendiagnostikeinrichtungen technisch außerordentlich komplexes System dar. Da aber eine derartige Einrichtung ein rechnergestütztes Mess-System enthält, lassen sich unter Zuhilfenahme dieses Mess-Systems und der zugehörigen Software die Abnahme- und Konstanzprüfungen vergleichsweise einfach durchführen (QS-RL 2002).

- Röhrenspannung:
  Die Röhrenspannung wird beim CT invasiv gemessen (QS-Anforderung: ± 10 %).
  Die Reproduzierbarkeit der Röhrenspannung kann durch Bestimmung von CT-Zahlen mit Hilfe eines homogenen Prüfkörpers geschehen. Die CT-Zahlen dienen als Referenzwert für die Röhrenspannung. Als CT-Zahl H bezeichnet man den Ausdruck (s. auch Abschn. 1.3.2 und 1.3.4)

$$H = (\mu - \mu_W) \cdot 1000/\mu_W, \qquad (10)$$

  wobei μ den linearen Schwächungskoeffizient (der Index W steht für Wasser) repräsentiert (QS-Anforderungen: $H_W = 0 \pm 4$).

- Dosisprofil und Schichtdicke:
  Zur Bestimmung des Dosisprofils, das als ein Maß für die Dosisverteilung entlang der Systemachse („Schichtdicke") anzusehen ist, wird z. B. ein Testfilm in der Ebene parallel zur Systemachse und senkrecht zum Zentralstrahl angebracht und der Nutzstrahlung ausgesetzt. Es resultiert eine streifenförmige Verteilung der optischen Dichte, die densitometrisch bestimmt wird. Die zu beachtenden Grenzabweichungen betragen ± 10 % (≥ 8 mm), ± 25 % (2 mm < s < 8 mm) und ± 50 % (≤ 2 mm). Für Spiral-CT existieren modifizierte Prüfbedingungen.

- Dosis:
  Die Ionisationskammer eines Dosimeters wird frei Luft mittig im Messfeld positioniert. Das so gemessene Längendosisprodukt (LDP, ein Analogon zum Dosisflächenprodukt der konventionellen Röntgendiagnostik) ist ein sinnvolles Maß für die Strahlenexposition des Patienten bei CT-Untersuchungen. Im Prinzip ist das LDP identisch mit dem Produkt aus der Dosis in der Systemachse und der nominalen Schichtdicke; seine gebräuchliche physikalische Einheit ist mGy cm. In zunehmendem Maße wird zur Beschreibung der Dosis der CT-Dosisindex (CTDI) mit der gebräuchlichen Einheit mGy pro mAS genutzt.

- Bildelement-Rauschen:
  Zur Bestimmung dieses Prüfparameters wird ein Prüfkörper im Messfeld mittig positioniert und anschließend eine Anzahl n von Bildelementen (Pixel) des homogenen Zentrums mittels einer kreisförmigen ROI (Region of Interest) dargestellt. Das Bildelement-Rauschen ist definiert als die zufallsbedingte örtliche Schwankung der CT-Zahlen der n Bildelemente um einen Mittelwert (QS-Anforderung: Herstellerangaben).

- Homogenität:
  Als Homogenität bezeichnet man die Eigenschaft des bilderzeugenden Systems, ein homogenes Objekt mit ortsunabhängigen, konstanten CT-Werten wiederzugeben. Um dies zu überprüfen, werden kreisförmige ROIs gewählt, eine im Zentrum des Darstellungsbereiches, einige in der Peripherie. Die Differenz zwischen der mittleren CT-Zahl der jeweiligen peripheren und der der zentral gelegenen ROI ΔH_W ist ein Maß für die Homogenität (QS-Anforderung: $\Delta H_W \leq 8$).

- Räumliche Auflösung bei niedrigem bzw. hohem Kontrast:
  Das räumliche Auflösungsvermögen bei niedrigem (hohem) Kontrast beschreibt die Eigenschaft des bilderzeugenden Systems, innerhalb der Schichtebene räumlich getrennte Objekte, die zur homogenen Umgebung einen sehr geringen bzw. anderenfalls einen sehr großen Kontrast aufweisen, noch getrennt wiedergeben zu können. Für das Auflösungsvermögen bei niedrigem Kontrast sind die Anforderungen an die Qualitätssicherung dann erfüllt, wenn ein Strukturelement (≤ 5 mm) gerade noch sichtbar ist und zwar bei einer applizierten Dosis von ca. 50 mGy. Für das Auflösungsvermögen bei hohem Kontrast beträgt der Grenzwert: $\geq 6{,}25$ Lp/cm (Schädel-CT), $\geq 4{,}2$ Lp/cm (Ganzkörper-CT).

Zusammenfassung

Nach der Röntgenverordnung ist jede Röntgendiagnostikeinrichtung einer Abnahmeprüfung zu unterziehen.

Die Durchführung der Abnahmeprüfung erfolgt hinsichtlich der erforderlichen Prüfpositionen gemäß der „Richtlinie zur Durchführung der Qualitätssicherung bei Röntgeneinrichtungen zur Untersuchung und Behandlung von Menschen nach RöV (QS-RL)" (QS-RL 2002), im technischen Detail nach ergänzenden Hinweisen zu dieser Richtlinie bzw. nach der Reihe DIN EN 61223-3-1 ff bzw. der Reihe 6868 (QS-RL 2002).

Die Abnahmeprüfung umfasst maximal 14 Prüfpositionen; sie sind i. a. vom Hersteller oder Lieferanten durchgeführt. Ziel der Abnahmeprüfung ist es, für eine bestimmte Röntgendiagnostikeinrichtung durch Einhaltung zulässiger Grenzwerte und Toleranzen ein optimales Verhältnis von Bildqualität zu Systemdosis sicherzustellen.

Die Ergebnisse der Abnahmeprüfungen müssen von einem Sachverständigen kontrolliert werden [siehe Anlage IV zur SV-RL (SV-RL 2002)].

4.3.2
Nuklearmedizin

U. Wellner

Einleitung

Die Qualitätssicherung in der Medizin wird u. a. durch die Strahlenschutzverordnung (StrlSchV) und die Richtlinie Strahlenschutz in der Medizin (Richtlinie 2002), DIN-Normen und Empfehlungen der Strahlenschutzkommission geregelt. Dabei wird hervorgehoben, dass einerseits die Qualität der Indikationsstellung gewährleistet sein muss, andererseits müssen Qualität der Radiopharmazeutika und Qualität der verwendeten Messgeräte regelmäßig geprüft werden und dokumentert werden. Die Dokumentation muss für 3 Jahre aufbewahrt werden.

Voraussetzung für einen hohen Qualitätsstandard bei der Anwendung nuklearmedizinischer Methoden ist ein angemessener Ausbildungsstand aller Beteiligten, der nur durch dauernde Weiterbildung zu gewährleisten ist.

Radiopharmazeutika

Pharmazeutische Verbindungen, die Radionuklide enthalten, müssen den Anforderungen des Arzneimittelgesetzes genügen und amtlich zugelassen sein.

Zu garantieren ist die Pyrogenfreiheit, die Radionuklidreinheit und der untere Grenzwert für die spezifische Aktivität.

Das Arzneimittelgesetz fordert daher fachkundiges Personal als Herstellungs- und Kontroll-Leiter. Industriell gefertigte Kits, die mit ^{99m}Tc markiert werden, können teilweise ohne bestellte Herstellungsleiter für die Applikation vorbereitet werden. Eine regelmäßige Kontrolle der Qualität der Radiopharmazeutika mit geeigneten Methoden der analytischen Biochemie wird jedoch stets verlangt (Schober 1994).

Nuklearmedizinische Messgeräte

Ausgangspunkt der Qualitätssicherung nuklearmedizinischer Geräte nach § 83 Abs. 5 StrlSchV (StrlSchV 2001) sind Zustandsprüfungen, die bei der Abnahme des Gerätes oder nach größeren Reparaturen und anderen Eingriffen in das System durchzuführen sind und deren Ergebnis aufgezeichnet werden muss (die Abnahmeprüfung entspricht der ersten Zustandsprüfung).

Die Zustandsprüfung umfasst die quantitative Bestimmung von Parametern zur Prüfung der Leistung des Gerätes. Damit soll für den zukünftigen Betrieb des Gerätes ein Datensatz angelegt werden, der die Einhaltung der Geräteparameter laut Garantiedokument belegt.

Konstanzprüfungen müssen vom Nutzer in regelmäßigen Zeitabständen durchgeführt werden, um festzustellen, ob sich die bei der Abnahmeprüfung/Zustandsprüfung ermittelten Parameter verändert haben.

Die Ergebnisse der Konstanzprüfungen sind aufzuzeichnen. Diese Aufzeichnungen sind 3 Jahre aufzubewahren. Ist die erforderliche Qualität nicht mehr gegeben, so ist unverzüglich die Ursache zu ermitteln und zu beseitigen (zu Verfahren und Hilfsmitteln s. Geworski u. Reiners 1995; Jordan et al. 1994).

Für spezielle Geräteklassen hat der Gesetzgeber die Maßnahme zur Qualitätssicherung präzisiert.

Aktivimeter

Die Konstanzprüfung muss folgender zeitlichen Struktur folgen (Richtlinie 2002):

In einer Nuklideinstellung:	
Leerwert = Nulleffekt	Arbeitstäglich
Ausbeute	Arbeitstäglich

In allen Nuklideinstellungen:	
Nulleffekt	Halbjährlich
Ausbeute	
Linearität	

Zu dem Aktivimeter, das für die Messung von ^{99m}Tc verwendet wird, muss als Zubehör eine Vorrichtung für die Prüfung auf ^{99}Mo-Durchbruch vorhanden sein (DIN 6854 1994).

Die Basis jeder Anwendung von Radionukliden in der Medizin ist die korrekte Aktivitätsmessung. Der Leerwert, der dem Nulleffekt bei anderen Geräten entspricht, ist die Anzeige des Aktivimeters (Bq des eingestellten Nuklids). Diese hängt vom Standort des Aktivimeters ab. In der Nähe eines Aktivimeters darf sich während der Messungen keine andere radioaktive Substanz befinden.

Die Linearität eines Aktivimeters bezieht sich auf den linearen Zusammenhang zwischen Aktivität und Anzeige. Dieser kann z. B. durch Messungen an einer Verdünnungsreihe festgestellt werden.

In-vivo- und In-vitro-Messplätze

Geräte dieser Art sind im Allgemeinen γ-Spektrometer, die aus einem oder mehreren NaI(Tl)-Detektoren, die entweder als Ganzkörperzähler oder für Messungen der Aktivität über einzelnen Organen oder als Bohrlochmessplatz für die Bestimmung der Aktivitätskonzentration in flüssigen Proben genutzt wird, und einem Inpulshöhenanalysator, der entweder als Ein- oder Vielkanaltechnik konstruiert ist.

Die Größe der Signale, die von einem Szintillationsdetektor abgegeben werden, sind der Energie der nachgewiesenen Photonen proportional. Sie kann auch von der Betriebstemperatur des Gerätes und von der Versorgungsspannung abhängig sein. Schwankungen dieser Größen können Messfehler verursachen. Daher sind bei Konstanzprüfungen folgende Größen zu untersuchen (DIN 6855-1 1992):

Parameter	Häufigkeit
Nulleffekt	täglich
Einstellungen	wöchentlich
Ausbeute bei reproduzierter Geometrie nach DIN 6855-1 (DIN 6855-1 1992)	wöchentlich
Bohrlochfaktoren mit kalibrierten Radionuklidlösungen	halbjährlich

Abbildende Systeme

■ **Definitionen von Parametern.** Der Nulleffekt (Untergrundzählrate) beschreibt bei allen Systemen die Zählrate, die ausschließlich durch die Umgebungsstrahlung (Untergrund) verursacht wird, ohne dass ein radioaktiver Strahler in der Nähe des Gerätes ist

$$\text{Untergrundzählrate} = \frac{\text{Impulszahl}}{\text{Messzeit}} \text{ (Impulse/s)} \quad (11)$$

Die Ausbeute (Effektivität) und die Inhomogenität einer Gammakamera wird mit Hilfe der Abbildung eines Flachphantoms bestimmt:

$$\text{Ausbeute} = \frac{\text{Impulsrate auf der gesamten Detektorfläche}}{\text{Aktivität im Sichtfeld des Gerätes}}$$
$$(\text{Impulse/s} \cdot \text{Bq}) \quad (12)$$

und

$$\text{Inhomogenität} = h_i = \frac{n_{max} - n_{min}}{n_{max} + n_{min}} \quad (13)$$

mit n_{max} = größter Pixelinhalt und n_{min} = kleinster Pixelinhalt innerhalb der Bildmatrix.

■ **γ-Kameras.** Zustands- und Konstanzprüfungen der γ-Kamera müssen unter reproduzierbaren Bedingungen durchgeführt werden, d. h. bei den jeweiligen Messungen müssen folgende Größen konstant gehalten werden:

1. die verwendete Aktivität,
2. die geometrische Anordnung und
3. der Kollimator und seine Anbringung nach DIN 6855-3 (DIN 6855-3 1992).

Die zu prüfenden Parameter sind in folgender Übersicht dargestellt:

Parameter	Häufigkeit
Untergrundzählrate	arbeitstäglich
Energiefenster	arbeitstäglich
Homogenität	wöchentlich
Korrekturmatrix	nach Bedarf [a]
Ausbeute	wöchentlich
Abbildungsmaßstab	halbjährlich

[a] Bedarf besteht, wenn die Inhomogenität $h_i > 5\%$ wird.

■ **SPECT-Kameras (zur tomographischen Untersuchung).** Single Photon Emission Computed Tomography (SPECT) ist ein Verfahren zur Abbildung der Aktivitätsverteilung in mehreren Schichten des Körpers. Bei diesem Verfahren werden hinreichend viele planare Aufnahmen aus unterschiedlichen Winkelstellungen eines oder mehrerer Messköpfe registriert und nachträglich mit Hilfe eines Computers aus den gespeicherten Aufnahmen die Schnittbilder rekonstruiert. An die Messköpfe und die geometrische Stabilität eines solchen Systems stellt man besonders hohe Qualitätsanforderungen:

Gegenstand der Konstanzprüfung	Zeitintervall
Systeminhomogenität	wöchentlich
Korrekturmatrizen mit ausreichender statistischer Sicherheit	wöchentlich
Korrekturwerte für das Rotationszentrum	mindestens halbjährlich

■ **Positronen-Emissions-Tomograph (PET).** Mit Hilfe einer hochauflösenden Koinzidenztechnik, bei der in modernen Geräten pro Einheit bis zu 576 Detektoren verknüpft sind, werden Rekombinationen zwischen Elektronen und Positronen nachgewiesen. Nach jedem Positronenzerfall entstehen dadurch zwei Photonen mit der Energie 0,511 MeV, die einen Winkel 180° einschließen. Durch die Koinzidenz der nachgewiesenen Photonen in zwei auf einer Linie liegenden Detektoren ist ein geometrischer Ort für die Entstehung der Photonen gegeben (s. auch Abschn. 1.5.3).

An PET-Geräte werden ähnliche Anforderungen gestellt wie an die SPECT-Technik. Parameter mit besonderer Bedeutung sind: Rauschfaktor, untere Energieschwelle, Linearität der Abbildung, Abbildungsmaßstab, axialer Durchmesser des empfindlichen Querschnitts.

Qualitätssicherung	Häufigkeit
Funktionsprüfung mit Phantom oder Transmissionsquellen	arbeitstäglich
Abbildungseigenschaften und Kalibrierung	halbjährlich

Die Qualität von PET-Szintigrammen ist vom verwendeten Algorithmus abhängig, der bei der Bildrekonstruktion verwendet wurde. Auf diesem Gebiet wird noch intensiv gearbeitet (Doll et al. 1998).

■ **Rektilineare Scanner.** Einheitliche Richtlinien für diese Geräte gibt es nicht mehr. Wenn solche Geräte noch benutzt werden, wird einmal monatlich die Aufnahme eines Schilddrüsenphantoms empfohlen.

■ **Software für nuklearmedizinische Auswertungen und Bildbearbeitung.** Nuklearmedizinische Messergebnisse sind meistens erst nach einer Auswertung mit einem Rechner als Grundlage der Diagnose nutzbar zu machen. Ein wesentliches Problem ist dabei die Schnittstelle zwischen Laborarbeiten und Auswertungsprogramm.

Eine besonders wichtige Aufgabe des Labors ist die Herstellung der Standardpräparate, auf die die sonstigen Messergebnisse bezogen werden müssen. Dazu ist es erforderlich, dass die Basis der Auswertealgorithmen bekannt ist.

4.4 Nationale und internationale Schutzvorschriften und Normen

4.4.1 Europäische Richtlinien

K. Ewen, W. Huhn

Der Abbau von Handelshemmnissen auf dem Europäischen Binnenmarkt für industrielle Erzeugnisse sowie die Vorgaben zur Angleichung von Rechtsvorschriften verlangen, dass die gesetzgeberischen Ziele der EU-Staaten (Europäische Union) auch auf dem Gebiet des Gesundheitsschutzes, der (Produkt-)-Sicherheit und des Strahlenschutzes grundsätzlich einen gleichwertigen Charakter erhalten („Harmonisierungskonzept"). Die Verwirklichung dieses Ziels muss nicht ausschließlich über eine konsequente Harmonisierung realisiert werden, man lässt auch Bereiche zu, bei denen eine gegenseitige Anerkennung nationaler Regelungen und Normen ausreichend sein kann. Trotzdem wird der Harmonisierung technischer Normen durch Erarbeitung von europäischen Normen ein hoher Stellenwert eingeräumt.

Als Basis für die Harmonisierung nationaler gesetzlicher Regelungen müssen entsprechende, auf den zutreffenden Artikeln des EG-Vertrages (EG 1959) beruhende EG-Richtlinien in nationales Recht umgesetzt werden. Beispiele für verschiedenste Richtlinien sind die Richtlinie 93/42/EWG über Medizinprodukte, umgesetzt durch das am 01.01.1995 in Kraft getretene Medizinproduktegesetz und die Rahmenrichtlinie Arbeitsschutz (EG 1989) einschließlich der hierzu gehörenden Einzelrichtlinien, die durch das Arbeitsschutzgesetz und verschiedene Verordnungen zum Arbeitsschutzgesetz in nationales Recht umgesetzt wurden.

Der Ministerrat der EU erlässt auf Vorschlag der Kommission und nach Beteiligung des Europäischen Parlaments „einstimmig" bzw. mit „qualifizierter Mehrheit" Richtlinien zwecks Angleichung von Rechtsvorschriften der einzelnen Mitgliedstaaten auf der Basis des Artikels 8a des EG-Vertrages: „Der Binnenmarkt umfasst einen Raum ohne Binnengrenzen, in dem der freie Verkehr von Waren, Personen, Dienstleistungen und Kapital gemäß den Bestimmungen dieses Vertrages gewährleistet ist".

Einige Richtlinien müssen 1:1 in nationales Recht umgesetzt werden. Damit legt man technische Vorschriften zu Sicherheitsanforderungen an Produkte zum Schutz der Verwender und Dritter fest, sog. Beschaffenheitsanforderungen.

Mit anderen Richtlinien bemühen sich die Mitgliedstaaten, insbesondere die Verbesserung der Arbeitsumwelt zu fördern, um die Sicherheit und die Gesundheit der Arbeitnehmer zu schützen. Richtlinien dieser Art enthalten Mindestanforderungen, bei deren Umsetzung in nationales, z. B. deutsches Recht weitergehende und präzisierende Bestimmungen möglich sind.

Über die angesprochenen Richtlinien hinaus gibt es europäische Regelungen, die sich mit besonderen Bereichen beschäftigen.

Gerade das bundesdeutsche Atom- und Strahlenschutzrecht steht seit seiner Entstehung unter wesentlichem Einfluss europäischer Regelungen. Grund hierfür ist, dass die Bundesrepublik Deutschland sich als Vertragsstaat der Europäischen Atomgemeinschaft EURATOM in den Römischen Verträgen 1957 (EURATOM 1957) verpflichtet hat, die EURATOM-Richtlinien nach den Artikeln 31 und 32 dieses Vertrages innerhalb vorgegebener Fristen in nationales Recht umzusetzen.

Die Umsetzung der EURATOM-Richtlinien 96/29-EURATOM-Grundnormen (EURATOM 1996) und 97/43-EURATOM-Patientenschutzrichtlinie (EURATOM 1997) erfolgt im Wesentlichen durch die Strahlenschutzverordnung (StrlSchV) und die Röntgenverordnung (RöV) (StrlSchV 2001; RöV 2002).

Da die o. a. EURATOM-Richtlinien in Deutschland mit zwei Verordnungen umgesetzt sind, die aufgrund der §§ 11, 12 und 54 des Atomgesetzes (Atomgesetz 1959) von der Bundesregierung mit Zustimmung des Bundesrates erlassen wurden, folgt, dass diese Verordnungen in den gleichermaßen geltenden Vorschriften deckungsgleich sein müssen.

Die oben genannten EURATOM-Richtlinien, die Mindestanforderungen beinhalten, sind auf der Grundlage der ICRP-Empfehlungen 60 (IRCP 1990) erarbeitet worden und mussten von den Mitgliedstaaten der Europäischen Atomgemeinschaft bis zum 13. 05. 2000 in dieser Form in nationales Recht umgesetzt werden. Vor diesem Hintergrund haben die zuständigen Gremien unter Federführung der Bundesregierung die Neufassung der StrlSchV inzwischen abgeschlossen. Sie wurde nach Beratung im Bundesrat am 20. 07. 2001 von der Bundesregierung verabschiedet und ist am 01. 08. 2001 in Kraft getreten. Die RöV ist am 01. 07. 2002 in Kraft getreten.

Die Abschnitte 4.4.3 und 4.4.4 orientieren sich an der am 01. 08. 2001 in Kraft getretenen StrlSchV und der am 01. 07. 2002 in Kraft getretenen RöV.

Insbesondere die neuen Dosiskonzepte werden durch Veröffentlichungen der International Commission on Radiological Protection (ICRP) und der International Commission on Radiation Units and Measurements (ICRU) bestimmt:

- Definition der effektiven Dosis und Festlegung der Wichtungsfaktoren im ICRP-Bericht 60,
- neue Dosisgrößen, wie Umgebungs- und Richtungs-Äquivalentdosis in den ICRU-Berichten 39 und 43 (ICRU 1985).

Neben den EURATOM-Richtlinien, die Mindestanforderungen formulieren, über die die Mitgliedstaaten in berechtigten Fällen hinausgehen können und die im Wesentlichen Umgangs- und Betriebsvorschriften enthalten, welche sich in erster Linie an die verantwortlichen Personen beim Umgehenden oder Betreiber richten, ist für den medizinischen Bereich im Jahr 1993 mit der bereits erwähnten EWG-Richtlinie 93/42 – Richtlinie über Medizinprodukte – eine weitere äußerst wichtige europäische Vorschrift verabschiedet worden. Sie soll in erster Linie im Sinne des EG-Vertrags den freien Warenverkehr mit Medizinprodukten innerhalb der EU und mit weiteren Vertragsstaaten regeln. Diese Richtlinie, die u. a. Beschaffenheitsanforderungen an Medizinprodukte formuliert und die ohne Abweichungen übernommen werden musste, ist mit dem Medizinproduktegesetz (MPG 1994) vom 02. 08. 1994 in bundesdeutsches Recht umgesetzt worden. Auch in diesem Bereich ist eine Anpassung zur Übernahme der europäischen Richtlinie über In-vitro-Diagnostika vorgesehen (Richtlinie 97/79/EG).

> **Zusammenfassung**
> - Bestimmte europäische Richtlinien legen *Beschaffenheitsanforderungen* fest.
> - Diese müssen in nationales Recht umgesetzt werden (*Harmonisierung*).
> - Das geschieht durch Festlegung sog. *Grundlegender Anforderungen*.
> - Diese werden EU-weit konkretisiert durch sog. *Harmonisierte Normen*.
> - Mit einem *Konformitätsbewertungsverfahren* muss überprüft werden, ob Produkte den Grundlegenden Anforderungen entsprechen.
> - Einige Richtlinien des EG-Vertrags und Richtlinien nach Artikel 31 des EURATOM-Vertrags enthalten Mindestvorschriften, sodass bei ihrer Umsetzung in nationales Recht die Festlegung darüber hinausgehender Bestimmungen möglich ist.
> - Die Umsetzungsfrist wird in jeder einzelnen europäischen Richtlinie bestimmt.

4.4.2 Medizinproduktegesetz (MPG)

W. HUHN

Die Regelungen des Medizinproduktegesetzes (MPG) ergeben sich zum überwiegenden Teil aus den EWG-Richtlinie über aktive implantierbare medizinische Geräte (90/385/EWG) und über Medizinprodukte (93/42/EWG), sowie aus der EG-Richtlinie über In-vitro-Diagnostika (98/79/EG).

Das MPG berücksichtigt bei der Umsetzung der europäischen Richtlinien die „neue Konzeption" und die „globale Konzeption" der EG. Nach der „neuen Konzeption" soll die Harmonisierung der Rechtsvorschriften auf die Festlegung „Grundlegender Anforderungen" an Sicherheit, Gesundheit, Umweltschutz und Verbraucherschutz beschränkt bleiben. Es wird vermutet, dass durch die Anwendung harmonisierter Normen die Produkte den Grundlegenden Anforderungen entsprechen. Die Konformität des Produkts mit den Grundlegenden Anforderungen ist in der Regel vor dem erstmaligen Inverkehrbringen zu bewerten. Die „globale Konzeption" hat insbesondere den Zweck, Zulassungsverfahren, z. B. für die Durchführung von Konformitätsbewertungsverfahren, in den nichtstaatlichen Bereich zu verlegen.

Zweck des MPG ist es, Regelungen über den Verkehr mit Medizinprodukten aufzustellen und dadurch für die Sicherheit, Eignung und *Leistung* der Medizinprodukte sowie für die Gesundheit und den erforderlichen Schutz von Patienten, Anwendern und Dritten zu sorgen. Dieses bedeutet, dass neben der erforderlichen Sicherheit und Eignung auch die medizinische Leistung eines Medizinprodukts *nachvollziehbar* vorhanden sein muss.

Der Anwendungsbereich des MPG beinhaltet das Herstellen, Inverkehrbringen, Inbetriebnehmen, Ausstellen, Errichten, Betreiben und Anwenden von Medizinprodukten sowie deren Zubehör, wobei Zubehör als Medizinprodukt behandelt wird. Damit geht der Anwendungsbereich des MPG über den Bereich der EG-Richtlinien, die sich auf das erstmalige Inverkehrbringen und Inbetriebnehmen beschränken, hinaus. Notwendig war dies, da sowohl Regelungen für den Vertrieb, der sich an das (erstmalige) Inverkehrbringen anschließt, als auch für das Errichten und Betreiben zum Schutz von Menschen erforderlich sind.

Im MPG werden 18 Begriffe erläutert, von denen an dieser Stelle nur die, die besondere Bedeutung für Röntgeneinrichtungen und die Nuklearmedizin haben, aufgeführt werden:

- Medizinprodukte sind einzelne oder miteinander verbundene Instrumente o. ä. einschließlich eingesetzter Software zur Anwendung am Menschen zum Zwecke der Erkennung, Überwachung, Linderung usw. von Krankheiten, Verletzungen, Behinderungen (u. a. Verbandsstoffe, Spritzen usw.). und zur Empfängnisverhütung.
- Aktive Medizinprodukte sind auf Strom oder eine andere Energiequelle angewiesen (z.B. Röntgeneinrichtungen, γ-Kameras, Kernspintomographen, Ultraschallgeräte).
- Zubehör sind Gegenstände, … sowie Software, die selbst keine Medizinprodukte sind, aber vom Hersteller dazu bestimmt sind, mit einem Medizinprodukt verwendet zu werden oder die Zweckbestimmung eines Medizinprodukts zu unterstützen.
- Zweckbestimmung ist die Verwendung, die für ein Medizinprodukt in der Kennzeichnung, Gebrauchsanweisung oder in Werbematerialien angegeben ist.

Inverkehrbringen ist jede Abgabe eines Medizinprodukts an andere, nicht jedoch das erneute Überlassen eines Medizinproduktes nach seiner Inbetriebnahme beim Anwender an einen anderen (sofern es nicht aufgearbeitet oder wesentlich verändert wurde).

Mit der Überarbeitung des MPG sind weitere Begriffe definiert worden, z. B. „In-vitro-Diagnostika".

Zum Schutz des Menschen ist es verboten, Medizinprodukte in Verkehr zu bringen, zu errichten, in Betrieb zu nehmen, zu betreiben oder anzuwenden, wenn der begründete Verdacht besteht, dass sie die Sicherheit und die Gesundheit von Patienten, Anwendern oder Dritten bei unsachgemäßer Anwendung, Instandhaltung und ihrer Zweckbestimmung entsprechenden Verwendung über ein nach den Erkenntnissen der medizinischen Wissenschaften vertretbares Maß hinaus gefährden. Verboten ist es auch, Medizinprodukte in den Verkehr zu bringen, wenn sie mit irreführenden Bezeichnungen, Angaben oder Aufmachungen versehen sind. Solch irreführenden Angaben können vorliegen, wenn die Medizinprodukte die angegebenen Leistungsmerkmale nicht erfüllen oder wenn fälschlicherweise der Eindruck erweckt wird, dass ein Erfolg mit Sicherheit erwartet werden kann.

Mindeststandards, die als Voraussetzung für das Inverkehrbringen und die Inbetriebnahme von Medizinprodukten erfüllt sein müssen, sind die „Grundlegenden Anforderungen an Medizinprodukte". Zur Gewährung einer einwandfreien Leistung der Medizinprodukte und der Sicherheit der Patienten, Anwender und Dritter hat die Bundesregierung mit Zustimmung des Bundesrates durch die Medizinprodukteverordnung (MPV 1997) die „Grundlegenden Anforderungen an Medizinprodukte" bestimmt. Hierbei handelt es sich u. a. um Anforderungen an chemische, physikalische und biologische Eigenschaften, an Produkte mit Messfunktionen, an den Schutz vor Strahlung sowie an die notwendigen Herstellerinformationen. Medizinprodukte dürfen erstmalig nur in Verkehr gebracht oder in Betrieb genommen werden, wenn sie mit einer CE-Kennzeichnung versehen sind. Mit der CE-Kennzeichnung nach dem MPG dürfen Medizinprodukte nur versehen werden, wenn die Grundlegenden Anforderungen erfüllt sind und ein für das jeweilige Medizinprodukt vorgeschriebenes Konformitätsbewertungsverfahren durchgeführt worden ist. Die Anwendung des entsprechenden Konformitätsbewertungsverfahren richtet sich u. a. auch danach, welcher Gefährdungsklasse das Medizinprodukt zugeordnet ist. Zum Beispiel gehören Medizinprodukte, die ionisierende Strahlen aussenden, zur Klasse IIb, Zubehör zur Klasse IIa (Röntgenfilme) oder zur Klasse I (Bildbetrachtungsgeräte). Produkte, die in der Nuklearmedizin verwendet werden (z. B. γ-Kameras und Positronen-Emissions-Tomographen), gehören zur Klasse IIa. Auch „In-vitro-Diagnostika" unterliegen den Vorschriften des MPG, d. h. nach Inkrafttreten des 2. Änderungsgesetz zum MPG und nach Ablauf entsprechender Übergangsfristen dürfen sie nur mit CE-Kennzeichnung erstmalig in Verkehr gebracht werden. Eine Besonderheit sind Produkte, die zu einem System oder einer Behandlungseinheit zusammengesetzt werden. Sofern hierzu Medizinprodukte verwendet werden, die eine CE-Kennzeichnung tragen und die entsprechend ihrer Zweckbestimmung innerhalb der vom Hersteller vorgesehenen Anwendungsbeschränkungen zusammengesetzt werden, müssen sie nach Zusammensetzen keinem Konformitätsbewertungsverfahren unterzogen werden. Allerdings muss derjenige, der für die Zusammensetzung verantwortlich ist, eine Erklärung nach den Vorgaben des § 10 Abs. 1 MPG abgeben. Enthält das System oder die Behandlungseinheit Medizinprodukte oder sonstige Produkte, die keine CE-Kennzeichnung nach den Vorschriften des MPG tragen, oder ist die Kombination von Medizinprodukten nicht mit der ursprünglichen Zweckbestimmung vereinbar, muss nach Zusammensetzen ein Konformitätsbewertungsverfahren durchgeführt werden, anschließend muss das zusammengesetzte System bzw. die Behandlungseinheit mit einer CE-Kennzeichnung versehen werden. Derjenige, der bei Systemen oder Behandlungseinheiten dieses Verfahren durchführt, übernimmt die entsprechenden Herstellerpflichten nach dem MPG. Zu diesen Pflichten gehört auch die Bereitstellung der nach den Grundlegenden Anforderungen erforderlichen Informationen durch den Hersteller. Diese Informationen bestehen aus Angaben auf der Kennzeichnung und in der Gebrauchsanweisung und müssen unter Berücksichtigung des Ausbildungs- und Kenntnisstandes des vorgesehenen Anwenderkreises die sichere Anwendung des Produkts und die Ermittlung des Herstellers möglich machen.

Wie bereits kurz ausgeführt, enthält das MPG auch Vorschriften für das Errichten, Betreiben und Anwenden von Medizinprodukten. Nach diesen Regelungen dürfen Medizinprodukte nur ihrer Zweckbestimmung entsprechend errichtet, betrieben und angewendet werden, wenn sie den allgemein anerkannten Regeln der Technik sowie den Arbeitsschutz- und Unfallverhütungsvorschriften entsprechen. Sie dürfen nicht betrieben werden, wenn sie Mängel aufweisen, durch die Patienten, Beschäftigte oder Dritte gefährdet werden können. Die Anwendung darf nur durch Personen erfolgen, die eine sichere Handhabung gewährleisten können. Weitergehende Regelungen hierzu enthält die Medizinprodukte-Betreiberverordnung (MPBetreibV 1988).

Im Gegensatz zu anderen Gesetzen und Verordnungen sieht das MPG neben Bußgeldvorschriften auch Strafvorschriften vor. So kann mit Freiheitsstrafe bis zu 3 Jahren bzw. einem Jahr bei Fahrlässigkeit oder Geldstrafe belegt werden, wer ein Medizinprodukt in den Verkehr bringt oder betreibt, das keine CE-Kennzeichnung hat, oder wer ein Medizinprodukt betreibt oder anwendet, das Mängel aufweist, durch die Patienten, Beschäftigte oder Dritte gefährdet werden. Hier können neben Herstellern und Betreibern auch Anwender wie Ärzte und Assistenzpersonal betroffen sein. Bei ordnungswidrigem Handeln sind Bußgelder bis € 25.000,– möglich. Außerdem können Gegenstände, auf die sich eine Straftat oder eine Ordnungswidrigkeit bezieht, eingezogen werden.

Mit Inkrafttreten des MPG zum 01.01.1995 mussten andere Rechtsvorschriften, in deren Regelungsbereich Medizinprodukte vorkommen, geändert werden. Hierbei handelte es sich u. a. um die Röntgenverordnung, die Strahlenschutzverordnung, die Medizingeräteverordnung, das Gerätesicherheitsgesetz, das Chemikaliengesetz und das Arzneimittelgesetz.

Auch untergesetzliche Regelungen, z. B. die Richtlinie über Sachverständigenprüfungen nach RöV (1998), mussten angepasst werden. So darf die erste Sachverständigenprüfung an Röntgeneinrichtungen mit CE-Kennzeichnung keine Beschaffenheitsanforderungen nach dem MPG (Grundlegende Anforderungen) beinhalten.

Röntgeneinrichtungen oder andere Medizinprodukte, die bereits vor Inkrafttreten des MPG bzw. nach den Übergangsvorschriften ohne CE-Kennzeichnung erstmalig in Verkehr gebracht wurden, dürfen auch ohne CE-Kennzeichnung weiterbetrieben bzw. weiterveräußert werden (solange sie im Rahmen der Weiterveräußerung nicht aufgearbeitet bzw. wesentlich geändert werden).

Von einer Aufarbeitung bzw. wesentlichen Änderung ist auszugehen, wenn z. B. von einem Dienstleister bereits in Verkehr gebrachte und betriebene Röntgeneinrichtungen aufgekauft und in einer anderen Konfiguration weiterveräußert werden. In diesem Fall wird das so zusammengesetzte System als eigenständiges Medizinprodukt betrachtet, das in dieser Form und Zusammensetzung erstmalig in Verkehr gebracht wird und daher einem Konformitätsbewertungsverfahren mit abschließender CE-Kennzeichnung unterzogen werden muss.

4.4.3
Röntgenverordnung (RöV)

W. Huhn

Betrieb medizinischer Röntgeneinrichtungen

Bevor eine Röntgeneinrichtung betrieben werden darf, ist nach dem Atomrecht ein behördliches Verfahren durchzuführen. Die RöV unterscheidet hierbei zwischen dem genehmigungspflichtigen und dem genehmigungsfreien (aber angezeigten) Betrieb von Röntgeneinrichtungen. Das Genehmigungsverfahren ist in der RöV abschließend beschrieben. Die Genehmigung ist vom Strahlenschutzverantwortlichen (SSV) bei der zuständigen Behörde zu beantragen. Mit dem Antrag sind die Genehmigungsvoraussetzungen, bestehend aus persönlichen und sächlichen Nachweisen, zu erbringen. Als persönliche Nachweise gelten Zuverlässigkeit, Fachkunde und die Erlaubnis zur Ausübung des ärztlichen Berufs. Die Fachkunde setzt sich aus Sachkunde und Kursen im Strahlenschutz zusammen. Inhalt und Dauer des Sachkundeerwerbs und der Kurse sind in einer besonderen Richtlinie („Fachkunde nach Röntgenverordnung/Medizin"; geregelt.

Zu den sächlichen Genehmigungsvoraussetzungen gehört der Nachweis, dass beim Betrieb der Röntgeneinrichtung die Einrichtungen vorhanden und die Maßnahmen getroffen sind, die nach dem Stand der Technik erforderlich sind, damit die Schutzvorschriften der RöV eingehalten werden können. Weiter muss bei Röntgeneinrichtungen zur Untersuchung von Menschen gewährleistet sein, dass bei der vorgesehenen Art der Untersuchung die erforderliche Bildqualität mit einer möglichst geringen Strahlenexposition erreicht wird. Diese Voraussetzungen werden in der Regel durch eine vom Hersteller oder Lieferanten durchzuführende Abnahmeprüfung, die innerhalb einer Sachverständigenprüfung kontrolliert wird, nachgewiesen. Der Sachverständige richtet sich bei seiner Prüfung nach den Vorgaben der „Richtlinie für Sachverständigenprüfungen nach Röntgenverordnung" (SV-RL 2002). Außerdem müssen Röntgeneinrichtungen, die erstmalig in Verkehr gebracht und in Betrieb genommen werden, den Anforderungen des MPG entsprechen. Eine neue Voraussetzung ist, dass der vorgesehene Betrieb nicht als ungerechtfertigt bekannt gemacht worden ist.

In der Medizin überwiegt zwar der genehmigungsfreie Betrieb von Röntgeneinrichtungen, allerdings bedarf der Betrieb von Röntgentherapieeinrichtungen sowie der Betrieb von Röntgendiagnostikeinrichtungen für die Teleradiologie (Untersuchung und Erstbefundung an verschiedenen Orten) immer der Genehmigung.

Genehmigungsfrei dürfen Röntgeneinrichtungen, die als Medizinprodukte im Sinne des MPG, d.h. mit CE-Kennzeichnung, in Verkehr gebracht werden, betrieben werden, wenn der SSV die Inbetriebnahme der Einrichtung der zuständigen Behörde rechtzeitig vorher anzeigt und die für dieses Verfahren notwendigen Unterlagen beifügt. Im Einzelnen handelt es sich hierbei um die persönlichen Voraussetzungen wie Fachkundenachweis und Nachweis über die Erlaubnis zur Ausübung des ärztlichen Berufs. Bei den sächlichen Voraussetzungen ersetzt die CE-Kennzeichnung nach dem MPG die früheren Bauartzulassung mit dem Unterschied, dass die Bauartzulassung nur für den Röntgenstrahler, die CE-Kennzeichnung aber für die gesamte Röntgeneinrichtung oder das gesamte System gilt. Weiter ist der Abdruck der Bescheinigung einschließlich des Prüfberichts eines von der zuständigen Behörde bestimmten Sachverständigen beizufügen. Bei Röntgendiagnostikeinrichtungen muss der Sachverständige außerdem bestätigt haben, dass die erforderliche Bildqualität mit einer möglichst geringen Strahlenexposition erreicht wird. Der Sachverständige legt bei seinen Prüfungen die Richtlinie für Sachverständigenprüfungen nach Röntgenverordnung zugrunde (SV-RL 2002). Zu den erforderlichen Anzeigeunterlagen gehört auch hier die Erklärung, dass alle erforderlichen Unterlagen über die Qualitätssicherung der Ärztlichen Stelle auf Verlangen vorgelegt werden.

Die Inbetriebnahme der Röntgeneinrichtung darf erst erfolgen, wenn der zuständigen Behörde neben der Anzeige alle aufgeführten Unterlagen vorliegen und die in der RöV vorgeschriebene Wartefrist abgelaufen ist.

Bei wesentlichen gerätetechnischen Änderungen bzw. bei Änderung des Betriebsortes oder bei Betreiberwechsel müssen die Genehmigungsvorschriften der RöV oder die Regelungen über den genehmigungsfreien, aber anzeigepflichtigen Betrieb für die vorgesehene Änderung entsprechend beachtet werden. In diesem Zusammenhang ist darauf hinzuweisen, dass eine erteilte Bauartzulassung für einen Röntgenstrahler, der vor Inkrafttreten des MPG bzw. vor Ablauf der Übergangsvorschriften des MPG betrieben wurde, mindestens bis zum Ablauf der im Zulassungsschein genannten Frist weiterhin gültig bleibt.

Komponenten mit CE-Kennzeichnung dürfen in Altanlagen eingebaut werden.

Besondere Bedeutung haben bei der Inbetriebnahme und beim Betrieb von Röntgeneinrichtungen in der Medizin die Einhaltung des Standes der Technik, die Fachkunde der verantwortlichen Personen und die Tätigkeit der Ärztlichen Stellen.

Röntgeneinrichtungen müssen dem jeweils geltenden Stand der Technik entsprechen. Der Nachweis hierüber ist durch das Gutachten (Bescheinigung und Prüfbericht) eines behördlich bestimmten *Sachverständigen* zu erbringen. Die Sachverständigenprüfung erfolgt unter folgenden Rahmenbedingungen:

Liegt für den Röntgenstrahler eine Bauartzulassung vor bzw. besitzt die Röntgeneinrichtung eine CE-Kennzeichnung nach MPG, so kann der Betrieb nach dem sog. Anzeigeverfahren genehmigungsfrei aufgenommen werden. Liegt weder eine Bauartzulassung noch eine CE-Kennzeichnung vor (dieser Fall kann aufgrund des MPG sicherlich nur für Wiederinbetriebnahmen nach Betreiberwechsel oder beim Hinzukommen von Betreibern, z.B. in Gemeinschaftspraxen, relevant sein), ist vor Aufnahme des Betriebs eine Genehmigung erforderlich.

Die Verpflichtung für den zukünftige Betreiber im Anzeigeverfahren aber auch im Genehmigungsverfahren, einen von der zuständigen Behörde (den zuständigen Landesbehörden) bestimmten Sachverständigen hinzuziehen, ergibt sich unmittelbar aus dem Text der RöV.

Der Sachverständige ist zwar keine behördliche Institution, führt seine Tätigkeit aber sozusagen als ihr verlängerter Arm durch. Er beurteilt anhand einer Prüfliste, die als Richtlinie zur RöV vorliegt (Richtlinie für Sachverständigenprüfungen nach Röntgenverordnung, SV-RL 2002), ob bei dem beabsichtigten Betrieb der zu überprüfenden Röntgeneinrichtung die Einrichtungen vorhanden und die Maßnahmen getroffen sind, die nach dem Stand der Technik (Normen!) für einen ausreichenden Schutz einzelner (z.B. eines radiologisch tätigen Arztes) und der Allgemeinheit (z.B. radiologisch untersuchter Patienten) vor Strahlenschäden an Leben, Gesundheit und Sachgütern erforderlich sind. Prüfanlass kann eine Inbetriebnahme, eine wesentliche Änderung (s. Anlage II zur SV-RL) oder eine nach RöV alle 5 Jahre zu wiederholende Prüfung sein.

Die Sachverständigenprüfung beschränkt sich nur auf die technischen Aspekte des Strahlenschutzes, also beispielsweise auf bautechnische und gerätebezogene Einrichtungen und Maßnahmen, sowie auf die Fragestellung, ob die erforderliche Bildqualität mit einer möglichst geringen Strahlenexposition erreicht wird. Hierzu werden in erster Linie die Unterlagen des Herstellers oder Lieferanten über die Abnahmeprüfung an der Röntgendiagnostikeinrichtung herangezogen.

Eine wesentliche Prüfposition für den Sachverständigen ist die Kontrolle, ob für die betreffende Röntgendiagnostikeinrichtung die Mindestanforderungen für medizinische/zahnmedizinische Röntgenuntersuchungen (Anlage I zur SV-RL) erfüllt sind. Man erhält von dem Anforderungskatalog der Anlage I eine genaue Vorstellung, wenn man bedenkt, dass er mit den Leitlinien der Bundesärztekammer kompatibel ist.

Nach der Röntgenverordnung müssen die verantwortlichen Personen über die entsprechende Fachkunde im Strahlenschutz verfügen. Im Rahmen der Inbetriebnahme (Anzeige- oder Genehmigungsverfahren) muss diese Fachkunde, die anwendungsbezogen erworben werden kann (s. Richtlinie Fachkunde nach RöV/Medizin 1990; in der Novellierungsphase), für den Antragsteller (sofern er den Betrieb beaufsichtigen oder leiten will) oder für die von ihm bestellten Strahlenschutzbeauftragten nachgewiesen werden. Alle Ärztinnen und Ärzte benötigen die Fachkunde im Strahlenschutz, wenn sie für die Anwendung von Röntgenstrahlen die *rechtfertigende Indikation* treffen (schriftlich!) bzw. wenn sie anwendende Personen (Ärztinnen/Ärzte ohne Fachkunde oder Hilfskräfte) bei der Anwendung beaufsichtigen. Die erworbene Fachkunde gilt nach Ablauf von 5 Jahren nur fort, wenn sie auf geeignete Weise (in der Regel durch Teilnahme an einem anerkannten Kurs) aktualisiert wurde.

Auch beim Betrieb von Röntgendiagnostikeinrichtungen ist Qualitätssicherung erforderlich (s. auch Abschn. 4.3.1). Das Verfahren zur Qualitätssicherung besteht aus einem dreistufigen System. Stufe 1 ist die Abnahmeprüfung durch den Hersteller oder Lieferanten, bei deren Abschluss Bezugswerte für die regelmäßig monatlich durchzuführende Konstanzprüfung (Stufe 2) festgelegt werden. Im Rahmen der Konstanzprüfung kontrolliert der Betreiber, ob die Röntgeneinrichtung noch im Rahmen der nach DIN oder in einer entsprechenden Richtlinie (QS-RL 2002) vorgegebenen Toleranzen arbeitet. Alle Ergebnisse dieser Prüfungen sind aufzuzeichnen und aufzubewahren. In der dritten Stufe kontrolliert eine von der zuständigen Landesbehörde eingerichtete Ärztliche Stelle, ob die Strahlenexposition des Patienten und die Qualität der bildlichen Darstellung dem Stand der Technik und der medizinischen Wissenschaften entspricht. Die Ärztliche Stelle kann dafür von jedem Betreiber einer Röntgeneinrichtung die Aufzeichnungen über Abnahmeprüfung und Konstanzprüfungen, Röntgenaufnahmen von Menschen, Angaben zur rechtfertigenden Indikation sowie in Zweifelsfällen auch die gesamte Dokumentation zu einem Patienten anfordern. Die Ärztliche Stelle, die der ärztlichen Schweigepflicht unterliegt, soll diese Unterlagen möglichst alle 2 Jahre anfordern, diagnostische Referenzwerte berücksichtigen und dem Betreiber und dem anwendenden Arzt, wenn erforderlich, Vorschläge machen zur Optimierung der medizinischen Strahlenanwendung, zur Verringerung der Strahlenexposition und zur Anwendung von Untersuchungsverfahren, die nach dem Stand der medizinischen Wissenschaft vorzuziehen sind.

Die Ärztliche Stelle prüft nach, ob und in welchem Maße die Vorschläge umgesetzt werden, und unterrichtet, wenn ihnen nicht oder nicht ausreichend entsprochen wurde, die Behörde. Ärzte, die Röntgenstrahlen auf Menschen zu diagnostischen Zwecken anwenden, sind nach der RöV zu Mitwirkung bei allen qualitätssichernden Maßnahmen verpflichtet.

Zu den weiteren Voraussetzungen zum Betrieb von Röntgeneinrichtungen gehört die Verpflichtung des Betreibers,

- vor der ersten Inbetriebnahme der Röntgeneinrichtung eine Einweisung durch eine fachkundige Person des Herstellers/Lieferanten durchführen zu lassen (zusätzlich müssen alle an der Röntgeneinrichtung beschäftigten Personen anhand der Gebrauchsanweisung durch einen Fachkundigen eingewiesen werden, über alle Einweisungen sind Aufzeichnungen zu führen) und
- alle erforderlichen Unterlagen und Informationen bereit zu halten und die RöV auszuhängen bzw. auszulegen.

Strahlenschutzverantwortliche und Strahlenschutzbeauftragte

Die RöV bezeichnet denjenigen, der eine Genehmigung benötigt oder eine Anzeige erstatten muss (Betreiber einer Röntgeneinrichtung), als Strahlenschutzverantwortlichen (SSV). Bei juristischen Personen (AG, GmbH, Kommune, Land o. ä.) nimmt der Vertretungsberechtigte der juristischen Person die Aufgaben und Pflichten des SSV wahr.

Die RöV unterscheidet zwischen dem SSV und dem schriftlich zu bestellenden Strahlenschutzbeauftragten (SSB). Ein SSB muss immer dann bestellt werden, wenn der SSV oder die zu seiner Vertretung berechtigte Person die persönlichen Voraussetzungen (Approbation und/oder Fachkunde) nicht erfüllt. Bei Krankenhäusern mit mehreren Abteilungen/verschiedenen Betriebsorten müssen mehrere SSB bestellt werden.

Bei der Bestellung von SSB sind deren innerbetriebliche Entscheidungsbereiche und die Befugnisse schriftlich festzulegen. Die Bestellung von SSB ist der zuständigen Behörde vom SSV mit Angabe des innerbetriebliche Entscheidungsbereichs und der Befugnisse anzuzeigen, und zwar unter Beifügung des Nachweises der für den Strahlenschutz erforderlichen Fachkunde. Der SSV hat dem bestellten SSB und dem Betriebs- oder Personalrat eine Abschrift der Anzeige auszuhändigen. Die Vertretung des fachkundigen SSV oder des SSB ist durch eine ausreichende Anzahl von bestellten SSB zu gewährleisten. Bei fehlender Vertretung, z. B. in Urlaubs- und Krankheitszeiten, muss die Anwendung der ionisierenden Strahlen unterbrochen werden. Änderungen des innerbetrieblichen Entscheidungsbereichs sowie das Ausscheiden eines SSB sind der zuständigen Behörde ebenfalls vom SSV anzuzeigen.

Dem SSV und dem SSB obliegen die ihnen durch die RöV auferlegten Pflichten sowie die Pflichten, die sich aus Anordnungen der Behörde ergeben. Dazu gehören u. a.:

- die Verpflichtung, jede Strahlenexposition von Menschen unter Berücksichtigung des Einzelfalls auch unterhalb der festgesetzten Grenzwerte so gering wie möglich zu halten,
- die Durchführung der Qualitätssicherung,
- die Abgrenzung und Kennzeichnung des Kontrollbereichs,
- die Beachtung der Voraussetzungen für die Festlegung und Anwendung von Röntgenstrahlen auf Menschen,
- das Führen von Aufzeichnungen,
- die Durchführung von Unterweisungen und ärztlichen Untersuchungen,
- die Ermittlung der Körperdosen der Personen, die im Kontrollbereich tätig sind, und
- die Beachtung diagnostischer Referenzwerte.

Der SSV behält seine Pflichten, auch wenn er eine ausreichende Zahl an SSB schriftlich bestellt hat. Konkret bedeutet dies, dass sich der SSV auf geeignete Weise davon überzeugen muss (Organisations- und Aufsichtspflicht), dass die SSB ihre Pflichten innerhalb des festgelegten innerbetrieblichen Entscheidungsbereichs erfüllen.

Der SSB muss dem SSV unverzüglich alle Strahlenschutzmängel mitteilen und Schutzmaßnahmen vorschlagen. Können sich SSV und SSB hierüber nicht einigen, muss der SSV dem SSB die Ablehnung schriftlich mitteilen und begründen. Eine Abschrift dieser Ablehnung ist der zuständigen Behörde und dem Betriebs- oder Personalrat zu übergeben.

Verstöße des SSV oder des SSB gegen die Vorschriften der RöV können mit Bußgeldern bis zu € 51.000,– geahndet werden.

Strahlenschutzbereiche, Grenzwerte

Die neue RöV kennt lediglich die Begriffe „Kontrollbereich" und „Überwachungsbereich". Die Anwendung der RöV erstreckt sich nur auf Röntgeneinrichtungen mit Maximalenergien bis zu 1 MeV, so dass die Festlegung zusätzlicher Strahlenschutzbereiche (Sperrbereich) aus physikalischen Gründen nicht erforderlich ist.

Im Kontrollbereich *können* Personen im Kalenderjahr eine effektive Dosis größer als 6 mSv aus

Ganzkörperexposition erhalten; im Überwachungsbereich beträgt der entsprechende Dosiswert 1 mSv. Es muss klar sein, dass Kontrollbereiche bzw. Überwachungsbereiche bereits dann vorliegen, wenn die Aufnahme einer effektiven Dosis von mehr als 6 bzw. 1 mSv pro Jahr *möglich* ist. Dabei ist es unerheblich, ob diese Werte tatsächlich erreicht werden. Außerdem sollte erwähnt werden, dass die Strahlenschutzbereiche nach RöV nur während der Einschaltzeit der Röntgeneinrichtung existent sind.

Der Kontrollbereich muss mit „Kein Zutritt – Röntgen" gekennzeichnet sein, nicht nur während einer Untersuchung, sondern auch während der gesamten Zeit der Betriebsbereitschaft (diese ist identisch mit dem elektrischen Einschaltzustand).

Die Gruppe der strahlenexponierten Personen gliedert sich in 2 Kategorien. Bei Personen der Kategorie A, die ärztlich überwacht werden müssen, gilt grundsätzlich der Grenzwert der effektiven Dosis von 20 mSv pro Jahr, bei Personen der Kategorie B (keine ärztliche Überwachung) beträgt die obere Definitionsgrenze 6 mSv pro Jahr. Besondere Festlegungen gibt es für Jugendliche unter 18 Jahren (in der Regel 1 mSv, maximal 6 mSv pro Jahr) und Schwangere (am ungeborenen Kind darf in der verbleibenden Zeit der Schwangerschaft eine effektive Dosis von 1 mSv nicht überschritten werden).

Der Grenzwert der effektiven Dosis für Personen, die nicht beruflich strahlenexponiert sind (sog. Einzelpersonen der Bevölkerung), beträgt 1 mSv pro Jahr. Medizinische Anwendungen und natürliche Strahlenexpositionen werden dabei nicht berücksichtigt.

Anwendung von Röntgenstrahlen auf den Menschen, Aufzeichnungspflicht

Die *Anwendung* von Röntgenstrahlen beim Menschen (Patienten) zu diagnostischen oder therapeutischen Zwecken ist nach der RöV ausschließlich bestimmten Personengruppen vorbehalten:

1) Ärzten/Ärztinnen mit Fachkunde im Strahlenschutz,
2) Ärzten/Ärztinnen mit Kenntnissen im Strahlenschutz, die unter ständiger Aufsicht und Verantwortung der unter 1) Genannten tätig sind,
3) medizinisch-technischen Radiologieassistenten/innen und medizinisch-technischen Assistenten/innen,
4) Personen mit einer abgeschlossenen Ausbildung in einem medizinischen Assistenzberuf (z. B. Arzthelferinnen) bzw. Hilfskräften mit Kenntnissen im Strahlenschutz, die unter ständiger Aufsicht und Verantwortung der unter 1) Genannten tätig sind.

Eine Art der „Anwendung" in der Diagnostik ist die Durchleuchtung, die aus medizinischen Gründen nur von Ärzten/Ärztinnen durchgeführt werden darf. Die „Anwendung" im Zusammenhang mit der Herstellung einer Röntgenaufnahme ist allen unter 1) bis 4) aufgeführten Personengruppen erlaubt; sie umfasst nicht nur das Auslösen der Röntgenstrahlung, sondern auch die sachgemäße Positionierung des Patienten und die Einstellung der entsprechenden Aufnahmeparameter (z. B. kV, mAs, Feldgröße) („technische Durchführung").

Der Begriff „ständige Aufsicht und Verantwortung" bedeutet jederzeitige Erreichbarkeit „im Haus", um erforderlichenfalls korrigierend eingreifen zu können. Externe Rufbereitschaft reicht hierbei nicht aus!

Voraussetzung für die „Anwendung" ist die rechtfertigende Indikation. Damit ist *nicht* die Indikationsstellung zu einer Röntgenuntersuchung gemeint, zu der jeder Arzt/jede Ärztin ohne jegliche atomrechtliche Einschränkung berechtigt ist. Daneben ist festzulegen, „ob und in welcher Weise Röntgenstrahlen auf einen Menschen angewendet werden". Diese Festlegung, die als rechtfertigende Indikation bezeichnet wird, darf *nur* durch Ärzte/Ärztinnen erfolgen, die über die erforderliche Fachkunde im Strahlenschutz verfügen. Wichtig ist, dass diese „Anordnung" weder pauschal für eine bestimmte Patientengruppe noch für einen speziellen Fall fernmündlich getroffen werden darf (Ausnahme hiervon ergeben sich evtl. im Rahmen einer genehmigten Teleradiologie): Die Person, die die rechtfertigende Indikation stellt, muss im Rahmen einer Einzelentscheidung die Möglichkeit haben, den Patienten zu untersuchen, und sie muss die rechtfertigende Indikation schriftlich niederlegen.

Die Anwendung von Röntgenstrahlen auf Menschen darf erfolgen:

- in Ausübung der Heilkunde und der Zahnheilkunde,
- in sonstigen gesetzlich vorgesehenen und zugelassenen Fällen (z. B. arbeitsmedizinische Vorsorgeuntersuchung nach der Gefahrstoffverordnung),
- zur Ermittlung übertragbarer Krankheiten (z. B. nach dem Infektionsschutzgesetz) und
- zu Forschungszwecken (aufgrund einer besonderen Genehmigung des Bundesamtes für Strahlenschutz).

Im Rahmen einer medizinischen Anwendung von Röntgenstrahlen sind nach der RöV Aufzeichnungen zu folgenden Fragestellungen erforderlich:

- Frühere Anwendungen von ionisierenden Strahlen?
- Bestehen einer Schwangerschaft?
- Zeitpunkt, Art der Anwendung, untersuchte oder behandelte Körperregion, zur Ermittlung der Körperdosen erforderliche Angaben, z. B. kV, mA, s, Feldgröße?

Wie die Aufzeichnungen vorgenommen werden, ist in der RöV nicht festgelegt worden, sie müssen jedoch in der Röntgendiagnostik nach 10 Jahren noch verfügbar sein, wozu in zunehmenden Maße digitale Speichermedien eingesetzt werden. Die Besonderheiten digitaler Speichermedien (z.B. Datenkompression) und die Möglichkeiten der Teleradiologie sind in der RöV berücksichtigt.

4.4.4
Strahlenschutzverordnung (StrlSchV)

W. Huhn

Der Umgang mit offenen radioaktiven Stoffen zu diagnostischen Zwecken in der Nuklearmedizin unterliegt den Vorschriften der StrlSchV, die zwischen genehmigungsbedürftigem und genehmigungsfreiem Umgang unterscheidet. Genehmigungsbedürftig ist jeder Umgang mit radioaktiven Stoffen zur Anwendung am Menschen, wenn die spezifische Aktivität des Stoffes 500 µBq/g überschreitet.

Die erforderliche Genehmigung ist vom Strahlenschutzverantwortlichen (Praxisinhaber, gesetzlicher Vertreter des Krankenhausträgers) bei der zuständigen Behörde zu beantragen.

Diese Behörde muss die Genehmigung erteilen, wenn die Genehmigungsvoraussetzungen, die abschließend in der Strahlenschutzverordnung aufgeführt sind, erfüllt sind (Rechtsanspruch auf Genehmigung).

Die wichtigsten persönlichen Voraussetzungen sind – wie im Bereich der RöV – die *Zuverlässigkeit*, die *Fachkunde* im Strahlenschutz und die *Approbation* des Strahlenschutzverantwortlichen bzw. des Strahlenschutzbeauftragten, die im Genehmigungsverfahren nachzuweisen sind.

Die Zuverlässigkeit wird üblicherweise durch Vorlage eines polizeilichen Führungszeugnisses nachgewiesen. Der Strahlenschutzverantwortliche (SSV), der den Umgang mit radioaktiven Stoffen am Menschen selbst ausübt oder diese Tätigkeit leitet/beaufsichtigt bzw. der von ihm schriftlich bestellte Strahlenschutzbeauftragte (SSB), muss approbiert sein oder die vorübergehende Befugnis zur Ausübung des ärztlichen Berufs besitzen. Außerdem müssen SSV bzw. der von ihm bestellte SSB die *Fachkunde im Strahlenschutz* besitzen. Voraussetzungen zum Erwerb der Fachkunde im Sinne der Strahlenschutzverordnung für die Anwendung am Menschen ist eine der Tätigkeit im medizinischen Bereich entsprechende Berufsausbildung. Die Fachkunde gliedert sich in zwei untrennbar miteinander verbundene Bereiche: *Sachkunde* (Berufserfahrung) und *erfolgreiche Teilnahme an anerkannten Kursen im Strahlenschutz*.

Die Sachkunde beinhaltet theoretische Kenntnisse und praktische Erfahrung in der Verwendung bzw. Anwendung radioaktiver Stoffe und ionisierender Strahlung auf dem jeweiligen medizinischen Anwendungsgebiet. Der Erwerb der Sachkunde erfolgt über einen längeren Zeitraum. Inhalt und Dauer des Erwerbs der Sachkunde sind in der Richtlinie „Strahlenschutz in der Medizin" (2002) aufgeführt. Für den Umgang mit radioaktiven Stoffen in der Nuklearmedizin sind z.Z. folgende Sachkundezeiten nachzuweisen:

- Für Untersuchung von Menschen:
  - ▼ mindestens 30 Monate Anwendung offener radioaktiver Stoffe
- Für Untersuchung und Behandlung von Menschen:
  - ▼ mindestens 36 Monate Anwendung offener radioaktiver Stoffe

Kurse im Strahlenschutz vermitteln Gesetzeswissen sowie theoretische Kenntnisse und beinhalten praktische Übungen im Strahlenschutz auf dem jeweiligen Anwendungsgebiet. Für den medizinischen Bereich sind Dauer und Inhalt der Kurse ebenfalls in der Richtlinie „Strahlenschutz in der Medizin" festgelegt. Für die Nuklearmedizin ist neben dem Grundkurs im Strahlenschutz der Spezialkurs beim Umgang mit offenen radioaktiven Stoffen erforderlich. Für beide Kurse ist derzeit eine Mindestdauer von 24 h vorgeschrieben.

Wenn die erforderliche Sachkunde erworben ist und die Kurse im Strahlenschutz erfolgreich absolviert sind, stellt die örtlich zuständige Heilberufskammer (Ärztekammer) auf Antrag die Fachkundebescheinigung aus.

Die erworbene Fachkunde gilt nach Ablauf von 5 Jahren allerdings nur fort, wenn sie auf geeignete Weise aktualisiert wird (z.B. durch Teilnahme an anerkannten Kursen).

Weiter muss bei der nuklearmedizinischen Untersuchung oder Standardbehandlung gewährleistet sein, dass ein Medizinphysik-Experte (besonders ausgebildeter Physiker oder vergleichbar ausgebildete Person) verfügbar ist, der insbesondere die gesamte Ausrüstung regelmäßigen Kontrollen unterzieht. Sofern es sich bei der Behandlung nicht um eine Standardbehandlung handelt, d.h. mindestens in den Fällen, in denen eine individuelle Bestrahlungsplanung erforderlich ist, muss der Medizinphysik-Experte als weiterer Strahlenschutzbeauftragter bestellt sein.

Neben den aufgeführten Voraussetzungen, die Anforderungen an Personen beschreiben, sind noch einige sächliche Genehmigungsvoraussetzungen nachzuweisen. So müssen geeignete Räume und Einrichtungen vorhanden sein, *die dem Stand von Wissenschaft und Technik entsprechen*. Bei der Anwendung am Menschen müssen die Einrichtungen (z. B. γ-Kameras, PET-Systeme und zukünftig auch In-vitro-Diagnostika) außerdem den Anforderungen des Medizinproduktegesetzes (MPG) entsprechen, d. h. alle neuen Einrichtungen müssen über eine CE-Kennzeichnung nach dem MPG verfügen. Sofern es sich um radioaktive Arzneimittel handelt, müssen die Vorgaben des Arzneimittelgesetzes beachtet werden. Der Umgang mit radioaktiven Stoffen darf öffentlichen Interessen, insbesondere dem Umweltschutz, nicht entgegenstehen, und zur Erfüllung atomrechtlicher Schadensersatzverpflichtungen ist evtl. eine Haftpflichtversicherung nachzuweisen (die Höhe der Versicherungssumme orientiert sich an der Aktivität). Darüber hinaus fordert die neue StrlSchV als Genehmigungsvoraussetzung, dass die vorgesehene Tätigkeit (hier der Umgang mit offenen radioaktiven Stoffen) nicht zu den „nicht gerechtfertigten Tätigkeiten" gehört.

Dem Genehmigungsantrag sind die erforderlichen Unterlagen, Beschreibungen, Zeichnungen und Pläne, u. U. auch ein Sachverständigengutachten, beizufügen.

Strahlenschutzverantwortliche, Strahlenschutzbeauftragte

Die atomrechtlichen Verordnungen bezeichnen denjenigen, der eine Genehmigung benötigt als Strahlenschutzverantwortlichen. Bei juristischen Personen (AG, GmbH, Kommune, Land o. ä.) nimmt der Vertretungsberechtigte der juristischen Person die Aufgaben und Pflichten des Strahlenschutzverantwortlichen wahr. Besteht das vertretungsberechtigte Organ aus mehreren Mitgliedern, so ist das Mitglied zu benennen, das die Aufgaben des Strahlenschutzverantwortlichen übernehmen soll.

Bei Gesellschaften des bürgerlichen Rechts (z. B. Gemeinschaftspraxen, Praxisgemeinschaften, nicht eingetragene Vereine) ist jeder Gesellschafter, der eine entsprechende Tätigkeit ausführen will, Strahlenschutzverantwortlicher, wobei auch hier eine Person zu benennen ist, die die Aufgaben wahrnimmt.

Die Strahlenschutzverordnung unterscheidet zwischen dem Strahlenschutzverantwortlichen (SSV) und dem schriftlich zu bestellenden Strahlenschutzbeauftragten (SSB). Ein Strahlenschutzbeauftragter muss immer dann bestellt werden, wenn der Strahlenschutzverantwortliche oder die zu seiner Vertretung berechtigte Person die persönlichen Voraussetzungen (Approbation und/oder Fachkunde) nicht erfüllt. Bei Krankenhäusern mit mehreren Abteilungen/verschiedenen Umgangsorten müssen in der Regel mehrere Strahlenschutzbeauftragte bestellt werden. Dies gilt auch, wenn ein Strahlenschutzbeauftragter die erforderlichen Aufgaben z. B. aus Zeitgründen nicht allein erfüllen kann.

Bei der Bestellung von Strahlenschutzbeauftragten sind deren *innerbetrieblicher Entscheidungsbereich, Aufgaben und Befugnisse* schriftlich festzulegen.

Die Bestellung eines Strahlenschutzbeauftragten sowie das Ausscheiden von Strahlenschutzbeauftragten sind der zuständigen Behörde vom Strahlenschutzverantwortlichen mitzuteilen, wobei der festgelegte innerbetriebliche Entscheidungsbereich, die Aufgaben und Befugnisse anzugeben sind. Auch andere Änderungen, z. B. bezüglich der Festlegung des innerbetrieblichen Entscheidungsbereichs oder der Befugnisse, sind vom Strahlenschutzverantwortlichen der zuständigen Behörde mitzuteilen. Der Nachweis der für den Strahlenschutz erforderlichen Fachkunde darf bei der Anzeige nicht fehlen. Erfolgt die Bestellung des Strahlenschutzbeauftragten für einen bereits genehmigten Umgang, so kann die Behörde zusätzlich den Nachweis der Zuverlässigkeit (z. B. Führungszeugnis) fordern. Der Strahlenschutzverantwortliche hat dem bestellten Strahlenschutzbeauftragten und dem Betriebs- oder Personalrat eine Abschrift der Anzeige auszuhändigen.

Die Vertretung des fachkundigen Strahlenschutzverantwortlichen oder des Strahlenschutzbeauftragten ist durch eine ausreichende Anzahl von bestellten Strahlenschutzbeauftragten zu gewährleisten. Bei fehlender Vertretung, z. B. in Urlaubs- und Krankheitszeiten, muss die Anwendung ionisierender Strahlung unterbrochen werden.

Dem Strahlenschutzbeauftragten obliegen die ihm auferlegten Pflichten und Aufgaben nur im Rahmen seiner schriftlichen Bestellung. Er muss dem Strahlenschutzverantwortlichen unverzüglich alle Strahlenschutzmängel mitteilen und die erforderlichen Schutzmaßnahmen vorschlagen. Können sich Strahlenschutzverantwortlicher und Strahlenschutzbeauftragter hierüber nicht einigen, muss der Strahlenschutzverantwortliche dem Strahlenschutzbeauftragten die Ablehnung schriftlich mitteilen und begründen. Eine Abschrift dieser Ablehnung ist der zuständigen Behörde und dem Betriebs- oder Personalrat zu übergeben (Konfliktfall). Der Strahlenschutzverantwortliche muss den Strahlenschutzbeauftragten über Anordnungen der Behörden informieren, und beide müssen mit dem Betriebs- oder Personalrat und der Fachkraft für Arbeitssicherheit zusammenarbeiten.

Pflichten des Strahlenschutzverantwortlichen (SSV) und des Strahlenschutzbeauftragten (SSB)

Die Pflichten und Aufgaben des SSV und des SSB werden in der Strahlenschutzverordnung ausführlich beschrieben. Die Pflichten und Aufgaben des SSB sind aber – im Gegensatz zu denjenigen des SSV – auf den mit der schriftlichen Bestellung festgelegten innerbetrieblichen Entscheidungsbereich und die festgelegten Befugnisse begrenzt.

An erster Stelle steht die Einhaltung der Strahlenschutzgrundsätze und Grundpflichten (Rechtfertigung der Tätigkeit, Einhaltung der Dosisgrenzwerte und Vermeidung unnötiger Strahlenexpositionen oder Kontaminationen bzw. Minimierung bei nicht vermeidbaren Expositionen oder Kontaminationen).

Selbstverständlich haben SSV und SSB haben auch dafür zu sorgen, dass die Schutzvorschriften der Strahlenschutzverordnung eingehalten werden. Hierzu gehören:

- Qualitätssicherung (regelmäßige betriebsinterne Überwachung aller Vorrichtungen, Ausrüstungen und Anlagen, Aufzeichnung des Umfangs und Zeitpunkts der Überwachung zur Qualitätssicherung)
- Vorlage aller erforderlichen Unterlagen bei der Ärztlichen Stelle (auf Anforderung)
- Umsetzung von Empfehlungen der Ärztlichen Stelle zur Optimierung der medizinischen Strahlenanwendung
- Abgrenzung, Kennzeichnung und Überwachung des Kontrollbereichs
- Überwachung der Zutrittsbeschränkungen zum Kontroll- und Überwachungsbereich
- Durchführung von Unterweisungen und ärztlicher Überwachung
- Durchführung von Aufzeichnungen
- Ermittlung der Körperdosis bei allen Personen, die im Kontrollbereich tätig sind
- Durchführung von Kontaminationskontrollen
- Überwachung von Tätigkeitsverboten für Schwangere und Jugendliche
- Überwachung des Schutzes von Wasser, Luft und Boden
- Vorlage der notwendigen Unterlagen bei der Aufsichtsbehörde (z. B. regelmäßige Erwerbsanzeigen)
- Überwachung des Einhaltens der Vorschrift, dass Indikationsstellung und Anwendung von radioaktiven Stoffen am Menschen nur im Rahmen der Heilkunde und nur durch berechtigte Personen erfolgt
- Beachtung der diagnostischen Referenzwerte

Da einige der o.a. Pflichten und Aufgaben in der bis zum 31.07.2001 geltenden Strahlenschutzverordnung nicht oder nicht in dieser Form enthalten waren, werden sie nachfolgend kurz erläutert.

Die Pflicht, Qualitätssicherung in der Nuklearmedizin durchzuführen, war auch in der Strahlenschutzverordnung von 1989 festgelegt und durch die Richtlinie „Strahlenschutz in der Medizin" konkretisiert. Neu ist, dass insbesondere für die Optimierung und Qualitätssicherung (u.a. regelmäßige Kontrolle der Geräte, Vorrichtungen und Ausrüstungen) ein Medizinphysik-Experten verfügbar ist, neu ist auch, dass die Einrichtung einer ärztlichen Stelle geplant wird, bei der die Tätigkeit anzumelden ist und der alle erforderlichen Unterlagen auf Anforderung vorzulegen sind. Zur Aufgabenerledigung kann diese Ärztliche Stelle auch Unterlagen anfordern, die über die reinen Aufzeichnungen zur Qualitätssicherung hinausgehen, z. B. rechtfertigende Indikationsstellungen fachkundiger Ärzte, Aufzeichnungen über die Anwendung der radioaktiven Stoffe am Menschen, Beachtung der diagnostischen Referenzwerte. Die Verpflichtung der Ärztlichen Stelle, bei fehlender oder unzureichender Umsetzung vorgeschlagener Maßnahmen die Behörde zu unterrichten, bedeutet für den SSV oder SSB in der Regel, dass sie gegenüber der Behörde darlegen müssen, warum die Umsetzung einer vorgeschlagenen Maßnahme nicht bzw. nur teilweise erfolgt ist.

Die Abgrenzung und Kennzeichnung des Kontrollbereichs sowie die Überwachung von Kontroll- und Überwachungsbereich ist keine neue Aufgabe für den SSV und SSB. Veränderungen hat es hier aber insoweit gegeben, als der Kontrollbereich nun dort beginnt, wo eine Person eine effektive Dosis von mehr als 6 mSv pro Jahr und der Überwachungsbereich dort beginnt, wo eine Person eine effektive Dosis von mehr als 1 mSv pro Jahr erhalten *kann*. Bei der Festlegung der Grenze zu beiden Bereichen ist von einer Aufenthaltszeit von 40 h je Woche und 50 Wochen im Jahr auszugehen. Verdeutlicht wurde auch, wer Zugang zum Überwachungsbereich haben darf. Er darf neben Patienten, helfenden Personen, Probanden, Besuchern, Auszubildenden und Studierenden, deren Ausbildungsziel eine Tätigkeit in diesem Bereich erfordert, nur Personen erlaubt werden, die darin *eine dem Betrieb dienende Aufgabe* wahrnehmen. Daraus folgt entsprechend der amtlichen Begründung zur StrlSchV, dass sich Personen, die nicht im Zusammenhang mit der Genehmigung stehende Aufgaben wahrnehmen (z. B. Kantinen-, Reinigungs- oder Büropersonal), nicht regelmäßig im Überwachungsbereich aufhalten dürfen.

Die Ermittlung der Körperdosis muss bei allen Personen – ausgenommen Patienten – erfolgen, die sich im Kontrollbereich aufhalten. Hier ist sowohl die äußere Exposition als auch die durch Inkorporation entstandene zu beachten. Man muss dabei berücksichtigen, dass sich der Grenzwert der effektiven Dosis für beruflich strahlenexponierte Personen geändert hat. So darf der Grenzwert der effektiven Dosis den Wert von 20 mSv pro Jahr in der Regel nicht überschreiten. Ferner hat sich auch die Einteilung der Kategorien der beruflich strahlenexponierten Personen verändert. Zur Kategorie A gehören alle Personen, bei denen die effektive Dosis mehr als 6 mSv pro Jahr betragen kann. Diese Personen sind ärztlich zu überwachen (vor Aufnahme der Tätigkeit und dann im Jahresturnus). Zur Kategorie B gehören die Personen, bei denen die effektive Dosis mehr als 1 mSv pro Jahr betragen kann, für sie ist eine ärztliche Untersuchung vor Aufnahme der Tätigkeit allerdings nicht mehr zwingend vorgeschrieben.

Die effektive Dosis für Personen der Bevölkerung darf 1 mSv pro Jahr nicht überschreiten, wobei für entsprechende Abschätzungen außerhalb von Betriebsgeländen vom Daueraufenthalt der Personen auszugehen ist.

Vor der Anwendung von radioaktiven Stoffen am Menschen muss ein Arzt mit der erforderlichen Fachkunde im Strahlenschutz hierfür die rechtfertigende Indikation gestellt haben. Diese rechtfertigende Indikation, die auch dann gestellt werden muss, wenn eine Anforderung eines überweisenden Arztes vorliegt, setzt voraus, dass der gesundheitliche Nutzen gegenüber dem Strahlenrisiko überwiegt. Andere Verfahren, die mit einer geringeren Strahlenexposition verbunden sind, müssen in die Betrachtung einbezogen werden. Der die rechtfertigende Indikation stellende Arzt hat vor der Anwendung alle verfügbaren Informationen über bisherige medizinische Erkenntnisse heranzuziehen, um unnötige Strahlenexpositionen zu vermeiden. Sofern es erforderlich ist, muss er hierfür mit dem überweisenden Arzt zusammenarbeiten.

Die Anwendung radioaktiver Stoffe in der Heilkunde darf nach der beschriebenen rechtfertigenden Indikation erfolgen durch:

- Ärztinnen/Ärzte, die über die erforderliche Fachkunde im Strahlenschutz verfügen oder
- Ärztinnen/Ärzte, die zwar nicht über die erforderliche *Fachkunde* im Strahlenschutz aber über die für die vorgesehene Anwendung erforderlichen *Kenntnisse* im Strahlenschutz verfügen und unter ständiger Aufsicht und Verantwortung eines fachkundigen Arztes tätig werden.

Bei der Anwendung radioaktiver Stoffe am Menschen dürfen neben den genannten Ärztinnen/Ärzten MTAR oder MTA technisch mitwirken. Die technische Mitwirkung von Personen, mit einer abgeschlossenen Ausbildung in einem sonstigen medizinischer Beruf (Arzthelferinnen, Schwestern, Pflegern) ist seit dem 01. 07. 2002 zulässig und daher in der neuen StrlSchV auch aufgeführt.

Bei der Anwendung radioaktiver Stoffe an Menschen müssen alle relevanten Daten aufgezeichnet werden und im Fall einer Behandlung 30 Jahre, im Fall einer Untersuchung 10 Jahre aufbewahrt werden. Die Speicherung der Aufzeichnungen auf Datenträgern ist zulässig, sofern sie innerhalb der Aufbewahrungszeit unverändert lesbar sind und die Datensicherheit gewährleistet ist.

Die Anwendung radioaktiver Stoffe in der medizinischen Forschung darf nur mit einer besonderen Genehmigung des Bundesamtes für Strahlenschutz erfolgen. Hierbei sind die Vorgaben des MPG zur klinischen Prüfung von Medizinprodukten sowie die Anwendung im Rahmen der Zweckbestimmung des Medizinproduktes zu berücksichtigen.

Radioaktive Abfälle, die beim Umgang innerhalb der Nuklearmedizin entstehen, sind grundsätzlich an eine Landessammelstelle abzuliefern. Eine andere Beseitigung von radioaktiven Stoffen aus dem genehmigten Umgang ist nur zulässig, wenn die zuständige Behörde schriftlich eine Freigabe erteilt hat. Eine solche Freigabe kann die Behörde *auf Antrag eines Genehmigungsinhabers* erteilen, wobei sie nur wirksam wird, wenn der Genehmigungsinhaber alle Voraussetzungen und Auflagen zur Freigabe erfüllt hat (z. B. die Freimessung und eine Dokumentation).

Der Erwerb, die Abgabe und der sonstige Verbleib von radioaktiven Stoffen muss der zuständigen Behörde innerhalb eines Monats unter Angabe von Art und Aktivität angezeigt und über eine Buchführung nachgewiesen werden. Anzeigepflichtig ist ferner der Gesamtbestand an radioaktiven Stoffen mit Halbwertszeiten über 100 Tagen, und zwar am Ende des Kalenderjahres.

Falls Strahlenschutzverantwortliche und/oder Strahlenschutzbeauftragte ihre Pflichten und Aufgaben nicht erfüllen, kann die zuständige Behörde dieses mit einem Bußgeld bis zu EURO 51.000,- ahnden.

Verwaltungsvorschriften, Richtlinien, Normen
Die Vorschriften des Atom- und Strahlenschutzrechts enthalten eine Vielzahl von sog. unbestimmten Rechtsbegriffen (z. B. Zuverlässigkeit, Fachkunde, Qualitätssicherung) und räumen der Verwaltung damit einen Ermessensspielraum ein. Daher bedürfen diesbezügliche Vorschriften der Konkretisierung.

Um diese Konkretisierung zu erreichen, hat die Bundesregierung die Möglichkeit, im Rahmen der Bundesaufsicht Weisungen zu erteilen (für den Einzelfall) oder allgemeine Verwaltungsvorschriften zu erlassen (für eine Vielzahl von Fällen). Diese Weisungen oder Verwaltungsvorschriften, die sich stets an die ausführende Behörde und nicht an den Bürger wenden, spielen in der Medizin allerdings keine große Rolle, denn dort wird die Konkretisierung der Vorschriften über Richtlinien und Normen erreicht.

Richtlinien sind Übereinkommen von Bundes- und Länderbehörden, in denen formlos festgelegt wird, nach welchen Prinzipien bei der Ausführung des Atom- und Strahlenschutzrechts verfahren werden *soll*.

Richtlinien haben zwar keine rechtliche Außenwirkung, im Bereich der Strahlenschutzverordnung kommt den erlassenen Richtlinien jedoch *faktische* Bedeutung zu; die zuständigen Behörden müssen regelmäßig nach ihnen verfahren, ihr Ermessensspielraum ist also durch sie eingeschränkt. Für den medizinischen Bereich wird die Strahlenschutzverordnung im Wesentlichen durch die Richtlinie „Strahlenschutz in der Medizin" konkretisiert, die von einem Expertengremium an die Regelungen der neuen StrlSchV angepasst wurde.

Ähnlich wie die Richtlinien dienen auch die europäischen (CEN- bzw. CENELEC-) oder nationalen (DIN- bzw. VDE-)Normen u. a. zur Ausfüllung der Rechtsvorschriften. Allerdings werden die Normen im Gegensatz zu den Richtlinien nicht von der zuständigen Behörde erlassen, sondern von einer privaten Organisation aufgestellt. Hinsichtlich der rechtlichen Außenwirkungen gleichen sich Normen und Richtlinien aber weitgehend.

Die Normen spielen in der Praxis des Atom- und Strahlenschutzrechts eine wesentliche Rolle. Grundsätzlich sind sie jedoch für die Interpretation der Rechtsvorschriften nicht verbindlich. Rechtliche Bedeutung können Normen allerdings erhalten, wenn in einer Rechtsvorschrift auf sie verwiesen oder der Stand von Wissenschaft und Technik eingefordert wird.

Literatur

Angerstein W (1995) Nutzen und Risiko der Röntgendiagnostik. Röntgenpraxis 48: 261
Atomgesetz (1959) vom 23.12.1959 (BGBl. I S 814) in der z.Z. geltenden Fassung
BMU (2002) Richtlinie Strahlenschutz in der Medizin vom 24.06.2002 – RS II 4-11432/1. RdSchr. d. BMU
Chu RYL et al. (1998) Patient doses in abdominal aortogram and aorta femoral Runoff examinations. Health Phys 75/5: 487
DIN IEC 601-1-3 (1994) Medizinische elektrische Geräte, Teil 1: Allgemeine Anforderungen an die Sicherheit, 3. Ergänzungsnorm: Allgemeine Anforderungen an den Strahlenschutz von diagnostischen Röntgengeräten, Beuth-Verlag, Berlin
DIN 6812 (2002) Medizinische Röntgenanlagen bis 300 kV – Regeln für die Auslegung des Baulichen Strahlenschutzes. Beuth, Berlin
DIN 6813 (1980) Strahlenschutzzubehör bei medizinischer Anwendung von Röntgenstrahlen bis 300 kV – Regeln für die Herstellung und Benutzung, Beuth-Verlag, Berlin (s. auch DIN EN 61331-3)
DIN 6815 (2002) Medizinische Röntgenanlagen bis 300 kV – Regeln für die Prüfung des Strahlenschutzes nach Errichtung. Instandsetzung und Änderung, Beuth-Verlag, Berlin
DIN 6844 „Nuklearmedizinische Betriebe"; Teil 1: Regeln für Errichtung und Ausstattung von Betrieben zur diagnostischen Anwendung von offenen radioaktiven Stoffen vom September 1996; Teil 2: Regeln für Errichtung und Ausstattung von Betrieben zur therapeutischen Anwendung von offenen radioaktiven Stoffen vom September 1996; Teil 3: Strahlenschutzberechnungen vom September 1989, Beuth, Berlin
DIN 6852 (1987) Aktivimeter, Beuth-Verlag, Berlin
DIN 6854 (1994) Technetiumgeneratoren, Anforderungen und Betrieb, Beuth-Verlag, Berlin
DIN 6855-1 (1992) Qualitätsprüfung nuklearmedizinischer Mess-Systeme: In-vivo- und in-vitro-Messplätze, Beuth-Verlag, Berlin
DIN 6855-2 (1992) Qualitätsprüfung nuklearmedizinischer Mess-Systeme. Messbedingungen für Einzelphotonen-Emissions-Tomographie mit Hilfe rotierender Messköpfe einer Gammakamera, Beuth-Verlag, Berlin
DIN 6855-3 (1992) Qualitätsprüfung nuklearmedizinischer Mess-Systeme: Einkristall-Gamma-Kamera zur planaren Szintigraphie und Systeme zur Messdatenaufnahme und -auswertung, Beuth-Verlag, Berlin
DIN 6868-2ff (1996ff), DIN 6868 Teil 1 bis 8: Sicherung der Bildqualität in röntgendiagnostischen Betrieben, Beuth Verlag, Berlin. T2: Filmverarbeitung: Konstanzprüfung der visuellen optischen Dichte; T3: Konstanzprüfung bei Direktradiographie; T4: Konstanzprüfung bei Durchleuchtung mit Rö-BV und bei Aufnahmen vom Ausgangsschirm des Rö-BV; T5: Konstanzprüfung in der zahnärztlichen Rö-Aufnahmetechnik; T6: Konstanzprüfung bei Rö-Computertomographie; T7: Konstanzprüfung für die Mammographie; T8: Konstanzprüfung bei Digitalen Subtraktionsangiographieeinrichtungen; T10: Konstanzprüfung des Aufzeichnungssystems und der Kamera in der Röntgenkinematographie; T11: (Vornorm): Konstanzprüfung an Bilddokumentationssystemen
DGMP (1990) Pränatale Strahlenexposition aus medizinischer Indikation. Dosisermittlung, Folgerungen für Arzt und Schwangere, DGMP-Bericht Nr. 7
Doll et al. (1998) Optimierung der Bildqualität von PET-Aufnahmen durch 3D-Datenakquisition und iterative Bildrekonstruktion. Nukl Med 37: 62
EG, Europäische Gemeinschaft (1989) Rahmenrichtlinie Arbeitsschutz 89/391/EWG des Rates vom 12. Juni 1989 (Abl. EG Nr. L 183 S 1)
EG, Europäische Gemeinschaft (1959) Vertrag zur Gründung der Europäischen Gemeinschaft
Eichordnung vom 12. August 1988, BGBL. I, S 1657
EURATOM (1959), Vertrag zur Gründung der Europäischen Atomgemeinschaft, 1959
EURATOM (1996) Richtlinien 96/296/EURATOM (Abl. Nr. L 159 vom 29.6.1996, S 1)
EURATOM (1997) Richtlinien 97/43/EURATOM (Abl. Nr. L 180 vom 9.7.1997, S 22)
Fachkunde, Richtlinie Fachkunde nach RöV/Medizin (1990) (BArbBl. 9/90, S 67 und 9/91, S 88)
Geworski L, Reiners C (1995) Qualitätskontrolle nuklearmedizinischer Mess-Systeme, Schattauer-Verlag, Stuttgart
Heron JC (1992) Estimation of effective dose to the patient during medical x-ray examinations from measurements of the dose-area product. Phys Med Biol Vol. 37 No. 11, 2117–2126
ICRP, International Commission on Radiological Protection (1990) Publication 60 (Empfehlungen der Internationalen Strahlenschutzkommission 1990)
ICRU (1985) International Commission on Radiation Units and Measurements, Determination of Dose Equivalents Resulting from External Radiation Sources, ICRU Report 39. ICRU, Bethesda MD
ICRU (1988) International Commission on Radiation Units and Measurements, Determination of Dose Equivalents from External Radiation Sources – Part 2, ICRU Report 43. ICRU, Bethesda MD
Jordan et al. (1994) Qualitätssicherung nuklearmedizinischer Mess-Systeme: Was sagen die neuen Vorschriften? Nucl Med 33: 49
Jung H (1988) Strahlenrisiken. In: Moderne Bildgebung (Hrsg.) Ewen K, Thieme Verlag Stuttgart New York: 24
Leitlinien (1992, 1995) Leitlinien der Bundesärztekammer zur Qualitätssicherung in der Röntgendiagnostik, Dtsch, Ärztebl. 92, Heft 34/35: A 2272 und Heft 49, Sonderdruck: 1

MPBetreibV, Medizinprodukte-Betreiberverordnung (1988) Verordnung über das Errichten, Betreiben und Anwenden von Medizinprodukt vom 29. Juni 1998 (BGBl. I, S 1762) in der z. Z. geltenden Fassung

MPG, Medizinproduktegesetz (1994) vom 2.8.1994 (BGBl. I S 1963) in der z. Z. geltenden Fassung

MPV, Medizinprodukte-Verordnung (1997) Verordnung über Medizinprodukte vom 17. Dezember 1997 (BGBl. I, S 3138) in der z. Z. geltenden Fassung

MTAG, MTA-Gesetz (1993) Gesetz über technische Assistenten in der Medizin vom 2. August 1993, BGBl. I, S 1403

NRPB (1994) R 262 Estimation of effictive dose in diagnostic radiology from entrance surface dose and dose – area product, Chilton, Didcot, Oxon OX11 ORQ

PTB (1994) PTB-Bericht: Neue Dosis-Messgrößen im Strahlenschutz. PTB-Dos-23

QS-RL (2002) Richtlinie zur Durchführung der Qualitätssicherung bei Röntgeneinrichtungen zur Untersuchung und Behandlung von Menschen nach RöV (QS-RL), Bundesministerium für Umwelt, Naturschutz und Reaktorsicherheit

Richtlinie „Strahlenschutz in der Medizin" (2002) im Druck

Richtlinie 90/385/EWG des Rates vom 20. Juni 1990 über aktive implantierbare medizinische Geräte (Abl. EG Nr. L 189, S 1)

Richtlinie 93/42/EWG des Rates vom 14. Juni 1993 über Medizinprodukte (Abl. EG Nr. L 169, S 1)

Richtlinie 98/79/EG des Europäischen Parlaments und des Rates vom 27. Oktober 1998 über In-vitro-Diagnostika (Abl. EG Nr. L 331, S 1)

RöV (1987) Röntgenverordnung BGBl I: 114 mit letzter Änderung vom 2.8.1994

SV-RL (2002) Richtlinie für Sachverständigenprüfungen nach Röntgenverordnung (SV-RL), Bundesministerium für Umwelt, Naturschutz und Reaktorsicherheit

RöV, Röntgenverordnung (2002) vom 18.06.2002 BGBL. I, S. 1869

Schober O (1994) Klinische Qualitätskontrolle, Nuklearmedizinische In-vivo-Untersuchung, Schattauer-Verlag, Stuttgart

Strahlenschutzkommission (1990) Empfehlung der Strahlenschutzkommission: Maßnahmen bei radioaktiver Kontamination der Haut. Bundesanzeiger Nr. 45 vom 6. März 1990

StrlSchV, Strahlenschutzverordnung (1989) Verordnung über den Schutz vor Schäden durch ionisierende Strahlen (Strahlenschutzverordnung, StrlSchV) in der Fassung der Bekanntmachung vom 30. Juni 1989) BGBl., I, S 1321

StrlSchV, Strahlenschutzverordnung (2001) Verordnung über den Schutz vor Schäden durch ionisierende Strahlen vom 20. Juli 2001, BGBl. I, S 1714

Verordnung über die innerstaatliche und grenzüberschreitende Beförderung gefährlicher Güter auf der Straße (Gefahrgutverordnung Straße, GGVSE) vom 11. Dezember 2001 BGBl., I, S. 3529

ZVEI (1993) ZVEI-Information Nr. 8: Prüfverfahren zur Qualitätssicherung von Röntgenfilmen, Verstärkungsfolien und Kassetten, ZVEI, Frankfurt

Natürliche und zivilisatorische Strahlenexpositionen

A. Kaul

5.1 Einleitung 303
5.2 Kosmische Strahlung und kosmogene Radionuklide 304
5.2.1 Strahlenarten 304
5.2.2 Exposition durch galaktische und solare kosmische Strahlung 304
5.2.3 Kosmogene Radionuklide und Strahlenexposition 305
5.3 Terrestrische Strahlung 305
5.3.1 Externe Komponenten und Exposition 306
5.3.2 Interne Komponenten und Exposition 306
5.4 Zivilisatorisch bedingte Strahlenexpositionen aus natürlichen Quellen 307
5.4.1 Strahlendosis durch fossile Primärenergieträger und Verwendung mineralischer Naturprodukte 307
5.4.2 Fliegen in großen Höhen 307
5.5 Berufliche Exposition im natürlichen Strahlenfeld 308
5.6 Zivilisatorisch bedingte Strahlenexpositionen aus künstlichen Quellen 308
5.6.1 Medizinisch bedingte Dosis 308
5.6.2 Dosis durch Kernwaffen-Fall-out 309
5.6.3 Dosis durch nukleare Erzeugung elektrischer Energie 309
5.6.4 Dosis als Folge des Reaktorunfalls im Kernkraftwerk Tschernobyl 309
5.7 Gesamte Strahlenexposition aus natürlichen und zivilisatorischen Quellen 309
Literatur 311

5.1 Einleitung

Der Mensch ist von Anbeginn seiner Existenz einer ionisierenden Strahlung natürlichen Ursprungs ausgesetzt. Sie ist Teil des Lebens, und man kann sich ihr nur bedingt entziehen. Da die Wirkung der ionisierenden Strahlung nicht von ihrem Ursprung abhängt, wird die Höhe künstlicher Strahlenexposition und ihre Begrenzung in Relation zur natürlichen Exposition betrachtet. So orientiert sich gemäss Strahlenschutzverordnung der jährliche Grenzwert der effektiven Dosis von 0,3 mSv für Personen der allgemeinen Bevölkerung außerhalb von Strahlenschutzbereichen als Folge der Ableitung radioaktiver Stoffe mit Luft oder Wasser aus Anlagen oder Einrichtungen an der Schwankungsbreite des Wertes der jährlichen natürlichen Strahlenexposition (StrlSchV 2001). Gleichermaßen dient der Betrag der jährlichen effektiven Strahlendosis aus natürlichen Quellen als Grundlage für die Bewertung der Strahlendosis röntgendiagnostischer oder nuklearmedizinischer Untersuchungsverfahren bzw. der gesamten medizinisch bedingten jährlichen Strahlenexposition einer Bevölkerung. Auch die übrigen Quellen zivilisatorischer Strahlenexposition – im Wesentlichen die Dosis durch den Fall-out atmosphärisch gezündeter Kernwaffen, durch den nuklearen Brennstoffkreislauf und kerntechnische Unfälle – werden an der Höhe der natürlichen Strahlenexposition gemessen.

Im Wesentlichen sind es zwei Quellen natürlicher Strahlenexposition, denen der Mensch ausgesetzt ist: hochenergetische geladene Teilchen, Protonen, Neutronen und Photonen kosmischen Ursprungs sowie Radionuklide natürlichen Ursprungs in der Atmosphäre, der Erdkruste und im menschlichen Körper selbst, die von außerhalb des Körpers oder im Körper nach Aufnahme mit der Atemluft oder der Nahrung durch die bei ihrem Zerfall emittierte Strahlung eine Strahlendosis des Menschen verursachen.

Strahlenexpositionen aus *extraterrestrischen* Quellen (kosmische Strahlen und kosmogene Radionuklide) und *terrestrischen Ursprungs* (^{40}K, ^{87}Rb und Radionuklide der Uran- und Thoriumzerfallsreihen) bilden den Hintergrund natürlicher Strahlung mit vergleichsweise konstantem Anteil an der Gesamtexposition. Sie werden in Abschn. 5.2.2, 5.2.3 und 5.3.1 behandelt.

Quellen *interner* natürlicher Strahlenexposition durch Radionuklide *terrestrischen Ursprungs* werden in Abschn. 5.3.2 behandelt, wobei der Inhalation von Radonfolgeprodukten der Uran- und Thoriumzerfallsreihen eine besondere Bedeutung zukommt.

In Abschn. 5.4 werden *zivilisatorisch bedingte Quellen natürlicher Strahlenexposition* und die daraus resultierenden Dosen besprochen, dabei geht es um Gewinnung, Aufbereitung und Verwendung natürlicher Stoffe in der Erdkruste wie Kohle, Erdöl, Erdgas, Phosphate, mineralische Gesteine und Sände sowie um das Fliegen in großen Höhen. Die aus der bergmännischen Gewinnung und Aufbereitung von natürlichem Uran für die Herstellung von Brennelementen für Atomkernreaktoren resultierende Dosis für die allgemeine Bevölkerung – im Wesentlichen durch ^{222}Rn und seine Zerfallsprodukte – wurde von der Betrachtung ausgenommen, da sie nur regional von Bedeutung und global im Vergleich zu den anderen Quellen zivilisatorisch erhöhter natürlicher Strahlenexposition sehr klein ist.

Die Behandlung der Quellen und Dosen natürlicher Strahlenexposition wäre unvollständig, würde man nicht die Expositionen aus dem beruflichen Umgang mit natürlichen Quellen oder aus der *beruflichen Tätigkeit im natürlichen Strahlenfeld* behandeln. Dies erfolgt in Abschn. 5.5.

Zivilisatorische Strahlenexposition aus künstlichen Quellen resultiert im Wesentlichen aus der medizinischen Anwendung ionisierender Strahlen und radioaktiver Stoffe in der Diagnostik, aus dem Fall-out von Kernwaffentests in der Atmosphäre, aus Emissionen von Radionukliden bei Herstellung, Verwendung und Entsorgung von Brennelementen für die Erzeugung elektrischer Energie durch Kernspaltung sowie aus der weltweiten Verfrachtung radioaktiver Stoffe nach nuklearen Unfällen. Diese Quellen und die daraus resultierenden Dosen werden in Abschn. 5.6 zusammengestellt und bewertet.

Zum Schluss – in Abschn. 5.7 – werden die Beträge der einzelnen Komponenten der mittleren jährlichen Strahlendosis der Weltbevölkerung und im Vergleich dazu der Bevölkerung Deutschlands sowie der beruflich entsprechend Tätiger als Folge von Strahlung aus natürlichen und künstlichen Quellen zusammengestellt, ihr jeweiliger Anteil an der *Gesamtexposition* unterschiedlicher Herkunft – natürlich, zivilisationsbedingt-natürlich und künstlich – wird ermittelt und bewertet.

5.2
Kosmische Strahlung und kosmogene Radionuklide

5.2.1
Strahlenarten

Unter kosmischer Strahlung versteht man nach ihrer Herkunft *Strahlung eingefangener Teilchen, galaktische kosmische Strahlung* und *solare Teilchenstrahlung*. Strahlung eingefangener Teilchen besteht im Wesentlichen aus Elektronen und Protonen, die sich auf kreisförmigen Bahnen um die Erde bewegen, bedingt durch deren Magnetfeld. Galaktische kosmische Strahlung setzt sich hauptsächlich aus Protonen mit einem gewissen Anteil an Heliumionen und Ionen schwerer Kerne zusammen. Die solare Komponente der kosmischen Strahlung hat eine ähnliche Zusammensetzung.

Eingefangene Teilchen bewegen sich in zwei Zonen oder Strahlungsgürteln um die Erde mit Radien, die innerhalb und außerhalb des 2,8fachen des Erdradius am Äquator liegen. Sie bedingen damit für den Menschen auf der Erde keine Strahlenexposition.

Galaktische kosmische Strahlen entstehen außerhalb des Sonnensystems als Folge stellarer magnetischer Störungen (Flares), Supernovaexplosionen, Beschleunigung von Pulsaren und als Folge der Umwandlung von galaktischen Kernen. Die galaktische kosmische Strahlung wird durch das geomagnetische Erdfeld nahe der Erdoberfläche mit der Folge beeinflusst, dass abnehmend vom geomagnetischen Äquator bis zu den Polen ein Teil der Strahlung gegenüber der Erde abgeschirmt wird.

Vor allem hochenergetische Protonen wechselwirken beim Eintritt in die Atmosphäre mit Stickstoff-, Sauerstoff- und Argonkernen und bilden als Folge von Kernreaktionen *kosmogene Radionuklide*, im Wesentlichen ^{3}H, ^{7}Be und ^{22}Na, unter Emission von Neutronen, Protonen, Myonen, Pionen und Kaonen. Elastisch gestreute Neutronen thermischer Energie werden von ^{14}N-Kernen eingefangen und wandeln diese in ^{14}C um. Der Fluss der Kernteilchen wird bei der Passage der unteren atmosphärischen Schichten stark vermindert. Pionen und Kaonen zerfallen vor Erreichen der Erdoberfläche, wobei beim Zerfall neutraler Pionen Photonen gebildet werden, die ihrerseits Elektron-Positron-Paare und Comptonelektronen bilden. Als Folge davon entstehen weitere Photonen durch Bremsstrahlung oder als Vernichtungsstrahlung.

Als Folge magnetischer Störungen tritt aus der Sonne sog. *solare Teilchenstrahlung* aus, die im Wesentlichen aus Protonen besteht. Sie ist für die Strahlenexposition auf der Erdoberfläche wegen der Absorption in der Erdatmosphäre weniger bedeutend, kann aber für Weltraumflüge jenseits der Magnetosphäre und bei Überschallflügen in Höhen deutlich über 15.000 m besondere Aufmerksamkeit erfordern.

5.2.2
Exposition durch galaktische und solare kosmische Strahlung

Die Strahlenexposition durch Komponenten der Strahlung galaktischen und solaren Ursprungs hängt von der *Höhe* über dem Meeresspiegel, der *geographischen Breite* und der *Abschirmung* durch Gebäude ab.

Die *Höhenabhängigkeit* der Dosisleistung der Neutronen als der dominanten Komponente der nicht direkt ionisierenden Strahlung kosmischen

Ursprungs ist zwar ausgeprägter als die der direkt ionisierenden Komponente, der Anteil der Neutronen an der gesamten Dosisleistung ist aber deutlich – etwa um den Faktor 10 – kleiner. Bezogen auf Meereshöhe ist die jährliche effektive Dosis durch Neutronen z. B. auf der Zugspitze in 2963 m um einen Faktor von etwa 15 höher. Für die Komponente direkt ionisierender Strahlung beträgt die Erhöhung gegenüber Meeresniveau nur etwa 3. In Meereshöhe beträgt die jährliche effektive Dosis bei einem Aufenthalt im Freien für Neutronen 0,03 mSv, für die ionisierende Komponente der kosmischen Strahlung 0,3 mSv (UNSCEAR 1993; 2000).

Niederenergetische geladene Teilchen werden durch das Magnetfeld der Erde in den Weltraum abgelenkt. Dieser Effekt ist *breitenabhängig*, d.h. der Anteil niederenergetischer Protonen, der die Atmosphäre erreicht, ist an den Polen größer als am Äquator. Als Folge davon sind die in der Atmosphäre stattfindenden Ionisationen durch Protonen und damit die direkt ionisierende Komponente der kosmischen Strahlung breitenabhängig. So beträgt die Energiedosisleistung dieser Komponente in nördlichen geographischen Breiten um 20° etwa 85% der in mittleren bis höheren Breiten, das heißt über 50°N. Bei Neutronen ist die Dosisleistung in Breiten oberhalb 50°N sogar 3mal höher als in Breiten bis 20°N (UNSCEAR 2000).

Die *Abschirmung* der kosmischen Strahlung durch Gebäude hängt im Wesentlichen von deren Konstruktion und den verwendeten Baumaterialien ab. Sie liegt für Holzhäuser bei etwa 5% gegenüber dem Freien und bei etwa 60% für Häuser, die vorwiegend aus Beton gefertigt sind. Das United Nations Scientific Committee on the Effects of Atomic Radiation (UNSCEAR) hat als universellen Abschirmfaktor den Wert 0,8 vorgeschlagen (UNSCEAR 1988).

Unter Berücksichtigung der Abhängigkeit der kosmischen Strahlungsdosis von der Höhe und der geographischen Breite beträgt die jährliche effektive Dosis auf Meereshöhe im Freien unter Berücksichtigung der Bevölkerungsdichte auf der Nord- und Südhalbkugel der Erde 0,27 mSv durch die direkt ionisierende Komponente und 0,048 mSv durch die Neutronen. Unter Einschluss der erdbevölkerungsgewichteten Höhe des Aufenthaltes betragen die Werte der jährlichen effektiven Dosis 0,34 mSv (direkt ionisierende Komponente) bzw. 0,12 mSv (Neutronen). Bezieht man den Faktor der Abschirmung von 0,8 bei gleichzeitiger Berücksichtigung der *mittleren Aufenthaltsdauer* in Häusern von ebenfalls 0,8 ein, ergibt sich die jährliche effektive Dosis der Weltbevölkerung durch die beiden Komponenten der kosmischen Strahlung zu 0,28 mSv (direkt ionisierende Komponente) und 0,1 mSv (Neutronen), also insgesamt zu 0,38 mSv (UNSCEAR 2000). Der Mittelwert für die deutsche Bevölkerung beträgt 0,3 mSv pro Jahr (DB 1998).

Im Vergleich dazu ist die effektive Jahresdosis der Bevölkerung in Städten wie La Paz, Bolivien (3900 m Höhe), oder Mexico City (2240 m Höhe) etwa 5- bzw. 2-mal höher (UNSCEAR 1993).

5.2.3
Kosmogene Radionuklide und Strahlenexposition

Kosmische Strahlen bilden – wie eingangs erwähnt – durch Kernreaktionen mit Elementen in der Atmosphäre eine Reihe von Radionukliden. Die bedeutendsten dieser kosmogenen Radionuklide sind ^{3}H, ^{7}Be, ^{14}C und ^{22}Na. Die Strahlenexposition des Menschen resultiert im Wesentlichen aus der Ingestion mit Nahrungsmitteln. Unter Berücksichtigung mittlerer spezifischer Aktivitäten bzw. Aktivitätskonzentrationen dieser Radionuklide in Nahrungsmitteln und Trinkwasser sowie mittlerer Verzehrsgewohnheiten ergibt sich die jährliche effektive Dosis für Einzelne der Weltbevölkerung zu 0,012 mSv mit allein 98% durch ^{14}C (UNSCEAR 1993).

5.3
Terrestrische Strahlung

Mit der Entstehung der Materie, aus der die Erde gebildet wurde, entstanden auch zahlreiche Radionuklide. Von diesen sind nur noch diejenigen Radionuklide vorhanden, deren Halbwertszeiten von 10^8-10^{10} Jahre in der Größenordnung des geschätzten Alters der Erde liegen. Diese natürlichen Radionuklide und ihre Zerfallsprodukte sind in unterschiedlichen Konzentrationen in Böden und Gesteinen der Erdkruste, in der Luft, in Pflanzen, in Baumaterialien sowie im Menschen selbst vorhanden. Die von ihnen beim Zerfall emittierte Strahlung wird deshalb als terrestrische Strahlung bezeichnet. Wirkt sie von außen durch die γ-Strahlung auf den Menschen ein, handelt es sich um die *externe Komponente* der Exposition, bei Inkorporation durch Ingestion und Inhalation um die *interne Komponente*.

Bei den Radionukliden natürlichen Ursprungs handelt es sich um das Kaliumisotop ^{40}K, ^{232}Th, ^{238}U, ^{235}U und ^{87}Rb. Die Radionuklide ^{232}Th, ^{238}U und ^{235}U sind Ausgangselemente von Zerfallsreihen mit einer Vielzahl von Radioisotopen von Elementen, die – wie z.B. die beiden Radon-Isotope ^{222}Rn (Radon) und ^{220}Rn (Thoron) – z.T. wesentlich zur Strahlenexposition terrestrischen Ursprungs beitragen.

5.3.1
Externe Komponenten und Expositionen

Außer Haus

UNSCEAR hat aus weltweiten Angaben über die spezifische Aktivität in Böden bevölkerungsgewichtete Werte der mittleren spezifischen Aktivität des Bodens für ^{40}K, ^{238}U, ^{226}Ra und ^{232}Th berechnet und daraus unter Berücksichtigung der Folgeprodukte den Wert der Energiedosisleistung von 59 nGy/h abgeleitet (UNSCEAR 2000). An der Küste des indischen Bundesstaates Kerala (Sunta et al. 1982; 1993) sowie in Regionen von Rio de Janeiro und Espirito Santo Brasiliens (^{232}Th-haltiger Monazitsand) wurden Energiedosisleistungswerte von 100–4000 nGy/h gemessen (Pfeiffer et al. 1981).

Die mittlere Energiedosisleistung im Freien beträgt in Deutschland etwa 50 nGy/h mit einer Schwankungsbreite von 4–350 nGy/h (BMI 1978), im Wesentlichen abhängig vom Gehalt der Böden und Gesteine an ^{40}K, ^{238}U und ^{232}Th mit ihren Folgeprodukten.

Im Haus

Innerhalb von Gebäuden ist der Mensch einer externen Strahlenexposition natürlichen Ursprungs ausgesetzt, die z. T. aus dem Zerfall natürlich radioaktiver Stoffe im Baugrund und in der Raumluft resultiert, im Allgemeinen aber wesentlich durch die spezifische Aktivität der natürlichen Radionuklide in den Baustoffen bestimmt ist.

UNSCEAR hat aufgrund von Umfragen und nach Auswertung veröffentlichter Daten die bevölkerungsgewichtete mittlere Energiedosisleistung im Haus auf 84 nGy/h geschätzt (in Deutschland: 70 nGy/h), wobei das Verhältnis von *im Haus* zu *außer Haus* 1:4 beträgt (UNSCEAR 2000). Mittelwerte einzelner Länder liegen deutlich höher, z. B. bei 100 (Schweden, Iran) oder 200 nGy/h (z. B. Hongkong), bedingt durch die geologischen Eigenschaften des Baugrundes und den Gehalt der verwendeten Baumaterialien an natürlich radioaktiven Stoffen.

Effektive Dosis

Mit dem Konversionskoeffizienten von 0,7 Sv/Gy zwischen Energiedosis in Luft und effektiver Dosis bei externer Strahlenexposition und 80 % eines Tages Aufenthalt in Räumen und damit 20 % im Freien errechnet sich die gesamte effektive Dosisleistung pro Kopf der Weltbevölkerung zu 55 nSv/h bzw. 0,48 mSv pro Jahr. Der Mittelwert für Deutschland liegt bei 0,4 mSv pro Jahr (Kaul et al. 1993; DB 1998).

5.3.2
Interne Komponenten und Exposition

Die interne Strahlenexposition durch Aufnahme terrestrischer natürlich radioaktiver Stoffe resultiert aus der *Ingestion* und *Inhalation* von Radionukliden natürlichen Ursprungs. Für den Expositionspfad Ingestion sind im Wesentlichen das Radioisotop des Kaliums ^{40}K sowie Folgeprodukte der natürlichen Zerfallsreihen des ^{238}U und ^{232}Th in Nahrungsmitteln und im Trinkwasser verantwortlich. Die Strahlenexposition des Menschen durch Inhalation natürlich radioaktiver Stoffe ist durch an Aerosolen angelagerte Radionuklide der ^{238}U- und ^{232}Th-Zerfallsreihen bedingt, vor allem aber eine Folge der Inhalation von Folgeprodukten der beiden Radonisotope ^{222}Rn und ^{220}Rn.

Ingestion

^{40}K wird mit der Nahrung in den Körper aufgenommen und – wenn auch altersabhängig und von bestimmten Krankheiten abgesehen – durch homöostatische Kontrolle konstant gehalten. Bei einer spezifischen Aktivität von 55 Bq ^{40}K/kg Körpergewicht beträgt die aus dem ^{40}K-Gehalt des erwachsenen menschlichen Körpers resultierende jährliche effektive Dosis 0,165 mSv.

Für die Ingestion natürlich radioaktiver Stoffe sind neben ^{40}K vor allem die Radioisotope ^{238}U, ^{235}U, ^{234}U, ^{232}Th, ^{230}Th, ^{228}Th, ^{228}Ra, ^{226}Ra, ^{210}Pb und ^{210}Po in der Nahrung sowie im Trinkwasser von Bedeutung. Bei täglichen Aufnahmen durch den erwachsenen Menschen zwischen 0,2 (^{235}U) und 58 (^{210}Po) Bq und unter Berücksichtigung radionuklidspezifischer effektiver Dosiskoeffizienten der ICRP (IRCP 1994; 1995) ergibt sich die altersgewichtete effektive Jahresdosis zu 0,14 mSv pro Jahr, die vor allem durch ^{210}Po (0,085 mSv pro Jahr) bedingt ist.

Die gesamte aus den mit Nahrung und Trinkwasser aufgenommenen natürlich radioaktiven Stoffen resultierende effektive Dosis pro Kopf der deutschen Bevölkerung beträgt 0,3 mSv pro Jahr (DB 1998).

Inhalation

Mit Referenzwerten der Aktivitätskonzentration natürlich radioaktiver Isotope in Luft mit Ausnahme der Radonfolgeprodukte wurde die effektive Jahresdosis des Erwachsenen von UNSCEAR (2000) zu etwa 0,006 mSv abgeschätzt. Sie beträgt damit nur etwa 2 % der aus der Ingestion natürlicher Radioisotope resultierenden jährlichen effektiven Dosis.

Hinsichtlich der Inhalation nehmen die Radonisotope ^{222}Rn und ^{220}Rn eine besondere Stellung unter den natürlichen Radionukliden ein. Es handelt sich hierbei um radioaktive Edelgase, die beim Zerfall von ^{226}Ra bzw. ^{224}Ra entstehen und mit Halbwertszeiten von 3,8 Tagen (^{222}Rn) bzw. 55,6 s (^{220}Rn) in radioaktive Folgeprodukte zerfallen. Das Radonisotop ^{219}Rn ist für die Strahlenexposition unbedeutend, da ^{235}U in der Umwelt in nur sehr geringen spezifischen Aktivitäten vorkommt und die Halbwertszeit von ^{219}Rn nur etwa 4 s beträgt.

Quellen der Radonentstehung sind die natürlichen Gehalte der meisten Böden, Gesteine und Baumaterialien an den beiden Radiumisotopen ^{226}Ra und ^{224}Ra. ^{222}Rn und ^{220}Rn können – abhängig von ihrer jeweiligen Halbwertszeit – aus diesen Materialien herausdiffundieren, sich mit der Luft im Freien zu vermischen bzw. aus dem Baugrund in die Häuser gelangen und durch Zerfall radioaktive Folgeprodukte bilden. Diese lagern sich an Aerosole in der Luft an oder können unangelagert eingeatmet werden und führen damit zu einer Strahlendosis vor allem für den Atemtrakt.

Dies macht deutlich, dass die Höhe der Exposition im Freien bzw. in Gebäuden von einer Reihe von Parametern abhängt. Im Wesentlichen sind dies: Gehalt der Böden und Gesteine an ^{226}Ra und ^{224}Ra, Eigenschaften der Böden und Gesteine hinsichtlich Adsorption und Diffusion (Permeabilität) von Radon, Temperatur, Feuchtigkeit, Aerosolgehalt der Luft, Eigenschaften der Bodenplatte hinsichtlich Diffusion von Radon in das Haus, Dichteit der Häuser gegenüber Außenluft, Lüftungsgewohnheiten der Bewohner.

In seinem neuesten Bericht hat UNSCEAR die jährliche effektive Dosis durch Inhalation der beiden Radonisotope und ihrer Zerfallsprodukte *im Freien* mit 0,095 (^{222}Rn) und 0,007 (^{220}Rn) bzw. *in Häusern* mit 1,0 (^{222}Rn) und 0,084 (^{220}Rn) mSv angegeben.

Unter Einbeziehung der Dosisanteile durch Radonisotope im Blut (^{222}Rn und ^{220}Rn, Inhalation) und in Leitungswasser (^{222}Rn, Inhalation und Ingestion) ergibt sich ein globaler Mittelwert der effektiven Jahresdosis von 1,247 mSv mit den Anteilen 92% durch *^{222}Rn-* und 8% durch *^{220}Rn-Zerfallsprodukte*.

Die mittlere effektive Dosis pro Kopf der Bevölkerung Deutschlands wird mit 1,4 mSv pro Jahr angegeben, mit etwa 85% in den Wohnungen und etwa 15% im Freien (DB 1998).

Abweichungen nach oben um den Faktor 2 bzw. um mehr als den Faktor 10 sind weltweit bei Populationen von 10^6 bzw. 10^4 Personen zu beobachten (UNSCEAR 2000). Regionen erhöhter ^{222}Rn-Konzentrationen in Deutschland sind im Wesentlichen geologisch bedingt, sie liegen z.B. im Erzgebirge, im Bayerischen Wald sowie im Schwarzwald.

5.4 Zivilisatorisch bedingte Strahlenexpositionen aus natürlichen Quellen

5.4.1 Strahlendosis durch fossile Primärenergieträger und Verwendung mineralischer Naturprodukte

Die Gewinnung und Verwendung insbesondere von *Kohle*, *Öl* und *Erdgas* zur Erzeugung von elektrischer Energie und Wärme bzw. für den Kraftfahrzeugverkehr, von *Phosphat* aus Gesteinen zur Herstellung phosphathaltiger Dünger, von *Gips* aus der Rauchgasentschwefelung und Rückständen der Kohleverbrennung als Baumaterial sowie die Gewinnung und Verarbeitung von sog. *mineralischen Sänden* wie Ilmenit oder Monazit sind Aktivitäten des Menschen, die durch den zum Teil erhöhten Gehalt dieser Produkte an natürlich radioaktiven Stoffen zu einer zusätzlichen zivilisationsbedingten Strahlenexposition führen. Die entsprechenden effektiven Dosen können – Arbeitnehmer ausgenommen – regional, z.B. in der Umgebung derartiger industrieller Anlagen, durchaus nennenswert sein (im Bereich von einigen 10–100 µSv pro Jahr), dürften jedoch weltweit pro Kopf der Bevölkerung den Betrag von 0,02 mSv pro Jahr nicht überschreiten (UNSCEAR 1993).

Nach Schätzungen von UNSCEAR (1993) tragen dazu jährlich bei:

- Gewinnung von Kohle: 0,1–2 nSv;
- Verwendung von Kohle zur Erzeugung von elektrischer Energie und von Wärme: 2 µSv;
- häusliche Verwendung von Kohle: 0,4–8 µSv;
- Verwendung von Asche zur Herstellung von Zement, Beton, Asphalt, Dünger: 5 µSv;
- Verwendung von Öl zur Erzeugung von elektrischer Energie und von Wärme sowie als Kraftstoff für Fahrzeuge: 10 nSv;
- Erdgas zur Erzeugung von elektrischer Energie und von Wärme: 1 nSv;
- Gewinnung von Phosphat, Herstellung und Verwendung von Phosphatdüngern: 2 µSv;
- Verwendung von Gips aus der Rauchgasentschwefelung und Rückständen der Kohleverbrennung als Baumaterial: 10 µSv.

5.4.2 Fliegen in großen Höhen

Ergebnisse neuerer Messungen und von Berechnungen der Arbeitsgruppen der Europäischen Kommission und der Vereinten Nationen (CEC 1996; UNSCEAR 2000) ergaben für Flüge in Höhen von

9–12 km in mittleren geographischen Breiten (Transatlantikflüge von Europa nach Nordamerika) effektive Dosisleistungen von 5–8 µSv/h, bei Flügen in äquatorialen geographischen Breiten von 2–4 µSv/h. Auf der Grundlage der 1989 erhobenen Daten der International Civil Aviation Organization (ICAO 1990) mit weltweit $1{,}8 \times 10^{12}$ Passagier-Kilometern entsprechend 3×10^9 Passagier-Stunden in der Luft, einer mittleren Flughöhe von 8 km und einer global gemittelten effektiven Dosisleistung von 2,8 µSv/h berechnete UNSCEAR (1993) die effektive Jahresdosis für Einzelne der Weltbevölkerung zu 0,002 mSv. Der Wert der effektiven Pro-Kopf-Dosis für Nordamerika wurde zu 0,01 mSv pro Jahr abgeschätzt. Mit angenommenen Flugzeiten für gelegentliche Flieger (3–50 h, im Mittel 10 h) und „Vielflieger" wie Geschäftsleute oder Kuriere (50–1200 h, im Mittel 100 h) und einer Dosisleistung von 5–8 µSv/h in Flughöhen von 9–12 km zwischen Europa und Nordamerika bzw. 2–4 µSv/h in äquatorialen geographischen Breiten ergeben sich mittlere effektive Jahresdosen von etwa 0,05 (0,02–0,08) bzw. 0,5 (0,2–0,8) mSv.

Entsprechende Abschätzungen für das *fliegende Personal* werden in Abschn. 5.5 referiert.

5.5
Berufliche Exposition im natürlichen Strahlenfeld

Die wesentlichen Quellen beruflicher Exposition im natürlichen Strahlenfeld sind zivile Luftfahrt in großen Höhen (kosmische Strahlung), Kohlebergbau und Bergbau spezieller mineralischer Sände (im Wesentlichen Inhalation von Radonzerfallsprodukten).

UNSCEAR hat auf der Grundlage publizierter Messwerte verschiedener Flugrouten als mittlere effektive Dosis der Besatzung von düsengetriebenen Flugzeugen (weltweit 250.000 Personen) den Wert 3 mSv pro Jahr angenommen (UNSCEAR 1993). Im Vergleich hierzu beträgt der Wert der mittleren effektiven Dosis von 12.000 Personen Flugbesatzung der Deutschen Lufthansa 2,5 mSv pro Jahr (Regulla u. David 1991 und 1993). Die deutsche Strahlenschutzkommission hat als obere Abschätzung der Jahresdosis für fliegendes Personal den Wert 8,3 mSv angegeben, für Flüge ausschließlich zur Südhalbkugel der Erde Jahresdosen, die um einen Faktor 2–3 kleiner sind (SSK 1995).

Die mittlere effektive Dosis von Bergarbeitern im Kohlebergbau (weltweit 3,9 Millionen Personen) wurde zu 0,7 mSv, die von Bergarbeitern in anderen Gruben (weltweit 760.000 Personen) – mit Ausnahme des Uranerzbergbaus – zu 2,7 mSv pro Jahr abgeschätzt (UNSCEAR 2000). Die entsprechenden Werte für Kohlebergarbeiter in Deutschland betragen etwa 0,6 mSv bzw. für Bergarbeiter in anderen mineralischen Gruben 7,8 mSv pro Jahr (UNSCEAR 1993).

5.6
Zivilisatorisch bedingte Strahlenexpositionen aus künstlichen Quellen

Wesentliche Anteile der zivilisatorischen Exposition des Menschen aus künstlichen Strahlenquellen resultieren aus der Anwendung ionisierender Strahlen und radioaktiver Stoffe zu diagnostischen Zwecken, deutlich geringer aus dem weltweit verfrachteten Fall-out von Kernwaffentests in der Atmosphäre, aus dem bestimmungsgemäßen Betrieb von Kernkraftwerken für die Energieerzeugung sowie – von regionalen Ereignissen und den damit verbundenen Dosen abgesehen – aus dem Fall-out des Reaktorunfalls im Kernkraftwerk Tschernobyl. Der Anteil der Dosis aus dem Umgang mit radioaktiven Verbrauchsgütern an der gesamten effektiven Dosis aus zivilisatorischen Quellen künstlicher Herkunft ist mit deutlich weniger als 0,05 % vernachlässigbar klein (Kaul et al. 1994) und kann damit außer Acht gelassen werden.

5.6.1
Medizinisch bedingte Dosis

Auf der Grundlage neuester weltweiter Erhebungen (1990–1996) hat UNSCEAR die röntgendiagnostisch und nuklearmedizinisch bedingte effektive Dosis pro Kopf der Weltbevölkerung in Abhängigkeit von der medizinischen Versorgung der Bevölkerung – ein Arzt auf 1000 Einwohner bis ein Arzt auf mehr als 10.000 Einwohner eines Landes – sowie unter Berücksichtigung der Untersuchungshäufigkeiten in den einzelnen Populationen und deren Größe zu 0,4 mSv pro Jahr abgeschätzt (UNSCEAR 2000). In der Kategorie: medizinische Versorgung durch wenigstens einen Arzt pro 1000 Einwohner mit etwa 900 röntgendiagnostischen Untersuchungen, 400 radiologischen Zahnuntersuchungen und etwa 20 nuklearmedizinischen Untersuchungen pro 1000 Einwohner liegt der Mittelwert der jährlichen effektiven Dosis um einen Faktor von etwa 3 höher und beträgt 1 mSv.

Mit etwa 1250 röntgendiagnostischen, 275 radiologischen Zahn- und 35 nuklearmedizinischen Untersuchungen pro 1000 Einwohner beträgt die medizinisch bedingte effektive Jahresdosis der deutschen Bevölkerung 2,0 mSv (UNSCEAR 2000). Sie liegt damit bei etwa dem Doppelten der mittleren effektiven Dosis der Bevölkerung in Ländern vergleichbarer medizinischer Versorgung bzw. beim 5-fachen der Dosis pro Kopf der Weltbevölkerung.

In Deutschland resultieren nahezu 50 % des Betrages der effektiven Jahresdosis von 2,0 mSv aus computertomographischen Untersuchungen vor allem des Abdomen, des Thorax und der Wirbelsäule, etwa 20 % aus angiographischen Untersuchungen und weiteren 20 % zu etwa gleichen Anteilen aus Röntgenuntersuchungen des Magen-Darm-Traktes, des Harntraktes, des Ösophagus, Abdomen und der Wirbelsäule (Kaul et al. 1997).

Der Anteil der radiologischen Zahnuntersuchungen an dem Wert von 2,0 mSv pro Jahr ist wegen der sehr geringen effektiven Dosis pro Untersuchung mit etwa 0,003 mSv pro Jahr vernachlässigbar klein.

Der Anteil nuklearmedizinischer Untersuchungen mit effektiven Dosen pro Untersuchung in der Größenordnung röntgendiagnostischer Untersuchungen liegt wegen der deutlich geringeren Untersuchungshäufigkeit mit etwa 0,1 mSv pro Jahr bei etwa 5 % der gesamten medizinisch bedingten Pro-Kopf-Dosis der deutschen Bevölkerung (Kaul et al. 1995). Sie resultiert im Wesentlichen aus Untersuchungen des Skelettsystems (etwa 40 %), des Myokard (etwa 30 %) und zu etwa 15 % aus Untersuchungen der Schilddrüse.

5.6.2
Dosis durch Kernwaffen-Fall-out

Als Folge der weltweit zwischen 1945 und 1999 zu Testzwecken bzw. militärisch in Japan atmosphärisch gezündeten 541 Kernwaffen beträgt die gegenwärtige (1999) mittlere jährliche effektive Dosis Einzelner der Weltbevölkerung 0,005 mSv, wovon jeweils etwa die Hälfte auf externe und interne Exposition entfallen (UNSCEAR 2000). Für Deutschland wird die Bevölkerungsdosis durch Kernwaffen-Fall-out mit weniger als 0,01 mSv pro Jahr angegeben (DB 1998).

5.6.3
Dosis durch nukleare Erzeugung elektrischer Energie

Nach Erhebungen von UNSCEAR wurden Ende 1997 weltweit in 437 Kernkraftwerken 17 % der elektrischen Energie von insgesamt 250 GWa erzeugt (UNSCEAR 2000). Aus dem bestimmungsgemäßen Betrieb von Atomkernreaktoren und übrigem nuklearen Brennstoffkreislauf (Uranerzbergbau und -aufarbeitung, Brennelementeherstellung, Transport und Wiederaufarbeitung von abgebrannten Elementen, Endlagerung von radioaktivem Abfall) resultiert zusammen mit der Emission von Spaltprodukten in Luft und Wasser und von natürlich radioaktiven Stoffen (im Wesentlichen ^{222}Rn mit seinen Folgeprodukten aus Abraumhalden) eine effektive Pro-Kopf-Dosis von weltweit 0,0002 mSv pro Jahr. Zu 99 % resultiert diese Dosis aus global verteilten Radionukliden mit langen Halbwertszeiten wie ^{14}C und solchen, die über lange Zeiträume in die Umwelt emittiert werden (^{222}Rn aus Abraumhalden des Uranerzbergbaus).

Die effektive Dosis pro Kopf der Bevölkerung aus dem Betrieb von Kernkraftwerken in Deutschland sowie im angrenzenden Ausland wird mit unter 0,01 mSv pro Jahr angegeben (DB 1998).

5.6.4
Dosis als Folge des Reaktorunfalls im Kernkraftwerk Tschernobyl

Bei nuklearen Unfällen kerntechnischer Anlagen kann es zu nennenswerten lokalen Umweltkontaminationen mit deutlich erhöhter Dosis für die dort lebende Bevölkerung kommen; gleichzeitig sind als Folge atmosphärischer Verfrachtung des Fall-out großräumige Kontaminationen mit den damit verbundenen Strahlenexpositionen größerer Populationen nicht auszuschließen. Dies geschah im Jahr 1986 als Folge des Reaktorunfalls im Kernkraftwerk Tschernobyl. In einigen Regionen Westeuropas traten Jahresdosen auf, die im ersten Jahr nach dem Unfall bis zu 50 % der natürlichen Strahlenexposition betrugen. Heute erreicht die effektive Jahresdosis mit etwa 0,002 mSv nur noch einen Bruchteil des Wertes von ursprünglich 0,04 mSv für die Bevölkerung der nördlichen Hemisphäre (UNSCEAR 2000).

Die aus dem Reaktorunfall in Tschernobyl für die deutsche Bevölkerung resultierende effektive Dosis wird mit weniger als 0,02 mSv im Jahr 1997 angegeben (DB 1998).

5.7
Gesamte Strahlenexposition aus natürlichen und zivilisatorischen Quellen

Die einzelnen Komponenten der Strahlenexposition aus *natürlichen Quellen* ergeben eine mittlere effektive Dosis pro Kopf der Weltbevölkerung von 2,4 mSv pro Jahr. Etwa 16 % davon (0,39 mSv pro Jahr) entfallen auf die kosmischen Komponenten der natürlichen Strahlung, etwa 20 % (0,48 mSv pro Jahr) auf externe Strahlenexposition im Freien und in Häusern durch terrestrische natürlich radioaktive Stoffe, etwa 13 % (0,31 mSv pro Jahr) auf interne Strahlenexposition durch das natürliche Kalium-Isotop ^{40}K und Radioisotope der natürlichen Zerfallsreihen. Mehr als 50 % (genauer: 51,3 %, entsprechend 1,25 mSv pro Jahr) sind durch die Inhalation der Radon- und Thoronzerfallsprodukte bedingt (Tabelle 5.1).

Tabelle 5.1. Art, Quellen und Höhe der Komponenten der natürlichen Strahlenexposition sowie ihr Anteil an der gesamten natürlichen jährlichen effektiven Dosis der Weltbevölkerung von 2,4 mSv

Art und Quelle der Exposition		Höhe der Exposition (mSv pro Jahr)	Anteil an der Gesamtexposition (%)
Kosmische Strahlung	extern im Freien und im Haus	0,38	15,6
Kosmogene Radionuklide	intern	0,012	0,5
Terrestrische Strahlung			
Radionuklide im Boden	extern, im Freien	0,072	3,0
Radionuklide in Baumaterialien	extern, im Haus	0,41	16,9
Natürliches Kalium im menschlichen Körper	intern, ^{40}K	0,165	6,8
Radionuklide in der Nahrung und im Trinkwasser	intern, Ingestion	0,146	6,0
Radon und Thoron in der Luft	intern, Inhalation, im Freien und im Haus	1,247	51,3
Gesamt		2,4	100,0

Unter der Annahme kosmisch bedingter natürlicher Strahlenexposition in Höhe derjenigen pro Kopf der Weltbevölkerung und mit dem Wert 1,4 mSv pro Jahr durch Ingestion natürlich radioaktiver Stoffe bzw. Inhalation der Radon- und Thoronzerfallsprodukte (Kaul et al. 1993) ergibt sich die mittlere effektive Dosis in Deutschland zu 2,5 mSv pro Jahr (nach DB 1998: 2,4 mSv). Dieser Wert liegt im Schwankungsbereich der natürlichen Strahlenexposition zwischen 1 und 10 mSv pro Jahr mit einer Variationsbreite der Dosis durch kosmische Strahlung von 0,3–1, durch terrestrische Strahlung von 0,3–0,6, durch Ingestion natürlich radioaktiver Stoffe von 0,2–0,8 und durch Inhalation von Radon- und Thoronzerfallsprodukten von 0,2–10 mSv pro Jahr (UNSCEAR 2000).

Die *zivilisatorische natürliche Strahlenexposition* durch Verwendung fossiler Primärenergieträger für Energiegewinnung bzw. mineralischer Naturprodukte für Baumaterialien sowie durch zivile Luftfahrt in großen Höhen mit düsengetriebenen Flugzeugen ist mit etwa 0,02 mSv pro Jahr klein gegenüber der gesamten effektiven Dosis natürlichen Ursprungs von 2,4 mSv pro Jahr (etwa 1 %). Bezogen auf die mittlere effektive Dosis pro Kopf der Weltbevölkerung von 0,43 mSv pro Jahr aus *allen zivilisatorischen Quellen*, d.h. natürlicher und künstlicher Herkunft, beträgt ihr Anteil etwa 5 %. Die mittlere effektive Dosis pro Kopf der Weltbevölkerung durch Röntgenstrahlen und Radiopharmazeutika von 0,4 mSv macht dagegen über 90 % der gesamten zivilisatorischen Strahlenexposition aus. Die Komponenten atmosphärische Kernwaffentests (0,005 mSv pro Jahr; 1 %), Kernenergiegewinnung in bestimmungsgemäße Betrieb (0,0002 mSv pro Jahr; 0,05 %) und Reaktorunfall in Tschernobyl (0,002 mSv pro Jahr; 0,5 %) tragen insgesamt zu weniger als 2 % bei (Tabelle 5.2).

In Deutschland beträgt die zivilisatorisch bedingte Strahlenexposition aus der diagnostischen An-

Tabelle 5.2. Quellen und Höhe der Komponenten der zivilisatorischen natürlichen und künstlichen Strahlenexposition sowie ihr Anteil an der gesamten zivilisationsbedingten jährlichen effektiven Dosis der Weltbevölkerung von 0,43 mSv

Art und Quelle der Exposition	Höhe der Exposition (mSv pro Jahr)	Anteil an der Gesamtexposition (%)
Zivilisationsbedingte natürliche Quellen		
Fossile Primärenergieträger, mineralische Naturprodukte	0,02	4,7
Zivile Luftfahrt in großen Höhen	0,002	0,5
Zivilisationsbedingte künstliche Quellen		
Ionisierende Strahlen und radioaktive Stoffe in der Medizin	0,4	93,2
atmosphärische Tests von Kernwaffen	0,005	1,2
Kernkraftwerksunfall in Tschernobyl	0,002	0,5
Kernenergieerzeugung	0,0002	0,05
Gesamt	0,43	100,0

wendung von ionisierenden Strahlen und radioaktiven Stoffen 2,0 mSv pro Jahr, im Wesentlichen durch die gegenüber anderen Ländern vergleichbarer medizinischer Versorgung deutlich höhere Untersuchungshäufigkeit mit Röntgenstrahlen. Im Vergleich zur Weltbevölkerung beträgt die effektive Dosis durch den Fall-out des Reaktorunfalls in Tschernobyl weniger als 0,02 mSv pro Jahr. Die Beiträge zur zivilisatorischen Strahlenexposition aus künstlichen Quellen durch den Betrieb von Kernkraftwerken und durch den Fall-out atmosphärisch gezündeter Kernwaffen zu Testzwecken sind jeweils kleiner als 0,01 mSv pro Jahr. Unter der Annahme einer zivilisatorisch bedingten Exposition aus natürlichen Quellen in Höhe von 0,02 mSv pro Jahr pro Kopf der Weltbevölkerung macht in Deutschland die medizinische Komponente der gesamten zivilisatorischen Strahlenexposition pro Kopf der Bevölkerung in Höhe von etwa 1,95 mSv pro Jahr nahezu 100% aus.

Ausschließlich auf die berufliche Strahlenexposition bezogen, liegt die mittlere effektive Jahresdosis von 1,8 mSv aufgrund von Tätigkeiten in natürlichen Strahlenfeldern zu etwa 75% über der aus dem beruflichen Umgang mit ionisierenden Strahlen und radioaktiven Stoffen aus künstlichen Quellen (2,4 mSv; UNSCEAR 2000).

Die jährlichen effektiven Dosen beruflich Exponierter aus der Arbeit in natürlichen Strahlenfeldern mit Werten zwischen 1 und 5 mSv liegen zum Teil deutlich über denen, die aus dem beruflichen Umgang mit ionisierenden Strahlen und radioaktiven Stoffen künstlicher Quellen resultieren, z.B. im nuklearen Brennstoffkreislauf (1,8 mSv, 800.000 Beschäftigte) bzw. in der Medizin (0,3 mSv, 2,3 Millionen Beschäftigte). Auf die Gesamtzahl weltweit beruflich Exponierter bezogen – 6,5 Millionen Beschäftigte an Arbeitsplätzen mit natürlicher Strahlenexposition bzw. 4,6 Millionen Beschäftigte an Arbeitsplätzen mit zivilisatorisch bedingter Strahlenexposition aus künstlichen Quellen – ergeben sich für die jährliche effektive Dosis Mittelwerte von 1,8 bzw. 0,6 mSv (UNSCEAR 2000). Das heißt, die mittlere Strahlenexposition bei beruflicher Tätigkeit in natürlichen Strahlenfeldern liegt – wenn man von einer etwa gleichen Größe der Kollektive ausgeht – um mehr als 50% über der bei beruflichem Umgang mit ionisierenden Strahlen und radioaktiven Stoffen aus künstlichen Quellen.

Die mittlere Jahresdosis beruflich Exponierter in Bereichen, in denen im Wesentlichen mit ionisierenden Strahlen und radioaktiven Stoffen künstlicher Quellen umgegangen wird, beträgt in Deutschland 1,69 mSv. Für alle durch Radonzerfallsprodukte und damit durch Quellen natürlicher Herkunft beruflich Exponierte wird ein Wert von 2,2 mSv pro Jahr angegeben (DB 1998).

Literatur

BMI, Bundesminister des Innern (Hrsg)(1978) Die Strahlenexposition von außen in der Bundesrepublik Deutschland durch natürliche radioaktive Stoffe im Freien und in Wohnungen unter Berücksichtigung des Einflusses von Baustoffen. Bericht über ein vom Bundesminister des Innern gefördertes Forschungsvorhaben

CEC, Commission of the European Communities (eds)(1996) Exposure of air crew to cosmic radiation. A report of EURADOS Working Group 11 „The radiation exposure and monitoring of air crew". Radiation Protection 85. EURADOS Report 1996–01

DB, Deutscher Bundestag (Hrsg)(1998) Umweltradioaktivität und Strahlenbelastung im Jahr 1997. Unterrichtung durch die Bundesregierung. Deutscher Bundestag, 13. Wahlperiode, Drucksache 13/11462

ICAO, International Civil Aviation Organization (1990) Civil aviation statistics of the world. Doc 9180/15

ICRP, International Commission on Radiological Protection (1994) Age-dependent doses to members of the public from intake of radionuclides: Part 2. Ingestion dose coefficients. Annals of the ICRP 23 (3/4). ICRP Publ 67. Pergamon, Oxford

ICRP, International Commission on Radiological Protection (1995) Age-dependent doses to members of the public from intake of radionuclides: Part 3. Ingestion dose coefficients. Annals of the ICRP 25 (1). ICRP Publ 69. Pergamon, Oxford

Kaul A, Krauss W, Röhnsch W (1993) Die natürliche Strahlenexposition und ihre Schwankungsbreite. In: Freistaat Sachsen, Staatsministerium für Umwelt und Landesentwicklung (Hrsg) Nutzen und Risiko bei der Einwirkung kleiner Dosen ionisierender Strahlung. Materialien zum Strahlenschutz, Band 1.

Kaul A, Krauss W, Schmitt-Hannig A (1994) Exposure of the public from man-made and natural sources of radiation. Kerntechnik 59, No 3: 98–104

Pfeiffer WC, Penna-Franca E, Costa Ribeiro C et al. (1981) Measurements of environmental radiation exposure dose rates at selected sites in Brazil. Ann Acad Bras 53: 683–691

Kaul A, Bauer B, Bernhardt J et al. (1995) Collective and per caput effective doses to members of the public from the diagnostic application of X-rays and radiopharmaceuticals in Germany. In: Bhatnager PK, Pradhan AS, Reddy AR (eds) Medical physics for human health care. Scientific Publishers, Jodhpur, India

Kaul A, Bauer B, Bernhardt J et al. (1997) Effective doses to members of the public from the diagnostic application of ionizing radiation in Germany. Eur Radiol 7: 1127–1132

Regulla D, David J (1991) Radiation measurements in civil aircraft. GSF 41/91

Regulla D, David J (1993) Measurements of cosmic radiation on-board Lufthansa aircraft on the major international flight routes. Rad Prot Dosim 48: 65–72

SSK (1995) Die Ermittlung der durch kosmische Strahlung verursachten Strahlenexposition des fliegenden Personals. Stellungnahme der Strahlenschutzkommission. In: Berichte der SSK des Bundesministeriums für Umwelt, Naturschutz und Reaktorsicherheit. Heft 1. Fischer, Stuttgart Jena New York

StrlSchV (1989) Verordnung über den Schutz vor Schäden durch ionisierende Strahlen (Strahlenschutzverordnung, StrlSchV) in der Fassung der Bekanntmachung vom 30. Juni 1989) BGBL. I, S 1321

Sunta CM, David M, Abani MC et al. (1982) Analysis of dosimetry data of high natural radioactivity areas of SW coast of India. In: Vohra KG, Mishra UC, Pillai KC et al. (eds) Natural radiation environment. Wiley Eastern, New Delhi, India

Sunta CM (1993) A review of the studies of high background areas of the SW coast of India. In: IAEA (ed) Proceedings of the International Conference of High Levels of Natural Radiation. IAEA, Vienna

UNSCEAR, United Nations Scientific Committee on the Effects of Atomic Radiation (1993) Sources and Effects of Ionizing Radiation. Report to the General Assembly, with Scientific Annexes. United Nations, New York 1993

UNSCEAR (2000) Sources and Effects of Ionizing Radiation. United Nations Scientific Committee on the Effects of Atomic Radiation. UNSCEAR 2000 Report to the General Assembly, with Scientific Annexes. United Nations, New York 2000

Sachverzeichnis

A

Abdomen 309
Aberration
– stabile 218
– unstabile 218
A-Bild 142
Abnahmeprüfung 281, 293
Abschaltdosis 283
Abschirmfaktor, universeller 305
Abschirmung 305
Absorption 16, 140
– Charakteristik 22
– Kante 16, 22, 23
– Koeffizient 140
– Vermögen 22
Abstandsquadratgesetz 31, 182
Abtasttheorem 42, 44
Abtastung 44
Abwasseranlage 280
Adaptive response 209
ADR (automatische Dosisleistungsregelung) 269
Adsorption 307
Aerosolen 306
Aktivator 119
Aktivimeter 286
Aktivität des Bodens, spezifische 306
ALARA-Prinzip 38, 186
Aliasing 42, 48, 68
Alter der Erde 305
Amenorrhoe 234
A-Mode 142
Amplitude 150
Amplitude A 136
Amplitude-Mode 142
Amplitude-Scan 142
Analyse, konventionelle 218
Anaphasebrücke 218
Angiographie 82, 185, 190, 191
Annular-array-Schallkopf 145
Anode 2, 3, 8, 50
– Drehanode 52
– Teller 187
– Winkel 8
Anregung
– Pulswinkel 110
– selektive 105
Anwendung
– radioaktiver Stoffe 299
– von Röntgenstrahlen 295
Apoptose 224
Äquatoriale geographische Breiten, Flüge 308
Äquivalentdosis 264, 265

Array-coils 116
Artefakt 50
– Fremdschicht- 194
– Projektionszahl- 198
– Verwischungs- 194, 198
Ärztliche Stelle 293
Ataxia teleangiectatica 236, 246, 247
ATM-Protein 224
Atrophie 228–230
AT-Variante 210
AT-Zellen 210
Aufbaufaktor 267
Aufenthaltsdauer, mittlere 305
Aufhärtung 13, 16, 268
Aufklärung 247
Auflösung
– axiale 151
– laterale 152
Auflösungsvermögen 34, 120, 284
– des Bildempfängers 181
– für die Aufnahmegeometrie $v_{o, Gr}$ 181
Aufnahme
– dynamische 120
– getriggerte 120
Aufnahmezeit 7
Auslenkung 103
Ausscheidung 165
– Analyse 279
– renale 165
Austauschaberration 214, 216
Autonomie, funktionelle 168
Azoospermie 234, 235

B

Bandbreite 66
Barium (siehe Bariumsulfat)
Bariumsulfat 164
Basenexzisionsreparatur 205, 209
Bauartzulassung 292
Baugrund 307
Baumaterial 305
Bayerischer Wald 307
^{7}Be 304
Beam-steering 150
Belichtungsautomatik 54, 269
Beschleunigung von Pulsaren 304
Bestrahlung
– akute 249
– chronische 249
Beta-Wert (β-Wert) 174
Betriebsbelastung 267
Bildarchivierungs- und Übertragungssystem (PACS) 80
Bilddokumentationssystem 74

Bildelement 71
Bildempfänger
– Auflösungsvermögen 181
– digitaler 184
– Dosis 24, 26, 270
– Quantenrauschen 182
Bildformate
– ACR-NEMA 45
– Dicom 45
– TIF 45
Bildfrequenz 45, 65, 188
Bildhistogramm 41
Bildkontrast 32
Bildlinie 141
Bildmatrix 40, 71
Bildmodell 44
Bildqualität 281
Bildschirm 66
Bildverarbeitung
– Harmonisierung 73
– Kantenanhebung 73
– Kontrastanhebung 73
– Rauschreduktion 73
Bildverstärker 64
– Eingangsdosisleistung 284
– Fernsehtechnik 188
Bildwiedergabegerät 71
Biologische Wirkung 217
Bit 40
– Tiefe 40, 43
Blastozyste 252
Blattfilmwechsler 188
Bleistrichraster 34, 35
Blood-pool-Kontrastmittel 170, 178
Blutfluss 174
Blutvolumen 174
B-Mode 142
Bodenplatte 307
Bremsstrahlung 4, 50
Bremsstrahlungsspektrum 4
Brennfleck 50, 187, 188
– elektronischer 51, 180
– Nennwert 183
– optisch wirksamer 51
– optischer 180
– Variofokus 51
– Verteilung der Intensität der Röntgenstrahlung 181
Bronchographika 168
Brustkrebs 241–243
– genetische Disposition 236
Buckyfaktor 183
BV-Eingangsdosisleistung 269
Byte 40

C

^{14}C 304
Cadmium-Zink-Tellurid 129
Cäsiumjodid 64, 75
C-Bogen 83
CCD-Sensor 65
CE-Kennzeichnung 290–293
Central-Slice-Theorem 195
Cholezystographika, orale 168
Chromosomen
- Aberration 212
- Analyse, zellzykluskontrollierte 218
- Bänderung 212
- Bruch 248
- dizentrische 216, 217
- Dosimetrie 217
- Mutation 248
- Territorium 215
Color doppler imaging 149
Color flow mapping 149
Compound-Technik 143
Comptoneffekt 9, 12, 18
Comptonelektron 304
Comptonstreuung 11
Computed tomography dose index (CTDI) 27
Computergraphik 50
Computertomographie (siehe auch Spiral-CT, Mehrschicht-Spiral-CT)
- Bildberechnung 88
- Generationen 86
- Grundprinzip 85
- Untersuchung 309
Cone-beam 97
Continuous-wave-Dopplergerät (CW-Doppler) 147
Contrast harmonic imaging 158
Contrast phase inversion imaging 158
Cooccurence-Matrix 49
CS-A-Zellen 211
CS-B-Zellen 211
CT 198
CT-Angiographie 98
- MIT 99
CTDI (computed tomography dose index, CT-Dosisindex) 27, 100
- gewichteter 27
Curved-array-Schallkopf 145
CW-Doppler (Continuous-wave-Dopplergerät) 147
Cyclinabhängige Proteinkinase 223
Cyclinabhängiges Proteinkinasen-Inhibitorprotein 223
Cyclin-Protein 223

D

DDREF 241, 242
Dephasierung 111
Depth gain control (DGC) 154
Detail-Signal-Rausch-Verhältnis 37
Detective quantum efficiency (Quantenausnutzung, effektive) 39
Detektormaterial 20, 22, 23
Detektortyp 20
DGC (Depth gain control) 154
Diabetes mellitus 167
Diagnostischer Referenzwert 271, 293
Dichtheit 307
Diffusion 307
Digitale Lumineszenzradiographie (DLR) 75, 80
Digitale Subtraktionsangiographie (DSA) 80, 83
Digitalisierung 68, 80
Dissoziation 164
DLP (Dosislängenprodukt) 29
DLR (digitale Lumineszenzradiographie) 80
DNA-Doppelstrangbruch 219
DNA-PK-Proteinkomplex 206
DNA-Replikation, semikonservative 221
DNA-Schaden, Reparatur 235, 236
Doppelstrangbruch 214
Dopper-Sonographie 173
Dopplereffekt 146
Dopplerfrequenz 147
Dopplershift 147
Dopplersonographie 158
Dopplerverfahren 146
β-Dosimeter 278
Dosimetrie, biologische 212, 217
Dosis 178
- Ausbeute 282, 283
- Begriff 24
- effektive 24, 26, 245, 246, 265, 270
- Flächenprodukt 24, 26, 272, 283
- Fraktionierung 217
- Indikator 41, 72
- Koeffizient 306
- pro Kopf der Weltbevölkerung, mittlere effektive 309
- Längenprodukt (DLP) 28, 29
- Leistung 217
- Leistungskonstante 273
- Leistungsregelung, automatische (siehe ADR)
- Rekonstruktion 212
- Wirkungs-Beziehung 212
- Wirkungs-Kurve 216
Drug delivery 171
DSA (digitale Subtraktionsangiographie) 80, 83
Duplexsonographie, transkranielle 173
Durchfall 233
Durchleuchtung 185, 189
Dynamikbereich 33, 41
Dynamikumfang 68, 69
- des Bildes 71
Dynoden 119

E

Echofreiheit 156
Echo-planar-Imaging 114
Echoschwelle 154, 155
Echosignalverstärker (Ultraschall-Kontrastmittel) 157, 169
Echozeit 109
- effektive 113
Echtzeit-Verfahren (Real-Time) 143
Edelgas, radioaktives 306
Effekt, piezoelektrischer 137
Effektive Dosis 24, 26, 245, 246, 265, 270
Eigenfilterung 13
Einfalldosis 25
Eisen 175
- Oxidpartikel 176, 178-180
- Stoffwechsel 178
Elektromagnet, supraleitender 115
Elektron 304
Elektronenkaskade 119
Elektron-Positron-Paar 304
Elevationsauflösung 152
Embryo 252, 255, 256
Empfangsfokussierung 154
Empfangsparameter 154
Empfangsspule 116, 120
Empfindlichkeit S 61
Empfindlichkeitsklasse 187
- SC 62
Energie
- Band 119
- Dosis 24, 264
- effektive 13
- Transfer, linearer 211
Entscheidungsbereich, innerbetrieblicher 294, 297
Entzündung 229
Epithel, hyperproliferatives 235, 236
Erythem 232
Erzgebirge 307
Espirito Santo 306
EURATOM-Richtlinie 289
Expositionspfad 306
Externe Komponente 305
Extrafokalstrahlung 9

F

Fachkunde im Strahlenschutz 295, 296
Fallende Last 54
Faltung 48
Faltungskern 88
Fast-Fourier-Transform (FFT) 147, 148
Feldgröße 268
Fernsehmonitor 188
Festkörperdetektor 87
Festraster 79
Fetalperiode 252
Fetus 252, 255, 256
Feuchtigkeit 307
FFT (Fast-Fourier-Transform) 147, 148
Fibrose 230, 232
Filmdosimeter 277
Film-Folien-System 57
Filmverarbeitung 58, 284
Filter
- Äquivalenz 14
- Güte 16
- Materialien 15
- Permanent- 55
- Verfahren 196
- Wert 283
- Zusatz- 55
Filterung 13, 46, 48, 123
Flachdetektor 20, 21
Flächenaktivität 276
Flächengewicht 22
Flares (stellare magnetische Störung) 304
Flimmern 65
Flugbesatzung 308

Fluoreszenz-in-situ-Hybridisierungs (FISH)-Technik 212
Flussdichte 264
Flüssigkeitsvergleich, intrakorporaler 156
Flüssigkristall 67
Fokalebene 192
Fokussierung 152, 154
Fourier-Slice-Theorem 49, 195
Fourier-Transformation 47, 107, 123
Fourier-Zerlegung 36, 47
FPG-Färbung 214
Frequenz 151
- Kodierung 106
- Raum 48, 123
Frequenz f 136
Fulcrum 192
F-Wert 215, 216

G

Gadolinium 175, 177
Gain 154
Galaktose 157
Gamma (γ) 60
Ganzkörperbestrahlung 231, 232
Ganzkörpermessung 279
Gasdetektor 21, 86
Gasdurchflusssonde 275
Gebäude 305
Gefährdungsklasse 290
Gehäusedurchlassstrahlung 267
Gelegenheitsflieger 308
Generator
- konventioneller 53
- Konverter- 53
Genetische Prädisposition 246, 247
Genomische Instabilität 236
Geräteschwächungsfaktor 283
Gerätetyp 144
Gesamtfilterung 268
Gewebe-Halbwertschichtdicke 16
Gewebe-Wichtungsfaktor 265
Gips 307
Gittersteuerung 51, 189
Glättung 46
Gleitschattendosimeter 277
Glühkathode 51
Goiania 217
Gradient 105
- Echosequenz 110
- Spulen 115
Granulozytopenie 231, 232
GraSE 114
Grauwert 68
- Bereich 44
- mittlerer 45
- Spektrum 46
- Stufe 189
Gray 264
Grenzfrequenz 48
Grube, mineralische 308
Grundlegende Anforderungen 289–291

H

^{3}H 304
Halbwertschichtdicke 13
Halbwertzeit 305
- von Kontrastmitteln 165
Harlekinfärbung 212

Harmonic Imaging 140, 158
Harmonische Antwort 170
Harntrakt 309
Hartstrahltechnik 18
Härtungsgleichwert 15
Hauptorganbildungsperiode 252, 254
Hautkontamination 273
Heel-Effekt 8, 9
Heliumion 304
HF-Puls 103
Hiroshima 253–256
Histamin 166
Histogramm 45, 46
- eines Bildes 71
- Signalwertverteilung 71
Hochfrequenzfeld 102
Hochfrequenzspule 116
Hoch-LET-Strahlung 214
Höhenabhängigkeit 304
Homogenitätsgrad 13
Horopter 186
Hörschall 136
Hounsfield-Skala 89
H-Wert 215
Hydrophilie (siehe auch Wasserlöslichkeit) 164
Hypersensitivität 246
Hypoplasie 228, 229, 232
Hypoxie 212
Hysterosalpingokontrastsonographie 171

I

Ileus 233
Im-Haus-zu-außer-Haus-Verhältnis 306
Impedanz 138
Indikation, rechtfertigende 293, 295, 299
Indirektaufnahme 187
Infraschall 136
Ingestion 305
Inhalation 305
Inkorporation 273, 274
Instabilität, genetische 257
Inter-arm-intrachanges 215
Interne Komponente 305
Intervention 190
Inverkehrbringen 290
Inversionspuls 115
Ionen schwerer Kerne 304
Ionisationsdichte 264
Isozentrum 190

J

Jahresaktivitätszufuhr 274
Jodallergie 166
Jodid 167
Jodzahl 164, 165

K

^{40}K 305
Kalibrierkurve 217
γ-Kamera 287
Kantenanhebung 73
Kantenfilter 16
Kantenfindung 46
Kaon 304
Kardiographie 81, 83

Karzinogenese
- Mehrstufenmodell 235, 236, 239
Katarakt 234
Kathode 2
- Glüh- 50
- Kopf 51
Kathodenstrahlröhre (CRT, s. auch Bildschirm) 67
- Bildwiedergabegerät 71
Keimbahn 248
- Mutation 236
Keimzellen 248
Kennlinie, charakteristische 72
Kerala 306
Kerma 264
Kernkraftwerk 309
Kernspin 101
Kernwaffen-Fall-out 309
Kinetik 165
Klassifikation 44, 49
Kohle 307
- Bergbau 308
Koinzidenzmessung 122
Kollektivdosis 270
Kollimator 118, 120
Koloniebildungstest 219
Konformitätsbewertungsverfahren 290, 291
Konstant-Gelelektrophorese 205
Konstanzprüfung 281, 286, 287, 293
Kontamination 274
- großräumige 309
- Messung 275, 276
Kontrast 284
- Auflösung 33, 80
- Gebung 14, 18
- globaler 45
- objektiver 32
- subjektiver 32
- Umfang 33
- Verbesserungsfaktor 183
Kontrastmittel 18, 175, 185
- blood-pool 178
- dimeres 164–166
- Dosis 178
- extrazelluläres 177–179
- Gadolinium 177
- hepatozytenspezifisches 179
- hyperosmolares 164
- ionisches 164, 166
- korpuskuläres 157
- monomeres 165
- Nebenwirkungen 166
- negatives 163
- nephrotropes 165
- nicht-ionisches 164–167
- nichtlineare Wechselwirkung mit 157
- öliges 168
- orales 172
- organspezifisches 179, 180
- Osmolalität 177
- paramagnetisches 175
- - Eisen 175
- - Gadolinium 175
- - Mangan 175
- Pharmakokinetik 177, 178
- positives 163, 164
- Relaxivitätserhöhung 178
- RES-spezifisches 179

Kontrastmittel
– – Eisenoxidpartikel 179, 180
– – superparamagnetisches 176
– – – Eisenoxidpartikel 176
– – – Remanenz 176
– – – T_1-Zeit 176
– – – T_2-Zeit 176
– – Verträglichkeit 177
– – wasserlösliches 164, 168
Kontrast-Rausch-Verhältnis 24
Kontrollbereich 279, 280, 294, 298
Konturmodell, aktives 49
Konversionsfaktor 25, 184
Konversionskoeffizient 306
Konvertergenerator 8
Konvexsonde 145
k-Raum 107
Kreatininclearance 167
Krebs 255, 256, 257
Krebsentstehung, Mechanismen 235
Krebshäufigkeit 236
– Lebensalter 236

L

La Paz, Bolivien 305
Lamellenzahl 56
Laminographie 193
Larmor-Frequenz 102
Laufraster 79
Laufzeit 141
Laufzeitartefakt 138
LCD-Bildschirm (liquid crystal display, LCD) 67
Leitungsband 119
Leuchtstoff 58
Leukämie 238, 242, 243, 256
– Latenzzeit 239, 240
LF-Patient 211
Linear-array-Schallkopf 144
Linear-quadratische Beziehung 216
Linear-Scanner 144
Linienpaare pro Millimeter 35
Liquid crystal display (LCD-Bildschirm) 67
Longitudinalwellen 136
Luftfahrt, zivile 308
Lüftungsanlage 280
Lüftungsgewohnheit 307
Lumineszenzradiographie 184
– digitale 75, 80
Lungendosis 245
Lungenkrebs 242, 243
Lymphographie 168
Lymphozyten 232

M

Magen-Darm-Trakt 309
Magenkrebs 241
Magnet 115
– Feld 102
– Resonanz 101
Magnetisierung 102
Mammakarzinom
– Inzidenz 237
Mammographie 58, 80, 81
– Dosisbedarf 245
Mangan 175
Maske (Template) 46
– Methode der unscharfen 73, 83
– unscharfe 46

Massenbelegung 22
Massenschwächungskoeffizient 12
Matrix 43
– eines Bildes 68
– Größe 189
Medizinphysik-Experte 296
Medizinprodukt 290, 292
Medizinproduktegesetz (MPG) 288, 289
Meeresniveau 305
Meglumin (siehe N-Methylglucamin)
Mehrschicht-Spiral-CT
– Mehrzellen-Detektor 95
– Pitchfaktor 96
Mehrschichtverfahren 193
Methode der unscharfen Maske 73, 83
Mexico City 305
Mikrobläschen
– Gas 171
– Hülle 171
– Interaktion 169
– shell (siehe Hülle)
Miktionsurosonographie 172
Mindestfilterung 13, 14
Mismatchreparatur 204
Missbildung 252, 253, 256, 257
Mittelformatkamera 188
Mittlerer Gradient G 60
ML-EM 127
Modulationsübertragungsfunktion (MTF, MÜF) 36, 62, 123, 180
Monitor 190
MPG (Medizinproduktegesetz) 288, 289
MR-Signal 103
MSAD (multiple scan average dose) 27
MTF (siehe Modulationsübertragungsfunktion)
MÜF (siehe Modulationsübertragungsfunktion)
Multiple scan average dose (MSAD) 27
Mustererkennung 49
Mutation 247
– Komponente 248, 250
– somatische 248
– spontane 248
– strahleninduzierte 249
Myokard 309
Myon 304

N

^{22}Na 304
Nagasaki 253, 254, 255, 256
Nahrungsmittel 305
NBS-Zellen 210
Nebenwirkung (siehe auch Überempfindlichkeitsreaktion und Reaktion)
– allergieähnliche 166
– allergische 166
– allergoide 166
– dosisabhängige 166
– dosisunabhängige 166
– pseudoallergische 166
Negativ-Bolus-Technik 174
Nenndosis 270, 283
Neovaskularisierung 173

Netzhaut 186
Neutron 304
Nichtlinearität 157, 170
Niedrig-LET-Strahlung 214
Niere 167
– Funktion 165-167
N-Methylglucamin 164
Nomenklatursystem 214
Nukleardiagnostik 199
Nuklearer Brennstoffkreislauf 309
Nuklearmedizin 308
Nukleotidexzisionsreparatur 204
Nyquist-Frequenz 42, 124
Nyquist-Kriterium 48

O

Oberflächendosis 25
Objektdicke 16
Objektumfang 68
Öl 307
Optische Dichte
– Bruttodichte 60
– Minimaldichte 60
– Nettodichte 60
– Schwärzung 57
Organbildungsperiode 254
Organdosis 25, 26
Organogenese 252, 253
Organperfusion (siehe Perfusionsdiagnostik)
Orthopantomographie 194, 195
Ortsauflösung 24, 34, 151
Ortsbereich 44
Ortsdosis 265
Ortsdosis(leistungs)messung 274
Ortsfrequenz 35, 44, 48, 62
Ortsraum 44, 48
Ortungselektronik 118
OS/EM 127
Osmolalität 164-166, 177
Ösophagus 309
Oszillation 170
Output (Sendeleistung) 150

P

P53 235, 236, 247
PACS (Bildarchivierungs- und Übertragungssystem) 80
PAINT 214
Paintingsonde 214
Panoramaverfahren (siehe auch Orthopantomographie) 143, 195
Pantomographie 193
Panum 186
Parallel-Scanner 144
Parenchymdosis, mittlere 184
Patientendosis 191
^{210}Pb 306
Perfluorkarbon 157
Perfusionsdiagnostik 174
Permanentmagnet 115
Personalschleuse 279
Pharmakokinetik 177
Phased-array-Schallkopf 145
Phaseninversionstechnik (wide band harmonic imaging) 158
Phasenkodierung 106
Phosphat 307
(6-4-)Photoprodukt 209
Photoeffekt 9, 10, 12

Photohalbleitermaterial 21
Photokathode 64
Photomultiplier (PMT) 118
Photon 304
Pion 304
Pixel (picture element) Bildelement 40, 42, 44, 189
- Aliasing 68
- Pixelgröße 68
- Pixelwert 68, 70, 71
- Raster 44
Planeographie 193
PMT (Photomultiplier) 118
^{210}Po 306
Poisson-Statistik 37
Poissonverteilung 218
Postvaskuläre Phase 171
Prädisposition, genetische 253, 256, 257
Präimplantationsperiode 252, 256, 257
Präzessionsbewegung 102
Präzessionsfrequenz 102
Proktitis 233
Prophylaxe
- Antihistaminika 167
- medikamentöse 167
- Methylprednisolon 167
Proteinbindung 166
Proton 304
Proximity effect 215
Pseudokonturen 43
Pulsed-wave-Dopplergerät (PW-Dopplergerät) 147
Pulsfeld-Gelelektrophorese 205
Pulssequenz 108
PW-Dopplergerät (Pulsed-wave-Dopplergerät) 147

Q
Qualitätsfaktor 264, 265
Qualitätssicherung, Leitlinien 244
Quantenausnutzung, effektive (detective quantum efficiency) 39
Quantenrauschen 24, 37
- Bildempfänger 182
Quantifizierung 218
Quantisierung 44, 70
Querdisparation 186

R
^{226}Ra 306
Rad52-Epistasisgruppe 206
Radioaktiver Abfall 280, 299
- Lagerraum 281
Radiodermatitis 232
Radiographie 59
- digitale 79
Radionuklid, kosmogenes 304
Radiopharmazeutika 286
Radon 243
- Isotop 305
- Transformation 49
Raster 19
Rauschen 24, 37
- Quantenrauschen 63
Rayleighstreuung 9, 10
^{87}Rb 305
Reaktion, Soforttyp 166, 167
Real-Time (Echtzeit)-Verfahren 143

Real-Time-Imaging 175
Referenzdosis 245
Reflexion 138
Reifungsprozess 254
Reject 154
Rejoiningreparatur 221
V(D)J-Rekombination 210
Rekombination
- homologe 206
- nichthomologe 206
Rekonstruktion 122, 194, 196
- iterative 124
Relaxation 103
- Zeit 175
Relaxivitätserhöhung 178
Repair fidelity 210
Reparatur, präferentielle 209
Repetitionszeit 109
Retardierung, geistige 254, 255
Retikuloendotheliale Phase (siehe postvaskuläre Phase)
RHS-Kontrastmittel 157
Rio de Janeiro 306
Risiko
- Abschätzung, vereinfachte 242
- genetisches 250
- Koeffizient 241
- Kommunikation 246
^{222}Rn (Radon) 305
^{220}Rn (Thoron) 305
ROC-Analyse 183
Röhrenspannung 5
- Anzeige 282
Röhrenstrom 7, 50
Röntgenbildverstärker 21
Röntgendiagnose 308
Röntgendichte 163
Röntgenfilm 22, 57, 188
Röntgenkassette 57
Röntgenkontrastmittel (siehe Kontrastmittel)
Röntgenröhre 187
Röntgenstrahlen, Verteilung der Intensität im Brennfleck 181
Röntgenstrahler 50, 187
Röntgenstrahlung 1
- Erzeugung 2
- - Wirkungsgrad 2-4
- Qualität 5
Röntgenuntersuchung
- Dosisbedarf 245, 246
- Häufigkeit 244
Rotationsangiographie 190
Rotor-Schallkopf 145
Rückprojektion 122, 123
- gefilterte 88, 197
Rückresorption 166
Rückstreueigenschaft
- lineare 157
- nichtlineare 157, 158
Rückstreufaktor 19, 25

S
S & S (Savage und Simpson) 214
Sachkunde 296
Sachverständigenprüfung 292, 293
SAE (stimulierte akustische Emission) 158
Sand, mineralischer 307
Sättigungspuls 115

Sauerstoff 212
Schachtverhältnis, Ratio 56
Schallausbreitungsgeschwindigkeit 137
Schallkopf (Transducer) 137
Schallschatten 139
Schallwelle 136
Schaltzeit, kürzeste 283
Schicht
- Aufnahmetechnik 189
- Bildverfahren 191
- Deckenauflösung 152
- Dicke 194, 198
- digitale 196
- transversale 193
Schilddrüse 167, 309
- Hyperthyreose 168
- Krebs 242
- Thyreotoxikose 168
Schlaganfall 114
Schleier 58
Schutzzone 267
Schwächung 13
- Gesetz 11
- Gleichwert 15
- Grad 267
- Kurve 12
Schwächungskoeffizient 12, 14, 17, 18, 129
- linearer 267
Schwärzung 57
Schwarzwald 307
Schwellendosis 253, 255-257
Schwellenkontrast 33
Schwellenwert 46, 49, 241
Schwingung 136
Second harmonic imaging (siehe harmonische Antwort)
Segmentierung 44, 49
Seitenkette 164-166
Sektor-Scanner
- elektronischer 145
- mechanischer 145
Selektionsgradient 106
Selektivität 56
Selenradiographie 75
Sendefokus 153
Sendeleistung (Output) 150
Sensibilisierung 166
Sensometrische Kurve
- charakteristische Kurve 60
- Dichtekurve 60
Serientechnik 186, 187
Serieskopie 193
Serumkreatinin 167
SH-Gruppe 227
Signalnormierung 41, 71
Signal-Rausch-Verhältnis 37, 172, 186
Signal-Verstärkung 169
Silizium, amorphes 76
Simultantomographie 193
Single-shot-EPI 114
Single-shot-TSE 113
Single-strand-annealing 206, 207
Skelett 63
- System 309
Sobel-Filter 46
Spaltprodukt 309
Spannungsform 7

Speckles 140
SPECT-Kamera 287
SPECT-Untersuchung, getriggerte 121
Speicherfolien 20, 21, 80
– Radiographie 74
Speicherleuchtstofffolie 184
Spektrum 4, 47
Spermium 249
Spin-Echo 105
Spin-Echo-Sequenz 108
Spiral-CT (siehe auch Mehrschicht-Spiral-CT) 90
– Bildberechnung 91
– Pitchfaktor 92, 96
Spoiling 111
Stabdosimeter 278
Stammzellen 229
Standarddosis 178
Stereoangiographie 188
Stereovergrößerungstechnik 188
Sterilität 234
Stimulierte akustische Emission (SAE) 158, 170
Störung, stellare magnetische (Flares) 304
Strahlenbild 68, 69
Strahlenempfindlichkeit 208
Strahlenexposition 187
– berufliche 298, 308
– externe 273
– Indikation 243
– interne 273, 279
– länger zurückliegende 218
– natürliche 243, 244, 309
– zivilisatorische 244
– – natürliche 310
Strahlenkontrast 69
Strahlenkrebsrisiko
– Modellrechnungen 238–240, 241–243
Strahlenqualität 12, 216
Strahlenrisiko 24
– relatives 238, 240
Strahlenschäden
– konsekutive 226
– stochastische 237
Strahlenschutz, Fachkunde 295, 296
Strahlenschutzbeauftragter 294, 296, 297
Strahlenschutzgehäuse 189
Strahlenschutzgesetzgebung 247
Strahlenschutzverantwortlicher (SSV) 292, 294, 296, 297
Strahlenunfall 217
Strahlung
– charakteristische 5, 50
– dicht ionisierende 250
– eingefangene Teilchen 304
– galaktische kosmische 304
– Gürtel 304
– Kontrast 32
– kosmische 304
– locker ionisierende 250
– terrestrische 305
Stratigraphie 193
Streustrahlenquelle, effektive 182
Streustrahlenraster 187
Streustrahlung 18, 19, 266–268
– Reduktion 182

Streustrahlungsraster 55
Streuung 139
Subtraktionsangiographie, digitale 46
Supernovaexplosion 304
Suszeptibilität 105
Systembegriff 44
Systemdosis 270
Szintigramm, statisches 120
Szintillation 119
– Ausbeute 118
– Prozess 118

T
T_1-Relaxationszeit 103
T_1-Zeit 176
T_2-Relaxationszeit 104
T_2-Zeit 104, 176
Target 171
Technetium-99m 272
Teilgenomanalyse 218
Teilkörperbestrahlung 218
Teilkörperdosimeter 278
Teilstrahlung, solare 304
Teleangieektasie 229, 230, 232, 233
Temperatur 307
Template (Maske) 46
Textur 49, 140, 156
TGC (Time gain control) 154
^{228}Th 306
^{230}Th 306
^{232}Th 305
Therapie-Monitoring 173
Thermolumineszenzdosimeter 277
Thorax 63, 309
– Aufnahme 246
Thoron 305
Threshold 46, 49, 154
Tiefenausgleich 154, 155
Tiefenblende 55
Tiefpassfilterung 46
Time gain control (TGC) 154
Tissue harmonic imaging 159
Tomographie 191
– Abgrenzung zur CT 194
– klassische 192
– zirkulare 195
Tomographischer Winkel 194, 197
Tomographischer Winkel α 192, 198
Tomosynthese 192, 193
– digitale 196
– Rekonstruktion 197
Totalreflexion 139
Tracer 169
Transatlantikflug 308
Transducer (Schallkopf) 137
Transitzeit 174
Transkription 209
Translokation
– Rate 218
– reziproke 216
Transmission 138
Triggered Imaging 174
Trijodbenzoesäure 164
Trinkwasser 305
Tschernobyl 217, 308, 309
TSE 113
Tumor
– Charakterisierung 174
– Detektion 174

– Diagnostik 174
– kolorektaler 235, 236
– Latenzzeit 235, 239, 240, 244
– Rate 247
– – Latenzzeit 247
– Suppresorgen 235, 236, 247
Turbo-Spin-Echo-Sequenz 112

U
^{235}U 305
^{238}U 305
Überdispersion 218
Überempfindlichkeitsreaktion 166
Überlebensfraktion 219
Überschallflug 304
Übertragungsfunktion 48
Überwachungsbereich 294
Ultraschall 136
– Diagnostik 136
– Kontrastmittel (Echosignalverstärker) 157, 169
– Wellen, Nebenwirkungen 151
Umgehungs-Äquivalentdosis 266
Unschärfe
– Bereich 180
– geometrische 33, 34
Unterabtastung 44
Unterlage 58
Untersuchungshäufigkeit 308
Uranerzbergbau 308, 309

V
Valenzband 119
Vektor-array-Schallkopf 146
Verdopplungsdosis 250, 253
Verfahren der unscharfen Maske 73
Vergrößerungsfaktor 30, 180
– optimaler 181
Vergrößerungstechnik 187
Verstärkung 154, 156
– Folien 20, 21, 57
Verteilung 165
Verträglichkeit 177
Verwischungstomographie
– lineare 192, 195, 197
Verzehrsgewohnheit, mittlere 305
Videokette 64
– Bandbreite 66
Videosignal 65
Vielflieger 308
Viskosität 164, 165
Volumendatensatz 50, 190, 191
Vorpuls 115
Voxel 50

W
Wandbewegungs-Störung 173
Wasserlöslichkeit 164, 165
Wechselwirkung 9, 12
Welle 136
Welligkeit 7, 8
Weltraumflug 304
Wichtungsfaktor 26
Wide band harmonic imaging (Phaseninversionstechnik) 158
Winkelkorrektur 148
Wirbelsäule 309
Wirkungsgrad 2–4
Wischprüfung 276
Wobbler-Schallkopf 145

X

XP-G-Zellen 211
XRCC1 210
XRCC2 210, 211
XRCC3 210, 211
XRCC4 210
XRCC5 210
XRCC6 210
XRCC7 210
XRCC8 210

Z

Zeichenschärfe 24
Zeit-Intensitäts-Kurve 174
Zentralnervensystem 253, 254
Zentralprojektion 30, 185
Zielaufnahme 81
Zonographie 193
Zufallsprozess 44, 49
Zugspitze 305
Zusatzfilter 13, 14
Zweckbestimmung 290
Zygote 252, 257
Zytokin 229, 230

MIX
Papier aus verantwortungsvollen Quellen
Paper from responsible sources
FSC® C105338

If you have any concerns about our products,
you can contact us on
ProductSafety@springernature.com

In case Publisher is established outside the EU,
the EU authorized representative is:
**Springer Nature Customer Service Center GmbH
Europaplatz 3, 69115 Heidelberg, Germany**

Printed by Libri Plureos GmbH
in Hamburg, Germany